国家卫生健康委员会"十三五"规划教材

专科医师核心能力提升导引丛书

供专业学位研究生及专科医师用

心 身 医 学

Psychosomatic Medicine

主　审　Kurt Fritzsche　吴文源

主　编　赵旭东

副主编　孙新宇　林贤浩　魏　镜

人民卫生出版社

·北 京·

图书在版编目（CIP）数据

心身医学 / 赵旭东主编 . —北京：人民卫生出版
社，2022.1（2022.12 重印）
 ISBN 978-7-117-32699-5

 Ⅰ. ①心⋯ Ⅱ. ①赵⋯ Ⅲ. ①心身医学–教材 Ⅳ.
①R395.1

中国版本图书馆 CIP 数据核字（2021）第 277612 号

| 人卫智网 | www.ipmph.com | 医学教育、学术、考试、健康，购书智慧智能综合服务平台 |
| 人卫官网 | www.pmph.com | 人卫官方资讯发布平台 |

心 身 医 学
Xinshen Yixue

主　　编：赵旭东
出版发行：人民卫生出版社（中继线 010-59780011）
地　　址：北京市朝阳区潘家园南里 19 号
邮　　编：100021
E - mail：pmph @ pmph.com
购书热线：010-59787592　010-59787584　010-65264830
印　　刷：廊坊一二〇六印刷厂
经　　销：新华书店
开　　本：850×1168　1/16　印张：31
字　　数：875 千字
版　　次：2022 年 1 月第 1 版
印　　次：2022 年 12 月第 2 次印刷
标准书号：ISBN 978-7-117-32699-5
定　　价：145.00 元

打击盗版举报电话：010-59787491　E-mail：WQ @ pmph.com
质量问题联系电话：010-59787234　E-mail：zhiliang @ pmph.com

编　　者 （按姓氏笔画排序）

刘忠纯　武汉大学人民医院

孙洪强　北京大学第六医院

孙新宇　北京大学第六医院

李卫晖　中南大学湘雅二医院

李春波　上海交通大学医学院附属精神
　　　　卫生中心

李晓白　中国医科大学附属第一医院

杨建中　昆明医科大学第二附属医院

张天布　陕西省人民医院

张　捷　首都医科大学附属北京中医医院

陆　峥　同济大学附属同济医院

陈　珏　上海交通大学医学院附属精神
　　　　卫生中心

林贤浩　福建医科大学健康学院

周　亮　广州医科大学附属脑科医院

赵旭东　同济大学附属东方医院

胡少华　浙江大学附属第一医院

姜荣环　中国人民解放军总医院第一医学中心

高鸿云　复旦大学附属儿科医院

郭万军　四川大学华西医院

唐丽丽　北京大学肿瘤医院

曹玉萍　中南大学湘雅二院

康传媛　同济大学附属东方医院

谢永标　广东省人民医院

魏　镜　中国医学科学院北京协和医院

编写秘书　刘　亮（同济大学附属精神卫生中心）
　　　　　　史丽丽（中国医学科学院北京协和医学院）

主 审 简 介

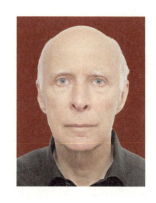

Kurt Fritzsche　教授，德国弗赖堡大学医学中心心身医学与心理治疗系，心身医学会诊与联络科前任科主任。中国医学科学院北京协和医院客座教授，上海同济大学顾问教授。

　　长期从事心身医学和心理治疗的教学和培训工作。2002年把心身医学的理论和培训方法引入中国。2007—2012年受欧盟和德国相关基金支持，开展亚洲－联络项目，在上海、北京、成都、昆明等地进行心身医学领域的培训与研究；作为德方负责人，自2009—2019年组织"德国弗赖堡大学北京协和医院心理生理中心心身医学培训项目"，每年2次来华培训，培养了中国的心身医学骨干师资队伍。组织翻译《心身医学：初级医疗的国际入门读物》作为培训教材，协助中国医生建立心身医学的理论和培训体系；牵头多项国际多中心合作的心身医学研究项目，积极培养中国的心身医学研究队伍。2011—2019年担任北京国际巴林特研讨会的外方项目负责人，组织国际巴林特联盟专家来华进行授课培训，是中国职业化医患关系技术——巴林特小组工作的外方奠基人，70多篇医学论文的主要导师。2015年、2016年、2020年分别获得北京市外国专家局和国家外国专家局高端外国专家引智项目资助。

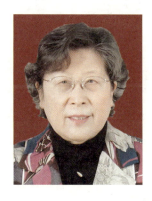

吴文源　同济大学附属同济医院终身教授，博士生导师，主任医师。现任国家卫生健康委员会重性精神疾病管理治疗项目国家专家组成员、西部精神医学协会名誉会长、重性精神障碍专委会主任委员。曾任中华医学会精神病学分会副主任委员、上海市医学会精神医学专科分会主任委员、《中华精神科杂志》副主编、上海市精神科住院医师规范化培训专家组首任组长等。

　　致力于综合性医院心理卫生、中国人心理量表常模的研制及应用、成功老龄化机制等，是国内Asia-Link心身医学培训和巴林特小组开创者，中国综合医院精神卫生和心身医学的标杆性人物，是中国成功老龄化多模态和队列研究的开创者之一，提出的"旅途精神病"诊断标准纳入中国精神障碍诊断标准，系统开创了精神科规范化住院医师和专科医师培训、考核规程。主编了《中国焦虑障碍防治指南》《社会精神医学》《综合医院精神卫生》《心身医学基本技能》大型参考书，主参编高等医学院校教材如《精神医学》《医学心理学》，主编的《心身医学》获上海市高教委优秀教材奖。以第一承担人获上海市、铁道部科学技术进步奖二等奖多项、中国医师协会"中国杰出精神科医师"、中华医学会心身医学分会"心身医学终身成就奖"，享受国务院政府特殊津贴。

主 编 简 介

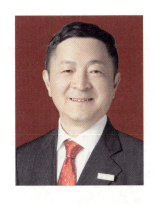

　　赵旭东　教授,主任医师,博士生导师,同济大学医学院人文医学与行为科学教研室主任、附属精神卫生中心院长。健康中国行动推进委员会咨询专家委员会委员、国家卫生健康委员会心理健康和精神卫生专家委员会委员、教育部学生心理健康指导委员会委员;中国心理卫生协会副理事长、中华医学会心身医学分会副主任委员、中国医师协会心身医学专业委员会副主任委员;世界心理治疗学会副主席、世界精神病学协会都市精神卫生分会执行理事。

　　毕业于昆明医科大学、华西医科大学和德国海德堡大学,分别获医学学士、硕士、博士学位。长期从事医学心理学和精神医学的教学、科研和医疗工作。率先开设综合医院精神科开放式病房,实践心身医学,开展心理治疗的研发和培训推广,以及推动心理学教育改革等工作,引领国内心身医学、文化精神医学和人文医学发展,促进医学模式转变。主持国家科技支撑计划项目、国家自然科学基金项目及省部级项目20余项,获得省部级科学技术奖二等奖4项、三等奖4项;出版中、英、德文专著和教材50余部,其中主编国家规划教材5部,发表论文380余篇。获得"全国五一劳动奖章""卫生部有突出贡献中青年专家""全国优秀科技工作者""西格蒙德·弗洛伊德国际心理治疗奖"等荣誉。

副主编简介

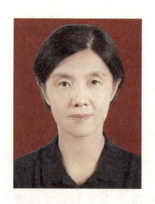

孙新宇　主任医师,副教授,硕士生导师。北京大学第六医院(精神卫生研究所)老年科主任。主要学术任职:中国抗癫痫协会共患病委员会副主任委员、中国微循环学会神经康复学组副主任委员、中国医师协会计算精神医学组副主任委员、中国医师协会双心学组副组长、中国心理卫生协会老年心理卫生专业委员会常务委员、中华医学会精神病学分会老年学组专家、中国老年医学学会认知障碍分会常务委员、中国卒中学会卒中与眩晕分会常务委员等。

从事老年精神医学、心身医学的临床、教学、科研工作,承担国家自然科学基金、科技部重点项目、首都医学发展科研基金、首都临床特色应用研究等。参编《精神病学》(第5版)、《沈渔邨精神病学》(第6版、第7版)、《老年精神病学》《双心医学》《医患沟通》等论著编写。在专业学术领域具有良好工作基础和影响力。

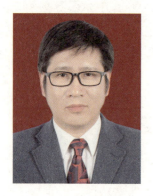

林贤浩　教授,福建医科大学健康学院党委书记、心理与行为实验教学中心主任,福建省医学会行为医学分会主任委员、福建省心理学会副理事长。

承担《医学心理学》《心理治疗会谈技术》《精神分析治疗学》等本科课程与《心身医学》《心理咨询理论与实务》等研究生课程的教学工作。从事轻症精神障的生理与心理病理机制及治疗方法的研究。

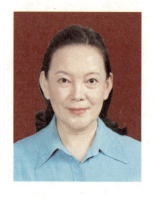

魏　镜　主任医师,教授,博士研究生导师。中国医学科学院北京协和医院心理医学科主任,北京协和医学院精神卫生学系主任,教学名师。北京医学会心身医学分会主任委员,中华医学会行为医学分会副主任委员,中国医师协会精神科医师分会副会长,教育部临床医学精神科教学指导委员会委员。

从事综合医院心理医学、心身医学临床医疗、教学和科研工作37年。在综合医院常见精神障碍识别和干预、躯体疾病共病心理问题的诊断治疗、躯体症状障碍的临床研究、推进精神卫生医疗和服务在综合医院的可及性、改善中国医患关系的巴林特小组工作和心身医学的短程整合心理治疗等方面的专业能力突出。曾获得中华医学科学技术奖、华夏医学科学技术奖和国家科学技术进步奖。

全国高等学校医学研究生"国家级"规划教材
第三轮修订说明

进入新世纪,为了推动研究生教育的改革与发展,加强研究型创新人才培养,人民卫生出版社启动了医学研究生规划教材的组织编写工作,在多次大规模调研、论证的基础上,先后于2002年和2008年分两批完成了第一轮50余种医学研究生规划教材的编写与出版工作。

2014年,全国高等学校第二轮医学研究生规划教材评审委员会及编写委员会在全面、系统分析第一轮研究生教材的基础上,对这套教材进行了系统规划,进一步确立了以"解决研究生科研和临床中实际遇到的问题"为立足点,以"回顾、现状、展望"为线索,以"培养和启发读者创新思维"为中心的教材编写原则,并成功推出了第二轮(共70种)研究生规划教材。

本套教材第三轮修订是在党的十九大精神引领下,对《国家中长期教育改革和发展规划纲要(2010—2020年)》《国务院办公厅关于深化医教协同进一步推进医学教育改革与发展的意见》,以及《教育部办公厅关于进一步规范和加强研究生培养管理的通知》等文件精神的进一步贯彻与落实,也是在总结前两轮教材经验与教训的基础上,再次大规模调研、论证后的继承与发展。修订过程仍坚持以"培养和启发读者创新思维"为中心的编写原则,通过"整合"和"新增"对教材体系做了进一步完善,对编写思路的贯彻与落实采取了进一步的强化措施。

全国高等学校第三轮医学研究生"国家级"规划教材包括五个系列。①科研公共学科:主要围绕研究生科研中所需要的基本理论知识,以及从最初的科研设计到最终的论文发表的各个环节可能遇到的问题展开;②常用统计软件与技术:介绍了SAS统计软件、SPSS统计软件、分子生物学实验技术、免疫学实验技术等常用的统计软件以及实验技术;③基础前沿与进展:主要包括了基础学科中进展相对活跃的学科;④临床基础与辅助学科:包括了专业学位研究生所需要进一步加强的相关学科内容;⑤临床学科:通过对疾病诊疗历史变迁的点评、当前诊疗中困惑、局限与不足的剖析,以及研究热点与发展趋势探讨,启发和培养临床诊疗中的创新思维。

该套教材中的科研公共学科、常用统计软件与技术学科适用于医学院校各专业的研究生及相应的科研工作者;基础前沿与进展学科主要适用于基础医学和临床医学的研究生及相应的科研工作者;临床基础与辅助学科和临床学科主要适用于专业学位研究生及相应学科的专科医师。

全国高等学校第三轮医学研究生"国家级"规划教材目录

1	医学哲学（第2版）	主　编	柯　杨　张大庆
		副主编	赵明杰　段志光　边　林　唐文佩
2	医学科研方法学（第3版）	主　审	梁万年
		主　编	刘　民　胡志斌
		副主编	刘晓清　杨土保
3	医学统计学（第5版）	主　审	孙振球　徐勇勇
		主　编	颜　艳　王　彤
		副主编	刘红波　马　骏
4	医学实验动物学（第3版）	主　编	秦　川　谭　毅
		副主编	孔　琪　郑志红　蔡卫斌　李洪涛
			王靖宇
5	实验室生物安全（第3版）	主　编	叶冬青
		副主编	孔　英　温旺荣
6	医学科研课题设计、申报与实施（第3版）	主　审	龚非力　李卓娅
		主　编	李宗芳　郑　芳
		副主编	吕志跃　李煌元　张爱华
7	医学实验技术原理与选择（第3版）	主　审	魏于全
		主　编	向　荣
		副主编	袁正宏　罗云萍
8	统计方法在医学科研中的应用（第2版）	主　编	李晓松
		副主编	李　康　潘发明
9	医学科研论文撰写与发表（第3版）	主　审	张学军
		主　编	吴忠均
		副主编	马　伟　张晓明　杨家印
10	IBM SPSS 统计软件应用	主　编	陈平雁　安胜利
		副主编	欧春泉　陈莉雅　王建明

11	SAS 统计软件应用（第 4 版）	主　编	贺　佳			
		副主编	尹　平	石武祥		
12	医学分子生物学实验技术（第 4 版）	主　审	药立波			
		主　编	韩　骅	高国全		
		副主编	李冬民	喻　红		
13	医学免疫学实验技术（第 3 版）	主　编	柳忠辉	吴雄文		
		副主编	王全兴	吴玉章	储以微	崔雪玲
14	组织病理技术（第 2 版）	主　编	步　宏			
		副主编	吴焕文			
15	组织和细胞培养技术（第 4 版）	主　审	章静波			
		主　编	刘玉琴			
16	组织化学与细胞化学技术（第 3 版）	主　编	李　和	周德山		
		副主编	周国民	肖　岚	刘佳梅	孔　力
17	医学分子生物学（第 3 版）	主　审	周春燕	冯作化		
		主　编	张晓伟	史岸冰		
		副主编	何凤田	刘　戟		
18	医学免疫学（第 2 版）	主　编	曹雪涛			
		副主编	于益芝	熊思东		
19	遗传和基因组医学	主　编	张　学			
		副主编	管敏鑫			
20	基础与临床药理学（第 3 版）	主　编	杨宝峰			
		副主编	李　俊	董　志	杨宝学	郭秀丽
21	医学微生物学（第 2 版）	主　编	徐志凯	郭晓奎		
		副主编	江丽芳	范雄林		
22	病理学（第 2 版）	主　编	来茂德	梁智勇		
		副主编	李一雷	田新霞	周　桥	
23	医学细胞生物学（第 4 版）	主　审	杨　恬			
		主　编	安　威	周天华		
		副主编	李　丰	杨　霞	王杨淦	
24	分子毒理学（第 2 版）	主　编	蒋义国	尹立红		
		副主编	骆文静	张正东	夏大静	姚　平
25	医学微生态学（第 2 版）	主　编	李兰娟			
26	临床流行病学（第 5 版）	主　编	黄悦勤			
		副主编	刘爱忠	孙业桓		
27	循证医学（第 2 版）	主　审	李幼平			
		主　编	孙　鑫	杨克虎		

28	断层影像解剖学	主　编	刘树伟	张绍祥		
		副主编	赵　斌	徐　飞		
29	临床应用解剖学（第 2 版）	主　编	王海杰			
		副主编	臧卫东	陈　尧		
30	临床心理学（第 2 版）	主　审	张亚林			
		主　编	李占江			
		副主编	王建平	仇剑崟	王　伟	章军建
31	心身医学	主　审	Kurt Fritzsche	吴文源		
		主　编	赵旭东			
		副主编	孙新宇	林贤浩	魏　镜	
32	医患沟通（第 2 版）	主　审	周　晋			
		主　编	尹　梅	王锦帆		
33	实验诊断学（第 2 版）	主　审	王兰兰			
		主　编	尚　红			
		副主编	王传新	徐英春	王　琳	郭晓临
34	核医学（第 3 版）	主　审	张永学			
		主　编	李　方	兰晓莉		
		副主编	李亚明	石洪成	张　宏	
35	放射诊断学（第 2 版）	主　审	郭启勇			
		主　编	金征宇	王振常		
		副主编	王晓明	刘士远	卢光明	宋　彬
			李宏军	梁长虹		
36	疾病学基础	主　编	陈国强	宋尔卫		
		副主编	董　晨	王　韵	易　静	赵世民
			周天华			
37	临床营养学	主　编	于健春			
		副主编	李增宁	吴国豪	王新颖	陈　伟
38	临床药物治疗学	主　编	孙国平			
		副主编	吴德沛	蔡广研	赵荣生	高　建
			孙秀兰			
39	医学 3D 打印原理与技术	主　编	戴尅戎	卢秉恒		
		副主编	王成焘	徐　弢	郝永强	范先群
			沈国芳	王金武		
40	互联网＋医疗健康	主　审	张来武			
		主　编	范先群			
		副主编	李校堃	郑加麟	胡建中	颜　华
41	呼吸病学（第 3 版）	主　审	钟南山			
		主　编	王　辰	陈荣昌		
		副主编	代华平	陈宝元	宋元林	

42	消化内科学（第3版）	主 审	樊代明	李兆申		
		主 编	钱家鸣	张澍田		
		副主编	田德安	房静远	李延青	杨 丽
43	心血管内科学（第3版）	主 审	胡大一			
		主 编	韩雅玲	马长生		
		副主编	王建安	方 全	华 伟	张抒扬
44	血液内科学（第3版）	主 编	黄晓军	黄 河	胡 豫	
		副主编	邵宗鸿	吴德沛	周道斌	
45	肾内科学（第3版）	主 审	谌贻璞			
		主 编	余学清	赵明辉		
		副主编	陈江华	李雪梅	蔡广研	刘章锁
46	内分泌内科学（第3版）	主 编	宁 光	邢小平		
		副主编	王卫庆	童南伟	陈 刚	
47	风湿免疫内科学（第3版）	主 审	陈顺乐			
		主 编	曾小峰	邹和建		
		副主编	古洁若	黄慈波		
48	急诊医学（第3版）	主 审	黄子通			
		主 编	于学忠	吕传柱		
		副主编	陈玉国	刘 志	曹 钰	
49	神经内科学（第3版）	主 编	刘 鸣	崔丽英	谢 鹏	
		副主编	王拥军	张杰文	王玉平	陈晓春
			吴 波			
50	精神病学（第3版）	主 编	陆 林	马 辛		
		副主编	施慎逊	许 毅	李 涛	
51	感染病学（第3版）	主 编	李兰娟	李 刚		
		副主编	王贵强	宁 琴	李用国	
52	肿瘤学（第5版）	主 编	徐瑞华	陈国强		
		副主编	林东昕	吕有勇	龚建平	
53	老年医学（第3版）	主 审	张 建	范 利	华 琦	
		主 编	刘晓红	陈 彪		
		副主编	齐海梅	胡亦新	岳冀蓉	
54	临床变态反应学	主 编	尹 佳			
		副主编	洪建国	何韶衡	李 楠	
55	危重症医学（第3版）	主 审	王 辰	席修明		
		主 编	杜 斌	隆 云		
		副主编	陈德昌	于凯江	詹庆元	许 媛

56　普通外科学（第 3 版）　　　　　主　编　赵玉沛
　　　　　　　　　　　　　　　　　副主编　吴文铭　陈规划　刘颖斌　胡三元

57　骨科学（第 3 版）　　　　　　　主　审　陈安民
　　　　　　　　　　　　　　　　　主　编　田　伟
　　　　　　　　　　　　　　　　　副主编　翁习生　邵增务　郭　卫　贺西京

58　泌尿外科学（第 3 版）　　　　　主　审　郭应禄
　　　　　　　　　　　　　　　　　主　编　金　杰　魏　强
　　　　　　　　　　　　　　　　　副主编　王行环　刘继红　王　忠

59　胸心外科学（第 2 版）　　　　　主　编　胡盛寿
　　　　　　　　　　　　　　　　　副主编　王　俊　庄　建　刘伦旭　董念国

60　神经外科学（第 4 版）　　　　　主　编　赵继宗
　　　　　　　　　　　　　　　　　副主编　王　硕　张建宁　毛　颖

61　血管淋巴管外科学（第 3 版）　　主　编　汪忠镐
　　　　　　　　　　　　　　　　　副主编　王深明　陈　忠　谷涌泉　辛世杰

62　整形外科学　　　　　　　　　　主　编　李青峰

63　小儿外科学（第 3 版）　　　　　主　审　王　果
　　　　　　　　　　　　　　　　　主　编　冯杰雄　郑　珊
　　　　　　　　　　　　　　　　　副主编　张潍平　夏慧敏

64　器官移植学（第 2 版）　　　　　主　审　陈　实
　　　　　　　　　　　　　　　　　主　编　刘永锋　郑树森
　　　　　　　　　　　　　　　　　副主编　陈忠华　朱继业　郭文治

65　临床肿瘤学（第 2 版）　　　　　主　编　赫　捷
　　　　　　　　　　　　　　　　　副主编　毛友生　沈　铿　马　骏　于金明
　　　　　　　　　　　　　　　　　　　　　吴一龙

66　麻醉学（第 2 版）　　　　　　　主　编　刘　进　熊利泽
　　　　　　　　　　　　　　　　　副主编　黄宇光　邓小明　李文志

67　妇产科学（第 3 版）　　　　　　主　审　曹泽毅
　　　　　　　　　　　　　　　　　主　编　乔　杰　马　丁
　　　　　　　　　　　　　　　　　副主编　朱　兰　王建六　杨慧霞　漆洪波
　　　　　　　　　　　　　　　　　　　　　曹云霞

68　生殖医学　　　　　　　　　　　主　编　黄荷凤　陈子江
　　　　　　　　　　　　　　　　　副主编　刘嘉茵　王雁玲　孙　斐　李　蓉

69　儿科学（第 2 版）　　　　　　　主　编　桂永浩　申昆玲
　　　　　　　　　　　　　　　　　副主编　杜立中　罗小平

70　耳鼻咽喉头颈外科学（第 3 版）　主　审　韩德民
　　　　　　　　　　　　　　　　　主　编　孔维佳　吴　皓
　　　　　　　　　　　　　　　　　副主编　韩东一　倪　鑫　龚树生　李华伟

71	眼科学（第3版）	主　审　崔　浩　黎晓新
		主　编　王宁利　杨培增
		副主编　徐国兴　孙兴怀　王雨生　蒋　沁
		刘　平　马建民
72	灾难医学（第2版）	主　审　王一镗
		主　编　刘中民
		副主编　田军章　周荣斌　王立祥
73	康复医学（第2版）	主　编　岳寿伟　黄晓琳
		副主编　毕　胜　杜　青
74	皮肤性病学（第2版）	主　编　张建中　晋红中
		副主编　高兴华　陆前进　陶　娟
75	创伤、烧伤与再生医学（第2版）	主　审　王正国　盛志勇
		主　编　付小兵
		副主编　黄跃生　蒋建新　程　飚　陈振兵
76	运动创伤学	主　编　敖英芳
		副主编　姜春岩　蒋　青　雷光华　唐康来
77	全科医学	主　审　祝墡珠
		主　编　王永晨　方力争
		副主编　方宁远　王留义
78	罕见病学	主　编　张抒扬　赵玉沛
		副主编　黄尚志　崔丽英　陈丽萌
79	临床医学示范案例分析	主　编　胡翊群　李海潮
		副主编　沈国芳　罗小平　余保平　吴国豪

全国高等学校第三轮医学研究生"国家级"规划教材评审委员会名单

顾　问

　　韩启德　桑国卫　陈　竺　曾益新　赵玉沛

主任委员（以姓氏笔画为序）

　　王　辰　刘德培　曹雪涛

副主任委员（以姓氏笔画为序）

　　于金明　马　丁　王正国　卢秉恒　付小兵　宁　光　乔　杰
　　李兰娟　李兆申　杨宝峰　汪忠镐　张　运　张伯礼　张英泽
　　陆　林　陈国强　郑树森　郎景和　赵继宗　胡盛寿　段树民
　　郭应禄　黄荷凤　盛志勇　韩雅玲　韩德民　赫　捷　樊代明
　　戴尅戎　魏于全

常务委员（以姓氏笔画为序）

　　文历阳　田勇泉　冯友梅　冯晓源　吕兆丰　闫剑群　李　和
　　李　虹　李玉林　李立明　来茂德　步　宏　余学清　汪建平
　　张　学　张学军　陈子江　陈安民　尚　红　周学东　赵　群
　　胡志斌　柯　杨　桂永浩　梁万年　瞿　佳

委　员（以姓氏笔画为序）

　　于学忠　于健春　马　辛　马长生　王　彤　王　果　王一镗
　　王兰兰　王宁利　王永晨　王振常　王海杰　王锦帆　方力争
　　尹　佳　尹　梅　尹立红　孔维佳　叶冬青　申昆玲　田　伟
　　史岸冰　冯作化　冯杰雄　兰晓莉　邢小平　吕传柱　华　琦
　　向　荣　刘　民　刘　进　刘　鸣　刘中民　刘玉琴　刘永锋
　　刘树伟　刘晓红　安　威　安胜利　孙　鑫　孙国平　孙振球
　　杜　斌　李　方　李　刚　李占江　李幼平　李青峰　李卓娅
　　李宗芳　李晓松　李海潮　杨　恬　杨克虎　杨培增　吴　皓

吴文源	吴忠均	吴雄文	邹和建	宋尔卫	张大庆	张永学
张亚林	张抒扬	张建中	张绍祥	张晓伟	张澍田	陈 实
陈 彪	陈平雁	陈荣昌	陈顺乐	范 利	范先群	岳寿伟
金 杰	金征宇	周 晋	周天华	周春燕	周德山	郑 芳
郑 珊	赵旭东	赵明辉	胡 豫	胡大一	胡翊群	药立波
柳忠辉	祝墡珠	贺 佳	秦 川	敖英芳	晋红中	钱家鸣
徐志凯	徐勇勇	徐瑞华	高国全	郭启勇	郭晓奎	席修明
黄 河	黄子通	黄晓军	黄晓琳	黄悦勤	曹泽毅	龚非力
崔 浩	崔丽英	章静波	梁智勇	谌贻璞	隆 云	蒋义国
韩 骅	曾小峰	谢 鹏	谭 毅	熊利泽	黎晓新	颜 艳
魏 强						

前　言

心身医学既古老又年轻,其基本思想早已孕育于东西方的传统医学体系之中,但成为一个学术领域、临床专科的历史还不长。在西方发达国家,心身医学与临床各个领域联系紧密,各科医生接受过较充分的教育和培训,可以处理各自专科领域中的心身医学问题,会有效利用精神专科的联络会诊精神为医学服务。在我国,现代心身医学是由精神科医生从西方引入的。随着国家提倡"大健康观",鼓励在综合医院及专科医院广泛开设精神科或其二级专科——临床心理科,心身医学越来越有用武之地,受益人群越来越大。中华医学会、中国医师协会、中国心理卫生协会等学术组织,都成立了心身医学二级机构。

心身医学具有交叉边缘学科的特性和魅力,与人文、社会科学关系密切。因此,人们对心身医学有很多不同的理解,影响其有效应用及健康发展。例如,它会被视为与临床实践关系不大的科研领域、抽象的哲学论题,或者是缺乏实证的心理学理论假说,也有人认为心身医学就是神经科学。由于这些认识上的差异,我国的心身医学服务有缺乏规范、水平与质量参差不齐的问题,因此需要为专业人员提供一部系统、先进、可靠、实用的教材,发挥正本溯源、加强共识、推广普及的作用,达到联结古今、贯通中西、学以致用的目的。

于是,本书应运而生,成为第一本供研究生及专科医师学习和使用的国家级规划教材。本书编委会成员是在精神医学领域及多个非精神科专业里长期从事心身医学工作的专家,富有临床实践经验,有深厚的理论基础和宽广的国际视野。我们用5篇、30章的结构,分别介绍历史脉络与理论基础、通用技术、临床常见现象及问题、各科常见心身医学问题的临床管理,以及包括医务人员在内的一些特殊群体的特殊议题。这些内容的选取和安排有一定新意和特色——植根于中国的社会文化背景和临床实际,参考了国际上的重要文献,综合了英语国家和德语国家两大体系心身医学的优势,总结、提炼了我国的心身医学理论技术模式,包括中国传统医学中的心身医学精华。

以上努力,体现了现代整合医学、"大健康"观及"生物-心理-社会"医学模式所提倡的整体观和系统思想。非常希望这本教材在整合科学与人文、理论与实践、心理与躯体这几对矛盾方面,提供给读者有益的知识养分,并成为有用的工具,起到启发、借鉴的作用;如果能更上一层楼,对这个领域发挥引领作用,将是全体作者的最大追求和荣幸。但由于本书是由志趣相投的作者第一次合作完成的一项具有探索、创新性质的工作,故会有内容、风格、水平及协调方面的不足之处。所以也希望从读者那里得到反馈意见,以利以后改版时改进。

赵旭东

2021 年 10 月

目　录

第一篇　心身医学理论概述

第二篇　心身医学诊疗技术概述

第三篇　各科常见的主要心身医学表现

第四篇　与各临床专科领域相关的心身医学管理

第五篇 特殊行业、特殊人群的心理健康促进

第一篇　心身医学理论概述

第一章　绪论

第一节　心身医学的概念及其演变

心身医学（psychosomatic medicine）是一门研究躯体、心理和社会之间相互作用机制及其对健康和疾病过程的影响，应用综合性的方法促进整体健康和疾病康复的学科。

一、早期的心身医学源流

心身医学的基本理念和实践由来已久，但系统、深入的心身关系研究，是随着一百多年以来包括医学、心理学在内的多种学科的发展，在近现代学科分化和融合过程中出现的。目前，心身医学是体现"生物－心理－社会"医学模式及整合医学模式的典型范例。

东西方不同医学体系均强调整体的健康观，很早就关注心与身之间的关系，包含着与现代心身医学相似的哲学观。例如，中国传统医学理论强调形神兼备、心身共治的整体观念；印度医学、波斯及阿拉伯医学中都有丰富的心－身关系的思想；西医发端之初，希波克拉底提出体液学说，既用于气质分型，也用于解释躯体疾病的发病机制。

不过，这些从观察和经验中总结出来的早期心身医学萌芽皆处于朴素唯物主义阶段，无法提供说明和解释心理活动与躯体活动之间关系的科学理论。明确使用"心身医学"这个术语是相对较晚的事。1818年，Johann Heinroth 创造一个合成的德文形容词"psychosomatisch（英文为 psychosomatic，心身性的）"，用来指某些失眠症的病因。

在"心身性的（psychosomatic）"概念出现前的几十年中，以及随后的一百多年间，医学、心理学中的很多进步对心身医学发展为一个相对独立的医学分支或领域产生了影响，社会人文学科的影响也随处可见。尤其是精神病学、医学心理学与心身医学关系最为密切，它们之间有较多重叠，探究、处理的现象很相近，只是观察角度、价值取向、研究方法不同而已。

18世纪70年代，德国医生 Anton Mesmer 提出"动物磁性"理论及应用于诊疗患者的"麦斯默通磁术"。在随后的几十年里，这种理论及其应用技术先在奥地利、法国流行，后来在整个欧洲大行其道。"通磁术"在欧洲流行期间，成千上万患者相信麦斯默让他们握在手上的金属棒接通了身上的磁场，于是感到许多症状迅速缓解，因而对此疗法的奇迹深信不疑。那些对这种疗法有良好反应的患者，若用后来一百多年间使用过的诊断概念来衡量，很多人属于所谓"神经症""歇斯底里症（或癔症）""躯体形式障碍""分离性障碍"或"医学无法解释的躯体症状""躯体症状障碍"之类的疾病。

19世纪上半叶对这种流行疗法进行的科学观察和解释，是将古老的心身不分的疗病术升华为心理治疗的最重要里程碑。英国医生 James Braid、法国医生 Jean-Martin Charcot 和 Hippolyte Bernheim 先后在1841—1880年期间，通过亲自观摩、体验这种疗法，并对患者实施相似的操作技术，也就是基于假设来做临床试验，对研究假设进行验证，认为那种疗法奇迹般的疗效实际上是集体性催眠（hypnosis）现象；证明"动物磁性"这种概念只是起到暗示（suggestion）的作用，充当了诱导催眠现象心理媒介的角色。换句话说，"磁性"是否真的存在并不重要，而对这个概念所抱有的信念，以及在此基础上形成的对于施术者的崇拜、依恋，还有对于"奇迹"的期待和周围人的互相影响，造成了心身方面的积极感受，即"信则灵，不信则不灵"。这说明，施术者在内容层面"说什么""说得对不对"这样的问题其实不太重要，而"由谁说""说给谁听"才更重要，即施术者与被施术者之间的互动关系更重要。这一发现，成为近现代心理治疗与巫术之间的分水岭，也为研究心理活动与生理活动之间的关系提出了一种具有可操作性、可重复性的技术方法。

"医学心理学"这个术语正好出现于 19 世纪中叶的 1852 年。医生出身的哲学家 Rudolf Hermann Lotze 在其《医学心理学或灵魂的生理学》(*Medical Psychology or Physiology of the Soul*) 一书中讨论了心智、精神与躯体的关系问题，反映了当时的经验哲学的影响。一直以来，医学心理学的主要任务之一，就是研究心身关系的医学意义。在我国的医学教育中，心身医学是医学生在基础医学阶段的学习任务，是医学心理学的一部分。

二、精神动力学与科学心理学的推动力

在临床医学层面，心身医学形成和发展的动力来自于临床诊断、治疗患者的需要，有很强的实践意义。因此，临床的心身医学与精神病学、神经病学联系尤其紧密。

奥地利医生西格蒙德·弗洛伊德曾跟随上述两位法国医生——Jean-Martin Charcot 和 Hypolite Bernheim——学习催眠术，继而提出要用"自由联想"来取代催眠术，再后来于 1896 年提出了精神分析学说及临床技术。自此以后，精神分析成为心理学和精神病学中非常有影响的流派，演化为庞大的体系。在 20 世纪 30—70 年代，精神分析甚至成为北美精神病学的主导理论，也是迄今为止在心身医学领域里还有重要影响的理论基础和应用技术。精神分析的最大贡献是提出了无意识理论和人格结构理论。由此出发，出现在某些疾病的一些躯体症状曾经被认为是表达心理冲突、压抑的"器官语言"。这是尝试将心理活动与生理活动联系在一起，即把心理学范畴的"意义系统"与躯体活动的物理及生物化学活动联系的一套理论。

就在对催眠治疗的研究和应用如火如荼的

19 世纪后半叶，既往一直存在于哲学社会科学范畴内的心理学，被当作科学的分支发展起来。德国的生理学家 Wilhelm Wundt 于 1879 年在莱比锡创建世界上第一个心理学实验室，成为第一个"科学心理学家"。从此，实证主义、还原论指导下的自然科学方法被用来研究人类的心理体验、能力及特质。最早的科学心理学课题，是对人的感觉阈限进行测定，其实就是物理学、生理学和心理学的结合。

20 世纪初，生理学与心理学的结合产生了新成果——俄国的 Ivan Pavlov 在研究哺乳动物（主要是狗）的消化腺分泌、胃肠活动与外界信息刺激之间的关系时，发现了条件反射的机制，为后来的行为主义学习理论打下了坚实基础。他用实验的方法最早建立了神经症动物模型、消化道及皮肤的心身疾病的动物模型。他本人于 1904 年获得诺贝尔生理学或医学奖。

20 世纪 20 年代，曾经做过弗洛伊德家庭医生的奥地利内科医生、精神分析治疗师 Felix Deutsch，首次在"psychosomatic"这个形容词后面加上了"medicine"，出现了"psychosomatic medicine（心身医学）"一词。到了 20 世纪 30 年代，在德国海德堡大学，由于 Abrecht Ludolf von Krehl、Gustav von Bergmann 等一批内科医生、生理学家尝试将精神分析与病理学、内科学、神经病学进行有机结合，已经初步建立整合医学的理论框架。其中，内科医生 Viktor von Weizsäcker 被认为是德国现代心身医学的创始人。他在关于"器官神经症"及医学人类学的著作里，系统论述了"把主观性（或主体性）引进病理学"。他有一句名言："欲研究生命，需参与到生命中去。"以上这些努力，在医学服务方面形成一种趋势，促进了在精神专科医院、综合医院里开展心身医学服务，为后来在专业设置方面促成建立最早的心身医学（亚）专科奠定了基础。

但遗憾的是，在纳粹专制和第二次世界大战的 10 多年间，最早出现在德国、奥地利两国的心身医学发展的良好趋势戛然而止。大批精神分析取向的医生、心理学家在德国和奥地利受到压制、驱逐甚至杀害；弗洛伊德的著作被查禁、销毁，他本人也携家人流亡至英国。

值得铭记的是，在心身医学受到压制的这段

时间里,包括遗传学、神经病学、精神病学在内的德国医学界沉迷于极端的生物医学狂热之中,为虎作伥,成为纳粹灭绝人性的"优生学"的帮凶;一些精神科医生直接参与了对 15 万~26 万精神疾病患者、残疾人的屠杀。这一段历史是精神医学历史里最黑暗的一章。二战后对其进行的清算、反思,也为后来包括心身医学在内的人文精神医学快速发展积聚了巨大的道德力量。

三、心身医学学科体系及临床专科设置的诞生

20 世纪三四十年代,许多犹太医生、心理学家离开德国,心身医学的发展的重心移往美国,继而在那里借力于 Walter B. Cannon 为代表的心理生理学派和以 Franz Alexander 为代表的精神分析,得到蓬勃发展。1939 年,移民到美国的 Felix Deutsch 在 Flanders Dunbar 的促进下,创办了第一份心身医学学术期刊 *Psychosomatic Medicine*(《心身医学》),并在华盛顿大学成为第一位心身医学教授;1942 年,美国心身医学学会成立。

所幸地是,在二战结束后的德国,曾深受纳粹迫害的心身医学重获新生,并形成了一个内涵丰富、外延广泛、与精神病学并驾齐驱的学术领域。1946 年,von Weizsäcker 在海德堡大学 Krehl 内科医院内建立了世界上第一个"心身医学科";1950 年,他又建立了独立的心身医院,与著名的海德堡大学精神病院紧紧相邻,成为世界上第一个以"心身医院"命名的专科医院。这所专科医院随后由精神分析取向的心身医学家 Alexander Mitscherlich 领导。

总而言之,在 19 世纪以来的欧洲,与生理、病理相关的心理学及临床神经病学、精神病学研究逐渐形成浪潮,初步揭示了心理与躯体之间存在着复杂的互动关系,为这个领域的出现奠定了坚实的基础。在发现暗示、催眠心理机制的基础上,三个突出进展——冯特的实验心理学、弗洛伊德开创的精神分析,以及巴甫洛夫建立的条件反射学说,为解释心身互动关系提供了理论框架和技术手段。可以说,心身医学源于古老的疗病术;在其逐步分化、独立、成长的过程中,主要属于神经精神病学范畴,后来获得了精神动力学的始动推力;它诞生于欧洲大陆德语国家,后来在英语世界得到良好发展,成为精神医学与其他临床专业良好合作的桥梁。

四、现代心身医学的四种含义

历经约一个世纪的发展,今日的心身医学概念包括以下四个方面的含义:

1. 心身医学是一种基本的医学态度和思维方法,体现系统 – 整体思想的哲学认识论范式及相应的伦理立场。它要求医生、护士在诊断、治疗疾病以及促进健康的过程中,综合考虑心理和社会因素。心身医学的核心理念是实践"生物 – 心理 – 社会医学模式(biopsychosocial medical model)",从人性的多个层面来综合、整体地看待人类健康和疾病问题。

2. 心身医学是一个交叉边缘学科性质的研究领域,范围广阔,涉及医学、心理学、社会人文多个学科。其关注的核心问题是心理(精神)与躯体之间的相互关系,即从心身关系(mind-body relationships)的立场,研究人类健康和疾病的基本规律,研究躯体因素与社会 – 心理因素之间的互动关系对人类疾病的产生、发展、转归的意义,以提出针对性的预防、治疗和康复方法。

3. 心身医学是一套处理临床疾病的诊断和治疗方法,全科医学、各个专科领域皆可用。在很多疾病的识别、检测、诊断、治疗、康复的过程中,各个专科的医生都应该在处理躯体问题时熟练联合应用心理、社会的干预方法;即使对有些疾病并不需要直接使用这些具体的技术,但注重医患互动、沟通、关系的技能却是普遍适用的,对医务人员自身心理健康的关注也是随时需要的。

4. 心身医学是一个医疗服务领域的专科或亚专科。基于以上三个方面的理论和技术,即心身统一的整体医学观、心身关系的内在机制及应用技术,很有必要有一个专门的临床部门,从内科、精神科等传统部门分化、发展出来,汇集一批接受专门训练的专业人员,综合应用心理治疗及躯体治疗(如精神药物、物理治疗),以及社会工作的方法,向患者提供预防、治疗、康复服务。

第二节　心身疾病概念的变迁及其对临床思维的启示

一、从"经典心身疾病"到广义的心身障碍

从心身医学的上述四种含义来看，心身医学研究和临床服务的范围有很大的可变性，既可以很大，也可以非常局限；视角不同、定义不同，其内容和对象就有所不同。前两种指的是广义的心身医学，对医学问题几乎无所不包。第三、第四种则是狭义的心身医学，在临床服务中涉及与其他临床医学专科的分工、合作问题，应该有较明晰的界限。

心身医学发展的早期，重点对一些心理因素明显的器质性疾病开展研究，提出经典心身疾病的心理动力学假说。当时基于线性思维提出的因果关系假设，认为被压抑在无意识中的、未解决的心理冲突导致某种疾病结局。这些疾病被称为狭义的"心身疾病（psychosomatic diseases）"；与此相应，定义另一类由躯体疾病导致的精神障碍为"身心疾病（somatopsychic diseases）"。

在较早的文献中，狭义的"心身疾病或心身症"概念，或称为"心理生理疾患（psychophysiological disorder）"，具有以下特征：

（1）以情绪障碍作为发病因素之一；
（2）常具有特殊的人格类型；
（3）发病率有明显性别差异；
（4）同一患者可罹患数种类似性质的疾患；
（5）常有同一疾病或类似疾病的家族史；
（6）常有缓解–复发的倾向。

比较符合这些特征的疾病主要有：原发性高血压病、慢性结肠炎、甲状腺功能亢进、神经性皮炎、支气管哮喘、类风湿性关节炎，以及消化性溃疡。这几种疾病曾被 Alexander 称为"经典的心身疾病"。例如，Dunbar 认为，消化性溃疡是特殊的人格特征与特殊的情绪冲突相结合的结果。婴儿期的饥饿未获得满足，或者缺乏母爱，会导致胃功能活动过度，产生溃疡病。她把溃疡病视为成年期用胃来表达婴儿期未获得满足的需要的"器官语言"。

此种狭义的心身疾病概念较重视情绪、应激、心理冲突的作用，认为情绪紊乱通过植物神经系统引起躯体发生相应的功能性或器质性病理变化，情绪与病理变化互为因果，密切相关；同时认为心身疾病是先有心理因素，后引致躯体疾病，而且心理因素起重要作用。心身疾病广泛分布于全身各个系统，尤其多见植物神经支配的器官与系统。不过，临床上并不容易十分准确地划分心身疾病。

专栏 1-1　胃是"情绪器官"，消化性溃疡是"器官语言"吗？

早在 19 世纪，Beanmont 在对手术后胃瘘的观察中就注意到情绪变化与胃肠道生理功能之间的联系。20 世纪 20 年代，Cannon 研究认为，动物的胃液分泌会因受到惊吓而被抑制。Wolff 用实验及临床观察的方法，对胃造瘘且伴有胃黏膜疝的患者进行内镜观察，发现愉快积极的情绪时黏膜充血、腺体分泌增加、胃蠕动增强；而悲伤、自责及沮丧时黏膜苍白，分泌物减少；焦虑时胃部充血、腺体分泌增加、运动增强；如出现愤怒、怨恨、敌对等剧烈的攻击性情绪时，则出现胃黏膜高度充血、腺体大量分泌、胃肠剧烈蠕动。

动物实验模型中也不乏采用电刺激、过度疲劳、冲突、持续噪音影响等类似社会心理应激方式造成消化性溃疡的研究。持续、强烈的精神紧张和情绪激动等，可通过大脑皮层作用于下丘脑，改变自主神经系统的功能，从而影响胃肠道消化液的分泌，促使胃酸持续升高而发生消化性溃疡；同时，心理社会应激因素也可通过垂体–肾上腺皮质轴，使肾上腺皮质激素分泌增多，从而使胃酸、胃蛋白酶分泌增多和抑制胃黏膜分泌黏液保护层，同时可以增强胃对迷走神经冲动和胃泌素等刺激的反应，这样就导致溃疡病的形成。

在早期精神分析理论指导下提出的"器官语言"假设，在后来的科学研究中并没有得到系统的支持。不过，这些假设所提到的现象，以及这些现象之间的关联，在一定程度上还是指导了相关的探索，获得了一些证据。对这些实证结果的科学解释，是现代心身医学还在追求的目标。

（孙新宇）

心身疾病的概念明显受到社会状况、文化因素、医学对疾病的认识及处理方法的影响。自经典心身疾病概念提出以后，人们提高了对社会－心理因素在疾病发展过程中的重要性的认识，发现很多疾病都或多或少具有前述特征；同时，很多以前比较流行、常见的心身性症状变得少见了，而有些具有心身障碍性质的新临床问题却增多了，需要心身医学的解释和处理。例如，躯体症状表现很丰富的"歇斯底里"或"癔症"少见了，而神经性厌食、贪食增加了；以前"神经衰弱"的诊断很流行，后来人们乐意接受"职业倦怠""慢性疲劳综合征"，甚至"抑郁症"的诊断。同时，与这种重视社会－心理因素的趋势相反，现代医学对一些疾病的病因、发病机制的理解发生了颠覆性改变，精密设备的应用、药物治疗的进步，却导致有人怀疑社会－心理因素对疾病的作用。比较典型的例子是消化性溃疡。幽门螺杆菌被发现以后，以前有关病因、发病机制的理论就被大幅改写了。医疗机构营利模式对物质性手段的倚重，可能有意无意间对医生的心身医学意识、人文关怀实践产生实质性的压制作用。面对这些纷繁复杂的变化，心身疾病或心身障碍的概念也在发生相应的变化。

20世纪七八十年代以来，人们认为，其实所有躯体疾病都在一定程度上受到社会－心理因素的影响；这种影响不一定是线性的因果关系，而是复杂的循环因果关系。尤其是随着应激机制研究的深入，研究者发现神经－内分泌－免疫系统的交互作用贯穿于所有疾病过程；现代的遗传学研究，以及神经科学对神经发育、脑机制的研究，都重视基因与环境的交互作用，其中也包括心理、行为因素对遗传密码信息以及对脑结构、功能的作用。

美国从1980年出版的《精神疾病诊断与统计手册》（第3版）（DSM-Ⅲ）起，就放弃使用心身疾病或心理生理性障碍作为疾病类别或疾病实体的名称，旨在提示并不存在没有心理因素参与的疾病；临床医生应注意所有疾病过程中的心身交互作用。比较接近早期严格定义的心身疾病，在2013年开始使用的DSM-5中被归于"躯体症状及相关障碍"一类。该类包括：疾病焦虑障碍、转换障碍（功能性神经症状障碍）、影响其他

躯体疾病的心理因素（大致等同于以前的"生理心理性障碍"）、做作性障碍、其他特定的躯体症状和相关障碍、未特定的躯体症状及相关障碍。而在即将推广使用的《国际疾病分类第十一次修订本（ICD-11）》中，"躯体不适或躯体体验障碍"与DSM-5中的"躯体症状障碍"相近似；被DSM-5改称为"疾病焦虑障碍"的"疑病症"名称仍然保留，但却被归入了"强迫性及相关障碍"类别之下；而"转换障碍"不再与"分离障碍"平起平坐，而是变成分离障碍之下的"分离性神经症状障碍"。

二、与广义心身障碍概念对应的临床思维和人性化服务

对于心身疾病的定义，近几十年来出现了不同的看法。有人认为，狭义的心身疾病概念对于心身医学的临床实践有"画地为牢"之嫌，因为心身疾病遍及各个临床领域，这样就妨害心身医学科作为专科、亚专科开展科研、教学和临床工作。而广义的心身医学其实涉及大多数人类疾病，所有疾病都可以被认为是"心身疾病"。换言之，如果患者的疾病具有心理、社会层面的意义，对本人及其周围的人际系统产生了影响，就可以认为合并有心身性障碍（psychosomatic disorder），而不一定要下一个单独的、界限分明的心身疾病的诊断。因此，近年有逐渐淡化心身疾病诊断的倾向，更加强调临床实践中应该使用广义的心身医学思想，对患者进行综合性的分析和处理。不过也有人并不认为狭义的心身疾病概念只是具有画地为牢的负面影响。它可以让临床医生比较清晰地理解心身疾病是什么，理解心身疾病是介于躯体疾病和精神疾病之间的第三领域的疾病，有助于细化疾病视野，因此意义重大。至于广义观心身疾病的概念，则有利于健康工作者树立心身相关的健康观、疾病观以及临床思维习惯。因此，狭义和广义相结合，才能既有点又有面。

在各科临床实践中，所有疾病的患者，不论其疾病表现和症状是否有器质性病变基础，都涉及心身医学问题，并不是只有具备"经典心身疾病"的特征才需要心身医学服务。在诊断、鉴别诊断过程中，要摈弃认为"器质性"与"功能性"（或躯体－心理）病变之间互不相容、"二元对

立"的"非此即彼逻辑",应该建立"和合多元"的"既……又……逻辑"。相应地,应该认识到,自然科学研究中用"分离式抽象(isolated abstraction)"来排除干扰因素,但这种思维方式用在分析患者病情时常常是武断的。由于心身互动关系的存在,心理的因素并不是可以人为认定为无关,或是可以不用处理的混杂因素。所以,应该学会使用心身医学的系统、整体思维方式,进行"综合性抽象(generalized abstraction)",在制订治疗计划、实施治疗的过程中,也相应地使用多层次、全方位的综合性干预措施。

我们可以借鉴德国心身医学家Wolfgang Merkle的看法,来理解患者表达、呈现的症状所具有的心身医学意义,以利于对所有临床患者提供个体化的整体服务。他认为,患者在与医务人员、医疗体系和更广泛的社会环境互动的过程中,不论有意识还是无意识、主动还是被动,其疾病表现和症状可能都具有多种心理的和社会性的"任务"或"功能":

1. 症状是为了防止出现明知会或估计会更糟的状况。这种情况可能是在无意识层面发生的,例如,经历重大哀伤反应的人,出现剧烈头痛的症状,相对于亲人丧亡而言,对其也许是一种相对可以理解、把握的躯体性质的痛苦。

2. 精神状况的正常非常重要,而精神紊乱很麻烦,而且受歧视。因此,如果有症状,人们倾向于避免马上被认为是某种侵犯了精神功能的不良病变。所以,人们在医学检查还没有明确结果的时候,很喜欢找生物学性的因素、用躯体性名词来说明症状,而且喜欢尽量找简单、明了的原因,而努力回避心理学的解释,想让医生和患者双方都感到安心。如失眠常常被说成是喝了茶,或者频繁的清晨腹泻被说成是"受寒"。

3. 症状可以招引来支持,建立起接触和沟通。起到这种作用的症状,往往是在社会上得到"体面对待"的症状,如过去妇女的疲乏、耳鸣、头昏,常常被说成是因为"月子没有坐好",可以引起共鸣。而现代女性白领、金领患者喜欢说是"工作压力大",既不提坐月子,也不再使用以前流行的"神经衰弱"。

由患者明显的心理偏好或局限的知识所引导的归因,常常误导医生和患者自己去寻找错误、无

效的养生保健和治疗方法,导致疾病治疗被耽误,成为慢性化病程的疾病。有时这个后果与医疗行为有关,属于医源性损害。例如,自从CT、MRI成为常用检查方法以来,对椎间盘突出的诊断大幅度增长,导致许多没有必要的外科手术治疗。但其实50岁的人群中,50%有椎间盘突出,但大多数都是无意间发现的,并没有症状、体征。患者和医生都偏好现代医学在诊断检查方面的进步,就相应地压制了对治疗,尤其是对心理性帮助的关注。在一定程度上,这种偏好就是过分强调生物医学客观性而导致的心理偏差。

4. 症状把冲突、创伤或丧失隐藏起来,或让其被人看到,这样就有利于忍受,或找到有用的帮助和处理。这是以前文献中常常提到的,因为呈现症状而有"原发性获益""继发性获益"的现象。活跃于20世纪五六十年代的英国籍匈牙利裔医生Balint很强调,医生要经常自问:"这位患者到底想得到什么?"。

如果一个心身性症状因为获益而变为固定的、慢性化的和社会化的问题,或是成为医源性损害,就具有了调控关系的功能。其意义就远远超出了原先所患疾病的范围,使医学处理难上加难。因为到了这个阶段,一般意义上的治愈意味着原发获益、继发获益的丧失,也意味着要告别既往长期的诊疗过程和习惯的生活方式。所以,有时候看上去急于求助的患者实际上对医疗的阻抗是增强的,依从性不高。

5. 症状至少可以保障暂时的缓解,获得"合法的关注"。

人在生病的时候,往往呈现社会角色心理和行为的退行。如果症状能为社会所接受,适合用来为"退行"现象进行解脱,这个症状就会发挥"调解人"的功能。这可能是近来"耗竭、职业倦怠"作为一种"现代病"在西方比较流行的一个原因。慢性疼痛诊断大量增加、滥用止痛剂的处方行为大幅度增加也与此有关。

认为症状都是源于身体的观念,可以将责任推于医生、治疗师身上。这种躯体归因倾向显著多于认为症状植根于心理的观念,如此,即使躯体疾病是因为不良的生活行为而导致的,患者也可以不为自己的症状负责。所以,很多患者不喜欢精神科、临床心理学的术语,反感被推荐去看精神

科、心身医学科，或被建议去做心理治疗；在一些慢性病管理中，有些患者不喜欢心身医学的解释和建议，不想因此而做出心理和行为的调整。

三、心身障碍的一般特征及相关临床领域

随着心身医学概念的变化，对心身障碍的认识也在逐渐拓展，广义的心身理念几乎可以适用于所有疾病的认识，只是在每一疾病实体和每一患病个体中，心理因素对疾病发生、发展、治疗、转归影响的程度不同。狭义的心身障碍能更好地诠释心身理念在疾病诊疗中的应用，以下将围绕这类疾病讨论心身障碍的一般特征。

（一）心身障碍的临床特征

特征一：心身障碍具有与心理因素相关的躯体症状体征等临床表现。疾病是由于各种病理因素影响造成的生理功能紊乱和失代偿，有生理功能异常的症状表现，如溃疡的胃部疼痛，而且这些表现与相应的社会-心理因素有关联，如压力紧张、愉悦愤怒可以影响胃分泌功能并有疼痛等症状出现。

特征二：心身障碍的发生发展与社会-心理因素有病因学关联。无论这种关联来自于潜意识的心理冲突、条件反射，还是心理应激的心理生理变化过程，心身障碍的发生、发展、转归都受到个体与各种社会-心理因素互动的影响。

特征三：心身障碍与患病个体的个性特征有关。不同的个性特征对应着一定的内在的生理心理素质特点，在面对外在的问题时会采用不同的应对处理方法，这将直接影响躯体的反应状态。如"C"型性格表现为克制隐忍，过分压抑自己的不良情绪，不善于表达自我，委曲求全，行为退缩，感觉孤立无助，不善于应对压力。这种状态长期存在可能影响机体免疫系统，不能及时识别清除癌变细胞，并影响机体内环境，产生致癌物质，导致癌症发生。

（二）心身障碍相关的特定临床和研究领域

心身障碍临床和研究涵盖范围非常广泛，相关疾病的临床和科研工作中也有一些细化。大致有三个方向：①根据器官系统不同加以区分，如心血管系统的心身疾病、消化系统的心身疾病等，有些已经逐渐扩展形成一个独立的亚学科体系，如双心医学、肿瘤心理学等。②根据学科交叉进行区分，如联络会诊精神医学、神经精神医学、中医心理学等。③与心身障碍病因病理机制研究有关的基础学科，如认知心理学、心理神经免疫学等。

1. **联络会诊精神医学**（consultation liaison psychiatry）　如前所述，联络会诊精神医学在有些国家几乎等同于心身医学。这是连接精神病学和躯体医学领域的一座桥梁，工作的重点是精神科医生在综合性医院中开展临床、教学和科研工作，为其他各科遇到的精神医学问题提供会诊、咨询意见和协助处理。探讨心理、社会因素、躯体疾病和精神障碍之间的关系，进而从心理、社会和生物医学三方面来诊断和处理患者。"联络"指精神医学专业人员作为非精神科的常驻工作人员提供服务，"会诊"则是精神科或心身医学科人员受邀处理其他科室患者的心理行为问题。

2. **双心医学**（psycho-cardiology）　又称为心理心脏病学或行为心脏病学，是研究和处理与心脏疾病相关的情绪、社会环境及行为问题的科学。双心医学的目的是将"精神心理因素"作为"心脏病整体防治体系"的组成部分，立足于心血管疾病的学科体系，对心血管疾病受到来自精神心理因素的干扰或表现为类似心脏症状的单纯精神心理问题进行必要、恰当的识别和干预。我国双心医学模式由心血管病学专家胡大一教授创立并推动，建立了相应的诊疗体系、服务团队。

3. **肿瘤心理学**（psycho-oncology）　是肿瘤学、心理学和社会学交叉的一门边缘学科，研究肿瘤发生、发展、治疗、转归中社会-心理因素的作用。关注肿瘤患者诊疗过程中心理问题的识别和处理，是生物-心理-社会医学模式在肿瘤疾病诊疗中的具体体现。

4. **神经精神病学**（neuropsychiatry）　是精神病学和神经病学的交叉领域，关注行为异常的脑机制。按照国际神经精神协会（International Neuropsychiatric Association）给出的定义，为"研究人类行为与脑功能之间复杂关系的医学科学领域，揭示异常行为和行为障碍的神经生物学基础及其与社会-心理因素的相互作用机制。"

5. **中医心理学**（psychology of traditional Chinese medicine）　中医有丰富的心理学、心身医学的思想内涵，有相应的临床诊疗方法，早在《黄帝内

经》中就提出了自然界的风、寒、暑、湿、燥、火（六淫）的异常变化与人们的喜、怒、忧、思、悲、恐、惊（七情）等情志改变是疾病发生的基本原因，将疾病看作是机体与外界环境间相互关系失调的结果。中医心理学是以中医理论为指导，汲取现代心理学和医学知识，研究人类的心理现象和规律，并用以指导临床实践的一门学科。

四、心身障碍的诊疗特点

（一）病史线索

心身障碍最显著的病史特征是社会－心理因素的影响，心理应激、人格特质、行为方式和社会文化环境都可能成为发生疾病的土壤。

了解现病史、既往病史时需要关注患者远期有无压力，近期有什么样的生活事件发生，这些事件对患者而言有无特殊意义，事件发生后患者有什么样的表现、如何应对，对其生活是否有影响，目前是否顺利解决。

重视个人史的采集是心身医学的特点。需要详细了解患者的个性特点以及人际关系如何，从事什么工作，是否可以胜任，家庭婚姻状况如何，家庭成员间关系如何，有什么喜好和不良嗜好，有无特殊的生活习惯以及这些习惯对健康的影响；个人生活经历，包括儿童少年期发育、成长经历，如学业水平、亲子关系、社会经济条件、民族文化背景等。家族史对理解心身障碍形成的遗传背景及社会人际系统环境也很重要。

（二）临床特征

现代心身医学并不强调狭义的"心身疾病"的识别、诊断，而是强调广义的心身障碍概念，提倡在所有临床领域提供整合生理、心理及社会文化因素的评估、诊断和干预服务。所以，心身障碍包括较宽的内容，从无明确器质性基础的心理行为问题，到既有器质性问题又有心理问题的共病状态，直至严重的躯体疾病导致心理行为紊乱。所以，躯体疾病与心理行为障碍并不是"非此即彼"、互为排斥的关系，不应该再像20世纪80年代以前那样，强调"排除器质性问题后才能诊断功能性问题"。各科躯体疾病的临床表现千差万别，各科医生在自己专业服务的基础上，应该增加对心理行为问题的识别，在诊疗措施中合理地融入心身医学的成分。如果本专科没有发现器质性

问题，不要否认患者求助求医的动机，即使这是主观需要也不可以忽视，更不可推诿、讽刺，而是要表达共情的理解，并给予适当的转介建议。如果医师发现患者既有本专科问题又有心理行为问题，应争取自己在本专业诊疗过程中加以综合处理，如果情况较复杂则应该有使用会诊精神医学服务的意识，邀请精神科暨心身医学科医生会诊。在心身障碍多发的科室，有条件时可以聘用精神科暨心身医学科医师或心理治疗师常驻本科室，提供联络服务。

（三）筛查与评估

在心身障碍识别中，可以使用任何与躯体疾病相关的常规体检及实验室检查，以进行躯体疾病的识别、诊断及鉴别诊断，同时应该进行神经系统检查、精神状态检查，还可以选用心理测查及特殊的神经科学实验室检查，进行与心理行为问题相关的筛查评估（常用的筛查评估手段详见第八章）。

需要注意的是，近些年来在精神医学领域中，有把心理问题进行物质化、碎片化的倾向，忽视对个体内心体验的整体理解、共情，忽视心理问题、心理体验对具体个人的意义。因此，心身医学强调对客观发现、循证依据的合理阐释和应用，反对过分依赖用简单的量化指标进行诊断，而对患者的心理需求不闻不问。

在疾病认识的过程中，从个别到一般的过程可以理解为我们对疾病共性的认识，而具体到每一个患病的人，就要求医生分析这些具体表现的意义以及与共性的关系。例如，头晕患者中有近1/4为精神心理性的，在有明确器质性病理基础的头晕患者中又有超过1/3伴随心理问题，每一位头晕患者都是独一无二的个体，需要个体化诊疗甄别哪些因素造成这位患者患病。精准医疗以个体化医疗为基础，基于血液的标记物、神经心理测试、电子健康记录的数据、生活经历、压力事件、营养运动方式等，应用人工智能和机器深度学习方法，为患者提供一个分层并启动特定治疗的框架，或许在将来心身障碍的诊疗中可以受益。

（四）探索性（诊断性）治疗

在心身障碍中，社会－心理因素通过生物学中介机制发挥致病作用，在治疗中也有可能通过

改善这种不良影响发挥治疗作用。对有些患者，探索性地选用心理干预、减少社会 – 心理因素的不良影响，或者酌情使用精神药物干预，可以改善心理状态，促进躯体疾病的缓解。这种方法也被称为"诊断性治疗"。

以上所有工作只是识别心身障碍的操作途径，基本原则还是将生物 – 心理 – 社会医学模式渗透在点点滴滴的临床实践中，通过良好的沟通、悉心的体察、专业的晤谈、真诚的帮助使其得以充分体现。

第三节　两种心身医学模式

美国的心身医学服务几乎等同于综合医院的精神卫生服务；而德语国家的心身医学处理的临床问题却更加广泛，差不多囊括了大多数轻型精神障碍及联络会诊精神病学服务的处理内容。这两种模式对建立我国的心身医学服务体系都有借鉴意义。

一、联络会诊精神病学模式

"联络会诊精神病学模式"（consultation-liaison psychiatry，CLP）主要由精神卫生专业人员处理临床精神卫生问题。包括会诊和联络两种工作方式——会诊指临床各科提出会诊请求，由精神科或心身医学科医生受邀前往会诊，包括加入了其他专科的"多学科团队"（multidisciplinary team，MDT）工作模式；联络指临床专科有自己的，或由精神科/心身医学科派驻的精神卫生专业人员，作为该科的临床工作人员随时处理临床上出现的精神科问题。

在以美国为代表的英语国家里，心身医学大多没有从强大的精神科独立出去，而是作为精神科的亚专科存在，心身医学大致等同于会诊联络精神医学。近几十年以来，随着精神动力学理论的重要性下降，美国的心身医学学院内部也对是否要继续使用"心身医学"这个名称存在着争论。它曾于1992年向美国精神病学与神经病学委员会申请"联络会诊精神病学"的亚专科地位，但后者认为还是"心身医学"这个名词可以较好继承这个领域的遗产，反映心身关系，还是决定用它作为亚专科的名称。2001年，心身医学成为精神科的第七个亚专科；2003年，经美国医学专科委员会批准，美国精神病学与神经病学委员会获得发放心身医学亚专科证书的权力。2005年，该项执业资格证书的考试启动；2009年，第一批完成该亚专科医师培训者报名参加了考试。

但是，心身医学名称的问题在近年来又有反复。美国心身医学学院在经过几次对其成员的意见进行调查后，还是根据多数人意见，于2017年把这个亚专科领域的名称改为"联络会诊精神病学"，继而把自己这个学术组织的名称也改成了美国联络会诊精神病学学院。

二、生物 – 心理 – 社会能力模式

指临床各科医生经过充分的心身医学培训，在自己的日常临床工作中，对患者提供整合的心身医学服务。

前述"联络会诊精神病学"模式突出精神卫生专业人员（精神科/心身医学科医生、临床心理师）的作用，在医疗机构中有相应的人力资源配置，处理较复杂、疑难的精神医学问题；后一种模式体现心身医学问题的普遍性，强调所有临床专科领域的医生皆需要在各自的临床疾病诊疗过程中应用心身医学的知识和技能，提供系统、人道、精致的服务。

在大多数发达国家，这两种模式是共存的，不过侧重点不同。例如，在制度层面，美国以前一种模式为主，突出代表是哈佛大学麻州总院（MGH）精神科的"综合医院精神病学服务"。而在德国，两种模式并存，形成三个层次的服务能级：①核心层是强大的精神科、心身医学科专科，提供会诊和联络服务；②中间层是许多其他专科的医生，他们在自己专科执业执照的基础上，通过系统的跨专业培训而获得了加注的"心身医学科医师"或"医学心理治疗师"执业执照；③广泛而厚实的基础层是所有的医生，他们在学历教育、住院医师培训阶段，接受了大量学时的"心身医学基础服务"培训内容。由于长期受到心身医学潜移默化的影响，德国的医生以后无论从事什么专科，普遍比较重视处理患者的心理、社会问题。

需要说明的是，心身医学科在美国是精神科下的二级专科。但在德国，由于前述历史和学术的原因，心身医学科却是与精神科平行的一级专

科。这两个科都做会诊和联络业务（第一种模式），但由于德国的心身医学起源于内科学和心理学的整合，其理论和技术体系更加自然、顺畅地体现新医学模式的理念和人文关怀，所以对其他非精神科、非心身医学的临床领域具有非常广泛的影响，在社会上也受到民众的接纳。

作为心身医学的发源地，德国的心身医学科在地位上与精神病学平起平坐；从诊治的疾病种类看，其势力范围占了精神卫生领域的半壁江山。在主要的疾病类别中，除了重性精神病、痴呆、精神发育迟滞、物质滥用等，其他所有的"轻性精神障碍"，以及综合医院中的大多数非精神科医生转诊或邀请会诊的病种，大多属于心身医学科的诊疗范围。一般而言，这两个专科的重要区别之一，是心身医学非常重视心理治疗的作用，很少使用药物治疗。

此种格局在二战后的形成，既有德国固有的医学、心理学、哲学传统的因素，也与前述精神病学在纳粹时期受到滥用，继而名声扫地有关。当时受到敌视、迫害的心身医学，战后成为医学道德复兴的标志性领域，得到学术界和民众的热情支持，很快成为医学体系中提供广泛而有效精神卫生服务的专科。与此相应，德国的医学教育和毕业后教育、继续医学教育中，心身医学与心理治疗密不可分，"心身医学与心理治疗学"成为必修课程。不过，自从 20 世纪 70 年代进行精神病学改革以来，德国的精神病学界也高度重视社会－心理因素，大幅度开放病房；进入 21 世纪以来，全德国范围内，精神科的全称也改为"精神病学与心理治疗科"，与心身医学科的关系日渐融洽。

值得注意的是，心身医学的理论与临床分科并非一回事。由于存在对心身医学的四种定义，不同专业背景的专业人员有不同的视角。例如，精神病学工作者从事心身医学工作和内科医生从事心身医学工作的工作思路可能有所不同。前者习惯将心身医学科作为精神科的二级专科，而后者更可能将心身医学科设为内科的二级专科。这种差异在一定程度上就反映在美国与德国的不同之中。有人提出，心身医学理论不应该受到从业者专业背景的影响，它应该是介于躯体医学和精神医学之间的"第三个医学领域"。这种看法也

许有助于增加不同背景的专业人员之间的共识，增进合作，同时减少不利于学科发展的不良竞争。

专栏 1-2　美国麻州总院（MGH）的会诊联络精神病学服务及其社会效益与经济效益

美国的心身医学暨联络会诊精神病学有相对独立的亚专科地位，是精神科医生几十年努力的结果。他们坚持在综合医院为各科患者提供会诊联络精神医学服务，为精神病学不至于严重落伍于主流医学做出了重要贡献，同时也为自己在精神医学领域赢得了认可和地位。

哈佛大学医学院附属麻省总医院（MGH）是世界顶级的综合医院之一。其精神科成立于 1933 年。2011 年有住院床位 24 张，但门诊有数百名医生、临床心理学家接受预约。这个科的主要临床工作，第一是为来综合医院就诊的精神科门诊及住院患者服务，执行对精神障碍的一级、二级和三级预防的任务。第二就是强大、高效的联络会诊服务。

该院临床各科的医生有极强的精神卫生服务意识，为 10%~13% 的住院患者申请了精神科医生的会诊服务。每年大约有 3 500 位患者接受精神科的初次会诊，其中有些患者接受多次随访、复诊，明显提高了各科的服务质量，尤其是保障了整个医院平均住院日的低水平，减少了各种与患者心理行为问题相关、与医患关系有关的不良后果。

该院有对住院患者进行提前评估的工作小组，其工作任务包括筛查、评估最显著影响医院病床周转的"医疗服务高使用者（high users）"。此项工作的评估报告提醒临床各科，收治患者后需主动关注、干预患者的精神科问题。2007 年，这个做法使被筛查出的"高使用者"中有 1/3 的住院时间少于 20 天，进而将全院平均住院日控制于 5 天之内，并增加了 200 人次住院机会。

通过为临床各科提供服务，精神科医生、临床心理学家成为各科不可或缺的、"有用的"同道，同时也让自己成为医学主流中的重要成员。在提高医疗服务品质的同时，会诊服务直接为提高医院经济效益做出了贡献。

第四节　心身医学的自然科学属性和人文社会属性

生活于大约 2500 年前的希波克拉底，被认为是"西医之父"。他对医学本质属性的看法对今天的医学仍有指导意义。他认为医学有两种模式：一个是自然（科学）模式，另一个是道德模式。用今天的看点看，前者是指医学的自然科学属性，后者是指医学的人文科学、社会科学属性。

无论是将心身医学视为医学心理学的组成部分，还是将其看作是偏重解决临床问题的临床专科、亚专科，它都是一个处于心理学与医学之间的交叉领域，具有多重的学科属性。从科学史角度看，心理学和医学都来自于古希腊时期的哲学源头，其中，医学从中较早独立出来，成为自然科学的领域；而心理学在很长时间里从属于哲学，直至 1879 年冯特开创了科学心理学，才将其剥离。

不过，由于人性研究的复杂性，心理学谋求成为独立的实证科学的愿望，并非已经全面实现；把心理学客观化的做法虽然已成主流，但仍有其局限性，也并不是心理学界普遍接受的做法，因为它放弃了对人的精神的探索，使心理学的一些分支变成了没有心理的心理学，甚至不再是心理学。医学内部，笛卡尔的心身二元论在很长时间里主导着对精神障碍的探索，以至于以生物医学为主流的现代医学还是把心理疾患当成中枢神经系统疾病的一个类别，忽略医学的人文、哲学传统。

以下将对心身医学的多学科背景、轮廓进行概括的描绘，介绍其与哲学、伦理学、文化人类学、社会学的关联性，以厘清心身医学的学科特性和地位，以期对未来发展定向提供参考。

一、心身医学在学术文化中的定位

J. Kagan 把所有学术领域分为三大类，即自然科学、社会科学和人文学科，并依据九个指标对"三种文化"进行划分。在这个分类中，心理学整体上被归于社会科学，与语言学、社会学、人类学、政治学、经济学并列。但是，心理学学科范围极广，有的领域靠近自然科学，而与心身医学关系最紧密的医学心理学、临床心理学、心理治疗学，其实更接近人文学科。与此类似，精神医学虽然在很大程度上偏向生物科学，但有些方面却延展到了社会科学和人文学科。心身医学于处于心理学与医学的交叉点上，是最典型的"软硬兼具"的枢纽领域。在这里，医学与心理学共用精神病理学、神经科学方法论，共同进行临床诊断与干预，医学背景的和心理学背景的专业人员也高度共享人文学科的学术文化。（详见第三十章）

加拿大文化精神医学家 Laurence Kirmayer 认为，临床医生和心理治疗师要有三套知识和本领：一套是偏重生物精神病学的精神医学，也可以说是以生物医学、神经科学为基础的心理学，是 Jaspers 所说的"解释的心理学（explanatory psychology）"，是达到人脑（brain）的心理学，不是达到"人心"（mind）的心理学。另外一套是社会人文的精神医学，这套东西就是"理解的心理学（understanding psychology）"，或称"意义的心理学（psychology of meaning）"，让临床工作者把患者当作社会系统中的鲜活个体来理解。这两套东西都要通过我们临床工作者把自身作为一个治疗的工具将它们融合起来去实现，在与患者的互动中传达给患者。达到这个目的的核心能力就是共情（empathy）（也称同理心）。如果只有前面两套东西而没有共情的能力，医学工作就是离人的心理活动比较疏远的技术操作。如此看来，心身医学可以说是横跨三大学术文化的典型的整合医学。

二、心身医学与哲学

哲学的本义是"爱智慧"，其最初的功用是应对人类生活的困境。古希腊、罗马时期的哲学是一种处理人类生命中问题的方法，其本身具有疗愈心灵的属性。现代语境下的心身医学与哲学的关系复杂而紧密，既有本体论层面的关于人性的假设和借鉴，也有来自方法论层面的研究和实践指导。

心身医学研究的内容（事实），属于科学技术的层面；而其形式（概念、观念），以及内容、事实在其中得以被理解和解读的一般性的观念框架，属于哲学问题。心身医学的主要实践手段是与心理相关的各种治疗，这项工作涉及到三类哲学问题：

（1）"三观"：医生既要了解服务对象的世界观、人生观、价值观，也要对自己的价值立场有自觉。

（2）哲学中的相关分支，如：①伦理学及其四大原则——"善行、不伤害、公平、自主"；②认识论——关于专业知识的理论；③现象学——关于如何描述、理解心理体验的理论和方法；④法学及法医学——关于患者行为能力、责任的理论；⑤政治哲学——关于医疗机构及治疗师权力、权益、责任的理论；⑥思想史——专业理论发展历程及对当下的启示；⑦形而上的问题，如心身关系。

（3）概念分析：心理学家、哲学家 William James 说："哲学就是一种固执地想把事情想清楚的努力"。目前，心理学、精神医学中大量的概念还没有取得共识，所以，心身医学就会存在不同取向、不同流派，而且它们之间"各吹各打、对牛弹琴、鸡跟鸭讲"的现象还会长期、普遍存在；"制造概念－互相攻讦－辩解及证明－争取共识－扩大共识"的哲学论战，正好就是心身医学发展的过程。

三、与心身医学有关的"方法论之争"及"两种心理学"

1866 年，德国精神科医生 Wilhelm Griesinger 在学术期刊正式提出"精神病是脑病"的理论。13 年后，Wilhelm Wundt 创建科学心理学；30 多年后，进入 20 世纪，巴甫洛夫的动物实验取得重大成果，而同时期的弗洛伊德也借用"动力"这样的物理学术语来解说精神现象。当时，在人们对精神疾病的研究充满乐观主义的氛围中，迎来了"第一个脑科学时代"，大家认为弄清"为什么（why）"好像比弄清"发生什么（what）""如何（how）"重要。在这种背景下，德国精神病学家、哲学家卡尔·雅斯培尔斯（Karl Jaspers）对"生物学还原主义"产生了警觉。

在如何看待精神障碍的本质这个问题上，希波克拉底所说的两种医学模式，体现在人们对"客观"与"主观"，"脑"与"心理"，"疾病"（disease）与"病痛"（illness），"因果关系"与"意义联结"，"医学模式"与"道德模式"等矛盾论题的看法上。这些论题既是精神病学、心理学领域里的基本哲学问题，也是很具体的技术问题（图 1-1）。可以说，医学及其分支精神病学、心身医学就是由围绕这些论题展开的矛盾斗争而推动发展的。

对生物心理社会医学模式的超越：
——平衡"因果"与"意义"的医学

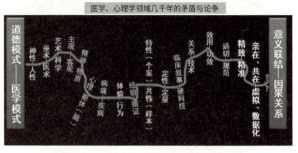

图 1-1 医学史上的矛盾论题

对于上述论争，卡尔·雅斯贝尔斯（Karl Jaspers）在 1913 年初次出版、后来不断再版的《普通精神病理学》一书中提出，精神病理学需要两种心理学，一种是"解释的心理学"，一种是"理解的心理学"。

解释的心理学（亦译"说明的心理学"）相当于"客观的精神病理学"，关注的是精神和精神病理现象发生的机制和物质基础，解释因果关系。通过重复的经验，包括科学实验，人们发现一些现象是有规律地联系在一起的，于是以此为基础来解释因果关系。而理解的心理学则重在探索精神世界内部的"有意义的心理联结"。医生、心理学家需要将自己沉入心理情境，通过共情（同理心）去理解，何以一个（心理）事件出自于其他事件，或引起另一个事件。比如，研究抑郁症患者的自杀动机"为了什么而产生"和"如何产生"，研究消极情绪与意志、认知与外显行为的关系，而不是探讨脑内发生什么生物化学过程；诊断者、治疗者一方面作为客观的观察者，要判断被观察的客观对象——患者有无"投入的理解"，也就是"共情"方面的损害；另一方面，为了理解患者症状的意义，自己就要有共情的能力。

在人际互动的关系背景下，互相理解心理事件的意义联结，是一种基本的人类活动。但偏重于用自然科学武装头脑的研究者不重视、不喜欢这种"心理学解释"；他们可能有意回避主观因素，只想发现客观的因果关系。然而，对外部因果关系的解释无法进入鲜活的心理世界。

雅斯贝尔斯 100 多年前说："如果没有进入到内容（象征、形式、想象、观念）的共情（同理心），如果没有看到表达、没有分享体验到的现象，我们就不可能有心理学的理解。所有这些有意义的客观和主观的体验构成了理解的实体，只有如它们存在的那样,理解才能发生;它们通过我们发生学的理解而进入到一种情境里来。在有意义的现象的心理学中,对一个个案运用直接感知的、可理解的联系,永不会导致演绎性的证明,而只可能提供可能性。心理学理解不可以被机械地当作一种概括、泛化的知识来使用,它是鲜活的、随时需要个人直觉的。正如 Bleuler 所说,"解释只是原则上的科学,它的应用永远是艺术"。

对于心身医学的观察、评估、诊断及治疗而言,解释的心理学和理解的心理学都是需要的。尤其是心理治疗,主要就是在理解的心理学领域里进行。治疗师需要理解心理事件的意义,并通过人际互动,为对方寻找、固化、重新赋予或扩展意义,甚至构建、创造新的意义。这与解释的心理学不同,也与生物医学的方法不同。虽然生物医学非常重要、伟大,但只强调精神活动物质基础的生物医学模式对精神科医生、心理治疗师是有害的,因为药物等躯体治疗能消除个体的躯体症状、精神症状,但却无法取代患者在病态之中及无症状状况下与环境的互动,无法取代个体对于生命意义的追求。

在我国现有的精神医学教育培训中,缺乏关于如何整合解释与理解两种心理学的内容。从事心理健康服务的专业人员于是有两种对立的偏向:一些人认为只有自然科学才有价值,只有生物精神病学才是科学的;而另一些人则与此相反,认为生物精神病学冷漠,只有动力性的或人本主义的心理学才会有人性关怀。这两个偏向其实并非完全对立、不可调和,而是一对各有所长,既对称又互补、相得益彰、可以整合的矛盾。

持前一种看法的医生和心理学家认为,自然科学能解释和解决所有问题,心理问题的根源完全可以用分析 – 还原的方法加以探究和澄清。他们发展了不重视整体、不重视个体生命意义系统的临床思维模式,以为躯体治疗可以解决心理社会问题,轻视对患者千差万别的社会处境、文化背景进行深入的理解和个体化的处理。这种过分简单化的认识方法是降低精神卫生服务质量的原因之一。心身医学如果引入理解心理学的理念和技术,可以真正改进医学模式,扩展服务范围,改变目前医患沟通简单粗糙的状况。

后面一种观点可能因为缺乏自然科学的基础而成为"过于主观的主观心理学"。发生在西方的极端发展是"反精神病学运动",全面否定精神病学的价值。在中国,这种观点有三种可能的后果:①心理学专业人员可能对医学模式比较抵触,不喜欢与精神科医师合作;②心理学业余爱好者容易迷失在依靠常识、说教、民间疗病术,甚至神秘主义、超自然力来对人做心理影响的热情中;③自负的治疗师可能会自说自话,发明、推广一些既缺乏自然科学也缺乏哲学理论根基的理论和疗法。

四、心身医学对改进临床思维的价值

针对上述两种偏颇,心身医学应该发挥积极作用,帮助精神科医生和心理治疗师、咨询师、社会工作者建立共识,熟悉彼此的学科特性及其相应的认识论方法,使他们不仅用实证的方法关注精神现象的物质基础和因果关系的解释,也借鉴哲学、社会科学的方法,尤其是现象学、主观心理学的观点,包括"后现代"理论,加深对于精神现象的意义以及精神过程内部因果关系的投入的理解。

科学心理学与生物医学有高度的契合,自然科学范式主导了 100 多年来的医学和心理学研究及应用,取得了大量成果,心身医学也不例外。生理心理学、神经心理学、神经 – 内分泌 – 免疫学等分支构筑了心身医学的牢固根基。但与此同时,心身医学作为交叉、边缘学科领域,有其特殊性,其人文、社会内涵并不可能被"硬科学"完全压缩和取代,其理论构建及实践模式往往因时、因地、因人、因机构甚或因国别而异,呈现出丰富多样、百花齐放的面貌。正是因为心身医学同时具有自然科学属性和社会文化属性,就使得不同的人对这个领域的内容、任务、实践者、疆界等特征既有一定的共识,又有模糊难辨之处。围绕一些容易产生分歧的问题,有的理论相互竞争,甚至激烈对立。

第五节 中国心身医学模式

一、心身医学在"健康中国行动"中的作用

现代心身医学是改革开放以后才来到中国的"舶来品",目前在我国的精神医学领域及非精神科领域的应用日益广泛。在发展过程中,人们对这个年轻且有明显交叉边缘学科性质的领域有不

同的理论解读,有各种互相竞争的实践模式,呈现出生机勃勃、气象万千的势头。

现在,需要总结、升华近40年的宝贵探索经验,根据我国的社会文化背景,包括丰富的传统医学的资源,对心身医学进行重塑、改造和发展。其中,要对其范围、内容和对象有收放自如的理解和定义。具体而言,本教科书提倡:

1. 在"大健康"及"大精神卫生"观指导下,全面理解心身医学四种含义,淡化狭义的心身疾病概念,提倡广义的心身医学意识。

2. 加强专科、亚专科建设,使心身医学成为面向所有临床领域的人文精神医学分支。

3. 以专业队伍为主干力量,联合其他领域里重视心理－社会问题的专业人员,在整个医学领域探索心身医学问题,应用心身医学技术向大众提供服务,扩展心身医学的影响力。

在由国务院启动的《健康中国行动(2019—2030)》中,心理健康促进是15项重大行动之一,而其他14项重大行动的具体指标中也有多处涉及心理健康的问题。这个行动计划不仅针对精神科人员,也提出了与广大非精神科医务人员相关的重大任务,那就是鼓励和要求各类临床工作人员主动掌握和应用心理健康知识和技能,并应用于临床诊疗活动中。此项要求目前正在通过"社会心理服务体系建设"项目逐步加以实施。例如,项目试点地区的所有精神专科医院须建立临床心理科,40%以上的综合医院要建立精神科或精神科二级专科临床心理科。从"临床心理科"的地位和开展的工作来看,实际上主要就是做心身医学的业务。借鉴前述国际经验,尤其是德国"生物－心理－社会能力模式"的功能定位,中国的心身医学对于广泛开展心理健康促进工作负有义不容辞的责任,应该为转变医学模式、改善我国的医疗卫生服务品质提供理论基础和核心技术。这也意味着中国心身医学即将迎来大发展的时期。

二、中国心身医学模式的基本要素和特点

1. 指导思想 用系统思维、整体医学观来理解、解释和处理临床心身医学问题。

2. 工作对象和方法 针对个体及其所处的人际系统、社会背景,进行心身统一的整合医学处理。在临床操作层面,提倡多维诊断与解释、理解,实施整合性治疗干预。

3. 体现系统整合观的路径和目标

(1)人文精致、科学规范:心身医学横跨自然科学、社会科学和人文科学,追求对人性的全面理解,在临床层面实践有文化意识和文化敏感性的、人道的服务技术。同时,要以科学精神、科学方法引领理论构建和临床实践,制定合理、循证的技术规范,尊重法律、伦理规范。尤其注意不使用超自然因素来进行临床活动。

(2)人生全程、家庭参与:从生命历程的纵向理解个体的健康、疾病问题,提倡"心理健康从胚胎抓起,贯穿终身"的理念,在临床层面尊重个人发展史,既重视现实处境又鼓励开发利用未来发展潜能,提供连续的、有前瞻性的服务。个体的生命周期与家庭的生命周期紧紧相扣,每个个人终身都处于家庭这个最重要的社会系统之中。家庭既是成长的摇篮、幸福的港湾,也常常是痛苦和压力的来源,有可能成为致病原因;有时,家庭整个系统可能成为"病灶",个体的疾病可能是其他家庭成员严重问题的后果。所以,对个体临床问题的干预,如果引入家庭的动力,就是对人际系统很具体的社会性干预,往往可以事半功倍。

(3)循环因果、心身共治:摒弃心理与躯体分离、对立的心身二元论,避免线性因果模式的局限性,辩证地理解心理与躯体、个体与环境之间的循环因果关系,综合利用生物医学、心理行为科学和社会科学的方法诊断、治疗疾病,以心理健康促进身体健康,以身体健康减少心理问题,以身体、心理和社会三方面的目标指导病后的康复。

(4)健康促进、防治结合:结合现代预防医学的理念和中国传统医学重视"上医治未病"的优良传统,积极开展心理健康、身体健康的促进工作,从积极、正面来引导人们提高生活质量,养成良好心理素质和心理能力,以此来减少心理问题、心身障碍及严重精神障碍的发生。

本章结语:

本章用四节篇幅,介绍心身医学的概念及其演变、心身疾病概念的变迁及其对临床思维的启示、两种心身医学模式及心身医学的自然科学属性和人文社会属性,旨在捋清心身医学的发展脉络,帮助读者从认识上对准核心概念和基本原则,

领会心身医学交叉边缘学科的多重属性，及其在深度和广度上关联到的丰富学术内涵。如果读者能有这样的收获，可以说已经对心身医学的独特魅力有了初步认同，可能就会辩证地理解心身医学的多种定义，知道在何种语境下使用"心身医学"概念将会产生什么样的语用学效应。换言之，也就是从传播学、沟通学角度看，心身医学的内涵和外延对于不同的交流对象有不同的意义，而我们学习心身医学，从掌握基本概念入手，就可以"提纲挈领，纲举目张"。

在用绪论帮助读者建立了基本概念以后，以后的篇章将进一步展开心身医学的具体内容。

专栏 1-3　心身障碍的初步识别与处理

（一）病史线索

心身障碍显著的病史特征是有丰富的社会、文化、心理因素。了解病史时需要关注患者远期有无心理创伤、慢性压力，近期有无应激性生活事件或处境，这些情况有无特殊意义；病痛或事件发生后有何表现，对生活是否有影响，如何应对、解决，效果如何；了解患者的社会角色、个性特点、人际关系、生活环境，是否胜任工作，家庭婚姻状况，家庭关系如何；有何喜好和不良嗜好，有无特殊的生活习惯以及这些习惯对健康的影响；患者个人生活经历，养育、成长背景及过程，以及家族史、既往史提供的信息。病史中需要关注社会-心理因素与健康问题的发生、演化在时间上的关系。

（二）临床特征

心身障碍既有躯体疾病的临床表现，又可有未达病理程度的心理问题或符合精神科障碍诊断标准的紊乱。所以，在进行临床检查时，除了常规的问诊、体格检查内容，医生还应该熟悉精神科访谈、精神状态检查技术。通过对比主诉症状与临床检查所见，可以初步获得是否在躯体因素之外还有其他心理、社会问题的印象，形成初步的心身关系的临床假设。如果非精神科医生发现患者有明显的精神病性症状，可以推介转诊至精神科，或邀请会诊。

（三）辅助检查与评估

除使用实验室检查，进行躯体疾病的诊断和鉴别诊断外，还可以选用心理测量工具进行心理学评估。常用的筛查评估手段包括焦虑抑郁情绪、人格特质、行为模式、应激源强度、生活质量和满意度等。也可以通过自主神经功能检查、生物反馈、脑功能活动检查提供参考信息。

（四）探索性治疗

可以探索性地尝试选用心理干预，如各科通用的解释性、支持性心理治疗技术，或医患关系技术，启动顺畅、有效的医患沟通，建立良好的医患关系，协助患者减少社会-心理因素的不良影响。必要时也可以酌情使用精神药物干预。

（孙新宇）

（赵旭东　李晓白　林贤浩）

参 考 文 献

1. Adler RH, Herrman JM, Koehle K, et al. Psychosomatic Medicine. Munich：Urban & Schwarzenerg, 1997.

2. Adler RH, Herzog W, Joraschky P, et al. Psychosomatische Medizin. 8th ed. Muenchen：Urban & Fischer, 2016.

3. Theodore A. Stern, Gregory L. Fricchione, Ned H. Cassem. Massachusetts General Hospital Handbook of General Hospital Psyhiatry. 6th ed. Philadelphia：Saunders Elsevier, 2010.

4. 吴文源. 心身医学. 上海：同济大学出版社, 2013.

5. Robert J Boland, James Rundell, Steven Epstein, et al. Consultation-Liaison Psychiatry vs. Psychosomatic Medicine：What's in a name? Psychosomatics, 2018, 59（3）：207-210.

6. Laurence J. Kirmayer, Robert Lemelson, Constance

A. Cummings. Re-Visioning Psychiatry. New York: Cambridge University Press, 2015.

7. Fulford, Thornton, Graham. Oxford Textbook of Philosophy in Psychiatry. New York: Oxford University Press, 2006.

8. Karl Jaspers. Allgemeine Psychopathologie. Heidelberg: Springer Verlag, 1973.

9. James L. Levenson. 心身医学. 吕秋云, 译. 北京: 北京大学医学出版社, 2010.

10. 王向群, 赵旭东. 心身医学实践. 北京: 中国协和医科大学出版社, 2015.

11. Giovanni A. F, Jenny G, Nicoletta S. The Psychosomatic Practice. Acta Derm Venereol, 2016, Suppl 217: 9-13.

12. Giovanni A. F, Fiammetta C, Nicoletta S. Current Psychosomatic Practice. Psychother Psychosom, 2017, 86: 13-30.

13. 隋嫚秋, 孙新宇. 精神医学的哲学思考. 医学与哲学, 2019, 40(8): 619-623.

14. 赵旭东, 徐献军. 雅斯贝尔斯的"理解心理学"对于当代心理健康服务的意义. 心理学通讯, 2018, 1(1): 60-66.

15. 刘晓云, 胡嘉滢, 吴爱勤, 等. 心身相关障碍的分类与处置. 实用老年医学, 2017, 31(10): 903-905.

16. Giovanni A. F, Jenny G, Nicoletta S. The Psychosomatic Practice. Acta Derm Venereol, 2016, Suppl 217: 9-13.

第二章 心身医学相关学科

回顾心身医学的发展沿革,可以追溯到两个历史渊源:一个是与精神分析理论密切相关的、在心理因素中寻找躯体疾病病因学的倾向;另一个是从生物、心理及社会的整体角度去看待疾病的发生、发展以及治疗和预后,即所谓"整体医学"的倾向。这两个倾向关注点不同,在相当一段时间,这两个流派相互隔离,甚至相互贬低。然而,最近几十年来,这两个曾经"分庭抗礼"的流派,因为以下原因逐渐开始出现相互补充、相互融合的趋势:

首先,越来越多的从事躯体疾病诊疗的非精神科医生开始接受心理咨询或心理治疗的专业培训,并获得相应的专业资格;其次,心理治疗的理论和实践本身也开始出现相互融合或整合的趋势,心理治疗的实践也不再固着于某一种理论倾向,而是更实证性地关注临床问题的解决;最后,近年来,神经科学或神经生物学获得了长足的发展,关于大脑与躯体的关系、应激对躯体疾病的影响、大脑应对环境刺激的可塑性、心理应激通过神经免疫系统与躯体疾病之间的相互作用等研究成果,使心身医学的理论框架和实践操作能够在更大的视野下得以展开。

在心身医学的学科发展中,从德国和美国的发展特点可以看到现代心身医学的走向。心身医学的概念发源于德国,并且德国时至今日仍具有系统、完善的心身医学的专业教育、专业培训、专业资格认定制度,从事心身医疗的专业人员的比例也很高。在美国,心身医学曾经获得了迅猛发展,然而近年来却逐渐转向更具有实践和可操作性的领域,心身医学的实践主要纳入到会诊联络精神病学以及公共卫生学、行为医学中。在美国,心身医学现在被视为精神病学的一个特殊领域,心身医学也是被美国医学专业委员会正式批准的最新的精神病学亚专业,主要处理以下三类人群:

第一,精神疾病和躯体疾病共病的患者;第二,躯体症状障碍(DSM-5)或所谓功能性障碍的患者;第三,躯体疾病以及相应治疗直接导致的各种精神心理障碍。由此可见,虽然美国仍然引导着心身关系、心身疾病研究的世界潮流,但更加关注心身医学的实践,强调临床的实用性、可操作性,但概念框架相对狭窄。

纵观心身医学的发展历史以及心身疾病的特征,可以看到,心身医学实际上与众多学科交叉重叠。从心身医学的实践内容来看,涉及一般躯体医学、精神病学、临床心理学以及公共卫生学、预防医学和康复医学等;从研究的维度来看,心身医学涉及神经科学、神经生物学、生理学、病理学以及分子生物学等;从生物心理社会这一宏观框架来看,心身医学涉及到司法与伦理学、文化人类学、社会学等。

在我国既往的心身医学教科书中,对心身医学的相关学科缺乏统一的描述和归类,导致该学科的内涵和外延不十分清晰。大部分教科书只介绍心身医学的相关理论,没有对相关或交叉学科做出划分。在本章中,我们尝试把与心身医学的研究和实践相关的学科内容进行整理、分类和整合。例如,把过去细分的神经心理学、生理心理学等放置在神经科学或神经生物学的框架下,这也反映了近几十年来心身相关研究的发展和融合趋势。尽管如此,各学科在内容上仍然存在一定程度的重叠,例如,精神病学与临床心理学。

第一节 精 神 病 学

精神病学是心身医学的主要相关学科。在美国,心身医学被视为精神病学的一个亚专科。精神病学与心身医学相关,主要涉及以下几个方面:

首先,精神病学提供对患者的精神和行为进行评估与诊断的手段、方法与标准。

其次,精神药理学已经成为治疗心身疾病的主要方法之一。

另外,很多精神疾病或精神症状本身也与躯体症状或躯体疾病有着千丝万缕的联系,精神疾病既可以在早期以躯体症状表现出来,也可以在整个过程中对躯体产生病理性影响,反过来,躯体疾病也可以最初表现为精神症状或者诱发或加重精神症状。

最后,精神病学将处理一些相对独特的心身相关问题,这些问题在精神疾病的诊断中通常被分类为"心理因素相关的生理障碍"以及"躯体症状障碍"或"物质相关障碍等"。

一、精神与心理问题的评估

在临床上,心身医学主要的工作对象为心身障碍(包括原来狭义的"心身疾病"),而心身障碍通常包含多种心理、情绪以及行为方式的问题。除了躯体疾病的临床检查和实验室检查外,临床医生应该能够准确地把握患有心身障碍患者的心理、情绪、认知以及行为问题,在进行躯体疾病诊断的基础上,适当地进行精神心理方面的评估或诊断。精神心理问题的评估,目前主要依靠两种方式:第一种,观察和交谈;第二种,通过相应的心理行为评估量表。通过观察和交谈,医生可以对患者的精神状态和情绪状态获得初步的了解,这些心理情绪状态包括感知觉、认知、情绪以及睡眠和饮食等生理状况。

很多患有心身障碍的患者,同时共病一种或多种精神症状或疾病。例如,焦虑、抑郁、创伤后应激障碍、物质滥用、躯体不适障碍(ICD-11)、进食障碍、睡眠障碍、慢性疼痛等。有些共病符合精神疾病的诊断标准,而有些虽然尚未达到诊断标准却已经给患者的身心带来不适和痛苦。此外,精神心理晤谈还可以了解可能导致或加重疾病的应激和社会压力性事件,了解患者对患病的态度以及对疾病的应对方式,了解患病后疾病对其家庭、职场、人际关系以及社会功能的影响,这些看似疾病之外的因素同样严重影响了患者疾病的诊断、治疗与康复。

除了观察与会谈,如果医生想要获得关于患者更详细的信息,特别是要评估患者精神心理问题的严重程度时,经常需要使用相应的评估量表。目前可以使用的心理评估或精神症状检查量表种类繁多,内容丰富,涵盖了从认知到情绪以及行为和生活功能、生活质量以及应激和压力的多个方面。一些简化的量表方便临床医生的使用,使那些没有受过精神科专业训练的医生也能够对相关问题进行大致的筛查与评定。

二、精神科会诊与联络

很多患有心身障碍的患者主要在非精神心理科就诊。在综合医院,比较严重、明显的问题需要邀请精神心理科的医生进行个案会诊(consultation),或邀请精神科医生在多学科团队(multidisciplinary team, MDT)发挥作用。而在一些心身医学问题出现频繁且必须在日常诊疗工作中随时处理这些问题的科室、部门,精神科医生、心理治疗师受聘成为工作团队的成员,执行联络(liaison)的任务。

精神科会诊联络的基本指导思想是,在心身统一的理论框架下来理解疾病与健康。如前所述,躯体疾病与精神心理因素的关系错综复杂、相互影响。患病本身作为一个应激事件,就足以引发各种心理情绪问题并恶化躯体疾病本身。同时,患有躯体疾病并在医院接受诊断和治疗这一过程(例如,住院治疗),也会诱发患者的生理心理反应。对于从事会诊联络的精神心理科医生,应该熟悉那些容易产生精神症状的常见躯体疾病。另外,会诊医生还应该特别熟悉精神药理学的相关专业知识,了解精神类药物药代动力学以及药效动力学的相关机制,从而能够更好地避免由精神科药物与治疗躯体疾病药物之间的相互作用而导致的不良反应;理解特殊人群的患者(如老人、小孩、孕期女性等)服用精神科药物需要注意的相关问题。再有,会诊精神科医生还应该具备基本的心理治疗的技巧和能力,并将心理干预的技巧贯穿到整个会诊过程中。会诊医生应该时刻牢记被会诊的患者是一个完整的个体,除了给予充分的理解、共情和支持以外,会诊医生还应该能够对患者的人格倾向、疾病角色、情绪状态、认知水平以及行为方式予以理解和把握,并善于通过语言进行与患者的沟通和交流。

三、经常与躯体疾病相伴发的精神心理问题

按照过去心身疾病的分类，每一种心身疾病都有其相应的、相对独特的特点，例如，作为诱因的社会-心理因素，心身反应的特点、患者的人格特点以及心身相互作用的机制等，这些特点得到了广泛的研究，对于阐明这类心身疾病的心身作用机制提供了重要的见解。例如，肿瘤患者的人格特点与皮肤病患者可能具有不同的心理作用机制。但是到目前为止，还缺乏足够的证据把这些多角度的研究统一起来。相同的社会-心理因素可能对不同的心身疾病发挥作用。同样，一种心身疾病可能受到不同维度的因素的影响。从临床实践的角度来看，我们需要对经常与躯体疾病相伴发的精神心理问题予以把握，并给予相应的干预。这些问题主要包括：

（一）焦虑与抑郁

焦虑与抑郁是最经常和躯体疾病相伴随的症状。大量研究显示，大部分疾病都或多或少地伴随焦虑或抑郁症状。有的比较轻微，可以视为对患病和就诊过程的一种正常的心理反应，有的则比较严重，甚至达到精神科的诊断标准。例如，在神经内科的几个主要疾病中，如癫痫、卒中、老年痴呆等，焦虑和抑郁是主要的精神科共病，严重影响这些疾病的预后和转归，并给患者的社会功能带来了更大的损害。

（二）自杀及自杀风险

在所有精神疾病中，情感障碍、物质或酒精滥用以及精神分裂症的自杀比例排在前三位。除精神疾病外，严重的内科疾病，特别是慢性疾病也与自杀风险的增加有关。例如，艾滋病、各种癌症、脑外伤、癫痫、消化性溃疡、多发性硬化、脑器质性综合征、库欣综合征、类风湿关节炎和卟啉症等。

（三）精神病性症状

主要包括幻觉、妄想、兴奋、躁动，以及思维、言语及行为紊乱。代谢紊乱、感染、中毒、脑外伤、脑血管障碍等多种躯体疾病、药物戒断，以及药物不良反应等，均可引起精神病性症状。

（四）睡眠障碍

很多躯体疾病以及躯体疾病的治疗可能会诱发睡眠障碍，特别是失眠。严重的、较长时间的失眠可能会加重躯体疾病的症状，影响预后。

（五）疼痛

疼痛是由于组织损伤导致的不愉快的感官及情感体验，诸多躯体疾病可以伴发疼痛。疼痛影响到躯体疾病的诊断和治疗。进行联络会诊的精神科医生或心理科医生需要帮助非精神科医生区别疼痛的器质性因素和功能性因素，鉴别那些与躯体损害不一致或躯体障碍阙如的疼痛症状和主诉；其次，对那些可能由于精神疾病，如抑郁症、焦虑症、躯体忧虑障碍、药物滥用等引起的疼痛进行诊断并给以相应的治疗。为便于临床医师理解，可以将疼痛症状分为三个亚型：心理性的、非精神病性的和混合型。在第一种情况下，心理因素在疼痛的发作、维持以及恶化中扮演了重要角色；第二种情况，躯体疾病是疼痛的主要原因，即使存在心理因素，所起的作用也不大；第三种类型则包括了大部分疼痛的状况。事实上，疼痛通常都包含了躯体疾病和心理因素的相互作用和影响。

（六）缺乏客观检查所见的躯体症状主诉

根据ICD-11，这一类患者被诊断为"躯体不适障碍"（DSM-5称为"躯体症状障碍"），指一类持续存在的，以躯体症状为特征的精神障碍。由于躯体症状产生的痛苦，使患者过度关注对症状的体验与不适，出现反复就医行为，并引起相应的功能损害。然而，患者的痛苦主诉缺乏相应的器质性病变的基础，或者，患者对疾病的关注程度明显超过躯体疾病本身的性质及其进展的程度。换言之，患者的不适感受或过度关注不能被适宜的医学检查，以及来自医学方面的解释所缓解或消除。

躯体不适障碍涉及多种躯体症状，且可能随时间的推移而发生变化。毋庸置疑，这些问题的产生和发展具有明显（或明确）的精神心理因素，同时，它们也导致了突出的躯体症状。临床上，这些症状还被称为"医学无法解释的症状（MUS）"。由于受长期心身二元论的影响，医学上的"可以解释"和"无法解释"成为临床实践中划分躯体问题和心理问题的"标准"，但这种简单的"非此即彼"的划分无助于从身心统一的视角来理解疾病，也给临床实践带来了诸多困惑。DSM-5重新修正了相关定义，概念上从"躯体形式障碍"变更

为"躯体症状障碍",强调躯体症状障碍的诊断重点应该放在患者对躯体问题存在过度的或不恰当的心理反应,对该疾病的诊断应该基于患者是否存在对躯体症状的过度心理反应,而不是基于医学上对这些症状可不可以解释。

导致患者具有明显躯体症状障碍(或倾向)的心理社会原因有很多,包括童年期的创伤经历,通过对父母相关行为的模仿、低自尊或易受伤害性、缺乏对压力进行有效调节的心理能力,以及环境对疾病角色的强化或疾病获利等多种因素。这些社会 – 心理因素与躯体症状体验相互作用,导致恶性循环,加重了临床诊断和治疗的复杂性。

四、心身疾病的精神科药物治疗和心理治疗

精神科药物以及心理治疗或心理干预,在心身疾病以及躯体疾病伴有精神症状的临床处理上扮演了重要的角色。

心理治疗或心理干预对于改善躯体疾病中的心理学因素发挥了重要的作用。心理教育、支持性心理治疗,系统的认知行为治疗、人际关系治疗、家庭治疗以及正念治疗、森田疗法等,都能有效地缓解心身疾病患者的焦虑以及轻中度的抑郁情绪,改变患者对待疾病的不正确认知,纠正患者不健康的行为方式,帮助患者改善可能导致躯体问题加重的人格问题、人际关系问题以及家庭问题。

精神药物治疗也是心身疾病治疗的重要手段之一。精神药物治疗,例如抗抑郁药、抗焦虑药物可以有效地帮助临床医生更好地处理躯体疾病所伴发的心理情绪症状。精神科药物同样能够改善或消除患者的睡眠问题、疼痛以及其他精神症状,如谵妄等。一方面,负性情绪的改善可以增加患者对躯体疾病治疗的信心与依从性;另一方面,很多新的研究显示,改善情绪的药物可能通过更系统的方式改善躯体疾病。例如,抗抑郁药除了可以改善患者的抑郁焦虑情绪以外,还可能通过对机体和大脑炎性反应的抑制而改善机体的免疫功能,从而促进消化、心血管系统的功能恢复。

总之,作为与心身医学密切相关的学科,精神医学在学科内容上有很大一部分是与心身医学相重叠的。不过,精神病学在相关问题上,更关注具体的临床实践方面的应用,着眼于精神病理性症状的诊断和治疗。

第二节　临床心理学

临床心理学不仅涉及一整套关于心理健康与疾病或心理不适的相关理论和概念,也提供系统的对心理问题进行评估以及治疗的方法。这些理论和概念帮助医生从心理学的框架更好地理解人格、成长经历、对患病事件的认知、生活事件,以及患者的信念、动机和需求对躯体疾病(心身疾病)的影响。同时,行为矫正或心理治疗的手段能够辅助躯体治疗,从而更好地解决临床问题。最后,临床心理学的相关知识能够帮助患者调整不健康的行为方式或有问题的认知策略,从而达到预防疾病的目的。

一、临床心理学与心身相关的理论

临床心理学的理论和实践对心身医学的贡献颇多。很多心身医学的理论假设最早是由临床心理学发展而来的,下面简要介绍主要的临床心理学理论流派:

(一)精神分析理论

精神分析理论对心身医学的起源和发展做出了重要贡献。该理论的主要框架包括精神结构的潜意识理论、人格结构理论、性心理发展阶段论,以及相关的心理病理学理论。精神分析或心理动力学理论认为心身疾病的根源在于潜意识的冲突,而躯体症状可能是由于潜意识没有解决而产生的心理冲突的外化表现。这一理论在后来的发展中,还强调人格因素与特定的躯体疾病的关系,其中,以邓巴为代表认为,消化性溃疡病的患者具有一些特定的人格特征,如认真、情绪压抑、孤独自负、容易焦虑抑郁等,而高血压患者的人格特征为害羞、追求十全十美等。在此基础上,Friedman等人发展出 A 型行为的概念,认为争强好胜、时间紧迫感、易怒、缺乏耐心等性格特征,与冠心病具有一定的相关性。

(二)行为学习理论

该理论的基本观点是,人的所有的行为特征都是后天学习的结果。其理论来源主要包括经典条件反射理论、操作性条件反射理论以及社会学

习理论。行为学习理论强调环境对人的行为特征加以塑造的重要性，认为很多心身疾病实际上是不健康行为的结果，而通过奖励、惩罚以及模仿，可以有效地改善不恰当的行为，从而促进健康水平的提高。其中，经典条件反射理论通过实验研究证实，一个中性刺激在与无条件刺激反复配对后会变成条件性刺激。操作性条件反射理论发现，一个行为的后果影响了该行为增加或减少。换句话说，行为的结果通过正强化或负强化影响了后续该行为发生的频率。社会学习理论则认为，观察和模仿是产生人类行为的主要途径。行为学习理论有力地解释了心身疾病产生和发展的心理和环境的要素，为观察和研究心身相互作用的机制提供了重要的科学假说，同时，也为纠正或治疗心身疾病提供了重要的手段。

（三）认知理论

借用计算机模型，认知理论强调大脑的运作是一个信息加工过程。认知过程相当于信息的输入、编码、加工和提取。应用到临床领域，认知理论认为异常情绪和行为的产生，来源于人的认知过程对环境刺激的歪曲解释。这一假设，催生了多种通过调整认知来改变异常情绪与行为的心理干预技术，例如艾理斯的理性情绪疗法、贝克的针对抑郁症的认知行为治疗，以及凯利的个人构念理论。因其规范性、可操作性的特点，认知行为治疗目前已经被广泛地应用到临床实践中，并且，其疗效已经被大量的循证医学研究所证实。

（四）人本主义理论

人本主义试图克服精神分析和行为主义只关注病态的潜意识冲动或只关注环境影响的局限性，强调人的自我实现的需求和潜能，例如，马斯洛认为精神疾病，特别是神经症水平的心理问题是由于当事者没有能力认识和充分满足自己的内在需求所致，例如，缺乏安全感、归属感，或是不能在人际环境中获得尊重及认可。

人本主义另一个代表人物罗杰斯则认为，人具有与生俱来的善良和诚实性，每个人生来就具有自我发展以及自我实现的内在需求；如果具备相应的环境条件，每一个健康的人都会自然地进行自我引导、自我调整，从而对环境做出最佳的选择与适应。在罗杰斯看来，人的自我包括两个成分：一个是理想自我，指的是个体对期望自己成为什么样的人的自我看法；另一个是自我概念，指的是个体知觉到的关于自己在存在与经验方面的自我认识。健康的自我就是理想自我和自我概念的大致统一，而精神心理问题则是无效的自我概念所致。无效的自我概念歪曲了有机体的自我经验，导致两者的不一致和混乱，使个体疏离真正的自我，从而产生精神或心理疾病。在这一理论的基础上，罗杰斯通过他自己的临床实践，开发了一套以人为中心的心理治疗方法。这个方法强调为来访者创造一个真诚一致、无条件的积极关注和共情地理解和接纳来访者的氛围，并认为这一氛围足以使来访者自由地认识和表达自己的感受与体验，在一个相对安全的治疗者 – 来访者的关系中，来访者认识并接纳自己内心中自我概念与有机体体验的矛盾性，从而调整和纠正自己无效的自我概念，改变不健康的认识和行为，达到自我成长和自我实现。

二、神经心理学及心理测量学

神经心理学为因疾病、外伤或发育异常所致大脑损伤提供脑功能方面的检查，为医生提供进行诊断、治疗以及康复的相关信息。各种神经心理成套测验帮助医生对痴呆、脑血管意外、创伤性脑损伤等疾病进行诊断以及预后的评估。心理测量学包括广泛的心理评估，例如，人格、认知、生活事件、焦虑抑郁以及与健康相关的生活质量、社会功能、幸福感等。这些信息能够帮助医生对影响躯体问题的心理相关因素进行考虑，帮助医生全面理解患者的躯体问题与心理因素的相互作用关系、减少不利的心理因素对躯体疾病的影响。

（一）神经心理学评估

当患者存在大脑的疾病或损伤，又不能通过临床精神检查、神经体征或脑影像学检查加以确定时，神经心理学评估可以提供有益的诊断信息。另外，神经心理学评估还可以作为预后及康复的评定指标，帮助医生检测患者康复的进展。例如，对一些以认知和行为作为主要症状的退行性神经疾病与精神疾病进行鉴别，对急性脑损伤患者的后遗症进行评估以指导治疗和对预后进行预测，通过神经心理学评估对患者的社会功能进行判断等。到目前为止，已经有很多相对复杂或简易的神经心理评估技术被广泛应用于临床，使用较多的是各种成套神经心理测验。例如，Halstead-Reita 神经心理成套测验，反映了感知觉、运动、言语、空间、抽象、推理、逻辑分析等多个与神经功能损伤相关的维度。该测验已经在 20 世纪八九十年代由我国学者龚耀先教授翻译并修订，广泛用于临床和研究领域。由于完成成套测验十分耗时，临床医生通常会通过部分测验（单个测验）来进行评估。另外，有些简易的评估方法，同样可能为临床诊断提供重要的线索，例如，画钟实验（要求患者在一个圆圈中画上如同钟表一样的数字和指针）被认为能够较好地反映额叶功能的损伤。

认知功能障碍是许多神经疾病与精神疾病都具有的临床症状，有很多简便有效的认知筛查方法可用于临床实践，例如，简易精神状态检查量表（Mini-Mental State Examination, MMSE）、蒙特利尔认知评估（Montreal Cognitive Assessment, MoCA）等，都能够对患者的意识状态及认知功能水平进行鉴别，特别是 MoCA，具有更好的敏感性，且方便易行。A. Nelson（1986）曾经总结了 5 个最常用的认知及精神状态筛查量表：MMSE、痴呆评定量表、认知能力筛查、精神状况问卷以及便携式简短精神状况问卷。

（二）心理测量

心理测量是指通过客观、量化的方法对人的心理现象进行评估。在临床上，心理测量帮助医生对患者进行诊断、预测转归以及评价治疗的效果。心理测验种类繁多，包括认知、情绪、记忆、智力以及人格等多个心理维度。常用的心理测验包括：

1. 智力测验用于评估一个人的智力水平，例如，斯坦福 – 比奈智力量表、韦克斯勒智力量表（简称韦氏量表，包括幼儿、儿童和成人 3 个版本）。

2. 人格测验用于评估一个人相对稳定、持久的心理 – 行为特征，这些特征影响了心身疾病的发生、发展和转归。例如，明尼苏达多相人格调查表，包括对疑病、抑郁、癔症、精神病态、男性化或女性化、妄想、精神衰弱、精神分裂、躁狂以及社会内向等多个心理特征或临床症状进行评估。埃森克人格问卷，包括对神经质、内 – 外向、精神质以及掩饰这 4 个维度进行评估。卡特尔 16 项人格因素问卷，包括对乐群性、聪慧性、稳定性、恃强性、兴奋性、有恒性、敢为性、敏感性、怀疑性、幻想性、世故性、忧虑性、激进性、独立性、自律性以及紧张性这 16 个人格特质进行评估。大五因子模式人格问卷，包括对神经质、外向性、经历开放、责任心以及宜人性这 5 个人格因子进行评估。投射测验，是通过一些模棱两可或无结构的材料，评估被试通过想象暴露或投射出来的心理活动，进而推测其内心的冲突或人格倾向。包括罗夏墨迹测验、主题统觉测验等。

3. 症状评定量表主要用于临床上对各种精神心理症状进行评估，因其简便容易操作，被广泛用于临床诊断和治疗。例如，90 项症状自评量表、Zung 氏抑郁及焦虑自评量表、汉密尔顿抑郁（HAM-D）和焦虑（HAM-A）量表、蒙哥马利 – 阿斯伯格抑郁量表、生活事件量表（LES）等。近年来，一些更加简单易行的临床量表被开发出来，例如，用于评估抑郁情绪的 PHQ-9、QIDS-SR，用于评估焦虑情绪的 GAD-7 等。

如同进行躯体疾病的诊断需要临床症候的观察以及实验室检查一样，对于心身疾病以及与躯体疾病相关的心理问题，同样需要客观地对心理及精神状态进行准确的评估。神经心理学评估和心理测量可以帮助医生更好地把握患者的认知、情绪以及行为问题，从而在进行躯体疾病的诊断和治疗的同时，给予精神心理问题的关注，由此，可以一方面判断可能诱发或导致躯体疾病加重的心理精神问题；另一方面，对于躯体疾病共病精神心理症状或精神疾病，可以在生物 – 心理 – 社会大的框架下对患者的问题进行干预，帮助患者进行整体、系统的临床康复，指导患者通过改善不恰当的行为方式和人格特点，更好地预防疾病。

关于心理评估及测量的内容，本书第八章还有更加详细的介绍。

第三节 应 激 理 论

关于应激的相关研究、理论模式以及实践应用，是心身医学的核心课题。应激的机制也是理解心身相互作用的切入点，涉及到环境与遗传、心理与生理、大脑与躯体、健康与疾病之间的关系以及相互作用。因此，这里作为独立的一节来进行描述。

根据国内学者姜乾金的定义,应激指的是个体因为应激源所致的各种生物、心理、社会以及行为方面的变化,也被称为应激的心身反应。应激理论的发展,已经经历了近百年的历史,成为心身医学中重要的研究领域,涉及生理学、心理学、认知科学、医学以及神经生物学等多个学科。可以说,应激理论的相关研究,是理解心身关系以及心身疾病的关键。

该理论的系统研究最早起始于20世纪20年代的生理学家坎农。他发现,人体具有一种面对内外环境变化时保持自身平衡的能力,并称之为内稳态。严重的内外环境的刺激可能打破这个内稳态系统,导致机体动员内在的生理和神经内分泌系统进行调整。在此基础上,1936年塞里首次提出应激(stress)这一概念。他把应激定义为机体在严重刺激下出现的一系列非特异性反应,这种非特异性反应也被称为"一般适应综合征",包括警戒期、阻抗期和衰竭期3个阶段,是机体通过兴奋下丘脑 – 垂体 – 肾上腺(HPA)轴对有害刺激做出防御性反应的一种普遍的方式。

在警戒期,通过升高肾上腺素和糖皮质激素,机体的整体防御能力被动员起来以应对威胁,即所谓的"战斗或逃跑"。如果有害刺激持续存在,机体进入阻抗期,通过提升体内的生理功能水平来应对威胁性刺激,在这个时期,体内生理资源逐渐趋于耗竭。最后,如果应激过于严重或持续时间太久,体内可利用的生理资源枯竭,导致机体免疫系统严重受损,导致疾病甚至死亡。

后来,拉扎勒斯发现,尽管面对相同或相近的应激刺激,不同的人可能产生大相径庭的应激反应。他把个体的认知评价和应对方式发挥的中介作用纳入到应激理论中来。换句话说,一个应激是否对一个人构成应激事件,除了应激源本身的性质以外,也在很大程度上取决于个体对应激事件的认识以及该个体长期形成的健康或病态的应对方式。拉扎勒斯的研究极大地丰富了应激理论,深化了对应激反应机制的理解。

根据姜乾金的研究,一个可能的应激源,或者称之为生活事件,需要通过认知评价、个性特征、应对方式、社会支持等多种中间变量的作用,才能产生生理心理反应。如果应激源的威胁足够严重或持续的时间足够长,就可能导致健康受损。由此,他提出应激反应的"系统模型",认为个体是一个由生活事件、认知评价、应对方式、社会支持、个性特征和心身反应等生物、心理、社会因素构成的"系统"。在系统中,各个因素相互作用,维持动态平衡,心理应激是某种原因导致系统失衡的结果。很显然,生活事件并非导致疾病的直接因素,其最终对健康的影响程度,无疑是通过上述的中间环节发挥作用的。

传统上,与应激相关的心身疾病包括冠心病、高血压、消化道溃疡、肌肉痛、哮喘、偏头痛、糖尿病、脑血管病、肿瘤、经前期综合征等。近年来,生活事件对各种身心疾病的影响获得广泛深入的研究,例如,应激事件通过不良情绪的影响,改变了有机体的免疫功能,导致大脑炎性反应。或者,应激事件(压力、失眠以及负性情绪)导致肠道菌群失调进而对大脑免疫机制产生影响,并与代谢性疾病、心脑血管疾病以及癌症或老年痴呆相关。此外,一些与现代社会发展相伴随并逐渐增多的抑郁焦虑问题、躯体症状障碍(躯体不适障碍)、儿童青少年进食障碍、肥胖、疼痛、物质滥用、网络成瘾等问题,也同样包含了心理、社会以及生物学等多个维度的相互影响。

应激或压力对心身疾病的影响已经积累了大量的科学证据。越来越多的研究显示,压力与多种疾病相关,例如,2018年发表的一项包括22万人在内随访5年的研究显示,心理压力使心血管疾病的风险增加了30%以上。另外,最新发表的一项30万人样本的研究表明,急性应激反应、PTSD、适应性障碍以及其他应激反应与心血管疾病密切相关。该研究发现,重大生活事件或创伤引起的严重应激反应与几种类型的心血管疾病的风险增加有关,尤其是在接受诊断后的第一年,与未受影响的兄弟姐妹相比,其风险增加了64%,研究还发现,压力与50岁之前发病的早发性心血管疾病关系尤为密切。

长期以来,关于压力的研究集中在HPA轴,特别是糖皮质激素作为一种应激激素,可能是引发多种疾病的原因。最近一些研究指向糖皮质激素引发的全身和大脑的炎性反应,然而,其具体的机制尚不明确。一项研究显示,压力可能导致基因组甲基化的改变,上调某些基因的表达(例如 FKBP5),进而增加外周血中的炎性反应,增加罹患心血管疾病,尤其是急性心肌梗死的风险。*FKBP5* 基因是一个免疫调节基因,会激活免疫信号通路。压力导致糖皮质激素增加,进而刺激该基因表达上调;另外,随着衰老,该基因在大脑中的表达也会增加。这个研究对抑郁症患者免疫细胞中 *FKBP5* 基因甲基化的改变进行了检测,发现与同龄的健康人相比,抑郁症患者该基因的甲基化水平更低,因此该基因的表达更高,使 NF-κB 信号通路传导增强,进一步上调多个与炎性反应相关的基因表达,导致炎性因子增加。而 NF-κB 信号通路的增强,又会促进 *FKBP5* 基因甲基化的下降,导致恶性循环。而外周血中细胞炎性反应的增加,会促进血栓形成,增加心血管疾病发病的风险。

2019 年的另一项研究发现,压力会导致肺癌患者产生耐药性,加速癌细胞的生长,而缓解压力的药物能够起到增加抗癌药疗效的作用。这个研究针对使用 EGFR 抑制剂进行抗癌治疗却产生耐药的患者进行了调查,发现压力会激活免疫信号通路,提高炎性因子(IL-6)的水平,进而促使癌细胞对抗癌药物产生耐药。临床观察发现,那些炎性反应高的患者,接受 EGFR 抑制剂治疗后,中位总体生存期比炎性反应低的患者明显要短,而 β 肾上腺素受体抑制剂(能够缓解焦虑)能够降低炎性反应,增加癌症患者的生存期。

一项来自北欧的研究发现,创伤和压力会增加自身免疫性疾病的发病。这项研究包括 10 万余名应激障碍患者,并把他们与 100 余万名正常个体进行比较,发现压力会使 41 种自身免疫性疾病的风险增加 36%,包括类风湿性关节炎、银屑病、克罗恩病以及乳糜泻等。人体的免疫系统能够保护机体不受疾病和感染的侵袭,但过度激活的免疫系统也会不加选择地对健康机体发动攻击,其中,压力可能是诱发免疫系统过度反应的主要原因之一。相关的研究也发现,针对 PTSD 的患者进行抗抑郁抗焦虑药物的治疗,能够降低该类患者罹患自身免疫性疾病的风险,尤其是在接受 PTSD 诊断后一年内服药,效果更加显著。

压力与心血管疾病关系的研究已经积累了相当多的证据,不论是短期的压力还是长期慢性的压力,都可能引发心血管功能的紊乱,而且,性别对压力的感受性可能不同。例如,有研究证明,女性的心理压力是心血管疾病的强预测因子,可能是女性的心理危险因素多于男性所致。临床研究也反复证明,女性患抑郁症和 PTSD 的比率要高于男性。既往很多研究已经证实,抑郁症患者群体中发生冠心病的危险性显著高于其他群体,其发生心脏性死亡的百分比是无抑郁症者的 3~4 倍,抑郁症也因此被视为急性心肌梗死的独立危险因素。众多研究显示,抑郁症患者炎性标志物,如 C 反应蛋白、IL-6、肿瘤坏死因子(TNF)等增加。压力除了激活氧化应激反应和炎性反应外,还会通过与血压和心率调节相关的中枢和自主神经系统的紊乱增加心血管疾病发病的风险。例如,交感神经系统活性增强,迷走神经张力下降,导致心率变异性降低,血压升高,冠状动脉痉挛,心肌供血供氧下降。另外,应激还能通过改变血小板内钙离子流动性,最终导致冠脉收缩、血栓形成,加重心肌缺血。

总之,应激理论及其机制的研究,为我们理解社会-心理因素与疾病之间的关系提供了一个有力的切入点,关于应激反应的系统性观点,也为治疗和预防心身疾病提供了新的启示。系统中可能影响疾病的心理、社会及生物性要素都可以成为干预的靶点,例如,心理咨询或心理治疗可以改变个体的认知和行为方式,缓解患者由应激产生的负面情绪,家庭治疗可以增进个体社会性支持的强度;同样,药物既可以通过改善不良情绪从而有利于躯体症状的恢复,也可以通过对躯体症状的改善反过来影响个体的心理层面,进一步促进躯体症状的良性改善。另外,应激机制的研究也为疾病的预防和健康的维护提供了重要的科学依据。

第四节 神经科学

广义的神经科学概念致力于阐明人类大脑运作方式,包括脑科学、神经生物学、神经病理学以及心理学、计算机科学、人工智能等学科。其中,神经生物学致力于从分子生物学的水平理解大脑的作用机制并阐明精神心理因素和身体的生理病理性因素之间的相互影响。

近年来,神经生物学有了长足的进展,极大地扩展并深化了我们对心与身、大脑与躯体之间相互作用方式的理解。例如,神经内分泌－免疫网络中介机制(neuroendocrine-immunity network mediating mechanism)的研究,使我们对心身相互作用的认识不再局限于简单的临床观察或生理学层面的解释上,而是深化到细胞分子或遗传的水平。另外,这些作用机制的阐明,也为治疗手段和药物的开发提供了重要的科学依据。

研究表明,大脑是一个具有可塑性的复杂机构。①大脑的运作受制于先天的遗传结构。②大脑处于与环境不断相互作用的动态变化的过程中,潜在的病理性遗传倾向(例如,致病基因)、不良的成长背景和家庭环境、后天的恶性生活事件、躯体疾病影响、严重而持久的应激等,都对大脑产生消极的影响。③良好的成长环境、充满爱与支持的人际关系、健康的行为方式、运动、心理治疗或药物都可以改变大脑不利的先天因素,使大脑具有更强大的"恢复"能力。这些研究结果,为心身疾病的治疗、预防与康复提供了重要的科学依据。有力地支持了生物－心理－社会模式对包括心身疾病在内的所有疾病的整体观,躯体与精神、心理与身体、遗传与环境不再是相互隔离、相互独立的,而是不断发生相互作用的统一体。

神经生物学的主要研究方法和手段

(一)分子遗传学

分子遗传学致力于研究探讨遗传因素对精神疾病的影响。多年来的证据表明,大部分精神疾病都具有一定程度的遗传特征;绝大部分精神疾病属于多基因遗传,主要的心身障碍同样是多个基因相互作用和影响的结果。更为复杂的是,心身疾病的发病机制,不仅取决于遗传的影响,还与环境和遗传的相互作用有关。

近年来,表观遗传学发展迅速,为阐明后天环境因素对基因表达的影响做出了重要贡献。此外,心身障碍的发病与人格因素密切相关,而人格特征具有很大的遗传性,分子遗传学的技术可以更好地揭示先天的神经生物学倾向,例如,影响人格和精神心理问题发病倾向的遗传特征,心理和社会环境之间相互影响的作用机制,有助于寻找到更为有效的治疗和干预的方法。更为广义的行为遗传学,试图通过心理学和遗传学理论研究生物基因型对有机体行为的影响,探讨在行为的形成和

发展过程中,遗传和环境之间相互作用的规律,例如早期对智力的研究等。总而言之,分子遗传学作为一种手段,对于揭示心身相互作用机制、阐明心身疾病的发病原理发挥了极其重要的作用。

(二)神经影像学

近年发展起来的神经影像学技术极大地推动了人类对大脑功能与结构的了解。作为一种无创伤性介入手段,神经影像学为揭示正常大脑的运作方式以及精神疾病的病因学机制做出了重要贡献。神经影像学方法几乎已经应用到所有精神疾病的研究中,包括精神分裂症、抑郁症、双相情感障碍、焦虑症、阿尔茨海默病、儿童注意缺陷多动障碍、物质依赖等诸多精神疾病。同样,功能影像学在理解人类面临应激时的感知觉、认知、情绪变化以及与这些变化相对应的大脑神经环路和功能的改变提供了有力的证据。

(三)神经电生理技术

作为一种对大脑功能的检测及研究手段,神经电生理技术通过对中枢神经系统的电活动特征的记录,试图揭示正常大脑的活动或精神心理障碍的大脑功能变化。电生理技术一方面可以用于辅助诊断或机制研究,包括自发脑电检测技术(如脑电图、脑地形图、多导睡眠图等)和诱发脑电检测技术(如感觉诱发电位、运动诱发电位、事件相关电位等)。另一方面,还可以用于治疗。近年来,有人将电生理技术与功能影像学、神经内分泌以及分子生物学等技术结合,以阐明神经精神疾病的病因学机制,例如精神分裂症、抑郁症以及焦虑症、强迫症、物质依赖等事件相关电位的研究,多导睡眠图在睡眠障碍的应用,精神分裂症的平稳眼跟踪运动机制研究,经颅磁刺激、深部脑刺激在多种精神疾病中的治疗应用等。

(四)神经生化、神经内分泌及神经免疫

神经生化学研究中枢神经系统的化学组成、结构以及精神活动中各种化学物质的变化。中枢神经系统是由上百亿神经元以及不计其数的化学物质构成的极其复杂的结构,这些化学物质由蛋白质、糖类、脂类以及核酸等生物大分子组成,其中,中枢神经递质负责在神经元之间进行信号传导,大脑通过这些复杂的信号传导过程微妙地调节人的思想、情感与行为。神经递质包括单胺类、氨基酸类、神经肽类以及神经营养因子等。到目

前为止，已经有大量的研究证明精神心理疾病与中枢神经递质失调关系密切，针对这些神经递质失调所开发的药物也被广泛用于精神心理疾病的治疗。

中枢神经系统与人体的神经内分泌系统和免疫系统有着复杂的关系，它们共同维持机体的内在环境的稳定并对外部刺激做出反应。大脑中的垂体和下丘脑是两个重要的内分泌器官，通过分泌不同类型的激素调节人类的生长、发育、精神、行为、生殖，并影响机体的其他生化物质。当个体遭受压力或应激时，下丘脑释放促肾上腺皮质释放因子（CRF），激活垂体释放促肾上腺皮质激素（ACTH），该激素进一步促进外周肾上腺皮质释放皮质醇，对应激做出反应。上述由下丘脑、垂体及肾上腺皮质构成的神经内分泌轴即为 HPA 轴，负责维持机体的内稳态系统。然而，当压力或应激持续存在或过于强烈时，HPA 轴可能会做出过度反应。例如，抑郁症患者可能存在 HPA 轴过度活跃，导致皮质醇分泌增多，进而损伤海马的神经细胞。HPA 轴参与机体的觉醒、疼痛、睡眠以及记忆等多种生理心理功能，还与中枢神经递质具有广泛的相互作用。因此，在应激和压力中扮演了重要的角色。另外一个神经内分泌轴为下丘脑-垂体-甲状腺（HPT）轴，最终在外周释放甲状腺素。甲状腺素也被称为神经调质，与中枢神经递质相互影响，对精神疾病的发生产生重要的影响。第三个神经内分泌轴为下丘脑-垂体-性腺（HPG）轴。其他相关激素包括催乳素、生长激素与生长抑素、胆囊收缩素、褪黑素、血管紧张素、甲状旁腺素以及神经降压素等，这些激素都在不同程度上调节着人类多种生理心理功能。

免疫系统由免疫器官、免疫细胞以及免疫分子组成，通过识别和排除细菌、病毒等外来有害物质来消除机体可能遭受的潜在威胁，并与机体其他系统相互协调，维护机体的内稳态环境。长期或强烈的应激可能通过多种途径激活了机体的免疫反应，导致炎性细胞因子增加。大量研究显示，炎性因子参与多种应激以及相关的精神疾病的发病过程。总之，神经系统、内分泌系统以及免疫系统通过多种途径相互作用、相互影响，用复杂而微妙的方式共同应对外界的应激与压力，同时，也参与了多种与应激相关的精神心理疾病的发生和发展过程。

第五节　行为医学

作为一门新兴的多学科交叉学科，行为医学致力于将行为科学的知识与生物医学的知识结合起来，阐明人类行为与健康和疾病之间的关系，研究与行为方式相关的躯体或精神心理疾病的诊断、治疗以及康复的相关问题。行为医学主要由文化人类学、社会学及心理学构成。行为医学将这些学科与生命科学、医学中的多个学科联结起来，例如生物学、临床医学、环境医学、康复医学、全科医学、心身医学、医学心理学、精神医学等，强调从更广泛的视角和框架来理解人类的行为特点与健康和疾病的关系。

从概念框架上，心身医学可以视为行为医学的一个组成部分；从实践上看，心身医学更聚焦于心理行为对疾病的影响。行为医学的概念最早由美国生物学家 Birk 提出，他曾用生物反馈技术治疗哮喘、癫痫、紧张性头痛、雷诺病等。1977 年在美国召开的第一次行为医学大会，将行为医学定义为"研究和发展关于行为科学中与生理健康和疾病有关的知识、技术，以及把这些知识、技术用于疾病的预防、诊断、治疗和康复的科学领域"。概括地说，行为医学研究的主要课题包括以下几个方面：

1. 研究人类行为的起源、发展以及进化过程中的规律、功能和生理学机制；

2. 研究人类行为与健康和疾病的关系；

3. 研究如何利用行为学手段来预防疾病、治疗疾病以及促进健康；

4. 理解社会行为对健康的不利影响以及如何通过影响人的社会行为来促进健康、减少疾病；

5. 通过健康教育促进个体的健康行为；

6. 通过对人类行为的研究，解决人类社会面临的各种问题，例如，环境污染、失业、犯罪、家庭解体等。

总的来说，行为医学研究的对象和范围更为广泛，而心身医学则更多聚焦于心身障碍。近年来，行为医学获得了迅猛的发展，特别是以人工智能为基础的大数据分析，对于理解人类的行为特点以及与疾病和健康的关系提供了有力的研究手段。

第六节　伦理及法律

心身障碍的诊断和治疗需要多学科的参与；患者的问题除了躯体疾病外，还关涉到心理、家庭以及社会环境等相关因素，因此，不可避免地涉及到伦理与法律的问题。这些问题包括：保密、知情同意、监护权、自愿或非自愿治疗、行为及责任能力、身体约束以及自愿结束生命等。

临床伦理学有四大原则：①不伤害；②行善；③自主；④公正。

对于"自主（autonomy）"这个原则而言，医者为患者保守隐私、尊重其知情同意权和自决权即是非常具体的体现。不让患者疾病方面的信息暴露给自己之外的人，是患者应有的权利。当患者就医时，医生就有义务保证患者的隐私不被泄露。然而，为了正确的诊断和治疗，主治医生常常需要将患者的疾病信息与同行交流，必要时，还需要为跨科室的医护人员、患者家属以及患者的医疗保险机构、患者的工作单位或学校以及患者所处的社区等部门提供信息。医生需要在保证患者的隐私以及必要的诊断和治疗之间做出平衡。这个问题在面对特殊的情境，如可能导致患者伤害他人或自我伤害的精神问题，或者当患者面临司法诉讼，或者患者缺乏行为能力和判断能力时，会变得更为复杂。解决这个问题的基本原则，就是尽可能地坚持患者对治疗的知情同意。

知情同意包括三个要素：①患者是否具有行为能力；②告知；③患者自愿同意或拒绝进行诊断和治疗。当患者缺乏行为能力（如谵妄）、急诊患者或者患者具有明显的伤害他人和自我的风险、未成年患者，可以通过征求代理人或监护人的同意。在中国，代理人或监护人一般是指家庭成员。

近年来，关于如何达成知情同意，我国医学界引进了共同决策（shared decision-making）的理念和做法。共同决策是实施人性化、个体化诊疗的一种方法，医生创造条件让患者最大程度地参与讨论最合理的方法，包括努力了解患者的理解能力、决定能力、偏好及动机，向其介绍病情及有循证基础的可用方案，讨论方案利弊，直到他们知道并选择最符合自己的诊疗。

在尊重患者知情权、决策权方面，东西方之间有较大的文化差异。在我国，医生和家属在一些重大问题的知情和决策方面有较大的权力，有时会忽略患者的权益。在20世纪50—80年代，我国医生还遵循苏联式的"保护性医疗制"，相信"坏消息"对患者有害，故而常常与家属一道对患者进行保密，将患者排除在知情和决策过程之外，而且病情越重越不告诉。这个现象与现代社会强调的自我意识、个人权益观念和法制观念有矛盾，在发生医患关系问题，甚至有司法纠纷时便突出表现出来。但因为有一定的文化背景因素的影响，难以在短期内显著改变。

在一些西方国家，对于那些拒绝进行治疗或自愿要求终止治疗甚至终止生命的患者，例如剧烈的疼痛、终末期患者等，如果患者具有行为能力，原则上是遵循"最神圣的权力是每个人拥有自己和控制自己的权力"这一信条的。有的地方甚至制定了允许"安乐死"的法律。然而，如果是为了防止患者自杀或保护第三方，或者医生及家属判断保全患者的生命是必要的，遵循患者本人意愿的这一点将会受到限制。对于那些可能最终发展成无行为能力的患者，理想的做法是在患者具有行为能力时，尝试从患者那里获得他/她对关于使用维持生命的医疗措施的意愿，即在他/她丧失行为能力时，是否愿意放弃治疗。不过，在我国的文化背景下，目前对患严重疾病患者是否可以"安乐死"这个问题，人们还不太愿意打破常规，依然倾向于遵循传统观念；法律和医学专业领域里的公开讨论也还不多。民间有人提倡改变对于死亡的态度，签署"生前预嘱"，泰然对待死亡，避免当自己进入不可逆转医学状况后还接受无谓的抢救和生命维持处理。

当躯体疾病伴发精神症状且这些精神症状可能严重干扰躯体疾病的治疗或威胁生命时，患者常常需要精神科的联络会诊。然而，有些患者可能对此加以拒绝，在这方面，相应的法律规定尚不完善。我国的精神卫生法（2013年开始生效）第三十条规定，精神障碍的住院治疗实行自愿原则；如果患者的精神问题确实危害到了（或可能危害）自己或他人的安全，可以安排非自愿治疗。

在实践中,这种情况下患者需要住院治疗的,或住院后需要精神科会诊的,一般都需要征求代理人或监护人的同意。又例如,在综合医院因内科疾病伴发严重精神症状的患者常常需要在内科治疗,精神科联络会诊的医生干预的程度是有限的,有些会诊医嘱没有得到很好的执行。比较理想的做法是派驻人员,建立联络精神医学服务,甚至像心身医学发祥地海德堡大学 20 世纪 30 年代以来所做的那样,在内科建立一个心身医学科,由内科医生与心身医学科医生共同管理。

在非精神科的内科治疗中,当患者出现躁动不安等谵妄症状或具有痴呆症状时,为了保证治疗的顺利进行,内科医生常常对患者实行身体约束。现实的情况是,这种身体约束有时被滥用,损害了患者的权益。目前,人道主义的呼声越来越高,身体约束也面临着更严格的法律挑战。对于身体约束的必要性,需要精神科联络会诊医生进行判断,除非非常必要的情况才能实施身体约束,而且,约束的时间越短越好。

第七节　其他相关社会科学

如前所述,社会环境因素一方面会以个体的心理结构为中介影响躯体健康,反过来,躯体疾病也会通过对个体的损害进一步影响其相关的家庭和社会环境。另一方面,文化、社会及家庭对健康与疾病以及死亡的看法,与社会体制相关的医疗或保险制度,传统文化影响下的就医模式以及疾病体验等都会直接或间接地影响一个个体的疾病角色或就医行为,同样也会通过个体的情绪或认知对躯体问题产生不同的影响。因此,广义地说,心身医学与诸多社会科学学科相关,例如,社会学、伦理学、法律、社会心理学、文化人类学等。

有关文化因素与心身医学的关系,本书第三十章有专门的论述。

(李晓白　赵旭东)

参 考 文 献

1. 美国精神医学学会. 精神障碍诊断与统计手册. 5 版. 张道龙,刘春宇,张小梅,等译. 北京:北京大学出版社,2015.
2. James L. Levenson. 心身医学. 北京:北京大学出版社,2010.
3. Fritzsche K, McDaniel SH, Wirsching M. 心身医学:初级医疗的国际入门读物. 熊娜娜,曹锦亚,译. 北京:中国协和医科大学出版社,2016.
4. Wolfgang Herzog. 心身医学の最前线. 大阪:创元社,2015.
5. 姜乾金. 心身医学. 北京:人民卫生出版社,2009.
6. 马辛,旭东. 医学心理学. 北京:人民卫生出版社,2015.
7. 潘芳,吉峰. 心身医学. 2 版. 北京:人民卫生出版社,2017.
8. 江开达. 精神病学 – 回顾、现状与展望. 北京:人民卫生出版社,2009.
9. Theodore A. Stern, Gregory L. Fricchione, Ned H. Cassem, et al. 麻省总医院精神病学手册. 6 版. 许毅,译. 北京:人民卫生出版社,2017.
10. Roger A. MacKinnon, Robert Michels, Peter J. Buckley. The Psychiatric Interview in Clinical Practice. 3rd ed. Arlington, VA: American Psychiatric Association Publishing, 2016.

第三章　心身医学的机遇、挑战与实践模式

第一节　心身医学的发展前沿

一、心身医学研究热点

进入 20 世纪以来，医学家们逐渐发现，疾病不能单独用生物医学模式进行解释，在疾病的发生发展中还有心理和社会因素参与。现代生活节奏的不断加快（如新技术的迅速更新，职业更容易变化等），对人适应能力，包括心理的健全和情绪的平稳提出了更高的要求。人们对健康的理解也有了新的认识，认为健康是幸福的标志，也是造就幸福的基本条件。一个完整的个体不仅是一个生物的人，还是一个社会的人。只有生理、心理和环境三者保持相对动态的平衡，才拥有真正的健康，这也是人类医学史上所说的"心身统一"。

1977 年，美国纽约州罗切斯特大学的恩格尔（Engel）提出，应用生物 - 心理 - 社会医学模式（bio-psycho-social medical model）取代生物医学模式，推动心身医学的蓬勃发展成为历史的必然。在医疗实践中，一方面，许多生理疾病是由心理因素造成的，心理的原因可以导致生理疾病，治疗是可以从心理入手；另一方面，生理的变化也可以反过来影响心理变化，造成躯体疾病与心理疾病的共同存在。

1. 心理生物学（psycho-biology）研究已经成为心身医学研究的热点　Fava 提出心身医学研究的主要目标为"整合生物、心理和社会因素对健康、病理的影响，即躯体和心理疾病的共病。现代的心理生物学研究从多层面开展，从不同的维度、疾病出发，探索与特定症状群集相关的生物特征。在心理生理学层面，主要研究应激反应的神经内分泌和自主机制，将儿童早期负性事件、慢性压力、社会支持及其对健康的影响联系起来。在宏观层面，通过心理教育干预探索社会人口学变量的作用，如种族、人格、治疗方式和健康促进等作用。

Coelho 等人利用动物模型研究了腺苷的作用。腺苷作为一种神经调素分布在一些脑区，对其他神经递质起着重要影响，也广泛参与到脑的调节和疾病过程。他们研究了 $5-HT_{2A}$ 受体与多巴胺受体的相互作用，特别是皮层 $5-HT_{2A}$ 受体过度表达对多巴胺相关行为的影响。在海马、皮质和纹状体中的过度表达与抑郁样行为和自主运动活动增加有关。此外，前脑的 $5-HT_{2A}$ 受体过度表达与也与抑郁发生有关，这可能解释慢性压力、衰老和阿尔茨海默病中出现的抑郁症状。

心理生理学对心理和身体状态之间的相关性有更好的理解，但是缺乏特异性。如 Chalmers 等的荟萃分析显示：焦虑障碍与低的心率变异性相关，而心率变异性是心血管疾病的风险标志物。但用现有技术不容易获得不同情感状态的特异性机制及后果。尽管在健康和疾病中有很多心身相关机制的临床证据，但仍需要控制数据整合中的混杂因素，探讨更多未知的因素。Assari 和 Lankarani 等人的研究显示，在美洲黑人和白人中，应激和慢性疾病之间的相关性存在差异。例如，美国的黑人比白人遭遇更多社会不平等、经济状况较差，高血压、肥胖症、糖尿病等疾病患病率较高，但抑郁症患病率却比白人低，此即所谓的"黑白健康悖论（black-white health paradox）"，提示黑人有较好的心理复原力或抗逆力（resilience），需要在更广的社会文化和经济背景下考虑心身关系对健康的影响。比如，社会支持被广泛认为在负性事件等状态下调节心理生理平衡。

研究显示，人格变量对健康行为产生重要

影响,并且对疾病的发生和进展起着重要作用。Conti 等对 D 型人格与糖尿病之间的关系进行了系统评价,对 7 项研究分析显示,D 型人格对糖尿病的临床特征产生负面影响,由于增加的痛苦(如情绪低落、快感缺乏和焦虑)导致较差的治疗依从性和不健康行为。由于糖尿病患者中 D 型人格比例较高,研究强调了早期的人格评估具有重要的临床意义,可以采取干预措施防止由于依从性差导致的其他并发症。程宇琪等对系统性红斑狼疮(SLE)合并的情绪问题进行了一系列临床与机制研究,分析 SLE 患者有较高的抑郁焦虑症状合并率,且从不同角度证实了 SLE 患者的早期脑损害,而激素可能对海马的体积密度下降有保护作用。

针对慢性病的研究仍然是心理生理相关研究的主战场,整合不同的证据开展治疗和护理模式仍是主要挑战。现代心身医学的心理生物学研究,需要反思既往二元论的临床科学研究模式,关注临床维度。

心理因素与需要长期治疗的感染性疾病的结局存在关联。Ribeiro 等研究了心理教育干预在 HIV 患者治疗中产生作用。在纵向研究中,心理健康教育可以提高 HIV 抗病毒治疗的依从性,降低治疗的非依从性,从而促进高效抗逆转录病毒治疗(highly active antiretroviral therapy, HAART)。结果显示,CD4 T 淋巴细胞和病毒载量结果更好,表明这种干预措施具有效益,因为它们可以提高对 HAART 的依从性。

2. 多层次模型(multilevel model, MLM)研究在心身医学研究中的应用 多层次数据,有时称为分层数据,在心身学研究中非常常见。来自重复观察的时变数据构成 Level-1 变量,而来自各个研究对象的时间不变数据构成 Level-2 变量。MLM 可以定义为具有两个或更多不同层级的统计模型,每个级别都有变量,理论上包含一个、多个或跨级的关系感兴趣级别。

横断面数据也可以视为多层次。例如,在不同医院内的相同疾病患者所接受治疗的数据。行为治疗中,患者可以接受来自不同治疗师的心理治疗。假设医院(或治疗师)相关人群足够大,并且一些随机抽样医院被分配到试验治疗组,而其他医院被分配到控制条件(例如常规治疗)。从

概念的角度来看,患者结局的变异可能归因于患者的水平特征(例如病情严重程度)以及医院水平(例如,实验性治疗对比控制条件)。MLM 使研究人员能够按级别(例如患者和医院级别)对结果的可变性进行分区,并允许同时在这些级别内和跨级进行建模。从统计角度来看,一个关键的问题是观察的独立性假设在多大程度上受到了侵犯。如果在 A 医院接受治疗的患者的结果测量值与 A 医院其他患者的结果测量结果更接近于 B 医院患者的结果,则违反独立性假设。当这种非独立性是非平凡的并且可归因于至少一个集群变量(例如医院,治疗师)时,强加一种忽视非独立性的固定效应模型通常从经验角度(例如增加了 I 型错误)和理论视角(例如无法在不同级别和跨越不同级别建模)来看是有问题的。

3. 心身医学发展趋势 作为一个跨学科的研究领域,所有医疗领域在理想情况下应都应开展心身医学。社会正经历着越来越迅速的转型,各种传统的心身医学概念和模型所没有涉及的问题也被揭示出来。随着计算机模型、再生医学、基因治疗和机器人手术等尖端技术的应用,医学和医疗将变得更为先进。未来,医疗保健可能会强调合理性、效率、功能性和其他性能化原则。与此相反,许多患者仍然需要药物和更人性化的医疗护理。随着社会发展的全球化,需要从全球的角度对压力、应激和应对进行研究。

(1)研究方法论的发展:心身医学是一种以系统论为基础的"关系医学",因此基于传统线性模型的研究,以个体因素为中心,可能会存在矛盾。开展基于非线性模型的新研究方法有其必要性。在心身医学中积累的知识将有助于阐明许多应激相关现象和疾病的发病机制,如慢性疼痛、慢性疲劳、医学上无法解释的躯体症状和功能性躯体症状。

(2)心身关系研究:心身关系的研究是心身医学最重要的任务之一。利用最新的技术,心身医学的基础研究永无止境。例如,在环境因素调控下的 DNA 测序和基因表达、蛋白质组学和代谢组学分析、肠道和脑内微生物群的免疫调节、神经影像学研究等领域,以及生物标记的研究,皆在临床和基础科学中进一步积累有关心身关系的

证据。

（3）心身医学的经济效应研究：从控制医疗费用过快增长和提高患者满意度方面研究心身医学的效应也很重要。例如，研究心身医学在糖尿病、代谢综合征和高血压这样的慢性病治疗中的经济效益很有意义。我国心血管病专家提出的"双心医学"即是这方面的范例，值得长期跟踪研究。

（4）老年心身医学：老龄化社会正在成为全球的重大问题，但老年心身医学还没有得到充分的开展。中国正在进入老龄化社会，老年医学是医学界希望心身医学能够做出重大贡献的领域之一。老年人的医疗保健需要在初级保健医师、家庭医学、公共卫生、护理者、医院和社区卫生保健团队之间建立广泛的网络，而心身医学专家是最合适与联合医务人员和初级保健医师合作的专业人员。

（5）心身医学在初级保健中的应用：心身医学和全科及初级保健医学保持着密切的关系，需要在初级保健中整体推进实践。迈克尔·巴林特强调"从生物、心理、社会的角度培养患者和医生之间的人际沟通，以获得良好的治疗。"与传统的生物医学取向的精神科医生相比，具有心身医学技能的全科医生应该能够为常见病患提供更适当的治疗。

二、心身医学先进模式

目前，国际上心身医学的模式没有统一标准。以下主要介绍一些国家或区域有特色的举措。

1. 欧洲 心身医学的德国模式已经在第一章做了介绍。这里介绍其他国家部分有特色的情况。

欧洲心身研究会议（ECPR）第一次会议于1955年在伦敦举行。主要目标是将焦点从文学和哲学转移到实验研究和不同疾病的心身基础研究，以获得循证研究结果。

在政府的支持下，东欧国家波兰的科研、教育及临床机构于1994年在华沙联合开设了心身医学的欧洲培训中心，为600多名社会工作者提供一学期的心身医学毕业后培训，主要开展识别情绪和心身疾病以及参与综合治疗的培训。

欧洲心身医学网络于2004年在柏林举行的第25届欧洲心身医学联合会（ECPR-EACLPP）会议期间成立，目标是促进不同社会机构和医疗领域之间的科学交流和协作，并且成立了"欧洲预防心血管疾病准则工作组"，制定有关如何预防心脏病患者复发的规则和建议。该小组由心脏病学、动脉粥样硬化、糖尿病、高血压、行为医学、家庭医学等多个不同的代表组成，具有真正意义上的国际性和跨学科性。该网络整合在心身领域的所有社会力量，向所有欧洲和国际科学家、临床医生以及对该领域感兴趣的心身医学、精神医学和行为科学领域专家开放。大多数EAPM成员都接受过精神科培训，他们的主要兴趣是联络会诊层面的医疗保健，特别关注躯体形式障碍。通过行为医学和心理学的电子学习课程可获得心身医学欧洲文凭。

2. 美国 在美国，美国麻省总医院（MGH）于20世纪30年代开设了美国第一个综合医院内的精神科。该院后来一直在美国处于精神医学领先机构的位置，做过很多心身医学的研究项目，其中会诊联络精神病学服务具有代表性（见第一章专栏1-2）。

第一章提到，Felix Deutsch 在 Flanders Dunbar 的促进下，于1939年创办了第一份心身医学学术期刊 Psychosomatic Medicine（《心身医学》）。在此杂志编委员会的基础上，1942年成立了美国心身医学会（The American Psychosomatic Society，APS）。APS后来发展成为一个非常有影响的国际学术组织，为医学、心理学和相关领域的研究人员提供了一个跨学科平台，推进、整合与健康和疾病相关的生物学、心理、行为和社会因素的科学研究。该学会长期支持研究"情绪和身体变化"之间的联系，提高研究与临床的相关性；整合力量，阐明主要的生物行为研究问题，促进和协调生物行为学中的临床相关科学发展，并将研究结果转化为临床应用。其在2017年提出的使命是"为了推进和整合生物、心理、行为和社会因素在健康和疾病中的研究"，确定的3个优先战略目标是：科学性卓越，提高心身医学的科学水平；临床相关性，提高生物心理社会研究的临床和公共卫生相关性；活跃多样的会员，根据学科、职业发展阶段、国家/民族背景、临床研究人员与基础研究人员,确保会员参与度达到平衡。

3. 日本模式 日本心身医学会(JSPM)成立于1959年,1963年在九州大学设立了日本第一个心身内科系。在日本81所医学院中,有8所大学医院拥有独立的心身医学系,29所牙科学校中,有3所牙科大学医院拥有心身牙科系。强调心身疾病的概念如下:"心身疾病是病理性功能障碍,包括器质性和功能性躯体疾病,其中社会－心理因素与发病和病程密切相关,不包括与其他精神疾病相关的身体症状,比如神经症和抑郁症。"该学会有3 300多名成员,其中71.6%为医生,包括心身内科专家、普通内科医生、精神病医生、儿科医生、妇产科医生、牙医、皮肤科医生等。非医师成员大多数为心理学专家和护理人员。日本心身内科学会成立于1996年,是另一个拥有1 200多名医师的主要协会,主要由内科医生组成。2009年举行了五大领域协会的第一次联合大会,包括日本心身医学学会、心身妇产科、心身儿科医学、心身牙科医学和心身内科。在日本的许多其他相关协会中,心身医学的重要性得到了承认,成立了心血管、消化、皮肤病和东方医学,以及饮食失调、疼痛、纤维肌痛、压力科学、行为医学和心理肿瘤学等分支。其他国家尚未观察到这种跨学科的承认程度。

从一开始,JSPM就是通过内科医生和精神病医生的合作发展起来的。内科医生比较了解焦虑症和抑郁症的诊断和治疗,以及精神分析方法。精神科医生也学会了躯体医学和身心联系。许多专门从事联络服务和综合医院精神病学的精神病医生曾经是JSPM的核心成员。这两者之间的合作成为JSPM发展的推动力。

在日本,大多数抑郁症、焦虑症或躯体形障碍患者最初会去看初级保健医生或非精神科医生。据调查显示,提倡心身医学内科(psychosomatic internal medicine, PIM)的精神科医生的比例在80%以上。

三、国内心身医学现状

国内心身医学发展始于20世纪80年代。虽然四川大学华西医院早在50年代就设立了专门的神经症病房,但直到我国实行改革开放政策之后,现代心身医学才与心理治疗一道,通过国际交流而传入。起初主要是由几所医学院校附属医院及精神专科医院开展,随后在更多的医疗机构和专科领域得到推广。近20年来,由于国家的重视和支持,该领域逐步形成一系列与国际进展接轨,同时又有中国特色的概念、基本理论和实践模式。

1981年,华西医院精神科对神经症病房实行了开放式管理,采用"双轨制模式"(精神科医生＋心理治疗师),为患者提供更好的心身照料和人性化服务。2012年起为非精神科患者和医护人员提供更为广泛的心身医学服务,建立了一整套非精神科患者的心理评估和服务体系,培训了大量心身医学服务人员,倡导所有医护人员都应关注患者和自己的心身状况。2016年,四川大学华西医院与中南大学湘雅二医院、同济大学附属同济医院和武汉大学人民医院等三家大型综合医院共同成立了"中国阳光医院联盟",在国内多家医院中探索心身医学的服务模式,使"生物－心理－社会"的医学模式能够更为广泛的开展。

湘雅二医院在国内最早成立行为医学教研室,引进行为治疗的非药物治疗方法治疗应激性相关精神障碍。1979年,率先从美国引进生物反馈技术,1998年提出道家认知治疗来治疗抑郁症、焦虑症等获得较好的疗效。2017年成立心身健康服务中心,负责湘雅二医院非精神科的联络会诊精神医学服务,筛查、评估和治疗罹患各种躯体疾病相关的精神心理问题。

昆明医科大学第一附属医院于1988年开设全开放式精神科病房,有专职医生负责联络会诊精神医学服务,将新医学模式和心身医学的理念、医患沟通的技巧传递到了医院的相关临床科室。1994年建成国内第一个心理治疗研究中心,积极实践、推广德国的心身医学服务模式,并进行本土化研究。由于德国模式的心身医学可以说是与心理治疗如影随形的"孪生兄弟",1997年开始举办的"中德高级心理治疗师连续培训项目",在对我国专业人员进行心理治疗培训的同时,也提供了专业而系统的心身医学训练。该项目延续至今,影响力不断扩大。

武汉大学人民医院在国内较早成立了心身医

学病房,收治共病躯体疾病的精神心理障碍患者,并与心血管内科、消化内科、呼吸内科、内分泌科、血液科、妇产科、皮肤科、肿瘤科等合作,开展相关临床研究,评估并提供基于药物、心理等综合干预手段。

上述四个综合医院精神科各自床位数在100~300张之间,既是精神医学一级学科的重镇,又是开展心身医学、临床心理学二级学科工作的领头单位。

同济大学附属同济医院于1992年开设了国内第一家以"心身医学科"命名并专注综合医院精神卫生的综合医院精神专科,并且长期开办开放式病房,开展与德国之间的国际培训项目,如由欧盟资助的"Asia-Link"心身医学培训项目,由德国学术交流服务中心资助的"同济-弗莱堡大学心身医学与心理治疗项目"等,较早出版心身医学教材,建设以心身医学为特色的精品课程,还与北京协和医院合作,在国内率先引入巴林特小组模式并推广到全国。

同济大学附属东方医院于2004年开设系统式心身医学门诊,提炼、推广以"人生全程、人文精致、科学规范、健康促进、防治结合、心身共治、家庭参与、系统整合"为鲜明特色的系统式心身医学临床服务模式,实现了良好的社会效益。该团队持续引进德国乃至欧洲的心身医学服务模式,如德国BMBF资助的"中德校友网络心身医学与心理治疗连续项目",培养了一批有心身医学专长的高素质医生和心理治疗师。

北京协和医院以多学科综合服务为基础,依托全国疑难重症诊治中心的定位,探索完善心身医学的联络会诊实践和工作模式。一方面为综合医院各临床专科患者提供规范、适宜且可及的心身医学服务;另一方面开放与各临床专业的协作,并借助各医学专业的领先发展提升和带动心身医学发展。科室日常工作既有以联络为特点、以重点科室临床医疗为核心的长期、深入、评估、跟踪、研究型的心身医学服务,也有以会诊为特点、以重点患者临床状况为核心的专业、规范、持续、全程、个体化的心身服务。

在精神专科医院中,上海市精神卫生中心对心身医学发展有较大贡献。该院在1985年开设半开放的神经症病房,后改为开放式心身医学科,以提供多样化的心理治疗为特色。多年以来,该院常年开设各种心身医学、心理治疗培训进修项目,人才培养容量居全国之首。

为促进精神医学融合回归大医学,北京大学第六医院于2003年3月成立以精神专科医院为基地的联络会诊科,并联合北京市20余家三甲医院建立了北京综合医院精神卫生联络会诊网络,坚持开展针对综合医院的精神卫生知识宣传、会诊疑难病例讨论、专题研究、翻译出版心身医学专著等,推动综合医院心身科的建立和心身医学实践。值得强调的是,该院院长陆林当选中国科学院院士以来,非常重视精神病学与临床心理学的均衡发展,通过一系列举措推动了国家对心身医学的实质性支持。

由国家十部委制定的《全国精神卫生工作规划(2015—2020年)》强调,要加强我国精神卫生工作,综合性医院及其他专科医院要对就诊者进行心理健康指导,要促进精神障碍和心理行为问题的生物、心理、社会因素综合研究和相关转化医学研究。《健康中国行动(2019—2030年)》进一步强调医务人员应对身体疾病,特别是癌症、心脑血管疾病、糖尿病、消化系统疾病等患者及其家属适当辅以心理调整。自2018年以来,在国家推进治理现代化的进程中,社会心理服务体系建设试点项目也涉及与心身医学相关的举措,例如,对在二级以上医院设立精神科或临床心理科提出了具体的数量要求。

尽管国内相关心身医学的工作开展的越来越广泛,并成立了多个心身医学相关组织,开展相关交流与合作,但存在研究分散,缺乏应有的协作体系,使已有的许多研究成果、资料没有得到充分利用,在将来发展需要进一步加强。

第二节　整合医学与系统式心身医学

生物-心理-社会医学模式是一种整体观和系统论的医学模式,它要求医学把人看成是一个多层次、完整的连续体,也就是在健康和疾病问题上,要求同时考虑生物的、心理的、行为的以及社会的多种因素的综合作用。

整合医学是当前医学关注的热点，实际上就是心身医学发展的模式。整合医学模式就是全息、全方位，融合成整体。随着心身医学内涵的丰富和外延的扩大，它逐步从医学的特殊领域或分支学科，向医学整个领域或交叉综合学科发展。它不仅要弥补生物医学的缺陷和不足，而且要重新调整医学，使其向整体医学或综合医学或全人医学发展。

我国传统医学一贯重视整体观念，强调辨证论治，在考虑躯体因素的同时，也强调社会－心理因素的作用。《黄帝内经》全面总结了西周春秋战国前后的医学成就，用整体论的观点阐明有关病理、诊断、预防、治疗等医学上的问题。古希腊《希波克拉底文集》提出体液学说，将气质性格与疾病联系起来，"医术是一切技术中最美和最高尚的"；强调医生应具有"利他主义、热心、谦虚"的品质。现代医学把人作为整体来看待，既重视心理、生理的相互关系，也重视与社会环境之间的关系。现代医学借助先进的科学技术，考察各种因素（包括社会－心理因素）所引起的微观物质变化，揭示这些因素对人体健康和疾病起作用的具体过程和机制，使其建立在可靠的科学基础上。

系统是指由相互作用、互相制约的各部分构成的有机整体。系统论认为人的整体包括生理和心理，与自然、社会构成更大的系统；个人作为有机整体，被包含在更大的社会及生态系统之中；人的生理活动是各层次统一活动的结果。

系统式心身医学是指在系统思想指导下的心身医学临床实践，与家庭治疗、家庭动力学有关。它强调要从某成员与其他成员的关系出发，而不是由内因，来解释其行为及其健康后果；在实施系统式医疗干预的过程中，把个体行为与一种具体情境和整个观察框架联系在一起，强调情境不仅对理解行为非常重要，而且对于评估某种干预的作用和副作用也同样如此。应用系统思想、心身医学的理论和方法，在精神卫生机构和综合医院门诊开展精细化、人性化的门诊服务，向门诊患者提供了足以建立良好治疗关系、充分沟通的治疗设置，进行持续性的有效干预，有助于克服我国心理咨询没有医学，精神病学、神经病学没有心理学的弊端。

专栏 3-1　英国案例：推广心理治疗，改进心理健康服务模式

21世纪初，英国政府面临抑郁障碍与焦虑障碍高发的挑战，认识到心理健康关乎人民生活质量、经济成功以及应对威胁社会的长期问题的成败。2010年，由卫生部发表《公共卫生白皮书：健康生活，健康人民》，第一次提出同等对待心理健康和身体健康的公共卫生策略，启动了国家医疗服务体系（NHS）心理治疗普及项目。2011年卫生部又直接采用2007年WHO提出的口号，发表《心理不健康就没有健康》（*No health without mental health*），广泛宣传全民心理健康促进的理念。

心理治疗普及项目双管齐下，包含对各类精神障碍患者的治疗和对心理治疗师的培训。项目在五年内成绩斐然：培训了约4 000名合格的治疗师；2011年，项目提供的服务覆盖英国全人口的60%；项目启动至2012年，68 000患者接受了心理治疗服务，接受治疗的患者达到了预期的康复率；项目实施两年内有超过72 000人从抑郁和焦虑障碍中康复，近14 000患者恢复了工作和生活；2015年，985 000人获得项目支持的心理治疗，其中596 000人完成治疗，超过213 000人康复，超过39 000人已重返工作岗位；项目为英国国家医疗服务体系节省2.72亿英镑，进而为更广意义上的公共部门节省近7亿英镑。

值得注意的是，这个项目受训人员的构成：近4 000名合格的治疗师中，既有来自医学机构的精神科医师、全科医生，也有心理治疗师和社会工作者，整合了分布在社会中各个地方的能够提供心理健康服务的人群，形成了多学科专业工作队伍。

在世界卫生组织与世界银行联合发表的一篇论文中，可以看到此类大型项目既有社会效益又有经济效益。从卫生经济学角度可以计算出"投入－产出比"大致是1:4，即投入1元钱，可以产生4元的回报。可以说，开展心身医学、心理治疗服务，是利国利民、创造财富的重要事项。

（赵旭东）

（刘忠纯　赵旭东）

参 考 文 献

1. James J Strain. Globalization of psychosomatic medicine. Gen Hosp Psychiatry, 2017, 48: 62-64.

2. Deter HC, Kruse J, Zipfel S. History, aims and present structure of psychosomatic medicine in Germany. Biopsychosoc Med, 2018, 12: 1.

3. Zipfel S. 200 Years of Psychosomatic Medicine-And Still More Timely Than Ever. Front Psychiatry, 2018, 9: 674.

4. Hans-Christian Deter, Kristina Orth-Gomér, Bohdan Wasilewski, et al. The European Network on Psychosomatic Medicine(ENPM)-history and future directions. Biopsychosoc Med, 2017, 11: 3.

5. Masato Murakami, Yoshihide Nakai. Current state and future prospects for psychosomatic medicine in Japan. Biopsychosoc Med, 2017, 11: 1.

6. 吴文源. 心身医学. 上海: 同济大学出版社, 2013.

第四章　心身医学的诊断

心身障碍的诊断，是心身医学领域重要的方法学问题。准确的诊断与评估，是临床干预的基础。作为精神医学的分支学科和扩展应用领域，心身医学的诊断和鉴别诊断也符合与遵从精神病学的一般原则，但有所区别的地方则在于更多地受到社会、文化、心理等因素的影响，更加强调生物－心理－社会医学模式的运用，涉及更多其他临床部门的躯体疾病。本章试图从心身医学诊断的历史回顾、诊断与评估技术以及对未来的展望三个部分来介绍心身医学的诊断。具体每一类心身障碍的临床表现、诊断标准、鉴别诊断等内容，则在后面对应的章节中进行详细介绍。

心身医学的诊断有广义和狭义之分。从广义的角度来看，现代医学强调的心身医学诊断是指对于临床各科所有的患者，除躯体疾病的诊断治疗以外，都应该全面关注其社会、心理等方面的健康状况，进行心身医学的诊断，并以此为基础提供必要的干预和帮助。这也是生物－心理－社会的整体医学模式的要求。例如对于冠心病患者，除了对冠心病进行诊断和治疗以外，还应关注其社会功能、抑郁症状、对疾病的担心和忧虑等，因为冠心病患者常由于对疾病的担心而出现显著的社会功能损害和抑郁症状，这些社会心理健康的受损又反过来对患者的躯体健康造成不良影响。因此，把患者看作是"得病的人"，而不仅只是关注"人的疾病"，把临床行为的着眼点放在完整的"人"，全面地诊断评估患者的社会、心理、躯体健康状况，是整体医疗行为的前提和基础。狭义的心身医学则认为是精神病学的分支学科，也是本章论述的重点。

第一节　心身医学诊断的历史回顾

人类自古就已经观察到了心理与躯体之间的联系和互相影响。希波克拉底认为恐惧导致出汗，而羞耻感会导致心悸。各种情绪变化可以使体液失去平衡，导致疾病。柏拉图写道："治疗眼睛的疾病而不管头部，治疗头部的疾病而不管全身，都是不恰当的。同样地，治疗人的身体而不管他的心灵，这也是不恰当的。"

历史上影响最大的心身医学的诊断之一可能是癔症（hysteria）。19世纪时，癔症外延甚广，包括癔症性瘫痪、癔症性抽搐、焦虑易激惹状态等，理论基础是反射性神经症，即由内脏之间的神经联系导致，无法由自主意愿控制。当时认为癔症主要是由女性的子宫和卵巢受刺激所致，因此在19世纪末，为了治疗癔症和其他形式的精神障碍，妇产科医生做了大量的手术，甚至包括子宫全切术（total hysterectomy）。

在研究心身关系的医学史上，最重要的人物是弗洛伊德。他首先发现情绪与躯体不适之间的联系。早期精神分析理论最常用来解释躯体转换症状。弗洛伊德及其精神分析理论开创了精神病学中研究心身关系的一个重要流派。

到了20世纪，随着医学诊断技术的不断发展，神经系统疾病的器质性原因不断得到澄清，癔症这个诊断的滥用随之减少。在过去30多年中，精神病学摒弃了癔症的诊断概念和大部分理论假设，转而把癔症常见的表现分为分离障碍与转换障碍；最近几年，又有重大的变化——在DSM-5中，转换障碍则历史性地与分离障碍分开，被移到"躯体症状及相关障碍"大类之下；ICD-11沿用分离障碍概念，将转换障碍作为分离障碍下的亚类，改称为分离性神经症状障碍，将原来归于"其他神经症性障碍"的人格解体－现实解体综合征纳入分离障碍。与此相应，疼痛和慢性疲劳等症状群成为心身医学的另一个诊断热点。

"神经衰弱"（neurasthenia）也曾是一个流行的诊断概念，对我国精神病学界影响较大，且在普通民众中也有很高的认知度。精神病学界认为神经衰弱常见于富有、受教育程度较高的人群,病因是过度使用神经系统导致其功能降低,临床表现则包括一组广泛而异质性的症状,如头昏、头痛、失眠、注意力不集中、易激惹、虚弱、疲劳感等。在20世纪80年代,这个诊断在西方开始渐渐消失,但东亚地区却很常见,并被ICD-10列入精神障碍诊断分类系统。此后约30年间,神经衰弱这个诊断受到了很大的质疑和挑战,相当一部分神经衰弱被认为符合焦虑障碍或抑郁障碍的诊断标准。以疲劳为核心症状的患者在美国则可能被诊断为"慢性疲劳综合征"。总之,随着诊断概念的变迁,神经衰弱的应用也变得越来越少。

以上两个例子,连同焦虑、强迫、疑病等障碍,在精神医学体系中长期被归于"神经(官能)症"范畴,属于"轻性精神障碍"。它们既没有明确的器质性病变,也不像精神分裂症等重性精神障碍那样丧失"现实检验能力"。

狭义的心身疾病,又称心理生理疾病(psychosomatic disease),则是指一组发病、转归、治疗和预后都与心理因素关系密切的躯体疾病。Franz Alexander认为心身疾病只发生在与自主神经系统有关的器官,是由长期的潜意识压抑的心理冲突所致的结果。原发性高血压、消化性溃疡、支气管哮喘、类风湿性关节炎、甲亢、偏头痛、神经性皮炎,以及糖尿病、癌症等都被认为是心身疾病。由于难以界定,存在较大争议,这一概念近年来已经较少运用,如美国从DSM-Ⅲ开始不再使用"心理生理障碍"的术语。但在德式心身医学中,这三大类临床疾病,即轻性精神障碍、狭义的心身疾病和广义的心身障碍,都是德式心身医学的核心内容。

第二节 心身医学诊断与评估技术

所谓诊断思维,是指临床医生运用自己的知识和经验,全面收集患者疾病相关的信息,包括病史和相关个人史(自述、知情人报告以及其他可获得的信息来源)、体格检查与精神状况检查、实验室检查和各种辅助检查等,进行分析、归纳、类比、判断、推理,推断疾病本质,确立诊断的过程。

一、心身医学的诊断思维特点

心身医学是精神病学的分支学科,因此心身障碍的诊断思维和精神障碍并无本质区别。但由于心身医学与非精神科专业的临床问题交融在一起,特别注重心身的关系,相当一部分诊断过程发生在综合医院的不同临床科室,针对不同躯体疾病诊断的患者,其诊断思维仍然具有一定的特点。

(一)心身关系论

心理与躯体的关系,自古以来是哲学、心理学和精神病学关心的议题,但其关心的角度并不一样。如何看待心身关系,可能对心身医学的诊断思维产生直接或间接的影响。

世界不同地区的原始人类社会中,可能普遍存在类似的看法,即身体是灵魂的居所,身体在活着的时候被灵魂所占据,而死了之后,灵魂就离开了。我国古代的哲学家曾有不同的看法。如墨子曾经说"有天鬼,亦有山水鬼神者,亦有人死而为鬼者"。世界范围内不同的宗教对心身关系有不同的论述;在西方哲学史上有较大影响的则有柏拉图的心身二元论、笛卡尔的心身二元论等。把身体和心灵看作是两个不同的实体,紧密联系却截然不同甚至互相对立。后来又出现了许多基于一元论和二元论的修正理论。

比起哲学思辨,精神病学更加注重科学观察与实证研究。越来越多的临床观察和科学研究发现,心理与躯体之间存在复杂的相互影响、相互作用的关系。这些观察也为澄清心身关系提供依据:①躯体健康是正常心理活动的必要条件。大脑是心理活动的基础,如果患有躯体疾病,直接或间接地影响大脑的生理功能,精神活动就可能受到影响。许多躯体疾病与精神障碍的共患率很高,如糖尿病与抑郁症,且躯体疾病患者的抑郁情绪与其预后有着密切联系。②心理活动可以直接影响躯体功能。如应激的生理效应,包括各种激素水平的变化,多个系统器官功能的改变等,已经广为人所知。而人类作为一种社会性动物,近年来的研究发现,社会隔离(孤独感)也会带来一系列神经生物学的变化,证实社会因素也可以通过心理和生理过程对健康造成影响。③心理活动还可以间接影响躯体健康。如由于社会文化心理的影响,躯体疾病患者对自己症状的解释与归因,在很大程度上可以影响到患者的求医行为、遵医行为、自我照料行为等,从而间接地影响患者的躯体健康。④精神疾病与躯体疾病之间也存在复杂的相互作用。患有严重精神疾病的个体,如精神分裂症,平均预期寿命比未患严重精神疾病的个体少 10~15 年。抗精神病药物可以带来躯体健康的严重损害,如非典型抗精神病药物可以导致代谢综合征。

因此,心身医学的心身关系论,应该是建立在唯物主义基础上的心身一元论,而不是割裂地看待心与身。从研究的角度来看,继续研究心身关系,深入探讨心身关系的内在机制,有着重要的理论和实际意义。而从实践的角度来看,把患者作为一个整体,为患者的躯体健康问题和精神健康问题提供整合的医学干预模式和照料模式,可能是心身医学发展的方向。

(二)躯体疾病导致精神障碍与躯体疾病伴发精神障碍

心身医学科的医生常常要面对伴有复杂躯体疾病的精神障碍患者。这就涉及到一个重要的鉴别诊断,即躯体疾病导致的精神障碍和躯体疾病伴发的精神障碍之间的鉴别诊断。前者主要是指由于躯体疾病本身或其相关治疗的生理效应直接导致精神活动的异常。常见的导致精神障碍的躯体疾病包括:中枢神经系统的各种疾病(如炎症、占位性病变、退行性变、出血与梗死、寄生虫、癫痫等),全身性的疾病(如感染、水电解质紊乱),代谢内分泌系统的疾病(如甲状腺功能亢进或减退、库欣综合征),呼吸系统疾病(慢性或急性缺氧),消化系统疾病(如肝功能衰竭),泌尿系统疾病(如肾功能衰竭);而常见的导致精神障碍的各种治疗则包括:糖皮质激素治疗、手术治疗尤其是特大型手术、透析治疗、钙离子通道拮抗剂、抗病毒治疗、器官移植等。这类精神障碍可以表现为急性或慢性脑病综合征的形式,可能出现谵妄、行为紊乱、鲜明生动的幻觉(尤其是幻视)、片段的妄想、记忆障碍等,也可能表现为抑郁、躁狂等心境障碍的症状。躯体疾病伴发精神障碍则不是由躯体疾病或治疗的生理效应直接导致的,而是由于对躯体疾病的担心、忧虑、恐惧等心理反应引起的精神障碍,以情绪问题为主,多数可以诊断为抑郁症、焦虑状态、适应性障碍等。

这种区分对于治疗有着一定的指导价值。对于躯体疾病所致的精神障碍,首要的治疗措施是治疗原发疾病,如纠正水电解质失衡、治疗感染、恢复重要器官功能、解决缺氧问题、颅内出血时的止血治疗等。其次是对症治疗,如对有幻觉、妄想、行为紊乱的患者使用小剂量抗精神病药物。而对于躯体疾病伴发的精神障碍,则主要是采用心理治疗/心理咨询的方法进行干预,必要时结合抗抑郁药、抗焦虑药等治疗手段。

然而并不是所有临床情境都可以清楚地区分这两种情况。以脑卒中后抑郁为例,既可能是由于大脑部分缺血缺氧的生理效应直接导致抑郁症状,也可能是由于患者发现自己出现卒中后肢体活动受限等躯体症状时,所出现的心理反应,因而同时符合躯体疾病所致精神障碍和躯体疾病伴发精神障碍两种情况。

(三)文化因素在心身障碍诊断中的重要意义

英国人类学家泰勒认为,文化是一个复杂的整体,它是人作为社会的一员时,所学习到的所有事物,包括知识、信仰、艺术、道德标准、法律、风俗以及个人作为社会的一员所获得的其他能力和习惯的复合体。文化可以通过直接和间接的方式,影响人们的精神病理现象。如"恐缩症"就是由于文化观念直接导致的一种精神障碍。文化还可以通过影响个体的应对机制、疾病表现、行为与生活方式、对精神障碍的态度和对患者的行为、对精神障碍的判定等方面来影响群体及身处其中的个体的精神健康。因此,心身医学实践者应当认识到文化因素在心身障碍诊断和治疗中的重要意义。

文化因素对心身障碍诊断过程中的多个方面有着深远的影响。文化可以影响患者对疾病的认识,决定了患者把哪些症状和不适告诉医生,而隐瞒另外一些。文化可能影响到对精神症状的判断。当考虑某一特定信念是否属于精神症状时,要结合患者所在文化/亚文化的群体共同信念(如宗教相关的信念),因此,如果不了解患者的文化背景,就可能难以就某些症状(如妄想)进行判断。文化还可能影响到精神障碍的表现形式。如既往有许多研究集中地探讨了我国抑郁症患者的主诉和症状特点,较为一致地发现躯体主诉更加突出,即主诉疲劳、睡眠障碍、疼痛、躯体不适等多见,而不是主诉感到悲伤或抑郁。最后,精神病学本身是文化的产物,反映的是不同的文化对精神健康和精神障碍的总体看法。因此,医生应该了解,他们自己对精神障碍的看法同样也受到文化因素的影响。总之,心身医学从业人员应当具有文化敏感性,了解自己与患者的文化差异,从利于患者接受的角度出发,进行符合患者解释模式的心身医学诊断。

有关医生文化意识和文化能力的内容,详见第三十章。

(四)从精神障碍诊断与分类系统的变化看心身障碍诊断概念的变迁

从精神障碍的分类系统看,不论是国际疾病分类的 ICD 系统还是美国的 DSM 系统,都具有相似的发展趋势,从这些变化的特点上可以看到心身障碍诊断的概念在不断修订和更新,以期更加科学和实用,并能折射出社会文化的发展变化。

随着越来越多的临床经验积累和科学研究实证(如流行病学数据和临床试验结果等),医学界对于各种疾病认识加深,对精神障碍的核心特征描述更加精准;区分不同疾病实体的能力增强;精神障碍的分类增多、细化;具有相同/相似特征的精神障碍被重新归类在同一疾病单元(例如 ICD-11 中把强迫性障碍从原来的神经症性障碍中分出来,单独列出"强迫性或相关障碍"一个单元,把疑病障碍也放到这个单元中);在诊断中按照个体患病的特点做出精神障碍共病的标记等。这些都进一步把精神障碍的个体进行了多维度描述,增加了心身障碍诊断的科学性。

同时,精神障碍的分类系统还不断增加实用性,使用更加便于操作的诊断标准和诊断原则,详细描述鉴别诊断要点。通过提高临床使用的可操作性和一致性,把心身障碍的诊断知识和技能推广到更广泛的医生群体,例如全科医生、急诊科医生、妇产科医生等,从而增加心身障碍的识别率和治疗率,使更多的患者获益。

精神障碍的分类系统变迁还反映了医学对社会文化变化的适应。例如同性恋曾经作为精神障碍被认为是疾病状态,而目前已取消该疾病诊断术语;医学和社会的观念逐渐同步的另一个现象

是在 ICD-11 中新增的诊断分类"沉溺于游戏的行为",其与赌博障碍一同归类为成瘾行为障碍。

(五)精神障碍诊断与分类系统的局限性

近年来,精神障碍的诊断与分类系统极大地促进了精神病学和心身医学的发展,世界各地的从业者有了一套共同的语言进行学术研究和交流。然而这并不意味着目前的诊断标准就是金科玉律,无懈可击。学术界对诊断标准的反思由来已久,包括:①有研究发现,DSM-5 系统中,同一个诊断内部存在显著的异质性,而不同诊断之间又存在显著的症状交叉。②与人格或智力等心理学概念类似,许多心理健康问题可以看作是一个连续谱,诊断标准本质上是在这个连续谱上人为地划分一条界线,阈值以上算是有病,阈值以下则为正常。这条界线的划分,在一定程度上是基于专家们的主观经验与协商妥协,并不是完全基于科学研究发现的证据。③大量跨文化的研究发现,精神障碍在不同的社会文化背景下常常有不同的表现。全世界都使用 ICD 或 DSM 诊断与分类系统,忽略文化上的差异,可能会导致文化适用性问题。以最近进行的中国精神卫生调查为例,该研究使用 ICD-10 配套的定式访谈工具 CIDI 作为诊断工具,结果发现我国普通居民中,抑郁障碍的终生患病率(以及 12 个月患病率)分别为 6.8%(3.6%),其中重性抑郁障碍 3.4%(2.0%),心境恶劣障碍 1.4%(1.0%),未特定抑郁障碍则高达 3.2%(1.4%)。如此之高的未特定抑郁障碍患病率,可能正是反映了文化因素对精神障碍的影响,换句话说,就是"1/3 以上存在临床显著抑郁的个体没有严格按照 ICD-10 得病"。④ICD 具有世界范围的应用,DSM 则主要应用于美国。从 ICD-10 和 DSM-Ⅳ 开始,两个系统在努力靠近,但仍然试图保持各自的特色。根据两个不同诊断系统做出的诊断是否具有一致性,还没有满意的答案。

诊断这一概念的背后,隐藏着一些假设:具有同一个诊断的患者,都有着共同的危险因素和致病因素(如遗传学特征),都表现出类似的临床症状/症状群,都与其他诊断之间有着明显的差异,都对某种治疗起类似的反应。因此,为了简化地描述这一组具有如此多共同点的人群,医学家发展出了"诊断"这个标签。然而这一系列假设

在心身障碍的诊断中不一定都是成立的。因此，精神病学和心身医学的从业者必须懂得诊断的局限性，在进行临床诊断的同时，努力去理解每一个患者独特的患病体验，尝试理解其个人痛苦，并探索症状背后的可能含义，包括对其本人的意义和对于其所处的社会文化环境、人际系统的意义。正如本书第一章论述心身医学的学科特点时介绍的，强调个人心理体验内在结构和联系的"理解的心理学"或"意义的心理学"。

遗憾的是，近几十年来精神医学中诊断与分类学上的变化，削弱了 20 世纪曾经居于精神病理学核心地位的现象学传统，明显有分析 – 还原式思维的特点，是一种重视神经生物学机制的"解释的心理学"或"说明的心理学"，已经误导一些医生偏爱用量表筛查症状，用诊断系统的"菜单"下诊断，进而热衷于药物、物理治疗而无兴趣与患者沟通的工作风格。这些倾向需要心身医学来进行纠正和预防。

二、心身医学的评估技术

与任何精神障碍的诊断类似，心身障碍的诊断首先要进行完整的病史采集，然后进行体格检查和精神状况检查，结合实验室检查结果等，进行评估和诊断。

应该采集详细的现病史、既往史、个人史、家族史、发育史等。即使是已住院并已由其他医生完成病史采集的患者，精神科医生仍然必须从自己的专业角度出发，进行补充性的信息收集，以助于心身障碍的诊断。

完整的、全面的精神状况检查是心身障碍诊断最重要的基础。面对所谓功能性精神障碍患者时，我们主要关注情绪、思维、自知力等方面的异常表现。然而面对心身障碍患者时，精神状况检查还要特别注意以下方面：意识状况、注意力、记忆力、执行功能、语言功能等。对于检查结果应该进行详细的记录，便于复诊（或随访）时与前次情况进行比较，及时发现患者的病情变化。有条件时可以采用定量评价的工具，如简易智力状态检查量表（MMES）。体格检查与神经系统检查也必不可少。精神科医生应仔细查阅其他医生的记录，并对必要的体格检查和神经系统检查进行补充。神经系统检查是否存在阳性体征，对于心身

障碍的鉴别诊断有重要价值。

实验室检查和其他检查也是诊断的重要依据。基本的生化检查、肝肾功能、梅毒和 HIV 等性传播疾病、甲状腺功能、性激素水平和其他内分泌系统的检查、EKG 等可能都有助于诊断和鉴别诊断。其他检查，如头颅的 CT 或 MRI、EEG、腰穿等检查，在必要时也应该进行。针对性的心理量表测试，在患者条件许可时，也可以考虑。

这个过程中有几个需要特别注意的问题。第一，在综合医院对其他科患者进行心身障碍的诊断时，要和患者的医生进行良好的沟通。在联络会诊的过程中，充分了解医生邀请精神科会诊的原因、顾虑、目的等，深入询问患者的原发诊断、治疗经历以及在这个过程中出现的情绪或行为问题，这些信息均有助于精神科医生与患者及其家属进行沟通交流、评估、做出诊断，并进一步制订治疗和干预计划。第二，要重视患者家属所能提供的所有信息，详细询问其既往史和治疗记录，包括躯体疾病和精神障碍的诊疗史等。这些信息对做出准确的心身障碍诊断至关重要。第三，要注意精神状况检查的时间。为了诊断，有必要进行精神状况检查。然而，在全面检查的同时，要小心患者的躯体情况。相当部分心身障碍的患者处于疼痛、疲劳、不适或功能受限的状态中，或存在认知功能损害。因此精神状况检查的时长不宜超过患者能承受的限度，且在精神状况检查开始之前，应向患者说明，如果觉得需要休息，可以随时暂停访谈。

第三节 心身医学诊断的展望

心身医学的诊断进一步发展的方向可能包括：

1. 临床流行病学 在躯体疾病，尤其是慢性疾病的患者中，有哪些常见的心理问题？这些心理问题如何用现有的诊断标准进行分类？临床观察到的心理问题中，有哪些特定心理问题是现行诊断系统没有包括或纳入的？这些没有纳入的心理问题可以成为一个疾病实体，构成一个特定诊断吗？如果是，应当如何分类或命名？各类心身障碍的患病率、共患率、危险因素、自然病程、转归、预后如何？

2. 机制研究 躯体疾病是如何影响大脑的？其具体过程和机制是什么？这种过程和机制是如何与患者的临床表现对应起来的？躯体疾病所致精神障碍和伴发精神障碍的社会学、心理学、遗传学、生物学机制分别是什么？这些复杂的因素之间是否有相互作用？这些精神障碍影响躯体疾病预后的机制又是什么？慢性疼痛、躯体化障碍、疑病症、进食障碍、睡眠障碍等的生物学机制是什么？异常求医行为、遵医行为、保健行为背后的社会、心理、文化因素是什么？

3. 新的诊断分类方法 到目前为止，心身医学的诊断和精神病学中对绝大部分精神障碍的诊断一样，是基于现象学的诊断。无论是躯体疾病伴发或导致的精神障碍，还是进食障碍、睡眠障碍、应激相关障碍等，都是如此。最近有一项诊断研究纳入了 100 例重性抑郁障碍患者、53 例惊恐障碍患者、47 例创伤后应激障碍患者和 220 例正常对照。研究者收集了这些样本自评的负性情绪症状、焦虑症状和应激相关症状，然后用机器学习的方法，根据自评的症状特点对这些样本进行分类，结果把这 420 例样本重新分为 6 组，分别命名为：紧张（81）、焦虑唤起（55）、广泛焦虑（38）、快感缺乏（29）、忧郁特征（37）、正常情绪（180）。然后研究者比较了这六组样本的神经认知功能、静息态和情绪激发态的脑电图、社会功能等，并发现了显著的组间差异。这类整合多个数据来源、结合生物学指标、海量数据、并且由数据来驱动的研究（而不是由假说驱动），为心身障碍的重新分类提供了一种新思路。

（周 亮　魏 镜　赵旭东　林贤浩）

参 考 文 献

1. 陆林. 沈渔邨精神病学. 6 版. 北京：人民卫生出版社，2018.

2. Grisanzio KA, Goldstein-Piekarski AN, Wang MY, et al. Transdiagnostic Symptom Clusters and Associations With Brain, Behavior, and Daily Function in Mood, Anxiety, and Trauma Disorders. JAMA Psychiatry, 2018, 75（2）：201-209.

3. American Psychiatric Association, American Psychiatric Association. Diagnostic and Statistical Manual of Mental Disorders, Fifth Edition（DSM-5）. Arlington：American Psychiatric Publishing, 2013.

4. Huang Y, Wang Y, Wang H, et al. Prevalence of mental disorders in China: a cross-sectional epidemiological study. Lancet Psychiatry, 2019, 6（3）：211-224.

5. Allsopp K, Read J, Corcoran R, et al. Heterogeneity in psychiatric diagnostic classification. Psychiatry Research, 2019, 279：15-22.

6. 汪向东, 郝伟, 李凌江, 等. 精神病学临床研究前沿与前景——敢问路在何方. 中国心理卫生杂志, 2019, 33（7）：481-486.

第二篇 心身医学诊疗技术概述

第五章 会诊联络精神医学服务

第一节 会诊联络精神医学概述

随着社会、医学和科技的发展变化,医学模式从传统生物医学模式改变为生物－心理－社会医学模式,传统精神病学的理念正在逐渐向内涵更丰富的精神医学理念改变,会诊联络精神医学(consultation-liaison psychiatry, CLP)(曾被译作联络会诊精神病学)作为临床精神医学的一个分支在综合性医院精神卫生服务及心身医学中的作用及地位也日益凸显。

一、基本概念及定义

会诊联络精神医学与心身医学、综合医院精神病学(psychiatry in general hospital)有很大的重叠和交叉,是精神病学的一个重要分支,也是连接精神病学和其他临床医学学科的一座桥梁,其主要内容是精神科医生在综合性医院及初级医疗机构中开展临床、教学和科研工作,重点研究心理、社会因素、躯体疾病和精神障碍之间的关系,从心理、社会和生物医学等多方面来诊断和处理患者,为患者提供多维预防、诊断和治疗等医学服务。

二、发展简史

CLP起源于20世纪20—40年代。随着科学技术成果和工作模式在医学领域的大量使用,导致了专业化和"机械化",其特点是"疾病与人的心灵分离,并将疾病视为器官和细胞的紊乱",相应的治疗被等同于对机器的修理与维护,导致医疗服务的冷漠,引发了艺术和文学中对非人性化未来的悲观幻想。非精神科医生逐渐认识到传统医学模式的局限性。20世纪70年代以后,由于临床需求的增加,美国初级保健医生对会诊－联络精神病学的兴趣日益增加,相关的专业培训教育得到重视与加强;精神科医生在神经精神病学研究迅猛发展的基础上,逐渐认识到精神科临床工作的独特性,获得了更多的自信,并且更加积极地试图参与会诊联络工作;此外,由于疾病谱系的改变,社会－心理因素在更多的慢性疾病(如所谓"经典心身疾病""生活方式病",如糖尿病、冠心病、代谢综合征等)中所扮演的角色逐渐被重视,非精神科医生也开始认识到心理干预和行为方式的调整对于慢性疾病康复的重要性。

从20世纪30年代到60年代,欧美国家的一些综合医院(尤其是大学的教学医院)成立了较为正式的精神科,使CLP得到进一步成长;到1959年,加拿大的Lipowski创建了第一个CLP组织。1970年代起,哲学及医学领域的心身二元论体系逐渐被心身统一的观念所超越,生物医学模式逐渐被生物－心理－社会医学模式所取代,使CLP、心身医学及综合医院精神病学得到了极大发展。1974年起,美国国立精神卫生研究所(NIMH)资助培养了几百名联络精神科医生。1987年,在欧共体资助下,欧洲14个国家的精神科医生成立了欧洲CLP工作组(European Consultation-Liaison Workgroup, ECLW),开展了一系列的跨国合作研究。1997年在欧盟框架下成立了欧洲CLP与心身医学会(European Association of Consultation-Liaison Psychiatry and Psychosomatics, EACLPP);美国精神医学会(American Psychiatric Association, APA)则逐渐将CLP认同为心身医学,并于2004年正式成立了CLP亚专业组织心身医学分会(Academy of Psychosomatic Medicine, APM)。这两个组织从成立至今一直致力于领导和组织欧美的CLP/心身医学的临床、教学及科研工作,并于2011年发表了有关CLP/心身医学的执业范围、工作程序、专业知识及技术标准等方面的共识。

美国麻省总医院在 20 世纪 30 年代设立美国最早的综合医院精神科。该科于 1956 年成立了由 Avery Weisman 负责的会诊精神医学学科。Weisman 手下的住院医师 Thomas Hackett 在第一年里完成了 130 例会诊,1958 年则增加到了 370 例。同时,Hackett 实施了一项最终成为全面开展会诊精神医学工作的奠基石之一的研究计划。1960 年,会诊精神医学已经成为麻省总医院住院医师培训的常规精神科项目。规培第二年的住院医师有两个病房的轮转,每人每周要花费 20~30 小时从事精神科会诊,持续半年。1956—1960 年,会诊工作引起了专科医生的兴趣,他们把心身课题作为研究项目。医学生也开始把会诊精神病学作为他们在精神科实习的选修课来选择。由于这些专科医生和医学生的参与,会诊精神病学的协作调查研究工作也得以开始。至 1995 年,Theodore Stern 担任科室主任。此时,全院的专科医生和住院医师均需要到会诊精神医学科轮转。

而在我国,CLP 的发展历史相对较短。20 世纪 80 年代,医学教育重回规范化发展道路后,精神病学教学的需要推动了大学附属综合医院精神科的建立。在 1982 年华西医院承办的 WHO 中国精神卫生保健讲习班上,Cooper 教授介绍了会诊联络精神病学的相关知识(黄明生教授任翻译)。同年,天津医学院精神医学教研组陈钟舜以"精神病学会诊共管服务"的译名在《国外医学·精神病学分册》介绍了会诊联络精神卫生服务。当时把"liaison"译为"共管",很贴切地传达了本意。1985 年首钢医院古城门诊部钟友彬在上述杂志发表了题为《联络精神病学必将大发展》的评述,同年湖南医科大学左成业教授在《中华神经精神科杂志》发表论著《综合医院住院患者的精神科会诊》。

20 世纪 90 年代,更多精神医学学者关注会诊联络精神卫生服务,其中昆明医学院第一附属医院精神科赵旭东、许秀峰等报道了综合医院精神科 3 年内向 310 例患者提供的 411 次会诊情况,主要结果是:总会诊率(会诊患者占同期住院患者总数比例)0.6%,其中 59.03% 的患者来自内科;会诊后的诊断主要为器质性疾病所致精神障碍(36.5%)、神经症(32.9%)、精神分裂症和情感性精神障碍(10.6%);会诊医嘱执行率达 98.1%;

精神科问题经会诊处理后的总有效率为 89.2%。这些结果说明,综合医院内精神科会诊可及时发现和治疗精神障碍,并拓展精神病学业务,对提高精神科地位也有积极作用。编辑部编后语称:"在综合医院中开展联络精神病学工作是一项具有现实意义的重要工作"。

随着我国卫生行政部门要求综合医院开设精神科,近 20 多年来,我国 CLP 事业的发展进入了快车道,主要表现在开设精神专科的综合医院数量发展迅速,获得 CLP 服务的患者越来越多。但在总体上,我国会诊联络精神卫生服务长期处于以会诊为主的模式。在该模式下,非精神科求治精神障碍患者得到精神科会诊取决于非精神科医生的初步识别。然而,由于多种原因,我国非精神科医生对非精神科患者精神障碍的识别率低,转诊转接率更低,患者常得不到及时有效的诊疗,致使患者、家庭及社会的疾病负担加重。针对这一情况,华西医院开展了适宜我国精神卫生现状的非精神专科求治患者心理健康问题快速筛查及分级管理服务项目(阳光医院项目)。该项目于 2011 年起开始设计,于 2013 年形成初步技术体系,并在中华医学会精神病学分会学术会议上由李涛、郭万军和张岚以《非精神科求治患者严重精神障碍的快速筛查与识别策略》及《精神卫生如何融入大医学——华西模式的思考》为题做了介绍。此后,华西医院自主研发了具有良好信效度的综合医院患者心理健康问题快速筛查分级工具——华西心情指数问卷(Huaxi emotional-distress index,HEI)及相应的分级管理服务为特色。随着该项目在华西医院的全面开展,在成本效应方面表现突出,显示其不失为与我国现阶段发展水平相适应的服务模式和技术体系,因此获得业内同行及卫生行政部门的关注,并促成了我国"阳光医院联盟"于 2016 年成立并逐步发展壮大。华西医院于 2017 年被国家卫生和计划生育委员会及国家标准化管理委员会批准成为我国首家"综合医院心理健康服务综合标准化试点",并在国家卫生和计划生育委员会的支持下于 2017 年底与"健康界"媒体合作,针对阳光医院模式举办了"中国标杆医院学习之旅"四川大学华西医院心理卫生中心专场。

2018 年 1 月 3 日,国家卫生和计划生育委员会在其发布的《进一步改善医疗服务行动计划（2018—2020）》中明确提出：鼓励有条件的医疗机构探索开展心血管疾病、肿瘤疾病、糖尿病等慢性病相关临床科室与精神科、心理科的协作，为患者同时提供诊疗服务和心理指导。2018年11月7日还发布该行动计划的实施细则，对开展综合医院非精神科求治患者的心理健康问题筛查及服务提出了更具体的考核指标，为进一步推动我国综合医院精神卫生服务乃至整体精神卫生事业的发展指明了方向。

三、会诊联络精神病学服务的任务

近年来，CLP服务范围不断扩大，其任务为精神科医师在综合医院开展精神科医疗、教学和科研工作，重点研究综合医院患者的社会-心理因素与健康、躯体疾病和精神障碍之间的关系，以生物、心理和社会多维因素来诊断及治疗患者，为非精神科专业的临床各科医师提供联络或会诊服务，并提高他们对各科患者所伴心理症状或精神科问题的识别能力；对医学生及医务人员进行有关精神科知识的教育及心理社会知识的教育；研究躯体疾病心理反应及心理和行为治疗对躯体疾病的疗效，以及对患者康复指标的综合评估和干预等。

第二节　会诊联络精神医学服务模式

一、按服务提供方式分类

CLP一般通过两种组织形式得以实现。一种是会诊为主的组织形式：CLP医生根据非精神科医师要求提供精神病学会诊，但不直接作为非精神科医疗团队的成员参与患者的日常诊疗活动，也不对非精神科医生进行系统教学和培训。另一种是以联络为主的组织形式：CLP医生加入一个面向非精神卫生专科就诊或住院患者的医疗小组，从事会诊、检查和教学，为有必要得到精神专科治疗的患者提供会诊意见。联络为主的组织形式可以为患者提供更加连贯、完整的服务，更能体现心理-社会-医学模式。随着近年来疾病谱系及医学模式的发展变化，以两种模式为基础，针对不同的患者群体还发展出了更多的亚模式。

（一）常规会诊-转诊的服务模式

综合性医院住院患者中，一些躯体疾病容易引起精神障碍、心理痛苦和不适，如恶性肿瘤患者的愤怒、焦虑、抑郁、绝望；甲状腺功能亢进患者的急躁、易激惹；甲状腺功能减退患者的抑郁、意志活动减退等；严重躯体疾病的手术治疗、化疗、放疗等都可以引起患者不同程度的心理反应，如焦虑、恐惧、易激惹等。对于躯体疾病所致的精神障碍、诊治过程中的心理问题、心身疾病、躯体形式障碍、神经症等，由于非精神专科的其他临床各科医生对精神病学知识了解有限，不能做出正确的诊断和治疗时，可以申请精神科医生会诊，精神科医生随即介入到该患者的查房、疗效观察以及随访等诊疗过程中。

会诊前，需先由患者的主管医师与患者及家属交待目前患者可能存在的精神及心理问题，向患者建议进行精神专科会诊，患者及家属同意会诊后，由主管医师开出会诊联系单，等待精神专科医师接收会诊邀请。会诊时，精神科医生像其他医生一样，需要提出诊断和治疗意见。这个过程包括：明确会诊的原因，阅读病历，必要时还要从护士和家属那里收集信息；与患者面谈、躯体检查和神经系统检查后，写出清晰的临床印象和治疗计划，包括要求或建议进行实验室检查、开具药物治疗医嘱、安排心理治疗、注意心理护理和医患沟通、改进医患关系，甚至为患者提供社会工作的服务。对于情况严重、复杂的患者，首次会诊后尽量与申请会诊的医生充分交流，酌情安排住院期间的处置措施及出院后的随访观察。对于病情较重的病例，如有明显的自杀倾向、精神症状较重影响患者治疗和危及生命的情况时，在躯体情况得到控制后可与患者及家属商量转至精神病专科病房进行治疗。

（二）多学科合作会诊模式

随着现代医学的发展进步，治疗药物、治疗检测技术层出不穷，学科专业化越来越精细，医生的专业也越来越细，专科技术复杂性大幅度提高。但在临床实际工作中，医生的专业范畴越来越狭窄，缺乏整体大局观，只关注处理自己专业的问题，而忽略了其他专业更重要或危急的问题，给患者治疗带来不利影响。为使复杂的医学问题有最好的诊疗方案，多学科团队（multidiscipline team，MDT）模式应运而生。MDT模式通常指来自两个以上相关学科，一般包括多个学科的专家，形成相对固定的专家组，针对某一器官或系统疾病，通过定期、定时、定址的会议，提出诊疗意见，使诊疗活动实现专业化、规范化及合理化，提升医疗整体水平和服务质量。

以综合医院脑血管疾病为例：危重脑血管病起病急，病情重，变化快，并发症多，诊疗时间紧迫，因此需要急救中心、神经内科、神经外科、手术室、麻醉科、ICU、介入科、影像科、神经康复科、精神科等科室开展多学科协作诊疗。第一阶段即院前急救，及时识别症状、明确发病时间、评估发病部位是抢救成功的前提条件，这里不仅包括急救人员专业知识和技能的运用，也需要在社区健康教育中提升高危人群对疾病的认识；第二阶段即院内抢救、重症监护，此时动态监测生命体征和多系统临床指标，由各学科建立治疗小组，根据患者病情选择个体化的诊疗方案，如药物治疗、介入治疗、微创手术或开颅手术等，并及时处理心血管系统、消化系统、泌尿系统等既往存在或由于应激而出现的并发症；第三阶段即康复阶段，以康复科和社区服务为主，帮助患者及家属制订长期的康复和二级预防计划；如此实现整体高效运作模式。精神科专业人员应当在诊疗中及时鉴别病程不同阶段出现的精神症状，必要时使用精神专科药物等治疗手段，对于患者出现的病耻感、认知退化、家属适应问题辅以心理治疗和社会支持。

多学科合作会诊模式，以专业顶尖化为基础，以服务患者为中心，注重人文关怀，从整体入手寻求最优目标和方法。

（三）以联络为主的标准服务模式

CLP医生加入一个面向非精神卫生专科就诊或住院患者的医疗小组，从事会诊、检查和教学，向有必要得到精神专科治疗的患者提供会诊意见。在这种组织形式中，CLP医师一般是定期（而不是只在非精神科医生提出会诊时）与他所属的医疗团队及该团队的患者接触，不仅要对患者进行会诊，还要提供心理治疗服务，甚至可以直接管理患者。另外，要发挥在心理学事务方面的督导作用，为小组内部和小组成员与患者之间的沟通和关系问题提供建议，指导、协助他们处理其日常工作中所遇到的心理问题。

除了派驻精神科医生以外，执行联络任务的工作人员还可以是心理学背景的心理治疗师，其任务范围比医生局限，主要负责心理学方面的任务。

联络为主的组织形式可以为患者提供更为人性化的服务，更能体现心理-社会-医学模式，被认为能提供更优质的CLP服务。但该模式需要耗费更多的精神卫生专业及其他临床医学专业人力资源，运行效率偏低，难以在我国现阶段合格的精神卫生服务人力资源严重短缺的情况下广泛推广应用。但在个别医院，以及某些特殊情况下，我国也有成功尝试了。

例如，在2020年发生的新冠肺炎疫情中，武汉市除了在已有医院集中救治患者外，还在短期内建立了火神山、雷神山医院及多个集中收治大量患者的方舱医院。在这几种医院中，都有精神科医生、心理治疗师参与一线病区、病房的日常工作。他们不仅在处理患者精神障碍、心理行为问题方面发挥了重要的临床作用，还为保障医护人员心理健康、医疗团队运作及医患关系直接做出了贡献。

（四）阳光医院模式（在中国向联络为主CLP模式过渡的适宜性创新模式）

针对我国CLP发展长期处于以会诊为主要模式，非精神科医生对非精神科求治精神障碍的识别率低，以致患者常得不到及时有效诊疗的突出问题，华西医院根据我国现阶段需要"成本-效益比"良好的CLP服务的基本情况，对传统服务模式进行了适宜性创新，为精神科住院患者提供基于快速筛查和分级的CLP服务。该模式基于华西医院自主研发的HEI问卷对非精神科住院患者进行常规快速筛查和分级，根据快速筛查和分级情况提供分级的精神卫生服务：由经过培训的主管医生及护士构成第一级管理服务体系，主要负责筛查量表的测试、核实，提供简单心理支持，必要时邀请精神科会诊；经过培训具有一定专业技术资质的专职或兼职心理健康服务人员构成二级服务体系，主要负责在本科室对轻中度患者进行个别及团体心理干预；心理卫生中心为第三级服务体系，主要负责筛查分级评估、结果分析、报告，对中重度患者提供必要的会诊及转诊服务。该模式鼓励对所有非精神科住院患者进行情绪痛苦的常规筛查，并在非精神科临床科室中设置第一级和第二级精神卫生服务体系,具有联络为主CLP模式的特点,但该模式的第三级服务仍然以第一级和第二级服务人员向精神专科医生提出会诊申请为起点,而不是以精神专科医师主动进入非精神科医疗团队为实施诊疗行为起点,故尚不具备真正以联络为主CLP模式的特点。从2017年起,华西医院每年有10余万非精神科住院患者接受该模式的快速筛查和/或分级服务,约5 000人次接受精神专科医师会诊。

二、按服务提供者分类

(一)以非精神科医生为主

目前,很多综合性医院没有精神科、没有精神科医生,承担会诊联络临床工作的主要为非精神科医师,如神经内科、心血管内科、内分泌、消化内科和全科医生等。他们从事这个工作的动机、原因多种多样。有的是对精神医学、心身医学、心理治疗感兴趣,接受过一定的精神医学、心身医学进修或培训,有的取得了心理治疗师职称,或在医疗机构外考取心理咨询师证;有些则是受指派兼任此工作。该模式的优点是可以在短时间内使非精神科医生一边接受精神科知识的培训,一边在临床实践的基础上开展相应的工作。这样有利于更多的非精神科患者得到所需的精神卫生服务,同时在综合医院快速普及精神卫生知识。该模式不利的方面是非精神专科临床医生兼职这项工作,可能会使精神卫生服务不专业、不规范,不利于精神科专业技术能力和水平的提高。从医政管理角度看,存在超执业范围开展精神科业务的问题,可能在法律方面有风险。随着精神卫生专业知识的教育培训,相关知识在临床医生间的普及,以及非精神科医生自身临床工作经验的积累,从事此服务模式的有关工作人员的精神卫生专业理论水平和临床技能得到了显著提高,完善以及加强了会诊联络精神医学服务的质量水平。

(二)以精神科医生为主

1. 综合性医院以精神科医生为主　随着精神医学与精神卫生专业的发展,全社会对于精神卫生以及精神疾病的认识水平较前有了显著提高,我国的一些大型综合性医院,甚至是一些中、小型综合医院相继设立了精神科或提供精神卫生服务的专业机构。在这一模式下,专门的精神卫生工作者受到了综合医学理论和实践的良好教育培训,具备了比较扎实牢固的临床医学知识基础。而且,这部分精神卫生工作者较熟悉综合医院的工作程序,使得在进行会诊联络工作时得心应手。但是,目前设立了精神卫生服务专科部门的综合医院比例仍较少,且部门的发展以及服务质量参差不齐,有关精神卫生服务人员的理论水平和临床实践能力亟待提高;仍有较大比例的综合医院甚至是一些医学院校的教学医院都没有设立精神科,导致目前的会诊联络工作质量受限。另外,在有些地方已经开展的业务中,心身医学的人文、心理特色不够,主要是生物精神病学服务。

2. 精神专科医院以医生为主　另一会诊联络服务形式为以精神专科医院或相应的精神卫生服务专门机构为主体,综合性医院可以用请求会诊、共同坐诊、专题讨论等方式让精神卫生专业人员参与识别和治疗躯体疾病患者的精神症状和心理问题。这一模式的优点在于能够充分利用现有的精神卫生专业人力资源,将精神卫生服务融入到综合医院的医疗工作中,为综合医院提供专业的精神卫生服务保障,协助综合医院的医疗服务。这种服务模式一定程度上解决了人力资源问题,又顺应了精神卫生医学融入到大医学中的学科结合问题。但在该模式运行中,存在很多困难:如多数精神专科医院的医生不熟悉综合医院的工作模式,对于精神病学以外的其他专业知识掌握不够完善,对躯体疾病的特征及相互影响理解不够。因此,需要加强精神专科医生其他学科如神经内科、内分泌、心血管内科等专业知识和临床技能在精神专科医生中的教育培训。以专科精神病院为主的服务模式的关键在于建立良好的信息传递及互助机制,包括城市内部、城市与地区之间的医院与医院之间的沟通和交流。

三、按服务对象分类

(一)非精神科患者

综合医院门诊及住院患者中有较大一部分患有精神卫生问题。据统计,在综合医院门诊中约有1/3的患者患有不同类型、不同程度的精神障碍,而21%~46%的非精神科住院患者有精神障碍,精神障碍的患病率在慢性病患者中可达到25%~50%。常见的心理问题有焦虑、抑郁恐惧等精神症状,如危重患者、慢性病患者、器官移植者和癌症患者等可能由于自身身体状况较差、长期接受治疗,而衍生出担心身体健康、焦虑、恐惧治疗结果或失望、无望等情绪反应,还有一些比较严重的包括脑和躯体疾病引起的精神障碍,如阿尔茨海默病、血管性痴呆等。

临床各科室的患者出现上述问题后,临床各科医生因诊治、转诊或鉴定等缘故,向精神专科医师提出会诊请求,要求精神科医师针对患者目前的情况提出精神疾病诊断的意见和建议,或对躯体疾病的手术治疗、药物治疗以及护理措施的心理社会、神经精神效应提出咨询意见。

(二)精神科患者

精神疾病多数为慢性病程,确诊的精神障碍患者往往需要长期服用大量抗精神病药,而抗精神病药物会造成心血管、内分泌、消化系统、造血系统等的损害;同时,由于有些精神症状与一些疾病本身(如神经内科疾病)密切相关;另外,精神障碍的患者可能合并严重的躯体疾病,尤其是长期封闭住院、年老体衰的患者,常见合并严重的心脏病、内分泌、骨质疏松及传染性疾病等,必须由专科医生诊治。因此,需要请临床相应科室的专科医生会诊,协助诊治。

既往统计显示,从申请的情况来看,内科会诊以神经内科、呼吸内科最多,其次是内分泌科与消化内科;外科会诊以骨科最多,其次是皮肤科及普外科。老年精神病患者申请骨科会诊最多,其余依次是呼吸内科和神经内科;非老年精神病患者申请皮肤科最多,其次是肝病科和内分泌科。而从申请会诊后的诊断情况来看,排在前几位的疾病为:抗精神病药物所致的心电图异常;病毒性脑炎所致的精神障碍;抗精神病药物所致的白细胞减少、代谢综合征等。

第三节　会诊联络精神医学服务流程与技术

一、病例发现

临床医生在执业过程中,对于一些患者表现出的精神症状和躯体症状要保持警觉性,精神状态和躯体状态是相互影响的,不可能完全独立。从事会诊联络工作的医生要增强对于需要会诊病例的识别能力。会诊联络工作中最常遇到的问题大致可分为6类:躯体疾病的精神症状、躯体疾病的精神科并发症、躯体疾病的心理反应、精神疾病的躯体症状、精神疾病的躯体并发症、躯体疾病和精神疾病共病。对于以上6类问题在临床中的实际案例,参见《麻省总医院精神病学手册》(第6版)。

二、提出会诊要求

会诊联络精神病学的主要作用是为非精神科工作人员提供精神专业的建议,帮助诊断和治疗,其次是为患者及家属提供心理支持,解释、指导诊疗方案的实施。当主管医师考虑患者有需要处理的精神卫生问题时,患者的主管医师向精神科医师申请会诊。会诊申请一般为电子申请单,也可以是纸质申请单。需紧急会诊时,邀请方医师应在填写申请单同时电话联系会诊联络精神科医师,以便尽快安排。鉴于目前我国的CLP模式仍处于会诊–转诊为主的模式,此处将主要介绍该模式的流程。

三、会诊执行

(一)会诊准备

会诊过程从收到会诊申请单就开始了。会诊医师收到申请单后首先可获知是医院内哪个科室或哪个医生要求会诊,根据目前的诊断了解患者存在的躯体疾病,这时,有经验的医生根据会诊单上申请会诊医生的描述可大致推断出本次会诊的原因。同时,在接触患者及陪护者进行正式的访谈前,详细了解当前的医疗记录是对患者进行全面评估必不可少的、也是会诊准备阶段的重要一环。患者的病历资料往往能为会诊医师提供许多有用的信息。例如,护理记录中经常会有关于患者行为表现的信息,医嘱单可反映患者目前的用药情况,而病史记录可反映患者既往的健康状况、就诊治疗经历、重大的生活经历等重要信息。其他学科的会诊记录也能为本次会诊提供指导性意见。另外,了解最近患者是否使用了可能影响情绪和精神状态的药物,了解前期的检查治疗情况,查看实验室检查和影像学检查结果,寻找是否有导致精神症状的器质性因素等,对于进行会诊的诊断也尤其重要。

从家属、朋友和主管医生那里收集间接资料,对于患者病情的判断也同样重要。由于精神状态变化、否认病史、记忆损害、装病等原因,可能导致患者病史和当前症状含糊不清、不一致和不可靠。

(二) 访谈评估

会诊联络精神科医生与患者的临床访谈,不仅是收集信息、采集病史,同时也是精神检查和躯体检查的过程,在一定程度上也是治疗的开始。访谈开始前应注意获得患方的知情同意,访谈过程及其后的相关工作中,均应注意保护患者的隐私。

访谈开始的首要任务是初步建立合作的工作关系,让患者放松下来,尽量使之理解和接受会诊安排。会诊医生可以通过眼神、手势、身体姿态等非言语手段鼓励患者交谈,话题宜先从患者原发病等重大关切开始,等患者放松后再了解患者的一般状况和会诊的主要问题,初步观察后酌情决定是否要明确告知会诊目的。

对于合作的患者,会诊联络精神科医生采用常规的临床访谈步骤、访谈技术与患者晤谈,必要时辅助使用心理评估工具进行量化测评。而会诊中常常遇到不合作的患者,需要使用针对不合作患者的访谈及精神检查方式。例如,有的表现为兴奋躁动、冲动激越,有的表现为缄默不语;有的态度敌对、紧张,提示有可疑的妄想、幻觉等精神病性症状,或与医护人员有关系问题。如果患者在接触时显得迷惑混乱,应考虑来访者是否处于焦虑状态,是否存意识障碍、智力低下或痴呆等。面对这一类患者,会诊医生应保持镇定,态度亲切和善,言语温和委婉,避免刺激患者,争取患者的配合。面对冲动、有攻击性的患者,会诊医生需注意自身安全,不宜强行进行访谈,可待患者情绪缓和或病情稳定后再进行访谈。

等患者放松下来后,临床访谈进入实质性内容,了解患者的各种体验、问题及其发生发展过程,并通过观察患者表情、情绪变化,以及相应姿势、动作、行为和意向要求来评估患者的精神状态。在进入深入访谈时应以开放性交谈为主,如"你的心情怎么样?""你觉得最近有没有遇到难以解决的问题,对你影响怎么样?"。开放式交谈

可以启发患者谈出自己的内心体验。在访谈过程中,医生也可以酌情使用封闭式提问,如"你最近有没有经常失眠?",直接询问关键性问题,使话题集中,快速找出患者的问题所在。

结合患者病史及访谈内容,如果没有认知损害的依据,可不必对所有患者进行详尽的认知评估。如果有认知损害迹象存在,即使轻微也应该做进一步的详细检查,例如可借鉴简明国际神经精神障碍访谈检查(Mini-International Neuropsychiatric Interview, MINI)的访谈提纲进行简单评估。如果床边测试出现任何异常,就需要进行全面的神经心理学测试。对于神经系统的检查,会诊医师可翻阅一下其他医生的体检记录,但仍需自己再次对患者进行神经系统查体(除非是神经科的患者,或已明确患有运动、感觉障碍的患者,可以免检),以确认患者神经系统功能状况。在接触患者的过程中,一些简单的观察可以获得许多重要的有助于诊断的信息:如瞳孔大小(对鸦片戒断或者中毒的诊断很有价值);多汗(发热、酒精戒断或苯二氮䓬类戒断)和少汗(抗胆碱能药物中毒有关)。生命体征的变化与撤药反应、谵妄及激越等病因关系尤其密切。原始反射(如噘嘴反射、眉间反射、抓握反射)、深肌腱反射、眼外运动、瞳孔对光反射、肌张力,是精神科医生常做的重要的神经系统检查项目。

(三) 诊断与鉴别诊断

精神疾病的症状常常是相伴出现的,一个症状往往伴随其他几个症状同时出现,组合为综合征。综合征不是一种独立的疾病,可见于多种疾病。现行精神障碍的诊断多为现象 – 综合征的归纳,特征性的综合征对诊断具有重要的意义。

谱系观点认为,从正常心理到异常心理状态是一个连续变化的过程,只有当患者的精神状态偏离"正常"的程度超出一定范围时,才能做出精神障碍的诊断。会诊医生应该在诊断前认真复习患者的病史及完成的大量实验室检查,结合访谈结果做出初步判断,得出患者目前的精神状况"诊断",并评估患者的暴力攻击和自杀风险。

会诊联络精神病学的诊断与普通精神病学的诊断程序相同,都包括横向诊断和纵向诊断两个过程。横向诊断是指将患者的精神状态与普遍意义上的正常人或常模进行比较,以判断患者目

前是否处于偏离正常的异常精神状态。除了横断面、静态的观察患者的精神状态外，还需了解患者一个时期内不同时间段的精神状态变化，此内容可通过与患者陪护或同病室病友沟通获得。如谵妄患者的精神状态通常表现为波动性、昼轻夜重，白天精神状态可相对正常，而夜晚行为紊乱。纵向诊断过程是将患者的年龄、病程、人格特点、生活环境、职业情况等进行纵向结合比较，以判断患者目前的精神状态是否有异于其过去相对正常的精神状态。如既往一个人际关系良好、脾气温和、性格开朗的中年人，最近变得人际关系紧张、敏感多疑、怀疑妻子有外遇，并有一些难以理解的行为，这时需考虑其精神障碍的诊断。

对于一些可疑的患者，特殊的实验室及影像学检查可为诊断及鉴别诊断提供重要证据。如果怀疑患者精神症状是由精神活性物质引起的，并出现感知觉症状、中毒症状或撤药症状时，需进行血清和尿的毒物筛查试验。梅毒、甲状腺功能异常、维生素 B_{12} 和叶酸缺乏可以导致各种精神问题，如痴呆、抑郁、躁狂，在进行诊断时可考虑进行相关检查进行鉴别诊断。另外，除了怀疑急性颅内出血需要选择进行 CT 检查外，一般多选择 MRI 检查，排除脑器质性疾病。脑脊液检查通常被精神科和其他科医生所忽视。但是，当患者存在精神症状且伴有发热、白细胞增多、假性脑膜炎或者原因不明的意识状态改变时，应该考虑进行脑脊液检查。在一些案例中（如脑炎），疾病早期的病因判断很困难，只有进行腰椎穿刺进行病理检查才能确定其真正的病因。当考虑躯体形式障碍诊断，尤其是转换障碍时，推荐进行明尼苏达多相人格量表（MMPI）或其他简短的人格评估。

（四）干预与治疗

1. 诊疗方案的制订 会诊联络精神科医生通过综合分析，对患者病情做出诊断及风险评估后提出检查、治疗等干预方案。干预方案通常包括需要进一步完善的实验室或影像学检查、躯体疾病的积极治疗、健康的生活方式、社会支持、随访、转诊建议等。会诊联络精神病学强调对患者的生理、心理以及社会功能兼顾的综合性治疗，但针对不同的情况，侧重有差异。例如考虑器质性疾病所致精神障碍的患者，建议积极治疗躯体疾病，对精神症状进行对症处理；若患者为非器质性

精神障碍，病情较轻的可建议选择心理咨询或心理治疗，病情较重的可选择心理治疗联合精神药物治疗；若患者具有消极自杀或冲动伤人等高风险情况时，应向患者家属及医护人员交代风险与必要的安全防护措施，建议转精神专科住院治疗。

请求会诊的患者通常由于躯体疾病同时使用多种药物。药物有可能导致或加重躯体疾病或与其他药物发生相互作用。会诊医生需评估目前精神症状是否与患者目前或既往治疗躯体疾病的药物有关，如果是由药物导致的精神异常，应立即停用导致精神障碍的药物；若病情不允许停药，需将药物减量，密切观察病情变化。对于精神活性物质（酒精、毒品）使用所致的精神障碍需减少或戒除物质使用，治疗过程中关注戒断反应，监测生命体征，支持对症治疗。

对于严重的急性躯体疾病患者，首先应治疗危及生命的躯体疾患，再根据患者躯体及精神状态评估是否需合并使用精神药物治疗并辅以心理支持。对于慢性躯体疾病患者，尤其是社会 - 心理因素明显的心身障碍，可在施行躯体治疗方案的同时进行系统的心理治疗，必要时可合并使用抗抑郁、抗焦虑等相关精神类药物治疗。确诊为抑郁症、焦虑症的患者，在心理治疗的同时也可以配合抗抑郁和抗焦虑药物治疗。对于因患病及治疗过程导致的心理反应，医生应有敏锐的觉察，能与来访者共情，给予心理支持。严重的精神障碍患者，在躯体状况允许的条件下可建议转精神专科病房治疗；若其躯体疾病较重或不稳定不宜转精神专科治疗时，则继续在非精神病房治疗，会诊联络精神科医师应指导患者的主管医师正确使用精神药物。

对躯体疾病患者使用精神药物时，要慎重考虑躯体状况及与原发病治疗的关系，尽量简化药物品种，避免多药齐用，剂量通常偏小，用药总时间较短，尤其要注意以下几点：

（1）药物治疗方案个体化：根据患者年龄、性别、躯体状况、首发或复发、既往用药情况等多方面因素选择药物和剂量。优先选择患者耐受性好、针对性强的药物，以期获得较好的治疗反应。

（2）综合评估疗效与安全性：精神药物常有较多不良反应，对病情严重，特别是精神症状突出、攻击性强或有严重自伤、自杀行为的患者，在

选择起效迅速的药物的同时需要考虑安全性。一旦患者开始精神药物治疗，需密切观察患者的反应，记录患者的病情变化，随时根据治疗反应和副作用调整治疗剂量，并及时处理不良反应。

（3）注意药物相互作用：许多精神活性药物通过细胞色素 P450 酶系统代谢，也会抑制许多种类的肝酶家族，同样他们的代谢也会受到其他药物的抑制。所以同时服用多种药物的患者会出现很多药物之间的相互作用。具体参见《麻省总医院精神病学手册》（第 6 版）。

2. 随访与巩固维持治疗　一个合格的会诊医生会根据治疗的合理需求对患者进行复诊。事实上，会诊医生有义务去追踪患者的临床进展，动态观察实验室检查，及时调整早期的诊断思路，修订诊治方案。只有当申请会诊的问题得到解决，及会诊过程中发现的其他问题也得到处理，患者出院或死亡时，会诊才算真正结束。简单的一次会诊几乎不可能得到上述结果，因而多次对会诊患者进行随访是十分有效和必要的。特殊情况，如果会诊医生的意见没有被采纳就没有意义去随访，此时会诊医生可终止会诊。

3. 会诊结果告知、知情同意及共同决策　会诊活动不仅仅是主管医师与会诊医师之间的工作，与患者及其家人或监护人之间的良好关系和互动也具有法律、伦理及专业方面的重要意义。对于有民事行为能力的患者，应该尊重其自主性，以及相关的隐私保护、知情同意的权利，告知会诊结果；要根据必要性，酌情告知其法定监护人或得到授权的其他陪护者有关患者精神状态的会诊建议，要求或争取充分的合作。

第四节　复杂、严重心身障碍的会诊联络服务

一、谵妄

谵妄（delirium）是一种急性认知功能障碍，以觉醒水平和认知功能的紊乱为主要特点，常见的症状包括意识清晰度下降、错觉、幻觉、定向障碍、思维紊乱、记忆障碍、精神运动性兴奋／不自主运动及睡眠障碍。因其通常起病较急且具有

可逆性，也被称为急性脑病综合征（acute brain syndrome）。

（一）流行病学

在社区一般人群中，谵妄患病率为 1%~2%。在一般住院患者中，谵妄的发生率可高达 30%，癌症患者为 25%，术后患者为 10%~50%，ICU 则为 15%~20%。此外，老年患者中谵妄尤为常见，70 岁及以上的全科医疗患者中，有 1/3 存在谵妄；有研究显示，谵妄是老年人中最常见的外科手术并发症，择期手术术后谵妄发生率为 15%~25%，高风险手术（如髋关节骨折修复和心脏手术）术后谵妄发生率为 50%。

（二）危险因素

谵妄的危险因素被分为两类：易感因素和诱发因素。见表 5-1。

表 5-1　谵妄的危险因素

易感因素	诱发因素
高龄	多药使用（≥5 种）
认知受损，痴呆	使用精神类药物或镇静剂
功能性受损	感染
感觉受损（视听觉障碍）	外科手术及创伤
酒精依赖、滥用	留置导尿管
重度抑郁状态	躯体约束
复杂合并多种其他疾病	生理／代谢紊乱（血尿素氮／肌酐、尿素、pH 值、钠、葡萄糖）

（三）病因及发病机制

引起谵妄的因素很多，具体包括：①感染，颅内感染和颅外感染；②外伤及各种理化因素所致损伤，颅脑外伤、烧伤、中暑、冻伤、高原反应及其他原因所致缺氧、潜水病、中毒、放射性损伤等；③肿瘤；④急性代谢障碍，低血糖、高血糖、电解质紊乱等；⑤内分泌紊乱，甲状腺、甲状旁腺、肾上腺皮质等功能亢进或低下；⑥内脏功能衰竭，心功能衰竭、肺功能衰竭、肝功能衰竭、肾功能衰竭等；⑦急性脑血管病变，短暂性脑缺血发作、脑卒中、高血压脑病等；⑧药物，药物过量、药物中毒或成瘾物质的撤药反应等；⑨营养物质缺乏，营养不良、恶液质、烟酸缺乏、维生素 B_{12} 缺乏、叶酸缺乏等；⑩其他，脑变性疾病等。

谵妄的发病机制目前尚不明确，主要假说如下：

1. 胆碱能缺乏假说 抗胆碱能药物或具有抗胆碱能作用的药物过量会导致谵妄，而且这种谵妄能被胆碱能药物如毒扁豆碱逆转。通过测定处于谵妄状态患者的血浆抗胆碱能药物的变化情况，证实谵妄状态与血浆的抗胆碱能药物活动密切相关。

2. 氨基酸比例失衡假说 5-羟色胺（5-HT）是重要的神经递质，脑内5-HT的生成有赖于有足够的色氨酸通过血脑屏障，而其他氨基酸尤其是苯丙氨酸能竞争性抑制色氨酸通过血脑屏障。如果血液内色氨酸/苯丙氨酸比例过低，透过血脑屏障进入脑内的色氨酸就会明显减少，继而影响5-HT的合成，最终导致谵妄。在临床中，也确实发现许多谵妄的患者，血液内色氨酸/苯丙氨酸比例过低。

3. 细胞因子假说 严重感染或癌症晚期的谵妄患者，其血液内的细胞因子如白介素-2、肿瘤坏死因子等明显要高于非谵妄的患者。此外，其他神经递质系统如γ-氨基丁酸、多巴胺系统也可能参与谵妄的病理生理过程。

（四）临床表现

谵妄起病急，临床特征以意识障碍为主，可能出现复杂多变的精神症状和各种异常行为，如定向力障碍，注意障碍，记忆障碍，对周围事物理解判断障碍，思维混乱、不连贯；可有视听幻觉及被害妄想等；可表现为不协调的精神运动性兴奋，有时兴奋、不安、激惹，行为刻板、缺乏目的性等。睡眠-觉醒周期紊乱，常表现白天嗜睡，夜间出现异常活动，谵妄常常是夜间加重。需要注意的是，老年人发生谵妄时，不一定都有非常明显的意识障碍。原先已有痴呆的老年人，只要有些轻微的躯体功能失调，如严重便秘、轻度的上呼吸道感染，即可导致认知功能障碍；老年人的感染常呈隐匿性，谵妄可发生在感染体征和症状出现之前，造成诊断困难；如没有明显症状与体征的心肌梗死，由于心搏出量与脑血流量下降，同时伴有低血压及儿茶酚胺分泌增高，会突然发生谵妄。老年人常同时患有多种内科疾患，可能用药种类多，药物之间的交互作用及治疗用药与疾病之间会发生相互影响，导致不良反应。在老年谵妄的鉴别诊断时，应考虑药物中毒的可能。

（五）诊断

根据ICD-10，谵妄的诊断必须具备以下①、②条目，③、④条目可任选其一：①急性起病以及病情波动起伏大；②注意障碍；③思维瓦解或思维不连贯；④意识障碍。

ICD-11中对于谵妄的主要诊断标准无太大变化，但对于引起谵妄的病因做了更详细的划分与阐述，提供了一套更加适用于临床和研究环境的可行标准。

DSM-5中谵妄的诊断标准需满足以下A~E标准：A.注意（即指向、聚焦、维持和转移注意的能力减弱）和意识（对环境的定向减弱）障碍；B.该障碍在较短时间内发生（通常为数小时到数天），表现为与基线注意和意识相比的变化，以及在一天的病程中严重程度的波动；C.额外的认知障碍（例如，记忆力缺陷，定向不良，语言，视觉空间能力或知觉）；D.诊断标准A和C中的障碍不能用其他先前存在的、已经确立的或正在进行的神经认知障碍来更好的解释，也不是出现在觉醒水平严重降低的背景下，如昏迷；E.病史、躯体检查或实验室发现的证据表明，该障碍是其他躯体疾病，物质中毒或戒断（即由于滥用的毒品或药品），或接触毒素，或多种病因的直接的生理性结果。

（六）治疗

治疗应首先从产生谵妄的病因着手。当病因尚不明确时，控制谵妄的症状非常重要。老年人应避免多种药物合用，如正在服用抗胆碱能药物，应予以停药或者减量。积极治疗引起谵妄的病因，如迅速纠正心力衰竭、控制感染、改善缺氧。谵妄症状往往随原来的疾病而起伏波动，原发病好转后，谵妄即可逐渐消除。为了防止加重心肺功能负荷，减轻患者体能消耗，保证睡眠与控制兴奋不安显得颇为重要。对于兴奋躁动或幻觉、妄想较严重者，给予抗精神病药和苯二氮䓬类药，可应用小剂量氟哌啶醇或奋乃静，也可选用非典型抗精神病药物，如奥氮平、利培酮、喹硫平。其他对症性和支持性治疗，如输液和电解质平衡、营养及适当维生素供给，均颇为重要。良好的护理是治疗中的重要环节，患者应置于安静、光线充足、陈设简单的卧室中，最好有亲人陪伴，以减少其焦虑、激动和定向障碍。应给予安慰、解释、保证,防止意外发生,夜间医护人员对患者的观察尤为重要。但在 ICU 的患者应尽量在夜间减少灯光照射,建立昼夜睡眠节律。表 5-2 总结了对谵妄患者进行评估、诊断、治疗和护理的要点,可供参考。

表 5-2 谵妄的评估与处理

步骤及关键问题	建议的评估与治疗
评估与治疗常见的可祛除的谵妄诱因(delirium)	
药物(drugs)	斟酌以下可能病因,如新增加的药物、药物加量、药物相互作用、非处方药物、酒精等;对于存在引起谵妄高风险的药物,要考虑减少剂量、终止使用或是换用低效价的精神药物
电解质紊乱(electrolyte disturbances)	评估和治疗,特别是脱水、钠失衡和甲状腺异常
药物不足(lack of drugs)	评估长期使用镇静剂(包括酒精和安眠药)可能出现的症状;评估和治疗疼痛控制不良(缺乏镇痛);应使用局部措施和预定的治疗方案,尽量减少阿片类药物的使用(避免使用哌替啶)
感染(infection)	评估和治疗,特别是泌尿道、呼吸道和软组织感染
感觉输入减少(reduced sensory input)	解决与视力(例如,鼓励使用眼镜)和听力(例如,鼓励使用助听器或便携式放大器)有关的问题
颅内病变(intracranial disorders)	考虑这类疾病(例如,感染、出血、卒中或肿瘤)是否有新的局灶性神经学发现或有暗示性病史,或是否对中枢神经系统以外的原因作出诊断性评估不具启发性
尿便障碍(urinary and fecal disorders)	评估和治疗尿潴留(所谓脑囊性综合征)和粪便嵌塞
心肺疾病(myocardial and pulmonary disorders)	评估和治疗心肌梗死、心律失常、心力衰竭、低血压、严重贫血、慢性阻塞性肺疾病恶化、缺氧和高碳酸血症
预防及管理并发症	
尿失禁	实施按时间表进行的如厕计划
压疮	调动患者;经常调整固定患者的位置,并监测压力点
睡眠障碍	实施非药理学睡眠卫生计划,包括夜间睡眠计划;避免使用镇静剂;尽量减少不必要的觉醒(例如,测量生命体征)
进食障碍	监测饮食摄入情况;如需要,提供进食协助,抽吸预防措施,并根据需要进行灵活的治疗
保持患者的舒适感及安全感	
行为干预	教导医院员工减压技术,以治疗多动或躁动性精神错乱患者;鼓励家属探视
药物干预	只有在必要时才使用低剂量的高效能抗精神病药
恢复功能	
医院环境	减少杂乱和噪音;提供充足的照明;鼓励家庭从家里带来熟悉的东西
认知康复	工作人员应每天至少3次调整患者的时间、地点和人员
从事日常生活活动的能力	使用物理和职业治疗;使患者在精神错乱纠正时,表现与能力相匹配
家庭教育、支持和参与	提供有关精神错乱、其原因及可逆性的教育,与受影响患者互动的最佳方法,以及家庭在恢复功能方面的作用
出院计划和教育	为出院时的日常生活活动提供更多的支持;教导家庭成员根据精神状态作为恢复的晴雨表

二、非精神科患者伴急性精神症状

急性精神病性症状主要是指幻觉、妄想以及兴奋躁动,思维、语言及行为紊乱,多为不协调性精神运动性兴奋,有时为协调性精神运动性兴奋,即躁狂状态。代谢紊乱、感染、中毒、脑外伤、脑血管障碍等多种躯体疾病以及药物戒断和药物不良反应等均可引起急性精神病性症状,也是请求精神科会诊的常见原因。

可能引起幻觉妄想状态的躯体疾病包括:神经系统疾病,如肿瘤、脑血管疾病、亨廷顿病、多发性硬化、癫痫、听或视觉神经的损伤或损害、耳聋、偏头痛以及中枢神经系统感染;内分泌疾病,如甲状腺功能亢进和低下、甲状旁腺功能亢进和低下等;代谢性疾病,如低氧、高碳酸、低血糖等,体液或电解质失衡;肝或肾脏疾病;自身免疫性疾病伴中枢神经系统损伤,如红斑狼疮等。

对于非精神科患者伴急性精神症状,我们首先要积极寻找病因,分析其急性精神症状是否是源自于躯体疾病或者精神活性物质使用等。多数患者其精神病性症状随着躯体疾病的控制而改善。对于患者兴奋、激越等症状可给予抗精神病药物及苯二氮䓬类药物治疗。

三、非精神科患者伴抑郁焦虑

(一)焦虑状态

焦虑是住院患者常见的情绪反应,有 50% 以上的 ICU 患者出现过焦虑症状。焦虑表现为担心、害怕、紧张、不安、恐惧、睡眠障碍、对医生及家人的依赖等。

(二)发生原因

1. **病房环境** 在陌生环境与其他人共居一室,缺乏隐私和陪护,会让一些人产生不安全感,担心生命及财物安全;仪器噪声、人声呼喊、灯光刺激、室温过高或过低容易产生烦躁。

2. **睡眠剥夺** 在 ICU 的患者,由于病房环境特殊和持续的监护设备操作,使患者感到紧张;由于缺乏自然光线,数天后昼夜节律紊乱。

3. **原发疾病本身的损害** 如癫痫等神经系统疾病、各种疼痛等。

4. **严重疾病及心理应激引起交感神经兴奋** 儿茶酚胺水平升高、心脑局部缺血等。

5. 低氧血症、代谢紊乱、败血症,以及药物不良反应、药物过量、酒精和毒品戒断症状。

6. **心理因素** 既往有焦虑症病史,具有焦虑个性素质,对自己疾病和生命的担忧;担心生病后继发产生生活、工作、社会关系方面的后果;对诊断、治疗措施、预后的不了解与恐惧;对家人和亲朋的思念;感到自己生命受到威胁,有不安全感。特别是同病室危重患者的抢救和死亡,都会对患者的心理、生理产生很大的影响。

(三)临床表现

1. **焦虑** 害怕,紧张,激越,坐立不安,睡眠障碍,对治疗的依从性差。

2. **恐惧** 害怕可能出现的症状,担心检查、治疗的各种操作。出现心烦意乱,激越,拒绝治疗,逃避检查等非理性行为。例如,严重的患者可能在手术室、磁共振检查台、治疗室出现惊恐发作,以致不顾一切拒绝打针、拔掉输液管、逃离的行为。

3. **躯体症状** 常见心慌、胸闷、出汗、尿频、腹泻、肌肉紧张、震颤等。

(四)处理要点

1. **及时处理躯体疾病** 对焦虑患者应在纠正各种引起焦虑的躯体疾病的基础上进行处理。焦虑症状会随着躯体症状和功能的好转而改善。当焦虑症状影响患者及他人治疗,甚至出现不理性行为时,需要进行精神科会诊。

2. **及时有效地镇痛** 通过安全有效的疼痛处理,将增加治疗的顺应性,使患者的疼痛得到控制,改进临床效果,减少焦虑。

3. **抗焦虑治疗** 当躯体症状和功能一时难以改善,焦虑恐惧症状严重影响治疗、脏器功能者,焦虑情绪为原发症者应使用抗焦虑药物治疗。可选以下药物:①苯二氮䓬类药,如阿普唑仑口服,但不应长时间使用,注意耐药性、戒断反应及中枢性不良反应。②5-HT$_{1A}$受体部分激动剂,如丁螺环酮口服。优点是镇静作用轻,不易引起运动障碍,无呼吸抑制作用等。③三环类抗抑郁药物,如丙米嗪、阿米替林、多塞平、氯丙米嗪口服。④5-HT再摄取抑制剂,如帕罗西汀、舍曲林等。⑤β受体阻滞剂可以配合前述药物使用,以减轻心血管系统交感神经兴奋症状。

4. 抗精神病药物 对焦虑恐惧伴有明显的精神症状、意识模糊、影响治疗者,可短期应用抗精神病药物治疗,对应用苯二氮䓬类药物治疗无效者也可使用抗精神病药物。

5. 心理治疗 基于良好医患关系,实施解释支持性心理治疗,各级医生提供关于疾病的知识,使患者对疾病有正确的认识,同时主治医师查房时给予患者支持性鼓励,对大多数患者有益。可以动员患者的家属配合,给予患者关注和家庭支持等。必要时可以安排由精神科医生、心理治疗师提供专门的心理治疗。

(五)抑郁状态

抑郁的主要表现为心境低落,兴趣下降,行为退缩,不配合治疗,自杀轻生观念与行为等。急诊患者伴有抑郁症状可能会增加躯体疾病的死亡率。

(六)发生原因

1. 疾病因素 多种躯体疾病可伴发抑郁,如心血管疾病、脑血管疾病、内分泌系统疾病、感染性疾病、肿瘤、内环境紊乱等,均可伴发抑郁。患病本身及由此继发的后果常常也是严重应激因素,引起抑郁心理反应。

2. 药源性抑郁 多种药物可引起,如利血平、氯丙嗪、氟哌啶醇、长效氟奋乃静等。此外,甲多巴、普萘洛尔、口服避孕药、激素、阿的平等也能引起药源性抑郁。

3. 环境因素 病房中仪器噪音、光线对睡眠的影响;同病房其他病友的呻吟、抢救;对疾病本身的恐惧感等。

4. 心理因素 患者个性敏感、依赖性强、遇事消极者、不良的生活事件等更易导致抑郁情绪的发生。

(七)临床表现

情绪低落、情感淡漠、情绪不稳,苦闷、对前途悲观、易激惹。兴趣丧失、行为退缩、哭泣流泪、治疗不合作。紧张焦虑、失眠早醒、思维迟缓、食欲减退、体重减轻。严重时可出现自责、自罪,部分患者有自杀观念和自杀行为。

(八)处理要点

1. 自杀的评估和防范 抑郁患者容易有自杀倾向,一半以上的抑郁症患者有自杀观念和行为。如果不进行规范治疗,最终有 15%~20% 的患者以自杀为结局。在会诊时应充分评估患者的自杀风险,并且应告知其主治医生及患者家属,以便共同实行必要的防范措施。

2. 抗抑郁药物治疗 常用的有选择性 5-HT 再摄取抑制剂(SSRIs),如躯体不良反应较少的舍曲林;5-HT 及 NE 再摄取抑制剂(SNRIs),如文拉法辛;NE 能和特异性 5-HT 抗抑郁药(NaSSAs),如米氮平等。

3. 心理治疗 针对患者情绪症状可采用支持性心理治疗,认知治疗、行为治疗、家庭治疗、危机干预等。

四、精神科患者伴严重躯体疾病:呼吸系统及心、脑血管疾病

精神疾病与心脑血管疾病、呼吸系统疾病关系复杂。这些严重的躯体疾病可影响精神心理状态,心理因素也必然会影响躯体疾病的表现。心脑血管及呼吸系统疾病是许多精神障碍的危险因素,且相关躯体疾病的治疗药物及其治疗方式也可对患者的精神心理状态产生影响。

(一)呼吸系统

严重的呼吸系统疾病由于呼吸困难和/或呼吸衰竭导致脑部急性或慢性缺氧时,引起低氧血症、CO_2 潴留、酸碱平衡失调、电解质紊乱等,使脑细胞损害,继发脑代谢及脑功能异常,从而发生精神障碍。以肺性脑病(pulmono-encephalopathy,PE)为例,它是由于各种慢性肺胸疾病伴发呼吸功能不全、导致高碳酸血症、低氧血症及动脉血 pH 值下降而出现精神神经症状的一组综合征。精神疾病患者由于出现意识模糊或谵妄并伴有呼吸衰竭的早期表现,轻度缺氧,精神症状较轻。

对于呼吸系统疾病,会诊联络的关键是祛除病因,及时纠正呼吸衰竭状态,如保持呼吸道通畅,纠正缺氧及电解质紊乱,及时应用抗菌药物及祛痰剂等。肺性脑病的精神症状随呼吸衰竭的改善而自行缓解,对于躁动不安、行为紊乱症状可小剂量或一次性使用抗精神病药物,慎用苯二氮䓬类药物,以免导致呼吸抑制,使病情加重。

(二)循环系统

严重的心血管疾病与精神障碍存在共同的病

理机制,包括 5-HT 系统功能异常、自主神经系统功能失调、炎症反应系统改变、氧化应激系统改变以及下丘脑 – 垂体 – 肾上腺轴内分泌功能紊乱等。在急性心肌梗死患者中,16%~20% 达到抑郁症诊断标准,是普通人群的 3 倍。心力衰竭者中抑郁的患病率达 21.5%,与不伴有抑郁的心力衰竭者相比,伴有抑郁的心力衰竭死亡率更高,继发性心血管事件发生率更高。

精神障碍对心血管疾病的预后有着不良影响,因此心血管疾病患者中精神障碍的治疗至关重要。尽管心血管疾病的患者中精神障碍的最佳治疗方法目前还没有一致的结论,但药物治疗、电抽搐治疗、心理治疗被证实有效。精神药物的使用可引起心血管系统的不良反应,这些反应包括心动过速、体位性低血压、传导阻滞以及心律失常,会诊联络时须予以注意。

(三)神经系统

在中老年精神疾病患者中,病前有高血压、糖尿病、冠心病等脑梗死危险因素的患者与其他患者相比,发生急性脑血管意外的概率显著增高。在脑血管意外时,脑内低灌注与精神心理异常的严重程度有关,脑卒中时,脑血流异常变化,额极与边缘系统遭受损害,引起神经内分泌改变,特别是神经递质 5-HT 减少。多项研究表明,精神科患者伴慢性躯体疾病,5-HT 的减少在脑卒中后出现的睡眠障碍、焦虑、抑郁中起主要作用。

在发生急性脑卒中时,对于长期服用精神科药物的精神障碍患者因各种原因发生脑梗死时,应首先积极治疗脑梗死及其躯体并发症,精神科药物应适时减量甚至停用。在脱离危险期后,如患者的原有症状复燃,应根据躯体情况,适当选用安全性较高、药物相互作用相对较少的精神科药物进行治疗,治疗应个体化,从小剂量开始。

五、精神科患者伴慢性躯体疾病

现代医学模式提示,躯体状况和精神状态是可以相互影响、互为因果的。当精神障碍患者合并慢性躯体疾病时,往往会对患者的精神状况产生显著影响,使患者的生存质量受到严重损害。

患者适应慢性疾病,一般表现为以下几种特点:保持自尊,没有或仅有较轻的病耻感;接受疾病并遵循必要的治疗建议;在疾病允许的范围内可以从事职业、家庭和社会活动,而不持续感到焦虑或抑郁。患者在患病初期可能会有悲伤反应,随后会体验到与疾病相关的广泛情感,尽管在这方面存在着广泛的个体和文化差异。一些患者一开始可能会回避思考或与他人讨论疾病相关的问题。而另一些患者则相反,他们非常欢迎有机会交流自己的感受,并试图在疾病经历中找到生活的意义。随着病程的延长,治疗的持续,有些患者的精神状态可能变得更差,变得悲伤,整天想着自己的死亡。痛苦、失望和受害等令人不安的感觉有时会伴随着慢性疾病的疼痛和残疾而持续,这种情况更容易发生在有创伤经历的患者身上。而这种糟糕的精神状态在患者因代谢、神经系统并发症和 / 或使用药物而发生改变之前,可能不会得到缓解。

各种药物和心理社会干预措施可用于治疗与精神疾病共病的慢性躯体疾病患者。对于精神障碍患者合并慢性躯体疾病的药物治疗应注意以下几点:①遵照躯体疾病和精神疾病的治疗指南合理用药,控制药物种类;根据躯体疾病的特点和性质优先制订治疗方案;同时兼顾精神疾病的临床特点,合理用药。②应当警惕躯体疾病用药与精神科药物的药理学特点及禁忌证,尤其应注意不同类药物的相互作用,使用前应请相关专科和临床药师会诊,共同制订适合患者的合理用药方案。③在关注精神障碍合并慢性躯体疾病患者长期用药情况的同时,还应关注慢性躯体疾病急性发作时的躯体症状及并发症,根据其急性发作可能带来的风险及时优先进行处理。

由于这类患者病程长,出院后需要联合社区全科医生对患者提供长期的精神卫生服务。目前,有几种主要的心理治疗方式可应用于该类患者的治疗:

1. 促进积极的应对方式的形成。

2. 支持性表达疗法,帮助理解和管理疾病引起的负性情感。

3. 系统式心理治疗。

这几种心理治疗可以个体、团体和家庭的形式进行。

六、其他在会诊中需要特别关注的情况

（一）伴人格障碍的患者

人格（personality），或个性、性格（character），是指构成一个人独特精神面貌，有一定倾向性的、稳定的心理特征，以及固定的行为模式，包括日常生活中待人处事的习惯方式。人格障碍（personality disorder）是指明显偏离正常且根深蒂固的心理特征及行为方式，具有社会适应不良的特征。人格障碍通常开始于童年、青少年或成年早期，并可一直持续到成年乃至终生，使患者遭受痛苦，或给个人或社会带来不良影响。

目前，有关人格障碍的患病率资料较少，我国部分地区 1982 年和 1993 年的流行病学调查显示患病率均为 0.1‰，而国外显示患病率大部分在 2%~10%。人格障碍的病因及发病机制迄今尚未完全阐明，一般认为是在大脑先天性缺陷的基础上，遭受有害因素的影响而形成的。

人格障碍有多种亚型，比较常见的有偏执型、分裂型、反社会型、自恋型、边缘型、表演型、强迫型、回避型、依赖型人格障碍。综合医院会诊时可能涉及有人格障碍的患者和/或家属的情况，医生、护士极易与其产生医患沟通、医患纠纷的问题，甚至是严重的言语冲突、暴力攻击、投诉、起诉。例如，偏执、反社会、边缘、自恋型人格障碍者可能有比较强的挑剔、不满、防备、攻击倾向，对诊治、护理不满意；表演型人格障碍夸张、自我中心、常使用情感逻辑；回避、依赖型人格障碍比较被动，遵医行为可能走"回避"和"过度依赖"两个极端。人格障碍一般不需要写入会诊诊断，患者能理解自己行为的后果，也能在一定程度上理解社会对其行为的评价。会诊遇到这类患者时需要医生的极度耐心、详细为患者解释目前的治疗情况；对于出现异常情绪反应的情况，可少量给予抗精神病药或情绪稳定剂，对症处理。医生应通过深入接触，与他们建立良好的关系，对于已经产生社会适应、家庭和谐和医患关系问题，进而影响疾病诊治的患者，应该对管理患者的医护人员进行适当指导，建议他们使用改进医患沟通和关系的心理治疗技术；必要时可以安排专门的心理治疗，帮助患者认识自己人格的缺陷，指出人格是可以改变的，鼓励他们树

立信心，逐步改变自己的行为模式，帮助患者建立与自身人格特征冲突较小的生活环境和生活方式。

（二）躯体症状障碍患者及躯体不适障碍患者

大量的临床及文化精神医学研究提示，用躯体症状的形式来体验和交流心理痛苦，并因这些症状来求医，是全球性的普遍现象。所以，DSM-5 与 ICD-11 都非常重视这个现象，并相应做出较大的调整。不过两个诊断系统既有交集，又有区别。

躯体症状障碍（somatic symptom disorder）是 DSM-5 提出的一个诊断类别，指一类以持续存在的躯体症状为特征的精神障碍。围绕单个或多个躯体症状，患者心理、行为改变，过度关注、思虑，情绪痛苦，反复就医，并引起相应的功能损害。然而患者的躯体主诉缺乏相应的器质性病变基础，或者患者对疾病的关注程度明显超过躯体疾病本身的性质及其进展程度，而来自医学方面的解释不能缓解或消除。

在 ICD-11 中，相近的分类术语是躯体忧虑障碍，或躯体不适障碍（bodily distress disorder, BDD）。这是 ICD-11 的一个新类别，不仅包括 ICD-10 的躯体形式障碍（somatoform disorder），还包括以前常被称为功能性躯体综合征（functional somatic syndromes），或医学无法解释的躯体症状（medically unexplained somatic symptoms）的情况。

ICD-11 将躯体形式障碍中的疑病障碍（hypochondriacal disorder）归为强迫性障碍，而 DSM-5 的躯体症状障碍则大大扩展了范围，将容易导致病耻感的疑病障碍改称疾病焦虑（illness anxiety）后也收入躯体症状障碍，历史性地把转换障碍（conversion disorder）与分离障碍割裂开，纳入躯体症状障碍，而且还在此项下包括了影响其他健康情况的心理因素（psychological factors affecting another medical condition）。

在综合医院，患有此类障碍的患者所占比例很大，是请求精神心理科会诊的常见原因。此类患者涉及多种躯体症状，且可能随时间的推移而发生变化。在个别情况下，患者可存在单一症状，常见的为疼痛或疲劳。对这些患者的诊疗存在两

个方面的困难：第一，因为缺乏躯体检查的证据，患者可能被非精神科医师简单的否定、打发，不认为他们需要医疗帮助。有心身医学意识的医生可能会把他们推介到精神心理科。然而，没有客观检查证据并不等于患者就一定是精神心理方面的问题。如果缺乏医生的充分解释，患者通常会感到不满甚至愤怒，认为医生不能理解、不重视或没有能力来处理自己的疾病，从而反复转换医生就诊，导致大量医疗资源浪费，甚至对转诊到精神科感到耻辱。第二，即使患者来到了精神科，精神科医师仍然担忧患者存在潜在的躯体疾病，担心仅仅采用精神科的诊断和治疗方法会贻误"真正的"躯体疾病的诊治，因而反复要求患者回到相关非精神科科室进行检查。事实上，不存在器质性病理证据就给出精神障碍的诊断是草率的，同时有躯体疾病也不能排除个体同时患有精神疾病共病的可能性。

在治疗这一类患者时，要重视建立良好的医患关系，早期应进行彻底的医学评估和适当的检查，医生应对检查结果进行清楚的报告及恰当的解释，既不能加重患者对躯体症状灾难化的推论，也不能彻底否认患者的躯体问题。在确定心理因素可能是躯体症状的病因之一后，应尽早引入社会-心理因素致病的话题，鼓励患者将自身的疾病看成是涉及躯体、心理和社会因素的疾病。同时，医生要避免承诺安排过多的检查，以免强化患者的疾病行为。可以定时约见患者，提供必要的检查，可在缓解患者焦虑的同时避免误诊。对于伴有抑郁、焦虑等情绪症状的患者可选择抗抑郁或抗焦虑药物治疗，对伴有慢性疼痛的患者可选择 SNRIs、三环类抗抑郁药治疗、镇痛药对症处理。对有偏执倾向、确实难以治疗的患者可以慎重使用小剂量抗精神病药物。

（三）疼痛患者

疼痛被定义为由组织损伤引起的不愉快的感官及情感体验，因此涉及精神和心理因素的参与，需要精神科医生协助处理。会诊医生在综合医院处理患者时应区别疼痛的器质性因素和功能性因素，鉴别与躯体损害不一致的疼痛症状和主诉；其次对可能引起疼痛的精神疾病，如抑郁症、焦虑症、转换障碍、躯体症状障碍、药物滥用等，是否遭受躯体或性虐待等问题进行诊断和给予相应

的治疗。

在接触患者时，精神科会诊医生应详细询问患者疼痛的病史，了解疼痛的时间和特征，对患者进行相应的躯体检查，这不仅有利于区分器质性和功能性问题，也有助于建立良好的医患关系，避免让患者认为医生仅仅将其疼痛视为心理疾病。对于因精神疾病或心理因素造成的疼痛问题，除了必要的药物治疗，医生应首先保持对疼痛患者的共情，理解患者的疼痛感受是真实存在的。在与慢性疼痛患者的沟通交流中，应该给予足够的倾听和理解，同时也要避免患者对医师的治疗产生不切实际的期望。另外，由于长期疼痛，患者会产生恐惧、愤怒和怨恨等情绪，要允许患者充分表达。医生要与患者建立一种同盟关系，鼓励其主动地参与到治疗中来。除了催眠治疗、认知行为治疗、心理动力性治疗外，指导患者采取放松技术，如瑜伽、针刺疗法、皮电神经刺激以及按摩等康复治疗也能帮助患者增加对疼痛的控制感，减少疼痛。

（四）对移情与反移情的处理

"反移情"是精神分析理论术语，指治疗者在心理分析过程中对患者产生的潜意识情感和态度。反移情的产生会阻碍治疗者对患者临床需要的理解与反应。其实，患者对医者的移情，以及医者对患者的反移情，不仅仅是心理治疗过程和治疗关系的问题，也普遍存在于临床各科的诊疗过程中。主要表现有两种情况：①治疗者对患者移情的无意反应。当患者把原本对父母的不满指向治疗者时，治疗者会因此而感到沮丧或愤怒。②在治疗过程中，治疗者原本指向其过去生活的某一重要人物的情感、行为被重新激发、体验，而且被潜意识地指向患者，如治疗者对某一患者很喜欢，总是迁就她。最终治疗者意识到，自己是从这个患者联想到儿时一位对他很好、但过早去世的阿姨，从而产生了满足其依恋需要的动机。对反向移情的意识和分析有助于治疗的进程。

对于反移情的处理应该包括对反移情的觉察及具体处理，因此处理反移情的具体方法主要可以分为觉察工作中的方法和处理工作中的方法，前者主要是自我提问的方式，后者则包括了寻求资深精神科医生或心理治疗师做自我体验、案例

督导、心理咨询,参加巴林特小组活动,以及将医患关系复杂、粘结或对立的患者转介给其他专业人员等具体方法。

1. 觉察工作 要求治疗者随时检视自己对来访者的感觉、情绪和态度是否属于可能有碍正常医患关系及工作联盟的反移情现象,这可以通过自我提问的方式来检查。例如:①在与这位患者进行咨询时,我有什么感觉;②这些感觉是否超出平常对其他患者的想法和感觉;③我在访谈中的情感与患者的行为是否一致,是否源于自己的主观原因;④自己对来访者的想法与情绪是否过度。

2. 处理工作 对反移情的处理工作依据其强烈程度有下面四种具体的方法。①录音或录像。在条件许可的情况下,最好对自己的访谈过程进行录像或录音来记录自己的情绪和行为反应,根据客观的记录对自己的咨询过程进行系统的自我分析、自我反省和总结,来澄清反移情出现的原因。②寻求督导帮助。当治疗者出现反移情时,不应与患者进行讨论,更应该克制自己不要在患者面前表露自己的反移情,而应该寻求老师、资深同事的帮助,让他们对自己的咨询行为进行必要的督导,并学习如何有效地觉察与节制自己的情绪反应。③接受自我体验、心理咨询或心理治疗。与重点放在处理具体案例的督导不同,个人体验是指医生、治疗师本人作为需要处理心理问题的求助者,在资深专业人员处矫治心理问题,如帮助自己与已经被患者唤起的问题或者冲突、偏见沟通。同时强化自己的优点、长处,学会合理使用资源,增加心理复原力(resilience),提高心理健康水平,获得个人的成长。如果治疗者已经尽力处理自己的情感、想法和行为,并且已经咨询了督导与同事之后,冲突与问题仍然存在,可以考虑把患者转介给另一治疗师;或者如果治疗者觉得继续咨询反而不利于患者,也应该进行转介,但是必须向患者说明转介的原因和必要性,在双方协商一致的情况下再进行转介。

(五)法律原因需认知功能测评的患者

精神科医生常常被要求对患者拒绝或同意接受医疗或外科手术的能力做出判断。这一过程包含了对患者是否患有影响其判断能力的精神障碍(情感或认知)的判断。这里提到的能力是指是否具有理解事情本质、益处、风险的认知能力,是否具有承担后果的责任意识,是否有做出接受和拒绝医学措施的知情同意(informed consent)的能力。例如,某器质性精神障碍的患者可能具有对于影像学检查的知情能力,但对于重大手术却没有。对于能力的判断虽然是基于精神病学的观点,但却属于司法决议。

大部分传唤精神科医生的“司法”案例往往涉及患者的管理问题。例如,癌症患者拒绝接受化疗的问题通常可以通过临床(经过治疗)解决,而不是通过法律(如澄清患者不具有行为能力,指定监护人,或违背患者意愿强加治疗)。精神科医生应评估拒绝治疗的患者是否存在器质性精神障碍、抑郁或其他心理问题,并询问有关问题。只有获得了法庭的允许,才可以在未获得患者知情的情况下给予患者相应的治疗(除危及生命的情况)。

第五节 会诊联络精神医学的机遇、挑战与科学研究

一、机遇与挑战

会诊联络精神病学在世界各国的发展并不平衡,发展较为成熟的是北美和西欧地区。最近20年,CLP所提供的综合服务数量在多数欧洲国家都有显著的增加,并在规范管理方面积累了较多的经验,发展较快的一些国家已建立了比较系统的会诊联络精神病学服务网络,大型综合医院设立了会诊联络精神科,并开展系统的会诊联络精神科医师培训和科学研究。相比之下,目前我国的CLP工作尚处于起步阶段,工作的主要内容也局限于精神科会诊。但也不乏一些具有前瞻性的医生,努力探索适合我们国情的CLP发展模式。

有专家提出,CLP的应用与普及应从医学教育改革开始,以新的医学模式为指导,对现行医学教育的课程设置乃至教育体系进行改进。在以生物医学为重心的同时,应增加心理学、行为医学、精神医学的课程权重,以提高医学生的精神卫生知识,加深对现代医学模式转变的理解。对

从事临床工作的青年医师进行岗前培训时,应增加精神卫生教育的内容。专门的 CLP 工作者应具备一定的职业素质。Lipowski 提出:CLP 医师是为数不多的具有广阔视角,从而能够对患者各个方面情况进行综合评估和全面处理的专业人员。1997 年成立的欧洲会诊联络精神医学和心身医学协会(the European Association Consultation-Liaison Psychiatry and Psychosomatics, EACLPP)所达成的专家共识中指出,CLP 工作者应该至少接受 12 个月的高级专业培训,培训人员应该掌握相应的知识和技能,如对心身状态和精神障碍的评估及管理、适合临床患者的危机干预和精神治疗方法,以及伴发于躯体疾病的、特定症状的精神病理学,并应掌握与重症患者、濒死患者的交流技术等。

二、科学研究

至今在世界上大多数国家,CLP 工作仍缺乏统一规划和相关发展模式的系统研究,即使有的国家或地区有统一规划,实际运用中仍有许多局限性。有关会诊联络精神病学的长期随访和预后研究报道尚缺少,科学研究与临床应用之间仍有鸿沟。迫切需要在综合医院内外进一步探索会诊联络精神病学的理论、方法与标准。随着心身交互作用、人工智能机器学习、真实世界大数据分析等领域研究的发展,CLP 方向的科学研究也必将得到长足发展。

例如,近年来华西医院利用阳光医院项目数十万人的大数据进行真实世界的研究,在以往少数单病种水平研究的基础上,进一步发现伴有焦虑及抑郁,不论在多数非精神科临床学科(科室)的水平,还是全院整体的水平,都造成显著的住院天数延长等疾病负担指标的恶化,而针对非精神科患者常规开展精神障碍的快速筛查及分级处理,可在一定程度上缓解疾病。

(郭万军 胡少华)

参 考 文 献

1. 赵旭东,许秀峰,杨昆. 系统家庭治疗前后精神障碍患者家庭动力学变化及其与疗效的关系. 中华精神科杂志,2000,33(2):81-84.
2. 邵越霞,申远,骆艳丽,等. 综合医院住院患者对会诊联络服务的需求. 临床精神医学杂志,2010,20(2):82-84.
3. 郭慧荣,李幼辉. 会诊联络精神医学在综合医院的现状分析. 中国实用神经疾病杂志,2008,11(9):60-62.
4. Theodore A. Stern, Gregory L. Fricchione, Ned H. Cassem, et al. 麻省总医院精神病学手册. 6 版. 许毅,译. 北京:人民卫生出版社,2017.
5. 李恒芬. 会诊联络精神医学. 北京:人民卫生出版社,2015.
6. 赵靖平,张聪沛. 临床精神医学. 2 版. 北京:人民卫生出版社,2016.
7. 王高华,曾勇. 会诊联络精神医学. 北京:人民卫生出版社,2016.
8. 郝伟,于欣. 精神医学. 7 版. 北京:人民卫生出版社,2013.
9. Boland RJ, Rundell J, Epstein S, Gitlin D. Consultation-Liaison Psychiatry vs Psychosomatic Medicine: What's in a name? Psychosomatics, 2018, 59(3): 207-210.
10. Herrmann-Lingen C. Past, Present, and Future of Psychosomatic Movements in an Ever-Changing World: Presidential Address. Psychosom Med, 2017, 79(9): 960-970.
11. Setters B, Solberg LM. Delirium. Prim Care, 2017, 44(3): 541-559.
12. Marcantonio ER. Delirium in Hospitalized Older Adults. N Engl J Med, 2017, 377(15): 1456-1466.
13. Girard TD, Exline MC, Carson SS, et al. Haloperidol and Ziprasidone for Treatment of Delirium in Critical Illness. N Engl J Med, 2018, 379(26): 2506-2516.
14. Meagher DJ, Maclullich AM, Laurila JV. Defining delirium for the International Classification of Diseases, 11th Revision. J Psychosom Res, 2008, 65(3): 207-214.
15. Wedding D, Stuber ML. Behavior and Medicine. 5th ed. Boston: Hogrefe Publishing, 2010.
16. van Dessel NC, van der Wouden JC, Hoekstra T, et al. The 2-years course of medically unexplained symptoms in different health care settings. Journal of Psychosomatic Research, 2018, 109: 142-143.
17. Ene S. The role of consultation-liaison psychiatry In the general hospital. Journal of Medicine and Life, 2008, 1(4): 429-431.
18. Wand AP, Sharma S, Carpenter LJ, et al. Development

of an operational manual for a consultation-liaison psychiatry service. Australas Psychiatry, 2018, 26(5): 503-507.

19. Chen KY, Evans R, Larkins S. Why are hospital doctors not referring to Consultation-Liaison Psychiatry? a systemic review. BMC Psychiatry, 2016, 16(1): 390.

20. Cheung SG, Mishkin AD, Shapiro PA. "What We Have Here is a Failure to Communicate": Association of Preferred Language With the Rate of Psychiatric Consultation. Psychosomatics, 2017, 58(4): 421-426.

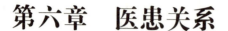

第六章　医患关系

第一节　医患关系概述

一、医患关系的定义

医患关系（physician-patient relationship）是指在医疗活动中通过医患互动产生的一种人际关系，是一种特殊的社会关系。医疗活动通常涉及两个群体，将与实施医疗行为有关的一方称为"医方"，包括以医生、护士为主体的和直接为患者提供服务的医疗机构和机构中的相关人员；将与求医行为有关的一方称为"患方"，主要是以患者为中心，包括其家属和对其形成支持的相关机构和人员等，也包括其他寻求医院服务的体检、咨询等相关人员。因此，医患关系从广义上讲是指以医生为主的群体（医方）和以患者为中心的群体（患方）在医疗活动中所建立的相互关系。狭义的医患关系特指提供直接服务的医护人员与接受服务的患者之间的相互关系。一般而言，医务人员与患者之间发生的无关医疗活动的关系，或者未确立医疗服务关系的人际关系，不构成医患关系。

医患关系是一种特殊的社会关系，其特殊性主要表现在以下几个方面：

第一，目的的一致性。医患双方是为了预防、诊断和治疗疾病，保持康复和促进身心健康等需求的基础上建立的医疗行为关系。在这种关系中，双方活动的目的总体上来说具有一致性或者同一性，关键是在实现目的的过程中，在目标、过程、手段和方法等方面如何建立和达成共识，并因此形成一致行动。

第二，地位的不平衡性。医患双方的人格地位和法律地位是平等的。地位不平衡主要是由医疗服务的特殊性所决定的。"医方"经过特殊培养，掌握复杂的知识和技能，在对疾病和健康的理解、治疗等方面的知识和技能明显优越于"患方"；医疗过程是"患方"求医，"医方"施治的合作过程，无论是诊疗方案的选择，还是个人隐私的保护，"医方"都处于主导地位，"患方"相对被动。

第三，内在的矛盾性。受社会文化和科学发展水平的制约，医疗技术的进步始终无法完全满足人类不断增长的健康需求。因此，总是会存在患方的医疗需求或期待与医方相对不能满足这种需求或期待之间的矛盾。

二、医患关系的本质

对医患关系的本质，不同的学科自有其特色的认识方式，主要包括以下几种：

1. 契约关系论　从法律的角度来看，医患关系是一种契约关系。契约是当事人为确立和实现各自权利和义务而订立的共同遵守的协议，主要包括口头契约和文字契约。订立契约而形成的人际关系，就是契约关系。契约关系论认为医患关系在平等的基础上建立，患者就诊为要约，医疗机构接诊属于承诺。医生依据医疗法律和规范开展医疗活动，实施医疗技术，为患者提供服务，患者接受服务。医患配合完成疾病诊治和健康维护的任务。

2. 信托关系论　从伦理的角度来看，医患关系是一种信托关系。信托关系是指一方基于对另一方的信任将自己的特定财产或权益交于另一方管理，另一方承诺为对方的最佳利益或为双方的共同利益而行为。信托关系的建立通常是由于一方在知识或专业上的原因而在某种程度上需要信任另一方。信托关系论认为，医患在医疗行为中的地位是不平衡的，患者的自主性是有限度的，患者将自己的生命与健康托付给医方，医方应恪守职责、钻研技术，以高尚的医德、精湛的医术全心全意为患者服务,不辜负患者之信任。

3. 特殊消费关系论　从经济的角度来看,医患关系是一种特殊的消费关系。就医治病是生存消费;医疗费用支出与患者个人利益关联,经济利益是医患关系的纽带;医患之间是契约关系,符合《消费者权益保护法》立法的基本精神。

4. 利益共同体论　从现实的角度来看,医患在疾病面前是"利益共同体"。"医""患"只有配合才能战胜疾病、维护健康。患者的康复愿望要通过医方去实现,医方也在诊治疾病过程中加深了对医学的理解和认识,提升诊疗技能。

三、医患关系的模式

美国学者 Szasyt 和 Hollander 提出了医患关系的三种模式。

(一) 主动 - 被动模式

在医患关系中医生完全处于主动地位,具有绝对权威,患者完全处于被动地位。此模式受传统的生物医学模式的影响,其原型是"父母 - 婴儿"关系,特点是"医生为患者做什么"。因过分强调医生的权威性,而忽视患者的主观能动性,使患者在医疗活动中仅充当诊疗方案的接受者。适用于某些意识障碍和危重症者、婴幼儿和精神病患者等。

(二) 指导 - 合作模式

在医患关系中,医生和患者同处于主动地位,但医师仍具有权威性。此模式以生物 - 心理 - 社会医学模式为指导思想,以治疗疾病为目的而建立,其原型是"父母 - 儿童"关系,特点是"医生告诉患者做什么和怎么做"。医生的权威性在医疗活动中发挥主要作用,医生从患者的健康利益出发,提出决定性的意见;患者尊重医师权威,遵循医嘱和治疗方案,患者的合作属于服从的配合。此模式尊重患者的主观能动性,允许患者参与自身疾病的治疗过程。适用于意识清晰、具有正常感知、情感、意志和行为能力的患者。

(三) 共同参与模式

在医患关系中医生和患者同处于主动地位,医患双方相互依存,平等合作。此模式以生物 - 心理 - 社会模式为指导思想,以维护健康为目的而建立,其原型是"成人 - 成人"关系,特点是"医生帮助患者自我恢复"。患者作为积极的合作者,在医疗活动中主动参与自身疾病的治疗过程。此模式更加重视和尊重患者的自主权,给予患者充分的选择权,也要求医患双方在智力和知识等方面相接近。适用于慢性疾病患者,尤其是受过较好教育、自主意识较强的患者。

当疾病的性质和阶段、患者的个性特点等不同时,医患关系模式可能会随之发生变化。只有医患关系的模式与患者的疾病、病程和个性等方面相符合时,才能使患者获得并且愿意接受优质的医疗服务。

四、医患关系的影响因素

影响医患关系的常见因素主要来自以下几个方面:

(一) 医务人员

作为医患关系的主体之一,医务人员对医患关系有重要的影响,主要涉及个性特点、沟通技能、反移情和职业耗竭等方面。

个性的心理学内涵包括气质和性格,表现为认知、情感和行为方式等方面的个人独特性。不同的医务人员,在认知方式及内容的积极和消极,情感反应的稳定和不稳定,行为表现的外向和内向等方面存在差异。医务人员需要主动和灵活地调整身心状态和沟通技术,以适应不同性别、年龄、个性、社会角色和文化的患者,从而构建良好的医患关系,应对患者需求和处理医患矛盾。

沟通技能对微观的医患关系有直接影响,是医患关系中最重要的决定因素。优质的医疗通常建立在良好的沟通基础之上。医务人员要在医疗活动中表达对患者的共情和理解,将尊重、关注和真诚融入到自己的语言和非语言的沟通之中。

每一位医务人员有其独特的成长背景、心理需求和职业动机,本人不一定能非常清楚地意识到这些内容及其可能的职业影响。当这些潜意识的需要、欲望和价值观投射到患者身上,而又未能很好地觉察和处理时,可能会阻碍建立和发展良好的医患关系,导致关系的偏离和破坏,甚至损害患者的权益和自身健康。

医务人员也是普通人类存在,不可避免会遭受个人生活和医疗活动中的应激性事件。重大的应激性生活事件(stressful life event),如家庭变故、丧亲、患者死亡和医患冲突等,以及累积的日常烦恼（daily hassles），如经济压力、临床工作压力、婚姻和人际关系紧张等，均可损害医务人员的心身健康，导致职业倦怠甚至人格改变，从而影响医患关系甚至医疗决策。这需要医务人员具备良好的个人素质和职业道德。

（二）患者

作为医患关系的另一主体，患者因素对医患关系也有重要影响，主要涉及疾病的性质和阶段、角色期待、个性特点、移情和文化因素等。

疾病的性质和阶段不同，患者在医患关系中的表现亦有差异。急危重症、慢性病和精神疾病等，以及在疾病的急性期、巩固期和维持期，其医患关系类型常有不同。在急危重症或急性期，患者体验到健康或生命的丧失，可能出现剧烈的愤怒或悲伤等情绪反应，出现非理性行为甚至攻击医务人员；医生的态度和处理方式可加重或缓解这种状况。慢性病或维持期患者可能对疾病长期结局存在担忧，从而对构建良好的医患关系有更多的依赖和需求，也有可能设法影响甚或操纵医患关系。

患者相对缺乏医学科学知识，对医疗风险和局限性认识不足，通常对医生有很高的角色期待，要求诊断明确，药到病除，费用低廉。过高的期待不仅对医生造成情绪压力，并且在回归合理期待的过程中，患者易出现不满情绪、不信任的态度和不合作的行为，从而导致医患关系紧张和冲突。

患者的人格特点及其对疾病、医疗和医生的态度显著影响其在医患关系中的行为。有的患者比较理性，情绪和行为表现较稳定一致，有的人际敏感，情绪不稳定、行为易冲动；有的患者过分依赖、强烈需求关注，有的个性偏执、固执己见，不接受专业解释等。这些都可能导致沟通不畅，医患关系的偏离或破坏。

某些患者在情感上将医务人员视为过去和/或现在的生活中重要人物的替代者，产生内心的移情、幻想和投射，希望建立医患关系之外的人际关系，或保持某种特殊的或长期的私人关系，甚至性关系。与此相应，医方也有可能对患方产生反移情、幻想和投射。

从宏观环境看，患者因其民族、习俗、宗教信仰、成长背景等文化因素差异，对健康、疾病、生命和死亡持有不同的态度，对医生和医患关系的期待有所差异。

这些发生于潜意识层面的移情、幻想和投射，以及由于现实社会文化规则而形成的人际交往和利益交换动机，常常与医学伦理规范冲突，有可能引起导致双重关系或多重关系，患者和医生均有可能混淆不同角色之间的区别，迷失其中。所以，医生除了充分学习心理学知识和技能外，还要有文化意识和文化能力，了解患者的文化背景，理解患者的观念、态度、期待和需求。

（三）就医过程

我国的医疗服务提供模式现在还比较倚重大型医院，而提供高质量基层保健全科医学还欠发达。患者无论大病小病都只信任大型医院，但在这种注重工作效率和经济效益，"以医院为中心"而不是"以患者为中心"的就医环境里，医患接触、沟通时间有限，患者被要求经历和自己料理很多程序，所以对就医流程和时间的抱怨通常是医患关系紧张的重要方面。不良的就医体验常常是医患纠纷的导火索，也容易在社会上引发共鸣，导致对医疗行业的整体负面态度。优化就医流程、缩短等待时间和增加医患沟通时间将有助于改善医患关系。患者选择固定的医生或医院，也体现其对医患关系的满意度。

（四）卫生政策

医疗保健政策深刻地左右医患关系的发展和变化。在实行"公平为主、兼顾效益"的福利性医疗政策时期，我国医患关系是相对和谐的。而转向"经济导向型"之后，由于国家对卫生事业的投入少、医疗服务价格偏低、医疗保险支付能力不足等经济政策原因，使医院为了维持医院营运就必须强调经济效益，从临床医疗中取得生存和发展的必要资金，加上应用越来越多的新技术、新材料，医疗费用上涨幅度大、患方自付比例过高，导致医患关系恶化。

另外，国家用于规范医患关系的法律、法规，例如对"侵权责任""医闹性质"的定义，直接影响医患关系的质量；卫生行政管理方面的其他一些体制、机制问题，如人事薪酬制度、准入制度、多点执业制度、医德医风奖惩制度等，都影响医患关系。因此，建立符合医学伦理、公平公正的法律体系和卫生政策，是建立和维护良好医患关系的关键。

（五）媒体和社会舆论

媒体是当代社会信息传播的重要途径，具有影响面广、信息获取便捷，对公众的态度、情感和行为具有冲击力和导向性的特点。媒体对医疗、医生和患者的新闻报道，可能影响和左右社会舆论，从而增进医患关系或激化医患矛盾。因此，具有职业道德和社会责任感的媒体，以及深入调查、客观、真实、准确和公正的报道显得极为重要。

良好的医患关系能够促进医患双方彼此尊重、真诚和相互信任，能增进双方的交流和沟通，是双方合作防治疾病和维护健康的基础，为优质的医疗卫生服务提供保障。因此，构建和谐的医患关系，不仅直接关系到国民的基本健康权益能否得到有效保证，人民群众的健康素质能否进一步提高，而且关系到医生、医院和医疗行业的健康可持续发展，以及整个社会的和谐、稳定和进步。

五、社会发展对医患关系的影响

社会发展使得个人生活和社会生活的各个领域正面临着急剧的变革，社会文化的导向、医疗科技的进步、医疗信息的可获得性、医学模式的转变和卫生政策的改革等都深刻地影响着医患关系，这对于医疗、医生和患者而言，既是新的机遇，又是前所未有的挑战。

当前的社会文化越来越尊重和重视个人的权益和价值，人性化和个人自由受到促进，"患者的权利"也逐步得到重视。我国连续颁布的多部法律规定了患者应有的权利，包括患者在医疗活动中享有生命健康权、人格尊严权、公平医疗权、知情同意权、隐私保护权、损害求偿权和医疗监督权等；与此同时，患者的义务在一定程度上却相对弱化，比如预防疾病，保持和恢复健康，配合治疗，理解和尊重医务人员的劳动，及时交纳医疗费用，支持医学研究和教育等。医生在现实的医疗活动中被赋予更多的角色内涵，除了诊治疾病之外，还要成为咨询者、教育者和"朋友"，为患者提供知识和帮助，宣传教育，引导健康生活方式，防病保健，心理支持，提升生命质量。为适应社会文化的发展，医务人员迫切要求去学习和更加严格地遵守与医疗相关的法律法规、诊疗规范和规章制度，恪守职业道德，更新服务理念，对来自于社会和患者的对权威的质疑和挑战要有充分的思想上和行动上的准备。与此同时，重视个人权益和价值的社会文化，使得医务人员作为公民，也要更加主动地去争取自己的权益、实现自身的价值，行为的动机更具正当性与合理性，这样才有利于建立平等、公平、职业化的医患关系。

生物－心理－社会医学模式越来越普遍地在医疗实践中得到应用。它要求医生不仅仅在生物学角度上诊治疾病，还要求关注在疾病的发生、发展和转归的过程中，心理和社会因素的积极和消极作用。这必然要求医生对生病的"人"及其现实生活情境有一定程度的了解，促进诊疗活动建立在"人"与"人"的基础之上，医患关系和沟通更具多样性，也更受关注。医学模式的转变对医务人员提出了更高的要求，医务人员需要在临床诊疗的过程中增加社会和心理的维度，从心身整合医学的角度探索情绪和认知对疾病的影响，这不仅要求医务人员探索患者的情感和私人生活，还要了解自身的情感和认知如何影响医患关系中的互动。这让医务人员更加清醒地认识到自己是从事医疗职业的"人"，不是"神"，尊重自己真实的能力和愿望，对自己抱有更加现实的期待，更加注重自己的身心健康，有利于构建更加健康的医患关系。

医疗科技的进步极大地提高了对疾病的诊治能力和可靠性，提升医生的工作效率，使患者就医便捷、缩短等待时间等，但也使得医生越来越依赖仪器设备和检验结果，医患之间的直接交流日益减少，对疾病和客观结果的强调，在一定程度上也淡化和忽视了对患者的尊重、理解和关爱，使得医患关系间接化、技术化、数码化、物质化，导致信任危机、沟通不畅、矛盾尖锐。为适应医疗科技进步对医患关系的影响，医务人员一方面要紧跟科学技术的发展以促进临床诊疗技术的进步，另一方面应该有越来越多的资金和人才投入到与此相关的"软科学"研究当中，探索如何将科技应用于提升患者的就医体验，改善医患关系。

互联网的发展极大地提高了医疗信息的可获得性。患者经历病痛时，通常首先从互联网上查询疾病相关信息，咨询医学专业人员，或者接受网络诊疗服务。医患关系和沟通不仅发生在医院和诊室，也发生在网络空间和人机之间。能够自由获得医学信息，在线问诊、人机交互等方式补充和加强了医患之间的沟通,促进了医患关系在知识面前更加平等,让医务人员将患者对医疗服务的满意度放在首位,调整医生在医疗决策中的主导地位,提高患者的自我健康管理能力。然而,网络信息庞杂、碎片化、质量参差不齐、片面性和矛盾性等,对医患关系和沟通形成新的挑战。"互联网+医疗"模式的应用,为医务人员提供信息化服务,移动医疗应用于慢性病的动态监测、疾病的预警、诊断支持和远程医疗等,增加了网络平台的医患互动方式,也将激发医务人员的活力,其发展维度将会以医生个人品牌的形式展示出来,注重口碑、主动提高专业技能、坚持"以患者为中心"服务理念的医生更容易脱颖而出。医院文化,如医院的物质、行为、制度和精神文化,也通过互联网得以展现。

在不断推进的医疗改革中,医疗保险的全面覆盖减轻了医患之间因经济利益所致的冲突;分级诊疗可减缓三级医院的工作压力,促进基层医疗的充分利用,促进患者视疾病的轻重缓急而分类就医,允许医患之间有更多的时间进行互动和沟通;推进社会办医和医师多点执业有助于促进公立医院改革和优质医疗资源的下沉,为社会提供差异化的医疗服务,服务于有不同需要的人群;患者也可获得更加优质便捷的医疗服务,在建立和维护医患关系方面有更多的自主性和选择性,而医务人员的职业选择和事业发展将更加广阔。医疗改革的重要指向是要将我国的医疗卫生事业拉回到公益性,将医疗卫生作为公共产品提供给全社会,解决广大人民群众"看病难、看病贵"等一系列难题和问题,重构和谐医患关系。

医学教育改革从注重关键临床技能的培养,转变到重视临床胜任力的培养。例如,美国医学研究生教育认证委员会提出的医师胜任力模型包括六大胜任力:医学知识、学习能力、护理能力、人际交往能力、职业道德及实践能力。加拿大医学会对医生的胜任力要求更加注重管理能力、临床能力和沟通能力。这些改革较之前更重视医患关系能力,将更有助于促进和谐医患关系的构建。医学教育将顺应时代的发展,更强调医务人员的胜任力,在教学模式、创业创新教育、继续教育和课程体系等方面做出相应的调整。这要求医务人员发展自己的职业技能,培养自己分析和解决问题的能力,发展创业与创新能力。医务人员不仅需要个人发展,还需要成为管理者,培养推动医疗服务发展的能力。

六、当前医患关系的有关特点

我国的基本国情是仍处于并将长期处于社会主义初级阶段。人们有日益增长的祛除疾病、维护健康的需求,期盼有更高水平的医疗卫生服务,不断进行的医疗改革就是希望能够合理和充分地应对和满足这种需求。然而,在医改的过程中,在取得进步的同时,也出现了医患关系的恶化,医患矛盾和医疗纠纷的增加等现象,这与当前中国的国情有着必然的联系。

(一)医疗机构经济运行模式的影响

我国目前的医疗机构从投资兴办主体角度,可以分为非营利和营利两大类。二者的核心区别在于,投资者是否从医院的经济收入里提取红利。政府举办的公立医院肯定是非营利性机构;私立医疗机构基本都是营利性机构,但有的私立医疗机构,如来自我国台湾的长庚医院其实是非营利性医院,其投资者投入资金后并不从利润里分红,而是让资金再投入医院运营和发展。

我国公立医院近几十年来发展突飞猛进,但存在社会角色的冲突。在剧烈的市场竞争中,国家财政投入相对不足,曾经在相当长时间里执行"以药养医"的经济政策。公立医院既要体现公益性和非营利性,又因生存和发展的需要而追求盈利,积累资金用于提升水平、扩展规模。大型、超大型医院工作效率高、经济效益好,对医务人员和患者产生聚集和虹吸效应,而小型和基层医疗机构生存维艰,加重了优质医疗资源的分布不平衡,加重了医疗服务的不平等,导致人性化服务削弱,例如儿科、全科、精神科、传染科、病理科等一些"经济效益不好"的专业萎缩,可及性不足。

公立医院的逐利行为给医院在管理、经营和文化建设方面带来极大的挑战,恶化了医患关系,医生在伦理上、法律上陷入两难的境地。医务人员接待患者的数量显著上升必然带来沟通和交流时间的显著下降;为了完成经济指标,医生的医疗行为被异化为商品消费行为,常常会与医学伦理原则相悖,医患纠纷常常是作为对消费者侵权行为进行金钱赔偿的法律诉讼。多年来,我国的医患关系质量降到非常低的水平,恶性伤医事件、高额赔偿案例层出不穷。有研究表明,中国医院的过度处方一方面是由经济激励所驱动,另一方面也与医生避免医患纠纷的动机有关。

可喜的是,近些年来,针对医疗卫生管理制度、政策方面的问题,国家强调要恢复公立性医疗机构的公益性,正在加大改革和治理的力度,增加对医疗卫生领域的投入,废除了"以药养医"制度,逐步改变医院和医生的收入结构,提高医疗服务技术价格及在医院薪酬体系中的比重,未来医疗卫生政策的制订和完善将有助于和谐医患关系的制度设计。

(二)法制方面的有关因素

中国各界,包括法律界,对医患关系的法律定位一直存在争论。医事法律不健全,缺乏合理的医患关系的法律安排。比较突出的问题是,在处理医患纠纷的案件时,将医疗行为定义为商品服务,将患者当做普通消费者。曾经出台在医疗损害赔偿诉讼中实行举证责任倒置的法律规定,使医务人员在工作中步步为营防备患者,而部分患者及其家属滥用这样的规定进行投诉、起诉,"医闹"不断,对医患关系造成了极大的负面影响,是一种立法和司法上的倒退。经过市场化洗礼的患方,有了这个法律规定,就有可能以很低的成本发起诉讼,甚至利用诉讼而获取经济利益;对于医方而言,由于明显地感知到来自患方和法律方面的威胁,将更有可能在临床医疗中采取防御性的过度医疗。这样的互动破坏了应该高度互信的医患关系,加重了医患关系的对立。此时,第三方医患纠纷人民调解委员会的制度设计是中国特色的一个制度创新。幸运的是,该条法律于2020年起被废止。

另外,医患关系的法律定位和解释不清晰,极大地增加了发生针对医务人员的暴力攻击事件时的执法难度,在发生医患矛盾、纠纷甚至直接的冲突中,警察没有将医疗机构当作公共服务场所来执法,常常不作为。

(三)医疗费用支付及保险制度的问题

当前我国的医疗保险制度仍不健全。患者拖欠和逃避缴纳医疗费用,而医务人员被要求负责催缴或因欠费限制医疗行为的现象曾经非常普遍。目前,几种主要的医疗保险已经能够广覆盖,但是保障程度较低,在面对"大病"时,患者及其家庭仍然非常脆弱,会将压力传导到医患关系之中。大病医疗救助制度是一项新的制度创新,它依托城镇居民(职工)基本医疗保险和新型农村合作医疗结算平台,为城乡的困难患者提供医疗救助。此外,商业保险的发展为有特殊需要的患者提供了更多的差异化选择。针对医疗行为、医生和医疗机构的商业保险也在发展当中,有助于增强医患双方的安全感,有助于预防和处理医患矛盾和纠纷。

(四)社会文化因素

在社会文化层面,医务人员常常处于道德伦理的悖论情境之中,以后应该加以改进。比如,一方面社会对医务人员的道德情操要求非常高,期望他们忘我、无私的奉献,像对待自己亲人一样对待患者。但另一方面,在涉及收费价格、经济成本这些实际事宜时,又将他们作为无操守的、廉价的商业化服务提供者来对待。由"医者父母心"到"看病难,看病贵"的语境转换,在医务人员心中形成非常大的落差。前者体现和提倡的是一种相互信任的伦理关系,是一个重视伦理秩序和人情的社会文化在医患关系当中的延伸,而后者主要表现为一种市场的和经济的关系;前者提倡正面的价值,后者强调负面的意义;前者表达的是一种目标、希望和期待,后者体现为一种问题、缺陷和障碍等。二者之间由于各种因素而不协调、不匹配的状态,会使一部分医务人员感到"被道德绑架",削弱他们长期、真诚、热情为病弱者服务的动机。

媒体常常对医患关系产生特殊的影响。媒体中一些不专业、非中立的涉医报道、评论缺乏客观性,容易产生误导作用;新老媒体都有参与经营医疗、医药和保健品的广告,存在弄虚作假、夸大宣传和诱导欺骗的现象;与此同时,对医务人员正面的宣传和医学科普不够,来自医务人员的客观、理性的声音常常被淹没。不过,在2020年初开始的新冠肺炎疫情中,全国上下对医务人员的勇敢和牺牲精神高度肯定,媒体也较为积极、客观、正面的报道较前明显增多。希望疫情稳定、结束后,各种媒体能够长期致力于发展良性的医患互动关系,促进形成对医务人员尊重、爱护、支持的良好风尚,让医务人员尽心尽力服务人民。

中国文化传统将医生和患者之间的关系视为权威-服从的关系。"大医精诚""德艺双馨""妙手回春""仁心仁术"和"救死扶伤"等都是与此有关的表述，其中以"医者父母心"尤其具有代表性。此种类比的伦理关系和对人情的强调，对塑造良好的医生形象、促进和谐稳定的医患关系起到重要作用。按精神分析心理学派的观点，这种投射和认同、移情和反移情、界限模糊的处理方式对医患关系的建立和维护具有非常重要的价值和积极的意义。然而，社会发展和多元文化的进入，使得这一文化传统受到新的挑战。随着受教育水平的提高、市场经济的发展和国际交往的增加，民众的自主、独立、平等、注重权利的意识普遍提高，医方在医患关系中的权威指导性角色在很多情境下已经不合时宜。

医方需要调整自己的角色、位置，学会以平等、理性、尊重的方式，而不要以仅仅"白衣天使""亲人""权威""施舍者"的身份与患方互动。这样，在面对以下一些容易导致医患双方不满意、误解、产生矛盾的情况时，可以做到进退自如、不卑不亢：患方期望值过高与医疗实际不符；一些患者不履行义务，如不遵医嘱、隐瞒病史、不配合治疗；在出现不良结果时，将责任推向医务人员；发生争议后无理取闹，肆意发泄情绪，夸大事实，利用现有体制的纰漏和社会同情，毫无理由地索赔等。这些情况都是"父母-子女"医患关系的传统模式受到冲击的例子。

第二节 医患关系的法律基础

医患之间到底是一种什么样的法律关系？我国的法律学界一直存在着争论。迄今为止，大体有如下五种认识：民事法律关系，经济（消费）法律关系，行政法律关系，社会法律关系，以及斜向法律关系。

一、民事法律关系

这是目前在学界占主流地位的观点。该观点认为医患关系的双方当事人均为民事主体（医疗机构多为法人或其他组织，患者为自然人），其法律地位平等；除强制医疗关系外，医患关系的建立、变更或终止以及权利义务的确定，医疗纠纷的处理，实行意思自治；医患关系中的权利义务属于民事权利和民事义务，医患关系一旦形成，患者有要求医疗机构提供诊疗服务的权利，医疗机构有要求患方支付医疗费用的权利。此外，在医疗过程中，会涉及患者人身权（如生命健康权、身体权、隐私权等）的保护问题，这些民事权利也可构成医患关系的内容。

然而，在现行的民事法律框架内用合同的原理解决医患纠纷，会导致医患之间权利与义务的不明确或不正确分配，反而容易产生纠纷。主要表现在：①从法律原则上看，民法的理论基础是以"自由"为核心建立起来的，而对公众健康权的保障更多考虑到公平问题；②从立法主旨上看，医事法律应以保障公民健康权的全面实现为其立法主旨，国家设立公立医疗机构不以营利为目的，这与一般民法保障其主体追求自身利益最大化的立法主旨有本质的区别；③从医疗机构的运行规则上看，在突发、应急和灾害等公共卫生事件下，医务人员不具有是否提供医疗服务的决定权，患者也没有是否接受治疗的选择权，这与民事行为的运行规则即契约自由有本质的差异；④医疗机构的法律地位并非一般意义上的民事主体，医疗机构由当地卫生行政部门根据本地的医疗需求而严格设置，而作为民事主体的法人，只要有相应的场所，一定的财产和人员以及章程就能够设立。

医患法律关系虽然体现了一些民事法律关系的特点，但整体上并不符合民事法律关系的本质特征。将在行为能力上不平等的医患双方交给按照平等主体设计的民事诉讼程序去解决，现实中诸多医患纠纷在某种程度正是这种理论的产物。

二、经济（消费）法律关系

这种观点是在实践中产生的。其基本逻辑是，自然人在患病期间寻医问药并为此支付相应的费用，属于生活消费；患方拥有消费者的安全权、知情权和赔偿权等基本权利，符合《消费者权益保护法》的基本精神和规定。这种看法主要基于以下四点论证：患者是法律意义上的消费者；医院是广义的经营者；患者的"弱势"地位决定了法律的倾向性保护；从法律适用效果上看，《消费者权益保护法》比《民法通则》《医疗事故处理条例》更适于保护患者利益。

然而，从法律理论上来讲，消费是一种法律行为，消费者与经营者形成特定的消费法律关系，它与医患双方形成的医患法律关系在主体、内容等许多方面有实质性的不同。其论证逻辑的偏差在于：第一，从医疗机构的实际现实地位来论证医疗机构本应如此，是从"是"向"应该"的不法推移，在逻辑上很难成立。第二，从主体上来看，医疗机构与经营者的法律身份不同。我国大多数医疗机构属于公益性事业单位，而经营者属于营利性企业单位；医疗机构不以营利为目的，服务价格不由市场需求关系决定，而是由政府部门强制规定，而经营者的目的是利润最大化，可以自主定价；医疗机构的设立有严格的计划性和地域性，而经营者的设立以投资人的自由选择为转移；医疗机构不实行资本管理，注册资金的意义不大，而经营者要实行严格的资本管理，注册资金是身份的重要标志。此外，我国《民法通则》关于法人的分类，医疗机构与学校、研究所等均不属于企业法人，而属于事业单位法人或社会团体法人。

从实践方面来看，对患者权利的保护是否必须借助于对消费者的保护方式才能完成？或者说用保护消费者的方式来保护患者权益，真的能达到效果吗？答案恐怕是否定的。相对于医疗机构，患者同消费者面对经营者一样，处于弱势和信息不对称状态，这似乎是《消费者权益保护法》保护患者的合理基础。然而，不能仅因为这一点，就选择可产生负面影响的保护方式。对弱势群体加以保护，必须根据不同群体的具体情况制定专门的法律。将医院看成一般经营者，将患者看成一般消费者，支持了医改的私有化倾向，鼓励了公益性医院的趋利动机，导致了医患冲突的加剧，结果事与愿违。

把医患法律关系归属于经济（消费）法律关系在理论上难以成立，在实践中有偏差。保护患者权利应该采用更加契合医学实践的医事专门立法，《消费者权益保护法》本质上是保护公民的财产权，用来保护生命健康权是不合适的。

三、行政法律关系

目前国内持此种观点的学者较少。主要从三个方面论证：

首先，从医方职权来源来看，医方的职责、职权来自于卫生行政法律法规的相关规定或上级行政机关的委托授权，与患方形成医患关系的目的是为了落实、实施向全民提供基本医疗保障这一政府职责，这就具备行政合同成立的前提条件。卫生法的内容本身就是潜在的双方当事人意思表示一致的协议产物。双方的一切职责、职权、义务关系的设立、变更、终止，均出于卫生法的立、改、废。

其次，从医患双方追求的目的来看，国家主体医疗卫生事业中的医方，是"实际负责兑现向全民提供基本医疗保障的政府行为的职能部门"，这使得医患关系中必有一方为行政主体。作为行政主体的医方，其主要职责为通过行医不断探明社会成员的保健需求，结合医学科学发展水平和国家经济负担能力，确定和修正其"基本的医疗卫生保健尺度"，以实现其据以"分配"卫生福利的"行政管理目标"；而患方则是为了追求卫生法所规定的卫生福利权利和生命健康权益。

最后，从医患法律关系建立的前提来看，建立医患关系一般是"基于医疗福利分配这个行政管理与被管理的关系"，"是以契约不自由为前提的。"这与行政合同关系极为类似。不同于一般行政行为的特殊性在于，后者是行政主体单方意思表示即告成立，医患行政合同关系则需要双方的行为配合。在这个过程中，医方尽管居于主导地位，但除了少数需要依法采取非自愿或强制措施的患者外，患方是可以解除、甚至终止这种法律关系的，即拒绝治疗或中途放弃而自动出院。

然而，从理论上看，此说法无法以令人信服的理由充分论证医疗机构等同于行政机构，而患方是行政相对人。从实践上看，如果医患法律关系被确认为行政法律关系，对医方来说，不利于发挥公立医院的积极主动作用，国家给多少钱办多少事，大锅饭现象将不可避免；对国家来说，财政会不堪重负，效益差的公立医院由国家财政负担，医疗事故损害赔偿也变成国家赔偿，小病大养、假公济私等现象会更普遍。法律是调整社会关系最后的救济手段，当职业道德缺位时，没有利益驱动，仅靠行政手段来实现公民健康是极其不够的，患者为获得良好服务往往要额外支付利益,一旦出现医疗纠纷,对患者的救济也大打折扣,这终将给患者利益带来更大的损害。我国当前的社会物质生活条件决定了医疗卫生事业的福利水平,靠国家完全投入来保障全民健康在现阶段还难以实现。

四、斜向法律关系

该理论认为,从医学科学与医疗行为的本质特征看,医患法律关系不具备民事法律关系所具备的主体平等、双方自愿和等价有偿互惠互利三大特征中的任何一个,同时也不存在行政主体与行政相对人的关系,因此,医患法律关系属于斜向法律关系(区别于横向的民事法律关系和纵向的行政法律关系),归医事法调整。换言之,医患法律关系不应该用《中华人民共和国民法典》或者《消费者权益保护法》来调整:因为医患之间不具备主体平等的特征,医患关系不符合《中华人民共和国民法典》上的自愿原则,医患之间也不存在等价有偿的特征。

从建构的角度看,该说认为医事法是一门独立的法律体系,"不是凭空想象出来的,而是由医学科学规律及医疗行为的特征所决定的。"这些特征包括:

1. **高科技性** "医学是所有科学领域中最高难的科学,是集所有自然科学与社会科学于一身的科学"。

2. **高风险性** "医学科学有太多的未知领域,这便决定了医疗服务行为具有比其他服务行业更多的不确定因素"。

3. **社会福利性** "医术是实施人道主义的技术,不以盈利为目的。医学的这种社会福利性特征远远超过了一般的'诚实信用''等价有偿'的道德准则和法律原则的要求"。

4. **职务性** "医师对于危急患者,不得拒绝抢救,在有灾难、疫情、重大伤亡事故发生时,医师应服从调遣,而这样的规定是一般的民事法律行为和其他服务行业所没有的"。

然而,从民事法律关系的三个基本原则来入手论证医患法律关系不符合《中华人民共和国民法典》的基本原则,由此得出"医患之间的法律地位是不平等的结论"也是有问题的,医患之间实

质的不平等并不能说明其法律地位的不平等,此处混淆了形式平等和实质平等的含义。斜向法律关系究竟应该如何"斜向",尚待深入论证。

随着社会的持续发展、法制建设的不断推进、医学知识的普及、患者权利意识的觉醒,医疗机构及医务人员依法从医的观念不断增强,患者的维权意识也较以往更为强烈。然而,在从无法可依、有法不依迈向依法行医的过程中还有很多有待缕清的法律关系,也要防止医患关系的泛法律化;医患关系的伦理道德建设与法制建设同样重要。

心身医学领域的医患关系所涉及的法律问题,目前除了遵守与其他临床专业相同的法律以外,最重要的是受到 2013 年开始生效的《中华人民共和国精神卫生法》的规范。

第三节 医患关系的伦理基础

一、医患关系是一种特殊的伦理关系

医患关系首先是一种信托关系,相对于普通的信托关系,其特殊性在于患者托付的是健康和生命。患方基于对医方的信任而做出选择,一旦达成信托关系,医方对于患方的托付在伦理意义上是不可拒绝的,要尽力保障患方在医疗活动中健康权益不受损害的前提下有所改善。因此,构成医患关系的根本前提是患方在求医行为中对医方的信任。这个前提注定了医患关系具有很强的伦理性质,对医方的医疗行为有道德和规范的制约,要求医方具备以患者为中心的职业精神。

医患关系是一种特殊的伦理关系。一旦医患关系形成,双方就组成了一个利益共同体,有着共同的目标——祛除病痛,维护健康。虽然双方在人格上是完全平等的,在道德上是双向平等的,但是,医患关系是基于患者的健康需求和自愿选择而建立的,他们在角色地位上具有不对等性。医务人员是作为一个职业角色而出现的,有严格的职业伦理要求,通常被期望在整个医疗过程中发挥主导作用,将患者利益放在首位,凡是不利于患者的行为都应是被禁止的;而患者通常只是一个暂时的角色,被期望在就医过程中遵循就医道德,尊重医务人员的人格和职业,正确理解医疗行为,对疾病的诊治有知情同意和参与协商的

权利。

医患双方因角色的不对等，而呈现出一种差异化的伦理关系，这是医患冲突的哲学根源。信托关系只是为了满足委托人的需要，受托人不应该带着个人需要进入信托关系。在医患关系中，患方是委托人，医方受患方之托，去满足其健康需求。医方实施诊疗是他的义务，通过诊疗得到报酬并不是这段信托关系追求的目标，而是附加价值。患方的需求始终处于关系的核心地位，共同实现患方的利益是医患关系的终极目标。在一段关系中的权重比例决定了角色权利和义务的分配是有侧重的。医方的一切行为都要以有利于患方的利益和健康的恢复为宗旨；患方对诊疗过程享有自主权，医方要保护患方的就医自主权。

社会角色差异决定了医患双方伦理关系的差异。医患在伦理上都有各自需要承担的义务和遵守的规范，双方拥有的权力和地位是不平等的。医方占有信息优势，其角色建立在这种差异的基础之上，医方在与患方的关系中处于优势，掌握主动权，促使患方康复。患方要承受和排斥痛苦的生理和心理体验，需要医方凭借自己的权力促成患方配合完成治疗计划。患方需要医方拥有精湛的医术和深厚的知识储蓄。这种需求使得医方处于一种主动的地位，在医患关系中具有情境权威，是医患关系的主导，是保护者、教育者和咨询者，享受一些特殊的诊治自主权和特殊干预权。因此，在医患关系中，医方的伦理职责集中于保护患方，控制医患行为自主权的越界滥用；而患方处于需求者地位，其需求又被关系所倚重，医患伦理对患方以保护其利益为主。

医患双方对疾病的认知逻辑差异带来伦理差异。医患双方基于不同的知识储备和判断逻辑去理解病情，对于疾病的认识和感知的区别是作为身体体验的病情与作为一种疾病状态的概念化之间的本质区别。医方和患方对于疾病和医患互动的认知是有很大差异的，二者的关注点都基于自身在医患关系中所处的角色。医学哲学家 Toombs 曾指出："医生，你只是观察，而我在体验"，揭示只有"病"没有"患"的医学观察的不完整性，这正是医患二者差异性的存在。这一差异要求医方要充分发挥医学的人文性，医方要学会"移情"和"同理"，体察患方的求医诉求，把对疾病的关注转移到对患方的"人"的关注上。

医患双方的差异性还体现在对疾病诊治的认知差异。医疗是一项高风险、高精准度的服务，而疾病的发展却有不确定性。医方具有专业医疗知识和相似病例的诊治经验，关注患者的病情演变，从症状和体征去预测内部病变和发展，得出相关结论。而患者对疾病的认识是表浅的，对于疾病的感知多是凭借生理感觉或直觉，对一些病变缓慢、征象不明或变化迅速的疾病，患者基于表层判断和直觉，可能会对医生的诊治方案持怀疑态度。医学人文可在此发挥调和作用，医方不仅要关注"疾病"，还要关注患病的"人"。针对患者及其疾病的特殊性，关注疾病相关的生物、心理和社会的因素，作出差异化的诊疗方案。

医患伦理的差异化是医患矛盾、纠纷和冲突的哲学根源。伦理学中的"冲突"更倾向于著名心理学家库尔特·勒温对这一概念的论证：冲突是社会成员担任的各种角色之间的对立的、互不相容的力量或性质（如观念、利益、意志）的互相干扰。医患关系中的冲突是医方和患方对立的两个角色之间的伦理差异导致的，是客观存在的，并且不可能被人为消灭。

综上所述，医患关系是一种以信任为基础的特殊的伦理关系。医患双方在治愈疾病、维护健康的目标上是高度一致的，但是，由于医方和患方的社会角色、对疾病的理解和解释、对诊断和治疗的认知等方面存在明显的差异，因此，医患关系也是一种差异化的伦理关系，这是医患矛盾、纠纷甚至冲突的根源。

二、以价值观表述的伦理原则

医学伦理（medical ethics），又称医学职业道德，简称医德，涉及医务人员在职业活动中与患者的关系，也涉及医务人员相互之间、医务人员与社会之间的关系。吴阶平认为，医德比医生的专业技能更为重要，因为医德可以在一定程度上弥补医技的缺陷，而医技却不能弥补医德的不足。裘法祖的名言"德不近佛者不可以为医，才不近仙者不可以为医"，也将"德"置于"才"之前，对医患关系中的伦理和道德的重视可见一斑。

医学伦理一般有以价值观表述的伦理原则和

类似于法律条文的具体的规范。

早在 2000 多年以前，著名的希波克拉底誓言要求医生"终身以圣洁与神圣的精神从事医疗事业。"据说他每次看病之前，都重要自己的誓言："我愿尽我力之所能与判断力所及，无论至于何处，遇男遇女，贵人及奴婢，我之唯一目的，为病家谋幸福"。公元七世纪，中国著名的医生孙思邈提出《大医精诚》，要求医者首先自己要做到"无欲无求，先发大慈恻隐之心，誓愿普救生灵之苦。"对待患者"不得问其贵贱贫富，长幼妍媸，怨新善友，华夷愚智，普同一等，皆如至亲之想，亦不得瞻前顾后，自虑吉凶，护惜身命"。希波克拉底誓言和孙思邈的《大医精诚》，都强调了一些基本的伦理原则。

Beauchamp 和 Childress（1979）提出了生物医学研究的四个伦理原则，这也应该作为从事医疗实践总的指导原则：

自主性原则：尊重患者的人格和尊严，取得他们的自主知情同意或选择，而不能欺骗、强迫或利诱他们。一个拥有正常决策能力的患者，如果掌握或获得了充分的信息，有权做出自己的决定，包括拒绝接受任何治疗。这一原则承认个体有权依据自己的价值观与信仰进行决策和采取行动。在医疗实践中要注意的是，患者自主并不意味着医生可以放弃自己的责任和医疗自主权，必须处理好患者自主与医生做主之间的关系。对于缺乏或丧失知情同意能力的患者，要保证患者的自主选择权由其家属或监护人代理行使。

不伤害原则：希波克拉底誓言中已有关于医生不应该做出伤害患者的内容。在医疗实践中的任何治疗都要避免对患者造成伤害。但是，不伤害并非是绝对的。有些必须实施的检查和治疗，会给患者带来生理或心理上不可避免的伤害和风险。医生要努力防止和避免这些伤害和风险，当确实无法避免时，要将其控制在最低程度之内，而不可放任。

有益原则：希波克拉底誓言中包含了医生所采取的治疗措施应该是有益于患者的内容。医疗行为以保护患者利益、促进患者健康、增进患者幸福为目的。要有利于人，为人类造福，增进人类健康，延长人类寿命。对生命和患者施以有利的德行。在医疗实践中，有益原则要求医生的行为对患者确有助益，必须满足几个条件：患者确有疾病；医生的行动与解除患者的痛苦有关；医生的行动可能解除患者的痛苦；患者的受益不会给他人带来损害。

公正原则：这一原则包含两层含义，作为医生应该平等对待不同生活背景的患者；应该公正地分配有限的医疗资源。遵循人类社会正义、公平的信念，包括资源分配、利益分享和风险承担不能只向少数人和利益集团倾斜。

2001 年 11 月，纽约中华医学基金会成立的国际医学教育专委会（Institute of International Medical Education, IIME）正式出台《全球医学教育最低基本要求》文件，在第一类宏观教学结果和能力领域：职业价值、态度、行为和伦理中，提出敬业精神和伦理行为是医疗实践的核心。敬业精神不仅包括医学长篇大论和技能，也包括对一组共同价值的承诺、自觉地建立和强化这些价值，以及维护这些价值的责任等。医科毕业生必须证明他们已经达到以下各点：认识医学职业的基本要素，包括基本道德规范、伦理原则和法律责任；正确的职业价值，包括追求卓越、利他主义、责任感、同情心、移情、负责、诚实、正直和严谨的科学态度；懂得每一名医生都必须促进、保护和强化上述医学职业的各个基本要素，从而能保证患者、专业和全社会的利益；认识到良好的医疗实践取决于在尊重患者的福利、文化多样性、信仰和自主权的前提下，医生、患者和患者家庭之间的相互理解和关系；用合乎情理的讲道理以及决策等方法解决伦理、法律和职业方面的问题的能力，包括由于经济遏制、卫生保健、商业化和科学进步等原因引发的各种冲突；自我调整的能力，认识到不断进行自我完善的重要性和个人知识、能力的局限性，包括个人医学知识的不足等；尊重同事和其他卫生专业人员，并具有和他们建立积极的合作关系的能力；认识到提供临终关怀，包括缓解症状的道德责任；认为有关患者的文件、知识产权的权益、保密和剽窃的伦理和医学问题；能计划和处理自己的时间和活动，面对不确定性，有适应各种变化的能力；认识对每个患者的医疗保健所负有的个人责任。

此外，美国儿科医师委员会在对一些专业人员调查研究的基础上，将医学伦理所包含的价值观定义为以下几点：正直和诚实、利他主义、负责可靠、尊重他人、关切与同情、沟通与合作能力、精益求精，以及对自己及自己专业能力的局限有清醒的认识。

以上一些原则要求构成了医学伦理的骨架。

三、以条文定义的伦理原则

完整的医学伦理原则还需要很多细节内容，主要由许多医学专业协会或者类似的组织制定的，用来指导与规范其成员的医学伦理的条文组成。这些要求与具体的规范不仅规定了许多具体的符合医学伦理的行为，也列出了一些常见的违背医学伦理的行为。有些组织还设有监督和举报的制度，能够对违反医学伦理的个人和机构进行监督、警告和惩戒，包括取消资质和行医资格。

以价值观定义的伦理原则和以条件定义的伦理原则之间具有互补性。前者是医学伦理的本质，但是比较抽象，不同的人在理解和解释上可能有很大的差异，导致在实践操作上的困难；后者使得前者的价值观更为具体化，便于操作，但是无法涵盖实践中所有可能的情况，在遇到条文无法清晰定义的情况时，仍然需要回到以价值观定义的伦理原则上来进行判断和抉择。

在我国，医学生必须学习《医学伦理学》课程。在心身医学实践中，医学伦理学的内容不足以涵盖比躯体诊疗更加宽泛的伦理议题，所以尤其需要学习与心理治疗、心理咨询、心理测量相关的临床心理学领域的伦理规范。目前，国家卫生行政管理部门颁布的《心理治疗规范》中有专门规范心理治疗伦理行为的条款；另外，有一部由中国心理学会制定和颁布的《中国心理学会临床与咨询心理学工作伦理守则》，内容比较详尽。

第四节　医患关系的心理动力学基础

一、依恋理论

英国儿童精神病学家 John Bowlby 最早提出依恋这个术语。他提出，当个体遇到危险、恐惧或压力时，会寻求依恋人物的亲近和保护，表现出更多的依恋行为，减少探索及与陌生人的交往；当个体感到安全时，会进行探索并与陌生人社交。随着年龄和认知的发展，个体与抚养者在交往过程中形成的依恋关系逐渐内化为自我与他人的心理表征，个体受此指引去建立和维持与他人的亲密关系，被称为依恋的内部工作模式。

加拿大的发展心理学家 Ainsworth 对依恋理论进行扩展，提出了一个有意义的维度——依恋的安全性，及依恋理论的核心概念——安全基地行为，并发展了著名的"陌生情境实验"。她确定了三种依恋模式：安全型、回避型和矛盾型。Bowlby 和 Ainsworyh 主要根据婴幼儿与母亲的依恋表现提出了依恋理论的基本观点，因而早期依恋研究主要考察婴儿与父母，尤其是对母亲的依恋。

1985 年，Main、Kaplan 和 Cassidy 发表了评价成人内部工作模式的内容和结构的文章，提出了成人依恋访谈（adult attachment interview，AAI），并且提出三种主要的成人依恋类型：安全型、忽视型和专注型。Hazan 和 Shaver 采用三段文字分别描述了三种依恋类型的表现，对恋人依恋进行了研究：

安全型——我发现与人亲近相对容易，对于依赖他人和让他人依赖，我感到舒适，我不经常担心被人抛弃或他人与我过于亲近。

回避型——与人亲近让我有些不适，我难于完全相信和依赖他人。任何人靠得太近都会让我紧张；伴侣经常想要更亲密，而我通常觉得很舒适。

矛盾型——我发现他人不愿如我想要的靠近我。我常担忧伴侣不是真的爱我，或不想与我在一起。我想要与人完全融合，然而这个欲望有时会将人吓跑。

Bartholomew 和 Horowitz 根据 Bowlby 的依恋模式反映自我和他人工作模式的观点，主张自我表征模型可以划分为积极的（自我被看作是值得爱和关注的）或消极的（自我被看作是没有价值的）。同样，他人表征模型被划分为积极的（他人被看作是可以得到的和有同情心的）和消极的（他人被看作是不被信任或拒绝的），并由此界定四个依恋模式：忽视型、恐惧型、安全型、专注型,增加了第四种依恋风格。Bartholomew 和 Horowitz 利用此模型创造关系问卷(relationship questionnaire, RC),包括四组陈述,每组描述一种风格,反映了人们对其伴侣和自己的想法,即人们是否认为其伴侣是可接近的和回应需求的,以及人们是否认为自己是朝向他人想要回应和帮助的。

安全的(secure)——对我来说,在情绪上与他人亲近相对容易。依靠他人和被他人依靠时我是舒适的。我不担心孤单或不被他人接受。

忽视的(dismissing)——我在没有亲近的情绪关系时是舒适的,感到独立和自足对我非常重要,我更不愿意依靠他人或被他人依靠。

专注的(preoccupied)——我想要与他人在情绪上完全的亲密,但是我经常发现他人不愿意如我想要的那样亲近我。我是不舒适的,没有亲近关系,但是我有时担心他人不珍视我,如我那样珍视他们那样。

恐惧的(fearful)——与他人亲近我有些不舒适。我想要情绪上亲近的关系,但是我发现难于完全信任他人,或依靠他们。如果我允许自己与他人亲近,我有些担心我会受伤。

利用 Bartholomew 和 Horowitz 的模型来理解医患之间的依恋关系具有非常重要的应用价值。疾病引发患者的焦虑和恐惧,激起其依恋需要,这种依恋行为最初直接指向家人、恋人或亲友。然而,这些人缺少专业知识和应对疾病的技能,而医务人员能够提供安全感和专业帮助,因而患者转而寻求医务人员的帮助并且期望得到回应和支持。在医疗活动中,医患通常是不熟悉的,临床上的依恋关系与经典的抚养者和被抚养者之间的关系有着极大的不同。医务人员不一定能即时回应患者的需要,很难像对待被抚养者一样对待患者。相对而言,医务人员占据主动性,如何去满足患者的依恋需要具有重要意义,这不仅要求医务人员去了解患者的依恋风格,其认知、情感和行为的特点,也有必要分析自我的依恋风格和保持自我觉察,以便建立和发展更为和谐的医患关系。

患者的依恋风格与其医患关系的特点密切相关。忽视型依恋风格的患者认为自己是积极的,值得被爱和关注,而医务人员是消极的,不被信任或拒绝的。这类患者通常要了解疾病相关的所有医疗信息,乐于参与决策,但有着高回避性的特点,回避与医务人员产生情感上的联系,更愿意信赖自己和拥有独立自足感。恐惧型依恋风格的患者认为自己是消极的,没有价值的,医务人员也是消极的,不被信任或拒绝的。这类患者通常存在高度焦虑的特点,他们很难相信医务人员会真心实意地提供帮助,听不进意见,理性能力不足,迫切需要支持,但又难于应对,难于与医务人员形成支持性的医患关系。专注型依恋风格的患者认为自己是消极的,是没有价值的,而医务人员是积极的,是可以得到的和有同情心的。这类患者具有高亲近性和高焦虑性的特点,他们主要以情感因素与医务人员进行交往,想象医务人员能积极地提供支持和帮助,甚至建构或幻想出医务人员可能并不存在的特性以符合自己的需要,让医务人员有一种言过其实甚至虚幻之感,他们需要具有自信和果断特质的医务人员,赋予这些患者参与决策权将有可能破坏医患关系。安全型依恋风格的患者认为自己是积极的,值得被爱和关注,医务人员也是积极的,是可以得到的和有同情心的。这类患者具有高亲近性和低焦虑性的特点,是最容易交往的类型,易形成成人与成人之间理性、现实和成熟的医患关系。在临床中根据依恋模型将患者进行分类,以不同的方式与患者进行交往,能有效地促进医患关系的发展。但是,无论患者是何种依恋风格,让患者感觉到医务人员将其作为一个人来看待,考虑其生物性的同时能够关注其心理特点,使之在医患关系中感觉温暖和舒适,是极为重要的。

医务人员的依恋风格也显著影响医患关系模式。忽视型依恋风格的医务人员认为自己是积极的,值得被爱和关注,而患者是消极的,不值得信任或拒绝的。这类医务人员通常存在高回避性的特点,较少与患者进行情感上的交流,较重视权威和理智,不重视、不认同、否认甚至驳斥患者对于疾病和诊治的观点,易于导致医患关系紧张,并对医患互动的反思有所欠缺。恐惧型依恋风格的医务人员认为自己是消极的,没有价值的,患者也是消极的,不值得信任或拒绝的。这类医务人员存在高焦虑性的特点,通常在患者面前不够自信和果断,不能有效地判断病情和实施有效的诊治措施,易于产生防御的心理和行为,难于与患者建立支持和信任的关系。专注型依恋风格的医务人员认为自己是消极的,没有价值的,而患者是积极的,独立和有主见的,这类医务人员通常具有高亲近性和高焦虑性的特点,他们会按照患者的要求提供相应的诊治措施,容易确定患者的正确性而忽略自我的判断。安全型依恋风格的医务人员认为自己是积极的,值得被爱和关注,患者也是积极的,理解和配合的,这类医务人员通常具有高亲近性和低焦虑性的特点,更易出现关心和照顾的行为,更容易积极回应患者的潜在需求。

事实上,和谐的医患关系不仅出现在具有安全型依恋风格的医务人员和患者之间,也出现在医务人员和患者的依恋风格存在互补的情况之下。例如,专注型的患者在面对忽视型的医务人员时,医务人员自信和果断的态度易于让患者产生信任感和依赖感;而专注型的医务人员遭遇忽视型的患者时,患者独立自主,而医务人员的以他人为中心的倾向,使得关系更为和谐,沟通更趋顺畅。

二、移情和反移情

Greenson 指出治疗关系包括三部分:治疗联盟、现实的关系和移情 - 反移情。例如,医生向患者交代服药方法之后,起身送患者步出诊室,患者反复要求医生的手机号码,热烈表示愿意等待医生在门诊结束之后邀其一起用餐,医生感觉为难和犹豫,患者热情更甚。在此医患互动之中,交代服药是治疗联盟行为;医生起身送患者可能出于现实的人际关系要求;患者的后续要求、医生和患者的反应可能属于移情和反移情。由此可知,治疗联盟是指医患之间相对的非神经症性的、理性的和谐关系。这种关系实质上是现实的、理性的、合理的、或多或少是人为的,主要基于患者部分地对医务人员的帮助意图的认同。现实的关系是指患者与医务人员之间正在进展的人际关系,虽然包括一些重复的模式,但不同于移情 - 反移情。移情和反移情是指患者或医务人员试图引发出对方反应的尝试,而这种反应符合患者或医务人员潜意识中渴望的角色关系。医患之间需要发展有效的治疗联盟,在此联盟中,患者通过医务人员的帮助寻求认知和行为上的改变。任何对这种

角色关系模式的偏离都会滑向移情和反移情。医务人员必须对角色界线和角色期待有清楚认识,才能较容易地识别医患关系中的偏离。因此,移情 - 反移情是探索医患关系中心理动力学基础的重点。

移情和反移情的概念是由精神分析学派的创始人弗洛伊德提出的。弗洛伊德(1905)提出"移情是在分析过程中被带到意识中来的冲动与幻想的新的样式或翻版,不过它们有这样的倾向,即用医生其人来替换早期的对象,换句话说,整个的心理经验重新复活,它不再属于过去,而是此刻反映在医生身上。"对于弗洛伊德来说,从本质上来讲,移情是过去重要的关系在现在新的情境中的重现——即治疗关系。他忽略患者现在的人际关系和生活的影响,也忽略人格、技能及治疗师的角色对移情的影响。以后的治疗师进一步发展、明确、修改和增加了移情的定义。现在,广义的移情概念是:患者在过去和/或现在的重大经历中形成的愿望和意图对治疗师的作用。来源于患者的移情是指患者试图使治疗师符合他的意愿或意图,对待治疗师像对待过去生活中的某些重要人物一样。换句话说,患者试图操纵治疗师,使之进入他们所熟识的人际关系的角色中来。弗洛伊德(1910)将反移情定义为治疗师对于患者移情的情感反应。他将反移情看作是对治疗过程的干扰,并建议分析师进行自我分析,以便将未解决的冲突最小化,这种冲突使治疗师面对患者的移情变得脆弱。后来,其他医生认识到反移情可成为一种有用的临床手段。现在,反移情被认为是丰富的信息源,是理解患者的媒介,也被认为是治疗师对患者或患者对治疗师相互潜在的影响。

移情可分为正性移情和负性移情。前者是指患者对医务人员的误解和不现实的正性情感,比如爱、仰慕、性幻想、对治疗关系过度满足、过度注意和关心、过分依赖和强烈的亲近。负性移情一般指患者对医务人员负性的误解和幻想,比如侵犯、猜疑、敌对和贬低。医务人员倾向于关注负性移情而忽略正性移情,因为前者明显阻碍治疗,医务人员会去探究、分析和尝试解决,而后者或许迎合了医务人员自己的愿望和要求,他或许会享受这种关注和赞美,而不去探究原因。轻微的正性

移情也许会使治疗联盟更加巩固，但并不总是有积极影响。有时因为医务人员的忽视，正性移情比负性移情更具破坏性。

诸多迹象有助于识别医患关系中的移情和反移情。移情的迹象涉及以下方面：

1. **不恰当或过分的感情**　如愤怒、敌意、伤害、嫉妒、不信任、过度赞赏、关注、性吸引。

2. **不恰当的行为**　如要求诊室外见面，索取额外的个人信息，给医务人员写情书，过度批评，送贵重礼物。

3. **不现实的思想和幻想**　如想象与医务人员有家庭和孩子，成为同事，梦到医务人员。

医务人员与患者一样，带着其个人内心问题、未解决的冲突、生活应激事件、治疗方法和技术的缺陷进入医患关系之中，这些因素对医患关系可能起负面影响，除非医务人员愿意有意识、有目的地观察和探究它们。反移情的迹象包括：

1. **不恰当或过分的感情**　如愤怒、易激惹、焦虑、罪责、担心、性吸引、失约、羞怯、无助、嫉妒、厌倦、敬畏，对患者的成就过分骄傲，过度期待见到患者，要看患者时有反感，向患者提出结束治疗后感到后悔。

2. **不恰当的行为**　找机会与患者诊室外社交，过度批评或保证，向同事炫耀患者的成功，拿患者取乐，要求患者赞赏，试图给患者留下深刻印象，过分保持沉默，减少或不收治费用，回避与患者讨论界限侵害问题，延长治疗时间，过快地结束一次治疗。

3. **不现实的思想与幻想**　包括与患者有性方面的牵涉的念头，浪漫的、充满友情的幻想，或幻想患者一起旅游，梦到患者。

反移情的主要来源有：

1. **人际关系需求**　医务人员人与人之间的需求、愿望和意图可导致反移情。患者也许代表医务人员过去经历的某个人。这种相似性会导致医务人员试图用模拟以往角色关系的方式来影响患者。患者的行为也许会唤起医务人员对待过去生活中重要人物的反应模式，包括父母、配偶、情人、朋友和亲属等。

2. **职业选择和生活事件**　许多职业行为的选择都有反移情的暗示。有的医务人员倾向于寻求一种强烈、长期和亲密的关系，有的倾向于选择短期治疗关系而避免长期接触。医务人员的生活中，文化背景和生物学方面的事件对其本人和职业关系影响非常大，比如祖父母的死亡会影响人们客观评价年迈父母的年龄；有婚姻问题的医务人员会过度认同最近发生同样事件的患者。

3. **个人的价值观、世界观及文化偏见**　医务人员有自己的文化价值观和偏见，当其接待来自不同文化、种族、性取向等的患者时，可能不得不监测自己先入为主的观念或偏见。

如果医务人员认识并恰当地对待移情和反移情，有可能有效地促进医患关系；相反，如果没有认识到它们或不恰当的操作，就有可能破坏医患关系。

移情反应为医务人员提供了一个观察、理解甚至体验患者的问题以及他人对患者反应的途径，帮助患者退后一步去观察其移情的、不良的模式，可增加患者的自我理解和觉察力，患者也有机会在新的医患关系中面对旧的人际冲突。管理移情通常是先注意到患者不寻常反应的迹象，医务人员需要考虑这个反应有多少是现实的、合理的，偏离程度有多大？如果不是现实的，有多少是来自患者过去或现在的心理问题，有多少是由于与医务人员的相互作用引发的？一旦得出清晰答案，就要判断指出移情是否有用，如果认为指出移情对医患关系有帮助，就鼓励患者从移情反应中退出来，与医务人员一起观察和讨论；如果移情导致关系界限损害，医务人员保持界限甚至转介就很重要。

反移情分析能够帮助医务人员探究自身未解决的冲突、愿望、需求和人际的困难，增强自我意识和对自己想法、感觉、行为的敏感性，提高自我观察、自我检查和自控的能力。有助于医务人员自我成长，变得更敏锐，并促进医患关系和治疗效果。管理反移情的关键是医务人员愿意反思自己在医患关系中的反应。它要求医务人员具有强有力的自我观察能力，并将其应用到观察每一个参与者的反应中。通过这种方式，双方都变成治疗过程中的参与者－观察者。首先，观察自己对患者非正常反应的迹象及其含义，仔细观察其强度和本质；其次，一旦识别并确信存在对患者的强烈反应，询问自己的个人问题对形成这种反应起到多大作用？由患者引发的有多大？多数人在此情境也会有,或只是我个人有?我对其他人或其他患者也这样吗?这种感觉是新的还是重现的?如果是重现的,何时、何地、对谁我有过这种感觉?最后,当这种反应是由治疗师个人问题引发的,需要考虑他是否能继续和患者见面,并且保持方向正确的治疗关系;是否需要督导或与同事讨论;如果不能处理这种反应,需要考虑转介。

移情和反移情普遍存在于人类关系中,因此,观察一个人对其他人的想法、感受、行为及在日常生活中与他人的动态关系模式,为医务人员提供了一个很好的途径,去提高自我观察的专业能力和帮助患者观察自我的能力。

第五节　医患关系的风险和应对

一、高风险医患关系的特征

为成功地识别高风险的医患关系,首先需要探索其之所以高风险的原因,来源于医院和医务人员、患者及其家属、疾病本身、就医体验、卫生相关政策和新闻媒体等几个方面的因素,均有可能升高医患关系的风险。

医院管理制度是保障医疗质量和安全的重中之重。国家卫生健康委员会发布了18项医疗质量安全核心制度。回顾性分析表明,医疗纠纷产生的原因主要与医疗机构对医疗安全与质量控制措施不得力,组织机构和规章制度不健全,执行力不强这三者密切相关。

医务人员是患者及其家属的直接接触者,是狭义的医患关系的主体之一。高风险医患关系的特征来自医务人员方面的有:临床业务胜任力不足,造成患者权益损失;对医疗质量安全核心制度落实不到位,违反医院规章制度、临床诊疗规范及实践指南;服务意识缺乏,责任心不强,医德医风偏差;职业压力和个人心理问题;高风险科室,如急诊科、儿科、妇产科和手术科室等的医务人员。

患者是狭义的医患关系的另一主体。容易产生医疗纠纷来自患方的特征有:儿童或独生子女家庭;患者及其家属的期望值过高,对实际疗效不满;医疗自付比例较高,部分医疗纠纷是患方经济负担的转嫁;患方维权意识增强,但是对医疗的特殊性缺乏了解和理解以致引发医疗纠纷。

疾病本身也可能是高风险医患关系的危险因素。少见的或者罕见的疾病或者并发症,或者具有不可控制性,或者由于医学技术的局限性,或者医疗资源(尤其是优质的医疗机构和医务人员)的分布不均衡,以及医药相关法律及制度等原因,以致不能满足患方的需求。

患者及家属的不良就医体验,通常是导致医患关系冲突的直接原因之一。就医体验包括医务人员的服务态度,医患沟通,诊室和医院的物理环境,就医流程及维护,挂号和支付方式,排队和等待时间,患方住宿问题等各个方面。

医事法律和卫生政策在宏观层面增加医患关系的高风险。我国目前对医患关系的法律属性仍存在极大的争议,医事相关的法律法规不健全和/或执行不到位,单纯强调伦理和道德的约束难以充分创造医患和谐的局面。社会医疗保障体系不完善,医疗保险对不同的人群和疾病的覆盖存在差异,医疗自付的费用过高,增加医患关系冲突的风险。

在众多有社会影响的医疗纠纷中,新闻媒体在其中发挥出极其重要的作用,既有积极的一面,也有消极的一面。媒体及其从业人员的职业道德和专业素养,可以直接左右医患关系的舆论导向,增加或降低其冲突的风险,这同时也对医疗机构和医务人员的信息素养和舆情应对等提出了更高的要求。

二、医患纠纷的风险预警、防范和处理

构建医患纠纷的风险预警的防范机制,首先要具备医患纠纷的风险知识,确定医患纠纷的指标体系。四川大学的李腾辉和石应康等人尝试从医院品牌、医院建设、应急协调能力、外部环境、制度建设和患者感知等6个维度33项二级指标来构建医患关系危机灰色预警评价指标体系。然后通过量化分析对医患危机进行预警评价,将危机分为四级并给出应对的参考意见:

1. 轻微级,医患关系危机存在,但程度很低,甚至并无表现。

2. 低危险级,医患关系危机明显存在,程度

上一般,有一定现实事件表现,需随时密切关注,并加强内部管理,防止危机突变。

3. 中危险级,医患关系危机突出,导致日常纠纷时常有,需随时密切关注,对评分很低的指标需要加大力度整改,并采取一定应对措施。

4. 高危险级,医院内部管理存在很大的问题,医患危机的程度非常高,需加强重点关注,大力整改,并采取相应的应对措施。

这一体系主要审视医院自身的原因,从内部剖析,改进患者就医体验,抑制医患矛盾发生的源头,对医疗机构管理者有一定的参考价值。

复旦大学的徐艳和陈刚等人尝试从事件的频度和(对患者、医疗机构和社会的)危害后果这两个维度构建医疗安全预警系统的预警维度。然后分别构建不同的预警等级,预警发布时限和对象范围,并在此基础上讨论了应急管理的原则、策略、运行和保障机制等重要内容。

医疗纠纷的风险预警和防范,通常从以下几个方面进行系统和全面的考虑:强化医院管理,落实18项医疗质量安全核心制度;加强学科建设,提升医务人员临床技能水平;加强教育培训,提升安全意识和强化安全预警;加强医患沟通技能培训,构建和谐医患关系;早期介入和评估,化解医疗纠纷风险;建立危机应对小组,联合卫生行政部门、公安、法院、医疗纠纷调解委员会和医疗保险部门,构建风险预警和防范的联运机制;建立医疗救助绿色通道,保障医疗安全等。

2002年国务院颁布的《医疗事故处理条例》规定,处理医疗事故主要有三条途径:医患双方共同协商解决;申请卫生行政部门调解;向人民法院提起诉讼。在实际操作中还出现了一种新的称为医疗纠纷第三方调解机制。

第六节　医患冲突后的心理干预

医患冲突的参与者甚至旁观者均有可能在冲突事件发生之后仍然遭受心理应激和/或创伤,导致情绪痛苦、认知和行为的异常,以及生活、工作、学习和人际关系等功能受损,因此,有必要对受害者进行系统干预以缓解心理应激状态,促进社会功能恢复。本节简要介绍常用的危机干预(crisis intervention)、紧急事件应激晤谈(critical incident stress debriefing, CISD)和第二受害者项目(second victim program),感兴趣者可了解针对创伤后应激障碍的延迟暴露疗法(prolonged exposure)、认知加工疗法(cognitive processing therapy)和眼动脱敏与再加工(eye movement desensitization and reprocessing)。

一、危机干预

危机的定义很多。心理危机理论的创始人Caplan指出:"当一个人面临困难情景,而他先前处理危机的方式和惯常的支持系统不足以应对目前的处境,即他面对的困难情景超过了他的能力时,这个人就会产生暂时的心理困扰,这种暂时的心理失衡状态就是心理危机。"医患冲突中的医方和患方均有可能遭遇危机,因此,医务人员有必要掌握一定的危机干预技术,危机干预六步法注重实效,在专业咨询和其他相关人员中广泛应用。

第一步,确定问题。从求助者的角度出发,理解和确定求助者认为需要解决的问题。如果危机干预者认为的危机境遇并非求助者认同的问题,则后续工作的开展将失去重点,甚至前功尽弃。在此过程的开始,推荐使用倾听技术,表达真诚、尊重、关注、理解和接纳。针对医患冲突中的患方,干预者需要确定患者或家属认同的问题是由于医疗、态度或经济等原因。在沟通过程中,患方往往情绪激动,有时言辞激烈,干预者需要保持冷静,获取信任。对于医务人员,干预者也需要通过倾听和询问,确定危机的根源,不要想当然而忽视倾听过程。

第二步,确保安全。危机干预过程中,干预者要确保求助者安全,即尽可能降低求助者对自我、他人的生理和心理的危险性。尽管确保安全被放在第二步,但它是干预者应首先考虑的问题,在检查、评估、倾听和制订干预策略时,干预者要将此问题融入其中。患方在医患冲突中可能出现抑郁、自伤、自残,甚至实施暴力等情况,医方也有此类风险,干预者需要在干预过程中,了解求助者的心理状态,如有暴力、自杀和自伤倾向,需要及时干预或者转诊。

第三步,给予支持。干预者在与求助者的沟通中,要无条件地提供支持和帮助。不要随意评价求助者的经历和感受,应该无条件、积极的接纳,让求助者相信有人真心在帮他。针对患方的激烈言辞或行为,要注意沟通技巧,可表达自己的态度,切忌鲁莽批判,给予支持,表明想帮助求助者解决危机的立场。

第四步,提出并验证应对方式。通常情况下,求助者处于思维不灵活的状态,危机来临时难以恰当地做出选择。这时,干预者要帮助求助者意识到,危机境遇中仍可选择许多变通的应对方式。主要从三方面帮助求助者思考:①环境支持,使求助者意识到他并不孤立,有人在关心和支持他;②应对机制,帮助求助者思考应付危机的行动、行为、资源有哪些;③积极思维方式,使求助者改变自己对问题的看法,减轻求助者的焦虑水平。在医患冲突中,对于患者,干预者要列明应对方式有哪些(例如,争吵、暴力、与医生沟通、投诉、与医院上级领导交流、走法律途径等),具体分析主要的几条应付机制。此外,注意稳定患者情绪,帮助患者重新认识处境及相应的后果,可能并无想象的严重,减轻患者的焦虑水平。对于医务人员,要帮助他认识到,自己并不孤单,同事、领导和家人都是他的坚强后盾,帮助他厘清后续有哪些应付机制,减轻紧张甚至大祸临头之感。

第五步,制订计划。干预者与求助者共同制订计划来矫正情绪和失衡状态。计划应确定求助者能得到其他外界的支持,帮助求助者明确行动步骤。计划应切实可行,能系统帮助求助者解决问题。需要注意的是,计划要与求助者共同制订,使求助者主动参与其中,以恢复他们的自制能力,不产生依赖感。

第六步,得到承诺。即让求助者承诺坚持实施干预方案。如果第五步实施的效果比较好,那么干预者比较容易获得求助者的保证。多数情况下,这一步较为简单,即让求助者复述一下计划,明确求助者是否同意合作。

另外,在危机干预中应注意以下几点:①个体差异,每个求助者都是独特的,不要轻率地采用刻板、先入为主和大包大揽的态度来解决问题。②注意自我评价:自己是否有能力提供帮助,如果力所不及应及时转诊。③保证求助者安全:一旦怀疑求助者不安全,尤其是自伤、自伤和伤人等,立即予以帮助。④关注求助者的需求:给予理解和帮助,尤其是情感上的支持和陪护。⑤转

诊:有时求助者的问题并不是干预者单独能解决的,比如经济和法律的支持等,长程心理治疗或药物治疗,甚至住院治疗,此时需要转诊以获得帮助。因此,对于危机干预者来说,与广泛的有关机构、人员建立工作性转诊关系也很重要。如果存在工作关系网,在危机干预时,工作人员能更加及时高效的参与。

二、紧急事件应激晤谈

紧急事件应激晤谈(CISD)是一种旨在防止个体在经历突发事件后出现心理创伤,缓解可能出现的急性应激障碍或创伤后应激障碍的心理危机干预技术。由 Mitchell 于 1983 年提出,主要应用于一线救援人员,其核心理念与突发事件心理救援的三个原则:接近性(proximity)、实时性(immediacy)和目标性(expectancy)相契合,后经修改完善应用到在自然灾害和重大事故等突发事件中遭受心理创伤的个人和团体,以及强奸受害者、癌症患者、生育后女性、遭遇有害事件的学校儿童等。

Mitchell 最初描述 CISD 的四种类型:现场或现场附近晤谈、初步晤谈、正式晤谈和后续晤谈。现场或现场附近晤谈由心理干预人员在紧急事件现场实施,主要内容是检查现场人员状况、提供鼓励和支持、鉴定其是否需要休整或职务调整等。要求处理迅速、简短,并且注意倾听现场人员的诉说。初步晤谈由心理干预人员以团体的方式实施,主要内容是召集团体成员、鼓励成员分享自己在事件中的所见所闻所思所感所为。要求在事件发生后的几个小时内实施。正式晤谈分为介绍阶段(introduction phase)、事实阶段(fact phase)、感受阶段(feeling phase)、症状阶段(symptom phase)、指导阶段(teaching phase)和恢复阶段(re-entry phase)。主要内容分别是相互自我介绍、说明 CISD 的规则、强调保密性、描述 CISD 的基本过程;鼓励和引导成员分享自己在事件中的所见所闻所嗅所思所感所为等;鼓励和引导成员表达在事件发生时、当前和以往类似的情绪和感受;鼓励和引导成员描述其压力症状,不寻常的体验和生活改变,并进行讨论;介绍应激、适应和应对方式,将反应正常化,提供如何促进身心健康的知识和技能;澄清错误观念,回答提问,重申共

同反应,讨论行动计划,强调成员间相互支持,总结晤谈过程,提供保证,提供可利用的资源,结束援助等。后续晤谈也称资源动员阶段,主要是随访成员的恢复情况,如果不理想,则考虑进一步的心理干预。米歇尔对CISD的四种分类实际上就是完整的CISD具体操作流程,后来的学者均在这此基础上对CISD流程进行细化和完善。例如将前两个晤谈称为非正式援助阶段,而后两个晤谈称为正式援助阶段,也有学者提出CISD七个阶段模型,实际上是将正式晤谈中的六个阶段和后续晤谈合并。

对CISD仍然存在一些争论。未来的研究需要找到CISD干预的最佳时间点,以及需要可靠的随机对照试验来检验CISD的效果。另外值得注意的是,一些经历紧急事件的人不需要任何干预也可以自然康复,而另一些人可能面临更为紧迫的现实问题,例如吃饭、饮水、睡觉、人身安全和治疗身体创伤等需要。

三、第二受害者项目

"第二受害者"一词是由美国学者Albert Wu于2000年首次提出,认为犯错误的医生也需要帮助。Scott等于2009年首次明确其定义,指参与预期外不良事件、医疗差错和/或患者相关损害,并因此身心受创的医务人员,他们往往感到自身对患者的救治结局负有责任,并怀疑自己的执业能力。第二受害者可存在不同程度的心理或生理症状,甚至创伤后应激障碍,有些人难以迅速或根本无法复原,影响其个人生活和职业生涯,增加医疗差错发生的概率,产生职业倦怠和防御性医疗行为,影响医患关系及医疗质量,增加医疗机构管理成本等。基于此,美国卫生保健研究与质量管理处制定了医务人员关怀项目的实施指南,提出第二受害者的三级组织支持模型:第1级,部门支持,由第二受害者所在部门的管理者和组员提供一对一的安慰支持;第2级,由受训的专门支持人员提供一对一的危机干预,同伴支持指导,调查期和潜在诉讼期的全程小组支持等;第3级,建立转诊网络,与项目援助成员、牧师、心理医师、整体护理组建立联结,确保专业支持的快速可及性。同时提出关怀项目实施的6个基本要素:①组织内部患者安全文化的构建;②支持人员的遴选;③基础设施的建设;④支持策略的制订;⑤第二受害者支持人员培训的管理;⑥支持小组的维护。该指南可以供医疗机构参考,以建立第二受害者支持项目。

（谢永标）

参 考 文 献

1. 魏镜,史丽丽.综合医院精神卫生通用技能.北京:中华医学电子音像出版社,2018.
2. 马辛,赵旭东.医学心理学.3版.北京:人民卫生出版社,2015.
3. 姚树桥,杨彦春.医学心理学.6版.北京:人民卫生出版社,2013.
4. 陈一凡.医患关系法律分析.北京:人民法院出版社,2013.
5. 孔繁军.医患法律关系属性论纲.中国卫生法制,2005,6:15.
6. 柳经纬,李茂年.医患关系法论.北京:中信出版社,2002.
7. 胡晓翔.论国家主体医疗卫生事业中医患关系的法律属性.中国医院管理,1996,4:14.
8. 张赞宁.论医患法律关系的属性.南京医科大学学报,2001,12(3):238.
9. 吴爱勤,袁勇贵.中国心身医学实用临床技能培训教程.北京:中华医学电子音像出版社,2018.
10. 李腾辉,石应康.医患关系危机灰色预警评价研究.中国卫生事业管理,2014,31(10):724-727,760.
11. 孙绍邦,Dugan BA,张玉,等.医患沟通概论.北京:人民卫生出版社,2006.
12. James RJ,Gilliland BE.危机干预策略.7版.肖水源,周亮,译.北京:中国轻工业出版社,2017.
13. Beitman BD,Yue DM. Learning Psychotherapy. 2nd ed. New York:W W Norton & Co Inc,2004.
14. Sandler J,Dare C. Holder A. The Patient and the Analyst:The Basis of the Psychoanalytic Process. 2nd ed. London:Karnac Books,1992.
15. Bartholomew K,Horowitz LM. Attachment styles among young adults:A test of a four-category model. J Pers Soc Psychol,1991,61:226-244.

16. He AJ. The doctor-patient relationship, defensive medicine and overprescription in Chinese public hospitals: Evidence from a cross-sectional survey in Shenzhen city. Soc Sci Med, 2014, 123: 64-71.

17. Zhou M, Zhao LD, Campy KS, et al. Changing of China's health policy and Doctor-Patient relationship: 1949-2016. Health Policy Techn, 2017, 6(3): 358-367.

18. Mitchell JT. When disaster strikes. the critical incident stress de-briefing process. JEMS, 1983, 8(1): 36-39.

19. Wu AW. Medical error: the second victim. The doctor who makes the mistake needs help too. BMJ, 2000, 320 (7237): 726-727.

20. Scott SD, Hirschinger LE, Cox KR, et al. The natural history of recovery for the healthcare provider "second victim" after adverse patient events. Qual Saf Health Care, 2009, 18(5): 325.

第七章 医患沟通

第一节 医患沟通概述

一、医患沟通的定义

"医"和"患"各有狭义和广义之分。"医",狭义上是指医疗机构中的医务人员;广义上是指各类医务工作者、卫生管理人员及医疗卫生机构,还包括医学教育工作者。"患",狭义上是指患者和家属亲友及相关单位利益人;广义上是指除"医"以外的社会人群。

沟通(communication)的英文是由拉丁语的communis演变而来的,原意是分享和建立共同的看法,指人与人全方位的信息交流,人际间建立共识、分享利益并发展关系的过程。有时也译为"交流"。另外还是"传播学"这个学科的名称。

医患沟通(doctor-patient communication)就是在医疗卫生和保健工作中,医患双方围绕伤病、诊疗、健康及相关因素等主题,以医方为主导,通过各有特征的全方位信息的多途径交流,科学指引诊疗患者伤病,使医患双方形成共识并建立信任合作关系,达到维护人类健康、促进医学发展和社会进步的目的。

"医"和"患"有狭义和广义之分,因此,医患沟通也有狭义和广义的内涵。狭义的医患沟通,是指医疗机构的医务人员在日常诊疗过程中,与患者及家属就伤病、诊疗、健康及相关因素(如费用、服务等),主要以诊疗服务的方式进行的沟通交流。它构成了单纯医技与医疗综合服务实践中十分重要的基础环节,也是医患沟通的主要构成。由于它发生在各医疗机构中的医患个体之间,虽然面广量大,但绝大部分的医患沟通范围小、难度小、影响小,不易引起人们的关注。它的主要意义在于科学指引诊疗患者伤病,提高现实医疗卫生服务水平。

广义的医患沟通,是指各类医务工作者、卫生管理人员及医疗卫生机构,还包括医学教育工作者,主要围绕医疗卫生和健康服务的法律法规、政策制度、道德与规范、医疗技术与服务标准、医学人才培养等方面,以非诊疗服务的各种方式与社会各界进行的沟通交流,如制定新的医疗卫生政策、修订医疗技术与服务标准、公开处理个案、健康教育等。它是在狭义的医患沟通的基础上衍生出来的医患沟通,有时是由许多未处理好且社会影响较大的医患沟通(关系)个案所引发,有时是因为抗疫救灾、社会经济改革举措等重大变化而触动。广义的医患沟通产生的社会效益和长久的现实意义是巨大的,具有communication这个词的另一种翻译——"传播学"方面的重大意义。它不仅有利于医患双方个体的信任合作及关系融洽,更重要的是能推动医学发展和社会进步。

本节主要聚焦于狭义的医患沟通。

二、言语和非言语的沟通

言语沟通是指通过语言来交流。词语是最常使用的交流媒介。人们能够利用词语来思考、解释和创造现实。每个词语都代表了一个想法、一个具体的现象或一个事物。在收集临床问题资料、向患者及其家属解释诊断、对不同的治疗选择进行描述和探索的过程中,语言是最基本的工具。

词语的意义既不在于词语本身,也不仅仅在于是谁在使用,重要的是词语是如何组织的,以及在交流中是如何传达信息、如何被接收和引起效应的。当医患之间对语言和词语的内涵产生分歧时,词语的意义就发生了变化,而语言可以塑造人的心理状态。词语能够被解释和修改,但是它所带来的效应却无法被抹去。语言表达应该是清楚的、完整的、具体的和易于理解的,因此,词语的选择就变得很重要，不应该过分夸张或者轻描淡写，明确的才是可靠的。应该密切地关注患者的言语表达，医务人员才有可能更好地识别患者通过语言而希望表达的内容。

此外，沟通不仅仅是听对方说了什么，还要观察他是怎么说的。医务人员应该对患者表达出来的语言之外的信息保持高度的敏感。患者的语调（高兴的、烦躁的、愤怒的或者是惊讶的）、语音的高低、语词的清晰程度、语速的过快或过慢等都是言语沟通的不同方面，有些患者语气很激烈、很虚弱或注意力很不集中，这些都是隐藏的重要信息。

非言语沟通指的是身体的非言语表达行为。主要分为四类：人体动作（动作、面部表情、身体姿态和张力）、人体距离（医生和患者之间的空间）、副语言（音调、速度、音量和节奏等）和自主生理反应（脸红、出汗和瞳孔反应等）。有研究显示，超过 50% 的人际沟通是非言语的。

对非言语行为的观察有助于医生捕捉患者的情绪和情感。医生通常自觉或不自觉地运用身体语言，例如身体前倾姿态、频繁的目光接触、微妙的面部表情和辅助以肢体动作来引起患者的注意、传达密切的关注或者强化信息的重要性等。言语沟通都会伴随着非言语沟通，这些表达并不是独立存在的。人们对非言语的身体动作的观察和描述有着不同的文化意义，很容易被生活环境和文化所影响，因此也很容易被误解，需要得到确认，而医生要具备这种文化上的敏感性。

三、沟通的临床语用学原理

医患沟通属于特殊情境下的人际沟通，具备人际内涵的一些根本属性，这些属性具有"原理"性质，对其深入理解将有助于构建良好的医患沟通。Watzlawick、Bavelas 和 Jackson 等人对人类沟通的语用学原理进行了详细的阐述。

（一）沟通无处不在

行为有一个最为基本的属性：行为没有反相。就是说不存在"没有行为"这个事物，即人不可能不做出行为。如果人们普遍相信互动场景中的所有行为都带着信息，即"行为是沟通"，那么没有人可以不沟通。一个人有所行动还是静止不动、说话还是沉默，所有的一切都携带了信息：它们会影响他人，他人也不能不对这些沟通做出回

应，于是完成了交流。仅仅只是没有交谈或注意到对方，不代表没有沟通；同样，"沟通"也不仅仅发生在故意的、有意识的或相互理解的情形之下。"发出的信息是否等于接受的信息"固然重要，却不是沟通的行为理论所关注的中心。一旦我们相信所有的行为都是沟通，那么即使面对最简单的一个信息或一次沟通的单元，我们也显然不是在处理一个单声道的信息单元，而是在处理涉及多种行为模式的一种流动的、多相的混合物，包括语言、声调、姿势和语境等，所有这些都对其他因素的意义进行了限定。这个混合物被视作一个整体，其所包含的不同元素可以非常多样化，有着复杂的排列，可从完全相同到有所出入，甚至相互矛盾。

（二）沟通的内容层面和关系层面

任何沟通都意味着承诺或投入，并由此界定了沟通者之间的关系。换句话说，每次沟通不仅仅是传递了信息，也规定了行为。这两项操作被分别视为沟通中的"报告（report）"和"指令（command）"。资讯的报告方面传递信息，它在人类沟通中与资讯的内容是同义的，它可以涉及任何可传播的事物，不管这个信息是真的、假的，有效的、无效的，还是不可判定的；另一方面，指令显示了这一资讯究竟作为何种信息被获取，从而最终指向沟通者之间的关系。

所有的关系表述都是下列陈述中的一种或几种："我是这样看待自己的……我这样看待你……我是这样看待你怎样看待我的……"，而且这个句式在理论上可以无限往复。因此，"你必须按我说的坚持服药才有可能康复"和"正因为你坚持服药，才康复得这么好"，这两个资讯有近乎相同的内容，但它们显然界定了非常不同的关系状态。虽然关系的界定通常比较随意，往往不会被充分的意识到，但是，要正确地、成功地进行沟通，有必要具备"自我和他人的意识"。事实上，一种人际关系越是自然和"健康"，沟通的关系方面就越不重要。反之，"病态"关系是以在关系的本质方面持续斗争为特征的，沟通的内容方面则变得越来越不重要。因此，每次沟通都有内容和关系两个层面，而后者对前者进行分类，是一种"元沟通（meta-communication）"，即对沟通进行的框架性定义。

（三）事件序列分割法

对外部观察者而言，一场沟通可以被看作一个持续不断的互动序列。沟通的参与者往往引入被沃尔夫、贝特森和杰克森所称的事件序列分割法（the punctuation of sequence of events），对互动序列进行不同的分割，相当于中文中对没有标点符号的古文句子进行"断句"。比如："我回避是因为你反复追问"和"我反复追问是因为你回避"这两个资讯由于参与者对连续的互动序列进行了不同的分割，将对方的行为置于序列的起始处，使一切显得好像是对方有错在先，或明或暗地形成了"前因引起后果"的判断。这个例子显示对沟通的不同理解从而产生沟通的困境。在现实情境下，在一个长的交互序列中，人们会将序列分割得好像某一方握有主动权和主导权。他们会在彼此之间设立交互模式（不管有没有达成共识），而这些模式事实上会成为意外情况的管理规则。此时，沟通序列分割法在总体上而言是好是坏都无关紧要，因为分割组织了行为事件，故而对进行中的互动至关重要。在分割事件序列上的分歧，是无数纠结关系的根源，参与者无法对彼此的交互模式进行元沟通，理论上可以循环往复。因此，关系的本质视沟通者之间信息交流序列的分割方式而定。

（四）数码沟通和模拟沟通

人类在沟通中可以用两种完全不同的方式和符号来表现沟通的内容。既可以由形象的符号来表现，比如用图画、声音、气味、动作等来代替，也可以由抽象的语词来表示。这两种沟通分式分别等同于模拟沟通和数码沟通的概念。

模拟沟通是比数码沟通古老得多的方式，在非人类的灵长类动物、其他脊椎动物中，甚至在蜜蜂这样的昆虫中就已经存在。而人形成概念（包括数字符号）是与大脑新皮质的高度发达相关联的，发生得比较晚，字词就是数码语言的基本材料。在任何一种语言中，当一个词被用于命名事物时，这个名称和被命名的事物之间的关系显然是任意确定的，其实根本上只不过是一个语义约定，即"约定俗成"，与它所代表的事物之间不存在任何其他关联。词语是被语言逻辑句法所操控的任意符号。而在模拟沟通中，被用来表达某个事物的事物，的确存在一些与被表达的事物特别"相像"的地方，比如作为象形字的一些汉字与它

所表达的事物，还有几乎所有的非言语沟通都是模拟沟通，其内涵必须包括姿势、手势、面部表情、语音拐点、顺序、韵律和言辞本身的节奏、生命体所能够执行的任何其他非言语的表现形式，以及存在于任何互动情境中的沟通线索。模拟信息具有暧昧性质，不可避免地有歧义。比如有的泪水代表伤心，有的泪水代表喜悦，微笑和沉默也可以有多种解释；而数码材料较之模拟材料具有更高程度的精确性、复杂性、通用性和抽象性。沟通的内容方面可能以数码化的方式传送，而关系方面的传送则主要是模拟性的。这一对应关系体现了沟通的数码模式和模拟模式之间的特定差异在语用学方面的重要性。

人类既进行数码沟通，也进行模拟沟通。两种沟通类型的性能、准确度和通用性截然不同。无论是信息的发送者还是接收者，在需要将这两种语言结合使用时，必须持续不断地把一种语言翻译成另一种语言。但是翻译是双向的，困难也是双向的。数字沟通极为复杂，且拥有强有力的逻辑句法，但在关系方面缺乏语义学意义。模拟沟通具有语义学价值，但却缺乏足够的句法来对关系的本质进行明确界定。

在日常生活场景中，男女之间对这两种沟通方式的使用总体上是有差异的，从事理工科的人与文艺工作者总体上也有不同。

（五）对称性互动和互补性互动

贝特森是一位人类学家，对心理治疗，尤其是系统式治疗做出了奠定理论基础的贡献。他和玛格丽特·米德在20世纪30年代研究南太平洋岛民时提出，对称和互补是人类关系最基本的模式。

按照他的理论，当我们根据个体对其他个体的反应所做的反应来界定规则时，可以明显地看到，即使没有外界的干预，两个个体之间的关系也具有随时间推移而不断变化的倾向。我们不仅必须考虑A对B的行为的反应，还必须接着考虑这种反应如何影响B的后续行为，以及它们又会对A产生什么影响。例如，如果A身上所表现出的某种被所属文化标注为"专横"的行为模式被认为是恰当的，同时B被期望以一种被此种文化标注为"服从"的态度来回应A，那么这种专横就会要求更进一步的服从。除非有其他因素能抑制这种专横与服从行为的过度发展，否则A必然越来

越专横,而 B 则会越来越服从,类似于男权主义盛行的文化中强调的"夫唱妇随"夫妻关系模式。另一个例子是,如果一个群体表现出"自夸"这种文化行为模式,而另一个群体也以自夸相回应,那么就会形成一种竞争的态势,自夸引发了程度更甚的自夸,即类似于超级大国之间的对称升级式军备竞赛。

我们将个体之间和群体之间的互动中这两种累进变化描述成互补型互动和对称型互动,分别指具有差异性的和平等性的关系。对称型互动的特征是平等和差异的最小化,而互补型互动则建立在差异最大化的基础之上。互补型关系可能是由社会或文化情境(父母与婴儿、医生和患者、教师和学生)所创设,也可能是特定的二元关系的特异形式。不管是哪种情况,都必须强调关系的连锁性质的重要性,相异而匹配的行为彼此诱发、相互影响。参与的一方不会将互补型关系强加给对方,而是每一方都以某种方式行动,这种方式预设了对方的行为,同时也为对方提供了行动的理由,即他们对关系的定义。因此,所有的沟通都是对称性的或是互补性的,依其是基于平等性还是差异性而定。

对于上述几项原理,首先应该明确的是,它们只是假设而不是正式的定义。沟通无处不在,使得所有的两人或多人环境都成为人际的、沟通的环境;沟通的关系方面进一步阐释了这一点。数字模式和模拟模式的语用学重要性及人际重要性不仅存在于它将内容和关系假设为具有同构性(isomorphism)的两个层面,还在于它提示了发送者和接收者在将一种模式翻译成另一种模式时所面临的不可避免的、明显的歧义问题。分割法的描述就是经典的动作–反应模式的潜在变形。最后,对称–互补的范式可能最接近于函数的数学概念,个体的位置仅仅是变量,存在着无限多的可能值,而且其意义并非绝对,只在彼此的关系中得以呈现。

第二节 常用的医患沟通技能

一、医患沟通的结构

每一次医患沟通都包含了准备、开始、过程和结束。在沟通开始之前,医务人员需要留意自己的个人形象和精神面貌,选择恰当的沟通环境,准备好相关的文件资料,布置房间内的桌椅等家具、检查和治疗的仪器设备等,需留意声音、光线、在场人物、隐私保护、谈话时间、座位安排等事项。通常以自我介绍开始,表明自己的身份,解释与患者谈话的原因和目的,并且取得其同意,关注患者的态度和情绪反应。之后的谈话过程是在建立良好的医患关系的基础上,同时关注自己和患者的言语和非言语的信息,注意询问方式和患者的反馈,在开放式提问和封闭式提问中寻找平衡,对相关问题进行探索,为患者提供支持,并且寻求其认知和行为上的改变,在确认重要信息后进行小结,给予患者补充信息的机会。结束谈话的重点在于从关注当下转变为展望未来。在总结谈话之后让患者知道接下来的发展尤为重要。如果医生和患者对这次谈话不甚满意,可建议在某个时间再进行一次谈话。最后表示感谢并送患者离开。

二、关系性技术

卡尔·罗杰斯是人本主义心理学派的奠基人。他强调:"人不只是以某种角色身份出现的,人是一种完善的实在,是相互作用的统一体"。他以"人"为出发点,在职业关系中强调无条件积极关注、一致性和共情的重要性。在他的职业关系原则里,共情是接纳对方的前提条件,一致性是为了保证接纳的真实性,而无条件积极关注是中心原则,贯穿于职业关系的整个过程中,发挥着重要作用。

1. 无条件积极关注 无条件积极关注主要表现为对患者的态度。医生不以评价的态度来对待患者,无论其品质、情感和行为如何,都对患者从整体的人的意义上表示无条件的接纳,使患者觉得他自己是一个有价值的人。无条件积极关注并非完全避免评价,要避免的是评价人,而不是避免评价行为。对行为的评价也是基于患者本人的意义,缘于相信患者有改善的动机和潜力,始终尊重患者的独立人格和基本权利。

2. 一致性 一致性一方面包含医生自己的情感、想法和行为上的一致性,另一方面包含理想自我与现实自我之间的一致性。罗杰斯常说机体比我们的头脑更聪明,一个人整个身心的感受,比头脑的智慧更值得信赖。医生对自己的情感、想法和行为的一致性的观察和反思,有助于我们成为一个真诚的人而被患者所信任,有助于建立和促进良好的医患关系。另外,现实自我总会与理想自我保持一定的距离,这将促使医生努力学习和追求进步,当然,也要避免因差距过大而导致自信心和胜任力不足,产生职业压力或倦怠,或过于理想化而做出不合理的临床决策。

3. 共情 共情是指医生对患者的感受敏感,并传达理解的能力,这是一种将自己放在患者位置上,与对方进行将心比心、感同身受、心领神会的互动的能力。共情在实践中不可或缺,是医患关系的一个重要元素。共情的医生会精准地发觉和理解患者的情绪和思想。有效地向患者传达共情与患者满意度和治疗依从性密切相关。共情有别于同情,医生认识到患者的情绪,会坚持客观性,以维持自己的独立自我。医务人员应该尽量不过度认同或内化患者的感受,否则将失去客观性以及帮助患者处理这些感受的能力。因此,意识到患者的感受是属于患者,而不是属于你,是非常重要的。共情的姿态常表现为不带建议的倾听,保持良好的眼神交流,讨论而非表达遗憾或同情,分小步逐步推进,讨论现实的阻碍,留意患者自己提出的想法而不是自动地提供解决方案,表达共情和理解,以及给予适当的保证等。如果未能理解患者的需求,可能导致医生无法提供必要的教育或患者所需要的情感支持。临床情境中缺乏共情的主要障碍包括缺乏时间、缺乏信任、缺乏隐私或缺乏支持。缺乏共情将影响医疗照护和医患关系的质量,导致不良的健康结局,降低患者的满意度。因此,医生可以有意识地表达共情。

三、探索性技术

与患者交流时,医生不是简单地采集病史,而是要注意疾病的两种叙述方式。一种是患者视角的叙述,即患者正在经历的病痛;一种是生物医学视角的叙述,即症状和体征。医生既要注重患者对疾病的主观感受,也要注意疾病的客观方面。最有效的方式是使用不同的提问方式从患者处获得完整的信息。通常以开放式提问开启一个谈话或主题,而以封闭式提问逐渐完善和确认信息。

1. 开放式提问 开放式提问在收集广泛的信息,尤其是患者的感受方面特别有用。通常使用"什么""如何""怎么样""是否可以""有没有可能"和"还有吗?"等,邀请患者对有关问题进行详细的描述和说明。通常不建议使用"为什么"开头,以减少被面质感和胁迫性。

2. 封闭式提问 封闭式提问适用于收集精确的信息或者确认信息的细节,通常答案很简短,例如:"是"或"不是""有"或"没有",或者是具体的时间、地点和人物等。要避免使用引导性问题而暗示了答案,例如:"你今天感觉好些了吧?""这一点您应该能够理解的,是吧?",或者将多个提问杂糅到一句话中,从而导致回答的不明晰或者难以明白其意义。

四、支持性技术

患者就医时常表现焦虑、抑郁、脆弱、信心不足、效能低下、社会适应能力减退等,医生可以使用支持性技术来提高其自尊、确认其自身的资源,增强其动机和依从性,传递接受、尊重、关注和希望,避免出现各种心理和适应障碍。

(一)表扬

给予足够的表扬,甚至赞美,是一种常用的很好的支持性技术。表扬可以如盐一般"撒入"医患互动的过程之中,可以强化适应性的行为,增强治疗的效果。表扬应该适当而诚恳,不宜过于频繁而显得做作和虚伪。最简单的表扬是认同患者目前的行为,最好的表扬应该是加强患者朝着既定的目标前进的信心。

(二)保证

保证是另一种很常见的技术。保证必须是诚恳的,让患者感觉到医生能够理解其特定的处境。保证的使用应当局限于医生所擅长的领域,提供专业性的知识或者可靠的信息,而不是告诉患者或者家属他们希望听到的话。若患者和家属要求保证,而这又超出了医生的专业能力范围,此时应当清楚可以保证的是什么。"正常化"对大多数人而言是一种恰当的保证技术,尤其是对情绪和情感的理解。如果保证的同时能够说明原理,支持的效果会更好。

（三）鼓励

鼓励是非常有用的一种方法。人们总是期待其努力会有所回报。在医患沟通中将疾病的康复过程分解成很多很小的步骤，在患者取得一点进步的时候，运用一定的技巧鼓励患者，将灌注患者以希望和动力，也使其因为自己的选择和采取了行动而感受到鼓舞和激励。

五、改变性技术

疾病的康复和治疗的实施均需要取得患者的配合，以期要达到满意的结局，这需要患者在认知上和行为上做出一些改变，以促进康复和保持健康。

（一）建议和教育

建议和教育是比较直接的改变策略。教育比建议更为重要，因为前者包含许多基于医生的专业知识和理性分析基础之上的原则性的内容。只有当患者认为医生的建议和教育与自己的需求有关时，建议和教育才具有价值和意义。如果患者觉得医生的建议和教育明显不符合他的需要，而是医生本人的偏见或某种信念时，可能会损害医患关系。医生只有给予自己专业领域内的建议和教育才是恰当的。关键是何时给予建议和教育，何时帮助患者学会挖掘自己的资源和寻找自己的应对方式。医生还可以做出良好的、合理行为的示范而达到教育目的。

（二）预先指导

预先的指导或演练是通过事先考虑将来在实际过程中可能会遇到的问题或障碍，研究出相应的应对策略，并对患者进行指导和演练，以利于患者的康复。这是医生对患者影响最为直接和明显的一种技巧。

（三）澄清

澄清是比较常用的技术，涉及总结、解释和组织患者所说的话。澄清显示出医生正在注意倾听患者的谈话并进行思考，并可能扩展患者的认识，使其注意到以往未能清楚意识到的事件、情绪、想法和行为等及其重要意义。

（四）解释

解释通常是医生运用自己所学的医学知识，将患者的病情、症状、疑惑等解释清楚，使患者从一个新的、全面的、系统的、科学的角度来重新面对病情，提高认识，促进康复。医患沟通的质量很大程度上取决于医生理论联系实际的能力。

六、以患者为中心的沟通

医生最重要的诊断和治疗方式是医学访谈。Kurt Fritzsche 等人详细说明了患者为中心的访谈和医生为中心的访谈的技巧。

患者为中心的访谈通常包括主动倾听、让患者结束谈话、使用开放式问题、停顿、鼓励患者继续谈论、转述、总结谈话内容和反馈患者的情绪等。

（一）主动倾听

主动倾听是以患者为中心的访谈中最重要的方法。医生扮演倾听者的角色，注意力集中在患者认为有关的内容上。医生绝不是被动的听，而是主动的，通过运用正在聆听的信号（"嗯"，"是的"）和姿势（前倾，点头）来表明他正在跟随患者的讲述。主动倾听被推荐用于访谈的初始部分，尤其在患者动情的情境下，或者患者自己谈起心理社会压力的时候。

（二）让患者结束谈话，给他空间

研究表明，医生常常在 15~20 秒后就开始打断患者。医生常以第一个开放性问题提示患者有说话的空间。如果医生让患者自己结束他的讲述，随后可以发现患者更配合，说的内容更简短，并只谈论相关的事情。有研究表明，在一次访谈开始时，患者说话的平均时间是 92 秒，而 78% 的患者在 2 分钟之内会停下来。

（三）开放性问题

开放性问题是指那些不能用简单的"是"或"否"来回答的问题。通过使用开放性问题，医生给予了患者空间和信号，表明他对患者的观点很感兴趣。然而，如果患者不知道该如何表达，使用封闭性问题来帮助他是有意义的。在提出开放性问题后，不需要额外的提问或者解释，因为它们反而可能会限制了支持性的、患者为中心的沟通的作用。

（四）停顿

研究发现，约 3 秒钟的短暂停顿是有价值的。短暂的沉默停顿，患者想起他们可能已经忘掉的想法。如果患者想补充一些内容，停顿允许他可以继续谈论。患者可能表达那些他正在犹豫是否启齿的想法。停顿时,医生通过聆听者的信号和姿势进一步强调自己在倾听患者,并想给予他机会继续谈论。可能会有人担心停顿被理解为能力不够,恰恰相反,它发挥着调剂解围的作用。能够短暂地思考一些事情是很让人愉快的。医生也会显得感兴趣、冷静和有把握。

(五)鼓励患者继续谈论

当患者犹豫的时候,非言语的信号,比如点头,能间接地鼓励他继续谈论,目光接触也表达出关注和兴趣,鼓励患者继续谈论。面向患者的姿势强调着医生的存在。一些短语可能鼓励患者谈论,比如"嗯"或"啊,是的"。

(六)转述

转述是指用自己的语言重复患者说过的内容。医生站在患者的角度,集中在患者说过的最相关的内容上。在谈论情绪或私人话题时,使用转述是很好的支持患者的方式。而提问更可能打断了对话。转述常常带给患者新的观点和视角,并有可能得出意料之外的解决方法。

(七)总结谈话内容

转述只选择信息中最重要的部分,而总结则包括对话的大部分内容。医生用自己的话来总结自己理解的内容。患者随后可以补充被遗漏的信息。这样可以使医生和患者达成一致。医生检查他是否理解了患者所说的内容。总结是一种适合转向讨论新话题或宣布访谈结束的方式。这也是以医生为中心的沟通技巧。

(八)反馈患者的情绪

与转述非常相似,但反馈主要是针对情绪内容,有时这些情绪是被直接表达的,有时是基于观察身体反应或言语之间流露的意思。有时医生需要等,看看患者是否允许自己指出他的情绪,在停顿时,患者可以重整情绪。一旦医生描述了这种感受,患者有可能谈的更多,或者转换话题。在患者说了一句有强烈情绪色彩的话之后,医生稍作停顿,不立即去安慰患者或转换话题尤为重要。对患者而言,重要的是他不会感到被打发了,而是得到了医生的兴趣和同情,他感受到自己的情绪是可以被接纳的。

患者为中心的沟通中常见的错误是给予过多的建议。对伙伴式医患关系而言,在涉及医学专业知识的时候给予建议是合理的,但是,在涉及心理社会问题时,提建议就没那么适当了。

七、以医生为中心的沟通

以医生为中的访谈包括很多结构化技巧,这些技巧能够使得访谈更为聚焦和有效。因此是患者为中心的访谈技巧的补充。主要有对内容、环境和访谈过程的透明化,医生为中心的问题类型,打断和超出交流内容的评论等。

(一)透明化

确保访谈在一定时间内完成的基本方法是对访谈的内容、时间框架和不同的访谈阶段的转换透明化。在转向新的访谈阶段时应该明确强调。

1. **内容透明化** 提供此次访谈涉及的治疗计划各步骤的相关信息;提供必要的技术支持的信息;告知患者你为什么这么做,你在做什么。

2. **设置透明化** 指出可能的问题,提供访谈的时间设置信息。

3. **访谈阶段透明化** 明确表示你希望得到患者更多的解释还是简单的回答;在患者为中心和医生为中心的阶段之间转换时,要指出来;提前宣布访谈结论。

(二)医生为中心的访谈问题

1. **封闭性问题** 能用是、否或短句回答的问题。允许对特定的信息提问。

2. **选择性问题** 已提供了不同答案:"流出物是绿色、棕色还是发黄的?"

3. **知识性问题** 医生提前询问患者对知识的了解程度,随后提供更有针对性的信息:"您是否查找过如何治疗您疼痛的相关信息?"

4. **观点性问题** 针对价值体系。已预料到了问题,可能需要确定优先选择:"你怎么看待服药这件事?"

5. **质询性问题** 当患者有意图不明的提问时;在回答之前需要更多的信息;通常在有攻击性的、处于困难的患者中很有用。

6. **导向性问题** 患者被给予一个特定答案:"您肯定不希望再疼痛了吧?"总体上应避免这类问题,除非仔细斟酌后还认为是合适的,试图说服患者。

7. **行为性问题** 表达要求做某事:"你能用自己的话总结一下吗?"

（三）打断

为停在某个话题上，可能有必要打断患者。打断通常被认为是不礼貌的，因此必须使用患者能接受的方式，并且之后回到打断的话题上。打断的四要素：

1. **直接打断**　称呼患者姓名，看着患者眼睛，甚至可能碰触他的胳膊。

2. **总结**　表示理解此话题对患者很重要，但即使如此，也不能再继续了。

3. **重复访谈目标**　重申访谈目标，甚至指出不能维持访谈结构的可能后果。

4. **获取同意**　最后，询问患者是否同意这么做。如果后面再采取打断，这让医生有机会提醒患者曾经就此做出过同意。

（四）超出交流内容的评论

这是指对访谈所进行的方式做出的有关评价。这有助于构筑访谈结构。

医生为中心的沟通中常见的错误有：很多问题一个接一个的询问；从一个话题到下一个话题的转换过程不清晰；打断得太晚，患者已经明显生气了；使用断言而非观察性的方式表达超出交流内容的评论。

根据沟通情境和患者人格的不同，访谈方式可能更以患者为中心或更以医生为中心。在紧急处置危急重症时，医生必须获知当时的总体情况，通过向患者或陪同人员询问针对性的短问题来做出倾向性诊断。在面临情绪危机时，医生给予患者释放情绪的机会，用自己的话总结听到的内容，并反馈患者的情绪。

第三节　特定临床情境的医患沟通

一、传递坏消息

告知坏消息是医疗实践中不可或缺的环节。然而，国内绝大多数医学院校未提供如何告知坏消息这一课程内容。医务人员通常会考虑到患者及其家属对坏消息的反应，但是忽略了告知的过程。在临床实践中，医生或以委婉和回避的方式告知坏消息，或直接而突然地告知患者坏消息，这不仅导致多数患者不满意，甚至可能引发严重的后果。因此，坏消息的内容以及告知方式应当引起重视，这可能影响患者和家属对医生的信任程度，也可能影响到后续如何调整诊治措施。

通常而言，坏消息是指个人的精神或身体健康、甚至生命受到威胁，或个人习惯的生活方式存在被迫改变的风险。然而，一个消息的好坏是从患者自身的角度而言的，是一个主观的价值判断，依赖于患者及其家属对该信息的理解、接受程度和反应状况。尽管我们通常能够预测什么信息是坏的，但是实际上并不十分准确。有的时候，等待患者发出对消息的情绪、态度和行为反应后再定义消息的好坏是非常重要的。我们尽力避免去预测，并不是对患者及家属的情绪无动于衷，而是不希望因为医生自身的态度而限制了患者及其家属的情绪和反应。

告知坏消息之所以存在困难，是由于很多的个人、专业和社会因素。对于医生而言，会感到责任重大，害怕被责备；不知道如何做才最好；不想改变现有的医患关系；害怕看到患者的情绪反应；不清楚自己作为医疗保健者的角色；不确定未来的发展，对许多问题无法给出明确的解释；个人的相似经历所造成的阴影；害怕破坏患者现存的家庭角色或家庭结构；不清楚患者及其家属拥有的医疗资源及救治时可能受到的限制；害怕患者遭受的不良反应，如容貌受损、疼痛、社会关系和财产的损失等。

医护人员在告知坏消息之前要做一些最优选择，主要有以下四个方面：

（1）将坏消息告知谁：法律和伦理要求医务人员对患者病情应该知无不言，但有时会面临是"保护患者"还是"保护患者的知情同意权"的冲突。国内有时还要考虑患者的家族结构及其亲属的话语权。最好是事先与上级或同事讨论一下相关信息。特殊情况下须考虑告知对象是否合适，如精神病患者和儿童。

（2）由谁告知坏消息：通常由负责的主管医生告知患者坏消息是更合适的，但也有例外。有时需要高年资医生起到示范作用，或者主管医生处于职位或岗位变动时，需要其他同事来协助处理。

（3）何时告知坏消息：有时需要立即将坏消

息如实告知,如亲人死亡等;有时需延迟告知或逐步透露,给患者及其家属以心理缓冲和适应的时间,如慢性或退行性疾病、新生儿隐性的先天性残疾等。隐瞒或不充分告知坏消息可能会使患者和家属失去正视现实、及时调整个人生活和安排有关事务的良机,也有可能耽误最佳治疗时机,甚至给他人带来危险,如传染性疾病。

（4）是否应当给予希望和安慰:给予希望和安慰可在第一时间直接减轻患者及家属的焦虑和沮丧,但有时并不能从根本上解决问题,医生还要为此负责并分担患者的压力。错误的希望甚至可导致患者精神崩溃,医生要承担误导的风险。

美国 MD 安德森癌症中心的 Walter Baile 博士提出 SPIKES 模式,将告知坏消息分为 6 个步骤。这一模式在实践中得到应用,并为临床工作带来积极意义,也受到越来越多的医务工作者的关注。具体的步骤如下:

步骤 1:S——会谈设置（setting）

预先在心里排练告知过程通常是有帮助的,包括回顾告知的计划,如何回应患者的情绪和应对提问。医生可以预料到患者有消极情绪、感到沮丧,尽管如此,告知坏消息也是重要的和有用的,可以给患者机会和时间为将来做好准备。

私人空间更有助于讨论敏感话题,可减少干扰,更专注于理解和讨论,否则有时谈话无法进行。如果没有,至少要拉上窗帘。准备纸巾以备所需。

重要人物在场。大部分患者想要有人陪伴在侧,但要尊重患者的选择。当有多位家族成员时,询问患者选择一两位作为代表。

坐下来,引导患者放松,表明你不赶时间。在你和患者的中间不要有桌子等物品隔挡,如果刚做完身体检查,要等待他们穿好衣服。

建立和保持接触。持续的目光接触可能会让人感到不自在,但这是保持接触的重要方式,有时是扶住患者的手臂或握手（如果患者没有不自在的话）。

时间限制和中断。告知患者谈话的时间限制,以及可能会中断或被打断,手机调至静音或暂时请同事接听。

步骤 2:P——评估患者的感知（perception）

我们践行一条准则:说之前,先听。在进一步讨论之前,通常以开放式提问,准确地了解患者是如何感知他的处境——是什么病,是否严重。比如:“对于检查结果,您了解多少?”“做这个 CT 检查的原因,您是怎么看的?”基于此,我们可以纠正其错误信息,以变通的方式让患者能够理解坏消息,也可以知道和判断患者是否在某种程度上否认疾病,比如盲目乐观,遗漏或回避重要但是不讨喜的疾病细节,或者对治疗抱有不现实的期待。

步骤 3:I——获得患者的邀请（invitation）

大部分患者期望全面了解疾病的诊断、治疗和预后的细节,也有些患者不愿意。当医生听到患者清楚地表示希望了解疾病信息时,可以减轻因要发布坏消息而带来的焦虑。不过,回避疾病信息是一个正当的心理防御机制,在疾病加重时更有可能出现。在准备检验时与患者讨论一下是有帮助的。比如询问患者:“你希望我以什么方式告诉你检验结果?详细向您解释所有信息,还是简要说明一下,多花点时间讨论治疗计划?”如果患者不想知道细节,要准备在以后回答他们的疑问,或者告知其亲属或朋友。

步骤 4:K——提供知识（knowledge）和信息

预先提示可能是坏消息,可以缓冲患者收到坏消息后的情绪冲击。比如:“很不走运,我有个不好的消息要告诉你”,或者“很抱歉地告诉你”。

有一些简单的方法可以帮助我们更好地告知医疗事实:理解患者的文化程度;尽量避免使用过于专业的术语;不要过于直率（“你得了一个恶性肿瘤,不马上治疗就会死”）,这会让患者感到绝望和愤怒,会谴责医生;挤牙膏式的逐步透露,反复核查患者的反应,以至患者能够理解;如果预后很差,避免说:“我们已经尽力了”,因为这并不符合事实,有些患者可调整治疗目标,如控制疼痛或减轻症状,所以建议说:“我们将继续尽力帮助您!”

步骤 5:E——关注患者情绪（emotions）,表达共情（empathy）

患者收到坏消息时,通常会感到震惊、绝望和忧伤。在这种情况下,医生通过共情的反应,给予患者支持,能够稳定其情绪。表达共情通常包括四个步骤:①观察患者任何的情绪表达,如流泪、悲伤表情、沉默和震惊;②识别和命名情绪,如果患者有伤心的表现但是保持沉默,使用开放式提问询问患者有什么想法和感受;③识别负面情绪的原因,通常与坏消息有关,如果并不确定,可以询问患者;④留给患者一些时间表达其感受和原因,让患者知道你能够理解他,并且对此直接陈述你的理解。

如果情绪没有充分表达,其他议题也将难以继续讨论。如果情绪并未很快稳定,继续进行共情是有效的,直到患者平静。医生也可以共情自己来承认自己的悲伤或其他情绪,这也是一种支持,让患者知道他们的情绪是合理的。

当情绪没有充分表达,患者保持沉默,医生可在表达共情之前试探性询问。当情绪是轻微的或间接的表达,或表现为失望或愤怒,仍然可以使用共情反应。

步骤6:S——策略(strategy)和总结(summary)

如果患者对未来有清晰的规划,将更少感受到焦虑和不确定性。在讨论治疗计划之前,询问患者是否对此谈话有所准备是很重要的。给患者机会选择治疗,是法律授予的权利,也表示医生尊重其愿望。与患者共同决策,在治疗不成功的时候,可能减轻医生的挫败感。核查患者对疾病的理解,可以防止患者过高估计疗效或误解治疗的目标。

当医生必须与患者讨论不良的预后和治疗选择时,常常会感到不舒服。这种不舒服可能与医生的某些体验有关,比如不确定患者的期待,害怕破坏患者的希望,害怕自己不胜任或者形象受损,对患者的情绪反应没有准备,为患者描绘过于乐观的画面而感到尴尬等。

有几个策略可能可以很好地促进艰难的讨论:第一,许多患者已然意识到疾病的严重性和治疗的局限性,只是害怕提到台面上或者不敢询问最终结局。探索患者的认识、期待和希望(步骤2),将帮助医生理解患者处于什么位置和从哪一点开始讨论。当患者有不现实的期待(相信医生能创造奇迹),邀请患者描述疾病的历史通常可以提示隐藏在期待背后的恐惧和担忧。患者可能将治愈当成可以全面地解决所有问题,例如失业、不能照顾家人、疼痛和痛苦、连累他人或者活动受限。表达这些恐惧和担忧常常能够让患者承认其状况的严重性。如果患者在谈论其担忧时情绪沮丧,使用步骤5的策略是合适的。第二,理解一些患者的特殊目标,例如控制症状、确保其接受了最可能好的治疗、连续的照顾,将使得医生能够清楚最可能达成的愿景。这能使患者非常安心。

二、应对愤怒、有攻击性的患者

现实世界中会有突发的暴力事件,医疗场所也不能幸免。越来越多的医护人员遭到患者及其家属的人身攻击或者谩骂,甚至被杀害。患者可能对医务人员做的事或忘记做的事而感到气愤,也可能因感到害怕和无助,听到坏消息而大发脾气。此时对沟通技巧是严峻的考验,是被人殴打还是解除威胁,在很大程度上取决于当时的一言一行。

最重要的是用言语去化解愤怒和避免攻击事件的发生,减少对包括患者在内的每个人的伤害。不要反驳患者,不要表现出任何威胁性的举止,通常这只会使得问题更糟糕。首要任务是创造一种平和的氛围,以便在没有暴力威胁的情况下,仍然可以进行正常的活动。

预防是最佳办法:不要变得好斗;保持敏感性,不要在有潜在危险的环境中单独工作;仔细检查诊室,移除那些易被用来攻击的东西,包括热水;记住安保部门或人员的电话号码,至少始终将号码放在可见处。

定期进行演习,确保警报器能正常使用,每个人都知道应对暴力的正确程序。防患于未然,考虑一些当感觉不舒服而要离开时说的话,可以说少了一些资料,或者说要向同事询问一些事情。为此认真做好准备会增添信心。

当遭遇有威胁性的患者时,最好停下手头的事情,思考一下应对措施,应当遵循有助于解除暴力威胁的措施。本文参考 Kurt Fritzsche 提出的应对愤怒、攻击性患者的 CALM 模式作为工作框架:

步骤1:接触(contact)

目的是保持和患者的接触,即使其行为有攻击性或有辱人格。激烈的情绪往往如潮水,有高潮也有低谷,不要在情绪的高潮时迎上去,待其势头减退后,才可能进一步交流。试图过早地否定和消除愤怒的情绪,可能延迟恢复的必要过程。此时应保持安全的距离,既不要太近,也不要太远。无威胁的姿势,不要站在患者的背后,这有可能被认为是一种威胁,令人不安。不要试图触碰患者,任何动作都有可能被认为是威胁。不要阻挡患者的路,确保患者有逃离的路径。与患者保持适当的目光接触和关注,向患者表现出倾听和交谈的意愿,让患者充分表达情绪。切忌打断患者发泄愤怒,或警告一个正在咒骂的人注意用词,或以任何方式威胁患者。讲话时不要进行人身攻击,这会使你显得具有攻击性或极力为自己辩护,从而使暴力升级。

步骤2:指明(appoint)

目的在于直接指出观察到的情绪。直接指明愤怒、挫败和失望。提出攻击性行为背后的情绪,并且将之命名,表达理解和共情。原始的情绪常常是害怕或担心,如果得以表达,谈话的质量常能迅速改变。让对方明白自己被看到和被关注,情绪得到重视。不要反复向患者解释其行为是恐惧和焦虑情绪。少数患者拒绝在这一层面上合作,只能移至步骤3。

步骤3:向前看(look forward)

用于强调医生和患者之间的职业化关系。主要澄清合作应该如何进行。核心在于使患者意识到共同的目标,并为其提供支持性建议,无论患者感到多么沮丧。需要指出当前的限制和合作的规则。心平气和地去做这些事情是非常重要的。

步骤4:做决定(make a decision)

向患者介绍一个应该由其签或者不签的“合约”。随后患者做出自己的决定并为其未来的治疗负责。到达这一阶段意味着冲突升级已经到了很高的水平。因此,给患者时间,通过走一走来反思或者睡一觉再做决定的方式可能有所帮助。患者自行决定接下来是否继续诊疗,是否继续沟通,还是调整时间、人物和场合。不要做出不能实现的承诺,做出的承诺要合理、真诚。在事件真正结束前,决不能放松警惕。疲劳或感觉争论已经结束,可能会使你面临危险,以至于问题又重新出现。如果叫来了保安,尽力指导他们的行为,保持你对局面的控制。

医务人员要学会识别愤怒或痛苦的迹象,这有助于缓解局面、避免情绪失控:讲话(音量提高、语速加快或沉默不语);面部表情(发生改变、满脸通红、没有目光接触);举止(不耐烦或不配合);身体语言(肢体紧绷、动作突然或幅度加大)。以上迹象,你和患者至少会表现出一种,务必要清楚地意识到这一点,采取措施消除这些情绪,否则医患双方都可能受到伤害。无论多么痛苦,都不要回避和否认现实。要学会面对,敞开心扉的沟通。

认识到自己的局限性,设法突破,这将有助于理解我们自己及患者。重要的是,站在患者的角度考虑问题。例如,想想你怎么应对坏消息,怎样面对无能或绝望的感觉,怎样面对医疗过失(或只是看起来是医疗过失)。此外,请记住任何人一旦从正常环境转换到有压力的环境时都可能会表现反常。我们通过学习并实践相关技能,来克服诊疗中遇到的不愉快情绪。最重要的是你的人身安全。

三、与自杀者的沟通

大多数自杀者都会留下与其困境有关的线索,或通过某种方式表达求助愿望。这些线索可能是言语上的、行为上的、情境性的或综合性的。

言语线索是指语言或文字陈述,其表达可能是直接的(这次我一定要这么做——结束我的生命),或者是间接的(我对任何人都没有意义)。

行为线索范围很广,包括为自己买坟墓,以割腕作为自杀练习或自杀姿态。

情境性线索可涉及各种情境,例如,配偶死亡、离婚、身体伤害或疾病晚期、突然破产、深陷于爱人死亡纪念日的悲伤情绪,以及其他巨大的生活变故。

综合性线索包括一系列自杀先兆,例如,重度抑郁、孤独、绝望、依赖以及对生活不满等。

对所有抑郁和精神疾病患者及有明显自杀线索者都应该进行自杀风险评估。不应该害怕直接谈论自杀。曾有观点认为提问会向头脑中植入原来不存在的想法。实际上,如果患者真的想要自杀,他们常常希望有机会谈论它。然而,通常对自杀的询问都显得有些笨拙、尴尬,例如:“你想要自杀吗?”更好的做法是提出一系列谨慎的问题。这一敏感的话题可以从“正常化”的问题引入:“这是一个常规的问题,我们会问每一个人”。这与患者的感受紧密相关,例如:“您最近感到那么忧郁、难受,会不会想生活没有意思,冒出不值得活下去这类念头来？"

接下来提问可从这些话中选取："您怎样看待未来？""您是否感到没有希望？""您是否曾感觉好像不想继续坚持？""您是否有时感觉早上不想醒来？"

如果是，接着问："您能再多谈谈这些感受吗？""您是否曾想过伤害自己？"

如果患者有具体的想法，接着问："您具体想到什么？""您是否有计划？""您的计划进展到什么程度？""是什么阻止您做这些事情？""您最近是否尝试过伤害自己？"

如果答案是肯定的，然后问："具体发生了什么？"

如果患者曾经伤害过自己，就要进行全面的评估。重要的探查内容包括患者当时的意图，以及在事后的感想，例如，他们是因为能生存下来而感到高兴，还是希望当时能自杀成功，这两者对预测患者再次自杀的风险显然不同。

患者自杀而没能挽救过来，对医务人员会有很大影响，可能引起医务人员经历替代性心理创伤。此时需要专业人员来帮助受到心理创伤的医务人员进行有目的、集中的事后减压。医务人员绝对有必要在专业人员的指导下，认真考虑发生了什么，从事件中学到了什么，以使自己从内疚和自责中解脱出来。

第四节　特殊人群的医患沟通

一、与残疾患者的沟通

现代社会发展和进步的一个重要标志是对待"残疾人"的态度。公共机构，包括政府、医疗和教育机构，都被要求确保残疾人享有平等的服务，大力推动残疾人的平等权，使其有机会参与到社会生活和工作之中，促进其积极作用，消除残疾人低人一等的错误观念，以及由此引发的对残疾人的歧视、欺压或虐待等行为。在详细讨论之前，我们有必要先了解一些语言和态度的背景知识。

对残疾（disability）有不同的认知模式。医学模式的残疾观认为，医生的角色是治疗患者，或帮助护理人员解决患者的问题，使其尽可能融入正常生活。然而，社会学模式的残疾观认为，残疾

本身不是障碍，公众对残疾的态度才是给残疾人生活带来不必要困难的真正原因。残疾人士主张超越医学模式，向社会模式转变。残疾的反义词不是健康，而是健全。

以往形容残疾人的词汇常带有歧视和轻蔑的意味，例如，瘸子、疯子、白痴、弱智、神经病等，有些原本是中性的医学词汇，如今的趋势是残疾人选择描述他们自己的词汇。对于用什么样的语言描述自己，每个人有自己的观点。当不确定该用什么时，最重要的是去询问其本人，并做好被纠正的准备。

在医学生涯中，我们会遇到各种类型的残疾，单纯行动障碍通常不影响交流和沟通能力，只有某些类型的残疾需要特殊的沟通。因此，我们将着重讨论能够引起沟通困难的损伤，即语言、听力、视力、智力以及严重的学习障碍。

在与残疾患者进行沟通中，我们必须克服两个问题：如何避免在沟通时出现艰难或者尴尬的局面；如何提高与残疾患者沟通的整体技巧。

（一）与语言障碍者交谈

语言障碍是指语言的理解能力、口头或者书面表达能力出现障碍。突然丧失语言能力会格外令人感到震惊和恐惧，人们在黯然神伤的同时又不得不学会新的交流方式，如打手势、用写字板或借助机械装置。语言丧失会让人感觉低人一等、羞耻或者绝望。美国失聪及其他沟通障碍研究所建议以下沟通策略：①试着从患者及其身边的人学会他们所使用的沟通策略；②做好需要长时间沟通的准备，不要过于心急；③讲话要慢但不要失真；④使用通俗简明的词语沟通，避免使用术语；⑤每次交流只涉及一个话题；⑥使用简短句，避免使用长句或者从句，以防出现理解偏差；⑦用封闭式问题以确认彼此理解对方；⑧双方都要清楚非语言交流方式的重要性，尤其是手势、指向和眼神交流；⑨用图表、图画和书写等辅助交流形式，如果患者有此能力，鼓励他们这样做。

（二）与失聪或重听者交流

"失聪"用于描述各种程度的听力损害。"重听"是指某种特殊的听力损害。还有或轻或重的"听力减弱"。有些词，如"聋哑"会被视为无礼而不被接受。

失聪者自有一套交流方法，通常将手语作为

首选。确保你和患者都了解手势和符号的意义。有时可借助手语翻译。有些重听者喜欢言语交流,他们可能会依靠助听器和读唇术来帮助理解。最好先问清楚他们更喜欢哪种交流方式。

有助于交流的一些建议:

交谈环境:减少背景噪声;确保房间光线充足,你的脸庞明晰可见;确定合适的位置和距离,使患者能清楚地听到和看到你;如果需要读唇,避免光线耀眼,通常距离1~2m;如果患者一侧听力较好,应靠近其健侧。

自我介绍:说话前,确保你已引起患者的注意;询问患者说话音量及节奏是否合适;谈话背景对协助理解十分重要,要先说明主题,改变主题时要及时提醒。

谈话过程:说话时要直视患者;保持眼神交流,头要相对静止;手不要遮住脸和嘴;用正常的节奏清晰讲话;保持唇形清楚;如有必要可大声点说话,切忌呼喊,会扭曲唇形;使用肢体语言、手势及面部表情协助交流;要允许时间超出,并保持耐心。若患者疲劳,请及时停止交流。

患者没有理解你的意思:如果患者在微笑或点头,并不意味着他理解你的意思;你也不应在未理解对方意思的情况下假装明白,要进一步讲明并确认;可以重复关键词汇,如果无效,应更换词汇,重新组织句子,写关键词或画表格。

(三)与失明或弱视者交谈

对于失明者来说,他们无法注意到非语言交流的任何微妙之处。你必须使用语言表达一切。当你进入房间时要使其知晓,并从其前方接近,还要将你和在场的所有人介绍给患者。当你离开时也要使其知晓,否则患者可能继续交谈。在引导失明或弱视者时,要问清楚其需要何种帮助。

(四)与盲聋人交谈

盲聋人相对少见,是指既有视力障碍又有听力障碍的患者。一些医务人员因感觉缺乏经验而回避交流,通常会使患者感到孤立和孤独。大多数盲聋人仍然利用语言,只是需要更慢和更清楚。借助翻译、使用盲聋人手语字母表、使用积木字母表或者在手上写拼写等是常用交流方式。

(五)与学习障碍者交流

学习障碍包括多种类型的智力缺陷。有的没有特殊的沟通需要,与轻微学习障碍者交流同样

需要牢记:将要表达的信息分成几部分以便处理;要求患者复述以确保其正确理解;避免使用医学术语;禁止代其回答,除非患者要求协助;在采取行动前,需要简单明了地解释清楚可能的后果。重度学习障碍者无法使用正常的交流方式,比如说、写、比画手势或使用符号等,他们可能通过身体、面部表情、声音、反射性反应、动作、眼睛注视和指点等方式交流,可能难以理解,所以应该先与其生活中最重要的人交谈并参考其意见。

二、与临终关怀患者和家属的沟通

美国临终关怀和姑息护理协会(Hospice and Palliative Nurses Association, HPNA)将临终关怀定义为:一个跨学科的团队共同合作,为处于生命尽头的患者及其家庭提供护理,同时注重患者身体、心理、情感和精神层面的需求。具体体现在对那些毫无康复希望的临终患者通过运用各种医疗护理手段最大限度地减轻其心理和躯体上的痛苦,使其在有生之年过得更舒服和更有意义,助其在人生旅程的最后阶段安详的离开,帮助家属尽快适应将要失去亲人这一事实,减少其痛苦和压力。目的是使临终患者身体舒适、无痛,给予患者和家属感情和精神上的支持,提高临终患者的生活质量。

每个人都要孤独地面对死亡。在临终时,别人可能给我们巨大的帮助,也可能带来残酷的伤害和支离破碎之感。医务人员对死亡的想法、价值观和恐惧,关系到为临终者及其家属提供帮助的质量。如果不清楚这一点,可能给自己增加难以承受的压力——如果对死亡的恐惧占据上风,就会否认不可避免的死亡;如果恐惧太过强烈,冲破了自我的防御,医务人员很可能会对患者发火、进行攻击或被动攻击。否认死亡也会造成生活的空虚;相反,当意识到可能是生命的最后一天时,患者有可能会抓住时间努力成长,成为真正想成为的那种人。只有超越对死亡的恐惧和自我防御,医务人员才能学会如何为将死之人提供有效的治疗,以肯定生命来代替否认死亡,坚信生命的每分每秒都是美好的,我们有能力为提高每个人的生命质量做一些事情。在面对不可避免的死亡时,成熟的医务人员的安慰与支持能够切实地帮助患者将生命的最后几天变成一生中最丰富、

最有意义的时光。

对死亡的接受会经历不同的阶段。Elisabeth Kubler-Ross 在《论死亡和濒死》中描述了当经历亲人死亡或体验自己濒死时，可以预期人们的感受是什么。第一反应往往是否认（denial），之后是愤怒（anger）。一旦理解死亡意味着什么，人们可能爆发强烈的愤怒。医务人员切勿将愤怒认为是指向自己的，允许患者充分地体验情绪和表达愤怒。之后患者常会经历讨价还价阶段（bargaining），与生命、命运或上帝讨价还价。例如，"好的，我知道自己要死了，但是请让我再多活几天吧，让我看到孩子们成家。"接下来是抑郁（depression）。患者面对不可避免的死亡会变得安静，更加无精打采，独处，拒绝见人或者与人说话，会平静地反思自己悲惨的命运并准备死亡。最后一个阶段是接受（acceptance）。患者开始接受自己的命运，把生活作为珍贵的礼物。并不是所有人在濒死之前都能达到这一阶段，这些阶段也常常不是按照固定顺序呈现的。

因此，应对死亡的过程呈现了一定的可预见的节奏和特征，但是每个人都会以自己独特的方式去应对，要求每个人接受相同的线性应对阶段是错误的；同样，家属也经历着各自不同的反应阶段，而患者和家属也可能处于不同的阶段。我们要乐于为每一个患者及其家属提供帮助，保持很好的敏感性和接纳度，要求我们选择相信在此时此刻，在应对死亡的问题上，每一个人都做到了最好的那个自己。最重要的是，不要迫使患者和家属接受现实，不要用死亡应对阶段的知识去削弱患者的某些特定陈述的重要性，尊重和倾听对他们而言的重要意义。

处于否认死亡的气氛中是非常令人不舒服的。虚假的欢乐似乎要掩盖冰冷的现实，需要人们小心地处理每一种情境、每一次对话。人们在其中感觉不到真诚、真实和情感的放松，人们会避免沉默，缺乏温暖的眼神接触。当我们默许了沉默时，会使患者陷入独自面对死亡的痛苦之中。不要批评那些需要否认死亡或与之共谋的人。相反，应该接受他们的恐惧，认识到否认可能是出于善意。积极的倾听和恰当地使用触摸是必要的。医务人员若发现患者对疾病得知了什么，以及患者对此有何种反应的话，就能更好地提供支持和帮助。

在提供临终关怀时，生前预嘱（advanced care planning, ACP）这一议题越来越受到关注。ACP是指患者本人对自己将来可能涉及的医疗问题事先做出选择，以便在自己不能做决定时，使当时的医疗决策符合自己的意愿，其内容主要包括指定医疗决策代理人、预定在疾病终末期或特殊情况下是否进行生命支持治疗。医务人员在告知、监督生前预嘱的执行情况等方面发挥着重要作用，向患者及家属提供生前预嘱的相关信息及姑息护理，可显著提高患者的生活质量。

但是国内包括医务人员在内的社会群体，对生前预嘱的了解十分有限。如果没有生前预嘱，在做选择的过程中，往往面临着伦理困境，每个人都想为患者做他们认为正确或必要的事情，但是没有书面文件进行指导。此外，关于安乐死、自杀、垂死患者的特殊需要以及对以往生活的迷恋等，也是需要加以关注的问题。

应该提倡积极推广和践行生前预嘱，并将其变成医务人员的责任与义务，以最大程度提供人性化服务、优化社会资源配置。

接受死亡是生活的一部分，而不是听天由命，这是一个成长为完整的人的机会。只有当明白死亡对人类存在的真正意义时，我们才有勇气去面对注定的死亡。如果在一生中一直否认死亡、拒绝反思人终有一死的事实，人便失去了提高生活质量的良机。你或许听过这样的话："未经审视的人生不值得活。"

三、与患者沟通有关性、性行为的问题

性与性行为是人的本性的两个基本方面，影响着我们生活的各个方面，与很多心身医学临床问题有关，因此，医务人员应该能够自然、自信地与患者谈论性和性行为。然而，由于社会文化方面的禁忌，医务人员和患者在谈论与性相关的问题时都经常遇到困难。

中国人对性的态度，在临床上可以表现出很大差异。有的患者性知识匮乏，常常不认为性与医学、心理学问题有关，或是羞于启齿，说不出自己的问题，担心受到嘲笑或评判；有些则认为医生应该知道，没有问就说明不重要。相反，有些人高度重视性问题，例如"肾亏"的观念就是一个重

大的心身医学问题,存在于很多躯体症状障碍、疑病障碍患者。此外,对性和性行为的刻板印象和错误观念也影响沟通。例如,有人认为老年人没有性生活,同性恋只与同性发生性关系,性生活就是指生殖器插入性交等。

在医生方面,接受性医学、性心理学的教育和培训其实也很少,有人认为这与主诉没有关系,谈论性令人尴尬,尤其不愿意询问年长者、异性患者的性问题;担心会冒犯患者、自己不够胜任、缺乏处理技能;即使意识到有必要,也想交由别人或相关专业的人来做等。另外,有的专业人员对于伦理、法律方面的严格规定有过于敏感的理解,对于与异性谈论性话题有担心,怕惹麻烦,有意回避。

以下是参考 Peter Washer 提供的谈论性与性行为的实践指南和技巧,根据中国当前的情况提出的一些建议:

1. 确保谈话场所有一定的私密性。医患双方为异性别时,有时候需要考虑是否邀请其他医务人员在场。如果涉及身体检查,则必须有患者家属或护士在场。医务人员在面对性话题时要保持身心自然。

2. 开门见山指出谈话主题:"您是否介意我询问一些关于两性关系的私人问题?"或者在感觉艰难时使用搭桥方式,即对话先从简单、舒适的话题过渡到比较困难、尴尬的话题,从一般的话题逐渐转向特殊话题。强调医患之间的专业关系和这一话题的重要性,向患者提出邀请,寻求许可,关注给予许可的过程。

3. 使用泛泛的概括性的陈述方式可使患者感觉他们与普通人没什么两样,而且你没有在评价他们。例如:"很多男性有时不能勃起""您这个症状,我们得排除一下有没有感染性传播疾病的问题,您觉得有这种可能性吗?"

4. 当需要明确的答案时,可用简单清楚的语言来表达,鼓励患者详尽的回答。例如:"当您与丈夫/妻子/伴侣过性生活时,您都做些什么?还有什么吗?""您刚才说的性行为,是指普通的性交、口交、肛交,还是有别的方式?"。在这种情况下通常封闭性问题会更有用,而开放性问题可能会加重患者的尴尬。使用你和患者都能听懂并且不会感到不适的语言,遇到任何不能理解的词汇或说法时,要及时发问。例如:"很抱歉我没有听懂您刚才所说的,您想表达什么意思?"

5. 避免使用"曾经"或者"总是"——提问会暗示正确答案。例如:"您使用避孕套吗?每次性行为都使用吗?您肛交过吗?您与伴侣之外的人有过性行为吗?"同样,请牢记在被问到"你多久发生一次性行为"这样的问题时,患者很可能会根据他们认为的情况来做出回答。有人认为"经常"是一天两次,有些人可能会把"经常"理解为一周一次,或者一月一次。

6. 如果您不能确定患者伴侣的性别,尝试这样问:"跟我多说说您的伴侣"。如果患者的问答依然不是很清楚,但你又需要知道的话,直截了当地问出来,并且不要道歉:"我需要知道,您的伴侣是男性还是女性?"保持一张平静无表情的扑克脸,尽可能地实事求是,哪怕你再震惊或者尴尬也不要表现出来。

7. 最后,也是最重要的,要设身处地为患者着想,不要对其进行道德层面的评价。

8. 一切医学的和心理的问题都可能对患者进行和享受性生活的能力产生影响,因此,性与性行为并不是只在患者出现性健康问题时才被提及。一定要避免根据个人成见来做出假设。要询问每一个患者关于伴侣和两性关系的问题,如果患者愿意的话,医生应该给予他们空间并鼓励他们对医生讲述自己的两性关系及遇到的问题。作为医务人员,为在性与性行为的沟通中保持敏感性,有必要注意以下三条基本原则:防止羞耻体验,保护隐私,不评判。

第五节　医患沟通的未来趋势

一、互联网和医患沟通

如今,互联网与我们的日常生活息息相关。在医疗领域,互联网是医疗健康信息的存储地,是互动的媒介,也可以是公共卫生服务和实施诊治的工具,它的发展转换了医患之间的权力平衡,深刻地影响着医患关系和沟通。

第一,患者普遍可以自由地从互联网获得更多的医学信息,提升患者的健康素养,医患之间在这方面更趋于平等,甚至患者在健康照料中更占据支配地位。然而,网络信息并非总是准确和可靠的,医生需要修正患者可能被误导的信息,这增加了医患沟通的需要和难度,对医学职业也将是一个新的挑战。我国互联网医疗发展过程中,一些平台滥用搜索,利用虚假广告和医疗信息牟取暴利,危害患者健康,损害医生声誉,增加医患矛盾,导致医患纠纷的负面新闻不断。

第二,互联网医疗提高了就医的便捷性。医患之间可以跨越空间的限制而进行沟通,患者可与不同学科的医生和同一学科的不同医生同时在线交流,甚至与不同国家的医生进行交流,医患沟通的频度和广度将大为增加。这要求不同学科的医生之间更密切地协作与交流,同一学科的医生的知识和技能的高度同质性,以及医生从更广阔的视野来思考和审视医患沟通,也促进了医患沟通透明化。

第三,互联网医疗的医患沟通有同步的和非同步的交流,便于预约或随时联络,每天24小时每周7天都可以找到医生。这增加了医患沟通的随意性和不确定性,极大地增加了医生一方的沟通压力,医患沟通更可能缺乏连续性,时间分布更为碎片化,并且有可能导致回应的延误和增加医患之间的误解,医患沟通随时可能中断或中止,而根本没有机会去澄清、解释和化解医患矛盾或纠纷。

第四,互联网医疗可以完整和详实地保存医患沟通过程中产生的文字、图片、语音和视频等丰富的材料,便于双方随时回顾任何一次医患沟通的过程。这对互联网平台和通讯终端提出了更高的和智能化要求,也将涉及医患沟通的隐私、保密性和安全性等问题,以及医生、患者、司法和执法机构等在处理法律相关事务时,涉事各方将如何使用这些材料。

第五,医生可以通过互联网监测患者的疾病和健康的指标,尤其适用于慢性疾病的长程管理,更有利于提供服务热线和回访服务,这极大地减少了医患之间面对面沟通的需求。然而,这使得医生获取患者在医患沟通过程中的非言语信息面临更多的困难和挑战,可能更少有机会了解患者的社会-心理因素和文化背景,也可能降低医生本人和医患沟通本身的情感价值和治疗作用。

综上所述,互联网时代的医患沟通较之以往的面对面医患沟通出现了许多新的变化,这些变化对医患之间的沟通交流有促进作用,也增加了一些困难、问题和挑战。医务人员在接受这一变化的同时,必须与时俱进,提高自己的科技素养和信息素养,从而提高自身在医患关系和医患沟通中的胜任力。

二、人工智能和医患沟通

人工智能(artificial intelligence, AI)是研究和开发用于模拟、延伸和扩展人的智能的理论、方法、技术和应用系统的一门新的技术科学。AI并不是特指某种技术,而是由多门学科组成的广阔领域,包括机器人学和机器学习等。AI的终极目标是让机器替代人类完成需要认知能力的任务。为了实现这一目标,机器必须自动学习掌握能力,而不仅仅是执行程序员编写的命令。AI可以模拟人的意识和思维的信息加工过程,它不是人的智能,但是能像人一样思考,可能超过人的智能。根据其智能程度,可以简单分为:弱AI、强AI和超AI。

在健康领域中,AI的应用包括虚拟助理、医学影像、药物挖掘、营养学、生物技术、急救室/医院管理、健康管理、精神卫生、可穿戴设备、风险管理和病理学等。Krittanawong等也从影像识别技术、医疗风险预知、促进医患沟通、根据症状辅助分类患者和特殊领域的临床工作五个方面分析了AI辅助医疗的优势。

AI的应用正在加速医患关系的解构。现代医患关系体现为主从-合作关系。主从关系中医务人员占绝对的主导地位;合作关系中彰显患者的主体地位。而在AI辅助医疗中,无论是主从关系还是合作关系,都将接受新技术的挑战。医患关系变成了由医生、AI和患者组成的三角关系,并且很难确定医生与AI在这个三角关系中的主次地位。有人甚至扬言,医生这个职业以后都将被AI取代而消亡。因此,我们需要重新审视和建构AI与医生和患者之间的关系,并且识别医患沟通中更多的参与变量,形成医生、患者、AI、科学家、工程师、AI平台和医疗机构等多方参与的更为复杂的关系和沟通状态。

AI可能代替医务人员而与患者进行沟通。但是,AI无法成为床边的医生,无法与患者进行高级的对话,无法表达对患者的同情、移情和共情等,因而也就很难轻易地获取患者的信任。此外,AI 可以快速收集信息帮助诊断,但是医生所做的传统体检仍然必不可少,很多临床问题的诊疗需要高水平的综合性和批判性思维。尽管 AI 可以通过扫描技术来检测患者的疾病,但是最后诊断仍然需要医生综合患者的疾病史、体检结果和辅助性讨论等做出综合的解释。

Luxton 认为,将 AI 应用于精神卫生领域,"仿真心理治疗师"可以为患者提供咨询、培训、临床评估和其他方面的治疗功能,这些都涉及到治疗关系、可靠性、隐私保护和患者的安全性等种种问题。尤其是心理治疗师与患者的治疗关系不同于普通的社会关系,心理治疗师通常处在明显的强势地位,治疗需要通过沟通来完成,不恰当的沟通可能伤害和利用患者,而高仿真的情感理解和体验,使得患者有可能对其产生强烈的共情和依赖,甚至成瘾或脱离现实社会。如果 AI 在服务的过程中出错,由谁来担负其中的道德和法律责任? 因此,我们需要对 AI 与医患关系和沟通做深入的反思与论证,才能保证 AI 不被错误使用或滥用。

（谢永标　魏 镜）

参 考 文 献

1. 王锦帆 . 医患沟通学 . 2 版 . 北京 : 人民卫生出版社, 2006.
2. Fritzsche K, McDaniel SH, Wirsching M. 心身医学 : 初级医疗的国际入门读物 . 熊娜娜,曹锦亚,译 . 北京 : 中国协和医科大学出版社, 2016.
3. Baile WF, Buckman R, Lenzi R, et al. SPIKES-A six-step protocol for delivering bad news: application to the patient with cancer. Oncologist, 2000, 5 (4): 302-311.
4. 姚树桥,杨彦春 . 医学心理学 . 6 版 . 北京 : 人民卫生出版社, 2013.
5. Margaret Lloyd, Robert Bor. 医学沟通技能 . 3 版 . 钟照华,译 . 北京 : 北京大学医学出版社, 2013.
6. Peter Washer. 临床医患沟通艺术 . 王岳,译 . 北京 : 北京大学医学出版社, 2016.
7. 卢永,李英华,聂雪琼,等 . 2012 年全国医务人员健康素养状况及影响因素分析 . 中国健康教育, 2015, 2: 134-137.
8. 陈默 . 人工智能辅助医疗的医患关系伦理机制重构研究 . 医学与哲学, 2018, 39 (604): 39-41.
9. Krittanawong C. The rise of artificial intelligence and the uncertain future for physicians. Eur J Intern Med, 2018, 48: e13-e14.
10. Davis CM. 医患沟通实训指导 . 5 版 . 柳艳松,赵旭东,译 . 北京 : 中国轻工业出版社, 2016.
11. Luxton DD. Recommendations for the ethical use and design of artificial intelligent care providers. Artif Intell Med, 2014, 62: 1-10.
12. Walzlawick P, Bavelas JB, Jackson DD. 人类沟通的语用学 . 王继堃,周薇,王皓洁,等译 . 上海 : 华东师范大学出版社, 2016.
13. Winston A, Rosenthal RN, Pinsker H. 支持性心理治疗导论 . 程文红,译 . 北京 : 人民卫生出版社, 2010.
14. Mearns D, Thorns B, McLeod J. 以人为中心心理咨询实践 . 4 版 . 刘毅,译 . 重庆 : 重庆大学出版社, 2015.
15. 莫书亮,赵迎春,苏彦捷 . 心理理论的比较认知研究 . 心理科学进展, 2004, 12 (1): 860-867.
16. 魏镜,史丽丽 . 综合医院精神卫生通用技能 . 北京 : 中华医学电子音像出版社, 2018.

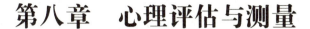

第八章　心理评估与测量

第一节　心理评估与测量概述

心理或心理现象是大脑的功能体现,是个人对客观现实刺激的主观能动性反映。人的心理现象是在人类进化过程中,随着大脑的发展和社会进步而产生的。对于每一个人的成长和发展来说,随着其生物意义上的成熟,每个阶段都会有不同的心理上的变化和特征。科学家们一直在探索以下问题:如何认识这些心理现象? 这些现象是否可以被测量,是否可以被正确评估和解释?

为此,心理卫生工作者们基于心理学基本理论,研制出各种心理测量或心理评估方法,以期从评估对象的生理、心理和社会人际关系或工作学习方面的健康状况,为精神医学、心身医学等临床心理卫生工作提供系统、全面的科学依据。

1918 年,美国心理学家桑代克曾经说过,"任何现象,只要存在,就一定有数量"。心理作为体现人脑神经功能的活动或现象,是客观存在的,并且有一定数量。1939 年,美国测量学家麦克尔又说,"凡是有数量的事物,一定可被测量"。客观存在的心理现象,按此说法便是可以被测量出来的。这两句名言奠定了现在的心理测量的理论基础。日常生活中,我们在和别人打交道时,总是会不自觉地观察或打量对方,会通过很多侧面对别人形成印象和判断。临床心理工作者在与评估对象接触时,也会从其整体精神面貌、面部表情、语速语调、步态等各方面对患者进行观察,以获取尽可能多的信息或资料来帮助诊断。随着科技的不断发展,人们采用很多方法对人的感知、记忆、想象、注意、情绪、能力、气质、性格等心理特性进行测量,加深对人类心理现象的了解。

一、基本概念及定义

心理测量(psychological measurement)、心理测验(psychological testing)和心理评估(psychological assessment),有学者认为这三者本质相同,经常被当作同义词出现,彼此互相使用。但严格地来说,三者存在一定的区别。

(一)心理测量

测量是指根据一定的法则,对事物进行量化并对该事物的属性或特征加以确定。这些法则往往是指在进行测量时采用的方法或规则。量化后得到的数字,就是确定事物或事物属性的量。比如使用血压计来测量血压的高低;使用天平秤来测量重量的大小;使用考试分数测量知识掌握程度等。根据以上定义,对于人心理活动或心理属性的测量即可成为心理测量。但心理测量的概念范围很广泛,不仅仅局限于对心理的测量,同样可以包括对于个体行为的测量。概括来说,心理测量是基于心理学理论,利用测量工具收集资料和信息,进而对个人的心理特征和行为进行量化分析的活动。

(二)心理测验

美国心理与教育测量学家布朗称,"测验是测量一个行为样本的系统程序"。另一位美国心理测量专家安娜斯塔西认为,"测验是对行为样本的客观和标准化的测量"。也就是说,心理测验是通过观察少数具有代表性的人群的行为,对人类行为活动中的心理特点做出推论和数据化分析的一种科学方式。多指用于心理测量的工具或手段,根据一定法则用数字对人的行为加以确定的办法。

(三)心理评估

心理评估是依据心理学的理论和方法,对评估对象的心理品质及水平加以判别和鉴定。心理品质包括心理过程和人格特征等内容,如情绪状态、记忆、智力和性格等。心理评估分为非正式的心理评估和正式的心理评估。心理卫生工作者在接触评估对象时,对其说话方式、表情特征和动作步态等方面进行观察,所获取到的那些有助于评估的信息的过程,也就是非正式的心理评估。正式的心理评估是指应用心理测验或其他方法,收集评估对象的资料、信息,按照一定的法则或标准对这些信息进行客观描述、判断和评估,是一种有计划的职业行为或技术,需要专业的心理卫生工作人员使用观察、访谈、测量等手段,广泛深入地收集资料和信息,依据心理学分析理论对评估对象的智能水平、兴趣爱好、人格特征等心理状态做出正式的心理学评估,认识理解个体的心理或行为,并予以正确的解释和评价。

(四)心理测量、心理测验和心理评估之间的联系和区别

1. 心理测量与心理测验的联系和区别 心理测量和心理测验的概念内涵存在较大部分的重叠,很多时候被当作同义词,但却又有着显著区别。心理测量可以心理测试为工具来了解人类心理或行为活动,主要体现出心理测量作为"动词"的属性。心理测验是为了测量、评估心理或行为活动而发展出来的工具,主要体现出心理测验作为"名词"的属性。心理测量的范围较心理测验广,但是心理测验不一定都属于心理测量范畴;反之,属于心理测量的也不一定都是心理测验。比如对人心理进行的神经生理学测定属于心理测量,但却不是心理测验;人格的定性测验可以是不计分的,这种心理测验就不属于心理测量。

2. 心理测量与心理评估的联系和区别 心理测量是心理评估最为重要的评估技术,借助标准化的测量工具将评估对象的心理现象和行为进行量化分析。心理评估可作为对评估对象进行心理测量后,接着对评估对象的心理或行为状况进一步评估的后续工作或任务。

心理测量的重点在于对资料的收集,尤其是可量化的数据,具有标准化、数量化和客观化特征。然而,心理评估收集的资料更为广泛,比如可通过访谈、观察、调查等方法来对评估对象进行分析,相关的资料可以是定性或定量的,当下或既往的资料。心理评估还强调对所有相关资料进行整合,并根据心理学原理对资料进行解释和分析,得出最后的结论。总体上来说心理评估具有间接性、相对性和互动性。

二、心理评估与测量发展简史

了解心理评估与测量的产生和发展,有利于更好地理解心理测量的原理和发展趋势。心理评估与测量虽然是近代才产生的,心理测验是在工业革命后的 19 世纪的欧洲系统发展起来的,是较为年轻的学科之一,但其思想起源和实践却有着悠久的历史。

(一)中国典籍中的心理评估与测量思想

1. 中国古代对心理现象可测性的看法 中国古代的学者很早就表达出人与人之间不一样,就如同"世界上没有完全相同的两片树叶"的道理,并且尝试用一些实用的方法将人的不同个性特征进行分类和概括,因此在几千年前的中国已经有心理评估与测量的思想。

中国的《黄帝内经》里能看见古人对于个性体质的衡量与分类,是心理评估与测量的早期萌芽。古人采用阴阳观念,将人的气质进行分类。阴代表柔弱、抑制、退守和消极;阳代表刚强、进取、兴奋和积极。根据每个人体内含有的阴阳比例的差异,将人格分为:太阴、太阳、少阴、少阳、阴阳和平五类。这可以看作是我国对于心理评估与测量思想的启蒙。始于汉代,兴于隋唐的"科举取士制度"则是最早的心理测量的实践与应用。

儒学先人孔子提出"性相近,习相远",讲的是人的后天行为存在个体差异。还提出"唯上智与下愚不移","中人以上可以语也,中人以下不可语也"的等级评定法。将人分为"狂者、中行和狷者",与后期瑞士心理学家荣格提出的"外倾型、中间型和内倾型"性格分法类似。

孟子曾说过,"权,然后知轻重;度,然后知长短。物皆然,心尤甚,王请度之。"他指出个人的品格、能力等特征都是可以加以量化和估计的。与美国测量学家桑代克和麦克尔的"凡客观存在的事物必有数量,且可被测量"的想法不谋而合。

2. 中国古代心理测量常见的类型

(1)疾病测量:中医核心思想的"望闻问切",就是在说对于个人疾病的诊断,需要整合这个人致病的内外影响因素,不仅要结合四时气候、

水土风俗等外在因素,还要考量个人的职业、性别、性情体质等内在因素。这就是心理评估与测量在医学上的实践与应用。

（2）个性心理测量:中国古代很早就开始评定和区分人格,但古代对人格的评定往往与知识、能力和品德混在一起做整体评估。

魏晋南北朝时期的"九品中正制",根据家世、道德和才能来评价人物,是当时重要的选官制度,其沿袭东汉"乡里评议"的方式,承袭两汉察举制,下至隋唐之科举。后有魏朝思想家刘劭著《人物志》,书中将人的个性大致分为"圣贤、豪杰、傲荡和拘懊",还阐述人的所有行为是不能完全被察觉的,只有通过观察那些具有代表性的行为来推测其个性特征。书中多在讲述识人鉴才、量能用人及剖析人性的方法,这是我国较早的系统品鉴人物个性参能的著作,并在 1937 年被美国施来奥克翻译成 *The Study of Human Abilities：The Jen Wu Chih of Liu Shao*,中文可回译为《人类能力研究：刘劭的人物志》。另外,在公元前 11 世纪,西周采用"试射"来选拔文官,当时的中国不仅看重射击的命中率,更强调在射击时的动作行为中考察一个人的品行举止。我国早在公元 606 年的隋朝就开始科举考试。从隋炀帝大业元年（605年）创设进士科,到清光绪三十一年（1905 年）废除科举,科举取士制在中国历史上存在 1 300 年之久。这是中国对个人智慧、能力和品德等进行综合考核,并且以此来选拔国家的栋梁之才的手段。

（3）其他:公元 6 世纪初叶,南朝人刘勰在《新论·专学》提到"由心不两用,则手不并运也",这是一个注意力测试,要求左手画方,同时右手画圆。大致在那个时期的江南,一周岁的小孩都会进行"抓周"的风俗。《颜氏家训·风操》中记述道:"江南风俗,儿生一期（即一周岁）,为制新衣,盥浴装饰,男则用弓、矢、纸、笔,女则用刀、尺、针、缕,并加饮食之物及珍宝服玩,置之儿前。观其发意所取,以验贪廉愚智,名之为试儿。亲表聚集,致宴享焉。"。另外,中国古代的七巧板、九连环等游戏,也是当时社会对于智力的测量手段。

中国古代对心理评估与测量主要是描述性的分类或定性认识,而非定量,且大多是针对性格、能力、反应和成就等整体方面的评价。

（二）西方近现代心理评估与测量的发展

1879 年,威廉·冯特在德国莱比锡建立心理实验室。他在知觉实验中发现,"心理测量应该严格控制条件"。英国优生学创始人弗兰西斯·高尔顿认为人的能力是遗传所致,且可被测量,并尝试用各种感知觉辨别能力来鉴别个人的智力。1893 年,首次提及"心理测量"和"心理测验"这两个术语。冯特的学生詹姆斯·卡特尔,毕业后到高尔顿身边当助理,学习到高尔顿的各种测量技术,尝试着将感知识别测分数和学校分数等联系起来,认为生理能量与心理能量密切相关。1904 年,法国阿尔弗雷德·比内和西蒙为了解决将智力受损的孩子筛选出来,到特殊学校接受相应的教育和成长环境的问题,研制了适合 3~13 岁孩子的世界第一个智力测验量表,根据孩子的一般能力水平,即判断、理解和推理能力来系统评估孩子的智力水平。1908 年又引入心理年龄的概念,作为量化个体在测验中的总体表现指标。

美国心理史学家波林称,19 世纪 80 年代是高尔顿的十年,90 年代是卡特尔的十年,20 世纪前十年是比内的十年。此后,心理评估与测量经历了"由兴起到狂热,于 40 年代进入顶峰发展时期,50 年代后稳步发展"这样几个阶段。在此期间,心理测验主要有以下几个方面的发展:

（1）智力测量:比奈-西蒙量表为其他国家的学者们对智商测验奠定了重要基础,其中最著名的是 1916 年美国斯坦福大学推孟教授修订的斯坦福-比奈量表,除了增加普通成人组和优秀成人组外,最大的改变是采用了智商的概念。1939 年,韦克斯勒先后发表了韦氏成人智力量表和儿童智力量表,用离差智商代替比率智商,还可以得到言语、操作和总体三个分数。这样不仅可以区分个别间差异,还能评定个体内部差异。1938 年,英国心理学家瑞文出版了瑞文标准推理测验,属于非文字智力测验,既可用于文盲或有语言障碍的人,还可以用于团体测验。推孟的学生奥蒂斯在团体智力测验的基础上编制出陆军甲、乙种测验,用于二战时期美国军队的官兵选拔和兵种分派。

（2）教育测量:1702 英国剑桥大学开始笔试招生,1845 年美国开始笔试考核毕业生。1904 年美国心理学家桑代克在《心理与社会测量导论》

里系统介绍了统计方法和测验编制的基本原理。而后他还编制了书法量表、图画量表、拼写量表和作文量表,最终被誉为教育测量的鼻祖。在桑代克的推动下,各国相继成立了专门管理考试的机构,为学校及政府机构编制了许多测验程序,如专为外国留学生设置的外语考试 TOEFL 和研究生入学考试 GRE 等。

（3）人格测量:1892 年,克雷佩林使用自由联想测验来诊断精神患者,在临床上广为应用,后来才用于测量正常人的人格。1917 年,伍德沃斯编制的个人资料调查表,用于从军事工作从业者中甄别出精神疾病患者。另外,还有投射测验,1921 年瑞士精神科教授洛夏发表了洛夏墨迹测验,可区分正常人和精神分裂症,还可区分正常人的不同人格类型。还有句子完成测验、绘画测验和情景测验法等。

20 世纪四五十年代发展出很多著名的人格测试,至今还在广泛使用。比如明尼苏达多相人格量表（MMPI）、加利福尼亚心理调查表（CPI）、卡特尔 16 种人格因素问卷（16PF）和爱森克人格问卷（EPPQ）等。

（4）能力倾向测量:1904 年英国心理学家斯皮尔曼提出智力二因素理论,提出人的智力可分为普通因素和特殊因素,比奈和西蒙测试的是普通因素。后来才逐渐编制出各种特殊能力的测验。比如 1915 年西肖尔编制的音乐能力测验和罗杰斯编制的教学能力测验等。不同的职业需要不同的特殊能力,故特殊能力测验在职业选拔、职业咨询等领域得到广泛的应用。

三、心理评估与测量的目的与特征

（一）心理评估与测量的目的

在中国古代,心理评估与测量最初产生的原因是由于需要对人进行分类,无论是智力、品德还是能力等个性特征都需要被判别,然后从中选拔人才或工作分类。工业革命后,社会分工越来越细化,对人的智力等特征进行甄别变得越来越重要,需要开发适宜的评估与测量工具来有效筛选出那部分智商有缺陷的人。当今的心理评估与测量服务于多重目的,应用范围广泛,既有对于各行各业、各个年龄阶段的普通人群出于教育、发展、职业等人生需要而做的测量和评估,又有出于临床需要而对于心理健康、精神障碍及康复情况的测量和评估。

（二）心理评估与测量的特征

心理评估与测量相较于一般的物理测量具有以下四个特点:

1. **心理评估与测量的间接性**　心理测量与其他物理测量相比,是通过人的外显行为来推测个人内心的心理特质。心理现象或活动与个人行为具有因果联系,可以根据个人的外显行为,间接评估其心理现象或特征。比如一个喜欢参加各种社交活动或结识新朋友的人,常常可以间接推断出他是外向型人格的可能性大。

2. **心理评估与测量的客观性**　心理测量需要在严格特定的测量环境下进行,且要遵循一定的标准程序。标准化的心理测量是指,测量工具的编制、具体过程的实施、计分和解释等程序需要较好的一致性。测量工具的信度和效度、测量难度和区分度要事前做好详细分析,达到标准后方可使用,须保证心理测量工具不违背测量学要求。一般来说,标准化程度越高的心理评估与测量,其评估与测量结果的客观性越高。

3. **心理评估与测量的相对性**　心理评估与测量的结果在进行人的行为差异对比时,并没有绝对的评判标准,即没有绝对的参考零点,只是对一个连续行为序列的评估和测量,只有把个人的行为和别人的行为加以比较时才能得出判断和认识。比如,孩子成绩分数的高低有时候不能正确地说明问题,但是可以通过对一段时期多次成绩的分析,并和全班期末成绩的平均水平相比,可以大概了解到孩子对学习内容的把握程度。

4. **心理评估与测量的互动性**　心理评估与测量的对象是人,并且还是有着复杂社会关系的人。评估过程中,评估者的言行举止会影响心理评估与测量的后续发展。反过来,评估者也会受到评估对象的影响。如果没有按照标准的流程和方式进行,很有可能会影响到心理评估与测量结果的真实性。

四、心理评估与测量在心身医疗中的作用

临床心身医学工作主要有两大主要部分:心理评估与测量及心理干预。心理评估与测量不仅

是心理干预的前提和基础,还是干预效果的检查或反馈手段。另外,对人群心理卫生状况的了解,可以促使卫生行政相关部门制定心理卫生疾病针对性政策或措施。心理评估与测量在心身医学的临床实践和科学研究中的作用,主要体现在以下三个方面:

(一)作为诊疗服务的辅助手段

为患者或来访者制订个性化心身医学服务预计划前,对评估对象的心理状况进行正确的认识和评定,通过症状筛查识别心身/精神障碍,有助于制订适宜的心身干预方案,给来访者提出适当建议。

心理测量与评估在传统病史资料收集的基础上,可以提供从定量到定性、再从定性到定量,关于症状及征象严重程度、社会及心理危险因素、疾病/障碍的角色功能、生命质量的影响等方面的信息,有利于形成正确的诊断;在治疗前后进行多次心理评估和测量,有助于了解疗效、疾病/障碍缓解或加重的相关因素,对开展基于量化评估的心身医学治疗服务具有重要意义。此外,医生、心理治疗师通过合理安排心理测评、科学而巧妙地解释心理测评结果,达到改进医患沟通、改善医患关系、体现人文关怀,甚至实施心理干预的效果。

(二)作为心身医学科学研究的工具

心理评估与测量对于心身医学的科研而言也是必不可少的一环。心理评估与测量获得的定性或定量信息,既可以作为结局指标,也可以作为影响因素指标,用于对心身障碍及心身健康问题的科学研究。这些心理评估与心理测量得到的信息,可以作为试验分组、建立或检验假说、控制混杂因素等科研过程及方法实施的依据。较常见的心身医学研究流程为:根据前期观察和量表测试等方式获取的信息或资料,整合形成的心身医学假设,再通过进一步的心理评估与测量采集数据进行分析,对之前的假说进行验证、修正或提出新的假说。

(三)用于协助心身医学教学

心理评估与测量对于心身教学也有重要意义。量表通常是依据症状及征象的核心标准以及临床实践经验、科学研究成果编制的,具有客观科学、标准化程度高、精练高效等特点。在大量的临床实践学习过程中,学会熟练运用心理评估

与测量技能,有利于高效学习心身医学的疾病知识、诊断访谈、诊疗方案的制订、医患沟通等方面的技能。在临床、流行病学、疾病负担及卫生服务等研究中获得的心理评估和测量的数据,经过科学分析,还可以为卫生行政部门提供客观量化的患者群体及社区人群心身疾病与健康相关的信息,协助其制订适宜患者及公众需求的卫生政策与策略。

第二节　心身医学中的心理评估与测量方法

一、观察法

观察法是通过对评估对象进行科学观察和分析,以探讨其心理现象或行为变化规律的一种方法。中国古代有很多书籍记录了我国早期心理评估与测量的方法。

先秦两汉古籍《太公六韬》提到"六守八征"法。六守指"富之而观其无犯,贵之而观其无骄,付之而观其无转,使之而观其无隐,危之而观其无恐,事之而观其无穷。富之而不犯者仁也,贵之也而不骄者义也,付之而不转者忠也,使之而不隐者信也,危之而不恐者勇也,事之而不穷者谋也"。八征指"问之以言,以观其辞。穷之以辞,以观其变。与之间谍,以观其诚。明白显问,以观其德。使之以财,以观其廉。试之以色,以观其贞。告知以难,以观其勇。醉之以酒,以观其态"。《吕氏春秋》提出"八观六验",即"凡论人,通则观其所礼,贵则观其所进,富则观其所养,听则观其所行,止则观其所好。习则观其所言,穷则观其所不受,贱则观其所不为。喜之以验其守,乐之以验其僻,怒之以验其节,惧之以验其持。哀之以验其人,苦之以验其志"。《逸周书》提到察人识人的"六征法",确立观城、观色、观隐、视声、考言和揆德六个方面的观察模式。刘劭在《人物志》中提出"观其感变,以审常度",换句话说就是可以通过观察一个人的行为,可以推测其心理特点。刘劭在前人基础上提出"八观五视",八观即"一曰观其夺救,以明间杂。二曰观其感变,以审常度。三曰观其志质,以知其名。四曰观其所由,以辨依似。五曰观其爱敬,以知通塞。六曰观其情机,以辨恕

惑。七曰观其所短,以知所长。八曰观其聪明,以知所达"。八观是根据人的行为举止、情感反应、心理变化,从行为表象向内推测其内在品行,反复察识。五视即为"居,视其所安;达,视其所举;富,视其所与;穷,视其所为;贫,视其所取"。讲的是需要在居、达、富、穷、贫五种特定情境中,考察人的品行。这些做法都是鉴定人心理的基本方法,即观察法及带有测验性质的方法。

目前常用的观察法,主要有两种类型:自然观察法和控制观察法。自然观察法是指在自然环境或情景中,对人或动物行为作直接观察、记录和分析,从而解释某种行为变化的规律。自然观察法可观察到的行为较为广泛,但需要评估者花费更多的时间和精力去和评估对象接触,观察者需要更深刻的洞察力。控制观察法是指在预先设置的情境中进行观察。所处情景是预先精心设置好的,按照一定程序进行,每个评估对象接受到的刺激是相同的,不同对象之间的可比性更高,但观察到的行为范围较为局限。也有学者认为,控制环境只不过是自然环境的模拟状态,所以这两种观察法并不存在显著鸿沟。

观察法的优点在于可以评估对象不愿意或不能够报告的行为数据,缺点是观察信息或资料的真实性和评估结果很大程度上依赖观察者的能力,偏差较大。观察法常用的定量方式是描述法、序量化法和直接定量法。

二、晤谈法

晤谈法是一种有目的的会话过程,通过与评估对象晤谈,了解其心理信息,并加以分析。可应用于临床患者和健康人群,在心理评估、咨询、治疗和病因学研究中被广泛采用。

中国古代的心理评估与测量,常把晤谈法和观察法结合起使用。《太公六韬》八征中有三条法则是提到晤谈法的,并且与观察法相结合,如"问之以言,以观其辞。穷之以辞,以观其变。明白显问,以观其德"。《吕氏春秋》"八观"中"习则观其所言"。《逸周书》的"六征法"的观色、视声,还有诸葛亮的"间之以是非而观其志,穷之以辞辩而观其变,咨之以计谋而观其识",都是通过一个人的日常言谈来了解一个人的心思和品行。

沟通有言语方面的内容,同时也有非言语性的,如表情、手势和姿势等。晤谈法在访谈过程中需要观察评估对象在晤谈时的行为反应,以补充和验证所获得的资料,进行记录和分析研究。晤谈法的效果常取决于问题的性质和研究者本身的知识水平和晤谈技巧。在心理卫生的临床实践过程中,晤谈主要有以下作用:建立彼此信任和相互合作的关系;获得评估对象问题的初步信息;收集个人健康状态资料,对评估对象的生活及社会关系作尽可能全面的估计,尤其是心理应激情况的评估;对评估对象的心理症状和精神病理进行精确描述;向评估对象普及心理卫生相关知识;支持评估对象追求改进的信心,且提供解决心理卫生问题的具体策略或建议。

三、心理测量法

心理测量法是指用心理测验或评定量表作为心理或行为变量的主要定量手段。这些量表通常都是经过信度、效度检验的测验工具或量表,例如人格测验、智力测验或症状量表等,已达到临床或科研要求。量表种类较多,但必须严格按照心理测量规范实施,这样才能得到正确的结论,目前心理测量法作为一种有效的定量分析手段在医学心身医学临床工作或研究中普遍使用。具体应用中,心理测量方法可进一步分为量表评定法(包括自评和他评量表)和仪器测量法(如测谎仪、生物反馈测量等)。

四、其他方法

除了上述几种心理评估与测量的常见类型,还有个案法、实验法、相关研究法和生物医学检查法。个案法的优点在于评估对象较少,便于全面、系统和深入的研究。个案研究重视从个案发现和概括出有关现象的意义,结果有可能推广,成为大规模抽样研究的前期基础。但缺点是缺乏代表性,总体推论时应特别慎重;个案并非控制性观察,结果属于描述性,较为粗糙;主观偏见较大,降低了个案研究的效度;个案研究的结论常常只能提示相关性,难以验证因果关系。生物医学检查法可以包括体格检查和各种实验室检测。

近年来,一些新技术被引入心理评估与测量当中,如社交媒体、虚拟现实、人工智能、可穿戴设备、大数据、环境遥控技术等。

五、各种方法在临床情境中的综合应用

（一）病史及相关信息采集

病史及相关信息采集内容主要包括评估对象生长发育史、成长史、家庭成员情况、家族史、个人疾病史等历史背景资料。以了解评估对象的生活经历、人格特征、家庭和社会关系。

（二）精神科晤谈

精神科晤谈（psychiatric interview）是一种有目的访谈，是临床工作者在从事评估和心理治疗时的一种基本技术。临床晤谈主要可分成两大类，即评估晤谈和治疗晤谈。评估晤谈是在一系列评估手段之前用来了解患者基本情况的手段，是在制订治疗计划时不缺少的步骤。评估晤谈可以是诊断性的，通过观察以及按某一诊断评定量表进行诊断晤谈，对于精神患者的诊断有重大意义。治疗晤谈则是让患者或来访者了解自己，以使其情感和行为发生预期的变化。晤谈需要一定的技术，包括言语的和非言语的，如表情、手势和姿势等。听和谈在晤谈中非常重要，且听常常比谈更重要。

1. 精神现状检查 精神现状检查（mental state examination，MSE）即由临床工作者对患者当前的心理功能进行客观的报告。精神状态检查对于精神科医生就像体格检查对于内科医生一样。正如体格检查的结果可以客观地评价目前的身体状况一样，精神现状检查是对患者在某一特定时间点的心理功能的客观定量和/或定性评价。精神状态检查有助于理解、测量和判断患者的病情及其进展、变化，便于专业人员之间的交流。

进行精神状态检查时，临床医生要仔细倾听患者对他或她的主观经历的描述，并细致地观察对方的行为，将收集到的信息组织成可信的、准确的精神状态评估。精神状态检查有助于判断患者的自理能力，自杀或其他暴力行为的风险等。

完整的精神状况检查，包括观察、晤谈，有时要辅以心理测验工具。在非精神科专业的临床工作中，特别需要注意的内容如下：

（1）仪表和行为：患者一眼看上去的感觉、精神面貌、整洁度。如：神态萎靡不振、呆滞抑或亢奋、警觉；衣着是否得体，是否与身份、天气及环境相称？身体有无残疾、交谈时的动作、有何怪异行为；有无重复、特别的动作或姿势？是否避免目光接触？动作是否迟缓或无休止？

（2）言语和沟通过程：言语流畅否？是否节制，或只听不说？有无发音不清、口吃？是否用俚语（或行话），什么内容？言语过多或过少？有无观念飘忽、联想松弛、在某一内容发生阻断？连贯否、中肯否？有无句法或用词不当？能否运用非言语的沟通方式如微笑、皱眉、手势、姿势等来表达感情？有无谈话内容与所用声调不一致的情况？与人沟通的兴趣如何？

（3）思维内容：自发谈论的主题是什么？有无反复的主诉，持续的主题或问题？有无反映妄想、幻觉、恐怖、强迫观念或行为的证据、有无观念分散。

（4）感觉和认知功能：感觉（听、视、触等）有无损害？能否集中注意于当前的任务？对时间、空间的定向力如何？他的瞬时记忆、近记忆和远记忆如何（如告以一词或一句，10分钟后看其能否回忆？能否回忆昨天做的事、以往的重大事件，如结婚年月等）？掌握的语词和概念与其职业和教育背景是否相称？能不能做简单的心算、阅读和书写？

（5）情绪：在面谈时一般心境如何（忧愁、欣快、淡漠、发怒、激动、不稳、焦急）？对检查的反应是平淡的、冷淡的还是友好的？是否在谈到某人时有情绪反应？对他自己的心境或情感是怎样描述的？情绪与观察的表情是否一致？

（6）判断力：知不知道来医院的原因？他的认识与实际是否相符？对其行为和情感是否有所认识？对造成这些问题的原因有无了解？如果有，是否符合实际？他解决生活问题的方式如何，是冲动的、独立的、回答性的，还是尝试错误法？对忠告和帮助是否用得合适？对改善他的情境关心到何种程度？

2. 心身医学结构式访谈（定式及半定式问卷访谈） 结构式访谈（structured interview）非常标准化，访谈者会预先准备好访谈提纲，访谈的过程也是高度标准化的，问题形式、回答方式和访谈过程都有固定的程序。访谈者按照提纲内容顺序向受访者提问，了解情况，访谈流程完全由访谈者主导。结构式访谈形式类似于对话形式的问卷调查，但与问卷访谈不同的地方在于问题多为开放

性问题。结构式访谈的最大优点是访问结果便于量化,能够控制调查结果的可靠程度,可作统计分析,是统计调查的一种。与另一种统计调查自填问卷相比,结构式访谈更能够控制调查结果的可靠程度。但是访谈时间长,调查的规模可能受到限制。且对于有关个人隐私的问题,它的效度也不及自填式问卷。

非结构式访谈(unstructured interview)也称"非定式访谈""无结构式访谈"。亦称"非标准化访谈"。非结构式访谈对访谈对象的选取、所要询问的问题等只有一个粗略的基本要求,访谈过程中,访谈者可根据访谈时的实际情况灵活调整访谈内容和进程。非结构性访谈的类型有重点访谈、深度访谈、客观陈述式访谈等。同结构式访谈相比,非结构式访谈的弹性和自由度大,能充分发挥访谈双方的主动性、积极性、灵活性和创造性。但访谈调查的结果不适用于定量分析。

半结构式访谈(semi-structured interview)介于结构式访谈和半结构式访谈之间,它比结构式访谈更加弹性。研究人员会有要研究的关键主题,以及一份访谈指引,访谈过程中根据这些关键点灵活地发问,此外还可以讨论新问题。

目前结构式访谈主要用于获得精神科及心身医学标准化诊断,较常用的工具有复合性国际诊断访谈表(Composite International Diagnostic Interview, CIDI)、美国精神障碍诊断和统计手册临床定式访谈(Structured Clinical Interview for the DSM, SCID)、简易精神状况检查问卷(Mini International Neuropsychiatric Interview, MINI)和以PSE-10为核心的神经精神病学临床评定表(Schedules for Clinical Assessment in Neuropsychiatry, SCAN)。具体见本章第三节。

3. 他评量表评定 他评量表即量表填表人为评定者的量表,填表人一般为专业人员,如心理评估工作者、医师或者护士等。评定者既可根据自己的观察,也可询问知情者意见,或者综合这两方面情况对受评者加以评定。评定者要具有与所使用量表内容有关的专业知识,并且需要接受严格的训练。

4. 自评量表评定 让被试按照自己的体验和感受针对自己的实际情况进行量表评定,与他评量表评定相比,可以一定程度减低病耻感、隐私、评定者主观态度等的影响,对了解自知力良好的患者心身状态具有重要价值。

第三节 心身医学常用
评估与测量工具

心身医学评定量表形式多种多样,量表的分类可按量表项目编排方式,也可按评定者性质进行,最常见的为按量表内容进行分类,可大致分为下列几类:

一、症状筛查与评估相关量表

1. 综合性评估问卷及量表 世界卫生组织(WHO)精神卫生处为改进精神障碍评估和分类的适用性与可靠性,发表了精神现状检查(present state examination, PSE)工具和计算机诊断规则系统(CATEGO)。

前述神经精神病学临床评定表(SCAN)于1992年问世。SCAN为一半定式交谈诊断性检查工具,需由具有临床经验的精神科医师在检查过程中进行症状判断,完成检查的时间为1~2小时。SCAN专业性强,包含的诊断信息适用于临床研究,要求使用者熟悉内容及词条解释,并具备基本的专业知识和临床技能,适合与ICD-10配套使用。

CIDI为WHO和美国ADAMHA为适应ICD-10和DSM-Ⅲ-R诊断要求推出的又一标准化精神检查工具,为SCAN的姐妹工具。CIDI为一完全定式的交谈检查问卷,其提问问题、顺序、方式及评分严格按照工具提供的流程图(probe flow sheet)进行,非专业人员接受培训后也可使用,故可用于进行大规模的流行学调查研究,节省专业人力资源。目前的最新CIDI版本不但可以根据访谈结果得到ICD-10及DSM诊断,还可以调查众多疾病负担相关指标。但CIDI条目过多,检查耗时长,需要受检者高度配合。

目前较常用的结构化诊断访谈问卷还有SCID和MINI,均为半定式问卷,均需要由经过培训的精神卫生临床工作者来使用。最新版的SCID版本可以根据访谈结果得到较全面的DSM-5诊断。MINI访谈耗时较短,根据访谈结果可以得到 ICD-10 及 DSM-Ⅳ 的主要诊断。

国际人格障碍检查表（International Personality Disorders Examination, IPDE）是由 Loranger 编制的一个半定式检查表，要求检查者为精神科医生或临床心理学家，用于判断被试有无人格障碍，以及人格障碍的类型。IPDE 并未按照每型人格障碍来进行检查，而是按照人们生活的几个方面进行检查，在检查中要不断地询问被试出现某种特点的时间，及对生活的影响，减少检查者对患者的主观判断。IPDE 主要是西方人制定的，有的条目不太适合我国国情，且 IPDE 条目较多，检查一次约 150 分钟，完成检查需要受检者高度配合。

综合性量表评估的内容较系统全面，评价的内容较多，常用的有症状自评量表（Symptom Checklist 90, SCL-90）及康奈尔医学指数（Cornell Medical Index, CMI）。

SCL-90 是由美国 Derogatis. L. R. 在 1975 年编制的自评量表，包含比较广泛的精神病症状学内容，如思维、情感、行为、人际关系、生活习惯等，可广泛应用于精神科和心理咨询门诊中，但不适合于自知力不全的躁狂和精神分裂症等患者。量表可用来评估一个特定的时间（通常是一周）以来患者的情况，五级评分（从 0~4 级），0= 从无，1= 轻度，2= 中度，3= 相当重，4= 严重。有的也用 1~5 级评分，在计算实得总分时，应将所得总分减去 90。SCL-90 是标准本，另有 58 项版本和 35 项的简本 SCL-90。

CMI 是美国康奈尔大学 Wolff HG. Brodman R. 等编制的自填式健康问卷，最初用于筛出有躯体和精神障碍的士兵。CMI 全问卷共分为 18 个部分，共有 195 个问题，问题涉及躯体症状、家族史和既往史、一般健康和习惯、精神症状四个方面。CMI 检查可以在短时间内收集到大量有关医学及心理学的资料，起到一个标准化病史检查及问诊指南的作用。CMI 应用于精神障碍的筛查和健康水平的测定也有较好的效度，因此应用领域也日趋扩大。CMI 主要的特点是反映的症状涉及多个系统，能较为全面地了解健康相关的问题，而且突出了症状和功能在健康评价中的作用。

2. 认知功能评估问卷及量表

简易精神状态量表（MMSE）：MMSE 一直是国内外最普及、最常用的痴呆筛查量表，包括时间与地点定向、语言（复述、命名、理解指令）、心算、即刻与短时听觉词语、记忆、结构模仿等项目，满分 30 分，费时 5~10 分钟，重测信度 0.80~0.90，施测者之间信度 0.95~1.00，痴呆诊断的敏感性大多在 80%~90%，特异性大多在 70%~80%。

蒙特利尔认知评估量表（Montreal Cognitive Assessment, MoCA）：MoCA 是由加拿大 Nasreddine 等 2005 年根据临床经验并参考简易精神状态检查（MMSE）的认知项目和评分制定的，常用于快速筛查认知功能异常。该量表共包含注意与集中、执行功能、记忆、语言、视空间执行功能、抽象思维、计算和定向力 8 个认知领域的 11 个检查项目，总分 30 分，得分 ≥26 分者为正常。MoCA 对轻度认知功能损害和阿尔茨海默病的诊断识别有较好的敏感度。

长谷川痴呆量表（Hasegama's dementia scale, HDS）：由长谷川和夫 1974 年创制，与 MMSE 等同为使用最为广泛的老年痴呆初筛工具之一，主要用于老年群体调查。与其他西方测量工具相比，该量表对东方民族有更好的文化适宜性。测量内容包括时间和地点定向、命名、心算、即刻和短时听觉词语记忆。

7 分钟神经认知筛查量表（7-minute neurocognitive screening battery）：由线索回忆、类聚流畅性时间定向［用 Benton 时间定向测验计分法及画钟测验（在空白纸上画）］组成，耗时约 10 分钟，便于施测，包括 4 个分测验，定向、记忆、画钟和语言流利性测验，其结果能较全面地反映一个人的认知功能。

韦氏智力量表：该系列量表所测的是通过测量多种能力来综合反映一般智力，共有三套：韦氏成人智力量表（Wechsler Adult Intelligence Scale, WAIS）、韦氏儿童智力量表（Wechsler Intelligence Scale for Children, WISC）及韦氏学前儿童智力量表（Wechsler Preschool and Primary Scale of Intelligence, WPPSI）。其中，韦氏成人智力量表适用于 16 岁以上的成人；韦氏儿童智力量表适用于 6~16 岁的儿童；韦氏学前儿童智力量表适用于 4~6.5 岁的儿童。量表一共包括 11 个分测验，其中言语部分包括知识、领悟、算术、相似性、数字广度、词汇 6 个分测验，操作部分包括数字符号、图画填充、木块图、图片排列、物体拼凑5个分测验。测量的年龄覆盖范围大，测量的智力范围广，应用范围大，是目前世界上应用最广泛的智力测验量表。综合的认知筛查量表题量较大，但是认知领域评估比较全面，不仅能识别轻微神经心理损害，而且对甄别认知损害的不同病因也有一定作用。

3. 躯体症状及疑病（健康/疾病焦虑）相关量表与问卷

15条目患者健康问卷（PHQ-15）：PHQ-15与后续描述的PHQ-9（针对抑郁）及GAD-7（针对焦虑）均属于精神障碍基础护理评估PRIME-MD（The Primary Care Evaluation of Mental Disorders）中的患者健康自评问卷系列（Patients Health Questionnaires）。PHQ-15自评15种常见的躯体症状或症状群，它们被认为代表了在初级保健中观察到的90%以上的躯体症状（不包括自限的上呼吸道症状，如咳嗽、鼻症状、咽喉痛和耳痛）。要求患者在3分钟内对他们在过去4周内的躯体症状造成的困扰程度进行评分。常用的版本每个条目按3级（0~2分）评分，总分30分，得分越高表示躯体症状越严重。此量表对筛查综合医院门诊患者的躯体化症状具有较好的信度和效度。

8条目躯体症状量表（The eight item Somatic Symptom Scale, SSS-8）：SSS-8是在编制DSM-5过程中对PHQ-15进行合并简化后新产生的8条目躯体症状自评量表，包括初级保健中非常常见的胃肠道症状、肌肉骨骼症状、疼痛症状、心肺症状和疲劳等8项躯体症状，用于评估患者过去1周的情况，可在1分钟内完成，适用于时间和资源有限的医疗单位。有研究证实，SSS-8其具有较好的信度、效度，可以有效区分轻度、中度、重度及极重度躯体症状负担。

躯体化症状自评量表（Somatization Symptom Self-Rating Scale, SSS）：SSS是依据《中国精神障碍分类与诊断标准第三版》（CCMD-3）的诊断标准制定的自评四评分量表，由躯体症状（S因子分）、焦虑症状（A因子分）、抑郁症状（D因子分）、焦虑抑郁症状（AD因子分）组成，以总粗36分判定为阳性。常用于诊断精神障碍、神经症及心理因素相关生理障碍和躯体疾病伴发情绪障碍患者的判定。

躯体症状障碍-B标准量表（Somatic Symptom Disorder-B Criteria Scale, SSD-12）：SSD-12是Toussaint A等人在2015年基于DSM-5躯体症状障碍诊断标准B编写的自评问卷，共12个条目，可测量疑病症患者的认知、行为和情感3个维度，此量表具有良好的区分效度，能很好地把躯体症状主诉的患者和其他心理障碍的患者区分开来。

躯体症状体验问卷（Somatic Symptoms Experiences Questionnaire, SSEQ）：SSEQ是评价躯体症状障碍心理学特质及其相互作用的自评量表。量表共包含15个条目，其中13个条目评价患者的健康担心、疾病体验和医生相处的不愉快经历、疾病的结果4个方面，另外的2个条目用于描述现存的躯体症状和过去6个月求诊的次数，问卷有较好的内部一致性，与目前已经广泛使用的怀特利问卷、疾病行为评估问卷等有较高的一致性，同时，疑病症的患者在问卷上的得分要显著高于抑郁障碍和焦虑障碍的患者。

怀特利指数（Whiteley Index, WI）：WI常用于健康焦虑和疑病症的筛选，包括14个条目，可测量疑病症的躯体先占观念、疾病恐惧和疾病信念3个维度。在此基础上，Fink P等从中筛选出7个条目，形成WI缩减版（WI-7），由疾病担心和疾病信念2个维度构成，测评时间很短。有研究证明，WI能够很好地把DSM-Ⅳ中的躯体化障碍和疑病症区分开。

疾病态度量表（Illness Attitude Scale, IAS）：IAS主要用于评价与疾病相关的恐惧、态度和信念，包含29个条目，测量疑病症认知特点的9个方面，分别是担心疾病、关注疼痛、健康习惯、疑病症信念、死亡恐惧、疾病恐惧、躯体的先占观念、治疗体验和症状影响。

健康认知问卷（Health Cognitions Questionnaire, HCQ）：HCQ共30个条目，测量疑病症患者感知到的患病可能性、疾病的可怕性、疾病的难以应付性、不充足的医药服务4种错误的认知方式。有研究表明，HCQ测量的核心信念是疑病症患者独有的，能很好地把疑病症和其他精神科疾病区分开。

躯体警觉性量表（Body Vigilance Scale, BVS）：BVS评价疑病症患者对身体感觉及其变化的关注程度。包含4个条目，前3个条目测量患者对身体感觉的关注度、身体感觉变化的敏感度和关注身体感觉的平均时间，第 4 个条目评价对 15 种不同身体感觉的关注度。

躯体感觉扩大化量表（Somatosensory Amplification Scale，SAS）：SAS 是测量个体在解释身体模糊感受时，倾向于用比事实更具威胁性的观点解释的程度。量表由 10 个条目构成，每个条目 5 级评分，对量表进行心理测量学特征研究，得到内部一致性为 0.82，重测信度为 0.79，能够广泛地应用于患者的躯体感觉扩大化特点的评估中。

焦虑敏感性指数（Anxiety Sensitivity Index，ASI）及其改进版：ASI 测量对焦虑相关症状潜在消极结果的害怕程度，量表由 16 个条目组成，测量疑病症患者对身体感觉、心理状态、社会信息的关注 3 个维度。有学者认为心理关注和社会关注维度的评价条目不足以很好地反映疑病症患者对心理状态和社会信息的关注程度，因而不能充分评价疑病症焦虑敏感性的理论结构。重新编制的 ASI-3 能够弥补 ASI 的不足，能充分衡量疑病症患者对身体、心理和社会三方面的关注程度，同时 ASI-3 在不同的文化背景下都表现出稳定的因素结构，适用于不同的国家和地区，是使用最广泛的评价焦虑敏感性的问卷。

4. 抑郁与焦虑症状相关量表与问卷

汉密尔顿抑郁量表（Hamilton depression scale，HAMD）：HAMD 是由 Hamilton 于 1960 年编制的抑郁他评量表，是临床上评定抑郁状态时用得最普遍的量表，版本有 17 项、21 项和 24 项 3 种。该量表适用于有抑郁症状的成人，用于评定当时或前 1 周的情况，可用于评定抑郁症、焦虑症等多种疾病的抑郁症状，尤其适用于抑郁症，常用于比较治疗前后抑郁症状和病情变化。然而本量表对于抑郁与焦虑症却不能很好地进行鉴别，因为两者的总分都有类似的增高。

汉密尔顿焦虑量表（Hamilton anxiety scale，HAMA）：HAMA 由 Hamilton 于 1959 年编制，它是精神科中应用较为广泛的他评量表之一，主要用于评定神经症及其他患者的焦虑症状的严审程度，但不适用于评估精神病性的焦虑状态。HAMA 与 HAMD 有些重复的项目，如抑郁心境、躯体性焦虑、胃肠道症状及失眠等，HAMA 与 HAMD 一样，都不能很好地鉴别焦虑症与抑郁症。

Beck 抑郁问卷（Beck Depression Inventory，BDI）：BDI 是最常用的抑郁自评量表，由美国阿隆·贝克（Aaron T.Beck）于 1961 年公开发表，经多次修订已有不同版本，除了 BDI，还有 BDI-1A（1978 年版）、BDI-Ⅱ（1996 年版）。它将抑郁表述为 21 个"症状－态度类别"，每个条目代表一个类别，其目的是评价抑郁的严重程度，适用于成年人，也有适用于儿童与少年的版本。因为 BDI 涉及许多躯体症状，而这些症状在老年人中可以是与抑郁无关的其他疾病或衰老的表现，故 BDI 不适用于老年人。

贝克焦虑量表（Beck Anxiety Inventory，BAI）：由美国阿隆·贝克（Aaron T. Beck）等于 1985 年编制，是一个含有 21 个项目的自评量表。适用于具有焦虑症状的成年人，能比较准确地反映主观感受到的焦虑程度，能帮助了解近期心境体验及治疗期间焦虑症状的变化动态。贝克焦虑量表内容简明，容易理解、易于操作分析，广泛用于精神科门诊。

抑郁自评量表（Zung Self-Rating Depression Scale，SDS）：SDS 由 Zung 编制于 1965 年。该问卷有 20 个条目，能直观地反映患者抑郁的主观感受，反映抑郁状态的四级特异性症状：包括精神性－情感症状，躯体性障碍，精神运动性障碍，抑郁的心理障碍。1972 年，Zung 增编了与之相应的检查者用本，改自评为他评，称为抑郁状态问卷（Depression Status Inventory，DSI）。评定时间跨度为最近 1 周。SDS 的评分不受年龄、性别、经济状况等因素影响。广泛用于门诊患者的粗筛、情绪状况评定及调查等。

焦虑自评量表（Self-Rating Anxiety Scale，SAS）：由 Zung 于 1971 年编制，它的量表构造形式及评定方法都与抑郁自评量表（SDS）十分相似，SAS 是一种分析患者主观症状的相当简便的临床工具，适用于具有焦虑症状的成年人，具有较广泛的适用性，是咨询门诊中了解焦虑症状的一种自评工具。

9 条目患者健康问卷抑郁量表（Patients Health Questionnaire Depression Scale-9 item，PHQ-9）：PHQ-9 也是属于 PRIME-MD 的自评问卷，由抑郁发作诊断标准中的 9 个条目构成，用来了解患

者在过去 2 周,有多少时间受到包括"做事时提不起劲或没有兴趣""感到心情低落、沮丧或绝望"等 9 个问题的困扰。常用于筛查和评估抑郁症状,此量表类似于 GAD-7,也采用 0~3 级评分,0 级表示完全不会,3 级表示每天都会,将得分相加后可得到量表总分,总分最低 0 分,最高 27 分。根据得分可将患者的抑郁程度分为四个等级,具体评定标准:6~9 分为轻度抑郁,10~14 分为中度抑郁,15~19 分为重度抑郁,20~27 分为极重度抑郁。常用于筛查基层医疗机构及综合医院就诊患者的抑郁情况及程度。

7 条目广泛性焦虑量表(7-tiem Generalized Anxiety Disorder Scale, GAD-7):GAD-7 也是属于 PRIME-MD 的自评问卷,由 GAD 诊断标准中的 7 个焦虑症状条目组成,常用于筛查焦虑障碍,亦可用于评估焦虑症的严重程度,GAD-7 用来评估患者在过去 2 周,有多少时间受到包括"难以放松""对各种各样的问题担忧过多"等 7 个问题的困扰。此量表采用 0~3 级评分,其中 0 分表示完全不会,3 分表示几乎每天都会,总分最低 0 分,最高 21 分;将得分相加后可得到量表总分,根据总分可将患者焦虑程度分为三个等级:6~9 分为轻度焦虑,10~14 分为中度焦虑,15~21 分为重度焦虑。常用于筛查综合医院就诊患者的焦虑程度。

医院焦虑抑郁量表(Hospital Anxiety and Depression Scale, HADS):是一个由 14 个条目组成的自评量表,由 Zigmond 与 Snaith 于 1983 年编制。此量表的前 7 个条目可用于评定抑郁,后 7 个条目可用于评定焦虑。按照原作者的标准,焦虑与抑郁两个分量表的分值划分为 0~7 分属无症状;8~10 分属症状可疑;11~21 分属肯定存在症状。此量表主要应用于综合医院患者中焦虑和抑郁的筛查。

蒙哥马利 - 艾森贝格抑郁量表(Montgomery-Asberg depression rating scale MADRS):由 Montgomery 等于 1979 年编制。量表共有 10 个条目:观察到的抑郁、抑郁叙述、内心紧张、睡眠减少、食欲减退、注意力集中困难、懒散、无能感、悲观思想和自杀观念,所有条目采用 0(正常)~6(严重抑郁)分的 7 级记分法评定,分值越高,抑郁越严重。该量表被认为比汉密尔顿抑郁量表具有更好的敏感

性,且比汉密尔顿抑郁量表更简单,常用来评估抗抑郁治疗的效果,监测病情变化。

流调中心用抑郁量表(Center for Epidemiologic Studies Depression Scale, CES-D):CES-D 是为评价当前抑郁症状的频度而设计的,着重于抑郁情感或心境,可用于不同时点断面调查结果的对比,不合适用于临床目的,不能用于对治疗过程中抑郁情况变化的监测。

Carroll 抑郁量表(Carroll Rating Scale for Depression, CRS):CRS 是为了与由医生评定的 Hamilton 抑郁量表作对比而设计的,其目的是为了说明抑郁的自评与他评之间的不一致性。CRS 的条目涉及抑郁的行为与躯体两方面的表现,用于评定抑郁症状的严重度而不是用于诊断。

抑郁形容词检查表(Depression Adjective Checklist, DACL):主要用于测定一过性抑郁心情、感受或情绪,优点在于简明扼要,不评价抑郁所伴随的躯体症状,因而可能更适用于非临床目的。但翻译不易,难适用于我国文化。

抑郁体验问卷(Depressive Experiences Questionnaire, DEQ):主要用于评定 Blatt 提出的抑郁的两个主要维度,即①依恋性抑郁(anaclitic depression),其特征为显著的无助感、需求感、害怕被遗弃和依赖他人;②内射性抑郁(introjective depression),其特征为对自己的过分严格,表现为自罪感、无价值感和自尊心丧失。DEQ 并不评价抑郁症状,而是要评价常与抑郁相关联的广泛的内心体验。

认知偏差问卷(The Cognitive Bias Questionnaire, CBQ):CBQ 用于测量假定与抑郁有关的负性认知偏见。

自动思维问卷(The Automatic Thoughts Questionnaire, ATQ):用于评价与抑郁有关的自动出现的消极思想。

华西心情指数问卷(Huaxi Emotional Distress Index, HEI):由四川大学华西医院研发,是一个针对非精神科求知患者的抑郁焦虑及自杀等不良情绪进行初步筛查及分级的工具,共有 9 个条目,采用 5 级评分法,从"完全没有"到"全部时间"分别计分为 0~4 分,总分 36 分。该量表在患者中使用时显现出很好的实效性,且具有条目少、耗时少、操作简便的特点,可用于非精神专科求治患者

抑郁焦虑的筛查与初步分级。

5. 精神病性症状及躁狂相关量表与问卷

简明精神病量表（Brief Psychiatric Rating Scale，BPRS）：是一个评定精神病性症状严重程度的他评量表，适用于评定具有精神病性症状的大多数重性精神病患者前1周的情况，尤其适用于精神分裂症患者。症状项目合理，比较简便，适宜临床常规应用，是精神科应用得最广泛的评定量表之一，但没有操作用评分标准，对初学者准确把握评分标准有一定的困难，可能影响评分者之间的一致性，且该量表反映阴性症状的项目较少，不能区别不同性质的兴奋状态。

阳性与阴性症状量表（Positive and Negative Syndrome，PANSS）：由简明精神病量表和精神病理评定量表合并改编而成，适用于成年人，由经过量表使用训练的精神科医师实施，综合临床检查和知情人提供的有关信息进行评定，主要用于评定前1周内患者精神症状的有无及各项症状的严重程度，可用于精神分裂症的分型。PANSS兼顾了精神分裂症的阳性症状和阴性症状及一般精神病理症状，能较全面地反映精神病理全貌。

Bech-Rafaelsen躁狂量表（Bech-Rafaelsen Mania Rating Scale，BRMS）：主要用于评定躁狂状态的严重程度，由经过量表训练的精神科医师进行临床精神检查后，综合家属或病房工作人员提供的资料进行评定。评定的时间范围一般规定为最近1周，若需要再次评定，一般为间隔期的长短，即2~6周，是目前应用最广的躁狂量表。

杨氏躁狂量表（Young Mania Rating Scale，YMRS）：由R.C.Young于1978年提出的他评量表，不是诊断量表，是症状分级量表，主要用来评定诊断为双相情感障碍的患者1周来的躁狂症状及严重程度。评定一般采用会谈与观察相结合的方式。

心境障碍问卷（Mood Disorder Questionnaire，MDQ）：MDQ是由Hirschfeld等编制的自评量表，反映测评者的躁狂或轻躁狂症状，以MDQ总分≥7分评定为阳性。该量表包括3个部分，第1部分包括13个条目，评估躁狂及轻躁狂症状，第2部分用于确认上述症状对功能损害的程度，第3部分评测症状对日常生活的影响。有研究表明，该量表具有良好的信度、效度，可作为临床医生诊

断的辅助工具，特别是对于通过常规方法未引出既往有躁狂或轻躁狂史的抑郁发作患者。

32项轻躁狂症状清单（32-item Hypomania Checklist，HCL-32）：是由瑞士人Jules Angst编制的一种自评量表，评估可能存在的轻躁狂症状。由32项条目组成，包括两个因子，分别是"活跃/兴高采烈"与"冒险/易激惹"。被试根据要求回答"是"或"否"，划界分为总分≥14分评定为阳性。有较好的信度、效度。HCL-32和MDQ量表常被用来筛查双相障碍，在双相障碍患者的任何阶段都可以使用。

6. 儿童少年症状及行为障碍相关评估量表及问卷

Achenbach儿童行为量表（Child Behavior Checklist，CBCL）：1970年首先在美国使用，1986年及1987年又分别出版了针对教师用表及儿童自填表的使用手册。我国在1980年初引进适用于4~16岁的家长用表。这一量表主要用于筛查儿童的社交能力和行为问题，量表可分为三部分，即一般项目、社交能力和行为问题。1991年版的CBCL中，社会能力部分仅供6~18岁儿童使用，行为问题分为四个年龄/性别组，即：4~11岁、12~18岁男孩和女孩；分8~9个分量表，有8个分量表（退缩、躯体主诉、焦虑抑郁、社交问题、思维问题、注意问题、违纪行为、攻击性行为），在四个年龄/性别组分量表的名称及项目组成皆相同，4~11岁男女孩增加了性问题分量表。此量表是在众多的儿童行为量表中用得较多，内容较全面的一种。

Conners氏量表（Conners Rating Scales）：是筛查儿童行为问题（特别是多动症）用得最广泛的量表，可分为三种，即父母问卷、教师问卷、父母教师问卷。1970年父母问卷原有93个条目，1978年修订为48条，采用四级评分法，可归纳为6个因子，基本上概括了儿童常见的行为问题，其信度、效度已经过较广泛的检验，能满足一般需要。教师用量表原表有39个条目，1978年修订后有28个条目，可归纳为4个因子，包括儿童在学校中常见的问题，采用四级评分制，信度、效度基本通过检验，此量表还有10条目的简化版。

Rutter儿童行为问卷（Rutter Questionnaire）：分为教师问卷和父母问卷。两种问卷评分均采用

三级评分制,儿童行为问卷分为两类:第一类反社会行为(A行为),包括经常破坏自己和别人的东西、经常不听管教、时常说谎、欺负别的孩子、偷东西等问题行为;第二类神经症行为(N行为),包括肚子痛和呕吐、经常烦恼、害怕新事物和新环境、到学校就哭或拒绝上学、睡眠障碍等问题行为。Rutter 父母问卷总评分≥13分和 Rutter 教师问卷总评分≥9分为有行为问题。"A行为"总分>"N行为"归为"A行为",反之为"N行为";A总分=N总分,则为"M行为"(混合性行为)。Rutter 儿童行为问卷适用于学龄儿童,用于区别儿童的情绪和行为问题,判断儿童有无精神障碍。该量表有较好的信度和效度。目前该问卷已被广泛用到很多国家的儿童行为问题研究。

儿童气质量表(New York Longitudinal Study,NYLS):由 Thomas 和 Chess 领导的 NYLS 小组编制,量表共72条目,由家长填写,包括9个维度,每一维度有8个条目,量表采用七级评分制,常用来评估3~7岁儿童的气质类型,适合于临床研究工作。

儿科症状检查表(Pediatric Symptom Checklist,PSC-35):由 Jelliket 和 Morphy 编制,主要用于5~17岁儿童少年情绪和行为问题的筛查,有多种语言版本。父母问卷包含35个问题,有内化问题、外化问题和注意力问题3个分量表。根据问题出现的频率,将从不、有时、经常分别评为0、1、2分。中文版的划界分为22分,≥22分为筛查阳性。儿科症状检查表还有简要版 PSC-17,以及11岁以上的少年版可以选择。另有汉化的幼儿版儿科症状检查表(Preschool Pediatric Symptom Checklist,PPSC),适用于18个月~5岁儿童,男孩和女孩的划界分分别为12分和10分。

二、自杀评估相关量表及问卷

简明国际神经精神访谈(MINI)自杀筛选问卷:属于前述 MINI 半定式诊断访谈问卷的一部分。MINI 自杀筛选问卷是由其中10个有关自杀的问题组成,每个问题设有"是""否""不知道"3个选项。该问卷通过近1个月是否有自杀意念、自杀计划及自杀未遂等方面评估当前的自杀风险。该问卷在国外广泛应用于临床,在我国人群中使用也有较好的信度和效度。

自杀行为问卷-修订版(Suicidal Behaviors Questionnaire-revised,SBQ-R):该问卷是由 Osman 编制的自我评测问卷,问卷共4个条目,分别评估既往自杀意念、自杀计划与自杀行为以及近1年内自杀意念和未来自杀的可能性。可通过第1题得出既往短暂自杀意念、自杀计划与自杀未遂的发生率,可通过第2题得出过去1年的自杀意念率。该量表总分为3~18分,总分越高,自杀风险越高。若患者得分7分及以上,即可以认为个体具有高自杀风险。其中文版已在中国大学生中得到应用,具有较好的信度和效度。

自杀态度问卷(Suicide Attitude Questionnaire,QSA):由我国学者肖水源等编制,该卷共包含29个条目,采用5级评分,分别测定对自杀行为性质的态度、对自杀者的态度、对自杀者家属的态度、对安乐死的态度等4个维度。分为3个分界等级:≤2.5分为对自杀持肯定、认可态度,>2.5分且<3.5分为矛盾或中立态度,≥3.5分为对自杀持反对、否定态度。

贝克自杀意念量表(Beck scale for suicidal ideation,SSI):由贝克于1979年编制,量表共由19项条目组成,前5项条目评估自杀意念强度;其余条目评估自杀危险,从而判断存在自杀意念的被试者真正实施自杀的可能性大小。量表采用三级评分制,总分范围0~38分,评分越高,自杀危险性越大。常用于量化和评估自杀意念。

三、应激、生活事件、社会支持评估相关量表及问卷

生活事件量表(Life Event Scale,LES):由杨德森、张亚林于1986年编制而成,共含有48条我国较常见的生活事件,适用于16岁以上的正常人、神经症、身心疾病、各种躯体疾病求助者以及自知力恢复的重性精神病求助者,常用于神经症、身心疾病等病因学研究;也可用于指导心理治疗、危机干预,指导正常人了解自己的精神负荷、维护身心健康。

青少年生活事件量表(Adolescent Self-Rating Life Events Check List,ASLEC):适用于青少年尤其是中学生和大学生生活事件发生频度和应激强度的评定,该量表可用于精神科临床、心理卫生咨询和心理卫生研究,对于研究青少年心理应激

程度、特点及其与心身发育和心身健康的关系有价值。

应对方式问卷（Coping Style Questionaire）：该问卷由肖计划根据我国文化背景于 1995 年编制而成，是一种自陈式个体应付行为评定量表，适用于文化程度在初中和初中以上，年龄在 14 岁以上的青少年、成年和老年人。此量表可解释个体或群体的应对方式类型和应对行为特点，比较不同个体或群体的应对行为差异，不同类型的应对方式，还可以反映人的心理发展成熟的程度。

防御方式问卷（（Defense Style Questionnaire，DSQ）：DSQ 是由加拿大的 Bond 于 1983 年编制的一种自评问卷。此问卷能收集较完整的防御机制资料，适用于正常人及各种精神障碍患者。

特质应对方式问卷（Trait Coping Style Questionnaire，TCSQ）：由 20 条反映应对特点的项目组成，包括 2 个方面的应对方式，分别是积极应对和消极应对。用于反映被试者面对困难挫折时的积极与消极的态度和行为特征。

社会支持评定量表（Social Support Rating Scale）：由我国学者肖水源于 1986 年编制，共有 10 个条目，分为 3 个维度：客观支持（3 条），主观支持（4 条）以及对社会支持的利用度（3 条）。用于了解被试者社会支持的特点及其与心理健康水平、精神疾病和各种躯体疾病的关系。

领悟社会支持量表（Perceived social support scale，PSSS）：是一种强调个体自我理解和自我感受的社会支持量表，测定个体领悟到的各种社会支持如家庭、朋友和其他人的支持程度，同时以总分反映个体感受到的社会支持总程度。

四、物质及行为成瘾评估相关量表及问卷

精神活性物质使用问题筛查量表（Alcohol，Smoking，and Substance Use Involvement Screening Test，ASSIST）：ASSIST 是 1997 年由 WHO 设计的一种标准化、结构式访谈问卷，用于筛查评估受试者一生中和最近 3 个月的烟草、酒精、大麻、吸入剂、镇静安眠药、致幻剂、阿片类、可卡因、苯丙胺及其他精神活性物质使用相关问题的风险。该筛查量表包括 8 个条目，可计算出每种精神活性物质使用情况的总评分。根据总评分情况及 WHO 制定的风险评分标准，可将每种精神活性物质使用情况分为低、中、高三种风险水平。此量表经国际多中心研究证实具有良好的信度和效度，且操作简便，能全面筛查多种精神活性物质使用问题。经验证，ASSIST 中文版在我国也有较好的信效度。

酒精使用障碍识别测验（The Alcohol Use Disorders Identification Test，AUDIT）：由 WHO 编制，可自评，也可他评。含 10 个问题，耗时短，可筛选出从轻度到重度的饮酒者，能早期识别具有伤害性的饮酒。可由经过一定训练的社区基层卫生工作者通过一般健康调查、生活方式、生活习惯及病史或饮酒者自身报告普查获得信息，常用于社区保健工作。该量表可识别严重危害性饮酒、伤害性饮酒甚至酒精依赖。跨文化测试显示，该问卷的多种语言版本（包括汉语版）均具有良好信度和效度，但本身不是诊断工具。

密歇根酒精依赖调查表（Michigan Alcoholism Screening Test，MAST）：由 Selzer 于 1971 年设计，是一较常用的测量酒瘾的工具，反映由饮酒所导致的身体、人际、社会功能等损害的内容。可自评，也可他评，耗时短，一般只需 15 分钟，可用于临床研究、流行学的筛选，也可以协助临床诊断。

Russell 吸烟原因问卷（Russell's Reasons for Smoking Questionnaire，RRSQ）：由英国伦敦大学 Russdll 医生于 1974 年编制，主要目的是明确个体吸烟的理由，以对其进行干预。条目较简单、清晰，10 分钟内即可填写完毕。但由于不同文化背景人群吸烟原因不尽相同，该表用于不同文化人群时有一定的局限性。

Young 氏网络成瘾诊断问卷（Young's 20-item Internet Addiction Test，IAT）：由美国心理学家 Young 针对网络成瘾 / 病理性网络使用进行编制，采用五级评分制，总分范围从 20 到 100。得分在 20~49 分代表受试能正常上网，得分超过 50 表明受试有潜在的互联网使用问题（PIU）。目前的 20 条目的版本是至今网络成瘾评估中被最广泛采用的测量工具。但该问卷不能区分网络成瘾行为的特定类型及方面（如游戏）等，在当前国际诊断分类标准修订中强调赌博及游戏两类成瘾性行为的趋势下使用可能逐渐受限。

针对最新诊断分类标准修订中关注的网络游戏障碍，Pontes 等于 2014 编制了 20 条目网络游戏障碍测试（Internet Gaming Disorder Test, IGD-20），包括 20 个项目，采用 5 分评分制。此量表常用于评估受试过去 12 个月线上及线下网络游戏成瘾的严重程度。编制者团队于 2015 年根据 DSM-5 "附录三" 网络游戏障碍的九条核心诊断标准编制了 9 条目短版网络游戏障碍量表（Internet Gaming Disorder Scale-Short-Form, IGDS-SF9），分别评估对投入网络游戏的过度专注、耐受性、控制游戏尝试失败、持续性、逃避现实、成瘾造成的问题、隐瞒、兴趣转移及因网络成瘾造成的冲突。此量表可用于评估网络障碍的严重程度，成为目前最受关注的网络游戏障碍评估工具之一。

另一种受关注的网络游戏障碍评估工具是 Lemmens 等（2015）编制的网络游戏障碍量表系列（Internet Gaming Disorder Scales, IGDs）。IGDs 有二级评分（是/否）的 9 条目版本（IGD-dichotomous-9）及 27 条目版本（IGD-dichotomous-27），还有多级评分的 9 条目版本（IGD-polytomous-9）及 27 条目版本（IGD-polytomous-27）。此量表系列亦是根据 DSM-5 中网络游戏的 9 条核心诊断标准编制的，27 条目版本将 9 条目版本中的每个条目细化为 3 个条目，研究者对比了四种版本的信效度，推荐使用就二级评分（是/否）的 9 条目版本（IGD-dichotomous-9）。

五、生活质量与幸福感评估相关量表及问卷

生活满意度评定量表（Life Satisfaction-Rating Scale, LSR）、生活满意度指数 A（Life Satisfaction Index A, LSIA）和生活满意度指数 B（Life Satisfaction Index B, LSIB）是此方面的系列相关问卷。其中，LSR 是他评量表，LSIA 和 LSIB 为自评量表，生活满意度量表侧重测量认知成分，生活满意度评定量表包括五个子量表，即热情与冷漠、决心与不屈服、愿望与实现目标间的吻合程度、自我评价、心境状态。每个子量表按 1~5 级评分，5 分表示满意度最低，25 分表示满意度最高。LSIA 是由与 LSR 相关程度最高的 20 项同意-不同意的条目组成，而 LSIB 则是由 12 项与 LSR 高度相关的开

放式、清单式条目组成。

情感量表：正性情感、负性情感、情感平衡（Affect Scales: Positive Affect, Negative Affect, Affect Balance）：该量表用于测查一般人群的心理满意程度，其 10 个项目是一系列描述 "过去几周" 感受的是非题。经过试验发现，此量表的得分与性别和年龄无关，与收入相关，大学毕业和高收入者得分较高。低收入且家庭负担重者得分最低。

幸福感指数、总体情感指数（Index of Well-Being, Index of General Affect）：此量表用于测试受试者目前所体验到的幸福程度。此量表包括两个部分：即总体情感指数量表和生活满意度问卷，研究发现，与幸福感指数相关的主要生活内容是工作以外的活动、家庭生活、生活水平、工作及婚姻。与幸福感指数正相关的因子包括：朋友的数量（0.23）、年龄（0.21）、家庭收入（0.14）、智力（0.13）、健康（0.13）以及宗教信仰（0.11）。

慢性病患者生命质量测定量表体系（Quality of Life Instruments for Chronic Diseases, QLICD）及癌症患者生命质量测定量表体系（Quality of Life Instruments for Cancer Patients, QLICP）：由万崇华编制，首次用共性模块加特异模块的方式，采取经典测量理论结合现代测量理论（项目反应理论、概化理论）的方法研制，对临床评估及研究慢性躯体疾病及癌症患者的生命质量具有重要参考价值。

六、家庭功能及动力学评估相关量表及问卷

家庭功能评定量表（Family Assessment Device, FAD）：FAD 是 Epstein 等根据 McMaster 家庭功能模式理论（McMaster model of family functioning, MMFF）编制的测量家庭功能的量表。最初编订时有 53 个项目，后经修订达到 60 个项目。包括 MMFF 中的 6 个因子，并增加了一般功能因子。一般功能因子包括 12 个项目，由与其他 6 个因子高相关的项目组成，它可以从总体上评估家庭功能的健康或者病态。Shek 发现，一般功能量表在中国儿童样本上具有较好的临床信度和效度。同时也有研究指出，可以将一般功能因子单独作为从总体上评估家庭功能健康/不健康、独立筛选

家庭功能不良的工具。

家庭亲密度和适应性量表（Family Adaptability and Cohesion Evaluation Scales，FACES）：FACES 是一种常用的评估家庭功能的自评量表，由 Olson 等于 1979 年首次提出。为提高 FACES 的适用性，Olson 后来又提出了两个新的版本，即 FACES Ⅱ、FACES Ⅲ 和 FACES Ⅳ。FACES 理论框架不够成熟，作为测量工具存在疑问，FACES Ⅱ 适合于科研研究，作为测量工具功能强大，但是亲密度和适应性两个分量表存在较高相关性。FACES Ⅲ 适合于临床应用，FACES Ⅳ 能够全面评价家庭功能各个方面。

系统家庭动力学自评量表（Self-rating Scale of Systemic Family Dynamics，SSFD）：SSFD 是由赵旭东等在以系统思想为指导的系统家庭动力学理论基础之上，基于 6 个省市将近 3 万个家庭制定的常模，结合我国文化背景编制出来的自评问卷。问卷以海德堡系统家庭动力学理论为依据，通过家庭气氛、个体化、系统逻辑、疾病观念等 4 个维度来描述系统家庭动力学特点。家庭气氛指家庭系统内部交流、沟通的情绪特征，得分越低，家庭气氛越轻松、愉快、平等。个性化指家庭成员之间情感和行为的分化程度，得分越低，家庭成员个性化程度越高。系统逻辑指家庭成员价值判断的逻辑特征，得分越低，家庭成员越倾向于用"既……又……"式的逻辑思维看待问题。疾病观念：指家庭成员关于患者对社会适应不良或疾病过程的自我责任的看法。SSFD 共由 29 个条目组成，其中家庭气氛 11 条；个性化 8 条，系统逻辑 6 条，疾病观念 4 条，采用五级评分制，各个条目得分相加即为因子分和总分。在临床应用中，SSFD 有较好的信度和效度。

七、人格评估相关量表及问卷

明尼苏达多相人格量表（Minnesota Multiphasic Personality Inventory，MMPI）：MMPI 是最著名和最广泛使用的客观人格和精神病理学测试，适用于 18 岁及以上的成年人，目前使用的是第 2 版。当前的 MMPI-2 包含 567 个条目，通常需要 1~2 小时才能完成。可分为 10 个初级临床量表，补充和内容量表，一些效度量表。MMPI-2 有一种缩减版，由 MMPI-2 的前 370 项组成。缩减版主要

用于无法完成完整版本的情况（例如，疾病或时间关系），但较短版本的分数没有 567 项版本的分数全面。一个人在不同尺度上获得的分数量化了他偏离预期标准的程度。明尼苏达大学出版社在 2008 年出版了 MMPI-2 的新版本，即 MMPI-2 重组表（MMPI-2-RF）。MMPI 常用于区别正常与异常心理，也可用于正常人的人格评定。MMPI 应用范围广，实用性强，但对人格特质的描述过于病理化，且题目较多，耗时较长。

艾森克人格问卷（Eysenck Personality Questionnaire，EPQ）：EPQ 是一种广泛使用的评估人格特征的测试工具。艾森克最初将人格概念化为两个基于生物学的气质独立维度，E（外向 / 内向）和 N（神经质 / 情绪稳定性），在一个连续体上进行测量，然后将其扩展到第三个维度 P（精神质）。问卷题目少，测试时间短，题目简明易做。

卡特尔 16 种人格因素问卷（Sixteen Personality Factor Questionnaire，16PF）：16PF 是美国人卡特尔编制的用于人格检测的一种问卷，适用于 16 岁以上的青年和成人，现有 5 种版本：A、B 本为全版本，各有 187 个项目；C、D 本为缩减本，各有 106 个项目；E 本适用于文化水平较低的被试，有 128 个项目。16PF 从乐群、聪慧、自律、独立、敏感、冒险、怀疑等 16 个相对独立的人格特点对人进行描绘，并可以了解应试者在环境适应、专业成就和心理健康等方面的表现。可用于临床，也可用于人才选拔，升学、就业指导等。

八、睡眠评估相关量表及问卷

匹兹堡睡眠质量指数（Pittsburgh Sleep Quality Index，PSQI）：PSQI 适用于评价近 1 个月的睡眠质量，PSQI 共有 24 个问题，其中包括 19 个自评题目和 5 个他评题目。他评问题仅供临床参考，不计入总分。PSQI 测量睡眠的 7 个方面，包括主观睡眠质量、睡眠潜伏时间、总睡眠时间、睡眠效率、睡眠紊乱、用药和日间功能情况。每题的评分范围为 0~3，总分在 0~21 之间，得分越高表示睡眠质量越差。PSQI 适用于睡眠障碍患者、精神障碍患者的睡眠质量评价和疗效观察，是目前应用比较广泛的睡眠质量量表。

阿森斯失眠量表（Athens Insomnia Scale，AIS）：AIS 是基于 ICD-10 失眠诊断标准设计的自评

量表,适用于评价近 1 个月的睡眠情况。共有 8 个问题,前 5 个问题针对夜间睡眠情况评估,后 3 个问题针对日间功能进行评估。同 PSQI,AIS 每题的评分范围为 0~3,AIS-8 总分 0~24,AIS-5 总分为 0~15。分数越高,代表失眠越严重。

失眠严重程度指数(Insomnia Severity Index,ISI):ISI 是由 7 个问题组成的自评量表,适用于评价 2 周内的睡眠情况。评分范围为 0~4,得分越高,失眠程度越重,0~7 无失眠,8~14 轻度失眠,15~21 中度失眠,22~28 重度失眠。ISI 较多用于失眠筛查、评估失眠的治疗反应。

睡眠信念与态度失调问卷(Dysfunctional Beliefs and Attitudes about Sleep,DBAS):DBAS 有 30 个项目和 16 个项目两个版本,DBAS-16 相对使用较多。该量表主要用于评价睡眠相关的认知情况,包括 4 个方面的内容,即对失眠造成的影响的认识、对失眠的担忧、对睡眠的期待以及用药情况。针对量表中的观点,受试者以视觉量表的形式做出评价。在一条 100mm 长的线上标有 0~10 的 11 个数字。0 表示强烈不同意,10 表示强烈同意。

Epworth 嗜睡量表(Epworth Sleepiness Scale,ESS):ESS 量表是目前国际公认的一种较为简易的嗜睡自评量表,患者为自己白天的嗜睡程度打分,分数越高代表白天嗜睡情况越严重,总分为 0~24 分,选项分为 0~3 4 个等级,总分为 0~24。10 分以下为正常,16 分以上提示严重嗜睡。临床常用此量表来评价患者的主观嗜睡程度,中国香港和台湾分别于 2000 年和 2002 年对繁体中文版 ESS 量表进行了信度和效度评价,发现其信度和效度较好,可以作为白天嗜睡程度评估工具。

睡眠状况自评量表(Self-Rating Scale of Sleep):是由我国学者李建明在许又新及刘协和协助下编制的。此量表可用于筛选不同人群中有睡眠问题者,也可用于睡眠问题者治疗前后评定效果的对比研究。

清晨型夜晚型量表(Morningness-Eveningness Questionnaire,MEQ):MEQ 用于评估"清晨型"和"夜晚型"的昼夜节律类型。MEQ 共有 19 个问题,要求受试者根据个人倾向或喜好选择相应回答。

根据选项的相应分值计算总分。总分为 16~86 分。41 分以下代表受试节律类型为夜晚型,59 分以上代表受试节律类型为清晨型,42~58 分代表受试节律类型为中间型。

神经精神病学生物节律评估访谈(Biological Rhythms Interview Of Assessment In Neuropsychiatry):该量表最初由巴西人开发,共 19 个问题,每个问题 1~4 分,总分在 19~72 之间,一共分为 4 个项目:睡眠、日常活动、社交、饮食模式,最初用于双相障碍患者的节律评估。在意大利、英国、韩国等多个国家经过信效度校对,有较好的信效度。

REM 睡眠行为异常筛查量表(REM Sleep Behavior Disorder Screening Questionnaire,RBDSQ):RBDSQ 是用于筛查快眼动期(REM)睡眠行为异常的自评量表。共有 10 个大题,包括梦境内容、梦境与行为的关系、致伤和神经系统疾病等方面的内容。要求受试者在"是"和"否"中做出选择。总分为 0~13 分,5 分以上认为异常。RBDSQ 在存在神经系统疾病或其他睡眠障碍的患者中敏感度稍差。

不宁腿综合征(Restless Legs Syndrome,RLS)是临床常见的感觉运动障碍性疾病,临床主要表现为夜间睡眠中出现双下肢极度不适感或疼痛,迫使患者不停移动下肢或下床行走。国际不宁腿综合征研究组评价量表(International Restless Legs Syndrome Rating Scale,IRLS)为常用的评价不宁腿综合征的量表,共 10 个条目,每个条目采用五级评分制,总评分为 40 分,评分 1~10 分为轻度,11~20 分为中度,21~30 分为严重,31~40 分为非常严重,常用于评价过去 1 周患者不宁腿综合征的严重程度。

第四节 心理评估与测量发展展望

随着社会和科技的发展,人工智能、"互联网 +"、柔性穿戴传感技术等的广泛应用,使心理评估与测量手段和技术也面临着快速发展的机遇。

自 1956 年人工智能的概念提出以来,心理学家同人工智能研究者进行了很多合作研究。如交互进化计算(interactive evolutionary computation,

IEC）属于人工智能领域的一种算法，是一种将人的智能评价同进化计算机有机结合的智能计算方法。日本学者 Hideyuki Takagi 等人将交互进化计算应用于对精神分裂症患者的心理测量和评估中，辅助验证"精神分裂症患者所感受到的情绪表达的动态范围比健康人所感知到的范围更窄"这一假设。在此之前，精神病学家和心理治疗师认为，精神分裂症患者在情感表达方面存在问题，但缺乏定量方法衡量他们的情感表达能力，所以无法以此作为诊断依据。交互进化计算提供了一种定量的测量方法，使得对情绪感知范围的测量成为可能。后来，张琰等人利用交互进化计算技术，以高社交焦虑和低社交焦虑大学生为研究对象，成功地测量并比较了两者在面孔情绪识别的动态感知范围上的差异性。这些研究表明，交互进化计算作为一种智能算法，适用于心理健康测量。

AI（尤其是机器学习）使精神心理测量数据的挖掘与分析也朝着精细化的方向发展，人工智能领域的贝叶斯网络和粗糙集分析方法对心理测量数据的挖掘起到了优于一般心理学统计方法的作用。余嘉元发现，利用贝叶斯网络开发的智能自适应测验可以显著减少教育和心理测试中题目的数量。相对于纸笔测验，这种自适应测验获取的信息更多。他还发现，人工智能中的粗糙集分析方法可以对心理测量数据进行挖掘，得到更准确细致的分析结果。数据分析的速度也有所提升，于科学研究大有裨益。

高效的 AI 数据处理将使心理评估与测量突破需要在专门的环境设置下进行的限制，而可能直接通过对日常工作及生活行为的数据记录来实现测评。已有的研究主要关注动作识别技术及表情识别技术及方法的发展。如，Jan 等（2014）通过对抑郁症患者的自然面部表情特征的提取，开发了一种自动化识别系统来计算他们的贝克抑郁量表的得分，以辅助抑郁症的诊断。Cohn 等通过面部识别和声音检测技术来自动识别抑郁。Alghowinem 等利用澳大利亚、美国和德国进行的抑郁症临床访谈视频记录，通过对参与者的目光注视和头部姿势信息的提取进行抑郁识别。此外，一些研究者将手势动作和身体动作也纳入分析识别系统。Joshi 等对抑郁症患者和正常个体在访谈视频中的表情、手势和头部动作进行提取分析，以进行自动化的抑郁识别。近期，表情、语音、眼动等行为相关指标的识别分析技术正在与柔性穿戴传感技术（可采集人体各种活动轨迹及相关电生理数据）、远程数据采集技术逐步融合。随着融合技术的日益普及，基于日常生活数据随时随地进行心理评估与测量将不再是难题，大大提高心身健康问题的早期识别与处理水平。Rajagopalan 等在自然环境中收集并标注了一组儿童自我刺激行为视频数据集，该数据集可以作为一个很好的参考基准来识别儿童在日常活动中的自我刺激行为，并辅助开发出早期的诊断和干预技术，方便临床医生、父母和照护者的诊断与照料。

上述发展趋势显示，将来的心理评估与测量将不再受时间、空间的限制，有助于资源合理配置，节约人力、物力及经济成本，而且评估的数据主要采集自日常生活，更贴近于本评估者的现实生活状体，有着长远的发展空间。

从广义心理评估与测量的角度看，当前功能脑影像、近红外脑功能成像、高精度脑电生理、甚至脑机接口等技术的发展，与 AI、"互联网+"、柔性穿戴传感等技术的进一步融合，将给心理评估与测量学的发展带来哪些重大的机遇和挑战，值得我们更进一步思考与期待！

（郭万军　胡少华）

参 考 文 献

1. 郑日昌. 心理测量与测验. 2 版. 北京：中国人民大学出版社，2013.
2. 彭凯平. 心理测验——原理与实践. 北京：华夏出版社，1989.
3. 周雪梅.《心理测量与评估》是心理测量学的首选教材. 北京师范大学学报（社会科学版），2005（5）：94.
4. 戴海琦. 心理教育与测量. 北京：高等教育出版社，2012.

5. 姚树桥．心理评估．北京：人民卫生出版社，2007.

6. 郭庆科．心理测验的原理与应用．北京：人民军医出版社，2002.

7. Neukrug E S, Williams G T. Counseling counselors: A survey of values. Counseling & Values, 2011, 38（1）: 51-62.

8. 汪向东、王希林、马弘．心理卫生评定量表手册（增订版）．北京：中国心理卫生杂志社，1999.

9. 刘浩，张鸿燕，肖卫东，等．5种抑郁症状评定工具评估精神分裂症患者抑郁症状的比较．中国心理卫生杂志，2015, 29（8）: 570-575.

10. 段莹，孙书臣．睡眠障碍的常用评估量表．世界睡眠医学杂志，2016, 3（4）: 201-203.

11. 康传媛，赵旭东，许秀峰，等．系统家庭动力学自评问卷的初步编制及信效度分析．中国心理卫生杂志，2001, 15（2）: 92-95.

12. 孙海明，曾庆枝，杜江，等．精神活性物质使用问题筛查量表中文版的信效度．中国心理卫生杂志，2010, 24（05）: 351-355.

13. 吕兰竹，周月英，苏泳诗．GAD-7和PHQ-9调查分析综合医院住院患者焦虑抑郁状况．中国现代医药杂志，2017, 19（3）: 47-49.

14. 路桃影，李艳，夏萍，等．匹兹堡睡眠质量指数的信度及效度分析．重庆医学，2014（3）: 260-263.

15. Gierk B, Kohlmann S, Kroenke K, et al. The Somatic Symptom Scale-8（SSS-8）A Brief Measure of Somatic Symptom Burden. JAMA Internal Medicine, 2013, 174（3）: 399-407.

16. Zhang L, Fritzsche K, Liu Y, et al. Validation of the Chinese version of the PHQ-15 in a tertiary hospital. BMC Psychiatry, 2016, 16（1）: 89.

17. Group W A W. The Alcohol, Smoking and Substance Involvement Screening Test（ASSIST）: development, reliability and feasibility. Addiction, 2015, 97（9）: 1183-1194.

18. Chung K F. Use of the Epworth Sleepiness Scale in Chinese patients with obstructive sleep apnea and normal hospital employees. Journal of Psychosomatic Research, 2000, 49（5）: 370-372.

19. Lemmens J S, Valkenburg P M, Peter J. Development and Validation of a Game Addiction Scale for Adolescents. Media Psychology, 2009, 12（1）: 77-95.

第九章　各科通用的心理干预技术

第一节　心理治疗概述

一、心理治疗的发展简史

在西方，心理治疗（psychotherapy）的历史源远流长。西方"医学之父"希波克拉底早就明确提出"言语"是医生治病的一件法宝。但人们认为，现代心理治疗从萌芽到发展壮大不过200年的历史，而其真正作为一门学科的建立及行业规范的完善不过是近几十年的事情。正规的心理治疗起源于弗洛伊德（S.Freud）于19世纪末创立的精神分析治疗，至20世纪中叶，在心理治疗领域，精神分析一统天下，其影响之大、盛行之久超过了迄今为止的任何心理学流派。20世纪中叶，行为疗法迅速崛起，一批学者雨后春笋般著书立说，比如巴甫洛夫提出的条件反射学说、华生提出了行为是由环境决定的观点、斯金纳提出了操作性条件反射的原理等。20世纪六七十年代，以美国心理学家贝克为代表的认知治疗开始崭露头角，这一学派强调认知对人的情绪和行为的影响。目前，心理治疗已有400余种，呈现一片欣欣向荣的景象。

在我国，2000多年前的医学典籍中就有不少有关心理治疗的精辟论述。比如先秦时期的《黄帝内经·素问》便提出了治病"必先治神"（宝命全胜形篇）。所谓治神，大概就是现代的心理治疗。同时还提出"告之，语之，导之，开之"等心理治疗原则。然相比于西方，我国现代心理治疗的萌芽和发展较晚些。20世纪20年代，罗素来中国讲座在《心的分析》中提到弗洛伊德，从此，中国的知识界开始介绍弗洛伊德的学说。在三四十年代，国内已有个别专业人员开展了心理治疗，比如戴秉衡在芝加哥受过精神分析训练，抗战前回到北京协和医院作为临床心理学家工作，培养了丁瓒等人；丁瓒先后在北京协和医院、南京精神病防治院（现南京脑科医院）从事临床心理学工作。但由于战争年代动乱纷纷，许多事业均处于低潮甚至被冻结状态，处在萌芽阶段的心理治疗自然更是首当其冲。据报道，1949年以前我国学者发表有关心理治疗的论著较少。

新中国成立之后，学术界受到苏联的影响，对弗洛伊德的学说持批判态度，仅巴甫洛夫的观点得到传播，但我国的心理治疗未见重大建树。1990年，"中国心理卫生协会心理治疗与心理咨询专业委员会"的成立，标志着我国的心理治疗进入了一个新时代。当前，心理治疗的对象正在迅速扩大；心理治疗的专科、中心越来越多；心理治疗的形式亦越来越丰富。进入21世纪后，心理治疗步入法制化、专业化、规范化时代，体现在《中华人民共和国精神卫生法》中明确了心理治疗与心理咨询的专业技术地位。

二、心理治疗技术的研究方法

心理治疗是通过怎样的方式起效的？来访者改变的路径是什么？究竟怎样的治疗对怎样的来访者能够起到怎样的作用？一个经验证实有效的心理治疗方法能否被复制？回答上述问题需要对心理治疗进行系统科学的研究，从而增进人们对其作用机制的理解，并做出恰当的医疗决策。目前心理治疗的临床研究方法，包括效果研究、量化和质化过程研究，以及过程－效果研究。

（一）心理治疗的效果研究

1. 效果研究的实验设计　"效果"被定义为作为治疗过程的结果所发生的变化。其研究的信度和效度可以进行相对准确的检验，其研究流程可以固定化、模板化，以利于不同的研究者进行验证，其研究结果可通过客观的数理统计进行判别。

遵循随机对照试验研究的设计原则,效果研究需要设置对照条件。在现有研究中,研究者通常采用的对照条件包括:空白对照(no treatment)、候诊对照(wait list)、关注安慰剂对照(attention-placebo)三大类。在实际操作中,由于心理治疗的研究对象是处于社会活动中人的一系列内在的心理活动,以及外在的行为表现,不同于一般科学实验物化的实验对象,选择哪种对照条件使得出的结论具有科学性合理性,仍然是一项比较困难的工作。

专栏 9-1 心理治疗中的安慰剂效应

心理治疗中的安慰剂效应是指有意无意地让患者建立起"我将被它治愈"的信念、愿望或情感,是真实存在的心理生物学现象。

安慰剂效应不仅意味着一个假干预的局限性效果,更是指在患者与医生关系中的非特异性效果,包括注意、人文关怀、期望模式、焦虑和自我意识。可检测的安慰剂效应有5个成分:患者、治疗师、医患互动、疾病本身和治疗设置。从社会心理学角度来看待安慰剂效应,有3个可能增效因素,即:启动效应、来访者感受和计划行为理论;从人格心理学角度来说,对安慰剂有反应的人格特点是:爱交际、有依赖性、易受暗示、自信心不足、敏感自身生理变化、有疑病倾向和神经质。在所有的心理治疗研究中,均可发现明显的"安慰剂效应"。这说明治疗师都有意或无意地运用并不属于某特定心理治疗专有的"技巧"或"深度策略",但心理治疗安慰剂效应在许多时候可通过心理暗示和正向思维发挥积极作用。因此在临床中,应根据患者的心理特点和环境因素,提高积极期待和信念,使安慰剂效应发挥到最大。

心理治疗研究中的关注安慰剂对照

关注安慰剂对照主要考虑到心理治疗中的非特殊因子,如与治疗师联系、治疗师的关注等,对照被试不接受实质上的心理治疗,而是在研究开始时治疗师详细描述了试验治疗的基本原理,旨在调动被试对阳性获得或者积极改变的预期,就像药物安慰剂或者精神安慰在某种情况下有效一样。它有利于研究者识别在非治疗因素以外的治疗策略所产生的变化。然而有关关注安慰剂的定义、在实践中如何操作的问题尚不明确。这种对照主要考察治疗策略以外的"非治疗因子",如期望、与治疗师保持联系(实际上是治疗关系的一部分),随着研究的深入,这些因子实际上很有可能是治疗的活性成分,因此有研究者认为在心理治疗研究中不使用这种对照方法。

(曹玉萍 李春波)

---

2. 效果研究的疗效评估与局限性 效果研究的核心问题是如何测量来访者由于参与治疗而产生的变化,如何明确评估某项治疗有效的指标,如何进行量化的评估;同时,如何排除治疗中的混杂和干扰因素。具有说服力的研究常采用多目标、多维度的评估方法和指标。例如,考察全面的心理适应能力、专门的人际沟通、心理疾患症状、自我报告的情绪、认知功能或生活状况等。同时,在治疗过程中,随时对结果进行反馈有益于提高心理治疗的疗效。

研究人员发现,在效果研究中简单地将数据推导为数学公式或方程模型,对于心理治疗的实践应用帮助甚微。同时,人为控制的实验环境与现实心理治疗情景设置的本质不同,也让大量实证结果和结论只能停留在实验理想化条件的温室而无法接受自然的洗礼。同时,治疗过程中诸如治疗师的技术操作如何贯彻、治疗师和来访者的治疗联盟如何建立、双方的人际沟通和信息交流特点如何、是否存在促发治疗成败的关键点等系列问题,则更是超出了量化实证研究力所能及的范围。

(二)心理治疗的过程研究

效果研究回答了心理治疗是否有效的问题。然而,当一种干预方法被证明有效之后,这些改变是怎样产生的?何种干预方法效果更好?干预方法中哪些成分最有效?起作用的机制是什么?等问题凸显出来。探索这些问题需要从心理治疗过程入手开展研究,分析诸如治疗关系、治疗技术卷入与抽离、治疗方式插入、治疗目标达成等治疗过程中各个因素。

"过程"是指发生在治疗会谈中的事件,包括治疗师的行为、来访者的行为,以及二者的交互作用。这些行为可以是外显的(表现为可观察到的行为),也可以是内隐的(表现为想法、体验等)。

1. 过程研究数据的收集 治疗过程可能包括若干次的会谈。会谈记录的方式通常有两种,文字记录或者称之为手稿记录,以及录音录像。当研究者需要对会谈的言语内容进行评估时,用文字记录治疗的每一部分甚为重要。Perepletchikova(2009)等研究者发展出了有关拼写、暂停、辅助语言和非语言的表达方式、不完全的表达方式、标点符号等将录音录像资料转化为文字记录的一整套标准。对治疗过程进行录音录像便于研究者随时对治疗进行复习,从中获得更丰富的细节内容。但是录音录像是否改变了会谈的本质尚有争议。

2. 过程研究的方法 过程研究方法包括量化的过程研究和质化的过程研究。

(1)量化研究:过程研究中的量化研究经常使用描述性方法、相关分析、序列分析(sequential analysis)和模式分析(analysis of patterns)等四种方法。

量化的过程研究大多遵循实证主义的原则,以自然科学的科学观作为标准,努力量化、客观地评价心理活动及其治疗。但心理活动具有独特性、复杂性,用单纯量化的方法尚无法解释个人经验相关的生活事件意义,因此质化研究(qualitative research)越来越受到重视。

(2)质化研究:质化研究使用录音、录像、信件、日记、笔记、照片、登记簿、调查表、评估报告等作为研究材料,重在考察人的因素。并且,此处所指"人"的因素,不仅仅是被研究对象中的人物,还包括研究者本身,即质化研究注重研究人员的"参与性"以彰显人文关怀。

由于质化数据大多是带有个人色彩的信息摘取和颇具个人特色的信息解读,因而,无法如同量化研究那样提前设置假设检验;质化研究也没有高度标准化的方法步骤、可供重复的结果、推而广之的结论。同时,对现象的解释可能受不同的质化研究者而异。但是,质化研究的魅力在于其尊重人性、尊重天性、尊重研究者的个性、尊重被研究者的本性,因此,任何涉及到性格、心理、思维、

逻辑、动机、愿望、意图等人的因素的研究,都能在质化研究中获得尊重。尤其是心理治疗的过程研究,需要涉及抽象理论的具体化操作,或解读病态的心理动力学机制,或重建受损的内在动力学体系。这些功效均是量化数据无法企及的。

(三)过程-效果研究

过程-效果研究主要用来考察过程变量和效果变量之间的关系,目的在于识别心理治疗的活性成分并进一步解释其作用机制过程,效果研究需要解决的首要问题是过程和效果之间的联系是怎样的,换言之,治疗中的事件如何影响来访者当下和将来的生活以及人格。

研究变量包括两部分:过程变量和效果变量,评估治疗过程中各组成部分价值大小的标准与其效果变量之间的关联程度。由于过程变量和效果变量之间复杂的关系,目前倾向于认为,一个过程组成部分可能是一个成功治疗的活性成分,尽管它与效果测量缺乏直线联系,基于此,序列分析质化研究的方法被广泛应用在过程-效果研究中。

(四)量化资料与质化资料的结合

1. 量化研究与质化研究的优劣 量化研究由于数字的可靠性、有效性和可信性,研究结果可以相比较并汇总。而这些用质化研究的方法很难调查。而质化研究的样本选择常常(即便并非总是如此)是非随机的、目的性较强的,并且比较小,这与要求样本量大且随机性强的量化研究的抽样不同。质化研究者还要花大量的时间在自然场景中与参与者深入接触,同时,质化研究判定数据的信度及效度也比较困难,且给跨研究之间的结果汇总造成了困难。

2. 质化研究与量化研究的结合 量化和质化研究虽各有千秋,但各自又有短板。两者其实是"不可避免地纠结在一起",并非对立,两者不仅仅表现在特定资料组中,即使是研究设计与资料分析亦是如此。研究者们需要考虑的是两者究竟可否并用,如何并用,为了什么目的而并用。质、量兼取受到赞誉,一方面,量化研究在于它降低了对个别判断的注重,而强调采用广泛接受的程序,由此可获得较高的精确度和概括性;另一方面,质化研究得益于它丰富的描述,以及策略性地进行跨个案比较研究,因而克服了量化研究抽离脉络的问题。在研究设计中,量的资料可帮助

质化研究者寻找有代表性的样本；在资料收集中，量的资料可提供背景资料，获得大概的信息，而质的资料可使量化研究的资料收集更为便利；在资料分析中，量化研究可显示某特定观察的普遍性，修正"整体谬误"，避免以偏概全，也可对质化研究发现予以查证，而质的资料可加强量的发现之有效性，并予以诠释、澄清与阐述，同时强化与修正理论。

当前心理咨询与心理治疗偏重于效果研究和量化研究，矫枉应对之策时，在进行效果研究的同时加强过程研究，在进行随机对照式量化研究的同时加强发现式的质化研究，在研究治疗与效果简单的线性关系的同时加强复杂的非线性研究，将这些相辅相成的研究方法并重，可能发现大量新的信息、新的结果，对心理咨询与心理治疗技术流程的完善将带来革命性的进步。

三、心理治疗疗效的影响因素

1. 心理治疗的形式　尚无权威性研究直接比较过不同心理治疗的效果，是由于疗效的标准受不同学派理论的影响，因而很难直接比较。临床经验告诉我们，心理治疗的种类和形式是影响心理治疗效果的一个主要因素，这表现在对某一疾病、某一个体或某一具体情况，不同形式的心理治疗可能得到不同的治疗效果。如行为疗法之于恐惧症、暗示疗法之于癔症、夫妻疗法之于性功能障碍；如精神分析之于西方、森田疗法之于日本、中国道家认知疗法之于中国，都可能得到较为满意的治疗效果。如果不加考虑任意采用，结果可能就会不一样。

2. 治疗者能力和医患关系　经验丰富的治疗家会发现，不同治疗者之间的能力差异往往要比他们所信奉的心理学理论之间的差别意义更大。弗洛伊德非常提倡治疗者个人的气质修养，甚至有人认为，一个好的心理治疗师很大程度上是天生的而不是培养造就的（to be born rather than trained）。临床事实证明，治疗者的道德、智慧和人品是治疗成败的重要因素。一个优秀的心理治疗师应是感情丰富而又富有理智，胸有城府而又善于表达，他自信但不固执、幽默而不庸俗、果断但不鲁莽、热情但不轻浮、耐心但不拖沓。

这些优秀的品质才能保证他对来访者施以

健康的影响，建立较好的医患关系，结成有效的治疗同盟。治疗同盟的质量与治疗效果往往是正相关。治疗者必须在最初接触来访者的短暂时期里显示出自己的风格和魅力，既不屈就苟同又能适应来访者的接受方式。让来访者实实在在地感受到眼前的这位治疗师具有帮助自己的能力，又有乐于助人的热心，正在向自己伸出援助之手、友谊之手，来访者才可能对治疗者产生信任、与治疗者有同舟共济之感，才有可能形成一个良好的治疗同盟。此外，治疗者的能力还表现在能根据实际情况随时调整治疗方案，做出灵活处理，有时甚至可以出奇制胜，而不拘泥于任何金科玉律。

3. 来访者的人格和病种　心理治疗的效果，最终还得取决于来访者的接受程度。大部分人都习惯了我行我素，一旦有人试图予以分析评论，甚至要动摇他固有的方式，就可能本能的反感、抵制，觉得是吹毛求疵。如果让人面对现实，告诉他对于当前的困境他自己也有不可推卸的一份责任时，很多人不会心安理得的认可或接受，相反会觉得委屈、气愤，或产生敌意，甚至把治疗者善意的剖析劝导看成恶意的批评、责难。此时，心理治疗对他们的作用微乎其微。

对于具有强迫性人格的来访者，任何笼统含糊的保证都可能无效，而对于暗示性过高的人，过分细致的检查、分析，逐条逐句的说明有时可能适得其反，而必要的保证却可能得到意外的疗效。

不同疾病对心理治疗的反应也不一样。研究表明，精神病性症状越重，心理治疗收益越小，而"病感"越重，则心理治疗收益越大。

四、心理治疗的不良效应

心理治疗的不良效应，犹如药物的不良反应，是可能普遍存在的。由于心理治疗中不良效应的表现形式多样、发生因素复杂，目前国内尚缺乏有效的识别与评估工具，更缺乏相应的反馈系统，使之难以被治疗师及时发现。

（一）心理治疗不良效应的定义

在接受规范的心理治疗后，大部分来访者能从中获益，但仍有一部分没有获益，一部分甚至病情恶化或出现不良事件。文献显示，5% ~10%的来访者在心理治疗后出现更严重的精神／心理症状，尽管这些症状的出现不能仅仅归咎于心理治疗本身。

心理治疗的不良效应是指在心理治疗开始至结束期间,来访者的某个或多个方面的功能(与同期的对照组比较)存在显著下降,且这种功能下降在治疗终止后仍持续相当长的时间,并引起来访者直接或间接的躯体或心理的症状,以及对来访者的家庭、社会和职业功能等的负面影响。心理治疗不良效应的表现多样,诸如病耻感、治疗依赖、新症状的产生,在治疗过程中来访者出现主要功能的下降、治疗无效、治疗被迫中止和人际关系困难,以及治疗师滥用心理治疗和承诺不切实际的任务和目标等。

(二)心理治疗不良效应的相关因素

1. 治疗师-来访者联盟 建立良好的治疗联盟是心理治疗的核心内容,一些学者认为这是所有心理治疗成功的先决条件。治疗关系不仅是治疗师与来访者之间的纽带,也需要双方对治疗任务和治疗目标达成共识,具有协作性质。治疗大部分的收益来源于一个良好的治疗联盟关系。

2. 治疗技术与过程

(1)治疗方法的选择:荟萃分析显示,来自不同理论的完善的心理治疗在疗效上大致相等。然某些心理治疗可能对某些来访者产生危害。原本某种疗法经过实证研究证实了对相应疾病的疗效,临床治疗师在运用这些方法治疗时,应同时注意相应不良效应的发生,防患于未然。也说明了建立评估与反馈系统的重要性,及时调整治疗方案,早期发现治疗中的不良效应。

(2)心理治疗的过程:有研究通过调查来访者对心理治疗过程的体验发现,那些不确定自己接受了何种类型治疗的来访者,更有可能出现心理治疗的不良效应;而那些被要求对治疗进展给予反馈的来访者,则其治疗失败的可能性相应降低。Lambert 等(2002)研究发现,心理治疗不良效应产生于以下治疗过程:诊断程序、理论解释、筛选干预目标、治疗过程、致敏过程、脱抑制过程、治疗的直接效果和治疗师-患者关系。

3. 来访者因素

(1)来访者群体:比如大于 65 岁的来访者、性少数群体(如同性恋、双性恋、无性恋、跨性别者等)易受心理治疗不良效应的影响。

(2)来访者本身的某些特征:比如自我效能感低下、人际关系严重受损、脆弱、精神受过创伤、极度自恋或有明显的精神病性特征、受虐狂或药物依赖等,在接受同种治疗时,相比其他人的治疗效果更差。

(3)治疗的期望与态度:心理治疗不良效应与来访者缺乏动力有关,期望与治疗动机不仅受来访者自身的影响,而好的治疗师可以在治疗过程中诱导和促进正确的期望和动机。研究发现,从心理治疗获益的来访者中,15% 可能与其治疗期望有关。来访者对治疗结果的预期与治疗后功能改善呈正相关。虽然来访者对治疗效果抱以正面期待是有利的,但盲目的乐观也可能导致不良预后。

(三)如何减少心理治疗中的不良效应

1. 对于治疗师

(1)临床督导(clinical supervision):临床督导是资深治疗师为该领域的下级或者初级工作者所提供的一种具有评价性、长期性工作,旨在促进专业能力的提高并确保来访者健康利益的干预活动。若督导者能合理发挥自己的职能,那么就可以帮助新手治疗师预防和减少心理治疗中不良效应的发生。

(2)同伴督导小组(peer group):同伴督导小组是指一组同行在一起讨论他们有关治疗时的各种情感体验。参加同行小组讨论的成员处于平等地位,强调互相支持(专业支持与情感支持)。治疗师在心理治疗过程中常常需要处理许多负性情绪,参加同伴督导小组可以通过减少因孤立、职业倦怠和处理困难的来访者而产生的压力,提高治疗效力,提供归属感、成就感等积极情感。

(3)继续教育:从事心理咨询与治疗的工作人员,一般需要具有心理学博士学位,需要接受 1 000 个工作小时或大约 1 年的临床督导心理咨询与治疗实践训练。然后通过考试获取执业资格,每年需要 30~50 分的继续教育学分,每两年重新申请执业资格。而我国目前以非学历培训为主,多为短期培训,相比欧美等发达国家,除了接受正规的学历教育之外,在需接受长时间的继续专业教育培训方面亦相差甚远。

(4)监测反馈系统:建立监测反馈系统,寻找心理治疗引起问题的原因(比如与治疗师的关系、动机和社会支持等),同时将监测结果和诊疗建议反馈给治疗师，为临床治疗提供方向。这种监控反馈系统可以将不良效应的发生率由10%降低至5%左右。有学者将监控反馈系统比作给高血压患者常规监测血压。

2. 对于来访者

（1）帮助来访者进行自我调整：治疗前，应鼓励来访者主动与治疗师交流并了解治疗相关的信息，共同制订治疗目标。来访者可了解治疗所涉及的内容，并对治疗过程中可能出现的特殊情况提前预知，避免不必要的担心。

（2）向来访者解释治疗原理：首次治疗时，治疗师可以向来访者解释引起困扰的根源、治疗原理以及特定的干预，帮助他们解决问题的原因。当来访者相信治疗技术可能给他带来好处时，他们本身亦将更有动力投入治疗。

（3）帮助来访者对结果合理预期：治疗师可以通过告知来访者典型治疗周期和改善模式来帮助来访者形成正确的结果预期。

五、心理治疗的发展趋势

在世界各国，心理治疗的发展速度各有不同。心理治疗的发展要求一定的社会条件，只有当一个国家经济发展到相当程度后，心理治疗的工作才可能被重视。在贫困落后的国家，人们衣不蔽体，食不果腹，战乱不断，瘟疫流行，朝不保夕，当然谈不上心理治疗。发展中国家急于改善物质生活，偏重经济发展，心理治疗也容易被忽略。自20世纪80年代以来，我国的心理治疗无论是在理论，还是在治疗技术方面都取得了很大的进展。随着社会、经济、文化的不断发展，以及人们生活方式的不断改变，心理治疗的发展也在与时俱进。

如果不谈心理治疗在世界范围内发展的不平衡，只是站在这一学科的前沿，仍可观察到以下几个主要的发展趋势：

1. 由专门心理治疗理论趋向"通用原理"（general theory）

越来越多的学者主张，将不同心理学派的理论、技术整合成一套可遵可循的通用原理。有了这一套原理，心理治疗师就不会拘泥于任何一派学说的限制而在临床工作中灵活处置。就是因为越来越多的研究发现，任何一种心理治疗流派的理论（包括认知的、情绪的、行为的或生理的），均不足以解释心理障碍的复杂原因和心理治疗产生疗效的机制。有经验的心理治疗者都会感觉到，任何一种心理治疗的理论，均无法单独对应这个极其复杂的社会、来访者和心理现象。所以，顽固地坚持某一种学说而对其他学说不屑一顾是不明智的。一个好的心理治疗师应根据患者的具体情况，灵活界定自己在众多心理学理论、技术上的取向或取舍。几十年来的大量研究证明，各种心理治疗均有各自身的适应证和治疗效果，而且至今尚无令人信服的资料证明哪一种心理治疗独特地优于其他的心理治疗。心理治疗的整合可以是战略性的，也可以纯粹是战术性的甚至是权宜性的。尽管有不少专业人员认为这是导致理论结构松懈的"折中手法"，但"通用原理"仍不失为一个合理易行的设想。

"通用原理"虽然是一种发展趋势，但也有学者认为可能会存在一些隐患。在不了解各种理论及其疗效的特异性因素之前，盲目地"通用"并不能提高治疗效果，就像有些医生的用药"大杂烩"，是因为对疾病的诊断没有把握，对药物的作用不甚了解。所以，只有在谙熟各种心理治疗的理论、操作规程及其特异成分，了解何种治疗对何种疾病或症状可能更为有效的前提之下，再根据来访者的具体情况，有的放矢、合理配伍，才可能做到"通用"，达到"法无定法"的境界。

2. 治疗目标由个体扩展到个体以外

传统的心理治疗是针对求治者本人的。治疗者和来访者"一对一"的形式至今仍是心理治疗最经典的方法。但是临床实践的经验告诉我们，虽然每一个接受治疗的人看起来都是一个独立存在的个体，但他必定属于某一个系统，即必定来自某一个特定的家庭、团体、社会阶层。他是这个系统的组成部分和一分子，系统制约着每一分子的变化，而每一分子的变化也会反作用于这个系统。根据这个原理，来访者的心理、行为，包括疾病，一定会受到周围环境和人际关系的深刻影响，同时也影响着他周围的环境和人际关系。心理治疗师们越来越认识到，如果对这种情况不甚了解或视而不见，撇开来访者与其周围的互动关系而孤立地去治疗个体往往事倍功半。这时心理治疗的对象必须扩展延伸至那些相关的人们。于是，除了最经典的"一对一"的心理治疗之外，诸如婚姻治疗、家庭治疗、团体治疗,正是基于这样一种新的观念相继诞生的。

3. 治疗领域趋向于扩大化 求助于心理治疗的对象越来越多,其问题已由以往单一的精神病学逐渐扩展到临床各科;从临床医学扩展到预防医学和康复医学;甚至从医学扩展到医学领域之外的诸如人际关系、婚姻家庭等一般心理卫生问题的处理。

因此,心理治疗的从业人员将迅速增多,除精神科医师以外,还有专门的临床心理工作者,以及获得心理治疗师执照的各科医务工作者以及相关的社会工作人员。心理治疗的方法也将逐渐增多。各种经典的心理学流派,各种学派不同形式的拼接融合以及带有浓厚民族文化色彩的各国特有的治疗形式都将有用武之地。

4. 治疗形式由面晤发展至远程(网络) 随着电脑科技的快速发展,网络电子信息已经迅速走入现代人的生活。"足不出户知天下",网络的发展,给人们创造了一种新的生活方式和人际沟通桥梁,自然也为心理咨询与心理治疗创造了一个新的平台与空间。通过互联网开展的远程心理咨询与心理治疗也将成为一种新的需求和服务领域。

远程交流的常用方式有:电话、电子邮件和网络音频、视频等。远程交流具有其独特优势。由于突破了时空限制,一台电脑/电话和网线,一端连接着治疗师,一端是来访者,便可以进行咨询与治疗。这样可解决因路途遥远、交通受限、行动不便等因素造成的阻碍,扩大了服务范围。但由于网络的局限性,让某些治疗技术难以有效实施也是显而易见的。所以,远程心理治疗不仅对设备有要求,对治疗师和来访者均有较高的要求,比如没有摄像头,治疗师则无法观察来访者的肢体语言和情绪变化,来访者无法看到示范动作等;来访者不会使用电脑或网络,治疗师或来访者因打字速度不够快而无法流畅地用文字表达自己的思维等,均可能达不到预期的效果。尽管如此,远程心理治疗仍不失为传统的面对面治疗形式的有益补充。目前其操作及相关因素还需进一步研究与规范。

5. 疗程趋向缩短 随着许多国家的工业化、现代化,生产与生活节奏在不断加速。传统的旷日持久的心理治疗可行性越来越小。调查发现,一次心理治疗后的脱落率很高,如 Lazare(1972)年就曾报道过第一次交谈后的脱落率超过 50%。而且疗程越长,脱落情况越严重。尽可能缩短疗程已成为包括精神分析治疗师在内的所有心理治疗师关心的问题。长程的治疗计划,虽然周全而理想,但因难以付诸实施而变得无意义。因此,有学者提出"开放性一次性治疗"。

所谓"开放性",即来访者是有可能再来求助的,应敞开大门,力争来访者再诊。所以治疗师应向来访者明确表示一次治疗对他的帮助是有限的,希望他继续治疗。当然,最好是让来访者从每一次治疗中获得一些立竿见影的效果,使他心悦诚服、不虚此行,因而更有可能慕名再来。所谓"一次性",即治疗师必须想到这位来访者接受一次治疗之后将不再来,因而尽量利用这仅有的时机使出浑身解数对来访者施加影响,不留尾巴,不期待下次。因此,心理治疗的发展不仅使每位治疗师都有一种符合时代的紧迫感,而且对他们的治疗技巧有了更高的要求。

基于此,有人提出"短程治疗",即为一种有理论依据的,同时伴有治疗目标改变的系统的治疗方法,而不仅仅只是疗程的缩短。这种短程治疗包括 5 个基本特征:①及时干预;②治疗师的水平相对较高;③明确、有限的治疗目标;④焦点问题的确认;⑤与来访者共同商议治疗时限。这些特征在所谓"开放性一次性治疗"中是可以借鉴的。

第二节 心理治疗的疗效机制研究

心理治疗的有效性已是一个不争的事实。那么,这种有效心理变化的物质基础何在?心理治疗的作用机制何在?这些一直受到业界学者们的关注。自 20 世纪 90 年代,人们对大脑高级神经精神活动的认识已从细胞水平跃升到分子生物水平,打开了研究者从神经生物层面认识心理治疗疗效机制的大门,也促进了心理咨询与心理治疗和神经生物学交叉学科的发展。近年来,有研究显示,成功的心理治疗可对心理疾病、躯体疾病患者和正常被试的神经递质、神经营养因子、应激激素和免疫因子产生影响,调节被试的神经生化、神经内分泌和神经免疫系统功能,通过促进神经传导、缓解应激反应、调节免疫功能等多种途径改善生理功能达到治疗目的。

一、心理治疗对神经生化的影响

1. 单胺类神经递质　神经递质作为脑内神经系统信息传递的"信使",对人脑高级神经精神活动至关重要。研究发现了 5- 羟色胺(5-HT)、去甲肾上腺素(NE)、多巴胺(DA)等单胺类递质的变化在各类精神疾病中的致病作用。近年来的研究显示,心理治疗亦可能对这类神经递质产生影响。比如,Sampaio 等发现强迫症患者接受 4 周的暴露与反应预防治疗(exposure and response prevention, ERP)后,其耶鲁－布朗强迫量表的得分与外周血 5-HT 水平成反比。Akbari 等对乳腺癌患者的干预发现,接受过心理干预的 30 位患乳腺癌女性患者,其多巴胺受体 DRD2-DRD4 显著下降,甚至低于对照组水平。而在干预之前,DRD2-DRD4 水平则高于对照组和健康组水平。由此可见,心理治疗可能对神经递质产生了不同程度的影响。

2. 神经营养因子　神经营养因子是一类具有神经营养作用的蛋白质,包括脑源性神经营养因子(BDNF)、神经生长因子(NGF)等,具有促进和维持神经细胞生长、存活和分化的功能,对学习、记忆具有重要作用。研究发现,成功的心理治疗可能与神经营养因子水平的增高有关。Roth 的一项关于治疗关系对心理治疗疗效的研究发现,心理治疗关系中的积极因素可能促进内源性阿片肽和血清素的分泌,促使患者的痊愈。而这主要是由发生在海马和基底神经节的 BDNF 诱导的神经干细胞生成新的神经细胞所促进的。Jockers-Scherübl 等采用认知行为治疗(cognitive behavioral therapy, CBT)治疗广泛性焦虑障碍的对照研究显示,有效的 CBT 治疗伴随着 NGF 水平的升高,从而有助于心理疾病的康复,提示神经营养因子的提高可能预测心理治疗效果。但王纯等进行的团体归因治疗则未发现通过血浆 BDNF 的变化,考虑可能与干预时间较短、所选 BDNF 种类局限等因素有关。

二、心理治疗对神经内分泌的影响

人体内分泌系统与个体的精神活动密切相关。心理疾病的发生,往往伴随着内分泌系统中下丘脑－垂体－肾上腺皮质轴(HPA)、下丘脑－垂体－甲状腺轴、下丘脑－垂体－生长激素轴和下丘脑－垂体－性腺轴的功能性失调。以上各轴中起作用的激素,如促肾上腺皮质激素(adreno-cortico-tropic-hormone, ACTH)、皮质醇(cortisol)、催乳素(prolactin, PRL)、生长激素(growth hormone, GH)等,均参与应激反应,故又统称应激性激素。研究显示,心理治疗可影响应激性激素的水平,进而调节应激反应。张亚林等采用中国道家认知治疗法(Chinese Taoist cognitive psychotherapy, CTCP)治疗广泛性焦虑患者,治疗基线期治疗组血浆 ACTH 高于正常对照组,皮质醇低于对照组,6 个月的 CTCP 治疗后,治疗组血浆 ACTH 减低,皮质醇增高,均接近正常对照组水平。Cruess 等对早期乳腺癌女性患者进行认知行为压力管理干预(cognitive-behavioral stress management, CBSM)的研究发现,心理治疗可降低患者术后血浆的皮质醇水平,以调节应激反应,增加积极应对。虽然,这两项研究显示对皮质醇水平的影响呈反相,但均说明心理治疗可能使异常的皮质醇水平趋于正常化,只是由于被试因患不同疾病而原有的 HPA 轴功能及应激性激素水平各有不同。Abelson 等使用药物激活试验同样也显示心理治疗可能改善 HPA 轴功能。试验中给惊恐障碍患者和正常对照组分别注射缩胆囊素 B 激动剂五肽胃泌素,使两组被试的 ACTH 水平均显著升高,但惊恐障碍患者的反应更为强烈,两组 ACTH 水平的差异显著。然后两组各抽取一半的被试接受认知干预(包括减少新奇、增加认知应对和提高控制感)。结果显示,尽管有强烈的药物刺激,两组中接受认知干预的被试,其 ACTH 和皮质醇水平均显著降低,提示认知技术能改善惊恐障碍患者的 HPA 轴功能紊乱。

三、心理治疗对免疫的影响

研究显示,许多神经精神疾患,以及需要进行心理干预的躯体疾病患者均可能存在免疫系统的功能异常。目前,心理治疗如何对免疫系统产生影响的研究缺乏系统性,结果不一。

Doering 等对达到临床抑郁水平的冠状动脉旁路移植术后的女性患者进行 CBT 治疗 8 周后,发现患者血液自然杀伤细胞(natural killer,NK)活性增加,白介素 -6(interleukin-6,IL-6)增加、C 反应蛋白含量降低,从而减少了术后感染的可能。Savard 等对乳腺癌继发失眠的患者亦进行为期 8 周的 CBT 治疗后发现,与对照组相比,干预组血液 γ 干扰素(interferon γ,IFN-γ)分泌增多、淋巴细胞增加较少。Castés 等将 35 名哮喘儿童分成两组,一组除常规哮喘治疗外,同时进行了 6 个月的心理社会干预,该组儿童的 NK 细胞明显增加、IL-2 的 T 细胞受体表达增多、IgE 低亲和性受体的淋巴细胞明显减少,达到了与正常儿童相似的水平,而另一组仅接受药物治疗的儿童却未出现类似改变。国内张亚林等发现,中国道家认知疗法可降低广泛性焦虑症患者增高的血浆 IL-2 水平至接近正常对照组水平,以缓解广泛性焦虑症患者过度的免疫激活。由此可见,心理治疗一方面可增进躯体疾病患者机体的免疫反应,减少炎性反应;另一方面可缓解心理疾病患者过度的免疫激活,使免疫系统的功能趋于稳定,给机体创造更好的康复环境。同时,心理治疗还可能促进机体的免疫功能。

此外,不同形式的心理治疗对患者或健康被试的免疫功能的影响也可能有所不同。有些可能通过上调 NK 细胞调节天然免疫,有些则可能通过下调淋巴细胞调节获得性免疫。

四、心理治疗的表观遗传影响

近年大量研究表明,表观遗传在精神疾病发病机制中发挥作用。表观遗传修饰可能是环境因素改变基因表达的机制之一。表观遗传学是指 DNA 序列不发生变化,而其基因表达却发生了可遗传的改变。已有研究发现,环境因素(包括社会 - 心理因素)可改变其基因的表观遗传编程(epigenetic programming)过程,从而影响其精神行为,甚至导致某些疾病。表观遗传在遗传与环境的交互作用中起到中介作用。例如,早期童年期有创伤经历的精神疾病可能与 DNA 甲基化的改变有关。

近年国外有零星研究发现,心理治疗可能逆转 DNA 甲基化状态。比如,研究发现,有儿童受虐史的边缘性人格障碍患者,其外周血 BDNF DNA 甲基化明显升高。Roberts 等对 116 名儿童焦虑障碍患者进行单纯 CBT 治疗,发现在治疗结束时应答与未应答组之间,5-HTT CpG 全位点平均甲基化率无差异,但 CpG4 甲基化水平具有非常显著性的差异;在 6 个月随访时症状持续好转和恶化组之间,CpG 全位点平均 DNA 甲基化率则有显著差异。提示 CBT 疗效与焦虑障碍患儿某些特殊位点的 DNA 甲基化有关。Yehuda 等对 16 例 PTSD 老兵进行为期 12 周的心理治疗发现,治疗前 NR3C1 DNA 高甲基化可作为心理治疗疗效的预测因子。最近 Ziegler 等亦发现,单胺氧化酶 A(MAOA)DNA 低甲基化可能是惊恐障碍的风险因子,对 CBT 治疗有效者,其 MAOA DNA 低甲基化状态得到了逆转,并推测心理治疗可能通过改善风险基因 DNA 甲基化状态而起作用。

著名的美国精神病学家 Stephen 博士甚至认为心理治疗可视为一种表观遗传"药物",心理治疗可能诱导大脑环路的表观遗传发生逆转,从而减轻精神症状,起到与精神药物同样的治疗作用。表观遗传学的发展为心理治疗研究开辟了新思路。

五、心理治疗的影像学研究

近年来,认知神经科学的发展极大地促进了对大脑的研究,脑成像技术对大脑活动及功能的精确定位被广泛地运用于心理学研究,成为探索心理治疗脑影像学的主要手段,包括正电子发射断层扫描(positron emission tomography,PET)、单光子发射计算机断层扫描(single photon emission computed tomography,SPECT)和功能性核磁共振成像(functional magnetic resonance imaging,fMRI)等脑成像技术。目前,心理治疗的脑影像学研究集中在 CBT 治疗抑郁、焦虑障碍的相关研究。抑郁、焦虑障碍的核心症状大多被解释为大脑皮层区域对情绪刺激反应区域的无效调节和控制。研究显示,心理治疗也常被概括为通过增强皮层对情绪"自上而下"的调节作用来修复神经功能异常和减轻症状,而抗抑郁药物则是通过作用于边缘系统或皮层下结构"自下而上"起作用。

研究发现,抑郁障碍患者接受心理治疗后主

要包括扣带回（前部、膝下部、背侧后后部）、内侧前额叶、眶额皮层、背外侧和背内侧前额叶、颞叶（海马、杏仁核）和基底节区（纹状体、尾状核）等脑区的变化，这些脑区的活动或代谢异常在心理治疗后趋向正常。关于抑郁障碍心理治疗结果预测相关的研究较一致的发现是，腹侧前扣带回的活动（包括膝前/喙部前扣带回和膝下前扣带回）对心理治疗反应的预测作用。近来研究发现，抑郁症的默认网络、认知控制网络和情感网络有功能异常，而心理治疗亦参与了这些网络活动的调节。滕昌军等研究发现，静息状态下，6 周 CBT 治疗能够调节膝下前扣带回与默认网络和认知控制网络之间的关系。虽然抑郁症患者脑功能改变的脑区和方向各研究结果不尽相同，但均显示出心理治疗后的正常化趋势，提示心理治疗可能作用于皮质-边缘通路上的某些靶点。

对焦虑障碍的相关研究主要集中在前额叶和边缘系统活动。比如，一项对广泛性焦虑障碍心理治疗研究发现，基线期患者表现为对高兴图片刺激下杏仁核、脑岛和前扣带回活动降低，杏仁核-脑岛连接增加，经 10 次 CBT 治疗后，患者表现为对恐惧/愤怒面孔刺激下杏仁核和膝下前扣带回活动的减弱和对高兴图片刺激下脑岛活动的增加，但对功能连接未产生作用。12 周的 CBT 治疗能够有效降低惊恐障碍左侧额下回的激活水平，增加额下回与恐惧网络之间的功能连接。

总之，心理治疗的影像学研究有望帮助临床医生来选择适合接受心理治疗的患者，同时，能帮助人们认识心理治疗的潜在神经机制。

第三节　《中华人民共和国精神卫生法》配套规范——《心理治疗规范》

为加强医疗机构心理治疗的规范管理，提高医疗质量，保证医疗安全，原国家卫生和计划生育委员会根据《中华人民共和国精神卫生法》《中华人民共和国执业医师法》《医疗机构管理条例》《医疗机构临床心理科门诊基本标准（试行）》等有关法律、法规和规章制度，于 2014 年 12 月制定了《心理治疗规范（2013 年版）》（本章简称《规范》），包括心理治疗总则、心理治疗分类，以及心理治疗操作技术三大部分。

一、基本内容

《规范》的总则中包括心理治疗的定义、人员资质、对象和场所、伦理要求，以及法律责任。

比如，《规范》中规定了心理治疗人员的资质：精神科（助理）执业医师并接受了规范化的心理治疗培训；通过卫生专业技术资格考试（心理治疗专业），并取得专业技术资格的卫生技术人员，这两类在医疗机构工作的医学、心理学工作者可成为心理治疗人员。心理治疗属于医疗行为，应当在医疗机构内开展。医疗机构应按照心理治疗工作需要，设置专门的心理治疗场所。

《规范》中要求，心理治疗人员应当按照专业的伦理规范与服务对象建立职业关系。应努力保持与患者之间客观的治疗关系，避免在治疗中出现双重关系，不得在治疗关系之外与服务对象建立其他关系，不得利用患者对自己的信任或依赖谋取私利。一旦治疗关系超越了专业界限，应采取适当措施终止这一治疗关系。同时要求，心理治疗人员应当遵循保密原则，尊重和保护服务对象的隐私权，但发现患者有危害其自身或危及他人安全等情况时，应该及时向所在医疗机构汇报，并采取必要的措施以防止意外事件的发生，及时向其监护人通报；如发现触犯刑律的行为，医疗机构应该向有关部门通报。心理治疗是以治疗疾病、促进健康为目的的，违反国家有关法律规定，给患者或他人造成损失的，需依法承担法律责任。

二、心理治疗的分类与操作技术

心理治疗的理论流派、临床技术多种，《规范》根据临床用途、实施范围、对治疗师的技术要求等主要指标，选取了 13 种心理治疗技术作为医疗机构内的适宜技术进行推广，并实施规范化管理。

（一）支持性心理治疗与关系技术

1. 概述　支持性心理治疗与关系技术指心理治疗人员在医疗情境中，基于治疗的需要，在伦理、法律、法规和技术性规范的指导下，与患者积极互动而形成支持性、帮助性工作关系。治疗关系不等同于日常发生的社会行为,是心理治疗操作技术的有机组成部分,其本身具有向患者提供心理支持的作用,在精神卫生领域的临床工作中作为各种心理治疗的共同基础性技术。关系技术适用于各类心理治疗的服务对象,无绝对禁忌证。

2. 操作方法及程序

（1）进入治疗师的角色:心理治疗人员要以平等、理性、坦诚的态度,设身处地理解患者,建立治疗联盟,避免利用、操纵性的治疗关系。

（2）开始医患会谈:建立让患者感到安全、信任、温暖、被接纳的治疗关系。

（3）心理评估与制订治疗计划:在了解患者的病史、症状、人格特点、人际系统、对治疗的期望、转诊背景等基础上,进行心理评估,与患者共同商定治疗目标,制订可行的治疗计划。

（4）实施治疗:采用倾听、共情与理解、接纳与反映、肯定、中立、解释、宽慰、鼓励、指导等技术实施心理治疗。

（5）结束治疗:简要回顾治疗过程,评估疗效,强化治疗效果,帮助患者与治疗人员完成心理分离,鼓励患者适应社会。

3. 注意事项

（1）使用支持、保证的技术时,要尊重患方的自主性,注意自我保护,承诺须适当,不做出过分肯定、没有余地的担保与许诺。

（2）在鼓励患者尝试积极行为时,避免根据治疗人员自己的价值观代替患者做出人生重大决定。对于具有攻击行为、妄想观念等症状的患者,要慎用鼓励的技术。

（二）暗示－催眠技术

1. 概述　暗示是不加批判地接受他人情感和思想影响的现象。暗示疗法是运用暗示现象获得疗效的治疗方法。催眠是持续地对患者进行暗示,以诱导催眠状态、达到催眠治疗目的的技术。本条所述规范限于临床专业人员针对特定问题,旨在诱导意识状态改变而有意地、系统地使用的暗示及催眠技术。

催眠是心理治疗的基础技术,可以单独使用以达到镇静、降低焦虑水平、镇痛的目的,也可以与其他技术联合使用。按照使用暗示治疗的用途,可以分为直接暗示和系统催眠治疗,应用于广泛的精神障碍及部分躯体问题。

2. 操作方法及程序

（1）前期准备:评估暗示性及合作意向。通过预备性会谈、暗示性试验或量表,检验受试的个体性反应方式,测评接受暗示的程度,以及有无过度紧张、怀疑、犹豫、不情愿等负性情绪或态度,避免出现副作用。

（2）直接暗示:在排除器质性障碍,或确认器质性病变基础与当前症状、体征不甚符合时,可以利用业已建立的医患关系及医师的权威角色,营造合适氛围,直接使用言语,或借助适当媒介,如药品、器械或某种经暗示即能诱发的躯体感觉,实施直接针对症状的暗示,而不一定刻意诱导意识改变状态。

（3）催眠诱导

1）建立关系:运用关系技术,建立信任的关系。

2）注意集中:请其盯视某点,同时用讲故事或强化躯体感觉的方法诱导内向性注意集中,促进入静。

3）使用合适的语音模式,如节律性同步、重复、标记等。

（4）判断催眠程度:通过观察感觉、认知、运动、生理四个方面的变化,判断催眠的程度。

（5）治疗阶段:入静达到合适的深度后,进一步做催眠性治疗。主要包括:催眠后暗示;促进遗忘;重新定向。

3. 注意事项

（1）以下情况不宜做催眠治疗:早期精神病、边缘型人格障碍、中重度抑郁;急性期精神病;偏执性人格障碍。对抑郁障碍患者有可能加重病情,包括自杀倾向。

（2）分离性障碍患者及表演性人格障碍者慎用。

（3）在滥用的情况下,在医疗机构之外实施的群体性催眠,有可能使具有依赖、依恋、社会不成熟、暗示性过高等人格特征的参与者发生明显的退化、幼稚化,损害社会功能,加重原有问题。

（4）注意处理副作用:少数患者可能出现失代偿、头痛、激越等副作用。

（5）治疗师必须接受过规范、系统的催眠技术培训,且在督导师指导下治疗过患者。

（6）在患者暗示性极低、医患关系不良的情况下,不宜使用。

（7）不是对于器质性疾病的对因治疗方法。

（8）对儿童要慎用。

（9）不推荐采用集体形式的催眠治疗;不应在医疗机构外以疗病健身术名义,使用群体性暗示技术有意或无意地诱导意识改变状态。

（三）解释性心理治疗

1. 概述 解释指对心理、行为及人际情境中的关系或意义提出假设,促使患者用新的词汇、语言及参照系,来看待、描述心理和行为现象,以帮助患者澄清自己的思想和情感,以新观点看待和理解病理性问题与各种内外因素的关系,获得领悟,学习自己解决问题。

该疗法适用于以下情况:

（1）增加患者对自身人格发展、当前临床病理问题及其处理策略的认识,改变功能不良的信念、态度和思维方式。

（2）健康教育,指导康复。

（3）临床其他专业领域:参考、借用于日常医患交流,保障患者知情同意及知情选择权,增加依从性。

2. 操作方法及程序 根据施用于患者时引发的感受、干预的力度和发挥作用的时间不同,解释分为以下 4 个层次:

（1）反映:治疗师给患者的解释信息不超过公开表达出来的内容。

（2）澄清:只是稍微点明患者的表达中所暗含、暗示的,但自己未必意识到的内容。

（3）对质:治疗师利用患者呈现出来的情感和思想作为材料,提醒患者注意暗含的,但没有意识到或不愿承认的情感和思想。

（4）主动阐释:按照与当前临床问题有关的理论,治疗师直接导入全新的概念、意义联系或联想。隐喻性阐释:通过利用譬喻、象征的方法进行交流,以促进患者及其相关系统产生自己对问题的理解的方法。

3. 注意事项

（1）重视对方反应,注意其接受力,避免说教式的单向灌输。

（2）注意避免过多指责、批评患者。

（3）对有意识障碍、明显精神病性症状和中重度精神发育迟滞、痴呆的患者不适用。

（4）对心理分化程度低,自我强度弱,缺乏主见,暗示性、依赖性高的患者,引导、干预力度较高的解释宜配合其他旨在促进自我责任能力的疗法使用。

（四）人本心理治疗

1. 概述 人本心理治疗是一组体现人本心理学思想的心理疗法的总称,主要包括以人为中心疗法、存在主义疗法、完形疗法等,其中以人为中心疗法的影响最大。本条仅涉及罗杰斯所代表的以人为中心疗法。该疗法可用作一般的发展性咨询和精神疾病的心理治疗。

2. 操作方法及程序

（1）确定治疗目标:加深自我理解,在整合现实的方向上,达到自我重组、发展更自在和更成熟的行为方式。

（2）建立治疗关系:核心要素是真诚一致、共情、无条件的积极关注。

（3）实施治疗过程:以如何对待个人感受为指标,分阶段进行循序渐进的互动、访谈,使患者从僵化且疏远地看待自己及内心活动,直至其内心不受歪曲、束缚,达到自由的状态,实现以人为中心疗法去伪存真的治疗目标。

3. 注意事项

（1）患者表现出依赖治疗师或其他人的倾向时,应帮助当事人为自己接受治疗负起责任,进而担负起解决问题的责任。

（2）在患者陈述自己的问题,并表达相关的负面情绪的过程中,应鼓励患者自由地表达出与问题有关的情感,接纳、承认和澄清这些消极情感。

（3）当患者对可能的决定和行动进行澄清时,帮助澄清可能会做出的不同选择,并认识到个体正在经历的恐惧感和对于继续前进的胆怯,但不督促个体做出某种行动或者提出建议。

（4）患者逐渐感到不再需要帮助,应该鼓励结束治疗。

（五）精神分析及心理动力学治疗

1. 概述 精神分析及心理动力学治疗是运用精神分析理论和技术所开展的心理治疗活动。精神分析指高治疗频次的、以完善人格结构、促进心理发展为目标的经典精神分析疗法。心理动力学治疗由经典精神分析疗法发展而来,是相对短程、低频次的治疗方法,通过处理潜意识冲突,消除或减轻症状,解决现实生活情境中的问题。

2. 操作方法及程序

(1)治疗设置:精神分析的设置为长程、高频次的精神分析,每周3~5次、每次45~50分钟。心理动力学治疗的设置为低频,通常为每周1~2次,每次45~50分钟,治疗疗程相对灵活。

(2)治疗联盟:治疗联盟为患者与治疗师之间形成的非神经症性的、现实的治疗合作关系。

(3)初始访谈与诊断评估:通过心理动力学访谈,对患者的人格结构、心理防御机制、心理发展水平、潜意识的心理冲突、人际关系等进行评估和动力学诊断,确定治疗目标。

(4)治疗过程与常用技术:将移情与反移情、阻抗作为探索潜意识的线索和治疗工具,通过自由联想、梦的分析、肯定、抱持、反映、面质、澄清、解释、修通、重构等技术达到治疗的目标。心理动力学治疗在不同程度上使用经典精神分析的基本概念和技术,但方法较为灵活;治疗过程中更关注现在与现实,注重开发患者的潜能和复原力,促进人格完善与发展。

(5)结束治疗:回顾治疗过程,评估疗效,强化治疗效果,帮助患者与治疗人员完成心理分离,促进患者适应社会。

3. 注意事项

(1)处于急性期的精神病患者、有明显的自杀倾向的抑郁症患者、严重的人格障碍患者,不宜做精神分析或心理动力学治疗。

(2)精神分析及心理动力学治疗是一类以追求领悟和促进心理发展水平为主要目标的疗法,对患者智力、人格、求助动机和领悟能力等要求较高。对于心理发展水平较低、人格结构有严重缺陷的患者,要避免使用经典精神分析技术。要注意克服过度理智化的过程在患者方面引起的失代偿,促进认知与情感、行为实践的整合。

(3)治疗关系与技巧同样重要。防止治疗师过分操纵、以自我为中心。

(4)注意民族文化背景的影响。

(六)行为治疗

1. 概述 行为治疗是运用行为科学的理论和技术,通过行为分析、情景设计、行为干预等技术,达到改变适应不良行为、减轻和消除症状、促

进患者社会功能康复的目标。

2. 操作方法及程序

(1)基本原则:建立良好的治疗关系;目标明确、进度适当;赏罚适当;激活并维持动机。

(2)常用技术

1)行为的观测与记录:定义目标行为,准确辨认并客观和明确地描述构成行为过度或行为不足的具体内容。

2)行为功能分析:对来自环境和行为者本身的,影响或控制问题行为的因素作系统分析。以分析为基础,确定靶行为。

3)放松训练

渐进性放松:采取舒适体位,循序渐进对各部位的肌肉进行收缩和放松的交替训练,同时深吸气和深呼气、体验紧张与放松的感觉,如此反复进行。练习时间从几分钟到30分钟。

自主训练:有6种标准程式,即沉重感、温暖感、缓慢的呼吸、心脏慢而有规律的跳动、腹部温暖感、额部清凉舒适感。

4)系统脱敏疗法

教患者学会评定主观不适单位(SUD);

松弛训练:按前述方法进行放松训练;

设计不适层次表:让患者对每一种刺激因素引起的主观不适进行评分(SUD),然后按其分数高低将各种刺激因素排列成表。

系统脱敏:由最低层次开始脱敏,即对刺激不再产生紧张反应后,渐次移向对上一层次刺激的放松性适应。在脱敏之间或脱敏之后,将新建立的反应迁移到现实生活中,不断练习,巩固疗效。

5)冲击疗法:又称为满灌疗法。让患者直接面对引起强烈焦虑、恐惧的情况,进行放松训练,使恐惧反应逐渐减轻、消失。治疗前应向患者介绍原理与过程,告诉患者在治疗中需付出痛苦的代价。

6)厌恶疗法:通过轻微的惩罚来消除适应不良行为。对酒精依赖患者的治疗可使用阿朴吗啡(去水吗啡)催吐剂。

7)自信训练:运用人际关系的情景,帮助患者正确地和适当地与他人交往,提高自信,敢于表达自己的情感和需要。

8)矛盾意向法:让患者故意从事他们感到害怕的行为,达到使害怕反应不发生的目的,与满

灌疗法相似。

9）模仿与角色扮演：包括榜样示范与模仿练习。帮助患者确定和分析所需的正确反应，提供榜样行为，随时给予指导、反馈、强化。

10）塑造法：用于培养一个人目前尚未做出的目标行为。

11）自我管理：患者在行为改变的各个环节扮演积极、主动的角色，自己对改变负责任。

12）行为技能训练：结合使用示范、指导、演习和反馈，帮助个体熟悉有用的行为技能。

3. 注意事项 从条件化作用的角度对精神病理现象做出过分简单化的理解和处理，可能对于存在复杂内心冲突的神经症患者产生"症状替代"的效应，在消除一些症状的同时导致出现新的症状。

冲击疗法引起强烈的心理不适，部分患者不能耐受，尤其对于有心血管疾病的患者和心理适应能力脆弱者，要避免使用。厌恶疗法的负性痛苦刺激可能有严重副作用，应慎用，而且须征得患者、家属的知情同意。

（七）认知治疗

1. 概述 认知治疗的焦点是冲击患者的非理性信念，让其意识到当前困难与抱持非理性观念有关；发展有适应性的思维，教会更有逻辑性和自助性的信念，鼓励他们身体力行，引导产生建设性的行为变化，并且验证这些新信念的有效性。认知治疗使用许多来自其他流派的技术，特别是与行为治疗联系紧密，以致二者现在常被相提并论，称为认知行为治疗。

2. 操作方法及程序 认知治疗强调发现和解决意识状态下所存在的现实问题，同时针对问题进行定量操作化、制订治疗目标、检验假设、学习解决问题的技术，以及布置家庭作业练习。

（1）识别与临床问题相关的认知歪曲。

1）"全或无"思维。

2）以偏概全，过度泛化，跳跃性地下结论。

3）对积极事物视而不见。

4）对事物作灾难性推想，或者相反，过度缩小化。

5）人格牵连。

6）情绪化推理。

（2）识别各种具有特征性的认知偏见或模式，为将要采用的特异性认知行为干预提供基本的努力方向。

（3）建立求助动机。

（4）计划治疗步骤。

（5）指导患者广泛应用新的认知和行为，发展新的认知和行为来代替适应不良性认知行为。

（6）改变有关自我的认知：作为新认知和训练的结果，患者重新评价自我效能。

（7）具体的基本技术

1）识别自动性想法。

2）识别认知性错误。

3）真实性检验（或现实性检验）。

4）去注意。

5）监察苦恼或焦虑水平。

6）认知自控法。

3. 注意事项 有明显自杀倾向、自杀企图和严重思维障碍、妄想障碍、严重人格障碍的患者，不适合做认知治疗。

认知和行为二者做到"知行统一"最为关键。应避免说教或清谈。在真实性检验的实施阶段，患者易出现畏难情绪和阻抗，要注意在治疗初期建立良好的治疗关系。

（八）家庭治疗

1. 概述 家庭治疗是基于系统思想，以家庭为干预单位，通过会谈、行为作业及其他非言语技术消除心理病理现象，促进个体和家庭系统功能的一类心理治疗方法。家庭治疗有多种流派，如：策略式或行为家庭治疗、结构式家庭治疗、精神分析、系统式家庭治疗及家庭系统治疗等。

各流派共同的理论观点主要是：

（1）家庭是由互相关联的个体和子系统，是以复杂方式自我组织起来的开放系统和因果网络。

（2）个体的异常心理及行为与生理功能、人际系统处于循环因果关系之中。它们不仅是作为后果发生于个体内部的过程，还受到人际系统内互动模式的影响，而且其本身也是对于系统过程的反应或干预调节。

2. 操作方法及程序

（1）一般治疗程序

1）澄清转诊背景，重点评估以下方面的特点：家庭动力学特征；家庭的社会文化背景；家庭在其生活周期中的位置；家庭的代际结构；家庭对"问题"起到的作用；家庭解决当前问题的方法和技术；绘制家谱图：用图示来表现有关家庭信息。

2）规划治疗目标与任务：旨在引起家庭系统的变化，创造新的交互作用方式，促进个人与家庭的成长。

3）治疗的实施：每次家庭治疗访谈历时1~2小时。两次座谈中间间隔时间开始较短，一般4~6天，以后可逐步延长至1个月或数月。总访谈次数一般在6~12次。

（2）系统家庭治疗的言语性干预技术

1）循环提问。

2）差异性提问。

3）前馈提问。

4）假设提问。

5）积极赋义。

6）去诊断。

（3）非言语性干预技术

1）家庭作业：为来访家庭布置治疗性家庭作业。常用的有：悖论（反常）干预与症状处方；单、双日作业；记秘密红账；角色互换练习；厌恶刺激。

2）家庭塑像、家庭"星座"，以及其他表达性艺术治疗技术。

3. 注意事项　与个别治疗相比，家庭治疗的实施有以下特殊问题要加以重视：

（1）治疗师须同时处理多重的人际关系，保持中立位置或多边结盟很重要。

（2）干预对象和靶问题不一定被认定为患者的家庭成员及其症状。此点可能产生阻抗。要在澄清来诊者背景的基础上，合理使用关系技术中的"结构"和"引导。"

（3）部分干预技术有强大的扰动作用，应在治疗关系良好的基础上使用，否则易于激起阻抗，甚至导致治疗关系中断。

（4）家庭治疗适应证广泛，无绝对禁忌证。在重性精神病发作期、偏执性人格障碍、性虐待等疾病患者中，不首选家庭治疗。

（九）危机干预

1. 概述　危机是个体面临严重、紧迫的处境时产生的伴随着强烈痛苦体验的应激反应状态。危机干预是对处于困境或遭受挫折的人予以关怀和短程帮助的一种方式。常用于个人和群体性灾难的受害者、重大事件目击者，尤其是自杀患者和自杀企图者的心理社会干预。强调时间紧迫性和效果，在短时间内明确治疗目标并取得一定成效，即：围绕改变认知、提供情感支持，肯定当事人的优点，确定其拥有的资源及其已采用过的有效应对技巧，寻找可能的社会支持系统，帮助当事人恢复失衡的心理状态。精神病性障碍的兴奋躁动、激越，严重的意识障碍，不属于单独使用心理治疗性危机干预的范畴。

2. 操作程序及方法

（1）危机干预的一般目标

1）通过交谈，疏泄被压抑的情感。

2）帮助认识和理解危机发展的过程及与诱因的关系。

3）教会问题解决技巧和应对方式。

4）帮助患者建立新的社交网络，鼓励人际交往。

5）强化患者新习得的应对技巧及问题解决技术，同时鼓励患者积极面对现实和注意社会支持系统的作用。

（2）特殊心理治疗技术：根据患者情况和治疗师特长，采用相应的治疗技术，包括综合性地运用关系技术、短程心理动力学治疗、认知治疗、行为治疗、家庭治疗、催眠、放松训练，配合使用抗焦虑或抗抑郁药物、建议休养等。主要分为三类技术：

1）沟通和建立良好关系的技术。

2）支持技术：旨在尽可能地解决目前的危机，使当事者的情绪得以稳定。可以应用暗示、保证、疏泄、环境改变，以及转移或扩展注意等方法。如果有必要，可使用镇静药物或考虑短期住院治疗。

3）解决问题技术：使当事者理解目前的境遇、他人的情感，树立自信，引导设计有建设性的问题解决方案，用以替代目前破坏性的、死胡同式的信念与行为；注意社会支持系统的作用，培养兴趣、鼓励积极参与有关的社交活动，多与家人、亲友、同事接触和联系，减少孤独和隔离。

（3）危机干预的步骤

1）第一阶段评估问题或危机，尤其是评估自杀危险性,评估周围环境、家庭和社区。

2)第二阶段制订治疗性干预计划。针对即刻的具体问题,考虑社会文化背景、家庭环境等因素,制订适合当事者功能水平和心理需要的干预计划。

3)第三阶段治疗性干预。首先需要让有自杀危险的当事者避免自杀的实施,认识到自杀不过是一种解决问题的方式而已,并非将结束生命作为目的。

4)第四阶段危机的解决和随访。渡过危机后,应及时结束干预性治疗,以减少依赖性。同时强化、鼓励应用新习得的应对技巧。

3. 注意事项 在治疗初期注意保持较高的干预力度与频度,以保证干预效果逐步巩固,不致问题反弹。特别要防范已实施过自杀行为的人再次自杀;非精神科医师在紧急处理自杀行为的躯体后果(如中毒、外伤、窒息)后,应提供力所能及的心理帮助,或申请精神科会诊。如危机当事人因经历创伤性应激事件,经危机干预后仍持续存在某些心理或行为问题,应建议当事人继续接受专业的创伤治疗,以促使个体进一步康复。

(十)团体心理治疗

1. 概述 团体心理治疗是在团体、小组情境中提供心理帮助的一种心理治疗形式。通过团体内人际交互作用,促使个体在互动中通过观察、学习、体验,认识自我、探讨自我、接纳自我,调整和改善与他人的关系,学习新的态度与行为方式,发展生活适应能力。团体治疗依据的治疗理论可以有多种,如心理动力学理论、系统理论及认知行为治疗理论。现代团体治疗主要有三种:心理治疗、人际关系训练和成长小组。心理治疗的重点是补救性、康复性的,组员可以是患者,也可以是有心理问题的正常人。社交行为障碍明显者,以及治疗师担心个别治疗会加剧患者依恋的情况,比较适合团体治疗。后两种团体是成长和发展性的,参加者是普通人,目的是改善关系,发挥潜能,自我实现,广泛应用在医院及其他场所,适于不同的人参加。

2. 操作程序及方法

(1)形式:由1~2名心理治疗师担任组长,根据组员问题的相似性,组成治疗小组,通过共同商讨、训练、引导,解决组员共有的发展课题或相似的心理障碍。团体的规模少则3~5人,多则10余人,活动几次或10余次。间隔每周1~2次,每次1.5~2小时。

(2)治疗目标

一般目标:减轻症状、培养与他人相处及合作的能力、加深自我了解、提高自信心、加强团体的归属感凝聚力等。

特定目标:每个治疗集体要达到的具体目标。

每次会面目标:相识、增加信任、自我认识、价值探索、提供信息、问题解决等。

(3)治疗过程:团体心理治疗经历起始、过渡、成熟、终结的发展过程。团体的互动过程会出现一些独特的治疗因素,产生积极的影响机制。

1)起始阶段定向和探索的时期,基本任务是接纳与认同。

2)过渡阶段协助组员处理他们面对的情绪反应及冲突,促进信任和关系建立。

3)工作阶段探讨问题和采取有效行为,以促成组员行为的改变。

4)终结阶段总结经验、巩固成效,处理离别情绪。

(4)组长的职责:注意调动团体组员参与积极性;适度参与并引导;提供恰当的解释;创造融洽的气氛。

(5)具体操作技术

1)确定团体的性质,如结构式还是非结构式,小组是开放式还是封闭式,组员是同质还是异质。

2)确定团体的规模。

3)确定团体活动的时间、频率及场所。

4)招募团体心理治疗的组员。

5)协助组员投入团体。

6)促进团体互动。

7)团体讨论的技术,如:脑力风暴法;耳语聚会;菲力蒲六六讨论法;揭示法。

8)其他常用技术,尤其是表达性艺术治疗的方法。

3. 注意事项 团体心理治疗对于人际关系适应不佳的人有特殊用途。但应注意其局限性:

(1)个人深层次的问题不易暴露。

(2)个体差异难以照顾周全。

(3)有的组员可能会受到伤害。

（4）在团体过程中获得的关于某个人的隐私,事后可能无意中泄露,给当事人带来不便。

（5）不称职的组长带领团体会给组员带来负面影响。因此,团体治疗不是适合于所有人。

（6）有以下情况者不宜纳入团体治疗小组:有精神病性症状;有攻击行为;社交退缩但本人缺乏改善动机;自我中心倾向过分明显、操纵欲强烈。这些情况有可能显著影响团体心理动力学过程。如果是在治疗过程中才发现这些情况,需及时处理。

（7）在团体治疗中使用表达性艺术治疗的技术时,必须注意艺术性、科学性原则的结合,注意伦理界限。要防止出现强烈的情感反应失控、非常意识状态（或意识改变状态）;避免在治疗师与被治疗者之间发展不恰当的崇拜、依恋关系;不可引入超自然和神秘主义的理念和方法;避免不恰当的身体接触。

（十一）森田疗法

1. 概述 森田疗法是融合了东西方文化中的医学和哲学思想与技术的一种心理治疗方法。

2. 操作程序及方法

（1）准备:选择有适应证及神经质个性特征的患者,建立治疗关系。

（2）实施:住院式森田疗法可分为绝对卧床期、轻作业期、重作业期和社会康复期4个阶段,共40天在家庭式的环境中进行住院治疗。

（十二）中国道家认知治疗

1. 概述 道家认知治疗是在道家哲学思想的引导下,通过改变个体的认知观念和调整应对方式来达到调节负性情绪、矫正不良行为和达到防病治病的目的。

2. 操作程序与方法 可分为5个基本步骤:

1）评估目前的精神刺激因素。

2）调查价值系统。

3）分析心理冲突和应付方式。

4）道家哲学思想的导入与实践。让患者熟记32字保健诀,并理解吸收。先向患者简单介绍老庄哲学的来龙去脉,以及儒道两家哲学的互补性。然后逐字逐句辨析解读道家认知疗法的四条原则,即32字保健诀,与其现实事件或处境相结合:利而不害,为而不争;少私寡欲,知足知止;知和处下,以柔胜刚;清静无为,顺其自然。

5）评估与强化疗效。

3. 治疗时间与疗程 标准的道家认知治疗疗程分五次完成,每次60~90分钟,每周可安排1~2次。

4. 注意事项 道家认知治疗是基于我国悠久的传统文化,结合现代认知治疗理念发展而来的新型治疗方法,要求治疗师对传统哲学有深刻理解,并且对当代社会竞争性生活方式、工作方式的利弊有丰富的体会和反思。要在鼓励患者进取、勤奋、合群、执着探索精神的前提下,发展均衡、全面、达观、灵活的心态和心理能力,避免鼓励消极避世的人生态度,防止过度使用应对挫折及冲突时的"合理化"心理防御机制。

（十三）表达性艺术治疗

1. 概述 表达性艺术治疗简称为表达性治疗或艺术治疗,是将艺术创造形式作为表达内心情感的媒介,促进患者与治疗师及其他人交流,改善症状、促进心理发展的一类治疗方法。其基本机制是通过想象和其他形式的创造性表达,帮助个体通过想象、舞蹈、音乐、诗歌等形式,激发、利用内在的自然能力进行创造性的表达,以处理内心冲突、发展人际技能、减少应激、增加自我觉察和自信、获得领悟,促进心理健康、矫治异常心理。表达性艺术治疗适用于大多数人群,从一般人群到适应困难者,再到多数精神障碍患者。表达性艺术治疗包括很多形式,常见的如绘画治疗、戏剧治疗、音乐治疗、舞蹈治疗、沙盘治疗、诗歌治疗、园艺治疗等。表达性艺术治疗可以以个别治疗方式进行,也可以以团体治疗方式进行。由于表达性艺术治疗的异质性,没有明确统一的禁忌证。一般而言,精神障碍急性期,兴奋躁动、严重自伤和自杀倾向的患者,不宜接受表达性艺术治疗。

2. 操作程序及方法

（1）表达性艺术治疗的主要形式根据不同的理论取向有多种形式。

1）舞蹈治疗:利用舞蹈或即兴动作的方式治疗社会交往、情感、认知以及身体方面的障碍,增强个人意识,改善个体心智。舞蹈治疗强调身心的交互影响、身体-动作的意义。

2）音乐治疗:在音乐治疗过程中,治疗师利用音乐体验的各种形式,以及在治疗过程中发展起来的治疗关系,帮助被治疗者达到健康的目的。可分为接受式、即兴式、再创造式音乐治疗等不同种类。

3)戏剧治疗:系统而有目的地使用戏剧、影视的方法,促进心身整合及个体成长。戏剧疗法通过让治疗者讲述自己的故事来帮助他们解决问题,得到宣泄,扩展内部体验的深度和广度,理解表象的含义,增强观察个人在社会中的角色的能力。

4)绘画治疗:通过绘画的创作过程,让绘画者将混乱、困惑的内心感受导入直观、有趣的状态,将潜意识内压抑的感情与冲突呈现出来,获得纾解与满足,而达到治疗的效果。

5)沙盘游戏:治疗采用意象的创造性治疗形式,通过创造和象征模式,反映游戏者内心深处意识和无意识之间的沟通和对话,激发个体内在的治愈过程和人格发展。

6)其他方法:应用表达性艺术治疗的原理,还可以结合其他的创造性、娱乐性方法,如陶艺、书法、厨艺、插花艺术等,为患者提供丰富多彩的心理帮助。

(2)表达性艺术治疗的过程:大多数表达性艺术治疗大致可分为四个阶段。

1)准备期:热身、建立安全感。

2)孵化期:放松,减少自主性意识控制。

3)启迪期:意义开始逐渐呈现,包括积极方面和消极方面。

4)评价期:讨论过程意义,准备结束。

四个阶段大体是一个从理性控制到感受,再到理性反思的过程。

3. 注意事项

(1)表达性艺术治疗师需要受到专门训练。

(2)对于严重患者,有时只是其他治疗的一种补充,需要和其他专业人员一起合作。

(3)注意艺术性、科学性原则的结合,注意伦理界限。表达性艺术治疗很多时候会强调身心灵一体,要防止出现强烈的情感反应失控、非常意识状态(或意识改变状态);避免在治疗师与被治疗者之间发展不恰当的崇拜、依恋关系;不可引入超自然和神秘主义的理念和方法;避免不恰当的身体接触。

(4)根据不同对象选择合适的表达性艺术治疗种类。

(曹玉萍　魏 镜)

参 考 文 献

1. Sampaio T, Lima C, Corregiari F, et al. The putative catalytic role of higher serotonin bioavailability in the clinical response to exposure and response prevention in obsessive-compulsive disorder. Rev Bras Psiquiatr, 2016, 38(4): 287-293.

2. Akbari ME, Kashani FL, Hosseini L. The effects of spiritual intervention and changes in dopamine receptor gene expression in breast cancer patients. Breast Cancer, 2016, 23(6): 893-900.

3. Roth, G. Why long-lasting therapeutic changes in the brain need time. Psychotherapeut, 2016, 61(6): 455-461.

4. Thase M E, Kingdon D, Turkington D. The promise of cognitive behavior therapy for treatment of severe mental disorders: a review of recent developments. World Psychiatry Official Journal of the World Psychiatric Association, 2014, 13(3): 244-250.

5. Huhn M, Tardy M, Spineli L M, et al. Efficacy of pharmacotherapy and psychotherapy for adult psychiatric disorders: a systematic overview of meta-analyses. Jama Psychiatry, 2014, 71(6): 706.

6. Barsaglini A, Sartori G, Benetti S, et al. The effects of psychotherapy on brain function: A systematic and critical review. Progress in Neurobiology, 2014, 114(1): 1-14.

7. Weingarten CP, Strauman TJ. Neuroimaging for psychotherapy research: Current trends. Psychotherapy Research Journal of the Society for Psychotherapy Research, 2015, 25(2): 185-213.

8. Roffman JL, Marci CD, Glick DM, et al. Neuroimaging and the functional neuroanatomy of psychotherapy. Psychological Medicine, 2005, 35(10): 1385-1398.

9. Fournier JC, Price RB. Psychotherapy and Neuroimaging. Focus, 2014, 12(3): 290.

10. Barlow DH. The neuroscience of psychological treatments. Behav Res Ther, 2014, 62: 143-145.

11. Anders Lillevik Thorsen, Odile A van den Heuvel, Bjarne Hansen, et al. Neuroimaging of psychotherapy for

Obsessive-Compulsive Disorder: a systematic review. Psychiatry Research, 2015, 233（3）: 306-313.

12. Abbass A A, Nowoweiski S J, Bernier D, et al. Review of Psychodynamic Psychotherapy Neuroimaging Studies. Psychotherapy & Psychosomatics, 2014, 83（3）: 142.

13. Brooks SJ, Stein DJ. A systematic review of the neural bases of psychotherapy for anxiety and related disorders. Dialogues in Clinical Neuroscience, 2015, 17（3）: 261-279.

14. 艾小青, 曹玉萍, 张亚林. 心理治疗的临床研究方法. 中国临床心理学杂志, 2012, 20（1）: 125-128.

15. 艾小青, 曹玉萍, 张亚林. 心理治疗的内容分析. 中国心理卫生杂志, 2012, 26（5）: 373-376.

16. 朱智佩, 李春波. 心理治疗研究中安慰剂的设置和效应. 中国心理卫生杂志, 2014, 28（12）: 881-885.

17. 刘博雯, 杨峘, 伍翀, 等. 心理治疗中的负效应及其相关因素. 国际精神病学杂志, 2018, 45（3）: 413-416.

18. 伍翀, 杨峘, 刘博雯, 等. 心理治疗中非意愿事件的表现与对策. 四川精神卫生杂志, 2018, 31（2）: 166-171.

19. 杨德森, 刘协和, 许又新. 湘雅精神医学. 北京: 科学出版社, 2015.

20. 钱铭怡, 钟杰. 心理治疗: 理论学派、研究及发展. 中国科学院院刊, 2012, 27（增刊）: 183-190.

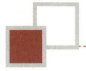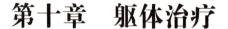

第十章　躯体治疗

对于心身疾病的治疗，提倡"心共同治"，躯体治疗是很重要的一个方面。对于处于急性焦虑或重度抑郁状态的患者，心理治疗往往疗效欠佳，需要先使用药物治疗或物理治疗，待患者症状部分缓解后，合并心理治疗。躯体治疗既指狭义心身疾病概念中针对原发病的治疗，如高血压、冠心病、消化性溃疡等的内科治疗，也指针对广义心身疾病的躯体治疗，包括精神科药物治疗、物理治疗、运动治疗以及躯体心理治疗。本章主要针对广义心身疾病的躯体治疗方法进行介绍。

第一节　药物治疗

心身疾病的精神症状主要表现为焦虑、抑郁、情绪不稳、失眠、强迫，或各种难以被客观检查结果所解释的躯体疼痛或不适等。药物治疗主要为对症治疗，常用的药物有抗抑郁药、抗焦虑药、镇静催眠药、心境稳定剂、抗精神病药物等。

一、抗抑郁药

抗抑郁药物除用于治疗各类抑郁障碍外，也常用于治疗广泛性焦虑、惊恐障碍、社交焦虑障碍、各类恐惧症、强迫障碍、创伤后应激障碍、进食障碍、慢性疼痛等。常用的抗抑郁药物有以下几类：

（一）选择性 5- 羟色胺再摄取抑制剂

选择性 5- 羟色胺再摄取抑制剂（selective serotonin reuptake inhibitors，SSRIs）主要是选择性地抑制突触前膜上的 5- 羟色胺（serotonin，5-HT）转运体，阻滞 5-HT 回收，提高突触间 5-HT 浓度，对去甲肾上腺素（noradrenaline，NE）影响很小，几乎不影响多巴胺（dopamine，DA）回收。常用的 SSRIs 有 6 种：氟西汀、舍曲林、帕罗西汀、氟伏沙明、西酞普兰、艾司西酞普兰。

1. **氟西汀**　氟西汀治疗抑郁症的起始剂量为 20mg/d。治疗强迫症比抑郁症剂量高，常用剂量 20~80mg/d。治疗惊恐障碍时，5~10mg/d 起始，逐渐增加剂量。社交焦虑障碍或经前期烦闷障碍治疗通常 10~20mg/d 起始，按需调整剂量。儿童、青少年、老年患者通常 10mg/d 起始，基于临床疗效和对不良反应的耐受性调整剂量。

2. **舍曲林**　舍曲林和其他 SSRIs 药物一样在餐后服用。抑郁症和强迫症的初始剂量通常为 50mg/d，4~7 天后增加到 100mg/d。治疗惊恐障碍、社交焦虑障碍、创伤后应激障碍初始剂量通常为 25mg/d。治疗儿童强迫症 25mg/d 起始。经前期烦闷障碍的治疗通常是所需日给予 50mg/d 治疗或 2 周的黄体期给药。舍曲林对肝脏细胞色素 P450 酶抑制作用弱，故很少与其他药物发生配伍禁忌。

3. **帕罗西汀**　一般起始治疗剂量为 10mg/d，尤其老年人、合并躯体疾病或显著肝肾损害的患者 10mg/d 起始。强迫症的目标剂量为 40mg/d，多数患者的有效剂量在 40~60mg/d。缓释片需要增加 25% 的剂量。

4. **氟伏沙明**　成人强迫症、惊恐障碍患者通常 50mg/d 起始，睡前给药，每 4~7 天增加 50mg，有效剂量在 100~300mg/d。如果每天剂量超过 100mg，应分次服用。青少年和儿童强迫症的治疗 25mg/d 起始，逐步加量，有效剂量 50~200mg/d。

5. **西酞普兰和艾司西酞普兰**　西酞普兰起始剂量 20mg/d，1 周后可增加至 40mg/d。高度焦虑或对药物副作用较敏感者，可从 10mg/d 起始。艾司西酞普兰推荐起始剂量为 10mg/d，1 周后可增加至 20mg/d。

（二）5- 羟色胺和去甲肾上腺素再摄取抑制剂

5- 羟色胺和去甲肾上腺素再摄取抑制剂

（serotonin-noradrenaline reuptake inhibitors，SNRIs）同时阻断 5-HT 和 NE 再摄取蛋白从而发挥治疗作用。

1. 文拉法辛 文拉法辛可用于治疗抑郁症、广泛性焦虑障碍、社交焦虑障碍和惊恐发作，也可用于经前期综合征及其他焦虑障碍。起始剂量推荐为 75mg/d，治疗剂量通常在 150mg/d，对于疗效欠佳且能够耐受的患者，可缓慢加量至 225mg/d。

2. 度洛西汀 度洛西汀对 5-HT 和 NE 的再摄取抑制作用较强，拟 NE 作用强于文拉法辛。可用于治疗抑郁症、广泛性焦虑障碍、纤维肌痛、糖尿病外周神经病变相关的疼痛。常用治疗剂量为 60~120mg/d。

（三）去甲肾上腺素和多巴胺再摄取抑制剂

去甲肾上腺素和多巴胺再摄取抑制剂（noradrenaline and dopamine reuptake inhibitors，NDRIs）主要指安非他酮。该药物抑制 NE 及多巴胺再摄取，无明显的 5-HT 再摄取抑制效应、5-HT$_{1A}$ 受体激动或 5-HT$_2$ 受体拮抗作用。缺乏显著的 5-HT 效应被认为是安非他酮不出现性功能不良反应及缺乏抗焦虑效应的主要原因。口服吸收良好，存在广泛的首过代谢，绝大部分随粪便清除。

安非他酮起始剂量通常为 150mg/d。主要适应证是抑郁症和戒烟。通常与 SSRIs、SNRIs 或米氮平合并用于疗效不佳的患者。对焦虑障碍的疗效尚未确立。

（四）选择性去甲肾上腺素再摄取抑制剂

选择性去甲肾上腺素再摄取抑制剂（selective noradrenaline reuptake inhibitors，NRIs）主要指瑞波西汀，用于治疗成人抑郁症。SSRIs 无效者可选用，尤其适合 SSRIs 治疗无效的焦虑症状的缓解，每次 4mg，一天 2 次，2~3 周逐渐起效。用药 3~4 周后可视需要增加至 4mg，一天 3 次。瑞波西汀还对惊恐发作、发作性睡病有效。

（五）去甲肾上腺素和特异性 5- 羟色胺拮抗剂

去甲肾上腺素和特异性 5- 羟色胺拮抗剂（noradrenaline and specific serotonin antidepressant，NaSSA）主要指米氮平。有肾上腺 α$_2$ 受体抑制 NE 释放和抑制突触后 5-HT$_2$ 及 5-HT$_3$ 受体作用。前者增加 NE 和 5-HT 神经元释放率，后者可改善失眠、增加食欲。较容易与其他抗抑郁药

物联用，对 5-HT$_2$ 和 5-HT$_3$ 受体的作用可能减轻一些 SSRIs 和 SNRIs 的不良反应。米氮平没有治疗其他疾病的适应证，但对于治疗失眠、惊恐障碍、广泛性焦虑障碍、创伤性应激障碍及强迫症等疾病也可能有效。镇静催眠作用较强，宜从 7.5mg/d 小剂量开始治疗，酌情逐步加量。常见不良反应为过度镇静、食欲增加、体重增加及口干。最具有争议的不良反应为粒细胞缺乏。

（六）5- 羟色胺拮抗和再摄取抑制剂

5- 羟色胺拮抗和再摄取抑制剂（serotonin antagonist and reuptake inhibitor，SARIs）主要指曲唑酮。该药是强 5-HT$_{2a}$ 受体拮抗剂，以及外周 α 肾上腺素能受体拮抗剂。长期使用曲唑酮可导致 5-HT$_2$ 受体及 β 肾上腺素能受体功能下调；也能产生直立性低血压、头晕、口干和阴茎异常勃起等不良反应。与食物同服可以增加患者对药物的耐受性。从小剂量开始治疗，3~4 天增加到最高剂量，多数患者使用剂量在 150~300mg/d，门诊患者最高 400mg/d，住院患者最高 600mg/d。睡前顿服与多次给药效果一致，且能改善睡眠，不良反应发生率更低。目前最常见的超适应证使用是治疗失眠，一些临床数据暗示曲唑酮可能对神经性贪食、适应障碍和某些焦虑障碍有效，如广泛性焦虑和创伤后应激障碍，但不适用于惊恐障碍和强迫症。

（七）褪黑素能抗抑郁药

褪黑素能抗抑郁药（melatonin antidepressants）主要指阿戈美拉汀。该药是第一个作用于褪黑素（melatonin，MMT）受体的抗抑郁药，可能激动 MT$_1$ 和 MT$_2$ 受体，同时也是 5-HT$_2$ 受体拮抗剂，增加 NE 和 DA 在前额叶的浓度，从而发挥抗抑郁作用，同时有改善睡眠和调整生物节律的作用，治疗 1 周后患者主观感觉入睡时间和睡眠质量有明显改善。推荐剂量为 25mg，睡前口服。2 周后可以酌情增加至 50mg。

常见不良反应包括：头晕、头痛、困倦、失眠、恶心、腹泻、便秘、上腹部疼痛、多汗、背痛、疲劳、焦虑等；不常见的不良反应包括：感觉异常、视物模糊、湿疹等。对体重、血压影响不明显。阿戈美拉汀对单胺再摄取无明显影响。禁止与强效 CYP1A2 抑制剂，如氟伏沙明联合使用。治疗后转氨酶升高常见，禁用于肝功能损害患者、乙肝病毒携带者 / 患者、丙肝病毒携带者 / 患者。

（八）三环类和四环类抗抑郁药

三环类和四环类抗抑郁药（tricyclic and tetracyclic antidepressants，TCAs）是传统的抗抑郁药物，治疗抑郁症的临床效果得到公认，对惊恐障碍、强迫症、疼痛或其他症状的治疗也有效。但因其对心脏和肝脏等的毒性，目前临床应用越来越少。目前使用较多的有：阿米替林、多塞平和氯米帕明。其中，氯米帕明是唯一美国食品与药品监督管理局（FDA）批准的治疗强迫症的三环类药物。

常见的副作用有：谵妄和癫痫发作，抗胆碱能不良反应，包括口干、便秘、视力改变、尿潴留、谵妄、窄角型青光眼患者的眼科危象，心血管直立性低血压、心脏传导阻滞、心脏及肝脏毒性、性功能障碍等。

（九）单胺氧化酶抑制剂

单胺氧化酶抑制剂（monoamine oxidase inhibitors，MAOIs）是首批被批准的抗抑郁药。尽管MAOIs不再是治疗抑郁障碍与焦虑障碍的一线药物，但当一线和二线药物治疗无效时，MAOIs对于非典型抑郁的治疗有效，包括抑郁伴发焦虑、惊恐、恐惧等。需注意，MAOIs换用TCAs或SSRIs时，至少需要2周的清洗期让MAO活性完全恢复。

常见不良反应有：高血压、直立性低血压、头痛、头晕、心动过速、出汗、呕吐、外周水肿、体重增加、性功能障碍等。最严重的不良反应是酪胺引起的高血压危象，故服药期间应避免富含酪胺食物的摄入，如红酒、生啤、奶酪、酵母提取物、咸鱼等。

二、抗焦虑药

（一）苯二氮䓬类药物

苯二氮䓬（benzodiazepines，BDZ）类药物受体主要分为 ω_1、ω_2 和 ω_3 这三个亚型，其中 ω_1、ω_2 主要集中分布在中枢神经系统，ω_3 通常是周围性分布。研究表明：ω_1 与镇静催眠有关，ω_2 与抗焦虑有关，而 ω_3 则与肌肉松弛有关。故苯二氮䓬类药物既有抗焦虑作用，也有镇静催眠作用，此外还有抗惊厥、松弛骨骼肌作用，并能够加强麻醉药、巴比妥类和酒精的抑制作用。

BDZ治疗焦虑比其他药如TCAs、MAOIs、SSRIs不良反应小，且起效快，治疗开始第1周即可见明显改善。常用药有地西泮、阿普唑仑和劳拉西泮等，药物选择应根据焦虑性质、药代动力学特征和患者的反应及不良反应而定。

BDZ对各种原因引起的失眠都有效。入睡困难者可选起效快、半衰期短的奥沙西泮、咪达唑仑；早醒者可用中长效的药物如氟西泮、氯硝西泮、艾司唑仑、阿普唑仑。需要注意的是，此类药物容易被滥用，长期大量使用可导致药物依赖，主要表现为药物耐受性增加、戒断症状和心理依赖。所以，宜短期单独使用（建议勿超过4~6周），或与其他无成瘾性的抗抑郁焦虑药物联合使用，一旦后者开始起效便减、停BDZ。

不良反应主要为镇静、困倦、嗜睡、头晕。对操作机器、驾车具有潜在危险，酒精对BDZ有强化作用。呼吸功能不全（如COPD、睡眠呼吸暂停综合征）患者慎用。大剂量服用可引起共济失调，跌倒风险增加50%，导致口齿不清和意识障碍，严重者可致昏迷，尤其容易发生于老年人肝肾功能损害以及和其他镇静药联用时。长期服用可引起认知功能损害，不但导致短期认知功能下降，也和长期认知功能下降和痴呆的发展相关。

（二）阿扎哌隆类药物

阿扎哌隆类（azapirones）是近年推出的新一类抗焦虑药，以丁螺环酮（buspirone）为代表，有弱抗DA能作用，不引起锥体外系副作用，也不与BDZ受体结合或促进GABA作用，也非抗惊厥药（甚至轻度降低痉挛阈值），无耐受性或戒断反应，和BDZ或其他镇静剂无交叉耐受。坦度螺酮（tandospirone）的药理作用和丁螺环酮相似，但无抗DA能作用，却比丁螺环酮的5-HT能作用更强。

1. **丁螺环酮** 丁螺环酮是 $5-HT_{1A}$ 突触前受体的完全激动剂，抑制神经冲动的发放和减少5-HT的合成，同时还是 $5-HT_{1A}$ 突触后受体的部分激动剂，在5-HT功能亢进时，丁螺环酮可作为拮抗剂发挥效应，但在5-HT不足时，又可作为激动剂。与BDZ类药物为不同作用机制的抗焦虑药，但近年来发现两者的作用机制之间存在交互作用，但丁螺环酮无镇静、肌松弛和抗惊厥作用。

丁螺环酮可有效治疗广泛性焦虑障碍，对伴有抑郁、强迫、酒精滥用或依赖、吸烟、冲动攻击行为症状的焦虑障碍也有效。丁螺环酮的优点是镇静作用少,运动障碍轻,对记忆影响小,无交叉耐受性和滥用问题,无呼吸的抑制作用。

用法用量:起始剂量10~15mg/d,分2~3次口服。第2周可加至30~45mg/d,分2~3次口服。常用治疗剂量为20~40mg/d。一般不良反应较少,耐受性好。起效慢,作用弱于BDZ,可以作为BDZ的替代品,改善BDZ的撤药症状,但最好在撤药前2周就开始服用。

2. 坦度螺酮 坦度螺酮为$5-HT_{1A}$受体激动剂,高度选择与$5-HT_{1A}$受体结合,选择性激动突触后膜的$5-HT_{1A}$受体,抑制亢进的$5-HT$神经活动,使$5-HT$与突触后膜的$5-HT_{1A}$和$5-HT_{2A}$受体的结合恢复平衡状态,从而发挥抗焦虑作用。

适应证:①各种神经症所致的焦虑状态,如广泛性焦虑症。②原发性高血压、消化性溃疡等躯体疾病伴发的焦虑状态。

用法用量:成人每次10mg,口服,每天3次。根据患者年龄、症状等适当增减剂量,但不得超过60mg/d或遵医嘱。

不良反应和注意事项:不良反应较轻。可能引起嗜睡或眩晕,服药期间不得从事危险性作业。可能会使器质性脑功能障碍、中重度呼吸衰竭、心肝肾功能障碍的患者症状恶化,应慎重给药。单药或与抗抑郁药物联用时,可能出现$5-HT$综合征。

(三)其他具有抗焦虑作用的药物

1. 抗抑郁药物 目前临床使用的抗抑郁药物几乎都有抗焦虑作用,包括:SSRIs、SNRIs、NaSSA、TCA、MAOI、NDRI、NARI、SARI等。TCA和MAOI类药物最早被用于治疗焦虑障碍,但由于明显的不良反应及药物相互作用,目前已较少使用。在新型抗抑郁药物中,SSRIs和SNRIs药物治疗焦虑的循证学依据最为充分。目前国内获批适应证的抗抑郁药物中,文拉法辛和度洛西汀可用于治疗广泛性焦虑障碍;帕罗西汀、艾司西酞普兰可用于治疗惊恐障碍。其他未获批适应证但有充分循证依据的抗抑郁药也可以在医生指导下,根据药理特性和患者的临床表现进行选用。焦虑严重时,可合并BDZ等抗焦虑药。与BDZ药物相比,抗抑郁药物对精神性焦虑效果更佳,BDZ药物更多改善躯体性焦虑。

2. 抗精神病药物 研究表明,非典型抗精神病药物联合抗抑郁药物,可以有效减轻患者焦虑。其机制主要和药物对$5-HT$的拮抗作用有关。许多慢性焦虑患者躯体化症状明显,长期存在的躯体症状使得患者产生超价观念,使用抗精神病药物可以缓解精神症状,起到增效作用。

3. 抗癫痫药物 GABA和谷氨酸能神经递质系统的异常与各种焦虑症有关,各种抗癫痫药物能调节GABA和谷氨酸水平,恢复这两种神经递质之间的动态平衡,降低神经元的过度兴奋,因此可用于治疗焦虑症。丙戊酸盐、加巴喷丁、普瑞巴林、卡马西平、托吡酯、拉莫三嗪、噻加宾等药物均有相关研究证明对社交焦虑障碍、惊恐障碍、广泛性焦虑障碍、创伤后应激障碍、强迫症等焦虑障碍有效。

4. β受体阻滞剂 β受体阻滞剂并不直接治疗精神焦虑,而是通过降低心率、减轻肌肉颤抖来缓解由于焦虑引起的心脏不适,可使部分患者获得心理上的平静。β肾上腺素能阻滞剂起效快,可临时使用也可规律服药。普萘洛尔、美托洛尔等药物联合抗焦虑药或者抗抑郁药,可对治疗焦虑起到增效作用。

三、镇静催眠药

镇静催眠药物主要包括:巴比妥类和苯二氮䓬类传统催眠药物,作用于GABA受体的非苯二氮䓬类药物、褪黑素、抗抑郁药、抗组胺药、天然药物等。苯二氮䓬类药物前面已经介绍,本处不再详述。

(一)非苯二氮䓬类催眠药

主要作用于GABA受体。GABA-A受体复合体上BDZ受体的ω_1亚型,对受体的选择性高,能缩短睡眠潜伏期,减少夜间醒觉次数,增加总的睡眠时间,提高睡眠质量。在维持正常睡眠阶段的同时对快动眼睡眠无影响,且具有入睡快、日间无"宿醉作用"、成瘾性和反弹性失眠较少的特点。主要包括唑吡坦、佐匹克隆、右佐匹克隆等。

唑吡坦是与苯二氮䓬相关联的咪唑吡啶类催眠剂。研究表明,其有明显的镇静作用,并具有轻微的抗焦虑肌肉松弛和抗惊厥作用。唑吡坦半衰期仅2.5小时,起效快,能缩短入睡时间、改善睡眠连续性、延长总睡眠时间,不易产生宿醉效应,可用于治疗各种类型失眠,耐受性良好。65 岁以下患者每天 10mg,65 岁以上或肝功能不全的患者,推荐剂量每天半片(5mg),极少数的患者可增加至每天 10mg。治疗时间强调短期使用,原则上连续使用不应超过 4 周。不良反应主要有:幻觉、睡行症、睡眠相关进食障碍或睡眠性行为。存在成瘾风险。

佐匹克隆为环吡咯酮类催眠药,激动 GABA 受体,增强 GABA 抑制作用,具有镇静、抗焦虑、抗惊厥和肌肉松弛作用,为中效非苯二氮䓬类药物,半衰期 57 小时。口服,一般临睡时服 7.5mg,老年人最初临睡时服 3.75mg,必要时服 7.5mg;肝功能不全者服 3.75mg 为宜。

右佐匹克隆(eszopiclone)为佐匹克隆的右旋异构体,对中枢苯二氮䓬受体的亲和力更高。是中效非苯二氮䓬类药物,半衰期 6~9 小时。成年人推荐起始剂量为入睡前 2mg,可根据临床需要增加到 3mg。老年患者忌严重肝损伤患者推荐起始剂量为睡前 1mg,必要时可增加到 2mg。不良反应:口干、口苦、头晕、乏力等。

(二)抗抑郁药物

失眠是抑郁、焦虑障碍最常见的症状之一,因此抗抑郁药物常用于此类患者。抗抑郁药物治疗失眠主要从治疗原发病、镇静催眠、纠正失眠的病理生理改变等方面发挥助眠作用。抗抑郁药物治疗失眠无依赖性和成瘾性,很少引起过度镇静,比苯二氮䓬类药物具有优势,对于抑郁障碍、焦虑障碍患者,应作为首选。具有镇静助眠作用的抗抑郁药物有:

1. NaSSA 类药物　代表药物为米氮平。可改善抑郁患者的睡眠连续性和睡眠结构,增加总睡眠时间和非快动眼睡眠(NREM)时间,提高睡眠效率,增加慢波睡眠时间。睡前一次服用。

2. SARI 类药物　代表药物为曲唑酮,具有抗焦虑和催眠作用,无潜在依赖性,可用于治疗有明显精神运动性激越、焦虑和失眠的患者。可在睡前服用。

3. SSRIs 药物　研究表明帕罗西汀、氟伏沙明和舍曲林均能改善抑郁患者的睡眠障碍。帕罗西汀改善睡眠的效果与抗焦虑抑郁疗效相关,氟伏沙明可通过升高褪黑素水平改善睡眠结构,延长 NEM 潜伏期,无过度镇静。舍曲林与安慰剂相比,可增加抑郁患者慢波睡眠时间,延长 NEM 潜伏期,缩短入睡时间,提高睡眠效率。

4. 褪黑素受体激动剂　可作用于 MT1、MT2 受体,口服吸收迅速,包括雷美替胺、阿戈美拉汀、特斯美尔通。雷美替胺是首个获准上市的选择性褪黑素受体激动剂,2005 年美国 FDA 批准用于治疗失眠,主要改善入睡困难。阿戈美拉汀是褪黑素受体激动剂和 5-HT$_{2C}$ 受体拮抗剂,主要用于抑郁症,同时可调节睡眠觉醒周期,改善睡眠结构。特斯美尔通是新型褪黑素受体激动剂,具有治疗昼夜节律失调性睡眠障碍和短暂失眠的作用。

5. TCA 类药物　具有阻断组胺 H1 受体的作用,临床表现为镇静嗜睡,对失眠有一定改善作用,代表药物有阿米替林和多塞平。服用这类药物可延长总睡眠时间,减少觉醒次数。但 TCA 类药物不良反应多,具有心血管毒性,现已较少使用。

(三)其他

非典型抗精神病药物,如奥氮平、喹硫平等药物也具有镇静催眠的作用,主要因其作用的受体较多,包括 5-HT$_{2A}$、5-HT$_7$ 受体。故非典型抗精神病药物也能够减少睡眠潜伏期及觉醒时间,增加总睡眠时间。但并不推荐使用非典型抗精神病药物治疗原发性失眠,可用于治疗共病精神障碍的失眠。由于抗精神病药物会诱发嗜睡、周期性腿动、夜行症等其他睡眠问题,故使用抗精神病药物用于催眠、镇静作用时,需根据患者情况谨慎权衡利弊。

四、心境稳定剂

(一)概述

传统上的心境稳定剂,指对躁狂或抑郁发作具有治疗和预防复发的作用,且不会引起躁狂与抑郁转相,或导致发作变频的药物。目前心境稳定药的概念扩大后,认为能治疗双相情感障碍四个不同时相(躁狂发作、抑郁发作、预防躁狂发作或预防抑郁发作)中的任一时相,即可称之为"心境稳定剂"。

目前,心境稳定剂被分为经典心境稳定剂和非典型心境稳定剂。经典心境稳定剂包括碳酸锂及抗惊厥药丙戊酸盐和卡马西平。其他一些抗惊厥药,如拉莫三嗪、托吡酯、加巴喷丁,以及第二代抗精神病药物,也具有心境稳定的作用,被称为非典型心境稳定剂。

(二)碳酸锂

碳酸锂是治疗躁狂发作的首选药物,对躁狂和抑郁的复发有预防作用,也用于治疗分裂情感性精神病,对双相抑郁有一定的疗效,对难治性抑郁有增效作用。此外,碳酸锂可使双相情感障碍维持治疗阶段的自杀行为减少85.7%,而当停用碳酸锂后,自杀危险性会增加7.5倍。因此,许多学者强调在双相情感障碍维持治疗阶段应使用碳酸锂,尤其对自杀观念者及双相Ⅱ型患者。对于抗抑郁药单一治疗疗效不佳的患者,碳酸锂是研究最充分的抗抑郁药的标准增效剂。此外,单相抑郁患者加用碳酸锂比抗抑郁药单一治疗更能有效预防复发。抑郁症患者如果有明显的精神运动性迟滞、食欲减退和体重减轻以及较低的皮质醇血浓度时,更有可能对碳酸锂增效治疗有效。

用法与注意事项:抗躁狂治疗剂量一般在100~2 000mg/d,分2~3次服用,宜在饭后服,以减少对胃的刺激。应从小剂量开始,逐渐增加剂量,并在治疗的前3周参照血锂浓度调整剂量达到有效血锂浓度。维持剂量一般为1 000~1 500mg/d,老年体弱者酌减用量,并密切观察不良反应。作为重度抑郁的增效剂时,使用剂量及血药浓度相对较低,剂量在600~1 200mg/d,血锂浓度在0.5~0.8mmol/L 范围内有效。12岁以下儿童、孕妇前3个月禁用。哺乳期妇女使用本品期间应停止母乳喂养。脑器质性疾病、严重躯体疾病和低钠血症患者应慎用本品。服本品期间不可用低盐饮食。肾功能不全者、严重心脏疾病患者禁用。

碳酸锂的治疗量和中毒量较接近,应对血锂浓度进行监测,帮助调节治疗量及维持量,及时发现急性中毒。急性治疗的血锂浓度为0.6~1.2mmol/L,维持治疗的血锂浓度为0.4~0.8mmol/L,1.4mmol/L 视为有效浓度的上限,超过此值容易出现锂中毒。老年患者的治疗血锂浓度以不超过1.0mmol/L 为宜。

常见的不良反应有口干、烦渴、多饮、多尿、便秘、腹泻、恶心呕吐、上腹痛。神经系统不良反应有双手细震颤、萎靡、无力、嗜睡、视物模糊、腱反射亢进。可引起白细胞升高。上述不良反应加重可能是中毒的先兆,应密切观察。早期中毒表现为不良反应的加重,如频发的呕吐和腹泻、无力、淡漠、肢体震颤由细小变得粗大、反射亢进。严重中毒表现为意识模糊、共济失调、吐字不清、癫痫发作乃至昏迷、休克、肾功能损害,可危及生命。

(三)丙戊酸盐

主要药物为丙戊酸钠(sodium valproate)与丙戊酸镁(magnesium valproate)。用于治疗双相情感障碍的躁狂发作,特别是对快速循环发作及混合性发作效果较好,对双相情感障碍有预防复发的作用。对碳酸锂反应不佳或不能耐受的患者是较为理想的替换药物。

用法与注意事项:丙戊酸盐空腹时吸收良好,2小时可达峰浓度,饭后服药会明显延迟吸收。半衰期为5~20小时。抗躁狂治疗应从小剂量开始,最高量不超过每天1.8g,可参考血药浓度调整剂量,有效治疗血药浓度为50~100g/ml。白细胞减少与严重肝脏疾病者禁用。肝、肾功能不全者应减量。治疗期间应定期检查肝功能与白细胞计数。用药期间不宜驾驶车辆、操作时机械或高空作业。孕妇禁用。哺期乳期妇女使用本品期间应停止哺乳。老年患者酌情减量。

不良反应:常见有恶心、呕吐、厌食、腹泻、体重增加等。少数可出现嗜睡、震颤、共济失调、脱发、异常兴奋与烦躁不安等。偶见过敏性皮疹、血小板减少症或血小板凝聚抑制引起异常出血或瘀斑、白细胞减少或中毒性肝损害。极少数发生急性胰腺炎。药物过量的早期表现为恶心、呕吐、腹泻、厌食等消化道症状,继而出现肌无力、四肢震颤、共济失调、嗜睡、意识模糊或昏迷。

(四)卡马西平

用于急性躁狂发作的治疗,适用于碳酸锂治疗无效,或快速循环发作或混合性发作患者。也可与碳酸锂合用,但剂量要相应减少。

用法与注意事项:治疗剂量为600~1 200mg/d,分2~3次口服。治疗血药浓度为6~12μg/ml。维持剂量为300~600mg/d,血药浓度6μg/ml。突然停药可诱发癫痫发作,应逐渐减量停药。长期应用应定期检查肝功能、血常规及尿常规。孕妇、哺乳期妇女,有骨髓抑制病史及心肝、肾功能损害者禁用。青光眼及老年患者慎用。

不良反应：治疗初期常见的不良反应有复视、视物模糊、眩晕、头痛、嗜睡和共济失调。少见的不良反应有口干、恶心、呕吐、腹痛和皮疹等。偶见白细胞减少、血小板减少、再生障碍性贫血及肝肾功能异常、黄疸等。大剂量中毒可引起精神错乱、谵妄甚至昏迷。

（五）非典型心境稳定药

1. 拉莫三嗪　为抗惊厥药，可以治疗双相快速循环型及双相抑郁发作以及预防双相抑郁的复发。也可作为难治性抑郁的增效剂。治疗剂量50~500mg/d，分两次服用。口服易吸收，2.5 小时血药浓度达峰值，半衰期约 24 小时。主要不良反应有皮疹、共济失调、抑郁、复视、困倦、无力、呕吐及眼球震颤。

2. 第二代抗精神病药物　氯氮平、利培酮、奥氮平、喹硫平、齐拉西酮和阿立哌唑具有抗躁狂疗效，在双相障碍躁狂发作的急性期治疗阶段，可作为补充或辅助治疗措施与常规心境稳定药联合使用。喹硫平、奥氮平或者奥氮平联合氟西汀（奥氟合剂），有效治疗双相情感障碍抑郁发作。

五、抗精神病药物

抗精神病药物，尤其是第二代抗精神病药物，在心身疾病治疗中的应用宜慎重，仅在必要时作为三线的增效剂与一线抗焦虑药或抗抑郁药物联用，小剂量使用，同时权衡体重增加、糖脂代谢异常等不良反应。

第二代抗精神病药对 5-HT_2 受体有拮抗作用，故具备抗抑郁特性。此外，它们能缓解抑郁患者的一些症状，如睡眠障碍、食欲减退与激越。非典型抗精神病药在低于抗精神病所需剂量时具有改善抑郁的作用，而随着剂量的增高，阻断 D_2 受体效应上升，这种优势不复存在，甚至也会引发药源性抑郁。因此，抗精神病治疗抑郁时应使用更低剂量。

奥氮平是研究最多的抗抑郁治疗增效剂。日剂量 10~20mg 的奥氮平与氟西汀联用，对于各类型抑郁包括难治性抑郁有效。但该药影响脂质代谢、增加体重的副作用较明显。阿立哌唑除具有 5-HT_2 拮抗效应外，还具有多巴胺部分激动效应与 5-HT_1 激动效应，因此可用于治疗抑郁症。与其他药物相比，阿立哌唑相对较少发生体重增加、过度镇静或代谢方面的不良反应，使得它在抑郁患者治疗时具备一定优势。喹硫平是第一个获批单药治疗双相抑郁的抗精神病药，同时该药也显示对许多单相抑郁患者有效。

非典型抗精神病药物也可以缓解焦虑症状，如奥氮平、喹硫平、利培酮、阿立哌唑、氨磺必利、齐拉西酮等药物。大部分研究显示：非典型抗精神病药物联合抗抑郁药物，可以有效减轻患者焦虑。许多慢性焦虑患者躯体化症状明显，长期存在的躯体症状使得患者产生超价观念，使用抗精神病药物可以缓解精神症状，起到增效作用。

第二节　物　理　治　疗

物理治疗，也被称为"非药物性躯体治疗"或"大脑刺激技术"，与精神药理学及心理治疗相互补充，成为精神科 / 心身医学科治疗的第三大领域。大脑是一个电化学器官，神经元传递信息以及与其他细胞通信是通过电刺激（去极化）从树突经过细胞体传递到突触。神经电生理学、神经影像研究的结果为物理治疗提供了必要的基础，能指导某些干预技术的个体化定位（如深部脑刺激）。针对抑郁症、焦虑障碍、强迫障碍等心身疾病，我们对相关功能脑区有了越来越多的了解。大脑刺激技术的位置选择，很大程度上是建立在相关知识的基础上的。

目前临床上常用或研究较多的物理治疗有：电休克治疗、重复经颅磁刺激治疗、迷走神经刺激术、脑深部刺激术、经颅直流电刺激、生物反馈治疗等。

一、电休克治疗

电休克治疗（electroconvulsive therapy，ECT），是使用小量电流诱发全面性惊厥发作的一种治疗方法。ECT 主要用来治疗抑郁发作，也可用于心境障碍、精神分裂症以及抗精神病药导致的恶性综合征的治疗。20 世纪 50 年代麻醉技术的进步使得全身麻醉和肌肉松弛用于 ECT 过程，并增加了全程给氧和惊厥发作的监测，称为改良电休克治疗（modified electroconvulsive therapy，MECT）。这些技术的改进减少了 ECT 造成的骨折，也减轻了患者的预期性焦虑。

适应证：难治性病例；不耐受药物不良反应；治疗过程中精神疾患或躯体疾病的病情恶化，需要快速起效。

禁忌证：不稳定、严重心血管疾病，如新近心肌梗死、不稳定心绞痛、失代偿的充血性心衰、严重的心脏瓣膜病；动脉瘤或大血管畸形，血压急剧升高会导致破裂风险；颅内压增高，如脑肿瘤、颅内占位性病变；新近脑梗死；肺病，如严重的慢阻肺、哮喘、肺炎；麻醉师认为存在严重风险的其他躯体疾病。

不良反应：认知损害（发作性谵妄、顺行性遗忘、逆行性遗忘）、头痛、肌肉疼痛、恶心、骨折、吸入性肺炎等。可能导致心律失常，因此建议所有患者在操作过程中监测心电图、生命体征和血氧饱和度。

疗程：MECT 没有固定的治疗次数，多数患者经过 6~12 次治疗会缓解，但有些患者仅需 3 次 MECT，而有些人则需要 20 次以上。

二、重复经颅磁刺激治疗

经颅磁刺激（transcranial magnetic stimulation，TMS）是一种非侵入性的神经刺激技术。重复经颅磁刺激（repetitive transcranial magnetic stimulation，rTMS）是经颅磁刺激的一种常见刺激模式，基于电磁感应和电磁转换原理，可能改变皮质兴奋性、大脑神经元可塑性，及调节神经营养因子、多巴胺等神经递质等发挥作用。目前经颅磁刺激已被广泛应用于神经、精神疾病的临床和科研领域。

适应证：抑郁症、精神分裂症、双相情感障碍、睡眠障碍、认知障碍、物质依赖等。

禁忌证：靠近线圈的作用部位有金属或者电子仪器（如脉冲发生器、颅内埋置有电极者、电子耳蜗、医疗泵等体内植入金属）。有诱发癫痫发作的风险，或不确定的危险因素，有癫痫病史者或近亲属有癫痫患者；严重的脑部疾病，如脑肿瘤、脑外伤、脑炎、脑血管疾病、脑代谢性疾病患者；服用的药物可降低癫痫发作阈值或未服用抗惊厥药物者预防癫痫发作者；睡眠剥夺、时差未恢复、醉酒、过度疲劳者。患有严重躯体疾病者，如心衰、心肌梗死等。

不良反应：听觉影响、癫痫发作、头痛不适等。

三、迷走神经刺激术

迷走神经刺激术（vagus nerve stimulation，VNS）通过在颈部迷走神经周围植入电极，对迷走神经给予反复电刺激脉冲。与心脏起搏器类似，VNS 是一项新的侵入性持续神经电刺激技术，需外科手术永久性植入脉冲发射器和刺激器。脉冲发射器埋在胸部皮下，刺激电极则附着在颈部迷走神经。近 10 年来，VNS 技术逐渐完善，并逐步进行临床应用，主要应用于癫痫的治疗。FDA 于 1997 年 7 月 16 日正式批准 VNS 用于顽固性癫痫的治疗。临床应用过程中发现，VNS 在治疗癫痫发作时，患者伴发的情绪障碍也得到缓解，且这种作用独立于抗癫痫作用。后来，人们开始关注 VNS 在精神科的应用。目前，VNS 在精神科领域主要集中在抑郁症治疗方面的研究和应用。2006 年，FDA 批准 VNS 可以作为难治性抑郁症患者的治疗技术，难治性抑郁症患者是指经过至少两种抗抑郁药物治疗后疗效不佳的慢性或复发性成年抑郁症患者。

末梢感觉通过迷走神经传入，直接投射到很多与神经精神障碍相关的脑区。迷走神经的这种中枢传导通路，为 VNS 治疗神经精神疾病提供了可能。尽管迷走神经传入大脑的通路固定，但是 VNS 仍可能通过跨突触传递来调节和改变很多脑区功能。目前，除了治疗抑郁症的应用和研究外，也有些学者开始关注 VNS 治疗焦虑、药物依赖和疼痛。

禁忌证：①心、肺慢性疾病史；②胃、十二指肠溃疡史；③非胰岛素依赖性糖尿病史；④迷走神经切除史；⑤严重精神性疾病患者；⑥全身情况不能耐受手术者。

不良反应：手术并发症的感染、出血、神经或血管损伤；刺激副作用，声音嘶哑、咳嗽、咽部疼痛、呼吸困难、感觉异常、恶心、耳鸣、月经失调、腹泻等。此外，VNS 术后还应避免电灼手术、电除颤和超声波治疗。进行 MRI 检查时，应关闭刺激发射器。

四、脑深部刺激术

脑深部刺激术（deep brain stimulation，DBS）是一种新型功能性神经外科手术方式。通过在脑的深部埋置刺激电极,直接将电刺激施加在与疾病相关的脑区内,刺激的强度、波宽、频率等参数可由脑外的刺激器控制和调整。

适应证:强迫症是目前FDA批准的唯一DBS精神疾病适应证。DBS对于难治性抑郁障碍、神经性厌食、物质依赖、抽动秽语综合征、抗精神病药物所致迟发性肌张力障碍等疾病的治疗尚在研究阶段,未进入临床应用。

不良反应主要包括:①与手术相关的不良反应主要有感染或出血、定向力障碍、点痛发作、肺栓塞等;②与硬件相关的不良反应主要表现为电极错位导致电极重置,导线折断或脑组织腐蚀导致电极的更换,功能障碍或皮肤生长引起植入式脉冲发生器更换或重置;③与刺激相关的不良反应有感觉异常、构音障碍、眼睑抬起不能、偏身投掷症等症状,但是一般反应较轻微,通过调整参数可解决;④由DBS诱导的药物治疗变化相关的不良反应情况极少见。

五、经颅直流电刺激

经颅直流电刺激(transcranial direct current stimulation, tDCS)是一种非侵袭性、利用微电流调节大脑皮质神经细胞活动的技术,通过放置在头皮的两个电极,以微弱直流电作用于大脑皮质。动物和人体研究均已经证实它可以显著地影响皮质兴奋性。

目前tDCS还停留在临床试验阶段。研究较多的是对抑郁症、精神分裂症及认知功能的作用,但研究结果并不一致。其中一个原因是部分方法学问题一直没有得到很好的解决,如刺激电流强度和刺激电极的设置等。近年,得益于计算机模拟技术和皮质兴奋性无创性评估技术的发展,tDCS的技术也有了很大改进,从而进一步提高了其疗效。tDCS安全性较高,也是一种非常经济的神经调节技术。与其他神经调节技术相似,刺激参数的个体化设置和患者的选择可能是决定治疗是否成功的关键因素。tDCS的刺激参数还需要进一步研究,很可能需要通过脑电图和神经影像技术来确认它的神经生理学效应。

六、生物反馈治疗

生物反馈治疗(biofeedback therapy)又称生物回馈疗法,或称植物神经学习法,是在行为疗法的基础上发展起来的一种新型心理治疗技术方法。利用现代生理科学仪器,通过人体内生理或病理信息的自身反馈,使患者经过特殊训练后,进行有意识的"意念"控制和心理训练,从而消除病理过程、恢复身心健康的新型心理治疗方法。

生物反馈是从20世纪20年代通过监测到的肌电活动开始的,将肌电活动、脑电、心率、血压等生物学信息进行处理,然后通过视觉和听觉等人们可以认识的方式显示给人们,训练人们,使人们能够有意识地控制自己的心理活动,以达到调整机体功能、防病治病的目的。

生物反馈法的运用一般包括两方面的内容:一是让来访者学习放松训练,以便能减轻过度紧张,使身体达到一定程度的放松状态;二是当来访者学会放松后,再通过生物反馈仪,使其了解并掌握自己身体内生理功能改变的信息,进一步加强放松训练的学习,直到形成操作性条件反射,解除影响正常生理活动或病理过程的紧张状态,以恢复正常的生理功能。

在临床医学的各个领域当中,生物反馈的治疗应用可以通过改善神经系统功能,有利于疾病的恢复。尤其是对心身疾病、自主神经功能紊乱所致疾病的疗效更好。如原发性高血压、心律失常、消化性溃疡、支气管哮喘、偏头痛、紧张性头痛、癫痫、更年期综合征、焦虑症、抑郁症、面神经瘫痪、周围神经损伤、痉挛性斜颈、书写痉挛、类风湿关节炎、糖尿病等,也可应用于孕产妇围产期的健康教育、培训,以利分娩。

第三节 运动疗法

一、概述

运动是指骨骼肌产生的任何身体活动,其导致的能量消耗超过静止时。锻炼是指有计划性、结构性、重复性和目的性的运动,旨在改善或维持心身健康。运动疗法的概念更多是指后者。

1969年世界卫生组织(WHO)使用了运动处方(prescribed exercise)这一术语,此后运动作为医学中防治疾病的方法之一在世界上得到确认。在过去的几十年中,人们积累了大量关于运动作为几种慢性疾病一线治疗的重要性的知识,使其在一些疾病中甚至起着与药物相当的作用。

早在战国时期,我国就已经开始发展运动疗法了,如古代"五禽戏""导引""气功"等流传至今,仍应用于疾病的防治、康复,包括情志疾病。但因缺乏完整系统的理论体系,缺乏系统研究和发展,未能走向国际。运动疗法包括有氧运动(例如骑车、慢跑、步行等);借助器械的锻炼;有体系的运动模式(八段锦、太极拳、瑜伽)等。在心身医学领域,运动疗法具有其独特的优势,没有药物疗法及其他物理疗法的副作用,且能长期改善患者的生活质量,同时预防许多慢性疾病。

二、运动疗法的作用

在疾病预防层面,恰当的体育锻炼是健康生活的一部分。在躯体层面,恰当的运动可以通过改善心肺功能等机制,使身体保持或恢复健康。在情绪层面,运动对情绪的积极影响是明确的,但目前尚未有明确的机制表明运动是如何改善情绪的。

(一)增加接触

经常锻炼的人增加了与社会接触的机会,使得他们更可能融入到热爱运动的团体,并可从中得到积极的反馈。

(二)分散注意力

强度相对较高的运动使得患者难以同时进行过多的思考,并且运动可以是分散负面思想的重要因素。抑郁或焦虑的患者经常感到心身疲惫,可能使得患者很少运动,更多地沉浸在负面情绪当中,而运动量的不够更不利于身体健康,从而增加疲劳感。在医师的鼓励和监督下,运动不仅可以增加患者的有氧能力和肌肉力量,更能分散注意力,在情绪和身体上都可以得到积极反馈。

(三)神经内分泌调节

还有各种理论认为,在体育锻炼期间发生的神经内分泌变化会对情绪产生影响;运动也可能刺激新神经细胞的生长,释放可改善神经细胞健康的生化因子,甚至可能对海马体有直接的积极影响。

(四)消除不良情绪

八段锦、太极拳等运动身体同时配合意念的练习,可以使身体和大脑均得到调节和休息,使练习者从整体上处于平静舒畅的状态,消除紧张和不良情绪的影响。

三、运动疗法的实施原则

(一)从小运动量逐步开始

如果患者没有锻炼习惯,或者年龄或身体基础条件较差,在运动能力方面或者坚持下去较为困难,那么为患者选择一个他们喜欢的活动并设定小的、容易实现的目标,从短期开始(比如5分钟、10分钟或15分钟,或设定目标在街区内走动,或在室内进行八段锦等练习),逐步进步,当患者看到自己的进步,因此获得来自身体积极的回报和成就感时,他们将得到坚持下去的动力。

(二)融入团体

找一些运动伙伴,定期做一些患者喜欢的运动,与他人一起运动可以改善患者的情绪,帮助患者摆脱抑郁或焦虑的心境。让患者加入某个运动团体或在线活动组,这种团体或组织可以是患者根据自己兴趣自行选择的现有组织,医生也可以为患者组成这样的团体,最简单的方式是借助于互联网形成在线组织、互助小组等,使得患者可以互相鼓励和分享,同时也利于医生在线监督患者的运动状态。当然,线下的组织或团体可能更有助于患者社会接触,也有不可替代的优势,不足之处在于空间上的障碍,使得这样的团体难以形成。

(三)制订运动计划

在一天的特定时间安排运动,或给患者设定一个健身挑战,当患者通过努力完成目标后,给予充分的奖励。通过这样一些机制的设定更有可能使得患者坚持下去,但是又要避免令患者觉得运动任务带来的是压力。

(四)户外运动

在环境允许的条件下,最好选择户外或自然环境运动,阳光、新鲜的空气、微微的清风总是能使人心情舒畅,患者在运动的同时也是在享受自然形式的光疗,当运动与愉快的情绪联系起来后,坚持下去会更容易。当然,户外运动首要考虑的是安全,例如天气过冷或过热,或空气质量较差时则不适宜户外运动。

(五)安全原则

从轻度到中度的运动开始,逐渐增加活动节奏和时间;运动热身和运动后拉伸;理想的情况下应当是阶段性为患者评估心肺功能等身体情况，根据身体情况制订合适的运动量和运动类型。

四、运动疗法在心身医学中的应用

运动疗法作为康复治疗的主要手段，在康复医学领域发挥着极大的作用。目前运动疗法对中轻度焦虑抑郁患者具有积极影响已得到广泛认可，并被视为除药物和心理治疗外的又一重要治疗手段。由于其操作方便，无药物副作用，趣味性强，又能够强身健体，正得到越来越多研究人员的青睐。对于躯体疾病伴发情绪障碍的患者，运动疗法更是具有独特的优势。

运动处方是运动疗法的核心，完整的运动处方应该包括：运动形式、运动强度、运动时间和运动频率。①运动形式：以有氧运动方式为主，具体形式则根据患者的兴趣及身体实际情况选择。常用的运动方式有：跑步、慢走、骑自行车、爬楼梯、羽毛球、篮球、八段锦、太极拳、瑜伽、健美操、广场舞等。②运动强度：推荐以中高强度运动为宜。运动强度主要用靶心率估算，即在运动时应达到但不应超过的心率。通常把最大运动强度时的心率称为最大心率，可用220减去年龄这种简易方法计算而得。中等运动强度应控制在最大心率的60%~85%。对于平素运动较少、老年人及有心脑血管疾病等心肺功能较差的患者，则应以患者耐受为度，循序渐进。③运动时间：根据运动强度不同，运动时间也有不同要求。对于中高强度运动，以每次30分钟左右为宜，低强度运动则可适当延长运动时间。④运动频率：建议每周至少3次以上，持续而有规律的运动，有助于更好地改善情绪。

五、小结

运动疗法的核心理念就是身体的感受会影响人的意识，控制身体就可间接地达到控制意识的作用。运动训练不仅能够改善患者机体代谢及心肺功能，增强身体素质，而且能有效改善焦虑抑郁等不良情绪。目前，临床上运动疗法在心身医学的应用主要作为疾病的辅助治疗手段，但由于现有研究尚不能确定最佳运动处方的具体参数，在当前的各种指南中，运动疗法仍很少被优先推荐治疗或者推荐等级较低。运动的效果具体有多大，哪种有氧运动更好，抑或运动的最佳持续时间多少更适宜等问题仍待进一步探索和研究。

第四节　身体运动心理治疗

本章节介绍的身体运动心理治疗是一类以身体为导向的心理治疗，主要包括专注于运动的心理治疗、表达性艺术治疗、舞动治疗、放松训练、瑜伽和正念冥想。它们的共同特点是，通过身体或身体的运动/舞动，来感知、表达情绪，以及通过对身体的沉浸、接纳的积极体验和训练（放松、瑜伽、正念冥想、中医气功、太极拳等）来调整情绪。这一类治疗有别于狭义的身体心理治疗（body psychotherapy）。

一、专注于运动的心理治疗

专注于运动的心理治疗（concentrative movement therapy，CMT）是一种具有心理动力学基础的身体导向的心理治疗方法，治疗方法的重点是身体感觉的意识和表达，可用于团体和个体治疗。其理论源自动力学心理治疗和关于自我发展的深度心理学思维模型。20世纪30年代，德国心身医学的奠基人之一 Viktor von Weizsäcker 认为，认知能力由感觉和经验组成。CMT 即聚焦于个体化的生活和学习背景下，身体对"此时此地"的觉察和认知。相关理论认为，通过与早期经验的集中接触，记忆被带入生命，在身体表达中表现为姿势、运动和行为。就像在梦中出现的元素一样，主观身体经验也可以延伸到前语言时期。身体动作或身体接触会唤起患者的基本姿势。通过运动工作，个人经历可以和既往生活经验建立关联并成为话题。主要过程如个人经历，和次要过程如口头表达，构成一个整体。此外，CMT 的理论还从加布里埃尔·马塞尔和莫里斯·梅洛-庞蒂的生存哲学，皮亚杰的知识的遗传理论，对象关系以及新的婴儿研究中吸取了营养。慕尼黑的医生和心理治疗师 Helmut Stolze 在大学临床领域使用这种方法，并在 1958 年将其命名为"集中运动疗法"。从此，CMT 作为一种特殊的方法被教授，并在德语地区的心理治疗实践中得到越来越多的应用。

一般的治疗过程为：在治疗师口头表达的带领下，患者意识到他们在站立、行走、在集中的情绪中躺着和坐着。他们会发现自己的身体与周围环境以及其他群体成员或特殊物体（如棒状物和绳索）有关。通过为他们的身体和他们的感觉开发一种新的方法并命名它们，开始了一种符号化过程。患者获得了关于如何处理其身体限制的新想法。

二、表达性艺术治疗

表达性艺术治疗已经在第九章里简要介绍过，这里再从躯体活动的角度加以论述。

表达性艺术治疗与主要通过谈话进行的心理治疗形式不同，是在支持性的环境中运用各种艺术形式——沙盘游戏、绘画、音乐、舞动、身体雕塑、角色扮演以及即兴创作等来促进心灵的成长和治愈的治疗，它的关键特征就是在心理治疗中将各种艺术形式进行整合。

表达性艺术治疗发展时间较短。20 世纪 70 年代早期，肖恩·麦克尼夫（Shaun McNiff）、诺玛·康纳（Norma Canner）等在麻省莱斯利大学最早成立了表达性艺术治疗项目。和运用单一形式的艺术治疗不同，他们提出跨学科、跨专业整合的艺术治疗培训，注重将各个专业的艺术治疗（比如音乐治疗、舞动治疗、绘画治疗、诗歌治疗等）整合起来，鼓励教育者、艺术家和心理治疗师的参与。

表达性艺术治疗有两种基本的取向：

1. 艺术心理治疗取向由玛格丽特·纳姆博格（Margaret Naumburg）于 20 世纪 40 年代提出。其认为艺术创作是一种自我表达，是心理分析疗法中的重要工具，在创作过程中，治疗师和来访者透过作品中的象征性语言进行沟通。强调分析与动力，鼓励当事人透过自发性的艺术表达来进行作品的自由联想与解析。在治疗过程中使用艺术创作，除了协助治疗师与来访者诠释与分析作品以外，更能在治疗室内使个案的移情作用有另一个客体可以投射。

2. 艺术创造治疗取向由伊迪斯·克拉玛（Edith Kramer）于 20 世纪 50 年代提出。认为创作的过程即是疗愈的关键，可以增加个人的经验，内在需求会在意识中重新选择与分类，内在冲突也会被重新体验、统整，并被解决。因为创作是一个安全的环境，不会激起创作者的防御机制，可以有效地帮助创作者宣泄情绪，解决潜意识中的困扰议题。

表达性艺术治疗的技术非常多样，主要包括绘画、音乐、舞蹈、手工制作（雕塑、玩偶制作、沙盘游戏等）、写作（日记、诗歌、生命地图等）、心理剧、摄影等。

三、舞动治疗

舞蹈在人类远古的活动中已作为人们表达和传递情绪的手段。人类经验表明，舞蹈作为一种非言语性的身心整合的方法，可以将内心深处的焦虑、悲哀、愤怒等情绪安全地释放出来。在我国，舞蹈治疗古已有之。《吕氏春秋·仲夏纪·五曰》中有关阴康氏造舞的记载表明，创造舞蹈是为了解决人们的情绪抑郁和筋骨不适。我国内蒙古的民间歌舞"安代"，就是一种治病的歌舞。

20 世纪初，现代舞蹈学在西方国家的发展为舞蹈治疗奠定了基础。现代舞理论之父，德国表现主义舞蹈的奠基人拉班（R.V Laban，1869—1958）对舞蹈治疗有着极大的贡献。拉班提出了人体动律学理论，把人体动作分为功能性动作和表现性动作，表现性动作对外界事物没有明显的目的性，主要源于内心的冲动。舞蹈动作基本上属于表现性动作。人体动律学理论的核心，是通过动作所显示出来的身心关系，来改造人，进而改造人类社会。拉班认为整个世界充满了矛盾，而舞蹈者接受力效训练，能够使心理的、生理的矛盾冲突获得缓解和协调，因而，舞蹈训练对人格的发展具有重要意义。

20 世纪 40 年代，Marian Chace 和 Mary White-house 分别在美国的东海岸和西海岸开创了舞蹈治疗的先河，随后传入欧洲国家。三个主要人物继续在美国发展了舞蹈治疗。她们分别是 Trudi Schoop（即兴舞蹈途径）、Lijjan Espenak（欧式训练结合 Adlerian 深度心理治疗）以及 Rudolf Laban（拉班分析术）。1966 年，美国舞蹈治疗协会（ADTA）的成立标志着舞蹈治疗的专业地位获得了承认。如今，ADTA 已经发展成为一个在 20 多个国家拥有 1 200 名会员的国际组织。

在欧洲，20 世纪 40 年代，舞蹈首先在英国被应用于精神病学。20 世纪 70 年代中期以后，运动观察和舞蹈治疗逐渐发展起来，美国的舞蹈治疗培训也传入欧洲国家。1982 年，在伦敦成立了舞蹈运动治疗协会（ADMT）。20世纪70年代和80年代，英国实践的先驱们发展了自己的工作风格，例如：拉班的创意舞蹈、古典和现代舞蹈、完形疗法、群体分析和对象关系等。

舞蹈疗法的心理学依据来自荣格的分析心理学、完形心理学及自我心理学的概念。通过舞蹈这种运动形式，不仅可矫正人们的适应不良性运动、姿势和呼吸，也可将潜伏在内心深处的焦虑、愤怒、悲哀和抑郁等情绪安全地释放出来，使人们感受到自己对个人存在的控制能力。因此，舞蹈疗法可作为促进身心健康的一种重要手段。

舞蹈治疗包括3部分：现代舞蹈、动作分析以及精神心理分析构成了舞蹈治疗的整个过程。当传统的心理治疗途径难以用语言方式接近和治疗患者时，舞蹈治疗无疑是一种很好的选择。

四、放松训练

放松技术是通过一定的训练，使患者学会精神及躯体上放松的一种技术。这是常用的一种行为治疗方法，也称为放松疗法或放松训练。放松训练在古代即已存在，特别是在一些宗教中，如佛教、印度教、道教、神道教等均有放松训练成分，如佛教的坐禅、瑜伽等修行方法。放松训练有良好的抗应激效果，在进入放松状态时，表现为全身骨骼肌张力下降，呼吸频率和心率减慢，血压下降，并有四肢温暖、头脑清醒、心情轻松愉快、全身舒适的感觉。大多数研究结果认为，放松训练通过神经、内分泌及自主神经系统功能的调节，可影响机体各方面的功能，从而达到增进心身健康和防病治病的目的。目前在科研和临床工作中采用的放松训练方法很多，其中主要包括：渐进性肌肉放松训练、呼吸放松训练、自主训练、意向控制训练、指导性想象训练、生物反馈训练等。

五、其他

（一）瑜伽

瑜伽（Yoga）最早是从印度梵语而来，其含义为"一致""结合"或"和谐"。瑜伽源于古印度，是古印度六大哲学派别中的一系，探寻"梵我合一"的道理与方法。瑜伽姿势运用古老而易于掌握的技巧，改善人们生理、心理、情感和精神方面的能力，是一种达到身体、心灵与精神和谐统一的运动方式，包括调身的体位法、调息的呼吸法、调心的冥想法等，以达至身心的合一。

关于瑜伽的记载最早出现在公元前1500年的《吠陀经》印度经文中，此前的瑜伽由一个原始的哲学思想逐渐发展成为修行的法门，其中的静坐、冥想及苦行，是瑜伽修行的中心。大约在公元前300年时，瑜伽之祖帕坦伽利在《瑜伽经》中阐明了使身体健康、精神充实的修炼课程，这门课程被其系统化和规范化，构成当代瑜伽修炼的基础。瑜伽发展到了今天，已经成为世界广泛传播的一项身心锻炼修习法。因为它对心理的减压以及对生理的保健等明显作用而备受推崇。同时不断演变出了各种各式的瑜伽分支方法，比如热瑜伽、哈他瑜伽、高温瑜伽、养生瑜伽等，以及一些瑜伽管理科学。瑜伽能增强身体力量和肌体弹性，身体四肢均衡发展；能预防和治疗各种身心相关的疾病；调节身心系统，改善血液环境，促进内分泌平衡等。

（二）正念冥想

关于冥想最早的文献记录于古印度的《吠陀经》，在公元前600—公元前500年间，各种形式的冥想在中国道教和儒教中也得到发展，此外还有印度教、耆那教、原始佛教。道教练习冥想的主要方式有：引导术、气功、内功、内丹、太极拳，而太极拳则被称为移动中的冥想。所以，冥想的方法有很多，目前研究的最多的是正念冥想。

"正念"这个概念最初源于佛教禅修，是从坐禅、冥想、参悟等发展而来的。卡巴金（J.Kabat.Zinn）将其定义为是一种精神训练的方法。在这种精神训练中，强调的是有意识的觉察，将注意力集中于当下，以及对当下的一切观念都不作评判。因此，正念就是有目的、有意识的关注、觉察当下的一切，而不作任何评判、分析、反应，只是单纯地觉察它、注意它。

在现代心理学中，正念被发展成为一种系统的心理疗法，即正念疗法。正念疗法并不是一种心理疗法的特称，而是一系列心理疗法的合称，是以"正念"为基础的心理疗法。常见的以正念为基础的心理疗法有：正念减压疗法（MBSR）、正念认知疗法（MBCT）、辩证行为疗法（DBT）和接纳与承诺疗法（ACT）、内观冥想、禅修冥想。一般把MBSR、MBCT、DBT、ACT成为正念干预疗法；内观冥想及禅修冥想统称为正念冥想。有证据显示，正念冥想可有效缓解痛感、降低血压及精神压力。正念冥想可能会引起大脑活动特殊的、功能性的变化，大脑中注意力控制方面的进程增加，执行控制能力增强。电生理学方面的研究发现，大脑对令人分心的听觉刺激的自动反应和评估过程减少。冥想者在处理刺激时占用的认知资源可能较少，使得认知体系在限定时间内更有能力来处理更多的信息。冥想训练可以促进对自发心理状态的自动调节能力，感官觉知能力也有提升。

（陈　珏　李春波　张　捷）

参 考 文 献

1. 陆林. 沈渔邨精神病学. 6版. 北京：人民卫生出版社，2018.

2. 王继军. 精神障碍的物理治疗. 北京：人民卫生出版社，2012.

3. 郝琦. 舞蹈治疗：从身体到心灵. 医学与哲学，2005，26（3）：61-62.

4. Helen Payne. Dance movement therapy：theory and practice. London：Routledge，2006.

5. Seidler K P，Schreiberwillnow K. Concentrative movement therapy as body-oriented psychotherapy for inpatients with different body experience. Psychotherapy Research，2004，14（3）：378-387.

6. Chiesa A，Malinowski P. Mindfulness-based approaches：are they all the same? Journal of Clinical Psychology，2011，67（4）：404-424.

7. 章学云. 表达性艺术治疗研究综述. 上海教育科研，2018，2：78-81.

8. 刘洪福，安海燕，王长虹，等. 健身气功·八段锦健心功效实验探讨. 武汉体育学院学报，2008，42（1）：54-57.

9. BK Pedersen，B Saltin. Exercise as medicine-evidence for prescribing exercise as therapy in 26 different chronic diseases. Scand J Med Sci Sports，2015，25：1-72.

10. World Health Organization. Global Recommendations on Physical Activity for Health World Health Organization. https：//www. who. int/dietphysicalactivity/ publications/ 9789241599979/en/. 2010.

11. Claudia Chunyun Wang，Kaigang Li，Arkopal Choudhury，et al. Trends in Yoga，Tai Chi，and Qigong Use Among US Adults，2002-2017. American Journal of Public Health，2019，109（5）：755-761.

12. Vergeer I. Trends in Yoga，Tai Chi，and Qigong Use：Differentiations Between Practices and the Need for Dialogue and Diffusion. American Journal of Public Health，2019，109（5）：662-663.

13. Desveaux L，Lee A，Goldstei R，et al. Yoga in the Management of Chronic Disease. Medical Care，2015，53（7）：653-661.

14. Broad，William J. The Science of Yoga：The Risks and the Rewards. New York：Simon & Schuster US，2013.

15. 杜仁仁，朱燕. 运动疗法治疗抑郁症的研究进展. 按摩与康复医学，2018，9（06）：8-9.

16. 孙文江，余波. 运动疗法治疗抑郁症的研究进展. 中华物理医学与康复杂志，2019，3（41）：238-240.

17. 杜芳，任敏，王爱芹. 不同强度与频率的有氧运动对抑郁症患者抑郁症状的改善作用. 中华行为医学与脑科学杂志，2013，9（22）：830-832.

第三篇　各科常见的主要心身医学表现

第十一章　分离障碍

第一节　分离障碍的概念沿革

"dissociation"一词,从语意上理解,指的是原本关联的一个结构状态,其内部的联系发生了松动或者断裂。在汉语里可能就会根据它出现时的情景而被翻译成:分离、解离、离散、解体、游离等。

DSM-5对分离障碍的表述是:其特征是意识、记忆、身份、情感、感知、躯体表现、运动控制和行为的正常整合的破坏和/或中断。分离障碍可以潜在地破坏心理功能的每一个方面。当心理状态上发生分离反应时,其症状可以是多种多样的,根据分离所发生的程度,分别会出现不同的表现,如:恍惚、遗忘、躯体障碍、情绪切换、环境陌生感、异己感、附体、表演性情感、歇斯底里、人格解体等。

许又新教授在其《精神病理学》一书中,提出可以运用若干个修饰性术语配对来准确地描述症状在某些心理表现方面的特征,其中就有"整合的(integrated)与瓦解的(disintegrated or disorganized)"这一对术语,主要用于描述精神状态或人格各部分之间的关系。

自体的整合感,就是一个人感到自己在这个世界上是一个真实的、活生生的、内心各种心理成分之间构成完整的、在时间上连续的人。自体能以一种自我完整有效的状态切实地进入这个世界并与他人相处。与此同时,自己内心之外的世界和他人在自己的经验中也同样是真实、生动、完整、连续的。

一个人心理状态整合良好的表现是:相对稳定的心情,对人对己先后一致的态度,没有尖锐冲突的心理活动,行为的近期和远期目标构成有序可循的目标系统,生活目的和价值观对精神活动起着组织和导向作用。

与整合相反的另一个表现是失整合:习惯上运用"分离障碍"这个词来表述失整合的精神状态,它的含义指的是一个人的自体整合感的瓦解,从而产生的自我内在结构或者心身一致性的疏离,出现了在心智上统合感知觉、记忆、行为、身份与意识等方面功能的挫败。有些学者觉得"解离"这个中文词语似乎更能传神地表达其含义,所以在不同的中文资料中可能会出现分离与解离同时使用的现象。

"dissociation"是由P. Janet在19世纪末提出来的关于心理机制的概念。最早期的分离障碍研究是以歇斯底里发作为对象的。他认为,歇斯底里的精神发作是"无意识"的心理活动,在某种情况下,把各种心智功能聚合在一起的神经能量会减弱,一部分的心理功能便从意识中逃离出来,这个过程被命名为解离。

同时代的弗洛伊德(Sigmund Freud)也把研究的目光聚焦在歇斯底里上,但他认为,解离是自我将某些心智内容从意识层面驱逐到无意识之中的一个主动心理过程,当那些难以被接受的感觉即使已经逸出到意识之外,仍然会在无意识中继续活跃,甚至会以症状的形式再次出现。

在对人格解体这一重要而常见的分离障碍症状的解读上,P. Jaspers把人格解体看作自我主动性(activity of the self)的障碍,如果心理活动时主体觉得它不属于我,而是异己的、自动的、独立的或者来自别的什么地方,这些现象便叫做人格解体。许又新强调人格解体是一种非精神病性症状,患者有症状自知力,他们并不把自己的主观感受当作客观现实,在描述自己不寻常的苦恼感受时,总是采用"似乎""好像""如……一样"等比喻词。人格解体是可以理解的,而精神分裂症的原发性症状则不可理解。

在近40年的研究中,越来越多的专家认为解离障碍的发生与心理创伤有关,不管是急性创伤的遗忘,还是创伤后应激障碍,或者早年重复发生的创伤经历导致的人格障碍,其中各种各样的解离症状是常见的表现。

分离障碍既然不是重性精神病障碍,就可能成为临床各专科患者常见的症状索引,是心身医学需要关注的一个重要的临床现象。

分离障碍这个术语,既可以是一个对症状的描述,也可以作为一种心理防御机制,用以对心理现象的内心活动模式进行阐释。它还可以作为一个独立的心理障碍的疾病单元,来作为诊断分类的标签。这样在解读分离障碍的时候,就需要从这几个不同的维度来入手,这将在本章后面的各节里做详细的对比、讨论和鉴别。

第二节 整合的自我

一、自我的存在状态

(一)身体化的自我

一个人身体的开始就是他自我生命的开始,出生即命来,身死则命亡,所以说自己是被约束在身体之内的,这就是自我的身体化部分。当此之时,人会感觉到自己身体是生动的、真实的、完整的、实在的,感到自己有血有肉,筋骨俱全。一个人自己在生物学上的真实与生动,完全内置于身体之中,并且这个自体具有时间上的连续性。

身体化自我的危机在于,身体的有限性、脆弱性、不能永恒性。处于身体化自我,只是完整自体的部分状态,并非精神健全的标志和保障,这时自体被各种身体的欲望、需要、行动所纠缠,以及伴随而来的罪感和焦虑、挫折、打击、满足、快乐等所烦恼。中文的用语"淫"就是指仅仅关注满足于身体化自我需要的状态,这种状态是一个肉欲的人,俗称为下半身的动物。

当身体化的自我感到面临攻击、伤害、疾病、衰朽、死亡等种种危险时,或者被身体的欲望、满足、快乐以及挫折和痛苦所纠缠时,就会处于应激反应状态,就可能会导致自我内在的心与身各部分之间的解离。

(二)非身体化自我

一个人的自我并不是全部都融合渗透到身体之中,自我或多或少能感到自己与自己的身体有点分离,个体能感到自己的身体是一个客体,即me 的状态,与世界中其他客体一样,而不是自身存在的核心,即 I 的状态。身体不再是他真实自我的核心,而成为某个不真切自我的核心。"我"在一定程度上没有完全地融入在身体化中,而是非身体化的存在。成为一个不参与身体自我的现实生活内容的观望者,控制或者批评身体的经验和行为。

在此情况下,被分离的、非身体化了的、"内在的""真正的"自我,有可能怀着温柔、体贴、有趣、憎恨、厌恶的心情,观望着假自我。中文中有大量表现这样状态的词语:例如,自知之明、自得其乐、自我抚慰、孤芳自赏、自怨自艾、孤苦伶仃、自寻烦恼等。在临床上经常会遇见自虐自残的现象,当问到患者为何自伤自残的时候,得到的回答有时会是"看见血的快感,就会有我是活着的感觉回来了"。

非身体化的自我与自身以及身体的关系,可能极为复杂,甚至会变成一种过度的意识(hyper-conscious),并固执地试图安排自己在生活中的地位和形象,使得自我陷于分离样幻想,犹如一种自说自话、如醉如痴、痴人说梦般的呓语中。

有些人可能会认为,坚定的身体化自我是正常的,但有时候却难免过分执着于体相的存在,如:好死不如赖活,不在乎行尸走肉。

另一些人可能会认为,个体应该努力摆脱身体的束缚,追求自己纯粹的精神境界,执着于自我意义的存在,如:珍惜名誉、在意名分、看中地位、恪守内心的规则等。

非身体性自我可以根据心理功能区分为两个层面的部分:心自我与神自我。

(1)心自我(psychological self)功能:心自我指的是自我的各种心理成分,如感知、思维、情绪、动机、意志、行为等。用中国传统文化的术语就是所谓的五蕴:眼 – 色、耳 – 声、鼻 – 香、舌 – 味、身 – 触。

心我是身我的功能表现。身我与心我,都是科学心理学研究的内容。科学的特点在于可以重复检验,它的前提是把世界视为稳定不变的对象,条件相同的情况下规律相同。所以生物医学和精神病学更多的是科学体系里的分支,信奉和追求的是恒定的真理。

心理治疗既属于科学，又包含了个性化和艺术化的内容。因而它还需要关注到自我功能上更大的一部分，神自我功能。

（2）神自我（mindful self）功能：整合性的自我心理功能，心理学上常用人格状态这个概念，中文传统上常用魂魄、精神来表述，即一个人的"精、气、神"。

中医所谓"心主神明"，在中医里心的概念与西医里心的概念内涵不完全等同。西医的心是指心脏这个器官，主要执行的是循环系统中央泵的功能。中医的心主神明，首先包含支配精神状态的功能。在中华古导引经典理论中，凡属于精神活动均称之为"神"。《灵枢·本神》说："与生之来谓之精，两精相搏谓之神"。这里所谓的"精"，是指人体生命物质基础的精华，而神的产生则是源于物质的精，导引经典认为精神活动是"二元"的，既包括人的意识、思维过程，如心、意、志、思、虑、智等精神活动，又包括独立于意识、思维活动之外的人体健康自我调控系统。前者属于"识神"范畴，而后者则是"元神"的内涵。这里"识神"就是"心自我"的功能，"元神"就是"神自我"的功能。

自体心理学家 Kohut 提出的"核心自体（nuclear self）"的"自我凝聚感（self-cohesiveness）"概念也主要指的是这种整合的自体感。

二、自我的不同功能状态

（一）体验性自我

有一个与其接近的概念是"内感受性自我"。

在此状态下的自我是一种头脑中的内在感受性自我表征，这个内在自我并不是简单地把自体表征为一个感知清晰的客体对象，而是头脑内产生了一个"自我存在"的背景状态。此时，身体主体的状态被有情感地体验到。情感是脑的本质属性，它以情绪的方式表达出来，情绪本身是自我身体运动释放的独有形式。当自我（Self）的状态处于内感受的状态时，犹如弗洛伊德命名的"本我（Id）"。

这些功能在脑内是由下丘脑及其周围的神经核，以及网状激活系统等结构来承担的。

当一个人跟着自己的感觉走，就能让人感受到自己的情绪，也能够对自己的行为、思维有一个不清晰思维的体验。但是，当体验性的自我部分功能太强了，就可能沉溺其中由着性子来，完全被感受牵着走，就会出现"任性""打滚""蛮不讲理""蘸麋儿"。

（二）概念性自我

有一个与其接近的概念是"外感受性自我"。

这是当一个人以自身为感知的对象，表征其在大脑中，进行感知、思维和认知的时候，所产生的自我感，并由此发生了一系列的自我概念的建构。这就犹如把自我当成外在的对象来感知，映射在大脑皮层的感受区，同时把自身的运动所产生的自体感映射在运动区。两者整合成为对自己的外感受性表征。

这个过程是以大脑皮层的功能为主，并有皮层下脑功能的活动参与。其主要特征犹如弗洛伊德命名的"自我（Ego）"。

一个人的概念性功能过强，这个人就变得抬死杆、讲死理、执着，啥事都讲所谓的规矩，是他自认为必须怎么着的规矩。这个特点属于所谓的"固执己见""长有理""犟怂"型人。

（三）观察性自我

观察性自我是自体对自己加以觉知、观察、并分辨的自我功能。这即是中国人常说的"自知之明"，一个人有了自我观察功能，这个人才能称之为明白人。

经验性自我时刻在变，概念化自我相对僵化，观察性自我才是不变的，观察性自我是无内容的、无边界的、恒久不变的，是一种观点采择，是人类才有的灵性智慧。

心理治疗不是用体验性自我去感化概念性自我，也不是让概念性自我去教育体验性自我，而是运用自我觉察性功能来引导自己做出妥协调整，这个觉察性功能正是传统文化在心身修习时一直在运用的因素。"人在做，天在看"，没有自我觉察的时候，自我心中的天是朦胧而不确定的，似乎宇宙之中有一个冥冥之中的神秘主宰者。有了观察性自我功能的人犹如开了"天眼"，能使人觉醒，从任性和执着中解脱出来。

现代的心理治疗中，正在试图对这个概念给予恰当的命名和运用。最新的精神分析学结合神经科学的研究认为，这个功能类似于 Ego+Id 的整合功能,也叫心智化(mentalizing)功能。

在心理治疗的过程中,面对观察性自我功能发展不完善的来访者时,治疗师不要轻易给予解释。过早的解释干预,其背后可能是治疗师自己概念性自我的执着(我执)的出现。治疗师最好扮演面壁的功能,不急着用理论解释,而是用共情和命名等治疗技术帮助患者发展出观察性自我。

三、自我的整合状态

当自我以整合的状态发挥功能的时候,会体现在自我身份的完整与认同感的连续一致上,出现自我身份认同危机的时候则会发生自我认同不足、弥散、过度等状态。

(一)自我身份

自我身份(self identity)是一种相对稳定的自我体验和认知状态。这种状态始于儿童觉知到他/她在这个世界上独立的存在感,这种存在与外界的某些客体有相似性,但是他的希冀、想法、记忆、表现等又与众不同。自我身份并非是固定不变、独一无二的,也未必始终如一地保持内聚和完整。

在心理发展的早期阶段,自我身份感可以被视为是心理意义上自我感知的觉醒。随着个体的成长,一旦个体在不同的社会情景中的角色被定义,就达到了自我身份的确立。一般来说,青春期完成之后,自我同一感就相对稳定了。

(二)自我的连续性与一致性

自我一致性是自我将内心各个方面的内容协调一致的结果,它在人的整个生命历程中不断更新,具体来说就是人在身体、心理、社会、精神这四个层面上将自己固有的经历、性格、梦想、憧憬、希冀结合起来。这样的一个协调一致的自我永远都在吸纳陌生元素,从而不断生成和更新,对于连续性的感受便是建立在这种一致性之上。

自我的连续性就在于一个人对自己过去所有经历以及未来全部经历的总和,能让自我处于一种稳定可靠的状态中。

(三)自我认同弥散

当一个人的自我身份认同没有发展良好的时候,自体感就会变得不稳定,与客体的关系也就表现的不牢靠。这就是自我身份认同的危机,其表现之一就是"自我认同弥散",这类人的表现是不知道自己想要成为什么样的人,不知道自己能干什么事,说不来自己要过什么样的日子,也不清楚自己属于哪个家族和门派的传人。他没有一个相对稳定的"自我"内核,稍微有点能引起心理应激反应的风吹草动,他的自我身份感就会东倒西歪。这种"自我认同弥散"会导致他与别人的边界不清,一方面想依赖和效仿他人,还找不到可以在关系界限上着力的点;另一方面,他人的成就和经验,又可能对他造成威胁,使他感受到嫉妒和痛苦。他的自体感总在摇摆不定中,不能形成自己独立的思考、认知和判断。这样的人,不仅在生活中容易情绪波动,经常陷入矛盾纠结中,其在职业选择、配偶选择、文化选择、国籍身份上也容易出现迷茫和混乱。

第三节　分离障碍的症状辨析

一、分离状态的形象比喻

将自体视为一个整体的时候这个自体的功能并不是一直都能保持结实完整,这个自体性有时候是松散、破碎、缺失的。为了形象的解释这种离散状态(图11-1),用一头大蒜的形态来举个例子,有的是独头蒜,这种蒜的味道比较辣,劲儿大,日常生活俗语中经常用"独头蒜"来形容个性比较独立,意志力强大的人。个体从结构上看是独立的完整体,没有缝隙,不容易散乱。但是独头蒜比较少见,生活中我们遇到的绝大多数都是多瓣蒜,用一个包膜包裹着,里面的蒜瓣围绕着中心的柱子排列。如果有外力冲击,有可能导致包膜破裂,蒜瓣有可能散落,但是每一个蒜瓣还可能完好,意味着各部分还能执行各自的功能。如果外力非常的强劲粗暴,就可以连蒜瓣也给砸个稀巴烂,每个蒜瓣的品质都损坏了,就像精神分裂的患者,感知觉、思维、情感等每一种心理素质都有障碍了。

在独头蒜和稀巴烂中间的部分,是包膜破损的散落状态,就是分离状态,它内在的各个部分的功能并没有失去,仍然能执行各自功能,但是七零八落了,整体联合运行的功能就出现障碍了。

独头蒜
● 整体整合功能健全非常"整合"

完整的蒜
● 整体整合功能较高"健康人"

蒜瓣漏出　蒜衣仍在
● 外部整体性受到冲击,但内部各项基本完整

蒜衣破坏　蒜瓣分裂
● 基本能行使各自功能,不整合的内在感受

图 11-1　分离状态形象的比喻

精神分裂症和解离的最大区别在于,分裂症的每一个部分的功能都受损,而解离是内在结构上的各部分功能均能各自运行,但整合性有问题。自体内在离散状态,在不同话语体系会有侧重不一样的术语描述,客体关系理论里经常叫做分裂,在防御机制话语体系经常叫它解离,在边缘性人格结构里常用碎片化。

二、水平分裂与垂直分裂

自体心理学家科胡特对内心分裂(schizoid)状态给了不同维度上区分的解释,提出水平分裂和垂直分裂两个概念。水平分裂就类似于无意识与意识之间的压抑(repression),当此之时,痛苦的体验很难被意识接受,而被潜抑进了无意识之中。而垂直分裂,则类似于通常所谈到的防御机制里的"分裂(splitting)",也是在克莱因的"偏执–分裂位(paranoid–schizoid position)",和费尔贝恩的"自我分裂"与"客体分裂"等概念上常用的含义。

相比于水平分裂中的无意识状态,垂直分裂中的各种心理内容是能够意识到的,但是他们彼此之间是互相解离、互不相容、没有整合的。由此出现了各种不同的分离障碍表现。

三、分离障碍的各种表现

(一)情感隔离

情感隔离包括情感与理智的分离。

1. 情感隔离　形象地说,是在情感与理智之间打了一堵墙,让情感的感受被深深地阻挡在意识之外。比如治疗中,患者可以将悲痛往事讲述清楚又显得无动于衷,讲自己的经历犹如在讲别人的故事。

2. 理智化　这样的人会显得一丝不苟,但往往缺乏灵活性和趣味性,常常爱讲死理、抬死杠,是一个人严重的站在概念化自我功能里,缺乏情感并缺少自我观察。这与那些意志坚强,在秉公执法的同时又能合乎情理的掌握分寸的人不同。后者是对自己有所觉察,而所谓的障碍者是不知道自己这样做,缺乏对自我的观察。

(二)分离性漫游

分离性漫游是指意志与行为的分离。

表现为知行解离,言行不一。在发作之后你问他该不该这样做,他觉得不该,但是他控制不住自己。这是源于内心不同成分之间的冲突,这样的人没法容纳这些内在冲突。他不是不想做到言行一致,而是他的心理能力上做不到。治疗中不要动用剧烈的领悟性策略,要先小心地接纳他。

(三)转换障碍

转换障碍是指身体与感受的分离。

临床中常见的是"躯体化障碍",医院里不乏检查不出器质性疾病,却一直感到身体不适的患者。有些疼痛不舒服来自于内心的苦难和酸楚,但是当患者无法言说这些感受时,就会通过躯体

的疼痛来呈现。治疗中要用语言帮助患者区分表达"身疼"与"心痛"。转换障碍发生后，当躯体症状出现时，内心的痛苦反而减弱甚至消失，比如某些癔症性瘫痪。

（四）现实解体

现实解体是指自体与环境的分离。

这就是上一节所讲的身体自我与非身体自我的分离，从而产生的"不真实感"，这时会出现现实解体，产生的症状是这个人感觉环境"似曾相识"，或者"恍如隔世感"。日常情景中，这种现实解体会在一个人睡得迷迷糊糊，或者困乏打盹的时候出现，还有一个情况就是喝酒喝到微醺的时候。

（五）人格解体

人格解体是指自体内部的不同人格成分之间的分离。

这个症状表现轻者可以是"分离性身份障碍"的人格瓦解，严重的时候就是"多重人格障碍"。这就像是蒜瓣散架了，从柱子上散开了。有时候人格解体的各部分之间还有一点粘连，而多重人格就是各自的蒜瓣散落。但是大多数情况下，多重人格的不同人格彼此之间是互相不知道的，所以总体称为"分离性身份障碍"。对于没见过临床表现的人来说，听起来是比较难理解的。

1. 儿童与成人状态的分离　生理年龄上的成年人的人格状态出现了退行，如卖萌、童样痴呆。

2. 分裂样幻想　可以是自恋的需求遭到创伤的经历，自我退行到幻想之中，如"白日做梦""想入非非"。

案例

有一个16岁女孩，高二，因为在学校被坏孩子纠结社会上的人欺负了。这个孩子一直是聪明伶俐，又要强优秀，是受人尊敬的学生干部。当她在公众面前被羞辱时，她的心理崩溃了。首先出现的是躯体状态，有一个胳膊完全不能运动，医院里各种检查都没有发现这个胳膊有骨骼、神经、肌肉等方面的问题。这就是一个遭受心理应激反应后的转换障碍，因为她在遭受欺负的时候没有动手还击敌人，所以对自己没有动手是有怨气的。过了一段时间胳膊慢慢自动好了，但她仍不想上学，一直待

在家里，同学和老师经常过来慰问，时间长了她越来越退行，一去学校那个令她创伤的场景，症状就会再现，结果只能又回到家，再回学校去学习也跟不上，只好回家打游戏，这个时候就是陷入到幻想的游戏状态与现实生活的解离。

她晚上还需要父母陪着睡觉，结果心理状态退行的越来越小，好像变成了3岁前的孩子，说话奶声奶气，还要靠在妈妈身上。有一次医生就问她，"你来我这里干啥来了"？她好像以前没意识到这个问题，每次来都卖萌，推到妈妈身上："你问我妈，让我妈说"。医生说"你妈说完了该你说了"。医生一次又一次让她看到自己现实状态是什么样子，她现在的功能是什么。有一次治疗结束，医生从她妈手上拿过医院缴费的条子，举到她面前，她看见后说"你把这个给我，我去交"，这一瞬间她的神态和语气就立刻切换到了成人的状态。

文学作品中经常有心理创伤后的描述片段，一个典型形象就是鲁迅先生笔下的"祥林嫂"。在祥林嫂遭受创伤打击后，与之前的人格状态判若两人，出现了神游身外、心神分离的症状。如果我们用分离障碍的目光看待，就容易理解祥林嫂不一样的变化。

（六）非病理性的分离状态

自我在意志力正常的情况下主动引发的身份转换，收放自如。此时的自我功能恰恰是一种高功能的心理状态。比如一个好的演员在演出开始后能即刻声情并茂地进入角色人物的状态，一旦演出结束，又能很快地回到自己生活的角色里来。或者一个巫师在开始做法仪式时，她能立即性情大变，表现出全然不同的行为和情绪状态，仪式过程结束后，她则会跟没发生任何事一样，恢复自己的生活常态身份行为。

四、分离障碍相关的防御机制

心理防御机制是个人心理上的一种自我功能。当我们身处应激或内心冲突时，所激发起来的焦虑、恐惧、愤怒、羞愧、激动、内疚等一系列的情感反应，都会带来让人内心失衡的可能。在

此情况下,自我启动的心理防御机制,就是用来应对内心焦虑,保持心理状态稳定的策略,这种策略支配下的行为,就是现实生活中为人处事的方式。因此,心理防御机制便是用以阐释内心动机与外在行为关系的系列理论,纯熟地掌握它能让治疗师比较容易看懂患者的内心活动模式。

分离相关的防御机制有很多种不同的表现和命名,为了方便理解,这里在讲解每一种防御机制时,用一本书的不同状态来做比喻。

(一)与水平分裂相关的防御机制

1. 压抑(repression) 指的是一种意识和潜意识内容之间的隔绝状态。就像只看到一本书的封面,没有将书封的塑料薄膜打开,这本书"只见封面封底而不知书里面的详细内容"。在压抑的防御形式中,又存在几个不同的亚型,包括否认、忽视、潜抑。

2. 否认(denial) 全然不知道,并坚持不承认有现实的存在,如严重的感知觉障碍,见于精神病、偏执障碍等。例如"掩耳盗铃""睁眼跳井""无中生有"。

3. 忽视(neglect) 内心里是知道和承认的,但是由于对焦虑的防御需要而不去注意,当注意力被唤醒时,则可以变得知道,这是一种非精神病性防御。例如"自欺欺人""鸵鸟政策""熟视无睹"。

4. 潜抑(suppression) 有意识、意志力支配地忽略一些内容,但是当有需要时,又会主动允许其上升到意识水平来。这是一种高功能的自我状态,例如"睁一只眼,闭一只眼"。

唐朝的代宗皇帝是一个度量大的皇帝。唐代宗有一句名言:不痴不聋,不做家翁。这句话来自一个小故事:唐代宗有个女婿叫郭暖,郭暖的父亲就是平定安史之乱的大将郭子仪。有一天郭暖与夫人吵架,一气之下对公主说道:"你仗着你爸爸是皇帝啊?我爸爸还看不上这位子呢!"公主听了,就去向父皇告状。唐代宗却对女儿说,事实就是这样的么。郭子仪知道儿子犯了滔天大罪,立刻将儿子捆绑起来带到朝廷向皇帝请罪。唐代宗却安慰他说:"不痴不聋,不做家翁"。意思是说,不装聋作哑、不装傻,就当不了别人的公公、婆婆。

(二)与垂直分裂相关的防御机制

1. 隔离(isolation) 指的是情感与理智之间的分离状态,在这两者之间隔着一层难以相通的绝缘层。比如不懂外语的人,同时拿着某一本书的中文版和外文版,他只能读懂其中的中文版。虽然外文版说的跟中文版一样,但他并不认识。

2. 分离/解离(dissociation) 在不同状态呈现的不一样。像拆去了装订线的一本书又被随意打乱。似乎章节间互相有联系,但情节紊乱。人格解离也是如此,呈现出片段状,每个片段有一定独立的功能,但不够连续真切。

3. 分裂(schizoid) 像一本被撕得粉碎的书,几乎已经读不懂。其内在思维、感觉、知觉等功能最低。

4. 偏执-分裂心态(paranoid-schizoid position) 特指在情感方式上动荡在好与坏两个极端状态的劈裂(splitting)。犹如把一本书横着折断了,你拿着上半截,或下半截,都是一种貌似所有内容都占到了,但总是缺一半的感觉。

5. 脱离/分离(separation) 指的是两个有情感关联的个体,实质心理上的分开。可以翻译成脱离,是两个有情感关联的个体之间发生的分开状态。犹如一本书与它的续集之间的关系。既可以联系起来读,也可以分开读。一本书的上下册,既有联系,也独立成篇有自己的特点。当把两本拿开来读时,你会心急纠结,这就是分离焦虑。鸟大要分窝,这是两个个体之间关系的解开,父亲有父亲的人生,儿子有儿子的人生,但是合在一起是一家子的人生。"分化"也有这个意思。

第四节 分离障碍的诊断

一、心理障碍诊断的不同病理学思路

关于分离障碍的分类诊断命名,在不同的精神行为障碍诊断体系中稍有差别,这种差别也反映出对这类障碍在理解上的不一致。这其中的原因在于对精神症状的病理学思路的多元化。诊断体系在建立的时候常常因为需要对每一类症状从不同的维度综合考虑,所以在妥协的过程中容易造成所侧重的维度不同。

对于精神障碍的解读最常采用的几个病理学

维度是：现象学维度、神经生物学维度、精神动力学维度。

（一）现象学维度

注重对于精神症状给予"客观"的描述，以症状的外在表现为基础，从感觉、知觉、情绪情感、思维、意志行为等各个方面对患者做一个相对比较外显的、可观察并可以客观描述的区分。当然这种客观仍然带有观察者主观的影响，所以只能是相对客观。在现象学维度上建立起来的诊断思路就是：症状—症状群—诊断标签。

（二）神经生物学维度

基于一切精神活动源自脑神经活动，由此产生了一系列对于症状发生的解释。例如神经递质以及相应的受体功能的变化，会导致精神活动稳定性的变化，当递质和受体的功能失衡时，外显心理表现的稳定性就会严重失衡，进而导致症状的出现。由神经生物学维度引导下发展出基于精神症状的药物治疗和生物物理治疗。

（三）精神动力学维度

更注重对于内心感受、想法、动机、情感、关系、自尊等方面的体验和理解，并对内心的活动模式给出相应的阐释。症状的产生是由于内在各种需要之间的冲突，或者是由于心理发展不良导致内在心理结构成分上的缺失。在精神动力学思路指导之下，发展出了心身障碍的临床心理治疗。

二、不同诊断系统中的分离障碍

（一）ICD-11 中的分离障碍诊断

《国际疾病分类第十一次修订本（ICD-11）》，第六章精神与行为、神经发育和睡眠障碍分类目录编码中，关于分离障碍的分类如下：

1. L1-6B6 分离障碍
2. 6B60 分离性神经症状障碍
3. 6B61 分离遗忘症
4. 6B62 出神障碍
5. 6B63 附体出神障碍
6. 6B64 分离性身份障碍
7. 6B65 部分分离性身份障碍
8. 6B66 人格解体 - 现实解体障碍
9. 6B6Y 其他特指的分离障碍
10. 6B6Z 分离障碍，未特指的

（二）DSM-5 中的分离障碍

美国的《精神障碍诊断与统计手册》第 5 版（DSM-5），关于分离障碍的条目包含了：

1. 分离性身份障碍
2. 分离性遗忘症（游离性遗忘）
3. 人格解体（现实解体）障碍
4. 其他特定的分离障碍
5. 未特定的分离障碍

从两个系统的条目命名上可以看出来，ICD 系统的注意力集中在对具体的症状表现上，DSM 系统则把重点关注人格的失整合。与 DSM-5 相比，ICD-11 最主要的差异就在于将分离性神经症状障碍纳入到本单元中，而 DSM-5 将分离性神经症状称之为转换障碍（conversion disorder）。而且从 DSM-Ⅳ 开始，就已经将转换障碍从解离障碍中移出，归入到了另一个大类，即躯体形式障碍中。并且对此做了说明，这样的调整是为了重视神经心理学和普通医学因素的影响。但是从它的操作结果来看，整个思路更倾向于从精神动力学从人格整合性这个维度上对分离障碍现象来解释。

以下我们引用 DSM-5 的部分内容，作为参考。

（1）分离性身份障碍的特征：①呈现两种或更多截然不同的人格状态，或一种附体体验；②反复发作的遗忘，身份分化随着文化（例如，附体形式的表现）和环境的不同而变化，因此，个体可能经历身份和记忆的中断，这种情况可能不会立即被他人发现，或者被隐藏功能失调的努力所掩盖。有分离性的身份障碍的个体体验：①反复发作、无法解释的对意识功能和自我感侵入（例如，声音；分离性行动和言语；侵入性想法、情绪和冲动）。②自我感的改变（例如，态度、偏好以及感觉身体或行动不受自己控制）。③感知的古怪改变（例如，人格解体或现实解体，如感觉自己与身体脱离，像被切割开一样）。④间歇性功能性神经症状。应激通常会导致分离性症状的短暂加重，变得更为显著。

（2）分离性遗忘症的特征：个体无法回想起个人经历的信息。这种遗忘可能是局部的（即某个事件或某个时间段的经历），选择性的（即某个事件的特定方面），或广泛性的（即身份和生活史）。从根本上看，分离性遗忘症指的是无法回想起个人经历的信息,它不同于正常的健忘。它可能涉及或不涉及有目的的旅行或漫无目标的游荡（即漫游）。尽管一些有遗忘症的个体迅速注意到他们"已经失去了时间",或在记忆中出现了缺口,但大多数有分离障碍的个体最初并未觉察到他们的遗忘症。对于他们来说,只有当个体身份丢失,或是当环境令他们意识到自己遗忘了个体经历的信息时,才会察觉到自己患上了遗忘症（例如,当他们发现自己回忆不出某些具体事件的证据时,或当他人告诉或询问某些事件而他们却回想不起来时）。直到或除非这件事情发生,否则他们已经"遗忘了他们的遗忘症"。遗忘是分离性遗忘症的基本特征;个体经常会体验局部的或选择性的遗忘,而很少体验广泛性的遗忘。分离性漫游（游离性漫游）罕见于有分离性遗忘症的个体身上,而在有分离性身份障碍的个体身上则较为常见。

（3）人格解体/现实解体障碍的特征:有临床意义的持续的或反复的人格解体（即非现实感的体验或与自己的思想、自我或躯体脱离）和/或现实解体（即非现实感的体验,或与自己所处的环境分离）。这些体验的改变伴有完整的现实检验能力。尚无证据表明,在主要是人格解体症状的个体与主要是现实解体症状的个体之间存在区别。因此,有该障碍的个体发生人格解体、现实解体,或两者兼具。

第五节　分离障碍与创伤

创伤是由应激因素引起的心理功能失调,创伤不仅仅是思维、情绪、行为等各部分功能独自的紊乱,而是心理的整体功能的障碍。

创伤后的心理障碍,不是以单一的症状形式出现,更多的是以症状群的形式出现,常见的有几个症状群:解离症状群、抑郁症状群、躁狂症状群。防御方式是:解离、否认、隔离、退行、向攻击者认同、化被动为主动、防御坏客体等。

其中解离症状群是最常见,表现特点又最为复杂凌乱,有时候还伴有不同程度的精神病性症状。为了生动的表述这部分的内容,在此呈现一个门诊案例同时间的两份记录。该案例是主任医师在诊治时,有两名实习生在旁观察,并各自记录的内容。虽然是同一个案例的诊治过程,不同的观察者所呈现出的情景有些微小的差别。两个案例记录的内容在此同时呈现出来,犹如看到了主诊医生的身份解离的呈现。

案例 A　一个典型的创伤后应激障碍的案例

周四的上午,心理门诊来了一位 50 岁左右的大妈,体态有些臃肿,神态有些疲累,说话时有些紧张、急切,女儿 20 来岁,静静地在一旁陪伴着妈妈,不看大夫也不看妈妈。之前的病历上写着此人有"妄想、幻觉"等症状,常会听到有人在她耳边说"你要是不跟我们走,就让你得病",既往的诊断是"妄想状态"。

张主任(T)来访者(L)

T:"你感觉哪里不舒服? "（问诊就这样开始了。）

L:"我有时头疼,有时腿疼,有时背疼,有时心慌,心烧得很,有时浑身发冷,过一会儿又全身发热,烧得厉害……"

T:"家里有什么困难吗? 发生了什么事吗? 经济上有困难吗? "（主任不急不火地问下去。）

L:"没有,都挺好的,我有两个孩子,一儿一女都工作了,啥事也没有,生活也不困难,能过得去,就是身体不舒服,这也疼,那也疼,睡不好,烧得很,要不然就冷得很……"（果然有幻听啊! 我这样念叨着,心里在想,这个人恐怕年轻的时候就得过精神分裂症,现在又有症状了,禁不住多看了她几眼,她很认真很无助地反复说着。）

T:"你说你能听见别人跟你说什么,这是怎么回事啊? "

L:"就是他们总是跟我说,'你要是不跟我们走,就让你不好过,让你一会儿冷一会儿热,折磨你'。"

T："他们指的是谁？你认识吗？能看到他们吗？"

L："看不到，也听不见，但是能感觉得到。也不知道他们是什么人，可能就是我的冤亲债主啊！他们总是来找我，我也没有办法啊！我也想超度他们，可是我法力不够！家里就只有我信佛，他们只能来找我啊！这都是我的业障，说错话做错事都有业障的……"（她一脸的无可奈何，眼神里满是逆来顺受。）"他们说他们的，我不理，我假装没听见！"（她坚决地说着，抬起手抹了一下眼睛，嘴角委屈地抽动了一下。）

T："你究竟是信神还是信佛？还是都信？"（既往病历里有这个信息，所以主任这样问。）

L："我信佛，我妈就念了一辈子阿弥陀佛。几年前我路过教堂，进去听了一下看了一下，他们就说我信神，我没有。不过不管信啥，都是教人做好事的，没有教人做坏事的……"（原来声音不是她看见听到的东西，而是她的内心想到的。）

T："噢，原来是这样！你只生过这两个孩子么？家里怎么还有什么过世的人要来找你呢？"（主任恍然大悟一般，继续问着。咦？难道不是幻听？不是妄想？只是宗教信仰的原因？）

L："我的姐姐20来岁就得病死了，我的哥哥的儿子20多岁的时候，身上倒上汽油烧死了……"

T："你看到他烧死的样子了吗？"

L："在医院里还没有死的时候，抢救的时候我见到了，全身都烧黑了……"，（她似乎在回忆，表情有些痛苦。）"我姐姐的女儿也是20多岁的时候，在家里吃老鼠药死了……"

……

"我姐姐的老二姑娘……"（我没听清楚她又说了些什么，反正心里挺难受的，想着这一家人怎么这么惨，难怪她会得病呢！）"……能帮上的忙我就帮，想办法做好事，我也没办法，家里老头子一直病着，啥忙也帮不上，家里家外啥活都得我一个人干，再遇上儿子跟媳妇闹仗，心里头就更难受，我有时候都不想回家，不敢回家……这浑身上下都跑着疼，难受得很"！

接下来就去做检查了，之后主任把诊断改成了"创伤后应激障碍，解离状态"。并强调这是个很典型的创伤后应激障碍的例子，不是妄想症，也没有幻听幻视的症状，关键在于，她并不是看见或者听见了什么。

案例B　一例被幻听掩蔽的创伤后应激障碍

2016年10月20日，主任门诊来了一位由女儿陪同就诊的患者。

基本情况：患者L，女，57岁，较胖，中等身高，身体康健。家住郊区一城中村，有一儿一女。娘家在山区。曾在其他大夫处就医，诊为"妄想状态"。门诊问答切题，思维形式正常，逻辑尚可。自称因学佛而出现身体忽冷忽热状况，睡眠困难，耳边总听到有人指示自己做什么事或不做什么事。

门诊对话大体记录如下：张主任（T）来访者（L）

……

L："我儿子过去曾被车碰过，到处看，休养，经过治疗，现在好了，智力恢复好了。前年我在庙里学佛后，出现了嘴里胡说，一天身体忽冷忽热，睡不着。耳边常有声音，有人叫我做这事，不做那事。总觉得有人说你不跟我走，我就叫你发热发冷。"

T："你上过学没？"

L："上过小学三年级。"

T："那你觉得这正常不？"

L："不正常。"

T："那把你给吓着了？"

L:"我也不怕。我就硬忍着。那年在××寺……"

T:"你家里有啥事没？"

L:"没有,都好着哩。"

T:"你小时受过啥灾没？你妈呀你奶你爷呀有啥没？"

L:"没有。我妈一辈子念佛。我姐20多岁生病死了。我侄子那年拿汽油把自己烧了,我去看了,惨得很。"

T:"你当时在场没？"

L:"没有。到医院里我去看了。唉,把人烧得不成样子了,两三天就死咧。死了一直就没拉回去。这都是造的孽。还有我姐的娃跟人吵仗,吃了老鼠药了。这都来缠我哩。我就念金刚经,一念,他就离我远了。"

T:"那这几个娃埋了没？"

L:"埋了。"

T:"埋了就入土为安了嘛,他就不胡游荡了嘛。"

L:"我家那里是大深山,没人学佛。就我一个人念佛,他们就要来寻我,让我超度他。可是我能力不行呀。度不了他。"

T:"对。你到我这儿来,想让我帮你度他吗？他都埋了,入土为安了。来了也就是逛一下,又不会住下。"

L:"他在我这儿住不成。那天我去我二姐女子家,她一家信耶酥。我姐夫那个人不行,他要盖房,我二姐叫我给他几万块。"

T:"你刚说你姐夫让给他几万,你给不？"

L:"该给就给嘛,不该给就不给。"

T:"那你给了心里服不服？"

L:"有啥不服的,钱那事嘛。"

T:"你没看你刚才前头说的那些事是谁给找来的麻烦？是神呢还是鬼呀啥的？"

L:"那还能是谁,是人嘛,是自己找的。"

T:"我听这几件事,都是去世的人。那活人的事有没有给你添乱的？"

L:"我掌柜的一年360天都在吃药,天天吃药,啥事都不管,里里外外全靠我（伤心地哭）,所以我出了那个门就不想再进那家门。"

T:"唉,担子都在你身上哩。"

L:"我媳妇和儿子背着我打架闹仗,要离婚,一天不得安宁。我不缺吃不缺穿,我又吃不了啥,我只吃素。只求平平淡淡,安安宁宁。"

T:"你几个娃？"

L:"一儿一女。"

T:"那咋弄呀,我能帮你啥？"

L:"开点药,开点安眠药。"

T:"你以前还做过啥检查没？"

L:"做过脑电图、CT,都好着哩。"

……

张主任分析此病例：

一个人不管是信心理学还是信教，都是有心理帮助的需要。这个案例有两层理解：

第一层，创伤：她信佛是为了化解心理问题。她原来用隔离、否认方式来压抑内心创伤造成的心理冲突，而信佛后，对着佛说了许多话后把内心打开了，但压抑的内容呈现出来她自己又解决不了，就发病了。她是个要强的人，她信佛是为了有担当，但实际能力上又担当不了。她本想利用信佛处理创伤，但创伤打开后又处理不了，所以解离症状就出来了。整个心理动力学的演进过程：创伤→隔离、压抑→想缓解内心的压力，信佛→唤醒了孽，孽障出现要消孽→但自己能力不够，即心理功能不够→解离症状发作。

第二层，现实生活：当她在就诊的过程中被问出这些内容后，情感通道打开了，自己就可以表达现实问题的冲突了。如老公不顶事、儿子的婚姻中打闹、自己负担太重了。她的自我功能垮了，承受不了了，溢出来了，胡说和解离，但她思维功能本身没问题，情感适切性也没问题。问她这是谁的事，她明白说这是人造的事，是自己造的。但这里所说的人与自己二者概念边界混乱不清，会把亲人的事情也视为是自己的事，造成内心负担加重，人就散架了。这是一位在深山中长大，受教育程度较低的中年妇女，但重要的是她活得很真实，她对人和事的情感表达很真切。而一般的城里人活得就可能概念化了，就是所谓的虚应一下。她对姊妹、侄子、外甥等的情感是真实的。她是实在人，所以她担当这些事是真诚的担当，自觉不自觉地就将大家庭的任务担当了。她女儿也隔离得很，坐在那儿不敢触碰她妈的事，因为她不知道碰触之后咋办才能收场。

第六节 分离障碍的治疗

从对症状的解读中我们知道了，分离障碍既是一种症状的描述，也是一种人格的状态。那么在治疗的过程中，就需要对治疗目标和策略进行区分把握。在短期的治疗条件下，一般要以缓解症状发作，以及减轻伴发的焦虑、抑郁、躁狂、躯体不适等症状为主；对于有条件进行长时间治疗的患者，可以通过长程的精神动力学治疗等来逐渐改变人格结构内在的离散状态，达到整合的效果。因此在短期治疗条件下需要药物治疗进行对症处理，心理治疗以支持和接纳为主；长期治疗则选择心理动力学治疗为主，适当配合用药。

药物治疗的病理学基础，是建立在中枢神经系统的信号传递的受体功能学说之上的，由此指导临床上依据分离障碍患者所伴发的症状特点之不同，来选择不同受体机制的药物干预。具体有：抗焦虑药、抗抑郁药、情感稳定剂、抗精神病药。

心理治疗的成功必须建立在一个安全与稳固的治疗框架里，在一个持续的治疗关系陪伴中，让患者能够体验到自己对于治疗有掌控权，并且这种需要能得到治疗师的允许。这样患者才有可能逐渐地去呈现自己的内心，而且这个呈现的节奏是根据自己所能够承受的能力来把握的。

建立治疗联盟时，要跟患者讨论，需要多长时间安排一次治疗，大致需要多少次，治疗可能不是来两次就能说清楚的事。治疗师要和患者去谈他是否愿意，有没有一些框架性的条件。如果前边两条患者都同意，再试探性地理解他内在模式的解释，根据他的情况讲个成语，打个比方，如果患者对此没有反应，就要慎重，尝试其他适合的策略。

在分离障碍治疗的初始阶段，要尽量少用解释性的技术，因为患者往往会在解释时产生内心的真实感受到威胁、内心世界被外力强行入侵的体验。当患者的心理功能还不能承受冲突时，会因为解释而激活焦虑。

当患者不能形象地理解治疗师给出的解释的含义时，解释会引起患者对治疗师强烈的负性移情反应，从而破坏治疗关系。

简单的宣泄无法达到整合或复原的目标，实践证明，在治疗过程中一再重复创伤经验可能会加重患者对于创伤的执念与固着，如果缺乏精神动力学的理解就简单地暴露患者的创伤经历，治疗可能会陷入"持续宣泄状态"的僵局之中。

一般来说，对于分离障碍的患者，多采取肯定化的（affirmative）技术为主，以消除患者的疑虑。肯定患者有权力感受他所感受的一切，这样做有利于建立更坚实的治疗关系，间接促成往后进行解释时可以被接纳与重视的氛围。肯定化技术的内涵，具体包含如下几个成分：

1. 共情 治疗师对患者设身处地的理解,感同身受的体验。

2. 包容 治疗师能容纳患者所表达的一切,允许患者以他自己的方式,表达他想表达的内容,掌握他能够承受的节奏。

3. 命名 治疗师对患者只说在治疗情景中看到的、感到的、听到的内容,不对这些内容的背后含义进行解释。简言之:"只说是什么,不说为什么"。

4. 澄清 简单的澄清语义或说话的具体内容,比如"你能不能举一个例子"。

通过肯定化的技术,帮助患者逐渐提高对其自我的觉察能力,在自我觉察的基础上慢慢体会内在各部分心理结构之间的联结,使得离散的自体感得到整合。当不同的子人格在治疗情景中出现时,治疗师必须以一种很实际的态度将他们当做是同一个人的不同面相来看待。治疗师要留意子人格之间转换的时间点,以便与患者进一步讨论是哪些因素促成了这样的转变。

(张天布 孙新宇)

参 考 文 献

1. 许又新 . 精神病理学——精神症状的分析 . 湖南:科学技术出版社,1993.

2. 世界卫生组织 . ICD-10 精神与行为障碍分类:临床描述与诊断要点 . 范肖东,汪向东,于欣,等译 . 北京:人民卫生出版社,1994.

3. Regina Pally. The Mind-Brain Relationship. London & New York: Karnac Books, 2000.

4. 唐宏宇,方贻儒 . 精神病学 . 北京:人民卫生出版社,2014.

5. Bessel van der Kolk. The Body Keeps the Score. 刘思洁,译 . 台北:大家出版社,2017.

6. 美国精神医学学会 . 精神障碍诊断与统计手册 . 5 版 . 张道龙,刘春宇,张小梅,等译 . 北京:北京大学出版社,2015.

7. 车文博 . 弗洛伊德文集 . 长春:长春出版社,2000.

8. Bessel Van der Kolk. 身体从未忘记,创伤疗愈中的大脑、心智和身体 . 李智,译 . 北京:机械工业出版社,2018.

9. Glen O. Gabbard, Psychodynamic Psychiatry in Clinical Practice. 李宇宙,译 . 动力取向精神医学 – 临床应用与实务 . 4 版 . 台北:心灵工坊,2014.

10. Nancy McWilliams. 精神分析诊断:理解人格结构 . 鲁小华,郑诚,译 . 北京:中国轻工出版社,2017.

11. Julio Fernando Peres, Alexander Moreira-Almeida, Leonardo Caixeta, et al. Neuroimaging during Trance State: A Contribution to the Study of Dissociation. PLoS One, 2012, 7(11): e49360.

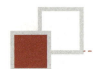

第十二章　神经系统疾病及疼痛障碍

第一节　神经系统疾病相关的精神心理问题

一、概述

（一）神经系统症状和精神心理问题的关系

神经系统疾病是发生于中枢神经系统、周围神经系统、植物神经系统，以感觉、运动、意识、植物神经功能障碍为主要表现的疾病。精神疾病是中枢神经系统受致病因素影响（尤其是未能查出神经系统器质性病变时）而以精神活动障碍为主要表现的疾病。二者都是以神经系统结构和功能受损导致的障碍为工作内容。在 19 世纪中叶以前，很多国家都没有明确的学科、专科分界。直到 19 世纪 60 年代正式确定"精神疾病是脑的疾病"，宣告精神科为独立的医学专科，不再是"疯人院"以后，神经病学与精神病学的分化才比较清晰。但无论从生物医学、神经科学还是临床角度看，所谓器质性与功能性疾病的界限，以及高级心理活动与基本神经活动的界限都是人为划定的。经过多年的分化，近来又有人呼吁重视二者结合，在新的神经科学及临床实践的基础上发展出神经精神病学（neuropsychiatry）。

在我国，由于包括心身医学在内的精神医学发展比较滞后，绝大部分综合医院没有开设精神科或心身医学科，直到现在也常常是神经与精神科不分，而且常见神经科"越俎代庖"，承接了综合医院里很多精神科业务；大众就诊时更是分不清二者。

从两个专科领域相互间的关系而言，目前的"低分化"现状并不意味着神经科与精神科（含心身医学亚专科）有很好的合作。恰恰相反，我国的神经科医生虽然大量接诊精神科障碍的患者，大量开精神科药物处方，但较普遍缺乏精神科的系统知识和专业技能。他们过于注重脑器质性问题，忽视患者的精神障碍及心理需要；而精神科医生在受教育、培训阶段对神经科较为熟悉，但如果进入专科精神卫生机构工作后，不管是长期主要从事所谓重性精神障碍还是轻性精神障碍的诊疗工作，皆可能会逐渐减少神经科技能的主动应用，有时导致漏诊、误诊器质性问题。除了这两个差别外，他们有个共同的特点，就是都缺乏对社会－心理因素进行识别、理解及实施心理治疗的培训。这几个特点也就是目前要加强神经科领域心身医学服务的重要原因。

按照神经系统症状与精神症状之间的关系，神经精神障碍大体可以分：神经系统疾病、精神疾病、神经系统疾病共病精神疾病。大部分临床案例中，精神心理问题是纷繁复杂的，上述各种状况可能是综合呈现的。在各种不同情形下，处理侧重可能有所不同。心身医学提供的主要是一种综合、系统的临床思维方式，用于协调、平衡临床上对神经或精神问题的处理措施。

（二）神经系统疾病中常见的心身症状及评估要点

1. 认知功能障碍　记忆、语言、视空间、执行、计算和理解判断等方面功能受损，多由于神经科疾病所致，如各种类型的痴呆，以及卒中、外伤、炎症等各种神经系统疾病中的认知损害。但要注意的是，有些没有神经系统器质性障碍的患者可能会存在认知功能方面需要鉴别的"假性痴呆"情况。例如：分离障碍患者会出现"假性痴呆"，表现为检查时对简单问题故意答错或给予近似回答。这种情况实为意识状态改变，并非认知损害。

抑郁患者也有可能出现疑似痴呆的表现，易被误诊。患者自觉或表现为认知功能下降明显，临床检查中也能发现患者反应变慢，注意力不集中，记忆力下降。但在鼓励下各项认知测查均能完成，且患者有明显的抑郁情绪，符合抑郁障碍诊断标准，在抗抑郁治疗后患者认知症状改善。脑器质性障碍的患者在经历内心冲突时也可能出现短暂的假性痴呆，随后会发现患者确有智能缺损，此为"假性痴呆"。

2. 情绪问题　在神经系统疾病中，常同时存在情绪问题，有些可能与基础的脑器质性病理机制有关，如卒中、帕金森病；也有些可能更多地与神经科疾病造成的心理反应有关。这两种情况引起的情绪障碍，可以遍及病理性优势情绪、情感诱发障碍、情感协调性障碍及情感退化等类别下的各种症状，其中又以情绪淡漠、脆弱、不稳定、欣快、抑郁、焦虑等较为常见。

3. 谵妄　属于意识内容的改变，其病理基础是整个大脑皮质功能的障碍，不仅有意识障碍，且有动作增加，患者定向力全部或部分丧失，思维零乱，对周围环境不能正确辨认。常有幻觉，多为视幻觉，幻视内容有时可因暗示而变化。亦可有错觉。视幻觉及视错觉的内容多带恐怖色彩。精神分裂症高度兴奋躁动时也可以类似谵妄。在各种脑器质性疾病中都可能出现谵妄症状。

4. 精神病性症状　主要指各种幻觉、妄想及明显的思维形式障碍，明显的精神运动兴奋或迟滞及紧张性行为。可见于各种脑器质性疾病，如癫痫、卒中、退行性脑病、肿瘤、脑炎等。精神病性症状可以出现于脑器质性疾病直接病理改变的基础上，如颞叶癫痫、卒中、肿瘤所致幻觉，也可能出现于谵妄背景下，还可能出现于脑器质性疾病不活动时，如癫痫发作间期精神病。

在神经系统疾病患者中，上述问题发生率很高，对神经系统疾病患者，特别是对某些可疑有精神心理问题的患者，应进行包括神经系统检查、精神科检查在内的全面评估，以了解和处理相应的精神心理问题。在精神心理评估中一个比较重要的注意事项是，从患者本人以及周围知情人处同时采集病史，以全面了解患者的情绪、认知、行为等表现。

多数情况下，仔细的临床评估就可以明确精神问题。精神心理问题的临床评价遵循首先描述症状，而后构建综合征的基本思路，在评估中还需要明确以下3个问题：①这些症状是否符合大脑的器质性损害解释（认知损害或者神经系统体征常提示器质性损害）？ 如果是，这些症状是否符合病损的严重程度？②有无其他显著的精神心理问题，如情绪或者焦虑问题？③患者对症状的行为反应是否适当？

二、病因和发生机制

（一）心理社会学因素

心理学方面，负面的认知以及失控感可能是神经系统疾病患者发生精神障碍的一个重要因素，包括一些不良的生活习惯会带来更多的危险因素。社会学方面，带着慢性疾病生活，疾病相关的羞耻感，以及疾病对患者本人及其家庭带来的影响，也会给患者带来很大压力。

（二）人格特征

患者病前人格正常，病后人格特征改变可以表现为淡漠、社会责任感下降或缺失、自私、固执，也可以表现为情绪不稳、易冲动激惹、出现敌对攻击行为，或偏执、多疑、敏感，有的人变得幼稚，情感肤浅，脱抑制。临床表现与疾病造成的脑损害部位和性质有关，一般发生于疾病后期。癫痫性人格改变的黏滞性或爆发性较一般脑器质性人格改变更为明显。

（三）生物学因素

神经系统的疾病可以伴有诸多精神心理问题。此外，缺乏睡眠、疲劳、饥饿、便秘、饮酒、情感冲动以及各种一过性代谢紊乱和过敏反应，都能激发患者疾病发作、加重病情。神经系统疾病的治疗也可能导致精神活动改变，如治疗癫痫、帕金森病、多发性硬化的药物，皆有可能出现精神科方面的不良反应。

神经系统疾病与精神心理问题互为危险因素，共病率非常高，越来越多的研究表明，两者可能有共同的神经递质异常（去甲肾上腺素能、多巴胺能和5-羟色胺能活性异常）；存在共同的影响因素，包括遗传易感因素、环境因素、内分泌因素等。

专栏 12-1　神经心理学及神经精神医学简介

　　一战期间,许多士兵因为脑外伤造成神经系统功能缺损,除了感觉、运动等经典神经功能障碍外,还会出现言语、记忆及其他心理行为改变,这些改变与当时已为大家接受的神经解剖学知识联系在一起,促使一门研究心理活动与脑功能解剖关系的学科——神经心理学的形成与发展。今天的神经心理学以及脱胎于此的认知科学的迅速发展正是脑功能研究不断进步的体现。在研究手段日新月异的今天,我们已经可以借助仪器设备发现某些精神疾病的遗传、电生理、神经生理生化、功能影像等改变,狭义的功能性疾病已渐行渐远,而某些神经系统疾病在病理基础下产生的精神活动异常,拓展了传统的定性定位诊断体系,也拉近了神经系统疾病与精神行为障碍的关联。疾病诊疗模式的进步使得疾病被更全面的认识,临床工作中会纵向考虑到疾病的病因、病理、发病机制、核心表现、相关检查、治疗及预后等,扩展一步会考虑疾病可能对相关功能活动的影响等,整体会考虑疾病的罹患者——"人"及其社会 - 心理因素和外界环境的交互作用,这与心身医学的整体理念殊途同归。

　　神经精神医学是一个方兴未艾的领域,虽然它源于神经病学和精神病学交叉地带,国际神经精神协会(International Neuropsychiatric Association)是这样定义神经精神医学(neuropsychiatry)的:它是医学科学中关注人类行为与脑功能之间复杂关系的领域,致力于从神经生物与社会 - 心理因素之间的相互作用中了解异常行为和行为障碍。它也是精神病学和神经病学的交叉领域,涉及神经系统疾病的行为和精神异常的诊断和处理。这一学科领域也是非常宽泛的,它的基础理念是精神活动异常源于脑的生理功能改变。从患者的临床问题出发,基于理论假设、研究手段以及治疗前景等进行探讨。许多国家如美国、英国、德国、澳大利亚等都有自己的神经精神协会,为精神医学、神经病学与心理学等多领域的临床和学术交流提供平台。神经精神医学培训也是这一学科发展的一个重要环节。以美国为例,有关学术组织制定了规范的行为神经病学与神经精神病学考试大纲,内容涉及结构和功能神经解剖、神经精神评估、治疗和神经行为和神经精神综合征 4 大部分。神经精神科要求从业人员需要具备神经科学基础知识,神经病学和精神病学的理论和技能,且具有自我学习提高和掌握神经精神医学科研方法的能力。

　　脑科学时代的到来,为神经精神医学的发展赋予了新的内涵,从经典的神经病学临床诊疗出发,延伸到与分子遗传学、神经生理学、功能解剖学、功能影像学、神经免疫学、认知心理学、社会心理学、人工智能等诸多学科领域,交叉融合,将人类心理行为的认识拓展到更为广阔的空间。

(孙新宇)

三、神经系统疾病的心身问题

(一)痴呆的精神心理问题

　　目前我国老龄化人口逐年增多,痴呆人群的数目也在逐年增加。痴呆患者会有各种认知功能障碍的表现,如记忆减退、言语障碍、智能障碍等。除了以上这些认知功能障碍外,在疾病过程中患者几乎都会出现各种精神行为症状。痴呆患者精神行为症状(behavioral and psychological symptoms of dementia, BPSD)临床上主要包括:精神病性症状、情感症状及行为症状。而幻觉和妄想是痴呆患者常表现的精神病性症状,应按照潜在危害的风险,予以相应的处理。抑郁、焦虑、烦躁、易激惹、激越是痴呆患者的常见情感症状。行为症状包括:攻击、徘徊、漫步、夜间行为、重复行为、抱怨和哭诉等。其他精神行为症状如睡眠障碍、进食问题等。在疾病的不同阶段,患者的症状表现也会不同,例如早期可表现抑郁淡漠,认知功能严重减退后出现被窃关系妄想;在痴呆终末期,喊叫、昼夜节律紊乱等较为突出。临床上一个痴呆患者会出现多种精神行为症状。BPSD 与痴呆的认知功能减退密切相关,也与患者无法表达的躯体不适、不安全感、环境改变和照料者因素有关,治疗管理中兼顾各种影响因素,采取非药物治疗干预措施不容忽视。

这些症状常伴随更明显的功能损害,预后也更差,照料者的压力也更大。我们对这些症状的病因学和病理生理学机制的研究仍不充分,治疗以对症的精神心理科药物治疗和社会心理支持治疗为主。

（1）焦虑:焦虑症状在痴呆患者中可单独出现,也可伴随其他的 BPSD 症状而出现,包括对将要发生的事情的预期性焦虑,以及对既往非应激事件或行为的担心或害怕。伴有焦虑的痴呆患者对将要发生的事情反复询问。焦虑的另一种主要表现为患者无法适应变化的、新的情况,例如环境的改变、陪护的更换常会诱发焦虑。

（2）抑郁:抑郁能够增加痴呆患者的死亡风险,所以必须重视痴呆患者的抑郁症状。

（3）激越:激越主要表现为言语或行为的增多、不合作、易激惹、攻击行为等。

（4）幻觉及妄想:妄想和幻觉是痴呆患者常见的精神病性症状,与患者认知功能受损有关,妄想的发生率为 10%~13%,幻觉的发生率为 15%~49%。怀疑有人害自己,自己的东西被偷了,家人和护理人员有意抛弃他,配偶不忠等是痴呆患者常见的表现。幻听、幻视是最常见的幻觉症状。痴呆患者在幻觉妄想支配下可能出现行为紊乱和冲动攻击,增加了护理难度和家人的负担。

（二）卒中的精神心理问题

在卒中发生后的 1 周内,30%~40% 的患者有谵妄,在出血性卒中患者中,谵妄发生率更高。谵妄常伴随更差的预后、更长的住院时间和更高的痴呆风险。在卒中后 3 个月时,大约有 1/4 的患者有痴呆。如果将局限性认知缺陷也计算在其中,这一比例还要更高。卒中患者中几乎都有情绪和行为变化。抑郁和焦虑是卒中后最常见的精神心理问题,但是幻觉、妄想、躁狂等精神病性症状也可能出现。其他的行为症状如淡漠、情感脆弱或病理性哭笑等也常见于卒中患者。卒中后精神心理问题与患者既往性格特质、卒中所造成的病理损害过程以及躯体功能损害对患者的心理社会影响有关。

（1）淡漠:患者自发言语动作减少,对外界反应缓慢或者没有反应。淡漠常常伴随语音低,反复动作,握持反射,认知功能损害。有研究观察到,卒中后淡漠的患者中,额叶和前颞叶区功能低下。

（2）情感脆弱:最常见的表现是容易哭泣,情感虽与周围环境刺激相协调,但过于强烈。

（3）病理性哭笑:控制不住的哭或者笑。与情感脆弱的不同在于,病理性情绪反应与周围的环境不相协调。病损位置不确定,脑桥、皮质下和额叶病损都有报道。

（4）抑郁:抑郁是卒中患者最常见的精神心理科问题,40%~50% 的脑卒中患者有抑郁。抑郁的危险因素有抑郁病史、卒中前功能受损、独居、卒中后社交孤独等。有很多研究强调特定区域病损,特别是左额叶病损导致抑郁,但是也有很多不同的看法。伴抑郁症状的卒中患者的躯体和认知功能损害更严重,生活质量更低,病死率也相对更高,这些可能与抑郁患者自我动机低下有关。

（5）焦虑:焦虑在卒中后也较常见,卒中后焦虑症状的发生率为 25%~30%,可能与抑郁有相同的危险因素。卒中后焦虑常包括创伤后应激症状,如事件闪回,还常见对躯体健康的焦虑,担忧疾病再发。这可能导致对头晕、头痛等躯体症状关注、敏感,将其解释为可能是脑梗死再发作,进而持续焦虑不安,这些不特异的躯体症状就更为固定。

（三）帕金森病的精神心理问题

帕金森病是内在机制导致情绪异常的一个典型。帕金森病除了有强直、震颤、运动减少、步态异常、平衡障碍等运动外,还有嗅觉减退、焦虑抑郁、睡眠行为异常、认知损害以及精神病性症状等非运动症状,有些可能出现在运动症状前数年和 10 余年。半数以上的帕金森病患者在其病程中出现精神心理异常。实际上,帕金森病非运动症状对患者生活质量的影响较运动障碍更突出。

（1）精神病性症状:抗帕金森病药物使用之前就有约 10% 的患者在其自然病程中有精神病性症状出现,主要表现为幻觉和妄想,精神病性症状的发生与疾病病程进展和多巴胺能药物治疗都有关。妄想的发生率为 3%~30%,多为偏执性质,常见的是关系、被害和嫉妒妄想,其他的妄想有被遗弃、被伤害、被窃、被监视等。

（2）抑郁：在帕金森病患者中，40%~50%有抑郁症状，其中约半数患者符合重性抑郁表现，其他为轻度抑郁、恶劣心境、亚临床抑郁等。抑郁作为帕金森病的重要非运动症状表现，是帕金森病最常见的精神障碍之一，它可严重地影响患者的情绪和运动功能，严重降低患者的生活质量。许多研究认为，帕金森病的抑郁并非单纯的心理反应，而是与多巴胺能神经元的功能、代谢改变有关，是一种继发于帕金森病的器质性精神心理异常。降低生活质量的抑郁主要表现为情绪低落、自主运动减少及食欲下降，而帕金森病则主要表现为肌强直和运动迟缓、震颤、姿势步态异常，二者在运动减少、运动迟缓等方面具有一定的相似性，这提示抑郁与帕金森病之间或许拥有某种共同的病理机制。

总而言之，帕金森病的非运动性症状所受到的关注与研究远远少于运动症状，其早期诊断与干预对改善帕金森患者生活质量具有重要意义。

（四）癫痫的精神心理问题

约半数的癫痫患者同时伴有精神症状。

（1）焦虑和抑郁症状：1/3 的癫痫患者伴有焦虑、抑郁症状。神经生物学、心理学、社会学以及医源性因素都可能与之有关。神经生物学方面，癫痫控制不佳、复杂部分发作特别是左颞叶病灶会导致抑郁风险升高。颞叶癫痫患者的自杀率远高于普通人群。心理学因素：负面的认知以及失控感可能是癫痫患者发生抑郁的一个重要因素。社会学因素：带着慢性疾病生活，疾病相关的羞耻感，以及疾病对患者本人及其家庭带来的影响，也会给患者带来很大压力。医源性因素：抗癫痫药物本身也可能是导致抑郁的因素之一。抑郁与癫痫互为危险因素，越来越多的研究表明，抑郁本身就是癫痫的独立危险因素，抑郁和癫痫可能有共同的神经递质异常（去甲肾上腺素能、多巴胺能和5-羟色胺能活性降低）。在癫痫患者中，焦虑也可能有复杂的病因。对癫痫发作的预期性焦虑可能导致显著的躯体症状和行为反应，导致社会功能受损，如因为害怕癫痫发作而不敢上学，不敢坐地铁等。

（2）精神病性症状也较常见，最常见为被害妄想、幻视、幻听。发作期精神病性症状与癫痫发作造成的局灶性功能改变有关，额叶、颞叶、枕叶癫痫常见，随发作终止而终止；发作间期精神病性症状类似精神分裂症，情感保留相对较好。

（3）有证据提示，在颞叶癫痫患者常有人格改变，包括道德刻板、思维黏滞、书写过多等，但这一观点目前尚未得到认可。

四、治疗原则与结局

（一）心理治疗

多年来，心理治疗与神经科疾病似乎并没有直接的联系，没有引起足够的重视。但从近年的研究结果来看，神经系统疾病患者的社会-心理因素、病后的情感障碍的危险、对康复及社会功能恢复的影响、对于情感障碍性疾病可能的致病作用值得重视；神经系统疾病的治疗不应仅局限在过去的器质性疾病范畴之内。良好的医患关系、支持性心理治疗对于患者既重要，又便于实施。只要愿意，每一个人都可以做到，并非只有精神科医生、心理治疗师才可以完成。热情而认真地倾听患者的诉述，既可以了解病情，又可以与患者建立良好的医患关系，让他们真正体会到医生对他们所患疾苦的关心和同情，消除顾虑，建立信任。让每一位患者及家属都了解疾病的病因、性质、特点、治疗方法、治疗目标等，做到心中有数，能够积极和正确地配合医生的治疗。另外，要重视对患者的关心和情感支持。家庭和社会的支持能够有效地缓解患者的紧张、焦虑、抑郁情绪，树立信心、积极康复，恢复社会功能。

（二）原发疾病的治疗

目前，药物治疗是一个长期的过程。大部分患者在服药期间症状都会有不同程度的改善。但仍然有部分患者经多种不同的药物治疗也无法获得临床症状的好转。

对于出现明显功能损害的患者，如药物治疗无效，可以考虑手术治疗，还可以在严格掌握适应证的前提下，试用新型的物理治疗，如试用深部脑刺激（deep brain stimulation，DBS）治疗某些顽固的癫痫、帕金森病。

（三）精神药物治疗

（1）对合并有心理精神障碍的患者应尽量使用单药治疗，必要时及特殊病例才考虑联合用药。单药治疗的优点是易掌握药物特点，联合用药的缺点是药物间相互作用。但对于有脑器质性障碍的患者，使用精神科药物的种类及剂量需要谨慎考虑，对用药后的反应需要严密观察。

（2）诊断一经确定，原则上尽早干预，应根据病情个体化给药，足疗程治疗，防止停药复发。

（四）预防

重要的是消除神经系统疾病的各种危险因素。合理饮食，积极参加体育运动，保持正常体重。改变不良的生活习惯和行为方式，如戒烟，戒酒、戒赌、注意劳逸结合、保证充分睡眠、遇事减少情绪波动等。

第二节　疼痛障碍

一、概述及分类

（一）概述

疼痛是个体由现实的或潜在的组织损伤所引发的一种主观上不愉快的感觉和情绪体验。疼痛是机体的警报系统，机体可根据疼痛做出防御性的保护反应，从而避免危险。疼痛可分为急性疼痛和慢性疼痛，慢性疼痛对个体心理和身体造成巨大的损伤，本节着重介绍慢性疼痛。

很多疾病的核心症状即是疼痛，但在疼痛学科形成之前却存在着"所有科都在治，所有科都不治，小痛谁都能管，大痛谁都不管"的窘境。于是1973年国际疼痛学会（International Association for the Study of Pain, IASP）成立，促进了各国疼痛学领域研究及临床实践交流的开展；1989年我国成立IASP中国分会，并于1992年转为中华医学会疼痛学分会。疼痛严重影响患者的生活质量及工作能力。2002年8月，在美国加州圣迭戈召开的第十届世界疼痛大会上，与会专家达成了基本共识：慢性疼痛是一种疾病。

慢性疼痛在全球范围内的发病率为20%~25%，其可以有不同的表现形式，如炎性疼痛、神经病理性疼痛、糖尿病性或复杂性区域疼痛等。临床和流行病学调查研究发现，慢性疼痛患者约占门诊患者总数的13%，且相当一部人并无引起疼痛的器质性疾病基础。慢性疼痛作为人体继呼吸、脉搏、血压、体温之后的第五大生命体征。

（二）分类

1. **器质性病变的慢性疼痛症状**　例如：风湿性关节炎、癌症、镰状细胞贫血、痛风等，其疼痛症状可以是间歇性发作或持续疼痛，阵发性加剧，疼痛程度与疾病的器质性损害进程有关。

2. **心理性疼痛**　在器质性疾病（如椎间盘突出或韧带撕裂伤）的基础上，疼痛程度受精神因素的影响超过器质性损害的作用。

3. **慢性疼痛综合征**　临床上把一些原因不明的慢性疼痛统称为慢性疼痛综合征。主要表现为机体各部位的持久性疼痛，使患者感到痛苦，或影响社会功能，但医学检查不能发现疼痛部位有任何器质性病变足以引起这类持久性疼痛症状。典型的疼痛部位有头痛、非典型面部痛、腰背痛和慢性盆腔痛，但身体其他任何部位均可发生疼痛。疼痛可位于体表、深部组织或内脏器官；性质可为模糊的钝痛、胀痛、酸痛或锐痛。患者常以慢性疼痛作为其突出症状而反复求医，往往使用过多种药物治疗，物理治疗，甚至外科手术治疗，均未能取得确切疗效，且常导致镇静、止痛药物依赖，并发焦虑、抑郁和失眠。

二、病因和发生机制

疼痛包含痛感觉和痛反应，痛感觉是指人类对伤害性刺激的感觉，主要发生在大脑皮层；痛反应是指伤害性刺激所引起的一系列的躯体和内脏反应，往往与自主神经活动、运动反射、心理和情绪反应交织在一起。疼痛形成过程中有生物-心理-社会因素的复杂相互作用。患者不仅要面对疼痛应激，还需承受疼痛带来的相应经济和家庭问题的烦恼，这些问题涉及社会生活的各个方面。疼痛使患者减少活动、悲观、沮丧、丧失自信心、增加挫折感；如不及时纠正，会引起严重后果。

（一）社会心理学因素

1. **认知态度**　个体在成长过程中，习得对疼痛的信念、评价以及应对策略，这些都对疼痛的发生、发展及表现形式有重大影响，且有很大个体差异。不同的认知性评价，会造成面对疼痛的不同体验和反应。实践表明，患者如果将疼痛认知为损伤的信号，就会尽量保持肢体于某一姿势不动，以减少损伤刺激,这种认知和行为改变会使疼痛加重。有报道称,慢性腰背痛的患者,当听到医师们讨论腰背痛时,其腰背部肌张力明显提高;而对照的正常健康人和腰背痛患者在平时都没有局部肌张力的提高。另外,慢性疼痛患者常有负性期待(negative expectation),对控制疼痛缺乏自信,这种适应不良的思维使患者不能从疼痛的苦恼中解脱。在研究疼痛信念及其与应对策略间关系时发现,主诉疼痛愈严重和痛苦愈大时,其自我陈述、负性社会认知得分愈高。有些研究提示,负性思维能影响个体对疼痛的感知。幻肢痛也与认知评价有关,美国在越战的伤员,由于丧失职业与保险的认知,幻肢痛发生率很高。我国也有因工伤纠纷而疼痛明显难以治愈者。在研究疼痛信念及其与应对策略间关系时发现,主诉疼痛愈严重和痛苦愈大,其自我陈述、负性社会认知得分愈高。有些研究提示,负性思维能影响个体对疼痛的感知。

2. 注意分配　注意力集中到疼痛部位,则痛感强烈或疼痛持久;转移或分散注意力,则可使疼痛稍减。不少患者都诉说,缓解疼痛的有效方法是把自己的精力集中到工作或其他感兴趣的事情上。一般来说,转移注意力对缓解强烈或持久的疼痛效果较差。

3. 情绪状态　情绪与疼痛具有共同的神经生物学基础。近年来临床研究发现,慢性疼痛和情绪在中枢神经系统方面有着共同的上行通路或者是下行通路。上行通路指的是疼痛来自于机体外周,通过感觉神经纤维经脊髓后侧角疼痛性刺激传入髓质后上行,经中脑、下丘脑、皮质区传导至后顶叶皮层、感觉皮质等,下行通路与上行通路平行向下进行传导。情感活动密切相关的脑部区域也与疼痛信号调节的脑干结构关系密切。慢性疼痛和情绪均会改变下丘脑-垂体-肾上腺轴功能,其改变的主要诱因是应激,产生紊乱状况,最终发生慢性疼痛与情绪问题,因此,两者发病的共同中介机制可能是下丘脑-垂体-肾上腺轴功能的失调。大量临床研究发现,在使用抗抑郁药物后,5-羟色胺和去甲肾上腺素的提高可降低慢性疼痛程度,而情绪问题可以加剧疼痛体验,例如焦虑、抑郁等。严重的情绪应激还常引起一些疼痛性病理改变如偏头痛。严重或持久的情绪应激也可以使旧的疼痛复发,还能引发新的疼痛。许多疼痛患者有愤怒的情绪反应。愤怒也是疼痛情绪改变的一种特征性表现,对患者的躯体、心理的安宁和健康产生影响,还能影响患者的心理社会关系,导致人际冲突,形成恶性循环。

4. 文化背景　文化背景对伤害性刺激引起防御反射无明显的影响;但不同文化背景中的个体但对疼痛的认识、耐受性有差异。在一项调查中,北欧和西欧的民族较南欧或拉丁民族在疼痛时表现出较少的情绪变化,关于疼痛的主诉也较少。宗教信仰对疼痛产生明显影响,如一些印第安部落至今还存在一种仪式,人们选出本部落的权力人物,代表神,称为祭司,用铁钩穿过其皮肤并将其悬空挂在架子上,还可以自由摆动,沿途向儿童和农田祝福。在仪式中他们并没有疼痛的行为表现,反而显出得意的神情。我国朝山进香的信徒也有人将烛台、香炉等用钩子吊在手臂皮肤上,向人们展示。

文化影响人们对疼痛的表达。汉语里有非常丰富的词语用来描述与疼痛相关的生理或心理状态,也将躯体的痛与心理、社会意义上的痛苦和磨难相联系,从中即可看出古人对疼痛具有的心身医学意义已经有所了解。例如,遇到麻烦、困难,人们常常会说,"这个事让我头疼(或心疼/痛心/肚子疼)!"经受挫折后反思经验教训,产生了新认识,叫做"痛定思痛";形容不会整体思维、思路狭隘和技能单一的医生为"只会头痛医头、脚痛医脚"等。

(二)人格特征

使用艾森克人格问卷(Eysenck Personality Questionnaire, EPQ)调查发现,神经不稳定(N分高)者情绪脆弱,对疼痛的主诉较多,易产生神经症的各种表现。外向(E分高)者情绪易冲动,虽对疼痛症状有所夸大,但能耐受疼痛,心理障碍程度也较轻。明尼苏达多相人格量表(MMPI)测量表明:癔症人格者常夸大对疼痛的感受,有较多的医疗需求,易与医护人员冲突;疑病人格者常过分担忧自己躯体的功能状况,对疼痛敏感;有强迫人格者,如发生疼痛则显得格外焦虑,这种人经常会问医生许多难以回答的医疗细节。另外,高敏感性及内向性格的人躯体感觉阈值较低,也与疼痛的发生有关。

（三）生物学因素

疼痛与遗传易感素质有关。研究证明，慢性功能性疼痛患者的阳性家族史明显高于器质性疼痛；多因素分析显示，家庭遗传史与疼痛量呈正相关。有人发现疼痛的患者存在着脑干网状结构注意和唤醒功能的改变，有关脑功能不对称的研究把转换障碍的感觉、注意和情绪改变与大脑右半球信息处理过程方式联系起来，对疼痛的脑研究指向第二感觉区（S11），该区似乎特别适合用来解释其神经生理和神经心理的动力学机制。疼痛信号经过丘脑、投射到丘脑和顶叶皮层，形成痛知觉辨识，也投射到杏仁核、腹侧纹状体、海马、前额叶皮质区域，参与了痛知觉的情感组成，疼痛与情感存在共同的神经解剖基础和共享通路。去甲肾上腺素、5-羟色胺、氨基丁酸、内啡肽系统以及HPA轴的功能改变也影响疼痛传导和调节，改变疼痛阈值和感受性。有人认为，在情绪冲突时体内的神经内分泌、自主神经及血液生化改变导致血管、内脏器官、肌张力等改变，这些生理反应被患者感受为躯体疼痛不适。

三、疼痛障碍的心身问题

在临床工作我们可以看到，患者更习惯于向医生陈述其身体的不适症状，希望医生帮助他们解决身体的不适。这是因为中国人受儒家文化的影响，强调基于尊卑等级意识的礼仪、克制、忍让、和为贵，因此在人际互动中尽量避免直接表露喜怒哀乐及爱恨之情，对疼痛的表达也受到人际环境的影响，不甚直接。也可以说，疼痛表达与环境交互影响，有时是对人际环境的反应、干预。而西方文化尊重个人表达自己的需要和情感，既讲理性，又鼓励感性表达，对疼痛表达比较直接、简单，回避倒视为不正常反应。中国人习惯于压抑情感，过多的压抑会导致恐惧、妒忌、自卑等各种负性情绪，这些负性情绪是神经质的、使人没面子而羞于表达的，所以势必导致个体更强的排斥、压抑和否认，这是一个恶性循环的怪圈，其结果是一方面压抑的情绪导致躯体化症状，另一方面他们正好用躯体化症状堂而皇之的去求医问药，从而避免暴露内心情感和冲突。需要注意的是，慢性疼痛常因为心理应激、个性、行为和疾病状况

而使病情复杂化，增加了诊疗的难度。患者常因情感状况、生活压力，而失去信心，陷入无助的痛苦中。

精神分析理论认为，潜意识是个体不能知觉到的心理活动，它由人的本能欲望和冲动组成，具有强烈的心理能量的储荷。这种储荷总是力图渗透到意识中去，造成意识的兴奋、紧张。人的渴求和控制欲望要求之间的矛盾冲突常常会引起一种弥漫性的恐惧感，即心理学上的焦虑。焦虑可使人产生许多心理防御机制，其中对中国人最重要的防御机制就是压抑和躯体化。压抑可以使心理矛盾冲突几乎完全隐蔽起来，不让我们意识到它的存在；而躯体化既可以使人在社会系统中作为求助信号顺畅表达疼痛等躯体症状，又不用直接讨论真正的内心冲突、创伤和人际矛盾。

不合理的心理防御机制运用较多时，可以主宰一个人的人格及其发展，甚至损害生理功能。疾病也是潜意识表现自己意志的一个方面。当遇到困难与挫败时，疾病可以起到保护作用，使当事人避免因为承受不了的负担而崩溃。同时，机体也在用疾病解脱人们的内疚、惭愧、不安；但另外的人可能将疾病视为惩罚。

系统思想指导下的心身医学理论认为，由所谓"被认定的患者（identified patient，IP）"表达出来的疼痛，可能是一种反映人际系统功能发生变化的信号，例如，另外的家庭成员有更严重的疾病、家庭成员之间存在关系问题，或者患者在工作机构遇到麻烦等。

应该透过现象看本质，从生物-心理-社会医学模式角度探讨疼痛背后所蕴含的信息和含义。现代医学在诊疗过程中已经不再把身心割裂开来思考，生理上的疾病，往往可以探查到背后的心理、社会因素，甚至一些与器质性问题不匹配的剧烈疼痛，从心理角度入手也可以缓解很多。

四、治疗原则

既然身心是相互联系，相互影响的，那么在患者生病后，我们就应从身心两方面着手治疗，以达到身心的康复。

1. 心理干预　与心理因素关系密切的疼痛，非常需要进行心理治疗。医患关系、一般解释性

支持性心理治疗对于患者的生命质量已经可以发挥一定的改善作用。在针对性的治疗方面，迄今为止很少有单一的应对技巧能使疼痛完全、持续消失，教会患者一些应对技巧，让其根据自己的实际情况组合应用，以提高对疼痛的耐受，缓和疼痛程度。如放松训练、催眠疗法、交互分析、认知行为矫正和自我控制法等用来配合药物治疗会有明显效果。可以通过认知行为治疗改善认知，重建自我管理策略：对疼痛的原因及影响因素应予理性认识，改变非理性认知及误区。除了个别心理治疗之外，对于一些与家庭及其他人际系统问题相关的疼痛，家庭治疗、团体治疗也可发挥疗效。

暗示－催眠治疗对处理急慢性疼痛有一定的特长，各科医生都应该对此有所了解，临床上常常可以用来处理疼痛相关的问题。不良暗示可以诱发、加重甚至制造疼痛，而良好的暗示可以减轻、消除疼痛，其效果甚至可以达到手术麻醉的程度。美国的精神科医生 Milton Erickson 发展了艾瑞克森催眠法，即擅长用催眠技术治疗顽固、难治的慢性疼痛。Erickson 认为，催眠技术主要处理患者对既往疼痛的记忆、对现实疼痛刺激的感知和对将来疼痛的预期。为达此目的，催眠暗示的对象不仅仅是患者本人，而是周边与患者有关的人皆可能会被治疗师牵涉其中。于是，对疼痛的心理治疗就成为以家庭、人际系统为单位的系统式治疗。

2. 药物治疗 狭义的镇痛药（analgesic）是指能缓解痛的一类药物。该词起源于希腊语中的"an"（意即"没有"）和"algos"（意即"痛"）。镇痛药通过不同的机制作用于中枢和周围神经系统，对痛觉中枢有选择性抑制作用，但对其他感觉中枢很少影响。但由于疼痛原因多样、机制复杂，很多药物都可以用于疼痛的治疗，包括麻醉药、苯二氮䓬类药、抗痉挛药、抗抑郁药、抗焦虑药、抗精神病药、激素等（表12-1）。

世界卫生组织对止痛药临床应用推行的五项原则：按阶梯、按时、个体化用药、尽可能口服和注意其他问题。三阶梯用药原则：即使用止痛药时，应像上台阶一样，逐级而上。第一阶梯的止痛药为非阿片类药物，主要为解热、消炎止痛药，药理学上称为非甾体药物；第二阶梯药物为弱阿片类镇痛药；第三阶梯药物为强效阿片类药物。

表 12-1 镇痛药物

种类		主要药物	选择药物
麻醉药	非阿片类	阿司匹林	对乙酰氨基酚
	弱阿片类	可待因	丙氧氨酚
	强阿片类	吗啡 美沙酮	
辅助药		哌替啶、叔丁啡胺	
抗癫痫药		卡马西平	苯妥英钠
抗精神病药		甲哌氯丙嗪	氯丙嗪、氟哌啶醇
苯二氮䓬类药		地西泮	
抗抑郁焦虑药		阿米替林	度洛西汀、文拉法辛
皮质类固醇		强的松龙	地塞米松

为加强麻醉药品和精神药品的管理，保证麻醉药品和精神药品的合法、安全、合理使用，防止流入非法渠道，2005 年 7 月 26 日国务院制定《麻醉药品和精神药品管理条例》，自 2005 年 11 月 1 日起施行。国家对麻醉药品药用原植物以及麻醉药品和精神药品实行管制。医疗机构应当按照国务院卫生主管部门的规定，对本单位执业医师进行有关麻醉药品和精神药品使用知识的培训、考核，经考核合格的，授予麻醉药品和第一类精神药品处方资格，方可根据临床应用指导原则使用上述药品。麻醉药品处方至少保存 3 年，精神药品处方至少保存 2 年。

3. 针灸、物理治疗 针灸、理疗是治疗慢性疼痛行之有效的传统方法。有研究证明，针灸对 4/5 的慢性疼痛患者有效，经对照研究证明，皮神经刺激术不仅可起安慰、暗示效应，而且低频率刺激可通过内啡肽，高频率刺激通过 5-HT 起缓解疼痛作用。对于疼痛的心身问题，生物反馈可有效改善患者的焦虑情绪，使患者身心放松，缓解躯体疼痛不适感。

4. 神经阻滞 在神经干、丛、节的周围注射局麻药，阻滞其冲动传导，使所支配的区域产生麻醉作用，使相应部位的神经失去传导功能而达到止痛目的。

（刘忠纯 姜荣环）

参 考 文 献

1. 世界精神病协会（WPA）. 世界精神病协会（WPA）抑郁障碍教育项目：躯体疾病与抑郁障碍 . 于欣，司天梅，译 . 北京：人民卫生出版社，2011.

2. Lloyd G, Guthrie E. Handbook of liaison Psychiatry. Cambridge：Cambrige University Press, 2011.

3. Cohn SL. Perioperative Medicine. London：Springer, 2011.

4. 李心天 . 医学心理学 . 北京：中国协和医科大学出版社, 2001.

5. 于欣 . 老年精神医学进展 . 北京：中华医学电子音像出版社, 2011.

6. 徐斌，吴爱勤 . 心理生理障碍 - 心身疾病 . 北京：中国医药科技出版社, 2006.

7. 姜乾金 . 医学心理学临床心理问题指南 . 北京：人民卫生出版社, 2006.

8. R Ramasubbu. Relationship between depression and cerebrovascular disease：conceptual issues. J Affect Disord, 2000, 57（1-3）：1-11.

9. 吴恺，胡夏生，王作伟，等 . 缺血性脑血管病与卒中后抑郁 . 中华老年医学杂志, 2000, 19（2）：131-132.

10. 吴逊 . 神经病学 . 北京：人民军医出版社, 2001.

11. Joan C. Borod. The Neuropsychology of Emotion. New York：Oxford University Press, 2000..

12. 郭玉红 . 老年性痴呆患者常见护理问题及研究进展 . 当代护士（下刊）, 2017, 24（9）：17-20.

13. 武杰，王轶，王志稳 . 痴呆老人精神行为问题非药物管理指南的系统评价 . 中国循证医学杂志, 2016, 16（11）：1338-1344.

14. 李昂，殷淑琴，徐勇，等 . 2010—2030 年中国老年期痴呆的预测 . 中国老年学杂志, 2015, 35（13）：3708-3711.

15. Gerdner L A, Buck walter K C, Reed D. Impact of a psychoeducational intervention on caregiver response to behavioral problems. Nurs Res, 2002, 51（6）：363-374.

第十三章 抑郁障碍与精神运动性兴奋

精神运动性兴奋和抑制是两个既相互联系又相互冲突的精神活动过程与状态。抑郁障碍的患者经常处于精神运动性抑制状态，躁狂症患者则常见精神运动性兴奋。这两种状态都可能通过不同的途径影响、损害躯体结构和功能。

第一节 抑郁障碍的心身问题

一、抑郁障碍的概述

1. 抑郁与抑郁症状 抑郁（depressive）情绪以情绪低落体验为核心，伴有相应的表情与生理功能变化。生理功能变化是情绪过程不可缺少的部分，抑郁情绪也不例外。抑郁心境是一种持续的抑郁情绪状态，具有明显的情绪感染力。抑郁情绪和抑郁心境都可划分为生理性和病理性。只有在持续时间够长、情绪强度够大，明显造成身心功能明显损害时，抑郁情绪、抑郁心境才被称为抑郁症状。

2. 抑郁综合征 抑郁情绪基本不会以单独的症状出现，一般以抑郁综合征（depressive syndrome）的形式呈现。抑郁综合征包括情绪低落、思维缓慢和动作行为减少的"三低症状"，它们代表了情绪、认知、行为三个心理过程的全面、协调性功能下调，同时经常伴有食欲减少、失眠、头疼、性功能减退等躯体功能性症状。

3. 抑郁障碍 抑郁障碍（depressive disorder）是以明显、持久的抑郁症状为主要表现的一类精神障碍，临床表现是抑郁综合征加其他身心症状。

抑郁障碍有不同类型。从严重程度看主要有：抑郁症、抑郁性神经症、恶劣心境（为了区分抑郁障碍的不同程度，此处依旧使用较早期的分类法）。抑郁症又称为内源性抑郁，它像精神分裂症那样被推测与脑生理结构和功能异常密切相关，具有明显的生物性病因与病理机制；而抑郁性神经症主要与后天成长经历有关，是可以被良好治愈的抑郁障碍；持续性抑郁心境是由当前生活事件直接引发，强度较弱但持续持久的抑郁心境。

可见，不仅抑郁情绪本身包含生理成分，抑郁心境导致的持久认知行为变化也可能对自身的生理结构和功能产生影响。

二、抑郁障碍的诊断

1. 抑郁障碍的诊断思路 要诊断抑郁障碍，第一步，必须确定患者是否有抑郁情绪存在，即内心体验为悲伤、空虚、无助等情绪体验；第二步，判断这个情绪是否持续足够长的时间，即是否为抑郁心境；第三步，确定它是否为抑郁症状，即因为这个抑郁心境导致了患者心理身体功能损害；第四步，确定抑郁症状是否为核心症状，即其他的身心症状都是由抑郁症状继发的。完成这四个步骤的判断，就可以判断为抑郁障碍。（图13-1）

判断抑郁症状是核心症状的要点有二，一是抑郁症状较其他症状更早出现，二是从心理或者生理机制角度，可以将其他症状理解为都是抑郁症状的继发症状。

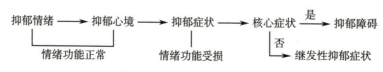

图13-1 抑郁障碍的诊断思路

抑郁障碍除了"三低"症状以外，还可以伴随焦虑、易激惹、恐惧、羞愧等情绪继发症状，负性认知偏向、记忆减退或增强、自我评价过低等继发性认知症状，精神运动性抑制等继发性行为症状，以及容易疲劳、头痛、食欲不振、失眠或者睡眠增多、兴趣性欲减少等躯体功能性症状。

关于抑郁障碍的诊断标准，具体参见 ICD-11 和 DSM-5 分类与诊断系统。

2. 抑郁障碍的类型　抑郁障碍的种类较多，依据临床表现主要有如下类型：

1）抑郁症：抑郁症是最常见的抑郁障碍，表现为单次或者反复发作，经常迁延不愈。依据症状的数量、类型和严重程度，抑郁症可以分为轻度、中度和重度三个类型。重度抑郁症患者的社会功能完全丧失，不能承担学习工作、家务劳动任务，社会交往功能丧失，并且常伴有虚无妄想等精神病性症状。轻度抑郁症患者社会功能基本完好，能维持基本正常的工作喝学习，但效率有所下降。中度抑郁症患者社会功能介于轻重度抑郁症之间。

2）双相障碍的抑郁发作：双相障碍大多以抑郁发作为主，与躁狂发作之间的交替无固定规律。抑郁发作的临床表现类似于抑郁症。

3）恶劣心境：它是一种长期（一般 2 年以上）持续的、不能达到抑郁症严重标准的轻度抑郁状态，伴有睡眠障碍、疼痛、胃肠不适等丰富的躯体症状，明显的缓解期不超过 2 个月。恶劣心境往往与成长经历关系密切。

4）作为其他精神障碍继发症状的抑郁障碍：精神分裂症、焦虑症、强迫症以及成瘾物质依赖等精神障碍都可能伴随抑郁障碍。在精神分裂症病程的恢复期，可以产生严重的抑郁症状，这是精神分裂症患者自杀的主要原因之一。

5）脑功能紊乱引发的抑郁障碍：脑萎缩、脑出血或者梗死、脑炎等脑组织和功能障碍都可能引发抑郁障碍。临床需要全身麻醉的外科手术、心脏或者脑部手术等临床治疗也可能扰乱脑功能而导致抑郁障碍的出现。

6）躯体疾病作为生活事件引发抑郁心境：像心肌梗死、脑血管意外、癌症等严重、致死性疾病，艾滋病等严重传染性疾病被诊断和治疗过程可能剧烈刺激患者的心理，引发强烈的丧失感，导致抑郁情绪。

抑郁障碍发生于多种临床情景，产生原因也各种各样，医生和治疗师都必须认真识别、正确鉴别。

三、抑郁障碍对躯体功能的影响

1. 抑郁障碍与躯体障碍的关系　抑郁障碍与躯体障碍之间存在错综复杂的关系。抑郁障碍的病因病理、临床表现以及治疗都包含生理因素。相反地，抑郁或者抑郁障碍也可以成为许多躯体障碍的原因，参与躯体疾病的病理过程，或者作为躯体障碍的症状。

抑郁障碍与躯体障碍之间的关系可以有如下思路：

（1）躯体障碍作为产生抑郁障碍的原因：在这种情况下，躯体障碍必定早于抑郁障碍出现，其中的病理途径可以有生物和心理社会两条途径。前者是由于躯体障碍影响到脑功能引起抑郁，后者是躯体疾病作为生活事件，通过心理社会途径引发抑郁。

（2）躯体障碍参与抑郁障碍的病理过程：躯体功能的变化是情绪表现的组成部分，也就是说，任何的情绪变化都伴随着躯体功能的改变，抑郁情绪也不例外。因此，抑郁障碍出现后的病理过程必定包含躯体功能的改变过程。

（3）躯体障碍是抑郁障碍的结果：长期而强烈的抑郁心境导致抑郁情绪的躯体变化长期而强烈存在，最终可能导致躯体功能的明显损害，甚至出现器质性病变。这是心身疾病产生的主要原因和机制。

由此可见，抑郁障碍中的躯体症状或躯体障碍，可作为抑郁障碍的原因存在，也可能是抑郁障碍病理过程的表现，更可能是抑郁障碍的继发性后果。（图 13-2）

2. 作为抑郁障碍症状的躯体表现　韩彦超等调查在北京大学第六医院和河北省第六人民医院治疗的抑郁症患者 117 例，发现抑郁症患者的躯体症状复杂且多样，几乎涉及所有器官系统，按照出现频率的高低分别是：食欲减退 105 例（89.7%）、疲倦乏力 104 例（88.9%）、睡眠障碍 100 例（85.5%）、肌肉酸痛 84 例（71.8%）、性欲减退 84 例（71.8%）、头痛 83 例（70.9%）、呼吸困难 74 例（63.2%）、心动过速心悸 74 例（63.2%）、体重下降 73 例（62.4%）、胸闷 71 例（60.7%）、

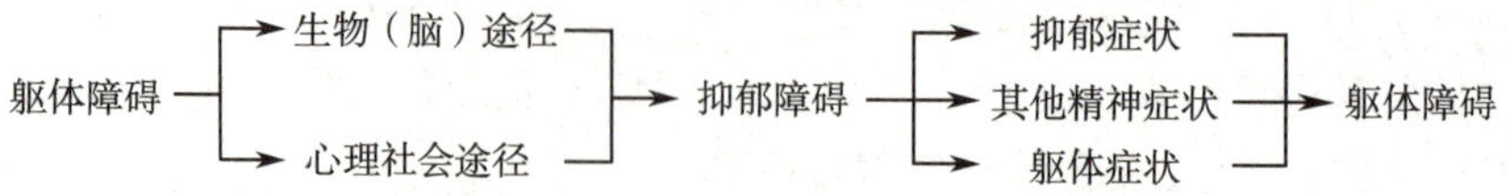

躯体障碍 → ⎰生物（脑）途径⎱ → 抑郁障碍 → ⎰抑郁症状 / 其他精神症状 / 躯体症状⎱ → 躯体障碍
       ⎱心理社会途径⎰

图 13-2　抑郁障碍与躯体障碍（症状）的关系

口干 67 例（57.3%）、阳萎早泄或月经紊乱 66 例（56.4%）、腹部胀气 60 例（51.3%）、腰痛 50 例（42.7%）、恶心 47 例（40.2%）、尿频尿急 45 例（38.5%）、背痛 40 例（34.2%）等。

廖力维等（2019）在用 16 项抑郁症状快速评定量表中文版（C-QIDS-SR-16）和患者躯体症状群量表（PHQ-15）测查抑郁症状患者的基础上，建立结构方程模型（SEM）分析患者的躯体化症状与抑郁症状之间的关联性，结果显示：全身不适［背痛、手臂 / 腿 / 关节（膝盖、髋部等）的疼痛、头痛、眩晕、感觉疲劳 / 无精打采和睡眠问题 / 烦恼］、胃肠不适（胃痛、便秘 / 稀便 / 腹泻、恶心 / 胀气 / 消化不良）和心胸不适（胸痛、偶尔昏晕过去、感到心脏跳动 / 跳得很快、透不过气来）3 个一阶因子在二阶因子 PHQ-15 量表总分的标准化因子载荷分别为 0.861、0.789 和 0.762，且抑郁症状患者的躯体化症状与抑郁症状存在正效应。这些结果表明，以上躯体症状是抑郁症的组成部分。

任清涛等调查了 80 例以躯体症状为主诉的患者，患者皆符合 CCMD2-R 中抑郁症的诊断标准以及 HAMD21 项量表评分≥18 分的要求，且无法证明其存在躯体器质性病变。该研究发现，躯体症状中慢性疼痛最多，其次是失眠、眩晕、乏力，排在第三和第四的是心血系统症状和消化系统症状。在躯体症状中，73% 的症状具有多变性，即可以从一种症状转为另一种症状、从一个器官转到另一个器官，而且缺乏系统性。抑郁障碍躯体症状的复杂性和多变性，经常也是作为判断躯体障碍是否由情绪问题继发的重要标志。

3. 作为抑郁障碍原因的躯体疾病　神经、内分泌和免疫三大系统的躯体疾病最容易成为抑郁障碍的病因，特别是中枢神经系统的病变最有可能直接通过损害脑功能而产生抑郁障碍。

20%~50% 的脑血管意外患者，常在病后一年内出现卒中后抑郁（post-stroke depression，PSD），主要表现为情绪低落、兴趣减退、烦躁悲观、全身疲倦等症状。姚杰等人指出，脑卒中后出现抑郁的患者死亡率是未出现抑郁的患者的 3.4 倍。脑血管意外的抑郁症状同样主要由生物与心理两个途径产生。专家认为，由于脑出血或者脑梗死损害脑组织和血管，影响相应部位的单胺神经递质的分布、合成和传输，导致 5- 羟色胺等单胺类神经功能低下导致抑郁。这是生物途径的机制。另外，由于瘫痪等随意运动和感知觉功能的损害，使患者的身心功能丧失也可诱发心境抑郁，这是心理途径的机制。脑血管意外是神经系统疾病继发抑郁障碍的典型代表。

张二箭等、王丽娜和樊济海、孙振晓等以及张怡然和林梅的四项调查显示，心血管疾病患者出现抑郁的概率分别为 7.15%、21.15%、37.4%、58.0%。尽管各项研究数据差异较大，但都能说明心血管疾病也是导致抑郁障碍的常见原因。与脑血管疾病相比，心血管疾病导致抑郁的机制更多由心理途径实现，特别是心肌梗死等急性、致死性疾病的患者，抑郁症状更加严重。

内分泌系统疾病也是抑郁障碍的常见原因，其中最有代表性的是"更年期综合征"。特别在女性的更年期，性和生殖相关的激素分泌急剧变化，产生各种各样的身体与心理症状，其中抑郁症状是最常见又严重的症状之一。董胜莲等用分层抽样方法，调查了全国 22 省（市）2 400 名更年期妇女后发现，女性更年期抑郁患病率高达 23.80%。另一类容易产生抑郁障碍的躯体疾病代表是糖尿病。Lustman 分析 10 多项研究数据后发现，糖尿病患者的抑郁发生率超过 25%，并且他们的血糖浓度与抑郁症状严重程度显著相关。国内的调查结果与此相似。与更年期综合征相比，糖尿病导致抑郁障碍的机制中包含更多的社会 - 心理因素。漫长的病程、严格的日常饮食控制、每天需要接受的治疗以及变化不定的病情等都严重限制患者心理行为自由，产生持久而明显的心理压力，引发患者无助无望感而产生抑郁心境或者症状。

免疫系统的疾病大多为慢性疾病，虽然也可

以通过改变脑的功能而产生抑郁情绪甚至抑郁障碍，但大多不太严重。这些疾病与抑郁障碍的联系更多是由于躯体疾病病程漫长、治疗成效难以短期内出现而产生的无力感、无望感等抑郁心境。

4. 作为抑郁障碍后果的生理功能损害 抑郁情绪的躯体表现包括植物神经支配的内脏、血管、内分泌系统功能的变化。许多学者研究结果显示，在悲伤状态下，存在交感神经功能低下而副交感神经神经功能亢进的趋势，表现为心率减慢、皮肤导电性增加等。

抑郁症状显著下调个体的身心功能。除了情绪低落、思维缓慢等表现以外，动作行为、食欲、兴趣性欲等行为减少。这些行为的长期减少容易造成肥胖、胃炎胃溃疡、营养不良等消化系统结构功能障碍，引发睡眠紊乱、内分泌功能失调。

抑郁心境患者经常出现自伤自杀行为，造成身体结构和功能的损害。服毒自杀的患者可能损害食管、胃肠和肝脏等消化道的功能，像大量服用安定等药物可出现神经系统功能等特异性的躯体损害。锐器自伤自杀的患者，可能产生手腕、大腿等常见自伤部位的组织损伤。吸入一氧化碳自杀的可能残留脑皮质功能损害的恶果等。

此外，抑郁障碍患者还有可能损害他人，将自己孩子、家人作为自己的一部分进行"自我伤害"，也可能因对他人和世界绝望而攻击、伤害他人身心。这也应该特别引起医务工作者的关注。

四、抑郁障碍导致躯体问题的机制

抑郁障碍导致躯体功能和结构损害的机制包括生理与心理两个途径。

1. 抑郁障碍导致躯体问题的生理机制 抑郁障碍导致躯体问题具有相当复杂的生理机制，而且有许多机制尚未解明。但是从整体看，主要包括两个途径：一是与抑郁症具有相同的生理病理机制，在抑郁症发生的同时出现出现相关的躯体症状；二是通过抑郁心境的生理表现影响躯体功能。

1）与抑郁症具有相同生理病理机制的躯体问题：与抑郁障碍具有相同生理病理机制的躯体障碍，在抑郁障碍发生时，同时发生躯体障碍，出现躯体症状。这类机制主要包括：

第一，中枢神经递质的单胺假说是抑郁症发生的重要神经生化机制。以 5- 羟色胺为代表的单胺类中枢神经递质功能低下是抑郁症的主要神经机制。在此基础上开发的第二代抗抑郁药物具有良好的临床疗效。

5- 羟色胺神经元的细胞体主要分布在脑干的中缝核内。位于中缝核上部的 5- 羟色胺上行纤维主要投射到大脑皮层、丘脑、边缘前脑、下丘脑、纹状体，位于下部的下行纤维投射于脊髓后角、侧角与前角，还有部分纤维支配低位脑干。5- 羟色胺神经系统主要调节睡眠、体温、痛觉、情绪、性行为、垂体内分泌等功能。因此，具有明显 5- 羟色胺神经功能低下的抑郁症患者，经常出现睡眠、性功能、内分泌等躯体功能紊乱。

第二，下丘脑 - 垂体 - 肾上腺（HPA）轴功能亢进是抑郁症发病的神经内分泌机制。抑郁障碍存在 HPA 轴功能异常活跃状态，使促肾上腺素皮质激素释放激素分泌亢进、血浆皮质醇浓度明显增高，地塞米松抑制试验呈阳性。

肾上腺皮质激素等血浆皮质醇浓度明显增高可出现一系列的躯体表现：向心性肥胖、满月脸、水牛背、多毛、痤疮、高血压、糖尿病、高血脂、低血钾、骨质疏松。诱发或加重感染或使体内潜在病灶扩散。食欲增加、诱发或加重胃、十二指肠溃疡。偶尔可诱发癫痫。升高眼压，诱发青光眼。女性皮质醇过高可能导致月经减少，甚至新陈代谢紊乱、血压升高、食欲增加、体重上升、极度疲劳等。

第三，HPA 轴功能亢进也与抑郁症发生有关。甲状腺激素具有促进新陈代谢、促进机体氧化还原反应的功能。代谢亢进需要机体增加进食量，同时胃肠活动相应增强，大小便次增多。患者虽然进食增多，但因为氧化反应增强，机体大量消耗能量，所以患者的体重减少；产热增多多表现为怕热出汗，个别患者甚至出现低热；甲状腺激素增多可能刺激交感神经兴奋，临床表现为心悸、心动过速，失眠，情绪易激动、甚至焦虑等身心症状。

第四，肠道菌群与抑郁障碍的关系。关于肠道菌群与中枢神经功能关系的研究是近年的一个热点。刘萍和罗本燕综述近年的研究后认为，肠道菌群与心理行为的联系可以从以下几个途径实现：①肠道菌群的代谢产物作为肠道上皮细胞分泌的神经递质或者前体；②肠道菌群通过影响肠道淋巴细胞释放细胞因子调节中枢神经功能；③肠道菌群刺激肠道内分泌细胞分泌肠肽，从而刺激感觉神经末梢影响中枢神经功能。许多研究证明，抑郁症患者肠道菌群结构发生明显改变，如普氏菌增加而粪杆菌、反刍球菌、乳酸菌、双歧杆菌减少等。将抑郁症患者的肠道菌群移植到无菌小鼠体内，小鼠居然也表现出与供体类似的快感缺失的抑郁状态，这表明抑郁障碍可以通过肠道菌群移植来传播。基于这些研究成果，具有调节肠道菌群功能的抗抑郁药物正在紧锣密鼓地被开发。

2）作为抑郁症状表现的躯体症状产生机制：抑郁情绪的躯体表现主要包括植物神经支配的内脏、血管、内分泌系统功能的变化。许多学者的研究结果显示，在悲伤状态下，交感神经功能低下，而副交感神经功能亢进。长期或者强烈的抑郁心境可引发瞳孔缩小、头晕、视物模糊、心率减慢、血压降低、全身无力、疲乏、消化腺分泌增加、胃肠蠕动加快、食欲不振、消瘦甚至营养不良，或者暴饮暴食、肥胖，膀胱与直肠收缩亢进、尿频等。

2. 通过抑郁心境的生理表达影响躯体功能

在人体，抑郁心境可以通过三条途径影响生理结构和功能。

第一，作为抑郁情绪的生理构成部分呈现。当人处于抑郁状态时，交感神经功能低下，副交感神经功能亢进，内脏、血管、内分泌系统的功能发生改变，如呼吸缓慢（呼吸系统）、心率下降和心律不齐（循环系统）、消化不良或者便秘（消化系统）、性欲减少或者性功能障碍（生殖系统）、动作行为减少（运动系统）、内分泌、泌尿系统等出现问题。

早在100多年前，弗洛伊德就提出心身疾病发生的身心机制。他认为，心身疾病的发生与潜意识冲突和器官脆弱性相关。由于先天禀赋不足或后天发展不利，造成个体的某些器官组织结构脆弱、功能低下，当心理冲突被激发、诱发抑郁等情绪改变后，首先被波及的是这些脆弱的器官，而出现这些器官的心身障碍。在电影中经常有这样的镜头，脑力劳动者的老干部被气后经常是心脏病发作，体力劳动者被情绪刺激后经常是"吐血"（胃出血或者支气管扩展），这就说明不同职业可导致不同的器官脆弱，在强烈情绪刺激后波及的器官损害具有一定的指向性。不过，导致心身障碍更多的是强度不强、长期持续、在不知不觉（潜意识）中作用的心理冲突，躯体结构和功能能够

经过漫长的、缓慢的改变才出现病变。

第二，作为抑郁情绪的心身表达。抑郁心境导致心理功能全面下调。与其相适应，身体功能也全面低下，表现为全身乏力、懒动、睡眠增多等。

一位抑郁障碍的患者一般应该经常是食欲不振、吃什么都没味道、消化不良、胀气等，不会表现为食欲很好、喜欢吃好吃的食物等。因为后者与抑郁情绪不协调，否则就不是抑郁障碍。可见消化道功能低下是抑郁障碍躯体表现的形式之一，而不是消化道本身的问题。

当然抑郁心境可以表达在任何的组织、器官、系统上，包括心动过缓、低血压、憋气胸闷、腹泻便秘、消瘦或肥胖、性功能低下等。

第三，通过身心转换途径改变生理功能状态。抑郁心境可以通过内在的"象征性"心理过程转化为躯体功能性症状，如消瘦或臃肿、各种疼痛、各种躯体功能的弱化甚至丧失感等。抑郁障碍还可以由心身转换机制产生转换症状和疑病症。前者出现感知觉弱化甚至丧失、运动功能减弱、肌肉萎缩等，后者出现无法提供生物学证据的躯体症状或者怀疑自己存在躯体疾病，有时候甚至表现相当严重。抑郁障碍患者对自身状态过度不满意，过于不接纳自己、厌恶自己，同时又觉得自己无法改善自己，因此经常出现对自己的愤怒情绪，出现"毁坏"自己内心某种感觉的冲动，但常常由于无法直接毁坏作为心理成分的某种感觉只好以损毁与这种感觉相关的身体部分作为象征性手段。

通过心理机制产生的躯体症状多为躯体功能性症状。这些症状通常具有以下特点：①存在一定的心理社会诱因，社会心理事件多发生在症状出现之前，症状的内容与事件具有心理意义上的关联。②在心理活动弱化的情景下，躯体症状减轻甚至消失，如放松、睡眠状态。③躯体症状明显随着情绪状态变化。

总之，抑郁障碍中，精神症状与躯体症状之间总是相互关系、相互影响，你中有我、我中有你，甚至难以清晰界定、区分。医生或者心理治疗师必须注意综合理解和综合治疗。

五、抑郁障碍心身问题的治疗

抑郁障碍心身问题的治疗必须在正确诊断的

基础上,参照图 13-3 所示的思路,有的放矢。

1. 抑郁症的治疗 临床上抑郁症的治疗只有生物(包括化学和物理)和心理两种方法。化学治疗以抗抑郁药物为代表,物理治疗包括电抽搐和经颅磁刺激等治疗。

依据原因、机制和临床症状,抑郁症的治疗可以有以下几个主要治疗靶点(图 13-3)。

(1)调整中枢神经单胺类神经功能:抗抑郁药物通过调节中枢神经递质功能实现改善患者情绪,减轻抑郁症状。不论是引发躯体障碍的抑郁症,还是躯体障碍引发的抑郁障碍,都是抗抑郁药的适应证(图 13-3 的治疗靶点 1)。

抗抑郁药主要包括传统的三环四环类抗抑郁药,如丙米嗪、阿米替林、氯米帕明、马普替林等;还有单胺氧化酶抑制剂,以及后来的 5- 羟色胺再回收抑制剂(SSRIs)等药物(表 13-1)。

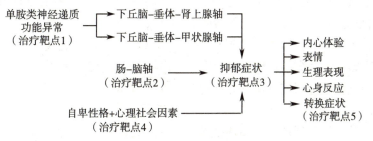

图 13-3 抑郁症的治疗思路

表 13-1 常用抗抑郁药物及其参考剂量

类型	药物	初次剂量 /(mg/d)	剂量范围 /(mg/d)
三环类(TCAs)	阿米替林	25~50	100~300
	丙米嗪	25~50	100~300
	氯米帕明	25~50	100~300
	多塞平	25~50	100~300
四环类	马普替林	75	100~225
单胺氧化酶抑制剂(MAOIs)	吗氯贝胺	150	300~600
选择性 5- 羟色胺再回收抑制剂(SSRIs)	氟西汀	20	20~60
	帕罗西汀	20	20~60
	舍曲林	50	50~200
	氟伏沙明	50~100	100~300
	西酞普兰	20	20~60
5- 羟色胺和去甲肾上腺素再回收抑制剂(SNRIs)	文拉法辛	37.5~75	75~375
	度洛西汀	60	60~120
去甲肾上腺素和多巴胺再回收抑制剂(NDRIs)	安非他酮	150	300~450
选择性去甲肾上腺素再回收抑制剂(NRIs)	瑞波西汀	4	8~12
5- 羟色胺受体拮抗和再回收抑制剂(SARIs)	曲唑酮	150	150~300
α_2 肾上腺素受体阻滞剂	米安色林	30	30~90
	米氮平	15	15~45

(2)采用个性化治疗方案治疗难治性抑郁症:有 20%~30% 的抑郁症属于难治性抑郁症。这部分的抑郁症通过常规的抗抑郁药物治疗难以获得满意的治疗效果。对于这些难治性抑郁症的治疗,临床医生必须拓展思路,通过分析导致抑郁症的各种可能,探索针对性强的特异性治疗方案。如关注患者的肾上腺皮质功能、调整甲状腺素的分泌状态、了解肠道菌群状况等,采取相应的治疗措施(图 13-3 的治疗靶点 2),提高抑郁症的治疗成效。

单独使用物理治疗或者与药物联合治疗,是难治性抑郁症的治疗选择之一。物理治疗包括电休克治疗、经颅磁刺激治疗、迷走神经刺激治疗、深部脑刺激治疗等。

电休克治疗又称电痉挛治疗,是一种给大脑通电引发意识丧失和痉挛发作,以实现治疗效果的物理治疗方法。电休克治疗是难治性抑郁症的治疗方法之一,特别是对病情严重、具有强烈自伤自杀倾向的患者,有时候发挥着立竿见影的治疗效果。

经颅磁刺激治疗是最近几年开始发展起来的精神障碍物理治疗手段。它是通过磁场刺激脑皮层神经细胞,诱发神经细胞去极化而引起神经系统的电生理和功能活动改变而发挥治疗作用。因为是无创伤的治疗方法,所以在临床上快速推广。

电休克治疗和经颅磁刺激治疗都被用于抑郁症的治疗，整体有效率在 75%~95%，特别对难治性抑郁症疗效独到。临床研究结果显示，经颅磁刺激治疗抑郁症的疗效与电休克治疗相当，电休克治疗对伴有精神病性症状的抑郁症疗效更佳。从治疗的副作用来看，经颅磁刺激治疗副作用更少，而且患者治疗的依从性更好。

（3）抑郁症的心理治疗：心理治疗是在心理学理论指导下，使用心理操作技术，通过人际互动关系影响患者的认知、情绪和行为过程，并不断完善人格，最终实现消除精神症状、治疗精神障碍、提升心理健康水平的过程。抑郁症的心理治疗也是遵循这个过程。

抑郁症的核心症状是情绪低落。在情绪低落的引领下，患者对环境和自身的客观现实产生过低认知评价，并产生与此相适应的退缩、自伤自杀等行为表现，以及疲劳、失眠等各种躯体症状。因此，抑郁症的心理治疗不仅要努力提高患者的情绪，还要纠正患者过低的认知评价，提升行动能力，从不同角度消除抑郁症状（图 13-3 的治疗靶点 3）。

自卑是抑郁症的人格基础，这种人格的形成除了与遗传有关以外，更重要的是与成长经历有关。患者不能良好处理成长过程中遇上的挫折经验、创伤性记忆以及歪曲的认知，将它们固化成为自卑的性格，表现为对自身负性认知和感受以及退缩、恐惧、无助等习惯性行为。个体形成自卑的具体过程如图 13-4 所示，医生和治疗师可以依据这些过程，有针对性、有目的地干预患者的自卑心理（图 13-3 的治疗靶点 4）。

1）抑郁症的人本主义治疗。人本主义强调人具有自我完善的潜能，认为抑郁症的产生是因为潜能发挥受到阻碍导致的。个体总是调动自身的生理心理资源与环境互动，并从环境中获得营养物质、保证身心安全、享受人际间互助互爱、获得他人尊重，最后努力获得满足快乐的自我实现状态。要满足这些需要，个体要做三件事情：一是正确认识自己的身心状态；二是合理评价环境现实；三是采取合适的自己与环境互动的手段。

完形治疗重视主体与环境的接触，尽量自然、真实地感受客观现实，对环境作出客观的评价、合适的体验，然后进行有效的互动。以空椅子技术为代表的完形治疗技术，让患者体验真实的现实，可以减少患者对他人、对自己、对事物评价过低，减少与环境接触体验的负性歪曲认知，增加患者的包容度，避免回避，逐渐完成未完成的"完形"而治疗抑郁症。

人本主义心理学理论和技术最适用于建立心理治疗关系，在倾听、共情和无条件积极关注的心理互动中，患者学会自我倾听、自我关注、自我接纳，培养自尊自信，为抑郁症的治疗提供心理基础。

2）抑郁症的认知行为治疗。认知治疗是抑郁症心理治疗的主要方法之一。它的目标是修正不同层次的错误的非适应性认知，以改善患者的抑郁情绪。（图 13-5）

认知治疗的许多技术都是用来帮助患者觉察和识别与抑郁情绪相关的错误认知，并通过现实检验、面质等技术让患者清晰地认知错误所在，然后形成正确的、适应性的认知，最终实现抑郁情绪的减轻与消除。

而行为技术可以用于激活患者的行为，促进患者与环境的心理行为互动。通过各种行为技术还可以改变患者对环境和自身的体验，修正错误认知，消除抑郁症状。

3）抑郁症的精神动力学治疗。精神分析治疗关注患者幼年时期的生活经历。患者在童年生活经历过程中，为了适应环境、减少与环境的冲

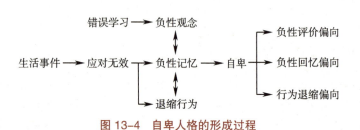

图 13-4 自卑人格的形成过程

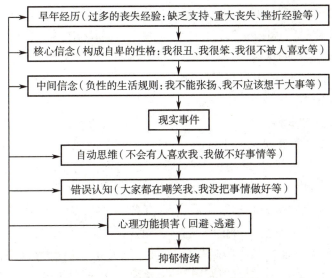

图 13-5　抑郁症认知治疗的概念化思路

突、提升心理活动效率,逐渐形成一系列的情感反应模式(移情)和认知行为应对模式(心理防御机制)。抑郁症患者在成长的早期,可能过多体验了来自抚养者和环境的威胁却无能为力,而形成抑郁无助、自卑自责等心理模式。这些心理反应模式在患者成长进程中不断被巩固,逐渐成为习惯化后压抑到潜意识,并在潜意识层面左右患者的日常心理行为。有些童年形成的移情模式和心理防御机制在童年时期是有效的心理机制,但是不适合成年以后的现实。当患者潜意识地使用童年的心理模式反映成年的客观现实时,就可能陷入莫名的自我贬低、过低评价现实状态以及抑郁无助等行为而导致抑郁障碍。因此,精神分析治疗抑郁症,就是通过动力性会谈过程,意识化引发患者抑郁状态的潜意识认知、情绪和行为模式,并在此基础上加以修正的过程。

(4)抑郁症导致的躯体症状治疗:抑郁症导致的躯体症状可以通过药物治疗来消除。如消化不良可以使用助消化药物、胃胀可以口服提升胃动力的药物、便秘合适泻药、性欲减退和阳痿可以使用伟哥等(图 13-3 的治疗靶点 5)。

抑郁症导致的躯体功能性症状也可以通过心理操作实现治疗成效。如放松训练、催眠暗示等可以调整植物神经功能、直接减轻内脏、血管、内分泌系统症状。

2. 躯体疾病导致的抑郁障碍治疗　躯体疾病可以通过生理和心理两条体途径导致抑郁,一条是通过影响大脑功能实现,另一条是将躯体疾病作为生活事件反应的结果(图 13-6)。

治疗作为抑郁障碍原因的躯体疾病:对由躯体疾病引发的抑郁障碍,根据其病理机制可知,治疗方案包括两个部分。

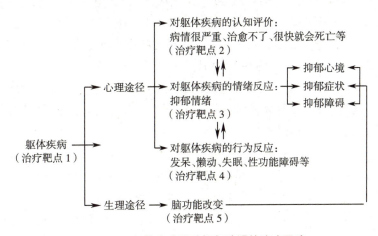

图 13-6　躯体疾病导致抑郁障碍的治疗思路

第一部分是躯体疾病的治疗。就像脑血管意外等中枢神经疾病，必须被最大程度的治疗修复，恢复中枢神经单胺类神经递质的运输、合成、代谢的正常功能，才能消除由这些躯体疾病引起的抑郁障碍（图 13-6 的治疗靶点 1）。至于如何治疗躯体疾病，请参见相关学科的资料。

第二部分是着眼于"躯体疾病 – 心理途径 – 抑郁"路径的心理病理机制治疗（图 13-6 的治疗靶点 2、3、4）。这部分的治疗必须采用心理治疗方法。躯体疾病作为生活事件刺激心理系统后，个体产生一系列的心理过程，最后产生抑郁心境。这个情景下的抑郁心境具有功能性与非功能性两种性质。前者是作为正常心理应激结果的情绪反应，严重的时候可以处于心理危机状态；而后者表现为抑郁心境的持续时间和严重程度明显超过一般人群，或者抑郁的性质与躯体疾病性质明显不符合。这种情况的抑郁呈现为抑郁症状甚至抑郁障碍。

心理治疗过程始终都重视倾听、接纳、共情、积极关注等支持性技术的使用。在抑郁障碍治疗过程也是一样，以此与患者建立良好治疗关系，让患者在治疗中感到安全，有勇气面对自己的内心世界。

对于躯体疾病的性质和严重程度评价正确、抑郁水平与病情匹配、行为表现符合认知与情绪的患者，即使躯体疾病极其严重，治疗师也将其作为正常的心理危机状态给予干预。就像一位被告知肝癌晚期的患者，虽然肝功能的损害还没影响脑的正常功能（未发生肝性脑病），不会因为中枢神经功能受损产生抑郁情绪，但是因为躯体疾病严重，威胁到生命安全，所以可通过一系列的心理适应过程（否认 – 焦虑 – 愤怒 – 抑郁）后出现抑郁心境。这种抑郁心境是对身体健康丧失和将要丧失生命的正常哀伤反应。医生（心理治疗师）通过使用支持技术，促进患者接纳已经和将会发生的丧失，并在此基础上积极面对躯体疾病和躯体疾病的治疗，力争在剩余的生命过程中获得最大收获。

如果患者对躯体疾病的性质和严重程度评价过于严重，并产生与这个认知评价相一致的过于严重、过于长久的抑郁情绪，即抑郁症状。医生（心理治疗师）就得针对治疗靶点 2 纠正患者的"错误认知"。就像本书相关章节所描述的那样，纠正错误认知的技术方法有很多，其中最推荐使用的是认知类治疗方法。认知疗法的核心是"识别错误认知 – 评价和检验错误认知 – 矫正错误认知"。又如上述的晚期肝癌患者，认为自己得了这么严重的病，一点希望都没有了，陷入严重的抑郁心境中不能自拔，企图通过自杀来加速了结自己的生命。对于这位患者，医生或者治疗师应该让患者明白，他不是"一点希望都没有了"，他还有希望，他还能活到明天、后天……，还有希望被"治愈"；他还可以在剩余的生命中做自己想做的事情，获得自己能够获得的满足与快乐，虽然依然要面对病痛、面对疾病的治疗。这种对严重躯体疾病的"精确认知"纠正了"灾难化"认知倾向，使患者"更加理性地"面对躯体状态，减少躯体疾病 – 错误认知造成的严重抑郁症状（图 13-6 的治疗靶点 2）。

如果患者对躯体疾病的性质和严重程度认知正确，但出现与疾病明显不匹配的严重的抑郁症状，就表明患者的情绪反应并不只来源于躯体疾病，可能还是其他或者曾经的情绪反应被躯体疾病触发，与躯体疾病的情绪反应一起呈现；如果是这样，针对治疗靶点 3（图 13-6）的治疗就得有两种思路：一是除治疗诱发过度抑郁的躯体疾病以外，还得处理被触发的其他或者曾经的抑郁情绪；二是改善患者人格，减少患者对生活事件过度抑郁情绪反应的模式。前者的心理治疗操作依然要去矫正对现在和过去生活事件的错误认知，特别要注意纠正由于过去和现在、童年和成年认知能力与应对能力不同而造成的错误认知。对于"无法"识别错误认知的抑郁症患者，可以通过改变行为（图 13-6 的治疗靶点 4）或者中枢神经的理化状态（药物或者物理治疗）（图 13-6 的治疗靶点 5）来实现。

治疗靶点 4（图 13-6）的心理治疗技术以行为治疗为代表。通过增加患者抑郁心境（症状）所继发的行为的负性结果（惩罚），或者减少抑郁带来的正性结果（消退），以实现减少抑郁情绪的目标。也可以在患者抑郁减轻的时候给予奖励（正强化）或者减少负担性任务（负强化）。

对于治疗靶点 5（图 13-6）的治疗也有不同的心理和生理方法。心理治疗体系中存在许多直接操作抑郁情绪的治疗方法,比如脱敏法、抵消法等。治疗靶点6(图13-6)的治疗主要以生物治疗为主。

3. 作为抑郁障碍症状的躯体症状的治疗　一般来说,在消除抑郁症状以后,由其引发的躯体症状就能自然消除。但是,如果这种躯体功能障碍过于稳固或者发生了器质性改变,在抑郁症状消除以后并非都能观察到躯体功能和结构的及时修复,经常也需要针对躯体结构和功能的生物治疗。

正如上面所述,由抑郁心境产生躯体功能改变有三个途径。作为抑郁情绪生理表现的躯体症状,主要是通过植物神经功能的变化导致的,所以调整植物神经功能的平衡最为重要。临床上经常使用 B 族维生素、谷维素以及神经营养药物来调整植物神经功能的平衡。此外,中医中药、身心锻炼都有助于植物神经功能紊乱的改善。通过心身反应和转换的心理途径产生的躯体症状,需要通过心理治疗或者抗抑郁药物来消除。特别是转换症状,要求将患者潜意识的冲突意识化后加以改变,需要更多的精神动力学心理治疗理念和技术。

此外,不论对抑郁障碍的精神症状治疗还是躯体症状的治疗,应该重视各种治疗方法之间相互补充、取长补短,综合提升治疗效果。

六、抑郁障碍药物治疗引发的躯体问题

当今中国,对抑郁障碍的治疗大多依靠抗抑郁药,虽然起效较快、疗效较好,但是也存在许多缺点,如副作用明显、治疗不彻底容易复发等。

抗抑郁药物由于作用靶点不清晰,所以影响范围大,容易产生不良的躯体反应。主要包括:

1. 抗胆碱能副作用　此种副作用在抗抑郁药使用过程很常见,但是一般可以随着用药的继续而耐受。抗胆碱能作用主要表现为口干、便秘、视物模糊、尿潴留、意识障碍甚至谵妄。三环类抗抑郁药的阿米替林、丙米嗪和多塞平等抗胆碱作用较强。

2. 植物神经功能紊乱　由于阻断 α_1 受体导致植物神经功能紊乱,容易发生体位性低血压。有时候因为突然的低血压导致晕厥、摔伤等。口干、多汗、震颤、体重增加或减轻,流涎、心悸等也是抗抑郁药的植物神经系统副作用。

3. 心血管系统的副作用　常见,包括低血压、心动过速、心电图的 T 波低平、QT 间期延长、QRS 波增宽、ST 段降低,传导时间延长等。

4. 抗组胺作用　导致体重增加。

5. 胃肠道副作用　表现为厌食、恶心、消化不良、便秘或者腹泻等,主要在服药早期出现,随后耐受而减轻。氟伏沙明和帕罗西汀为容易出现此类副作用的代表。

6. 神经系统副作用　头晕、头痛、失眠、困倦等,有时候可引发癫痫或锥体外系反应。

7. SSRIs 停药综合征　SSRIs 药物在长期使用以后突然停药可诱发停药综合征,表现为恶心、呕吐、平衡障碍(眩晕、共济失调)、震颤、疲劳、嗜睡、肌肉疼痛、失眠等躯体症状,以及情绪低落、焦虑、易激惹、兴奋、激越、注意不集中、记忆障碍、意识障碍、人格解体等精神症状。SSRIs 停药综合征多见于半衰期较短的药物,特别是帕罗西汀和氟伏沙明。因此,这些药物的停用过程应该注意逐渐减量。不过,SSRIs 停药综合征具有自限性,症状一般在 2~3 周内自行消失,一般无需特殊处理。

除了 SSRIs 过快停药可能导致 5- 羟色胺综合征以外,其他类似机制的精神药物或者非精神药物也可能诱发 5- 羟色胺综合征(表 13-2)。

表 13-2　可能导致 5- 羟色胺综合征的药物与生物机制

药物	生物机制
MAO-B 抑制剂(司来吉兰、雷沙吉兰) 噁唑烷酮类抗生素(利奈唑胺) 亚甲蓝	降低 5- 羟色胺代谢
摇头丸(MDMA)、安非他命、可卡因、左旋多巴等	增加 5- 羟色胺释放
曲普坦类(舒马普坦、佐米曲普坦、利扎曲普坦等) 双氢麦角胺 LSD 等	激活 5- 羟色胺受体
锂盐	增加 5- 羟色胺受体敏感性
SSRIs(氟西汀、帕罗西汀、西酞普兰、舍曲林、氟伏沙明等)、SNRIs(文拉法辛、度洛西汀等)、TGAs(阿米替林等)、阿片类(芬太尼、哌替啶、曲马多)圣约翰草等	减少 5- 羟色胺再回收

此外,SSRIs 可降低血糖导致低血糖,氟西汀的利尿作用可诱发低钠血症等。

除了抗抑郁药,电休克治疗、经颅磁刺激治疗等也是治疗抑郁症的常用方法,特别是对药物治疗不反应的难治性抑郁症,物理治疗有时候可以发挥独特的治疗成效,同时这些治疗也可能引发躯体症状。

由此可见,在抑郁症的药物治疗过程中,可能由于药物使用而出现严重的躯体问题,需要心身医学领域的工作者积极关注,并给予及时的发现、诊断和处理。

第二节 精神运动性兴奋的心身问题

一、精神运动性兴奋的概述

精神运动性兴奋(psychomotor excitement)是一种精神活动部分或者全面亢奋,与精神运动性抑制相对应的状态,主要包括协调性精神运动性兴奋和不协调性精神运动性兴奋两种。

协调性精神运动性兴奋表现为心理行为过程一致性地上调,其中存在一个主导的心理过程。比如躁狂状态的患者,由于情绪(情感)高涨,不仅表现为喜悦的内心体验与表情,还带动了认知、行为过程活动的一致性上调,表现为对自我和环境的过高评价,以及动作行为增多等。此外,患者还感觉全身轻松、精力旺盛、动作敏捷等躯体功能亢进状态。这种精神运动性兴奋期间,认知、情绪、行为三个心理过程以及躯体反应都一致性上调,身心兴奋的不同步内容都可以由情感高涨这个理由来解释,具有"单个中心"的特点。在不协调性精神运动性兴奋过程中,不同心理行为、躯体部分的兴奋或抑制状态并非完全一致,兴奋的内容并非完全有一个核心症状统筹,具有"多个中心"的不协调性。比如精神分裂症的青春型精神运动性兴奋,是以情感淡漠、自闭等阴性症状为基调,出现幻觉(认知)、哭笑无常(情绪)、到处乱跑(行为)等心理兴奋的过程,表现出心理过程内部、心理过程之间的非一致性兴奋状态。此外,青春性精神运动性兴奋还表现为身心之间以及内外之间的不一致状态。比如,患者有话多、爱出门等兴奋性行为,但是大多为自言自语、独自出门,缺少与周围的人和事物的互动关系。

二、精神运动性兴奋的常见原因与类型

精神运动性兴奋是一种症状或者综合征,可以出现在多种身心疾病中。常见的精神运动兴奋的疾病有:躁狂症、精神分裂症、急性应激相关障碍、谵妄状态等。

1. 躁狂症是以情绪(情感)高涨为核心症状,伴有思维飘逸、动作行为增加等情绪、认知和行为过程一致性上调的综合征,常被称为躁狂三联征,所以为协调性精神运动性兴奋,常常还伴有易激惹、失眠、消瘦等症状。

2. 精神分裂症的青春型、紧张型和偏执型都可能表现出精神运动性兴奋状态。青春型精神分裂症表现为时哭时笑、话多、动作行为增加等兴奋状态;而紧张型患者有时候表现出紧张性兴奋状态,冲动行为突然发生,行为缺乏常人能理解的目的,可出现伤人、毁物行为;偏执型患者可能由于妄想而引发焦虑恐惧情绪以及攻击自伤等行为。精神分裂症患者的兴奋与现实环境链接松弛,不同心理过程运动方向不一致,所以属于不协调性精神运动性兴奋。

3. 急性应激相关障碍是在强烈的精神刺激下产生的,由于心理结构快速解体而产生类似于精神分裂症样的精神状态,也可以出现兴奋躁动、焦虑、易激惹、情绪不稳定、哭闹、甚至幻觉妄想等症状。此类兴奋也属于不协调性精神运动性兴奋。

4. 谵妄状态是躯体疾病患者出现精神运动性兴奋的主要原因,也是综合性医院联络会诊率最高的疾病。谵妄是发生在意识障碍基础上的急性、一过性精神障碍综合征,又称急性脑病综合征。谵妄的核心是意识障碍,表现为意识清晰度下降、意识范围狭窄、意识内容变异。患者对周围的识别度下降,存在时间、地点甚至人物定向障碍,并且经常在入夜加重,具有昼轻夜重规律。在认知方面,患者表现为注意力的集中性和稳定性障碍;存在感觉过敏、幻觉、错觉等知觉障碍症状,表现为大量、生动鲜明的恐怖性幻错觉;记忆障碍特别是瞬时记忆和短时记忆障碍明显;由于经

常出现恐怖性的幻觉错觉，可伴有片段的被害妄想，因此情绪不稳定、焦虑、恐惧、愤怒明显，有时候出现抑郁、欣快等心境；经常伴随伤人毁物、大喊大叫、无目的的动作行为等精神运动性兴奋。

引发谵妄的原因很多（表13-3），主要与脑功能的急速变化有关。

表 13-3 引发谵妄的常见原因

原因	常见疾病
感染	颅内感染（脑膜炎、脑膜脑炎）、颅外感染
中枢神经系统疾病	颅内占位性病变、脑外伤、脑出血或者脑梗死、脑萎缩、癫痫等
代谢性疾病	低血糖、甲状腺功能亢进或减退、肾上腺功能障碍、电解质紊乱
戒断综合征	戒酒、戒毒、突然停止镇静剂等
中毒	酒精中毒、中枢兴奋剂中毒、重金属中毒
营养缺乏	维生素 B_1/B_{12} 缺乏、叶酸缺乏
躯体疾病引发的脑病	肝性脑病、心脑综合征、肾性脑病等
外科手术后	全身麻醉、心脑手术

谵妄被认为与中枢神经多巴胺增高、乙酰胆碱过低，导致大脑内环境失衡引发脑细胞广泛代谢障碍有关。据统计，综合性医院住院患者谵妄的发生率为 5%~15%，内科系统多见于呼吸道感染、脑血管意外和心血管疾病，外科则多见于脑外伤、手术后和骨折等情景。两种以上疾病合并存在的，发生谵妄的概率更高。在精神科，物质依赖的戒断、老年性痴呆、抗精神病药物副作用等情景都可能出现谵妄。

三、精神运动性兴奋的诊断

按照临床诊断的一般思路，精神运动性兴奋的诊断需要完成以下资料的收集与思维过程：

第一，识别兴奋症状的存在。兴奋的核心是行为症状，即动作行为增多。由于这种增多是病理性的，它必须具有非功能性。就像躁狂性兴奋，表现为话多、动作行为增多、爱管闲事、整天忙忙碌碌，但是每一件事情做得不完整、不清楚，不能实现这些行为日常的功能，行为功能明显受损。

谵妄状态的兴奋也表现为动作增多、话多等，但患者的意识不清晰、行为与环境脱节，无明确的行为目标。即，要判断行为兴奋的存在和这行为的病理性。

第二，判断精神运动性兴奋的协调性。躁狂发作导致的行为兴奋伴有情感高涨以及伴随的思维飘逸等，呈现出与兴奋相一致的心理过程的全面上涨。这是协调性精神运动性兴奋的特征。与此不同，像精神分裂症青春型患者，表现出话多、自言自语、自唱自跳、哭笑无常、到处乱跑等动作行为增多的兴奋现象的同时，也存在情感淡漠、自闭等与兴奋状态不相协调的精神分裂症的核心症状。这是不协调性的精神运动性兴奋。也就是说，所有症状都具有"上调"性质的，而且与环境一致的，为协调性兴奋；一部分症状表现为"上调"，另一部分呈现为"下调"，或者精神活动与环境不一致的，为不协调性兴奋。

第三，确定导致精神运动性兴奋的疾病或者障碍。精神运动性兴奋多为某种疾病或者障碍的一个症状或者综合征，确定引发兴奋的原发性疾病对治疗方案的制订非常必要。导致精神运动性兴奋常见的疾病见表13-4。

第四，排除是非精神运动性兴奋。判断精神运动性兴奋必须排除像震颤麻痹、舞蹈症、抽动症等非精神运动性兴奋现象。非精神运动性兴奋症状的动作行为增多缺少导致这些行为的精神活动过程，不是一系列精神活动过程的结果，具有突发、无缘由的特点。

四、精神运动性兴奋对生理结构与功能的影响

1. 精神运动性兴奋状态导致身心过度消耗 精神运动性兴奋的主要特点是兴奋，表现为身心活动的明显亢进，感知觉过敏、记忆增强、思维奔逸或者思维云集、幻觉妄想、情绪高涨或者不稳定、意志增强、动作行为增多等认知、情绪和行为过程活动上调，这不可避免引发代谢水平提升、水和电解质消耗加速状态，容易导致脱水、电解质平衡失调、消瘦等躯体功能损害。患者自己觉得精力旺盛、不觉疲劳，夜间不用睡眠，但是明显可见其消耗过度、体重减轻、口干咽燥、日渐消瘦等过度消耗的结局。

表 13-4　导致精神运动性兴奋的常见疾病与临床表现

原因疾病	精神运动性兴奋（行为增多）	伴随症状			兴奋性质
		认知	情绪	与环境的协调性	
躁狂症	话多、做事	思维加快	情感高涨	意识清晰、与环境基本协调,具有感染力	协调性
精神分裂症青春型	话多、自哭自笑、自言自语、到处乱走	思维贫乏、思维破裂	情感淡漠、情感倒错等	意识清晰、但自闭、与环境脱节	不协调性
精神分裂症紧张型	突然冲动伤人毁物	思维贫乏	情感淡漠、情感倒错等	意识清晰、但自闭、与环境脱节	不协调性
急性应激相关障碍	哭闹、多话、伤人毁物	记忆增强	焦虑、恐惧、愤怒	意识范围狭窄,轻度不清晰	协调性
谵妄	多话、多动	思维松弛	情感淡漠或焦虑恐惧愤怒或欣快	意识模糊	不协调性

2. 精神运动性兴奋导致组织损伤　栾栋梁和曲辅政比较了 60 例躁狂症患者与相同例数的对照组的血管内皮功能发现,虽然躁狂症患者血管内径未表现显著性改变,但是血管内皮舒张功能（FMD）、一氧化氮（NO）值均显著降低,血管性假血友病因子（vWF）、内皮素-1（ET-1）值显著升高。特别是用于鉴定内皮细胞受刺激或受损的特异性物质 vWF 显著升高,直接指示了患者内皮细胞功能受损的事实。

还有研究提示,精神分裂症等精神疾病导致的精神运动性兴奋可以引发血清等肌酸激酶（CK）浓度升高。CK 有肌型（CK-MM）、心型（CK-MB）和脑型（BB）三个亚型,具有维持细胞内三磷酸腺苷（ATP）浓度、催化 ATP 与二磷酸腺苷（ADP）之间的可逆反应,为肌肉和运输系统提供能量。在精神运动性兴奋状态下,交感神经功能亢进引发血清儿茶酚胺过高,使组织血管收缩而缺血,导致组织受损后 CK 从细胞进入组织。因此细胞外 CK 浓度增高是组织损伤的标志。精神运动性兴奋可能导致肌肉、心脏、脑等部位组织损害。随着兴奋状态的减轻、消失,CK 的浓度也恢复正常,因此短期兴奋造成的组织损害为可逆型的,而长期的兴奋可能造成严重后果。

以上两类研究结果显示,精神运动性兴奋可导致组织损伤,如果持续时间过久,有可能导致不可逆的损伤。

3. 精神运动性兴奋提高患者伤人毁物概率　病理性精神运动性兴奋状态下,患者虽然身心活动水平显著上升,但是认知情绪和行为过程的效率显著低下,由此既出现心理、身体功能冲突,也存在心理活动与环境现实的不协调状态,容易导致行为问题,增加意外伤害事件发生。特别像谵妄状态这样具有明显意识障碍的患者,更容易出现意外伤害。另外,精神运动性兴奋的患者经常伴随易激惹状态,容易愤怒甚至出现攻击行为;在谵妄状态下,患者可能出现恐怖情境的幻觉、妄想等,也可能诱发恐惧而仓皇逃离行为;这些状态都可能出现自我伤害、伤害他人或者毁坏物件行为。

五、精神运动性兴奋的治疗

精神运动性兴奋患者的治疗包括身心两个方面,一般遵循三个原则:身心支持、治疗病因、对症治疗。

1. 身心支持治疗　保持相对稳定、安静的心理环境,减少外界刺激;调整生活和起居规律,保持相对稳定的生活节奏,努力提供给患者良好的休息机会;营造温馨、平静的人际环境,给予更多的接纳和包容,让患者常处于安全安心的状态;排除可能导致患者意外伤害的物件、环境,必要的时候给予隔离、约束保护。

精神运动性兴奋损耗大量的体力、水分,容易导致营养不足和水电平衡失调。因此必须注意补充营养,保证营养的质和量;采取口服、静脉给药等途径及时、充足地补充体液,保持患者的电解质平衡。

2. 病因治疗 导致精神运动性兴奋的精神障碍的治疗以药物治疗为主,对于难治的、具有严重冲动行为的患者也可采用电抽搐、经颅磁刺激等物理治疗。

（1）精神分裂症的治疗:抗精神病药物是精神分裂症治疗的主要手段。抗精神病药物主要分为第一代抗精神病药物和第二代抗精神病药物,前者包括氯丙嗪、奋乃静、氟哌啶醇、三氟拉嗪、泰尔登等从50年代开始使用的药物;后者包括氯氮平、奥氮平、利培酮、喹硫平、阿立哌唑以及齐拉西酮等新型药物。一代和二代抗精神病药物的抗精神病疗效类似,但二代药物副作用较小,而且具有一定的治疗阴性症状的疗效,因此快速、广泛地替代了一代药物。此外,由于一代药物镇静作用更明显,而且可以通过注射用药,在精神运动性兴奋的治疗时,经常使用氟哌啶醇、氯丙嗪等一代药物。

（2）躁狂症的治疗:躁狂症的药物治疗以情感稳定剂为首选,包括锂盐、抗癫痫药以及二代抗精神病药物。

碳酸锂是最常用的锂盐,它既具有抗躁狂作用又具有情感稳定作用,可以用于躁狂发作的急性期,也用于情绪稳定期以防止情绪的大幅度波动。碳酸锂对70%左右的躁狂状态有效,但是因为它的治疗量与中毒量比较接近,所以临床使用过程除了必须密切观察病情变化和对药物的反应以外,还必须定期进行血药浓度监测,随时调整药物剂量。

在抗癫痫药中,丙戊酸盐和卡马西平是临床常用于稳定情感的药物。此类药物对躁狂急性发作或者单纯发作的疗效与锂盐相似,可用于锂盐无效的、混合发作或者快速循环发作的双相障碍的躁狂相患者。

抗精神病药也是治疗躁狂的常用药。氟哌啶醇、氯丙嗪等第一代抗精神病药擅长快速消除精神运动性兴奋,但因为容易诱发抑郁、心境稳定作用不如第二代抗精神病药物,所以在双相障碍的躁狂相尽量选用后者。氯氮平、奥氮平、利培酮、喹硫平、阿立哌唑以及齐拉西酮等对躁狂的兴奋症状具有良好效果。

此外,苯二氮䓬类药物在躁狂治疗早期也用以快速抑制兴奋、易激惹、攻击性行为以及失眠等精神运动性兴奋症状,以弥补以上情感稳定剂显效缓慢的缺点。但是因为苯二氮䓬类药物不具有情感稳定功效,所以一般在使用1~2周内逐渐停止,也为了防止此类药物的成瘾性和耐药性出现。

以上各类药物在单独治疗躁狂症或精神运动性兴奋症状疗效不足时,也经常联合使用以增强治疗成效,但是也应该注意调整使用剂量、减少毒副作用的产生。

谵妄状态下的精神运动性兴奋治疗也同样要积极有效治疗导致谵妄的原发疾病。像急性应激相关障碍的精神运动性兴奋状态也要按照类似精神分裂症的治疗方法治疗急性应激产生的精神症状。

3. 对症治疗 对于急性兴奋的患者可以给予安定类药物口服或者注射治疗。躁狂状态、精神分裂症、急性应激相关障碍导致的兴奋都可以使用抗精神病药物以发挥强镇静效果,特别是嗜睡、低血压等内脏副作用小的氟哌啶醇等第一代抗精神病药物可以首先选用。至于谵妄状态,除非是由酒精、镇静催眠药物等戒断引发的精神运动性兴奋,否则尽量不选用苯二氮䓬类药物,因为它们可能加剧意识障碍,甚至抑制呼吸功能。

4. 心理治疗 心理治疗对不同类型的精神运动性兴奋具有不同的作用。越与物质使用、脑器质性病变相关的精神运动性兴奋,心理治疗的作用越小;越与心理过程异常相关的,心理治疗疗效越明显。对于精神运动性兴奋,心理治疗主要可以执行以下内容:

第一,心理支持。与患者建立良好的医患关系,良好地共情、接纳求助者的兴奋状态,理解患者处于兴奋状态的躯体、意识和潜意识的心理意义。

第二,医生或者治疗师应该作为患者心理过程的"镜子",镜印患者的兴奋状态,使用简洁明了的语言、动作反馈患者此时此刻兴奋着的心理行为,让患者更清晰地了解自己的心理行为现状,提升患者对自身心理行为状态的意识水平,帮助患者判断自己行为的非功能性,增加患者调控自己兴奋心理行为的能力。

第三,指导患者积极主动调整自己的兴奋状态。对于比较配合的患者可以教授简单的放松训练程序进行放松训练,可以带领患者进行正念体验,以及自我暗示催眠等,以降低精神的兴奋性。

精神运动性兴奋是一种精神活动亢进状态,可能引发不同的身体结果和功能损害;相反地,有很多躯体障碍可以引发精神运动性兴奋。临床医生和心理治疗师都必须熟悉这种心身互动的现象,以便及时发现、正确诊断、有效治疗。

六、精神运动性兴奋药物治疗引发的躯体问题

精神运动性兴奋的精神药物治疗主要用于原发性精神障碍和对症治疗。药物主要包括心境稳定剂、抗精神病药和抗焦虑药等。

最常用的心境稳定剂是碳酸锂。它的治疗剂量与中毒剂量很接近,容易引发毒副作用。碳酸锂的躯体毒副作用症状主要包括:口干、烦渴、多饮、便秘、腹泻、恶心、呕吐、上腹痛等消化道症状,嗜睡、双手震颤、乏力、视物模糊、腱反射亢进等神经系统症状,T波低平、QRS延长、心律不齐等心血管症状,以及多尿甚至尿崩等泌尿系统症状。

第二常用的是抗癫痫药。代表药是丙戊酸盐和卡马西平。丙戊酸盐除了有恶心、呕吐、畏食、腹泻等消化道副作用以外,可出现嗜睡、震颤、共济失调、脱发等躯体症状。卡马西平在使用初期可见有复视、视物模糊、眩晕、头痛、嗜睡和共济失调等不适。

抗精神病药物,特别是第一代抗精神病药使用后,除消化道症状以外,最常见的是锥体外系副作用、迟发性运动障碍、心电图改变、肥胖、糖尿病等。

其他精神运动性兴奋药物治疗所引发的躯体问题,详见相关章节。

总之,精神运动性兴奋是多种身心障碍的产物,在疾病发生发展和治疗过程的不同环节都可能出现各种躯体问题,临床医生和心理治疗师都必须加以关注。

（林贤浩 姜荣环）

参 考 文 献

1. 韩彦超,宗艳红,张彦恒,等. 117例抑郁症患者的躯体症状和首诊情况调查. 中国心理卫生杂志,2008,22 (12):874-877.
2. 廖力维,方乐,许晶晶,等. 抑郁症患者躯体化症状与抑郁症状的关联研究. 预防医学,2019,31(3):73-77.
3. 任清涛,路英智,田明萍. 以躯体不适为主要症状的抑郁症误诊分析. 中国神经精神疾病杂志,2001,27(6):453-454.
4. 满晓静,颜晗,孙嘉利. 卒中后抑郁的研究进展. 实用医药杂志,2018,35(10):946-948.
5. 姚杰,刘晓林,桂中豪. 脑卒中后抑郁的病因机制及相关治疗的研究进展. 医学综述,2018,24(4):728-731.
6. 张二箭,田福利,张宾. 心血管疾病患者焦虑抑郁症状调查研究. 中国循证心血管医学杂志,2013,4:405-407.
7. 王丽娜,樊济海. 700例心血管住院患者抑郁焦虑现状及影响因素分析. 中国健康教育,2014,30(2):151-153.
8. 孙振晓,刘化学,焦林瑛,等. 心血管疾病患者焦虑抑郁症状及相关因素研究. 精神医学杂志,2018,31(1):23-26.
9. 张怡然,林梅. 心血管疾病患者焦虑和抑郁现状及影响因素分析. 天津护理,2018,26(2):180-183.
10. 董胜莲,李丹,陈长香,等. 22省(市)女性更年期抑郁现状调查. 中国卫生事业管理,2010,27(5):347-348.
11. Lustman PJ, Anderson RJ, Freedland KE, et al. Depression and poor glycemic control: a meta-analytic review of the literature. Diabetes-Care, 2002, 23(7): 934-942.
12. 朱熊兆,陈晓岗,姚树桥. 糖尿病患者的焦虑情绪极其对糖代谢控制的影响. 中国行为医学科学,2002,11(3):263-265.
13. 林贤浩,王德和. 糖尿病的心理问题. 实用糖尿病中西医治疗. 北京:人民军医出版社,2006.
14. 林祯秀,林贤浩. 情绪自主神经反应模式的特异性研究现状与展望. 精神医学杂志,2014,27(4):316-620.
15. 亢俊俊,陶晶,仇剑崟,等. HPA轴与抑郁症关系的研究进展. 医学临床研究,2015,32(4):776-779.
16. 张晓杰,费洪新. 下丘脑-垂体-肾上腺轴与重度抑郁症关系的研究进展. 中国老年学杂志,2017,37(11):2839-2842.
17. 高之涵,金卫东. 抗抑郁药物与抑郁症HPA轴功能关

系的研究进展.医药导报,2017,36（6）:659-664.

18. 刘萍,罗本燕.肠道微生态与中枢神经系统疾病的相关性.中国神经精神疾病杂志,2016,42（4）:251-254.

19. 邓佳慧,李素霞,董问天,等.难治性抑郁症发病机制的研究进展.中国神经精神疾病杂志,2014,2:123-126.

20. 屠丽回,付倩芝,李日鹏.重复经颅磁刺激与改良电休克治疗抑郁症疗效比较的荟萃分析.中华精神科杂志,2018,2:125-132.

21. 郑玉岭.无痉挛电休克与重复经颅磁刺激治疗难治性抑郁症的临床疗效比较.医疗装备,2018,2:130-131.

22. 康杰,郭晓蕊,陈家,等.难治性抑郁症的非药物治疗研究进展.武警医学,2018,29（10）:72-76.

23. 魏新敏.综合医院和精神专科医院住院患者谵妄状态的临床分析.临床医学工程,2015,22（5）:608-609.

24. 郑学宝,王洪飞,李金亮,等.综合医院精神科会诊患者谵妄的临床特点.临床精神医学杂志,2014,24（2）:128-130.

25. 栾栋梁,曲辅政.躁狂症患者血管内皮功能改变的临床研究.中西医结合心血管病电子杂志,2017,5（31）:2-3.

26. 路伟,金通观.精神运动性兴奋对血清肌酸激酶活性的影响.上海精神医学,2010,22（1）:38.

27. 黄邦锋,卓妙芳,马炜锋.精神分裂症患者的兴奋行为与血清肌酸激酶及同工酶活性变化的研究.实用医技杂志,2012,19（1）:39-40.

28. 肖敏,杜辉.精神疾病对心肌酶谱的影响.精神医学杂志,2012,25（2）:139-141.

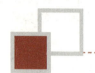

第十四章　焦虑障碍

第一节　概　　述

在流行病学研究中,焦虑障碍是社区人群中最为常见的一种精神疾患。同样,焦虑症状在基层和综合性医院患者中也非常常见。住院本身、躯体疾病、治疗反应等均可引起焦虑。

从心身医学的角度理解焦虑,对焦虑的诊断和治疗非常重要,也非常富有挑战性,需要我们识别正常焦虑和病态焦虑,鉴别躯体病因与原发的精神疾患,确定焦虑存在的原因,以及选择有效的治疗方法等。除了对躯体疾病和精神疾患相鉴别、考虑躯体的共病情况外,临床医生必须采用综合性的策略和干预措施,包括药物、心理动力学、人际关系、行为和认知等多种技巧。关于焦虑存在的原因,也需要从医疗行为和药物所致焦虑的角度进行考虑。

焦虑障碍临床表现包括躯体症状、情感症状、行为表现和认知症状4个方面,但焦虑患者通常首先至综合性医院的非专科门诊就诊,往往以躯体症状为主诉,而躯体症状的多样性和严重性有时会掩盖焦虑障碍的其他症状,从而导致反复检查、误诊或误治。

第二节　筛查和诊断相关情况

焦虑是一种内心紧张不安、预感到似乎将要发生某种不利情况而又难于应付的不愉快情绪。焦虑与恐惧情绪相似,均存在担心和预感的压抑体验,不过恐惧是面临危险时发生的,而焦虑发生在危险或不利情况来临之前。焦虑是指向未来的,指向可能的危险或不幸,在观念上是不确定的。

病态焦虑区别于正常焦虑反应的四项标准:

（1）自主性:从某种程度上讲,承受源自"生命本身"（life of its own）,是患者的内心体验,有可识别的环境刺激中的最小限度基础,是一种明显的"内源性"成分。

（2）紧张:紧张是指压抑的程度,症状严重度主要是患者的痛苦水平已超出了他/她所能承受的能力。开始寻求解除的办法。

（3）时间:症状是持续的,而非短暂的适应反应,提示是一种障碍,是进行评估和治疗的指标。

（4）行为:行为是关键性标准。如果焦虑影响了日常生活的应对,正常功能被破坏,或有特殊的行为,如回避或退缩,这种焦虑便是一种病态。

焦虑症状在基层和综合性医院中非常常见,许多就诊患者经常存在焦虑。罹患躯体疾病引起的巨大躯体和心理应激经常可以预测焦虑的发生,尤其是对于易感素质患者。所以,心身医学重要的一点是对就诊患者评估焦虑症状,并进一步评估是否符合焦虑障碍诊断。目前仍有很多临床医师忽略对焦虑的筛查,有时认为焦虑症状是对罹患疾病的"正常"情绪反应。

焦虑障碍可出现多种躯体疾病症状和体征,成为躯体疾病的"模仿师",反复就诊可能找不到满意的医学诊断来解释其症状。未被识别和治疗的焦虑障碍往往花费很高,导致患者持续遭受痛苦、医疗资源的无效使用、反复就诊等。Clancy和 Noyes 证实,惊恐障碍（panic disorder）患者要求进行医疗专门会诊（最多见心血管、神经科和消化科）的比率高。Bass 等发现,在进行冠状动脉造影检查的胸痛患者中,仅23% 为冠心病,相比之下,61% 的患者无明确的冠心病诊断,而是存在精神症状。在冠状动脉造影正常的患者中,最多见的精神科诊断是焦虑障碍。对焦虑障碍的识别和治疗,某些情况下可以免除不必要的冠状动脉造影检查。惊恐障碍加重现患躯体疾病(如哮喘)的症状,从而导致多次住院。Dirks 等报道,带有高水平焦虑情绪的慢性哮喘患者,比仅有生理症状表现、正常水平焦虑的患者的住院次数更多。

躯体疾患与焦虑障碍的鉴别诊断非常重要,焦虑障碍的识别和治疗可以从根本上防止医疗资源的无效使用,避免患者进行其他不必要的检查和治疗时的风险。对焦虑障碍的漏诊或误诊往往使患者夸大先前存在的一些躯体疾患的症状,从而进入反复求医或住院的恶性循环。

鉴于此,使用简明有效的筛查工具是一种提高焦虑障碍识别率的方法。如较早些的焦虑自评量表(Self-rating Anxiety Scale, SDS)、综合医院焦虑抑郁量表(Hospital Anxiety and Depression Scale, HADS),以及近年来编制的患者健康问卷(Patient Health Questionnaire, PHQ)、广泛性焦虑障碍量表(General Anxiety Disorder, GAD-7)、2 条目 GAD 量表(GAD-2)等。国外一些学者针对基层医生工作的特点,专门编制了简易筛选问卷(表 14-1)。

表 14-1　简易焦虑症状筛查问卷

步骤*	项目
第一部分	1. 您有无一直紧张?
	2. 您有无担心很多?
	3. 您有无易激惹、激动?
	4. 您有无放松困难?
第二部分	5. 您有无睡眠变差?
	6. 您有无头痛、颈部疼痛?
	7. 您有无下列表现:颤抖、刺痛感、晕眩、汗多、尿频、腹泻?

*第一部分回答"是"达到 2 个,继续第二部分问题。

简易筛选问卷各项回答"是"评分为 1 分。如果焦虑筛查评分达到 5 分或以上,存在焦虑症状的可能性极大。对筛查阳性的患者需要进一步检查以明确诊断。

焦虑障碍的诊断标准在 DSM-5 和 ICD-10 均有详细描述。在诊断焦虑障碍时需注意,焦虑障碍中的焦虑症状必须是原发的。虽然存在焦虑症状表明可能存在焦虑障碍,但是有可能是其他精神病理状态如精神分裂症、疑病症、强迫症、抑

郁症、谵妄等伴发的焦虑症状。有些躯体疾病的症状或药物不良反应,也有可能被误认为是焦虑症状,如心动过速、呼吸困难、多汗等。凡继发于高血压、冠心病、甲状腺功能亢进等躯体疾病的焦虑应诊断为焦虑综合征。

焦虑障碍显著影响慢性病患者的功能和健康。焦虑是躯体疾病的一项危险因素,并且可能加重其症状,如心绞痛、心律失常、运动障碍、高血压、肠易激综合征等。有证据表明,急性焦虑发作是致命性心血管事件的高危因素。对自身躯体疾病过分焦虑的患者,可能会因害怕去医院降低治疗的依从性。焦虑也可能使患者不接受躯体疾病的诊断或拒绝手术治疗,或拒绝其他形式的医疗措施。

第三节　流行病学特征

焦虑障碍是社区人群最常见的一种精神疾患。(美国)国立共病率调查研究(National Comorbidity Survey)发现,焦虑障碍的终生患病率为 24.9%,年患病率为 17.2%。2015 年的中国精神卫生调查,调查对象包括我国 31 个省市自治区(不含港澳台)的 18 岁以上社区常住居民 32 552 人,从病种来看,构成精神障碍的五类主要疾病中,比例最高的为焦虑障碍,占 5.0%,终生患病率为 7.6%。胡强等通过文献检索,评价了中国普通人群 1982—2012 年焦虑障碍患病率,共 25 项研究 196 020 人纳入分析,焦虑障碍时点患病率为 1.0%,12 个月患病率为 4.5%,终生患病率为 3.2%。

在综合医院中焦虑障碍的检出率,国内严和骎等在上海一区中心医院和一街道医院进行调查,连续就诊者(n=1 673)中惊恐障碍、广泛性焦虑障碍、场所恐怖症的检出率分别为:0.2%、1.9%、0.1%;陆林等在综合医院的内科中对住院患者进行调查发现,按照 ICD-10 标准,焦虑障碍的患病率为 2.16%。而内科医生对情感障碍的识别率仅为 10.5%。

吴文源等应用 HADS,对一所三级甲等综合医院中住院患者的焦虑抑郁障碍进行了截断面调查。按照叶维菲、徐俊冕等建议的 9 分为界值,住院患者中存在焦虑情绪者占 31.2%,存在抑郁情

绪者占 34.9%，焦虑与抑郁合并存在者 19.5%，出现焦虑或抑郁情绪症状者总计 53.4%，焦虑症状在不同科室间的分布无显著性差异。

然而综合医疗机构的临床医师，对心理障碍的识别能力不高，大多数临床医师并未对患者的情绪状态予以关注或临床处理。WHO 组织 14 国 15 个中心，完成了一项关于综合医疗机构就诊者中的心理障碍的调查。共调查了 25 000 余名 15~65 岁对象，15 个中心识别率中位数为 51.2%。中国上海在各中心中最低，仅 15.9%，其中广泛性焦虑 19.9%。

第四节　焦虑和躯体症状

一、表现为躯体症状的焦虑

焦虑障碍患者可能会表现出明显躯体焦虑的特征，而阳性体征极少。国内外研究发现，焦虑障碍的躯体症状涉及全身各个系统器官，尤以神经、循环、呼吸及消化系统的表现突出，其症状表现详见表 14-2。83% 的焦虑障碍患者就诊时只对医生主诉有躯体症状。患者主诉的躯体症状可以是评价焦虑程度的一种指标，症状数目越多，患焦虑障碍的可能性就越高。Kroenke 等调查显示，随着躯体症状出现的数量从 0 种增加到 9 种，焦虑障碍的患病率也从 1% 增加到 48%。焦虑情绪越严重的患者，其躯体症状的发生率也越高。

因为躯体症状表现突出，许多焦虑症患者并不来精神卫生机构就诊，就诊机构经常是急诊科、初级医疗机构。一项调查显示，3 000 例在某初级机构就诊的患者中，11% 诊断为焦虑障碍。冠心病、糖尿病、高血压、关节炎等慢性疾病患者，常伴发焦虑症状，但大多数未能及时诊断和有效治疗。

有学者认为，躯体症状的发生与神经递质和神经调节功能失调有关。Douglas 等认为，非特异性疲乏、紧张性头痛等躯体不适与去甲肾上腺素和 5- 羟色胺受体功能失调有关。Rudolf 等发现，焦虑障碍患者的自主神经适应性通常降低，且对躯体状态感知阈值也降低。与无焦虑的个体相比，焦虑障碍患者对躯体变化较敏感，而惊

表 14-2　焦虑障碍的躯体症状

系统器官	躯体表现
心脏	不规律，快速的或剧烈的心跳直至心悸，左胸压迫感
血管系统	脸和四肢肤色苍白或发红，手脚出冷汗，高血压
肌肉组织	震颤，肌无力，运动不安，肌肉紧张，麻痹感，关节及四肢疼痛，针刺感，麻木
呼吸道	过度通气，呼吸受限感，气短，害怕窒息
胃肠道	咽喉部堵塞感（癔症球），吞咽困难，吞咽空气并打嗝，呕吐，胃痛，腹泻
植物神经系统	出汗，瞳孔扩大，尿频
中枢神经系统	头昏，眼花，震颤，视力受损如复视，头痛，失眠，注意不集中，疲劳，虚弱，人格解体感和现实解体感

恐障碍患者比广泛性焦虑障碍患者更加敏感，其基础生理唤醒也有增强的趋势，提示惊恐发作时感知更多源自中枢系统而非外周系统。在信息处理的过程中，焦虑情绪使中枢神经系统无法正确分辨是与焦虑有关还是与中性刺激有关的信息引起神经调节功能失常，导致自主神经适应性降低。

（一）焦虑障碍患者的心跳感知异常

焦虑障碍患者经常主诉心跳加速、心悸、濒死感等，其中约 89% 的惊恐障碍患者主诉心悸，超过 25% 的患者最初因不典型胸痛或心悸到心内科就诊。心跳知觉是自己体验到的心跳搏动，属于内感受加工。内感受是指对于身体信号有意识的知觉，与人类的生存息息相关，其重要功能之一是维持身体的内稳态，包括饿、饱、渴、胀、冷、热、肌肉松紧、心跳、呼吸等。近年来，关于内感受的研究快速增长。研究证实，内感受在身体知觉、情绪体验、自我调节决策和自我意识等过程中都发挥着重要作用。如果内感受过程发生错误，则容易导致焦虑症、成瘾等身心障碍。而体验感知自身的心跳是最容易测量的一种内感受知觉，焦虑障碍患者本身具有心悸等心脏不适症状，故可从心跳感知方面作为切入点来研究焦虑的发生机制。

心跳知觉异常的本质及其在焦虑症病因学中的作用，其研究从早期的哲学、生理学和心理学探索，发展到当今的神经科学研究。早期主要通过行为学方法（如量表、生理学指标等）测量内感受觉察度，从而探讨与焦虑状态、焦虑特质或焦虑障碍的关系。近年来，国际上越来越多的研究采用脑电学和 fMRI 技术，探索心跳知觉相关脑区与焦虑障碍异常的关联及相互间的交互影响。前者能够较直观地观察大脑的电活动过程，后者则具有相对精确的功能解剖定位来研究焦虑症心跳知觉异常涉及的脑功能机制。

在行为学研究方面，Ehlers 等进行了一系列研究，共入组了 114 例帕金森病（PD）患者，使用 Schandry 范式测试心跳知觉，发现 PD 患者比健康对照者心跳知觉错误率低（27.6% 和 35.1%），而惊恐发作次数少者和特殊恐怖症患者则不具有此特征。该研究同时对部分患者进行了 1 年的前瞻性自然随访，发现心跳知觉可以预测不良的治疗效果和复发。该行为学结果与 PD 认知理论一致，PD 患者倾向于对躯体感知过度警觉，并且无意地训练自己体验这种躯体感知，患者往往没注意到这种认知偏性。根据此种假设，PD 患者对自己心跳的感知能力更强。行为学研究提示，对心跳知觉敏感性的增加是形成状态焦虑、特质焦虑、焦虑敏感或临床焦虑障碍的一个危险因素。

心跳知觉中枢传导网络心跳知觉外周神经传导机制比较明确，是心脏内感受器传入纤维通过迷走神经和交感神经与中枢神经系统连接，中枢神经系统既可以通过传入神经接收来自内感受器的活动，又可以通过传出神经对内脏活动进行调节和控制。近几年，对心跳知觉传导通路的研究主要集中在中枢神经传导机制方面，尤其是使用 fMRI 对心跳知觉的研究取得了巨大进展，认为心跳知觉是由躯体感觉皮层、岛叶和 ACC 的网络来调节的。

与当代流行的瑜伽和冥想一样，内感受相关的研究强调个体对生理信号的知觉。对生理信号正确而有效的知觉，不仅对于维护身体健康有好处，也有助于缓解个体的焦虑、抑郁等情绪障碍。上述这些提示对心跳等内感受知觉的调节，也可能是治疗焦虑的一种有效方法，如生物反馈治疗如果选择可调节内感受的参数，可望改善焦虑症状。

（二）焦虑障碍躯体症状的相关临床诊断问题

焦虑障碍的躯体症状可降低临床医生对焦虑障碍的识别率。美国有研究显示，以心理症状为主诉的患者，内科医生诊断出抑郁或焦虑障碍的正确率为 77%，但以躯体症状为主诉时，正确率仅为 22%。我国非专科医生对焦虑障碍的识别率更低。在住院患者中，1/3~1/2 的老年住院患者伴有严重的焦虑症状，但只有 8% 的患者被诊断为焦虑障碍。

当患者诉说焦虑的躯体症状时，下面的问题能帮助你对焦虑症状作出诊断：

这是不是对生活事件应激的正常焦虑反应？

这是不是对生活事件应激的焦虑反应，但超过了通常预期的反应水平（适应障碍）？

患者是不是一个习惯担心的人？这是不是焦虑个性特征的表现？

症状是不是另一个精神状态的一部分，如抑郁症、精神病或痴呆？

症状是否属于某种焦虑障碍，如果是，是否原发，或是继发于一般的医学状况或精神活性物质的使用或撤药？

焦虑症状可能存在潜在的器质性基础。澳大利亚 John Murtagh 教授指出在评估时，需要牢记三个问题：

1. 可能的诊断是什么？ 如果患者描述一系列的特征症状和伴随的典型体征，就可以作出焦虑障碍的诊断。焦虑障碍一般在 10 岁到 20 多岁起病。如果 40 岁左右才第一次出现焦虑症状，有理由怀疑症状是由器质性疾病或其他精神障碍引起的。每一类焦虑障碍都有其特点，医生应该有意识地引导患者说出来，如急性应激障碍、创伤后应激障碍和适应障碍都有特殊的促发因素；强迫症常会有家族聚集。惊恐障碍和广泛性焦虑通常要考虑到器质性原因的可能。

2. 有什么样的严重障碍绝对不能被遗忘？ 不同的躯体障碍都可能表现出焦虑的特征。例如,心律失常的症状可能被误诊为焦虑,心绞痛可能会有呼吸困难、心悸和轻度的胸痛;反复肺栓塞可以导致重复发作的急性焦虑、过度通气及呼吸困难。焦虑是颞叶癫痫最常见的情绪反应。嗜铬细胞瘤导致焦虑阵发时,情绪变化可能比血压升高更明显。

3. 什么情况经常会被忽略? 经常被忽略的重要医学状况有甲状腺功能亢进和低血糖。始终要考虑是否有使用精神活性物质和中毒的可能。咖啡因常产生慢性焦虑,或可能导致及加重惊恐发作。安非他命能产生焦虑、易激惹、发抖、疲劳和抑郁等症状。尼古丁戒断出现焦虑。酒精依赖者的戒断常导致焦虑。许多处方药品(如支气管扩张药、茶碱、钙通道阻滞剂)和 α 肾上腺素能药物(如伪麻黄碱),消炎药等常见的非处方药品的使用与可焦虑相关。

一旦排除了躯体疾病或精神活性物质诱发的焦虑,医生应判断患者的临床表现属于哪一类型的焦虑障碍。以下六个问题能帮助判断:

有否惊恐发作的病史?

如果是,是自发的还是存在诱因?

有否恐怖性回避的病史?

有否强迫观念和/或强迫行为的表现?

发病前是否有起促发作用的创伤性事件?

患者平素是否易于焦虑、紧张和担心?

二、表现为焦虑的躯体疾病

(一)流行病学

焦虑症状可以是某些躯体疾病的主要临床表现。在所有进行精神科治疗的患者中,5%~42%的患者的焦虑症状是躯体疾病所致,焦虑及抑郁是最为常见的主诉。25%引起焦虑的躯体疾病继发于神经科问题,25%是内分泌原因,12%是循环系统疾患、慢性感染,14%是其他疾病的误诊。焦虑最常见的一个器质性原因可能是酒精和药物使用,最为典型的是撤药反应。

(二)临床表现

在医疗机构的患者中,焦虑的临床表现有许多形式:焦虑患者诉说众多的躯体和精神症状,可导致内科医生忽视与这些症状相关的其他疾患。环境、精神和生理等因素作用于躯体疾病患者,其焦虑样症状往往隐藏其本来面目,还可以产生或加剧焦虑症状,导致对每一个症状都进行不切实际的详尽检查。

有效的检查对鉴别诊断非常重要。应考虑下列情况:①已知患有某种疾病的患者,本身状况及其并发症和治疗应有所觉察。例如,哮喘、缺氧、呼吸抑制、拟交感作用的支气管扩张药都可能产生焦虑。在一些患者,易感的危险因素如家族史或一些能产生焦虑样症状的躯体疾病(如甲状腺疾病),可以成为诊断的线索。②考虑为焦虑表现的躯体疾病,通过检查可以发现焦虑症状的性质与原发焦虑不同。如 Starkman 等将 17 例嗜铬细胞瘤患者的焦虑症状与 52 例原发焦虑症患者进行比较,嗜铬细胞瘤患者不符合惊恐障碍或广泛性焦虑障碍标准,没有发展为场所恐怖症,症状的总体严重程度也较低;与原发焦虑症相比,明显缺乏"心理学"的因素。Harper 和 Roth 注意到,原发焦虑患者更易有与焦虑诱发相关的情感创伤、常见症状、神经症性表现、发作症状的逐渐消退,以及在焦虑发作时很少有言语或意识丧失。明显缺乏焦虑体验或伴发焦虑同时出现的生理症状(如心电监护的一过性室性心动过速或 EEG 的棘波活动),提示器质性焦虑综合征。针对焦虑症状最常出现的器官和系统(如胃肠道或心血管)进行检查,将提供最大诊断性检查的范围。③是否符合焦虑障碍的特征性表现:35 岁以后出现的焦虑症状,无焦虑障碍个人史或家族史,无焦虑障碍的童年经历,无预测、加剧焦虑症状的重大生活事件,无回避行为,对正规抗焦虑药物的疗效差,均提示存在器质性病变基础的焦虑综合征。④即使患者否认健康问题,也要进行特别仔细的问诊和检查,以排除心律失常、甲状腺异常、咖啡因摄入过多及其他药物使用等。焦虑样症状可成为非规则服用镇静催眠药物(导眠能,苯二氮䓬类药物等)、入院前酒精使用等的第一条线索。醉酒和撤药反应或物质滥用也应该进行仔细检查。曾经报道,2%~3%的个体在使用非处方药(over the counter,OTC)时易发生精神病症状。

第五节　焦虑障碍的常见类型

一、惊恐障碍

有关惊恐障碍和其他躯体疾病的联系已经有所阐述。Katon 和 Noyes 等报道,在胃溃疡和高血压患者中,惊恐障碍的发病率增高。Coryell 等提示,伴发惊恐障碍的心脏疾病患者早死的危险性增高。

二尖瓣脱垂(mitral valve prolapse,MVP)与惊恐障碍也存在一定联系。MVP 通常无症状,易有心律失常,在这类人群中占 5%~10%。MVP 患者伴发的惊恐障碍要高出正常人群 30%~50%。这些疾病间联系的本质仍不十分清楚,遗传连锁分析的结论仍有争议。有惊恐发作的 MVP 患者与单独存在惊恐障碍的患者,在家族史和对治疗的反应方面没有不同。表 14-3 比较了两者的症状特点。

表 14-3　二尖瓣脱垂和惊恐障碍的症状比较

症状	二尖瓣脱垂	惊恐障碍
疲乏	+	−
呼吸困难	+	++
心悸	++	++
胸痛	++	+
晕厥	+	−
胸闷	−	++
头昏	−	++
现实解体	−	++
热/冷潮红	−	++
出汗	−	++
衰弱	−	++
颤抖	−	++
怕死、变疯,失去控制	−	++

惊恐障碍患者经常消耗大量医疗资源。有些患者经常存在胸痛症状,国内有报道,77 例惊恐发作患者在心血管内科就诊,仅 2 例确诊,余 75 例均被误诊,误诊率高达 97.4%。惊恐障碍常见误诊疾病为:心绞痛、心律失常、高血压、脑供血不足、癫痫,还有低血糖、胰岛细胞瘤、急腹痛、尿路感染等。

存在心悸症状的患者惊恐障碍的发病率较高。一种解释是惊恐障碍患者对心跳敏感性增强。惊恐症状也可能与外周器官的生理改变有关,如低迷走神经张力、心率变异率下降可能是一种生物学特质,可以预测焦虑障碍的发生。惊恐发作与阵发性房性心动过速很难区分,两者发病年龄均为青年,女性多见,且两者经常共病。心悸可引起焦虑,故必须对患者进行心脏评估,如进行心电图检查来排除阵发性房性心动过速。

其他躯体症状也常提示可能共病惊恐障碍。如主诉头晕的患者,惊恐障碍的发病率较高。肠易激综合征患者也常伴发惊恐障碍,可能与肠部的传入神经至蓝斑过度激活相关。

综合医疗机构中惊恐发作的情况:未曾接受正规治疗的惊恐障碍患者,镇静催眠药物或酒精滥用比率增高,且多数企图自我治疗。Sheehan 等注意到,70% 的惊恐障碍患者至少去看过 10 个医生而未曾受到恰当的诊断和治疗。他们的症状自评量表(SCL-90)有很高的躯体因子分数,治疗后则该分显著下降。大多数患者符合躯体化障碍标准,故一些医师将惊恐障碍患者聚焦于躯体症状。躯体疾病患者同时伴发惊恐障碍的可能性是普通人群的 100 倍。一项调查显示,由基层医生转诊来的 55 例惊恐障碍患者中,49 例(89%)最初有 1 或 2 项躯体主诉而被误诊数月或数年,最常见的躯体症状是心血管、胃肠道和神经系统表现。45(81%)例有疼痛主诉。这些患者关注胸痛或腹泻,从而隐匿其他的焦虑症状,或为避讳精神疾患的病耻感而不愿暴露情感或认知反应。焦虑也可加剧前面提及的哮喘等疾病,可成为患者和医生均关注的对象。(表 14-4)

二、广泛性焦虑障碍

广泛性焦虑障碍患者的主要症状为慢性焦虑,这些患者常常被家人或朋友看成"神经质"或"杞人忧天"。他们的焦虑常伴随许多与肌紧张和自主神经功能亢进有关的躯体症状(如出汗、心动过速、换气过度、颤抖、头昏眼花等)。尽管广泛性焦虑障碍的焦虑症状的持续性与惊恐障

表14-4　惊恐障碍的精神疾患和
躯体疾病的鉴别诊断

精神疾病	
广泛性焦虑	人格解体障碍
抑郁症	躯体化障碍
精神分裂症	
躯体疾病	
甲状腺功能亢进	嗜铬细胞瘤
甲状腺功能低下	低血糖症
甲状旁腺功能亢进	眩晕症
二尖瓣脱垂	撤药反应
心律不齐	酒精
冠状动脉供血不足	

碍的发作性可以鉴别,但仔细询问会发现,广泛性焦虑障碍患者也常有惊恐发作的体验。在综合医疗机构的广泛性焦虑障碍患者,除了其他精神疾患(如惊恐障碍、抑郁症、酒精滥用)症状之外,还出现焦虑。一个小规模的社区研究发现,广泛性焦虑障碍与轻度应激源数增多有关,和人口学因素无关。患者会有许多躯体主诉,在置身于生理应激状态下会表现刻板、僵硬的反应方式。广泛性焦虑障碍是一种长病程疾患,它常常在青壮年或之前发病,可持续终生,自发性消失非常罕见。

特殊恐怖虽说比较常见,但很少引起临床医生的注意。最常遇到的是害怕血液、注射和创伤性检查治疗、密闭环境等。在一项调查中,"血液-注射型"恐惧症的发病率为3%,其中47%害怕注射。行为放松治疗可能会有所帮助。

第六节　医疗机构中
焦虑障碍的原因

根据压力-素质模式(stress-diathesis model),焦虑障碍被认为是外界心理社会应激与内在素质共同作用的结果,大多数焦虑障碍可用该理论解释。慢性躯体疾病本身就是一种主要的应激源。内在易感性可能是由于基因和气质因素,并受早期不良环境和后期应激事件的影响。罹患轻型躯体疾病,存在焦虑或抑郁情绪提示其受挫、负性情感(神经质)、不良应对方式和社会支持差。对于严重或终末期疾病,疾病本身或治疗方案的变化可能是其出现焦虑、抑郁情绪的主要原因。

对罹患躯体疾病的焦虑障碍患者,评估其可能的焦虑原因尤为重要。包括患病之前是否已经存在焦虑障碍,需主要考虑以下三种原因:焦虑是否是对躯体疾病的心理反应?是否是药物导致的焦虑?是否是躯体疾病的症状表现?

一、焦虑是对躯体疾病的心理反应

身体健康对于我们而言非常重要,而躯体疾病的病程和预后的不确定性,常常让患者产生焦虑,尤其是有焦虑特质的个体,患病这一社会-心理因素可能会诱发焦虑症状。

主要包括以下5种情况:①对躯体诊断的疑虑。有些患者觉得自己可能患有严重的躯体疾病,常规的检查就可能会产生焦虑,尤其是有躯体疾病既往史和家族史的个体。例如,有乳腺癌家族史的患者,在进行钼靶摄像检查时可能会比较焦虑。一项研究发现,乳腺癌一级家属,8%会在常规检查时焦虑。此外,在躯体疾病未确诊前也会产生焦虑。②对躯体疾病预后的担忧。大多数疾病的预后具有不确定性,如心律失常、癌症、多发性硬化等,患者可能会担心疾病复发,或者担心并发症的发生。③害怕死亡。既往目睹过亲人去世,或对疾病的认知,使我们害怕死亡,在罹患躯体疾病后会加重这种恐惧。④担忧疾病影响工作和生活。如有些疾病需要截肢等,出于对以后丧失工作或自理能力的考虑,产生恐惧心理。⑤不熟悉医疗环境,感到陌生,产生孤独感。

二、与药物相关的焦虑

在诊断焦虑障碍时,必须排除药物和物质使用或撤药反应。如很多食品或饮料中含有咖啡因,而咖啡因可引起焦虑。焦虑障碍患者减少咖啡因的使用可改善焦虑症状。伪麻黄碱(pseudoephedrine, PSE)是一种苯乙胺、苯丙胺类拟交感神经药,作为鼻腔或鼻窦的减充血剂使用较广泛,这类药物也容易引起焦虑症状。容易产生焦虑的药物种类及主要药物名称和注意事项见表14-5。

表 14-5　可产生焦虑的物质

种类	药物名称	备注	种类	药物名称	备注
雄激素	苯丙酸诺龙 甲基睾酮	药物滥用时出现	多巴胺受体激动剂	左旋多巴 金刚烷胺	
血管紧张素转换酶抑制剂	卡托普利 赖诺普利	容易产生兴奋	雌激素	乙烯雌二醇 左炔诺孕酮	可能引起惊恐发作或抑郁
抗胆碱能药物	阿托品 苯甲托品 双环胺		组织胺 H_2 受体拮抗剂	西咪替丁 雷尼替丁 法莫替丁	
抗抑郁药	三环类 SSRIs 安非他酮		干扰素	α 干扰素 β 干扰素	
止吐药	马来酸丙氯拉嗪 非那根	主要表现为静坐不能	甲基黄嘌呤类	咖啡因 氨茶碱	
抗偏头痛药	舒马曲坦		拟副交感神经药	麻黄素 肾上腺素	
抗结核药物	异烟肼		非甾体抗炎药	吲哚美辛 阿司匹林 水杨酸钠	
抗肿瘤药物	长春碱 异环磷酰胺				
抗精神病药物	甲哌硫丙硫蒽 氟哌啶醇		阿片类镇痛药	杜冷丁	杜冷丁撤药时,出现焦虑,严重时出现谵妄
抗病毒药物	阿昔洛韦 二脱氧胸苷 磷甲酸钠 更昔洛韦		阿片类受体拮抗剂	纳曲酮	
β 受体激动剂	沙丁胺醇 间羟异丙肾上腺素		孕激素类药物	炔诺酮	
			促动力药物	甲氧普胺	表现为静坐不能
大麻类	四氢大麻酚		精神兴奋剂	利他林 右苯丙胺	
Ⅰ 类抗心律失常药	利多卡因 普鲁卡因胺 奎尼丁		镇静催眠药	苯二氮䓬类 巴比妥类药物 酒精	多为撤药反应
皮质类固醇类	强的松 甲强龙		甲状腺素制剂	左甲状腺素	

三、可引起焦虑症状的一般医学原因

许多躯体疾病可能出现焦虑症状,有些甚至为首发症状或主要症状,表 14-6 简列了存在焦虑症状的常见躯体疾病。并详细介绍以下几种:

(一)甲状腺疾病

甲状腺属于内分泌器官,内分泌与精神活动有着密切联系。正常的内分泌功能活动不同程度地依靠中枢神经系统来控制,内分泌对调节中枢神经系统功能也起着重要作用。因此,很多内分泌疾病可能会出现精神症状。甲状腺功能亢进出现精神

症状的原因可能是甲状腺素水平的增高,导致中枢神经系统功能紊乱。Graves 病是在一定遗传素质的基础上,由于对精神刺激的应激反应,诱发躯体的免疫功能紊乱,符合心身疾病的条件,在临床上所描述的甲状腺功能亢进所致精神症状主要是 Graves 病所致。Graves 病所致的高代谢症状群,如怕热、出汗多、皮肤温暖潮湿等,与焦虑障碍的躯体症状类似。该病还可出现焦虑、易激惹等精神症状,研究提示,可能与 HPT 轴功能的不稳定相关。治疗以甲状腺的病因治疗为主,焦虑症状可使用支持治疗,药物可采用苯二氮䓬类抗焦虑药物。

表 14-6　焦虑的医学原因

内分泌系统疾病	**代谢系统疾病**
肾上腺皮质增生症	酸中毒
肾上腺肿瘤	急性间歇性卟啉症
良性肿瘤综合征	电解质紊乱
库欣综合征	高热
糖尿病	恶性贫血
甲状旁腺功能亢进	威尔逊病
甲状腺功能亢进	**神经系统疾病**
低血糖症	脑部肿瘤（尤其是第三脑室）
甲状腺功能减退	脑梅毒感染
胰岛瘤	脑血管疾病
更年期	结合系统疾病
卵巢功能失调	脑病（毒性，代谢性，感染）
胰腺癌	癫痫（尤其颞叶癫痫）
嗜铬细胞瘤	特发性震颤
垂体功能紊乱	亨廷顿病
经前期综合征	颅内大片损伤
睾丸功能缺陷	偏头痛
心血管和循环系统疾病	多发硬化
贫血	重症肌无力
脑缺氧症	器质性脑病综合征
脑血供不足	疼痛
充血性心力衰竭	多发性神经炎
冠状动脉供血不足	脑震荡后遗症
心律失常	脑炎后遗症
高动力 β 肾上腺素能状态	（脊髓）后外侧
血容量过低	眩晕症（包括梅尼埃病和前庭功能失调）
二尖瓣脱垂	**胃肠道疾病**
心肌梗死	大肠炎
A 型行为	食管运动功能紊乱
呼吸系统疾病	消化性溃疡
哮喘	感染性疾病
换气过度	获得性免疫缺陷综合征
缺氧症	非典型病毒性肺炎
肺炎	普鲁氏菌病
气胸	疟疾
肺水肿	单核细胞增多症
肺栓塞	肺结核
免疫胶原性血管病	病毒性肝炎
过敏反应	**混合性疾病**
多动脉炎	肾炎
风湿性关节炎	营养障碍
系统性红斑狼疮	其他恶性肿瘤
颞动脉炎	

（二）肺部疾病

支气管哮喘是一种呼吸系统的常见病。近年来，研究将其分为两类，一种是以过敏因素为主的变态反应性疾病，主要病理改变为广泛的、可逆性的支气管黏膜水肿、分泌物增加。另一种是以社会-心理因素为诱因，导致支气管平滑肌反应性增高，在情绪应激时通过自主神经机制引起的哮喘，常可自发缓解。支气管哮喘可出现精神障碍，其中一种类型为情绪障碍型，表现为在哮喘发作时伴发恐惧、焦虑、烦躁、抑郁等不良情绪。产生机制可能与肺功能不全相关。在发作期常需用解痉平喘药。对功能性成分较大者，暗示治疗可缓解发作。儿童患者可尝试家庭治疗。

（三）癌症

常处于应激、焦虑和抑郁状态的人容易患癌。社会-心理因素在恶性肿瘤的发生、发展及诊疗、护理过程中起到非常重要的作用。焦虑障碍在癌症患者中很常见。神经内分泌肿瘤如嗜铬细胞瘤、小细胞肺癌、甲状腺癌也可以引起焦虑。一些抗癌药物如干扰素可以导致焦虑和惊恐发作，化疗前使用的类固醇激素可以引起情绪不稳和躁动不安，周期性化疗会出现预期性焦虑、恶心或呕吐，突然停用大剂量酒精、麻醉性镇静剂、镇静催眠药物会导致焦虑。面对威胁生命的疾病，焦虑是一种正常的反应，它通常在2周内逐渐消失。若焦虑症状持续存在，则会发展为焦虑障碍。国外研究表明，癌症患者焦虑障碍的患病率远远高于健康人群，汇总不同的研究结果显示，癌症患者焦虑障碍的患病率是10%~30%。

焦虑症状可以是心理或躯体上的，而最突出的症状通常是躯体症状，包括心悸、气短、大汗、腹痛和恶心，也可能出现无食欲、精力下降或失眠，有时还会出现警觉和易激惹。除了躯体症状外，伴有焦虑的癌症患者通常会有对死亡、毁容、残疾和依赖等过分担心，患者看起来无助、无望。焦虑症状常常与抑郁症状共存，成为焦虑抑郁的混合状态。

焦虑障碍可以按时间分为急性焦虑和慢性焦虑。急性焦虑最常见于刚刚得知癌症诊断时，是一种强烈的负性情绪状态，感到死亡的威胁，感到痛苦无助和恐惧，可伴随躯体症状。常规检查、疾病复发、疾病进展、癌症转移和应用新的治疗方法

时，也可引发患者的焦虑。慢性焦虑常出现在病情平稳时，患者总担心癌症复发，不确定感和不安全感日渐增长，甚至表现为惊恐发作，出现强烈的胸闷憋气，严重的心悸、心动过速和呕吐，可有濒死感，一般持续几分钟。慢性焦虑常伴随担心癌症带来的功能丧失和生活状态改变，恐惧癌症会影响工作。慢性焦虑会干扰患者的正常生活，影响其生活质量，甚至干扰治疗。

对癌症患者的焦虑，最有效的治疗是包括心理治疗和药物治疗在内的综合治疗。心理治疗可改善癌症伴发的焦虑症状，减轻患者的孤独感，并帮助其掌握应对技巧。在轻度到中度的焦虑障碍患者中可仅使用心理治疗。药物治疗需注意与抗癌药物之间可能的相互作用，可从小剂量开始服用苯二氮䓬类药物，也可尝试抗抑郁药和某些抗精神病药。

在对患者焦虑症状的初始评估中，要注意患者的情绪反应，与患者探讨疾病进展和治疗过程时，要给予患者心理社会支持和情感支持，这些都能在一定程度上减轻焦虑。患者通常关心的问题包括死亡、躯体疼痛、依赖感增加、失去尊严、社会功能的改变、精神问题、财产问题以及就业问题。由于癌症及其治疗产生的躯体症状常常与焦虑产生的躯体症状并存，导致癌症患者的焦虑症状被临床肿瘤医生忽视。焦虑障碍的治疗，应该整合到癌症的治疗中，作为综合治疗干预手段的一部分，焦虑障碍的早期识别是关键，是有效治疗的基础。

（四）帕金森病

帕金森病是常见的神经系统疾病，我国≥65岁人群中患病率约为1.7%。以往认为，帕金森病的病理生理改变主要在于黑质多巴胺神经元的缺失，进而引起皮质基底节环路功能异常，导致运动障碍的发生。静止性震颤、运动迟缓、肌强直和姿势步态异常为帕金森病的主要运动症状。但近年来，帕金森病非运动症状得到了更为广泛和深入的认识，病理生理研究发现，帕金森病病理改变可累及周围神经系统和大脑皮质，从而引起众多非运动症状。

焦虑是帕金森病患者常见的非运动症状之一，在帕金森病患者群体中发病率高，为25%~49%。帕金森病的焦虑症状影响患者动机、治疗

依从性和认知，并且恶化帕金森症状，可能加重震颤、运动障碍、冻结步态、运动症状波动等，严重影响生活质量，并且往往早于运动症状出现。广泛性焦虑、社交恐惧症是帕金森病焦虑最常见的表现，其最核心的特点是恐惧、害怕或担忧的存在。

帕金森病焦虑的神经基础目前尚不清楚。许多因素可影响帕金森病焦虑的产生。Sagna 等总结帕金森病焦虑的发生与自主神经症状、运动波动、症状的严重程度及出现频率、疾病分期、帕金森病起病年龄及病程有关。但是焦虑症状并不与运动症状直接相关，在不同亚型帕金森病比较中，姿势步态异常为主型的患者相比于震颤为主型的患者更容易出现焦虑，生活质量更为低下。

目前对帕金森病焦虑尚无特效药物治疗，传统镇静药、抗焦虑药对症状缓解有一定帮助，如苯二氮䓬类药物，但要注意其副作用，如认知损害、跌倒等。选择性 5- 羟色胺再摄取抑制剂的药物，可能加重震颤，长期服用还可导致低钠血症、性功能障碍及体重变化等。

一项关于认知行为治疗的荟萃分析显示，其对帕金森病合并焦虑、抑郁的患者有很好的治疗效果，其治疗理念是从心理学角度改变患者对健康、疾病等的认知。近年的一系列研究提示，重复经颅磁刺激技术作为无创性神经调控技术具有较好的应用前景，对焦虑有一定的治疗作用。同时，脑深部电刺激是治疗帕金森病的新方法，对丘脑底核进行脑深部电刺激手术可改善焦虑，也给我们今后的研究提供了从神经调控角度对帕金森病合并焦虑进行治疗的新思路。

（五）癫痫发作

癫痫相关精神障碍在原发和继发性癫痫患者中均可发生。癫痫发作前的前驱症状可表现为易激惹、紧张、烦躁不安、抱怨或挑剔他人，这些症状的出现常预示癫痫发作即将到来。癫痫发作时的精神运动性发作，可表现为情感障碍发作，出现恐惧、愤怒等。癫痫发作后也可出现情感爆发，如惊恐、暴怒，一般持续数分钟至数小时。诊断根据既往有癫痫发作史，临床症状呈发作性，每次发作基本表现相同，发作时伴有不同程度的意识障碍可明确。脑电图检查见异常放电等可鉴别。

需要注意的是，许多抗精神病药物和抗抑郁药物均可降低癫痫阈值引起癫痫发作。

（六）其他

糖尿病患者的焦虑也很突出，患者焦虑、紧张、苦闷、恐惧，伴有心悸、多汗、坐立不安等，患者的焦虑情绪会影响血糖的恢复，但与血糖的高低并不成正比。糖尿病也常常伴发抑郁。

系统性红斑狼疮是一种免疫调节障碍，当累及中枢神经系统时，可出现焦虑症状，表现为担忧躯体情况、烦躁。

第七节　鉴别诊断

一、躯体疾病

①冠心病、二尖瓣脱垂等心脏疾患：它们均可出现类似惊恐发作的表现，但一般均有阳性病史和客观体征，心电图、超声心动图可有异常发现。另外，惊恐障碍发作时间较短，与运动无关，反复发作后并无实际危险。②甲状腺功能亢进：该病可伴有焦虑、易激惹、坐立不安、震颤和心动过速（多在每分钟 140~200 次），常有甲状腺肿大、突眼，如影响心脏者常出现心房颤动。这些患者虽食欲亢进，然而体重下降，睡眠时心率仍很快，甲状腺功能检查提示异常。③嗜铬细胞瘤：该病较罕见，在高血压患者中仅占 1.2%，可有惊恐发作。体格检查、放射线检查和有关激素水平检测可提示肿瘤的存在。④包括激素在内的许多药物使用，以及药物滥用和停药反应也可导致焦虑。用药史的询问有助识别。⑤有些患者的焦虑是对躯体疾病的心理反应，特别是患某种不治之症者尤易发生，这时可诊断原发疾病，注明伴有焦虑反应。

二、精神障碍

①抑郁症：焦虑和抑郁是密切联系的两种精神病理状态。焦虑症患者常伴抑郁，反之亦然，故常导致鉴别诊断的困难。临床上多以两者发生的先后顺序、严重程度来鉴别。鉴别困难时一般首选抗抑郁剂治疗。②精神分裂症：有时可伴有焦虑症状，但精神分裂症患者常有思维障碍和感知障碍及人格改变等，通过详细询问病史及精神检查则不难诊断。③其他：如恐怖症、强迫症均可

有焦虑症状,但各类疾病均有其本身的特征,焦虑并不是主要症状,可资鉴别。

第八节　治　疗

在医疗环境中治疗焦虑障碍,首先需要明确焦虑与躯体疾病的关系,如果焦虑症状先于躯体疾病出现,大多数选择药物治疗,如 SSRIs,或认知行为治疗,或两者联合。通常情况下,焦虑症状是对罹患躯体疾病或对治疗的反应,需要首先考虑心理治疗。有些患者因为患病和就医产生焦虑,此时需要直接寻找产生焦虑的可能原因。

在综合医疗机构中,由于住院、手术的时间限制等,首先采用快速有效的干预措施如药物治疗来解除急性焦虑十分必要。尽管如此,全面的评估(包括精神动力学和社会–心理因素的系统检查)可以指导短期心理治疗的实施。除了分离和丧失感受外,患者存在现实和想象的身体威胁将是首次精神会谈发现的主要内容。与家庭成员关系差的患者,需评估家庭功能,可尝试家庭治疗。

在综合性医院各科中,对存在焦虑症状的患者,早期提供干预措施可以使许多患者避免进展为慢性迁延和残疾。躯体疾病伴发的情绪障碍往往严重影响着躯体疾病本身的治疗及其预后,如冠心病患者中抑郁症颇为常见,抑郁症显著影响着其中 15%~22% 的患者,约有 45% 的心肌梗死患者伴发轻或重症抑郁,均明显增加了冠心病的严重程度及死亡率。作者在综合医院住院患者伴发焦虑症状的一项多中心研究中发现,各组内科疾病均同时存在不同程度的焦虑症状;焦虑症状因子分数的分布特征反映了不同躯体疾病由于病情特点而产生特有的情绪障碍,如焦虑症状的精神性焦虑因子以肿瘤疾病最高,躯体性焦虑因子则以内分泌疾病最高。

一、心理治疗

(一)支持性心理治疗

支持性心理治疗技术中,同情、劝慰、解释和保证对焦虑症患者十分重要。焦虑患者的情绪处于十分紧张的状态,对自己的病情预估过重。医生要以耐心、同情的态度倾听,并要把患者焦虑症状的性质讲清楚,使患者对疾病性质具有全面了解。基于此,临床医师应首先分析引起焦虑的原因,询问对诊疗步骤和治疗方案是否感到焦虑,是否存在对经济状况、社会角色丧失、自理能力丧失、未来处境、死亡等的担忧。

支持性心理治疗是各种特殊的心理治疗的基础,对躯体疾病患者,支持性心理治疗比较简单,也较容易被患者接受。

(二)认知行为治疗

持续存在焦虑症状的患者,可运用认知疗法。对于有严重焦虑或惊恐发作的患者,可以帮助他们系统评估其焦虑和将惊恐发作视为灾难的曲解思维模式。

(三)问题解决疗法

患者对自身疾病有一定认识后,需要解决在现实生活中所面临的问题。而很多患者缺乏解决问题的能力,问题解决疗法可以帮助患者提高解决问题的能力,使其更好地适应社会。问题解决疗法较少关注症状背后的原因,而是集中在患者的问题和解决上。对于躯体疾病所致的焦虑抑郁等情绪问题,该疗法可作为辅助治疗手段。具体过程包括:明确和界定问题;确定目标;制订解决方案;评估方案;执行方案;评估初效,作出调整。

(四)行为治疗

主要是松弛疗法,包括生物反馈疗法、音乐疗法、瑜伽、静气功等。行为干预常常被限于对广泛焦虑进行放松训练,但对综合医院的恐怖症患者可进行脱敏治疗,依靠一些恐怖刺激、暴露技巧等。一篇随机对照研究的系统复习发现,认知治疗结合行为干预,诸如焦虑处理训练、暴露治疗(exposure)、松弛、认知行为综合治疗(CBT)、社交技巧训练(social skills training)等,要比单纯焦虑处理训练、非指向性治疗更为有效。

(五)其他

团体治疗可能也有帮助,可选择的团体治疗技术包括:宣教、应激管理、情感支持、应对策略、行为训练。

二、药物治疗

正如前面提及的,在专业医疗机构中使用药物治疗焦虑障碍,因涉及到躯体疾病本身及其使用的治疗药物的可能影响,应注意全面评估。例如对于肺部疾病的患者来说,较高剂量的苯二氮䓬类药物可抑制呼吸;SSRIs 药物可影响抗心律失常药物的代谢。躯体疾病本身或其使用的治疗药物也可使焦虑的药物治疗选择受限。

（一）苯二氮䓬类

苯二氮䓬类药物是专业医疗机构中改善焦虑症状使用最广泛的药物。除了可以改善焦虑以外,也可以改善睡眠、松弛肌肉、缓解化疗药物引起的恶心呕吐。有研究表明,每天使用劳拉西泮 3mg,可以显著改善合并心血管疾病的焦虑患者的症状。有些患者服用苯二氮䓬类药物后,对痛苦程度高的治疗接受度提高。

有些苯二氮䓬类药物在罹患躯体疾病和老年群体中的耐受性较好。在老年患者中,有些药物经微粒体氧化（microsomal oxidation）代谢,半衰期延长,容易导致药物在体内蓄积。如年龄 20 和 80 岁的个体,地西泮半衰期可延长 4 倍。其他如劳拉西泮、奥沙西泮、替马西泮经葡萄糖醛酸苷结合作用代谢,年龄因素对其代谢无影响。这些相对短效的药物在体内不容易蓄积。肺部疾病可能增加中毒风险。老年人起始剂量应减半使用。

对肝药酶代谢有影响的药物可影响苯二氮䓬类药物的代谢。与其他中枢神经系统抑制剂如酒精、巴比妥类、抗精神病药、镇静 / 催眠药、抗焦虑药、抗抑郁药、麻醉性镇痛药、镇静性抗组胺药、抗惊厥药和麻醉剂联合应用时,可使中枢神经系统抑制剂的作用增强。与肝药酶竞争类药物,如西咪替丁、双硫仑、红霉素、雌激素、异烟肼等联合使用时需要减量。对于老年群体而言,苯二氮䓬类药物可加重中枢神经系统的副作用,如共济失调、镇静和记忆损害。

劳拉西泮使用最普遍,因为劳拉西泮在体内不容易蓄积,且常常在使用的第一天即可改善焦虑症状。阿普唑仑和氯硝西泮的使用也较广泛。

苯二氮䓬类药物主要用于广泛性焦虑,但不宜长期应用,一般应用 3~6 周后需缓慢减量直至停用。

（二）SSRIs 抗抑郁药物

该类是最常使用的抗抑郁药物,考虑到共病躯体疾病的情况,使用时需小剂量起始,逐渐加至治疗量。此类药物对心血管疾病患者也有较好的耐受性,如舍曲林治疗心肌梗死后抑郁症状,未观察到不良反应。SSRIs 药物也有可能改善慢性阻塞性肺气肿患者的呼吸急促症状。

使用初期可能加重焦虑症状,高剂量使用可导致静坐不能,有可能被误认为焦虑症状加重。氟西汀、帕罗西汀、舍曲林等适用于有焦虑伴抑郁症状者,均能提高患者的生活质量。

（三）5-HT 受体部分激动剂

最常使用的是丁螺环酮,其作用机制是与 5-HT1A 受体结合,对突触后的部分激活作用可减轻 5-HT 的神经传递,发挥抗焦虑作用。丁螺环酮是一种非苯二氮䓬类抗焦虑药物,无镇静和抑制呼吸的副作用。该药可能对广泛性焦虑有效,对惊恐发作效果差。该药的优点是药物相互作用少,无依赖性和撤药症状,不会产生性功能障碍或体重增加;缺点是起效需 4 周。治疗中常作为增效剂使用。

（四）肾上腺素能阻断剂

如普萘洛尔 10~20mg,每天 3 次,对躯体疾病伴发的焦虑症状效果较明显。

（五）抗精神病药物

对使用苯二氮䓬类药物治疗效果不佳的焦虑或易激惹症状,或有使用禁忌证的患者,有时需要尝试抗精神病药物。抗精神病药物对器质性疾病引起的焦虑有效。

三、物理治疗

重复经颅磁刺激（repetitive transcranial magnetic stimulation，rTMS）被尝试用于广泛性焦虑障碍和惊恐障碍。rTMS 对二者可能有一些疗效,但结论不一致,有待进一步验证。

四、总结

罹患躯体疾病常常容易出现焦虑症状,合并焦虑障碍的发病率高,但非精神专科医生对焦虑障碍的识别率和治疗率均较低。药物治疗和心理治疗均可有效改善焦虑症状。应加强对焦虑障碍的筛查,推广简易的精神科筛查工具,提高非精神专科医生对焦虑障碍的识别能力。

（李春波　李卫晖）

参 考 文 献

1. 钱洁,卞崔冬,崔海松,等.几种焦虑症状筛查量表信度和效度的比较.内科理论与实践,2011,06(3):176-179.
2. 胡强,万玉美,苏亮,等.中国普通人群焦虑障碍患病率的荟萃分析.中华精神科杂志,2013,46(4):204-211.
3. Yueqin Huang, Yu Wang, Hong Wang, et al. Prevalence of mental disorders in China: a cross-sectional epidemiological study. Lancet Psychiat, 2019, 6(3): 211-224.
4. 房进平,冯涛.帕金森病焦虑的发病机制及研究进展.中华老年心脑血管病杂志,2016,18(7):774-776.
5. Levenson. The American Psychiatric Publishing Textbook Of Psychosomatic Medicine. Journal of Clinical Psychiatry, 2007, 46(1): 95-103.
6. 何筱衍,李春波.焦虑障碍躯体症状的临床研究进展.中国全科医学,2008,11(9):774-776.
7. 李春波.焦虑症的早期识别与治疗.世界临床药物,2009,30(8):502-505.
8. 李惠,李春波,王继军.焦虑障碍患者心跳知觉的研究进展.上海交通大学学报(医学版),2012,32(7):944-948.
9. Herr N R, Jr W J, Benjamin S, et al. Does this patient have generalized anxiety or panic disorder? The Rational Clinical Examination systematic review. Jama, 2014, 312(1): 78-84.

第十五章 睡眠障碍

第一节 概 述

一、睡眠的生理

睡眠是一种生理现象,充分的时间和高质量的睡眠对保持健康状态很重要。在当代社会,睡眠不充分非常常见,导致的后果包括抑郁情绪、人际关系紧张、日间警觉性下降和认知功能受损等。人类在从婴儿到成年的过程中,睡眠时间从出生后的每天16小时逐渐减少。就最理想的睡眠时间而言,个体间存在差别,成年人从6小时到12小时不等,而平均时间是7.5小时。在患有某种原发性睡眠障碍如阻塞性睡眠呼吸暂停综合征时,睡眠的连续性和深度可能发生变化,这种情况下睡眠时间的变化不在讨论之列。正是由于存在上述复杂性,很难对正常的个体睡眠时间简单地作出精确定义。尽管如此,人们仍一致认为长期睡眠不足是有危害的。

睡眠时脑功能状态并非单一不变,而是呈现显著的周期性变化。因此,睡眠常被分为不同的时期。1875年,英国生理学家Richard Caton第一次从家兔和猴的脑上记录到电活动。德国精神病学家Berger H在1929年首次记录到了人类的脑电波,并发现人类脑电波在睡眠和觉醒状态下存在显著差异。1953年,美国芝加哥大学的Aserinsky和Kleitman在研究婴儿睡眠时发现,婴儿在安静睡眠后出现周期性快速眼球运动。随之证明快速眼球运动时脑电波与觉醒时的类似,这一发现明确肯定了人类睡眠存在两种类型,即非快速眼球运动(non rapid eye movement, NREM)睡眠和快速眼球运动(rapid eye movement, REM)睡眠。目前,可以根据多导睡眠图、眼动图和肌电图(electromyogram, EMG)手段明确区分NREM睡眠与REM睡眠。

快速眼球运动(REM)睡眠–R期,特征是有高水平皮层活动的同时肌张力缺失,这可以防止发生相应的运动;非快速眼球运动(NREM)睡眠,按《美国睡眠医学会睡眠及其相关事件判读手册》(American of Sleep Medicine(AASM)Manual for the Scoring of Sleep and Associated event)分类,包括3个分期:N1期、N2期、N3期。正常睡眠的进程是从觉醒进入N1期NREM睡眠开始的,此时个体出于朦胧睡眠状态,容易被环境刺激唤醒,N1期持续3~7分钟,然后进入N2期。N2期NREM睡眠较深一些,但会引起一个明显的电生理时间,即K复合波,N2期持续10~25分钟。睡眠纺锤波和K复合波是识别N2期睡眠的标志。当脑电图(electroencephalograph, EEG)的波形逐渐变慢,高电压慢波活动至少占20%时,睡眠被评判为N3期,此期从几分钟到1小时不等。这两期较深的睡眠也被一起成为δ波睡眠,深睡眠或慢波睡眠。只有强烈的环境刺激,如持续的高音警报声,才能唤醒处于此期睡眠的个体。

随着正常睡眠周期的进行,脑电活动慢慢回到最常见的分期——N2期睡眠,由N2期睡眠演进到整夜的第一次REM睡眠时相,完成第一次睡眠周期。REM睡眠有高频率的EEG活动,间断性发生眼球运动,肌张力下降。第一次REM睡眠常常持续短暂,5~10分钟,典型的情况是,在入睡后70~100分钟出现。随后又顺序地从NREM睡眠开始,从浅(N1期、N2期)–深(N3期)–浅(N1期、N2期),进入第二次REM睡眠。从一个REM睡眠至下一个REM睡眠平均相隔时间为90分钟,婴儿的时间间隔约为60分钟。一般成年人有4~6个上述周期。在整个夜间睡眠的后半程,深度NREM睡眠逐渐减少,REM睡眠时间逐渐延长。

值得注意的是,除 NREM 睡眠与 REM 睡眠的循环交替外,NREM 睡眠阶段的各期与 REM 睡眠均可以直接转变为觉醒状态。但健康成年不会由觉醒状态进入 REM 睡眠期,而只能先转入 NREM 睡眠期,再进入 REM 睡眠期。

二、睡眠期机体功能变化

1. 睡眠期的精神心理活动 睡眠期的精神心理活动还是仍然存在的,但与觉醒时的情况相差较多,觉醒时的精神心理活动是自我意愿、个体与环境感觉信息相互作用的结果。在睡眠时,躯体与环境感觉信息对人的影响降到最低。睡眠过程中的精神心理活动主要表现为做梦。

睡眠与梦的关系很久以来一直备受关注,直到 20 世纪 60 年代,电生理学的发展发现了睡眠类型及梦的生理指标,为睡眠与梦的研究奠定了科学基础。许多研究结果证明,做梦大多在 REM 睡眠期,在 REM 睡眠期被唤醒的睡眠者,有 70%~80% 的人报告有梦,而在 NREM 睡眠期被唤醒后,只有 10%~15% 的人报告有梦。

部分生理学家认为,梦是机体对体内外环境刺激的一种反应,因而睡眠中人体内外的感觉刺激常与梦的内容有关。梦是否有生理功能目前尚无一致观点。一种观点认为梦有一定的功能。美国精神病学家比尔曼和格林认为,做梦可以减少应激反应。另一种观点是梦本身没有什么意义,认为梦源于脑干,而该脑区是控制呼吸、心率和其他不随意功能的区域,由于维持生命所需的过程于睡眠中仍在继续进行,所以不断发出电脉冲至脑部控制视觉、记忆和情绪等区域。

梦有一定的心理学意义。奥地利精神病学家弗洛伊德提出著名的"梦的解析"学说,认为梦是"瞬时的心理现象",将梦看作是强烈的、无意识的、被压抑的愿望的符号表达。因而,梦的解释可揭示个体的无意识愿望以及附加在那些愿望上的恐惧和特征性防御,从而缓解内心冲突而起到治疗作用。

2. 睡眠期运动系统功能变化 睡眠状态下,随意运动系统(骨骼肌)处于抑制性的静止状态。在 NREM 睡眠期间,躯体的肌肉活动较觉醒期有轻微的减少。在 REM 睡眠期间,肌肉活动则显著减少甚至消失。在大部分 REM 阶段,不仅存在运动神经元的抑制,而且还伴随着强烈的运动兴奋性驱动的增加,如眼球运动、面肌抽动、中耳活动及四肢小肌肉的抽动。此外,人类和动物中存在着各种各样的睡眠紊乱,伴随着异常的运动抑制和/或兴奋,包括猝倒症、REM 睡眠期行为紊乱及睡眠呼吸暂停等。

3. 睡眠期内分泌功能变化 睡眠期内分泌系统有显著的变化。睡眠质量的变化与内分泌功能和代谢紊乱相关,睡眠紊乱引起或加重代谢综合征。正常成人 24 小时垂体生长激素分泌高峰在进入睡眠后很快出现。血浆促肾上腺皮质激素和/或皮质醇水平从早晨的峰值开始降低,且在午夜接近最低。血浆促甲状腺激素夜间前期开始快速上升并在睡眠开始达到最高峰,睡眠后期逐渐降低,于清晨清醒之后快速回升。睡眠具有刺激催乳素分泌的作用,在正常条件下,催乳素水平在中午时最低,下午出现中度增加,在睡眠发动后明显上升,最后在睡眠的中间阶段达到最高。

4. 睡眠期呼吸功能变化 稳定的 NREM 睡眠包括固定的 N2 期、N3 期时间。不稳定的 NREM 睡眠包括 N1 期以及 N2 期的一小段。NREM 睡眠期,呼吸幅度与频率都十分规则,呼吸变化指数在所有睡眠周期中最低,与觉醒状态相比,通气量从 N1 期到 N3 期睡眠逐渐降低。REM 睡眠期的呼吸是不规则的,其特征为呼吸幅度和频率突然变化,且有时可被持续 10~30 秒的中枢性呼吸暂停打断。

5. 睡眠期心血管功能变化 一般来说,NREM 睡眠时自主神经活动相对稳定,即血压低,心率慢,心输出量和外周血管阻力降低,有利于维持心血管系统的稳定状态。REM 睡眠时,大脑兴奋性增加,导致支配心脏冠状动脉的交感神经活动变化。REM 睡眠时心率极富变化性,有明显的心动过缓与心动过速。

三、睡眠评估

1. 诊室评估 详细的诊断性晤谈和体格检查是睡眠评估的基本内容,睡眠评估必须注意以下问题:日间过度嗜睡的可能原因,如原发性神经源性疾病:特发性发作性睡病或过度嗜睡,谵妄、中枢性睡眠呼吸暂停,周期性肢体运动障碍、不安腿综合征,Kleine-levin 综合征、Prader-Willi

综合征；由药物或过度疲劳引起。睡而不醒者为昏迷，多数由间脑或上脑干病变所引起，如躯体性疾病：阻塞性睡眠呼吸暂停、胃食管发流；精神疾病：酒药等精神活性物质滥用、兴奋剂戒断、心境障碍、睡眠 – 清醒节律改变。

根据初级保健或转诊医生在病史采集和体格检查中的发现可决定是否转诊进行睡眠专科评估和诊断性检查。睡眠监测对某些障碍（如不宁腿综合征）并不是绝对需要的。临床医生需要充分掌握躯体和精神疾病史，因为许多疾病和精神心理障碍可能使睡眠发生改变。随着年龄增加，睡眠主诉会更为常见，这不仅源自原发性睡眠障碍，也由于共病更为普遍，治疗不能忽视潜在的共患疾病。躯体疾病：阻塞性睡眠呼吸暂停、咽峡炎、慢性阻塞性肺疾病、低血糖症、哮喘、充血性心力衰竭、胃食管反流、甲状腺功能亢进、急慢性疼痛。原发的神经源性疾病：中枢性睡眠呼吸暂停、不宁腿综合征、痴呆、致死性家族性失眠。原发精神疾病：酒、镇静安眠药戒断相关、心理生理性失眠、睡眠状态的错误认知、焦虑障碍、心境障碍。

由于许多患者努力减少日间过度嗜睡的影响或逐渐产生了适应，他们对自己日间过度嗜睡的程度可能失去了自知力。来自家庭成员的其他方面的病史，可能是必需的。可以辅助自评量表辅助评估，与过度嗜睡相关的日间症状可以用简明而方便的 Epworth 嗜睡量表评估，筛查夜间睡眠症状和障碍可以使用匹兹堡睡眠质量指数（Pittsburgh sleep quality index，PSQI）。

如果可行，对患者睡伴进行详细的晤谈有很重要的意义，尤其是针对打鼾和呼吸暂停的临床表现。睡眠的观察越细致，越可能帮助临床医生采集有价值的病史，以了解患者睡眠中的真实情况。有些情况下，虽然患者是独自睡眠，但是家庭成员提供的信息，即睡伴是因为难以忍受患者的鼾声或不寻常的行为而搬离同一居室的，同样有意义。尽管这样的晤谈只能提供有限的特异性信息，但可以清晰地提示可能存在某种病理性因素。

进行体格检查时，医生应留意观察患者的警醒水平（在候诊室和约诊过程中）、体重指数、颈围、鼻咽的异常、甲状腺、肺部体征、心脏听诊体征和认知。有价值的实验室检查包括促甲状腺激素水平、铁蛋白和叶酸盐，以及全血细胞分析。这些检验的发现有助于识别躯体疾病，对几种睡眠障碍的鉴别诊断有意义。

2. 诊断程序　睡眠医学常采用的诊断方法分为客观和主观两类，客观诊断方法有多导睡眠监测（polysomnography，PSG）、移动式睡眠记录方法等。主观诊断方法主要为睡眠相关评估量表。早期的多导睡眠记录仪是多导墨水笔记录在纸质的图表系统中，睡眠记录是常规的走纸速度是 10mm/s，即每一页 30cm 宽的纸就代表 30 秒。现在则是结合信号放大 / 处理硬件，以计算机系统采集信号并经数字化处理后储存于计算机中。人们可以选择不同的时间窗页来进行分析。一个概况的分析图通常提供一整夜各种检测指标的缩略图形，其中包括睡眠图、血氧饱和曲线、持续气道正压的压力水平、呼吸事件和睡眠体位等。PSG检测包括电生理活动和生理活动两类检测，前者通过连接到体表的电极探测躯体内部的电信号，后者通过外部传感器测量生理活动和功能。

在一些综合医院，便携式多导睡眠图设备可以用于内、外科病房或重症监护室。对原发性睡眠障碍合并其他疾病如严重慢性阻塞性肺疾病的患者，识别和治疗睡眠障碍可能是患者病情稳定和出院的必需条件。睡眠日记是可以选用的方法，但是常不精准，原因包括患者对睡眠参数回忆不够完全，对每天记录的依从性不够或回忆有误。

腕式运动图设备的应用，已在医院进行了研究。用运动图对睡眠 – 觉醒状态进行精确区分是不可能的，因为这些设备只计数肢体运动，没有记录 EEG 活动。此外，特定睡眠分期无法被判读。不过，运动图的一个明显优势是可以每天 24 小时佩戴记录，并持续 1~4 周。这种纵向的监测，也使得我们能够对患者在社区生活状态下的异常睡眠清醒模式做出判断。

多次小睡潜伏期试验可用于识别包括发作性睡病在内的日间过度嗜睡障碍。患者必须先进行整夜睡眠研究，以排除有夜间异常睡眠导致的其他睡眠障碍。如果患者已经有至少 6 小时的睡眠，排除了睡眠剥夺，第二天就可以有效地进行多次小睡潜伏期试验。患者仅需要佩戴简单的、只包括 EEG、眼电图和肌电图的一组导联，按照指定的时间表完成 4~5 次小睡，用来测评每次小睡的首个潜伏期和首个 REM 潜伏期。在两次小睡之间,患者被要求保持清醒,避免使用诸如咖啡因和处方药等兴奋剂。

四、睡眠医学

在我国,睡眠科又名睡眠医学科或睡眠中心,主要的功能是睡眠医师通过收集患者的一些资料,对患者的躯体和心理状态进行评估,结合睡眠监测和相关量表,对患者可能存在的睡眠问题给出科学的说明、解释以及给予一定的干预措施。同时睡眠科也会通过文字或者图画的形式,对失眠相关疾病进行简单的科普,让百姓更好地理解和认识疾病。

睡眠科室的人员配置主要由睡眠医师、睡眠技师和睡眠护士组成。医师需要结合患者的临床症状和睡眠监测报告结果,给患者进行诊断和治疗。技师主要负责睡眠监测的实施,比如为患者连接睡眠监测设备的导线,同时收集患者处在睡眠状态或清醒状态下的相关数据,并对数据进行分析,得出结论制作成报告。护士主要负责患者的生活起居、日常活动、用药等问题,同时进行一些护理活动。

睡眠医学是一门综合性很强的新型交叉医学学科,和其他学科比如精神病学、呼吸病学、老年医学等有紧密的联系。临床上,多种睡眠障碍既可以是独立存在的原发性疾病(如失眠),可以继发与某种精神(如抑郁症)或躯体疾病(如胃食管反流),也可能是某些疾病(如贫血)本身的症状之一。有些类型的睡眠障碍(如阻塞性睡眠呼吸暂停)还可以成为某些疾病(如高血压、心脑血管病)的病因或危险因素。

第二节 慢性失眠

慢性失眠(chronic insomnia, CID)是指频繁而持续的睡眠起始和维持困难,导致个体对于睡眠时间或质量不满足,并存在白天觉醒期间的功能受损。该名词在文献中出现过的名称有慢性失眠(CID)、原发性失眠(primary insomnia)、继发性失眠(secondary insomnia)、共病性失眠(comorbid insomnia)、起始和维持睡眠障碍(disorder of initiating and maintaining sleep)、儿童行为性失眠(behavioral insomnia of childhood)、睡眠发生相关障碍(sleep-onset association disorder)、环境限制性睡眠障碍(limit-setting sleep disorder)。

一、临床特征

慢性失眠患者的基本主诉是睡眠起始困难、睡眠维持困难或兼而有之。睡眠维持困难包括夜间醒来再难入睡,或最后醒来远早于期望的起床时间。临床上以混合型睡眠困难患者最多见,单纯维持睡眠困难者次之,单纯起始睡眠困难者最少。青年人发生起始睡眠困难的比例较高,而中老年人发生维持睡眠困难者更多。

慢性失眠诊断的主要依据是根据患者的主观睡眠主诉,故判断睡眠紊乱的程度可能并不精确。实际上,要达到有临床意义的睡眠紊乱程度亦有年龄差异。在儿童和青年人,通常入睡潜伏期和入睡后觉醒时间 >20min 就视为有临床意义,而在中老年人需 >30min 才具有临床意义。早醒的诊断通常不太容易,睡眠终止以至少早于所期待起床时间 30 分钟为界限。例如,凌晨 4 点完全醒来通常会被认为是早醒,当就寝时间是夜间 11 点时可能有临床意义,但若就寝时间是夜间 9 点就没有临床意义了。

慢性失眠患者在日间觉醒期间存在轻重不一的功能损害症状。常见症状包括疲劳、主动性或进取心下降、注意力和记忆力功能下降、激惹或情绪低落、日间瞌睡等。某些患者容易在工作中出错,也会出现躯体症状,如头痛、颈部僵硬、触痛、胃肠功能紊乱等。工作或学习成绩下降或社交功能损害也比较常见。更严重的失眠可导致各种差错或事故。

二、治疗

失眠的治疗方式主要有药物治疗和非药物治疗,非药物治疗包括心理、行为治疗和物理治疗。

(一)药物治疗

目前药物治疗包括苯二氮䓬受体激动剂:苯二氮䓬药物和非苯二氮䓬药物。苯二氮䓬药物主要包括:艾司唑仑、三唑仑、地西泮、氯硝西泮、劳拉西泮、阿普唑仑等。其不良反应及并发症较明确,包括日间困倦、头昏、肌张力减退、跌倒、认知功能减退、反跳性失眠。长期大量使用会产生耐受性和依赖性,停药时可能会出现阶段症状。非苯二氮䓬药物:主要包括佐匹克隆、右佐匹克隆、唑吡坦、扎来普隆等。该类药物催眠效应类似苯二氮䓬类药物,但不影响健康者的正常睡眠结构,半衰期短,清除快,治疗剂量内一般不会产生失眠反弹和戒断综合征,比苯二氮䓬类药物相对更安全。

褪黑素受体激动剂:包括雷美替胺、褪黑激素缓释片、阿戈美拉汀等,可以作为不能耐受前述催眠药物患者以及发生药物依赖患者的替代治疗。

其他失眠治疗药物:

（1）抗抑郁药:三环类(阿米替林、多塞平、去甲替林、曲米帕明)、去甲肾上腺素能和特异性5-羟色胺能抗抑郁药(米氮平、米安色林)以及5-HT受体拮抗剂和再摄取抑制剂(曲唑酮、奈法唑酮)。选择性5-羟色胺再摄取抑制剂(如氟西汀、帕罗西汀、舍曲林,西普兰、艾司西酞普兰、氟伏沙明)主要适用于抑郁共病性失眠。长期治疗通过改善焦虑、抑郁症状和/或生理性过度唤醒,如降低下丘脑-垂体-肾上腺轴活性来最终改善睡眠。

（2）镇静类抗精神病药:抗精神病药目前仍时常用于治疗失眠。喹硫平是此类药物中最常用的,用于治疗失眠为非适应证用药。

（二）心理和行为治疗

失眠的心理和行为治疗的目标是改变失眠患者的不良心理以及行为因素,增强患者自我控制失眠的信心。失眠的心理和行为治疗包括多种形式。目前包括限制疗法、刺激控制疗法、放松治疗、失眠的认知行为治疗(cognitive behavioral therapy for insomnia, CBT-I)。

（1）心理和行为治疗:不良的生活、睡眠习惯以及睡眠环境欠佳往往是失眠发生与发展的潜在危险因素。睡眠卫生教育的主要目的是帮助失眠患者找出患者的不良生活与睡眠习惯,使其认识到这些因素在失眠发生与发展中的重要作用,帮助患者逐步养成良好的睡眠卫生习惯。通常,患者在日间应减少兴奋性物质(茶、咖啡)的摄入,尤其要避免下午或晚间的摄入。避免烟酒,尤其在临近就寝时。规律体育锻炼,但不安排在就寝前3小时之内。避免打盹,尤其在傍晚或睡前。保持规律的就寝和起床时间,安排充足的时间来保证睡眠。避免在床上进行阅读、工作、看电视、打电话、思考或用电脑等活动。避免就寝前饱餐,正餐应在就寝前至少2小时完成。电脑、手机、游戏、电视节目、新闻广播等可能会延迟或干扰睡眠。睡眠时卧室环境应黑暗、无干扰性噪声,温度适中稍冷(温暖的房间往往会促进觉醒),且通风整洁。需保持枕被、床垫和床单的舒适。从睡眠中醒来时不看钟表。

（2）睡眠限制疗法:失眠患者往往试图通过延长卧床时间来增加睡眠机会,改善睡眠质量,缓解日间疲乏与精力不足,而这种模式反而使患者睡眠质量进一步下降。睡眠限制疗法主要用于慢性原发性失眠,通过睡眠限制缩短夜间睡眠的卧床时间,增加睡眠的连续性,并通过限制日间小睡,增加睡眠动力。

（3）刺激控制疗法:失眠患者在睡眠紊乱之后往往会产生焦虑、过分担忧等不良情绪,并通过赖床等方式试图继续入睡、缓解疲劳,但如果卧床时有过多的觉醒状态,使大脑强化了卧床与觉醒之间的消极联系。该疗法的基本目标是恢复床作为诱导睡眠信号的功能,并减弱床和睡眠不相容活动的联系,减少对睡眠内源性唤醒的刺激,使患者易于入睡。刺激控制疗法可作为独立的干预措施应用。

（4）放松训练:失眠患者因为对睡眠过度担忧而在睡眠时表现出焦虑、过度警觉、紧张,这些情绪又会导致患者入睡困难或夜间频繁觉醒。放松治疗是行为治疗的重要策略,通过放松训练,降低失眠患者睡眠时的紧张与过度警觉,从而促进患者入睡,减少夜间觉醒,提高睡眠质量。

（5）失眠的认知行为治疗:失眠患者常对失眠本身感到恐惧,过分关注失眠的不良后果,存在对睡眠的错误认知,这些认知会导致负面情绪,而负性情绪使睡眠进一步恶化,失眠的加重又反过来影响患者的情绪,两者形成恶性循环。认知行为治疗的目的是修正患者对失眠的认知偏差,帮助患者建立健康的认知行为模式。认知策略常与刺激控制疗法和睡眠限制疗法联合使用,组成失眠的认知行为治疗。CBT-I是针对睡眠的有效治疗方法,与药物治疗相比,CBT-I虽起效较慢,但是远期获益更好,被推荐为失眠障碍治疗的一线治疗方法。

（三）物理治疗

经颅磁刺激（transcranial magnetic stimulation，TMS）是一种无痛、无创、安全的神经生理技术，利用时变电磁场使大脑皮层产生感应电流，通过改变大脑皮层神经元的动作电位而影响脑内代谢和神经组织的电活动，进而对刺激区域及相关区域产生影响，而且所产生的生物学效应可以持续到刺激停止后的一段时间。重复经颅磁刺激（repetitive transcranial magnetic stimulation，rTMS）是以固定频率和强度连续作用于某一脑区的经颅磁刺激，其作用特征就是改变大脑局部皮层的兴奋性睡眠。研究发现，rTMS可增加睡眠总时长，提高睡眠效率，缩短入睡潜伏期，减少觉醒时间，降低失眠复发率。

目前尚不清楚导致失眠的潜在病理生理途径，也不清楚失眠是一个独立疾病还是分为若干亚型，这些仍需要进一步研究。未来针对睡眠的病理生理通路机制的进一步研究将会更好地为慢性失眠障碍的分类提供依据。

目前全球睡眠亚型分类方案忽略了针对不同失眠亚型采用特定的治疗方案，仅提供通用的失眠治疗，对失眠治疗帮助不大。

第三节　不宁腿综合征

不宁腿综合征（restless legs syndrome，RLS）也称为Willis-Ekbom病，是一种常见的神经系统感觉运动障碍性疾病。

一、流行病学

睡眠障碍国际分类第三版（International Classification of Sleep Disorders Third Edition 3，ICSD-3）指出，欧洲及北美洲大样本人口调查发现不宁腿综合征患病率为5%~10%，然而，在亚洲国家统计出的数据却很低，年发病率仅为0.8%~2.2%。其中女性发病率是男性的2倍。除了亚洲的研究外，其他地区的研究提示，在60~70岁本病的发病率最高。英美国家和土耳其的研究发现，儿童发病率为2%~4%，中度至重度不宁腿综合征发病率为0.5%~1%，中、重度症状的患儿多为年龄较大者（12~17岁）。到20岁为止未发现性别对发病有影响。

RLS最常见的病因包括铁缺乏、特殊用药史、怀孕、慢性肾衰竭等。血清铁蛋白小于50μg/L的轻度铁缺乏与不宁腿综合征的严重程度成正相关，从50~75μg/L以下水平开始补充铁剂则能减轻不宁腿综合征的症状。一些镇静剂、抗组胺药、多巴胺受体拮抗剂及抗抑郁剂等，可以诱发或加重不宁腿综合征和/或睡眠期周期性肢体运动。孕妇的不宁腿综合征发病率是普通人群的2~3倍，在妊娠第三阶段为高峰，也有一些患者在生产后的第一个月内才出现不宁腿综合征。由于妊娠的缘故，使人群中女性不宁腿综合征发病率高于男性，男女比例为1∶2。

二、病理生理机制

确切机制尚不清楚，目前认为脑铁缺乏、中枢神经系统的多巴胺能异常和遗传因素是不宁腿综合征发病的主要病理生理学机制。

已知铁元素在髓鞘的合成、能量供应、多巴胺产物与突触密度中有重要作用，不宁腿综合征与脑内铁缺乏的关系已经被尸检、MRI、脑超声及脑脊液化验分析所验证。用多巴胺制剂能明显缓解不宁腿综合征患者的临床症状是最强有力的支持证据。多巴胺能异常与该病的关系，已经在很多观察多巴胺能药物对不宁腿综合征及周期性肢体运动障碍作用的研究中得到证实，同时功能磁共振成像也发现多巴胺谱的改变与不宁腿综合征有关。

三、临床特征

不宁腿综合征主要的临床表现为睡眠时或处于安静状态下，双下肢出现极度的不适感，迫使患者不停地活动下肢或下地行走，当患者返回到休息状态时症状常常会再次出现，因而严重干扰患者的睡眠，导致入睡困难、睡眠中觉醒次数增多等。有时虽然患者并未意识到腿部的不适感，但在入睡时或重新入睡时，需要花费比较长的时间。这种异常感觉常常被患者描述为爬行感、麻刺感、烧灼感、抓痒感或者酸痛感。安静时症状加重，活动时可短暂地使症状消失。尽管腿部是最常受累部位，也有21%~57%的患者可伴有上肢的不适感。发病数年后1/3~1/2的患者可出现上肢症状，但仅累及上肢而下肢无症状者极为罕见。随着病情进展，髋部、躯干及面部也可受累。不宁腿综合征的症状具有典型的昼夜规律，腿不适感多出现于傍晚或夜间，发作高峰在午夜与早上3点之间。由于全身不适常常难以再次入睡，有些患者可能主观感觉在早上4~5点睡得比较好而有意推迟睡眠时间，久而久之，便演变成为睡眠觉醒时相延迟综合征或是慢性的睡眠剥夺。长期的睡眠剥夺作为一种比较强烈的应激状态，将严重影响机体各方面的功能如食欲不振、体重减轻、反应迟钝、运动能力下降等，也干扰了日常生活及人际关系。此外，不宁腿综合征导致睡眠剥夺是高血压、糖尿病、肥胖等代谢综合征潜在的危险因素，与心脑血管病、消化系统疾病、代谢异常和免疫功能异常的发生有关。

四、诊断性检查

多导睡眠监测：尽管 PSG 不是不宁腿综合征的常规检查，但仍被认为是不宁腿综合征最有意义的检查方法之一，能够为诊断提供客观证据，如入睡潜伏期时间延长和较高的觉醒指数等。70%~80% 的成人不宁腿综合征患者的整夜 PSG 出现睡眠期周期性腿动≥5 次，当进行多个夜晚 PSG 监测时，这个比例会高达 90%。

血液检测：血常规（血红蛋白）、叶酸、维生素 B_{12}、血清铁蛋白、总铁结合度、转铁蛋白饱和度等贫血相关检查，有助于排除缺铁性贫血继发的不宁腿综合征。

五、治疗

不宁腿综合征的治疗包括非药物治疗和药物治疗。

（一）非药物治疗

一般治疗：去除各种继发性不宁腿综合征的病因。停用可诱发不宁腿综合征的药物或食物，如：多巴胺能阻滞剂、止吐药、镇静剂；抗抑郁药物：舍曲林、西酞普兰等 5-羟色胺再摄取抑制剂，三环类抗抑郁剂；抗组胺药物：苯海拉明等；烟酒或含咖啡因的刺激饮食。培养健康的睡眠作息规律，睡前洗热水澡、肢体按摩和适度活动。

认知行为治疗：目前没有普遍开展，有报道不宁腿综合征患者接受 3 个月的认知行为治疗后，其症状严重程度下降，患者的生活质量和心理状态都得到明显改善。

（二）药物治疗

2012 年欧洲神经科学协会联盟发布不安腿综合征治疗强推荐：①罗替戈汀透皮贴剂（1~3mg）短期和长期治疗原发性不宁腿综合征有效。②罗匹尼罗短期使用，平均日剂量为 2.1~3.1mg 时，对于改善原发性不宁腿综合征症状有效。③普拉克索短期治疗，剂量在 0.25~0.75mg 之间有效。短期治疗原发性不宁腿综合征有效的药物还包括加巴喷丁、加巴喷丁缓释片（1 200mg/d）和普瑞巴林（150~450mg/d）。

弱推荐：①卡麦角林（0.5~3mg/d）能够改善不宁腿综合征症状，但由于其严重的不良反应，并不推荐常规使用。②多巴制剂：左旋多巴（300mg/d）可改善不宁腿综合征症状。但相比多巴胺受体激动剂，考虑到存在增加剂量的风险，左旋多巴的剂量不应超过 200mg/d。在临床实践中，推荐将左旋多巴作为不宁腿综合征的诊断性试验治疗和特发性不宁腿综合征的治疗。

六、问题和展望

RLS 的诊断主要依靠患者主诉，其主观感觉的症状超出了常规感觉范围。许多患者难以描述这种异常感觉。进一步的生物学研究可能会找到更好的分类和客观检测方法。进一步评价远期并发症非常重要，包括与高血压、心血管疾病和脑卒中的相关性。

第四节　成人阻塞性睡眠呼吸暂停低通气综合征

成人阻塞性睡眠呼吸暂停低通气综合征（obstructive sleep apnea-hypopnea syndrome，OSAHS）是一种睡眠时上气道反复塌陷、阻塞引起呼吸暂停和低通气，进而导致频繁发生低氧血症、高碳酸血症、胸腔内压力显著波动以及睡眠结构紊乱、交感神经活动增加，长期可致多系统器官功能受损。所以 OSAHS 是一种需要多学科综合治疗的慢性病。在临床上，患者通常主诉睡眠是打鼾、憋气、伴有日间思睡、注意力不集中、情绪障碍等症状，并增加高血压、缺血性心脏病或脑卒中，2 型糖尿

一、历史回顾

1965 年,由 Gastaut 和 Jung 报道了睡眠时的呼吸暂停现象,揭示了这种呼吸暂停的本质是睡眠状态下上气道的狭窄、塌陷和阻塞这一病理生理特征。1969 年,Kuhlo 等首次应用气管切开术治疗 OSAHS。1972 年,Guilleminault 将心率和呼吸监测列于睡眠监测项目中,并于两年后由 Holland 以"多导睡眠图"(polysomnogram)进行命名,于 1973 年正式提出了睡眠呼吸暂停综合征的概念。1981 年腭垂腭咽成形术(uvulopalatopharyngoplasty,UPPP)和持续正压通气治疗(continuous positive airway pressure,CPAP)两种疗法出现,是 OSAHS 诊治历史上的里程碑。20 世纪 90 年代后,口腔矫正器治疗、各种改良的颌面软组织手术和骨结构手术、持续正压通气治疗的不同模式及自动化得到了长足发展。OSAHS 的诊治逐渐得到包括呼吸科、耳鼻喉科、口腔科、麻醉科、儿科、神经科、心血管科、精神科、老年医学、中医等诸多学科的协作。

二、病理生理机制

OSAHS 的发生是基因多态性和环境交互作用的结果,OSAHS 的易感因素诸多,且多数存在交互作用,不同患者的主要危险因素也存在个体差异。

(1)遗传因素:OSAHS 的遗传倾向已经被大量研究证实,38%~54% 的发病倾向可由遗传因素解释。对 OSAHS 一级亲属的研究表明,其一级亲属患病危险性较一般人群高 2.9~4.0 倍,且亲属中患者人数越多,患病危险性越大。

(2)解剖因素:咽腔及声门上区是睡眠时发生阻塞的最常见部位,咽腔气道段是由舌、软腭、咽侧软组织等软性结构围成的管道。咽腔塌陷的解剖基础:目前认为上气道解剖结构异常是 OSAHS 发生的最主要危险因素之一。

(3)肥胖:肥胖是 OSAHS 重要的致病危险因素。超重和肥胖人群中 OSAHS 患病率可达 31%,远高于正常体重人群。Guilleminault 估计 70% 的 OSAHS 患者体重超重或者肥胖;体重指数(body mass index,BMI)增加呼吸紊乱指数的

风险比值比为 2.55~5.21。BMI 增长 10%,患病风险可增加 4 倍。

三、临床评估

睡眠呼吸监测结果是诊断 OSAHS 的重要依据。在芝加哥标准的基础上,2007 年,美国睡眠医学研究会(AASM)出版了关于睡眠呼吸监测参数和分析标准的指南,并在 2012 年对该标准进行了修订。AASM 的成人阻塞性睡眠呼吸暂停小组(Adult Obstructive Sleep Apnea Task Force of the American Academy of Sleep Medicine)在 2009 年的《临床睡眠医学杂志》上发表了《成人阻塞性睡眠呼吸暂停评估、管理及长期治疗临床指南》。根据文献回顾的结果,向关注 OSAHS 患者的家庭医师、内科医师、外科医师以及口腔科医师提供指导。这里着重介绍国内外睡眠呼吸障碍的临床诊断标准。

(一)OSAHS 危险人群筛查与诊断流程

OSAHS 的诊断应基于临床症状、体征及睡眠监测结果。健康体检、患者因症状就诊及高危人群筛查来源的可疑患病者,需经过睡眠障碍的症状评估、体检及风险因素筛查。应接受睡眠呼吸障碍筛查的高危人群包括:肥胖者(BMI>35)、心力衰竭、心房颤动、难治性高血压、2 型糖尿病、夜间心律失常、脑血管意外、肺动脉高压患者高风险驾驶者、减肥手术前人员。

(二)需要重点评估的症状与体征

在筛查中需要重点评估的症状及体征包括:睡眠时呼吸暂停、打鼾、夜间呛咳和窒息、不能用其他原因解释的思睡、睡眠后无精力恢复感、睡眠片段化及失眠、夜尿增多、晨起头痛、难以集中注意力、记忆力减退、易激惹、性功能减退者。评估中除症状外,还应注意睡眠呼吸障碍相关并发症的发生情况,如高血压、冠心病、心律失常、肺源性心脏病、脑卒中、2 型糖尿病及胰岛素抵抗等,并可有进行性体重增加。体格检查则应注意颌面发育、咽腔软组织是否肥大、是否存在鼻腔通气障碍、肥胖程度、颈围增粗等。

(三)日间思睡的评估

对思睡严重程度的评价一般分主观和客观评价,主观评价主要包括初步评价和量表评价方法。量表评价方法中有 Epworth 思睡量表(Epworth sleepiness scale，ESS）和斯坦福思睡量表（Stanford sleepiness scale，SSS），以 ESS 较为常用。粗略的思睡判断方法：①轻度思睡，不想要或不自主的睡眠事件出现在需要一点注意力的活动中，如看电视、读书、乘车旅行等；②中度思睡，不想要或不自主的睡眠事件出现在需要一些注意力的活动中，如听音乐会、开会或观看演出等；③重度思睡，不想要或不自主的睡眠事件出现在需要注意力集中的活动中，如吃饭、说话、行走或驾驶等。思睡的客观评价方法，是应用 PSG 对患者进行多次睡眠潜伏期试验（multiple sleep latency test，MSLT），即通过让患者白天进行一系列小睡来客观判断其白天思睡程度的一种检查方法：每 2 小时测试一次，每次小睡持续 30 分钟，计算患者入睡的平均潜伏期时间及异常 REM 睡眠出现的次数。睡眠潜伏期时间 <5min 为思睡，5~10min 为可疑思睡，>10min 为正常。

（四）睡眠监测的客观评估方法

在睡眠呼吸障碍的诊断中，睡眠监测是必需的。对于有肥胖、心力衰竭、心律失常及冠心病的患者，应常规进行睡眠监测筛查；指南推荐需要进行睡眠监测筛查的情况包括：高血压合并打鼾等睡眠症状的患者、有脑血管意外病史的患者、准备进行减肥手术或上气道手术的患者。在治疗随访中，推荐接受口腔矫治器、减肥（>10% 体重）或上呼吸道外科手术的患者进行睡眠监测检查。便携式家庭睡眠监测检查通常不用于具有严重并发症的患者，如中重度的肺疾病、神经肌肉疾病、充血性心力衰竭患者、怀疑并存其他睡眠紊乱的患者，也不推荐使用便携式家庭睡眠监测。多次睡眠试验不作为评估和诊断 OSAHS 的常规手段，已经得到最优治疗的患者如果还有严重思睡，则可以通过该检查辅助判断是否患有其他睡眠疾病。自动压力滴定不推荐作为 OSAHS 的诊断手段。

四、诊断标准

患者睡眠时打鼾、反复呼吸暂停，通常伴有日间思睡、注意力不集中、情绪障碍、失眠、疲劳等症状。上述异常不能被其他类型的睡眠障碍、内科或神经系统疾病或药物使用解释，PSG 检查 AHI>5 次 /h，呼吸暂停和低通气以阻塞性为主。如有条件，以睡眠呼吸紊乱指数（respiratory disturbance index，RDI），平均每小时睡眠中呼吸暂停、低通气和呼吸努力相关微觉醒的次数为标准。OSAHS 病情程度的判断依据为：AHI>5 次 /h，但 <15 次 /h 为 轻 度；AHI>15 次 /h，但 <30 次 /h 为中度；AHI>30 次 /h 为重度。以夜间最低 SaO_2 作为参考，低氧程度标准：SaO_2，85%~90% 为轻度，SaO_2，80%~<85% 为中度，SaO_2<80% 为重度。

五、治疗

多学科综合治疗模式，包括病因治疗、长期行为干预、持续正压通气、口腔矫治器和外科治疗等。如果 AHI>15 次 /h，或 AHI>5 次 /h 且合并症状，推荐进行患者教育及选择合适的治疗方式。通常 CPAP 治疗作为首选治疗方式，如果难以接受则考虑行为治疗、口腔矫治器、外科治疗及其他辅助治疗如氧气、药物、减肥手术等。即使临床症状不明显，但合并高血压、缺血性心脏病或脑卒中、2 型糖尿病等疾病的患者也应积极治疗。合并较重心脑血管疾病等，宜首先推荐 CPAP 治疗。

对于准备进行手术治疗的患者，指南要求手术前积极进行手术风险评估及内科治疗，以降低手术并发症风险，并进行上气道评估判定阻塞部位和结构，以利于手术方案的制订。强调围手术期管理的重要性。外科治疗用于解除上气道存在的结构性狭窄和 / 或降低上气道软组织塌陷性。根据阻塞部位制订手术方案，多部位阻塞可实施多层面手术。外科治疗疗效评定依据：要求近期随访至少 6 个月，长期随访至少 1 年以上，必须有 PSG 测定结果。随访时 AHI<5 为治愈；AHI<20 且较术前降低 >50% 显效；AHI 较术前降低 >50% 为有效，注意判定疗效时，除上述 AHI 指标外，应考虑主观症状程度和低氧血症的变化。

六、问题和展望

虽然大量的证据提示 OSAHS 是冠状动脉疾病和卒中的危险因素，但没有明确证据显示治疗 OSAHS 会降低罹患上述疾病的风险。还需要进一步研究 OSAHS 增加冠状动脉疾病、卒中和高血压风险的病理生理机制。虽然已经明确 OSAHS 和 2 型糖尿病之间的关系，但还需进一步地研究 OSAHS 是否是独立的危险因素及其具体机制。

第五节　发作性睡病

发作性睡病以难以控制的思睡、发作性猝倒、睡瘫、入睡前幻觉及夜间睡眠紊乱为主要临床特点。国外报道通常在 10~20 岁开始起病，人群患病率在 0.02%~0.18%，男性和女性患病率大致相当，是继睡眠呼吸障碍之后，引起日间过度思睡的第二大病因。它是一种终身性睡眠疾患，可严重影响患者的生活质量，甚至酿成意外事故而危及生命。中国人的患病率估计在 0.04%，起病于儿童时期者也不少见，男女比例约为 2：1。

一、病理生理机制

发作性睡病的病因不明，一般认为是环境因素与遗传因素相互作用的结果。半数以上病例出现症状前有一定的诱因，如情绪紧张、压力大、过度疲劳等。病毒感染特别是 HIN1 甲型流感病毒感染可能诱发发作性睡病。8%~10% 的发作性睡病患者具有家族史，患者第一代直系亲属的患病概率为普通人群的 20~70 倍。25%~31% 的单卵双生子共患发作性睡病，提示遗传因素在其起病中有重要作用。人类发作性睡病与人类白细胞抗原（HLA）具有高度相关性，HLADQB1*0602（HLADQw6 亚型）在各个种族的发作性睡病患者中均有很高的阳性率，达 88%~100%。中国典型患者的 HLADQB1*0602 阳性率高达 95%，远高于普通人群 23% 的阳性率。下丘脑分泌素是 1998 年发现的肽类物质，具有促醒作用，由分布在下丘脑后外侧部的少量神经细胞合成，并广泛投射到大脑及脊髓各部分。动物发作性睡病的发生与下丘脑分泌素及其受体基因突变有关。而人类发作性睡病的发病是由于免疫损伤致下丘脑分泌素细胞凋亡，激素分泌减少所致，患者脑脊液（CSF）中的下丘脑分泌素水平显著降低或缺失。

二、临床特征

发作性睡病的主要症状包括思睡、猝倒发作、睡瘫、入睡幻觉及夜间睡眠乱。大约 1/3 的患者具备上述所有症状。肥胖在发作性睡病患者中十分常见，起病之初常出现难以解释的体重增加。发作性睡病与其他睡眠疾病如梦语症、周期性腿动、睡眠呼吸障碍和快速眼球运动（REM）睡眠期行为紊乱等合并存在。患者可伴焦虑、抑郁症状，大约 20% 的患者出现社交恐惧症。50% 以上的患者主诉存在与思睡症状无关的显著疲劳。

1. **日间过度思睡**　所有发作性睡病患者都存在日间过度思睡，表现为突然发生的不可抗拒的睡眠发作，可出现于行走、进餐或交谈时，在外界刺激减少的情况下，如阅读、看电视、驾驶听课、开会时更易发生。睡眠持续时间多为数分钟至数十分钟，可短至数秒，也有长达数小时者，每天可发生数次到数十次不等，多数患者经短时间的小睡后即可头脑清醒，但不能维持太长时间。

2. **猝倒**　60%~70% 的发作性睡病患者可发生无力发作甚至猝倒，为该病的特征性表现，常出现在日间过度思睡症状发生数月至数年后，见于强烈情感刺激如发怒、大笑时。实质为因情绪而诱发的躯体双侧肌张力突然部分或完全丧失。发作时患者意识清楚，无记忆障碍，可完全恢复。猝倒可见于躯体局部或全身的骨骼肌群的麻痹，致患者跌倒或被迫坐下。更常见的无力发作比较轻微和局限，如突然出现低头、面部表情异常或张口等，这些不典型的症状在儿童患者常见。无力发作持续时间常为数秒至数分钟。有时强烈的情感刺激或者抗猝倒药物撤药可能引发持续的猝倒发作，严重时可持续数小时，称为猝倒持续状态。

3. **睡眠瘫痪**　多在入睡或起床时出现，是发作性睡病患者从 REM 睡眠中醒来时发生的一过性全身不能活动或不能讲话，可持续数秒至数分钟。正常人也可发生，但发作性病患者的发作频率及程度均严重得多。

4. **睡眠幻觉**　多在入睡时发生，表现为在觉醒和睡眠转换期出现的幻觉，可以为视、触或听幻觉，也可表现为梦境样经历体验。

5. **夜间睡眠紊乱**　可以是患者的主诉之一，常无入睡困难，但易醒多梦，觉醒多发生在入睡后 2~3 小时，通常伴有再入睡困难。此外，患者夜间体动明显增多，可表现为周期性肢体运动或者 REM 睡眠行为异常。患者早晨常因困倦或睡眠状态而出现起床困难。

三、临床评估

发作性睡眠的诊断需结合客观实验室检查，

主要包括多次睡眠潜伏期试验（multiple sleep latency test，MSLT）、夜间 PSG、血 HLA 分型及脑脊液下丘脑分泌素测定。

MSLT 是测定日间思睡的客观方法。发作性睡病患者的 MSLT 除平均睡眠潜伏期缩短外，可见两次或两次以上的异常入睡期始发的 REM 睡眠（sleep onset REM period，SOREMP）。常需在前夜多导睡眠监测之后进行，目的是保证患者在 MSLT 之前有充足的睡眠。另外，约 50% 的发作性睡病患者的 PSG 显示夜间入睡后 15 分钟之内出现异常的 REM 睡眠，利用 PSG 同时进行睡眠呼吸监测还能够发现共患的其他睡眠障碍性疾病，有助于鉴别诊断。

HLADR2 和 HLADQB1*0602 阳性支持发作性睡病的诊断，但由于特异性不强，已不再作为诊断标准之一。

脑脊液下丘脑分泌素 –1≤110pg/ml 或低于正常值的 1/3，可作为发作性睡眠的确诊和分型标准。对伴猝倒的典型发作性睡病，其诊断敏感性和特异性达到 95% 以上；只有 25% 不伴猝倒的患者脑脊液中下丘脑分泌素低于 110pg/ml。

四、治疗

一般治疗：发作性睡病患者应保持有规律的、充足的夜间睡眠。另外，白天应有计划地安排小睡特别是午睡来减少睡意。在择业方面应避免选择驾驶、高空及水下作业，心理症状尤其是抑郁、自卑在发作性睡病患者中常见，应给予有效的心理干预。对儿童患者家长、老师需认识日间思睡、猝倒发作和其他症状是疾病的表现，应对患儿表示理解，鼓励其采取积极的、健康的生活态度，学业负担不宜太重。

日间思睡的治疗：白天不可控制的睡眠发作是发作性睡病最常见的症状，也是影响患者工作及生活的主要因素。尽管非药物治疗如调整生活习惯、午休等可部分改善患者的思睡症状，但不少患者如学生、司机及症状较重者仍需药物辅助治疗。

咖啡因通过拮抗腺苷而具有促醒作用，但改善发作性睡病患者日间思睡的疗效甚微。苯丙胺（amphetamine）类的兴奋剂最早在 1935 年被用于治疗发作性睡病，这类药物可以促进多巴胺的释放、增加突触间隙去甲肾上腺素及 5– 羟色胺水平，同时抑制这些神经递质的再摄取。

盐酸哌甲酯（methylphenidate）是治疗儿童注意缺陷多动障碍的主要药物。1959 年开始应用于治疗发作性睡病，是目前世界上治疗该疾患处方量最大的药物。在国内的制剂分短效及长效缓释片两种。

莫达非尼（modafinil）最早在法国医院用于治疗发作性睡病，其促醒的疗效已经大规模对照研究证实，并于 1998 年获得美国 FDA 批准上市。

发作性猝倒的治疗：三环类抗抑郁药如丙米嗪、地昔帕明和氯米帕明，都是最早用于治疗发作性猝倒的药物。新型的抗抑郁药 5– 羟色胺再摄取抑制剂如氟西汀、帕罗西汀均用于治疗发作性睡病，但效果弱于三环类抗抑郁药。文拉法辛（venlafaxine）具有抑制肾上腺能及 5– 羟色胺再摄取的双重作用，在低于抗抑郁的剂量时即可发挥强的抗猝倒作用，且影响性功能的不良反应很小，同时还有轻微的促醒作用。在美国的部分睡眠中心，该药已成为治疗发作性睡病的一线药物。特别需要指出的是，以上药物需规律服用，骤然停药会造成撤药性猝倒反跳，患者猝倒症状暂时性加重，持续 3~7 天可自行缓解。

五、问题和展望

10% 伴猝倒发作性睡病患者 CSF 下丘脑分泌素 –1 水平正常，这提示 CSF 下丘脑分泌素 –1 水平或许不能完全反映脑内下丘脑分泌素的神经传递，或者伴猝倒发作性睡病可能是由于下丘脑分泌素缺乏之外的因素引起的。虽然怀疑自身免疫介导机制与下丘脑分泌素细胞破坏有关，但真正原因仍不明确。

第六节　快速眼球运动睡眠期行为紊乱

快速眼球运动睡眠期行为紊乱（REM sleep behavior disorder，RBD）是临床常见的 REM 期异态睡眠，是一种以 REM 睡眠期间伴随梦境出现肢体活动为特征的睡眠疾病，发作时常出现暴力行为,并可造成自身及同床者伤害,破坏睡眠。

一、病理生理机制

近60%的患者病因不明,但年龄增长是一个明显的发病因素。年轻患者多见于使用抗抑郁药物的患者和发作性睡病患者,而成年以上发病者排除药物和中枢神经系统损害以外可能预示为原发性,与神经系统变性疾病有关。

1. 特发性RBD(idiopathic RBD,iRBD) 指将RBD作为一个无伴随条件的单独症状,有些患者终身仅仅表现RBD症状而无其他伴随症状。但iRBD可能是突触核蛋白病的一个前期症状。有研究发现,40%~65%的iRBD患者在10年后最终可能发展为突触核蛋白(synuclein)相关的神经系统变性疾病,如帕金森病、路易体痴呆等,故iRBD被认为可能是神经系统变性疾病的早期症状和预警症状。

2. 继发性RBD(secondary RBD,sRBD) ①药源性RBD:抗精神病药、三环类、5-羟色胺再摄取抑制剂(SSRIs)、5-羟色胺和去甲肾上腺素再摄取抑制剂(SNRIs)类抗抑郁药、苯二氮䓬类镇静催眠药物、单胺氧化酶抑制剂、胆碱酯酶抑制剂、苯乙肼、咖啡等,均可引起RBD的发生。急性发病也见于酒精或镇静催眠药物的戒断、三环类及SSRIs类抗抑郁剂的使用。②症状性RBD:与神经系统疾病密切相关的RBD,包括发作性睡病、Machado-Joseph病、肌萎缩侧索硬化(ALS)、癫痫、多发性硬化(MS)、Guillain-Barre综合征。与正常REM睡眠期肌张力弛缓相关的脑干相应部位损害(血管性、炎症、肿瘤、变性等)均可导致症状性RBD。③与神经系统变性疾病相关的RBD:α突触核蛋白(α-synuclein)异常沉积可导致多种神经系统变性疾病,如帕金森病(PD)、路易体痴呆(DLB)、多系统萎缩(MSA)等,RBD常为其发病的前驱/早期症状及伴随症状,33%~46%的PD患者、75%的DLB患者、近100%的MSA患者合并RBD。RBD在tau蛋白相关的疾病中较少见,如阿尔茨海默病(AD)、进行性核上性眼肌麻痹(PSP)、皮质基底核变性、额颞叶痴呆。有研究显示,RBD可以作为DLB的核心临床症状,有助于与老年痴呆进行鉴别诊断,也提高了DLB诊断的准确性。

二、临床特征

REM睡眠期行为紊乱通常出现于40~70岁的人群,但也可起始于任何年龄,尤其是症状性RBD患者如发作性睡病伴发的RBD,男性多于女性,常常发生在睡眠的后半段。发生频率不一,每周一次,严重者每晚均有发生。在出现明显RBD症状以前数年或数十年,患者往往表现有睡眠期间的不安定,如异常的发声(说话、大叫、咒骂、尖叫等)和肢体活动频繁等现象。RBD临床症状主要包括鲜活恐怖或暴力的梦境及与梦境相关的梦呓及肢体动作和情绪反应。典型临床表现是睡眠期间出现不同程度的肢体动作甚至是暴力行为,如殴打同床者,甚至下床活动、伤人或毁物,动作比较粗暴、猛烈,如拳打、脚踢、翻滚、跳跃、呼喊、反复坠床等,患者在清醒后可清晰回忆梦境内容,但对睡眠中出现的异常行为无记忆。绝大多数患者仅主诉睡眠期间身体受伤,严重者可出现硬膜下血肿、腰椎及肢体骨折等。女性RBD患者相对来说少有暴力内容的梦境,在梦境中多扮演受害者角色。个别患者在睡眠中仅表现为频繁的肌肉抽动和喃喃自语,但自觉睡眠正常,醒后能够叙述梦境样心理活动。虽然REM睡眠期表现明显异常,但仅少数患者主诉日间过度思睡。

三、治疗

1. 非药物治疗 安全的睡眠环境:RBD临床症状中的伤害性行为可高达30%~81%,严重威胁患者健康及生存质量,其中以体表瘀斑、撕裂伤、骨折的发生频率最高。为伴有伤害性行为的RBD患者提供相对安全的睡眠环境,应作为非药物治疗的标准化治疗手段。推荐方法包括在地板上放置床垫、将家具边角用软物包裹、对玻璃窗进行安全性保护、睡前移去潜在的危险物品,如利器、玻璃、水杯水壶等。此外,建议患者的同床者与患者分室居住直到患者RBD症状得到有效的控制。国外发明专门的床报警装置,在梦境相关行为出现时报警,利于促进觉醒和同床者发现并看护。

2. 药物治疗
(1)氯硝西泮:目前认为氯硝西泮是治疗

RBD 的有效药物,可使 90% 以上的患者症状缓解而很少出现耐受或滥用,可显著减少 RBD 行为和外伤的发生。建议剂量为 0.25~2.0mg,睡前 15 分钟服用,最高不超过 4.0mg。

(2)褪黑激素:褪黑激素是第二个常用的治疗 RBD 药物,其优势是不良反应较少且轻,该 RBD 症状效果显著。剂量相关的不良反应主要包括晨间头痛、白日困倦、妄想和幻觉等。

(3)多巴及多巴受体激动剂:左旋多巴治疗效果尚不肯定,有报道认为甚至有可能诱发或加重 RBD 的症状。目前认为普拉克索治疗 RBD 有一定疗效。PET 研究证实,一些原发性 RBD 患者存在多巴胺能的黑质纹状体通路障碍,轻度原发性 RBD 患者部分有效,对于治疗伴有帕金森病的 RBD 几乎无效,与氯硝西泮联合的效果优于两个药物单药的疗效,因此,此药仅用于治疗未明确诊断为神经退行性疾病的 RBD 患者及用于氯硝西泮的替代治疗。

(4)帕罗西汀:帕罗西汀治疗效果尚不肯定,有诱发或加重 RBD 症状的可能。帕罗西汀是一种选择性的 5- 羟色胺再摄取抑制剂(SSRIs)。

此药可通过抑制 REM 睡眠来达到缓解 RBD 的临床症状,一般用量为睡前服用 10~40mg。

(5)多奈哌齐:有报道称乙酰胆碱酯酶抑制剂多奈哌齐 10~15mg 晚上睡前服用,可能对 RBD 症状有缓解作用,但对于治疗 RBD 的疗效尚存在争议。

(6)镇静催眠药物:佐匹克隆是一种可以兴奋 GABA 能神经元的镇静催眠药物。在治疗 RBD 时,用药剂量为 3.75~7.5mg,睡前服用。

四、问题和展望

50 岁及其以上 RBD 患者帕金森病或痴呆的风险增加,然而,不知道其他年龄的患者是否同样有此风险。抗抑郁药物诱发的 RBD 是否也有此风险。抗抑郁药诱发的 RBD 是否未来进展为帕金森或痴呆的风险也未明确。新型抗抑郁或抗精神病药在临床前应诊断短期和长期影响进行相关评价,应包括对以下方面的影响,如 REM 肌张力弛缓、REM 时相性肌肉活动、释放潜在 REM 睡眠异常行为和诱发梦境扮演行为的倾向性。

(孙洪强 李卫晖)

参 考 文 献

1. 赵忠新. 睡眠医学. 北京:人民卫生出版社,2016.
2. James L. Levenson. 心身医学. 吕秋云,译. 北京:北京大学医学出版社,2010.
3. 潘芳,吉峰. 身心医学. 3 版. 北京:人民卫生出版社,2018.
4. American Academy of Sleep Medicine. International classification of sleep disorders. 3rd ed. Darien, IL: American Academy of Sleep Medicine, 2014.
5. American Psychiatric Association. Diagnostic and statistical manual of mental disorders. 5th ed. Arlington, VA: American Psychiatric Publishing, 2013.
6. Buysse DJ. Insomnia. JAMA, 2013, 309: 706-716.

第十六章 进食障碍和排泄障碍

第一节 概 述

一、概念及分类

进食障碍（eating disorders, ED）是指以反常的进食行为和心理紊乱为特征，伴发显著体重改变和/或生理、社会功能紊乱的一组疾病，属于精神障碍中"与心理因素相关的生理障碍"。主要包括神经性厌食（anorexia nervosa, AN）、神经性贪食（bulimia nervosa, BN）和暴食障碍（binge eating disorder, BED）。

将神经性厌食作为一种疾病诊断始于19世纪末，而神经性贪食在1979年才正式被列为临床诊断。暴食障碍是在2000年出版的《精神疾病的诊断和统计手册第四版修订版（DSM-Ⅳ-TR）》作为未加标明的进食障碍（eating disorder not otherwise specified, EDNOS）的一个暂时分类，直到DSM-5，暴食障碍才成为一个独立的疾病，和神经性厌食、神经性贪食并列作为进食障碍的主要疾病分类。

DSM-5和世界卫生组织2018年发布的ICD-11分类目录中，均将"进食障碍"与既往诊断系统中的"起病于婴幼儿及青少年时期的喂食障碍"合并为"喂食和进食障碍"，包括回避性/限制性摄食障碍、异食症、反刍障碍、神经性厌食、神经性贪食、暴食障碍等。本章重点讲述神经性厌食、神经性贪食、暴食障碍，在"第五节其他进食相关障碍"中将对"起病于婴幼儿及青少年时期的喂食障碍"作一简单介绍。

二、流行病学

目前，有关进食障碍的流行病学数据多来自欧美国家。据估计，美国成人和青少年（13~18

岁）神经性厌食的终生患病率分别为0.6%和0.3%；神经性贪食的终生患病率分别为1.0%和0.9%；暴食障碍的终生患病率分别为3.0%和1.6%。在寻求减重治疗的肥胖人群中，暴食障碍平均患病率高达30%。

进食障碍患者中女性明显多于男性，成人女性和成人男性神经性厌食的终生患病率分别为0.9%和0.3%；神经性贪食的终生患病率分别为1.5%和0.5%；暴食障碍的终生患病率分别为3.5%和2.0%。临床上首诊为神经性厌食的患者中，女性和男性的比例约为11：1，首诊为神经性贪食的女性和男性比例约为13：1。

神经性厌食发病年龄早，为13~20岁，中位数为16岁，发病的两个高峰年龄分别是13~14岁和17~18岁；神经性贪食发病年龄常较神经性厌食晚，发生在青少年晚期和成年早期，发病范围较神经性厌食更大，为12~35岁，中位数为18岁；暴食障碍发病年龄更晚，中位数为23岁。

中国精神卫生调查（2019年）公布的数据显示：我国≥18岁的成年人中，进食障碍的终身患病率为0.1%，12个月患病率低于0.1%。在上海儿童青少年（4~18岁）中开展的流行病学研究（2011—2012年）显示，进食障碍的患病率为1.4%。均明显低于欧美国家。

一般认为，我国进食障碍的患病率低于欧美国家。但现有的调查数据提示，我国进食障碍的发病率呈逐年上升趋势，严重影响着年轻女性的健康甚至生命。因此，对我国初中生、高中生和大学生进行进食障碍的预防工作应引起高度重视，对模特、舞蹈演员、体操运动员、演员等特殊人群的进食障碍防治尤为必要。

三、病因和发病机制

进食障碍是复杂的多因素疾病，目前其病因

虽然仍未完全阐明,但可以肯定其病因与生物、心理和社会文化因素密切相关。同时也需考虑到发生进食障碍的前提基础(素质因素),症状出现之前的条件因素(诱发因素)及维持疾病的因素(维持因素)。目前认为进食障碍是遗传和环境因素相互作用的产物。

(一)素质因素

1. 性格特征 是进食障碍的高危因素之一,其中两个最重要的特征是低自尊及完美主义。进食障碍患者常共存人格障碍。报道称神经性贪食与 B 及 C 型人格(尤其是边缘型人格障碍及回避型人格障碍)有关,神经性厌食与 C 型人格(尤其是回避型人格障碍及强迫型人格障碍)有关。

2. 遗传因素 性格的形成是先天遗传因素和后天环境(如围生期、家庭环境等)相互作用的产物。双生子及家系研究发现,进食障碍是复杂的遗传性疾病,遗传度在 50%~83%,其中,神经性厌食遗传倾向较神经性贪食明显,研究得更多。目前认为神经性厌食的发生受到多个基因的调控,这些基因主要集中在与饮食、体质量及进食行为相关的神经生物学系统。

3. 其他生物学因素

(1)神经生化:进食障碍的神经生化研究提示,神经递质及神经肽与进食及体重的调节有关,前者包括 5-羟色胺(serotonin,5-HT)、多巴胺(dopamine,DA)、去甲肾上腺素(noradrenaline,NE)和乙酰胆碱(acetylcholine,Ach),后者包括神经肽 Y(neuropeptide Y,NPY)、脑源性神经营养因子(brain-derived neurotrophic factor,BDNF)、瘦素、胃饥饿素、阿片肽、催产素等。

(2)认知电位:脑电生理学技术的事件相关电位(event-related potential,ERP),也被称为认知电位,研究提示神经性厌食患者的认知功能受损。反应抑制功能过度可能是神经性厌食的特征性神经认知内表型。

(3)神经影像:近年来较热的脑影像技术即磁共振成像(magnetic resonance imaging,MRI)技术,通过对进食障碍患者的脑功能及脑结构进行成像,发现进食障碍患者存在认知控制、犒赏、情绪调节等广泛脑区的功能或结构异常。

(二)诱发因素

1. 早年环境因素 儿童期虐待,包括躯体虐待、心理虐待、性虐待以及被忽视,会导致表观遗传学的改变,对发育中的大脑生理结构以及神经生化反应造成显著的影响。此外,也有研究发现,进食障碍与其他因素有关,如母亲抽烟、产科及围生期并发症[母亲贫血、早产儿(<32 周)]等。

2. 病前应激因素 减肥作为社会时尚,受到公众的推崇,而这种"以瘦为美"的审美取向对人们尤其青少年和年轻女性所起的导向作用是巨大的。过去因体形、体重受到过嘲讽,学习、感情上受挫,家庭成员重病或死亡,生活环境变迁等负性生活事件,如果让青少年和年轻人产生失控感、感觉自己不够好、担心或应激、独自承受却无法疏泄时,这些应激因素将成为进食障碍发病的直接诱因。

(三)维持因素

1. 家庭因素 家庭被家庭治疗师认为是进食障碍产生和维持的因素,在进食障碍的发生与发展中所起的作用非常重要,甚至有理论认为其作用和基因一样重要。Minuchin 等认为,本病存在一种特定的关系模式,这个模式由"缠结、过度保护、僵化以及缺乏解决冲突的能力"组成。另有研究发现,神经性厌食患者的家庭环境具有低亲密度、低情感表达、低娱乐性和高矛盾性等特征。

2. 社会文化因素 学校、社会的减肥风潮不仅是环境诱因,也可能助长了该病的维持,尤其减肥后周围人的赞美和羡慕,该获益性容易强化减肥行为。

四、治疗原则

进食障碍是一组涉及生理和心理紊乱的精神障碍,与其他精神障碍所不同的是,生理紊乱所致的躯体并发症可累及全身各大系统、器官,因此在确定治疗方案前有必要对患者进行全面评估。治疗需要遵循以下原则:

1. 多学科协作治疗的原则 精神科医生和护士、内科医生或儿科医生、营养师、心理治疗师、心理咨询师和社会工作者等。

2. 全面评估 躯体状况、精神状况、进食相关的症状和行为的评估与监测。

3. 综合治疗 营养治疗、躯体治疗、精神药物治疗和社会心理干预。

虽然进食障碍可以有神经性厌食、神经性贪食、暴食障碍等不同的表现形式,但总体治疗目标是一致的:

1. 尽可能地去除严重影响躯体健康的异常进食相关行为,恢复躯体健康。

2. 治疗躯体并发症。

3. 提供关于健康营养和饮食模式方面的教育。

4. 帮助患者重新评估和改变关于进食障碍核心的歪曲认知、态度、动机、冲突及感受,促进患者主动配合和参与治疗。

5. 治疗相关的精神问题,包括情绪低落、情绪不稳、冲动控制力下降、强迫观念和行为、焦虑、自伤自杀等行为障碍。

6. 通过提供照料者指导和家庭治疗来争取家庭的支持。

7. 防止复发和恶化。

第二节　神经性厌食

神经性厌食(anorexia nervosa, AN),简称厌食症,是一类患者自己有意严格限制进食,导致体重明显下降并低于正常,身体功能损害的疾病。该病多见于 13~20 岁的青少年和年轻女性,主要表现是患者强烈地害怕体重增加,恐惧发胖,对体重和体形的极度关注,有意造成体重明显减轻,导致营养不良,进而造成累及全身各大系统的并发症,严重者造成多器官功能衰竭而死亡。国外曾有报道,该病死亡率高达 5%~20%,被认为是最致命的精神障碍。

目前,无论是美国还是国际诊断体系,均按照患者"有无规律的暴食或清除行为"将 AN 分为两个亚型,即限制型神经性厌食(restricting type, AN-R)和暴食/清除型神经性厌食(binge/purging type, AN-BP)。

一、临床表现

(一)心理和行为障碍

1. 对苗条的病理性追求　厌食症患者对"肥胖"的强烈恐惧和对体形、体重的过度关注是临床核心症状,故意限制进食常常是首发症状。30%~50% 的患者会出现阵发性暴饮暴食行为,通常这些暴食行为发生在限制进食后的 18 个月内。为减轻体重,患者常常有过度运动或活动、催吐、导泻、滥用减肥药、利尿药、抑制食欲的药物。

2. 体象障碍　厌食症患者对自己的体形、体重存在不正确的认知,对身体的胖瘦或某些部位的粗细、大小等存在感知障碍,即使已经明显消瘦,仍感觉自己很胖,故常伴有强烈的焦虑、恐惧情绪。

3. 对食物的兴趣增加　患者为了苗条在行为上过度限制自己进食,对食物的兴趣不减反增,常专注于食物及与食物相关的活动,例如,强迫亲人吃东西,看与食物或与吃有关的电视节目或视频等。

4. 否认病情　厌食症患者常常否认病情,否认饥饿感、疲劳感,部分患者否认自己想要减肥,将进食少归因为"没胃口""胃胀""胃难受""便秘"等躯体问题。

5. 情感症状　在营养不良和饥饿状态下,患者出现严重的情绪变化,表现为烦躁易怒,情绪不稳,郁郁寡欢,兴趣减退,易流泪,出现睡眠障碍,逐渐拒绝、回避社交活动。抑郁情绪在厌食症患者中很常见,严重时患者出现自杀倾向或自伤自杀行为。

6. 强迫症状　在营养不良和饥饿状态下,厌食症患者变得更加刻板、固执,表现出进食相关的强迫症状,或原有强迫症状的加重。例如,患者脑海里反复出现食物画面,控制不住反复思考吃什么等。强迫性计算食物热量、强迫性照镜子、强迫性称重、强迫性运动、强迫性站立等。此外,强迫性洗涤、强迫性检查等症状在厌食症患者中也很常见。

(二)生理障碍

1. 与营养不良有关的并发症　厌食症患者饥饿所致营养不良会产生全身生理功能紊乱,其躯体并发症可累及全身每一个器官、系统。患者有低体温、心动过缓、低血压及直立性低血压;贫血、白细胞低下甚至全血细胞减少;低蛋白血症;胃肠道活动减弱,导致胃排空延迟,出现胃部饱胀不适、便秘;肝功能异常、胰腺病变也很常见;青春前期患者可有性心理发育迟缓和第二性征发育停滞,青春期女性患者常有停经或月经紊乱;性功能障碍也多见,出现性欲减退或勃起功能障碍；严重的慢性并发症有骨质疏松、肾功能衰竭等。

2. 中枢神经系统并发症 与营养不良有关的并发症还包括中枢神经系统并发症。由于营养不良导致大脑萎缩，脑功能异常，从而出现一系列改变。多数患者随着饮食状况的好转，这些表现是可以恢复的。但一些严重的改变可能不能恢复，如有学者认为，随着体重的增加，白质和脑脊液的量可恢复正常，但灰质的量可能难以恢复正常，这种患者预后也差。

（1）精神状况：早期精力充沛甚至欣快，睡眠少、非常关注周围事物。当营养状况持续恶化时，大脑由于严重营养不良，而反应迟钝、精神萎靡。

（2）思维能力下降：饥饿对中枢神经系统功能影响很大。注意力不集中、记忆力下降、学习能力下降、对噪声过度敏感。患者对体重、食物的固执、难以改变的先占观念也和大脑功能状态有关。

（3）情绪异常：早期精力充沛甚至欣快，但情绪不稳定（易从一个极端转到另一个极端）、易激惹，随着病情加重，出现抑郁、焦虑甚至自杀观念。

（4）意识障碍或癫痫发作：有些患者在营养状况差、合并感染或代谢紊乱时出现意识模糊、谵妄、癫痫发作甚至昏迷。

3. 与行为问题有关的并发症 厌食症患者的呕吐或滥用减肥药、泻药、利尿剂、灌肠剂等行为，导致体内液体流失、血容量下降，从而使血尿素氮水平明显高于肌酐水平。最常见的电解质异常是低钾、低钠、低氯以及低氯性代谢性碱中毒。

再喂养综合征（refeeding syndrome，RFS）：是指机体经过长期饥饿或营养不良，重新摄入营养物质导致以低磷血症为特征的电解质代谢紊乱及由此而产生的一系列症状。其病理机制是再进食使得磷急速转移进入细胞参与糖和蛋白质合成过程中的磷酸化作用，从而使血磷降低，血清磷酸盐浓度小于0.50mmol/L（正常范围0.85~1.40mmol/L），可引起神经系统、肺、心脏、神经肌肉和血液系统并发症，由此而产生一系列症状，包括：呼吸衰竭、心衰、抽搐、意识模糊、昏迷和死亡。除了低磷血症外，RFS患者还会有低钾血症，这是RFS致死的主要原因，同时还有低镁血症、维生素 B_1 缺乏等表现。

二、诊断与鉴别诊断

（一）诊断

根据DSM-5诊断标准，神经性厌食的诊断需符合以下3条：

1. 限制能量摄入，明显的低体重状态——体重低于最低标准体重（例如，成年人体重指数 $\leqslant 18.5kg/m^2$），或对于儿童和青少年而言，体重低于其年龄相应的最低预期体重（例如，低于其年龄相对应的BMI百分数5个百分位点）。

2. 即使体重明显减轻，患者仍然强烈恐惧体重增加或变胖，或者持续进行妨碍体重增加的行为。

3. 患者对自己体重或体形的体验紊乱，对体重或体形的自我评价不恰当，或者对目前低体重的严重性持续缺乏认识。

神经性厌食可以分为两个特殊亚型：

1. **限制型** 在最近3个月中，无反复发作的暴饮暴食或清除行为（如自我诱导呕吐或滥用通便药、利尿剂或灌肠剂）。该亚型患者的体重减轻主要是通过节食、禁食和/或过度运动实现的。

2. **暴食/清除型** 在最近3个月中，存在反复发作的暴饮暴食或清除行为（即自我诱导呕吐或滥用通便药物、利尿剂或灌肠剂）。

此外，DSM-5根据神经性厌食患者BMI（对于成人而言）或BMI百分数（对于儿童和青少年而言）进行严重度划分。成年神经性厌食患者严重程度划分如下：

轻度：BMI $\geqslant 17kg/m^2$；

中度：BMI $16\sim16.99kg/m^2$；

重度：BMI $15\sim15.99kg/m^2$；

极重度：BMI $<15kg/m^2$。

（二）鉴别诊断

1. **躯体疾病** 神经性厌食主要与某些躯体疾病引起的体重减轻相鉴别，但躯体疾病患者很少有怕胖的超价观念及体象障碍，进一步的躯体检查也可帮助鉴别。

2. **抑郁症** 神经性厌食患者常会伴发轻度至中度抑郁，部分患者病前先有抑郁情绪。抑郁症患者没有对体重增加的过分恐惧，其体重减轻通常不会致营养不良；神经性厌食患者伴发的抑郁属于神经性厌食症状的一部分,不需要另作诊断。

3. 焦虑障碍　患者对进食、体重增加感到焦虑不安,会回避社交,但这些均为神经性厌食症状的一部分,不另作诊断。只有当神经性厌食病前符合焦虑障碍诊断、且与神经性厌食无关,才考虑焦虑障碍诊断。

4. 强迫障碍　患者可对食物、体重、体形存在强迫性思维,并有强迫性称重、强迫性运动、强迫性催吐、强迫性服用泻药等强迫行为,但这些均为神经性厌食症状的一部分,不另作诊断,尤其营养越差,强迫症状越严重。只有当神经性厌食病前符合强迫障碍诊断、且与神经性厌食无关,才考虑强迫障碍诊断。

5. 神经性贪食　部分神经性厌食患者,即暴食/清除型神经性厌食,可有间歇性暴食、催吐等清除性行为。神经性厌食患者为低体重,而神经性贪食的体重基本正常或轻微超重。

三、治疗

厌食症治疗成功的核心指标是体重增加,治疗主要包括营养治疗、躯体治疗和心理治疗,对于初始使用营养治疗和心理治疗后体重仍未增加的急性期患者,可以考虑辅助药物治疗。

（一）营养治疗

营养治疗(包括饮食监管及禁止暴食和呕吐行为)被各国指南一致推荐作为促进低体重厌食症患者体重增加的一线治疗,是厌食症最主要、最紧急、最基本的治疗。营养治疗的目的是恢复正常的饮食习惯、恢复体重、纠正营养不良,通过体重恢复可以纠正厌食症导致的多种生理问题。一般遵循经口进食、起始少量、逐渐增加的原则。每周体重增加 0.5~1.0kg 为宜,目标体重临床上通常取正常体重低限,如 BMI=18.5 或 19kg/m²,对儿童青少年人群应用 BMI 百分数更为准确。肠内营养只是用于严重病例抢救生命的短期治疗方法。

再喂养如果过快或过迅猛可能会引起有潜在致命危险的再喂养综合征,表现为营养不良的患者在营养康复过程中出现的水和电解质代谢变化,具有潜在致命危险。因此营养不良患者在再喂养开始的几天里需要监测血浆磷水平,一旦发现血磷降低,应立即采用口服方法补充。

（二）躯体治疗

严重营养不良的患者死亡率较高,首要的治疗是支持疗法,纠正水、电解质紊乱,纠正躯体并发症,保证能量供给。造成躯体症状的原因有营养不良、营养不良的病理生理后果、导致体重降低的行为、自伤行为和医源性原因等,产生的躯体症状可涉及全身所有系统,对于严重的躯体症状必须有针对性地给予相应的躯体治疗。可以请内科医生、儿科医生、营养学家协助治疗。

（三）心理治疗

主要有家庭治疗、认知行为治疗(cognitive behavioral therapy, CBT)和精神动力性心理治疗等。家庭治疗是青少年厌食症的首选心理治疗;对于成人厌食症,尚无证据表明某一种治疗优于其他治疗。治疗的选择基于可获得性、患者年龄、患者偏好及费用。

1. 家庭治疗　家庭治疗的目标是通过改变维持患者症状的家庭互动模式即改变家庭系统而改变患者症状。探索家庭治疗维持厌食症的家庭互动模式,在家庭成员都能认可的基础上调整家庭互动模式。家庭治疗对于起病较早(≤18岁)、病期较短(≤3年)的青少年厌食症患者效果较好、证据最强。

2. CBT　其目标是恢复正常的进食行为及健康的体重;巩固疗效,防止复发;适应社会。CBT 适合年龄较大、营养状况得到一定改善的厌食症患者。对住院治疗的青少年患者,针对进食障碍的 CBT 能有效改善体重和病理心理,并在治疗后 12 个月仍能保持疗效。

3. 精神动力性治疗　精神动力性治疗是一种领悟治疗,其目标是帮助患者理解其生病与早年经历、生活事件之间的关系,理解厌食症背后的潜意识冲突、防御方式等。精神动力性治疗适合在有心理学头脑、能够体察自己的情感、能够通过领悟使症状得到缓解、能建立工作联盟的厌食症患者中进行。

（四）药物治疗

当厌食症患者的体重非常低时,以及再喂养的早期阶段,除非必要,应尽量避免药物治疗。

1. 抗抑郁剂　抗抑郁剂对厌食症患者的疗效并不肯定,不宜用于单独治疗厌食症。如果厌食症患者在体重恢复正常后仍有贪食、抑郁、焦虑或强迫症状,则可以考虑应用选择性 5- 羟色胺再摄取抑制剂(SSRIs)。其中应用报道较多的 SSRIs 是氟西汀、西酞普兰,青少年患者可选用舍曲林、氟伏沙明。

2. 非典型抗精神病药 对于具有妄想性信念如体象障碍等症状的患者,可选用利培酮、奥氮平、喹硫平、阿立哌唑等非典型抗精神病药物,宜从低剂量开始使用。

3. 其他药物 如抗焦虑药、抗癫痫药、促胃动力药、锌剂也可对症使用。闭经超过 6 个月的患者,需咨询妇科医生,必要时采用人工周期 1 疗程,而后停药观察,因为营养治疗是闭经患者最根本的治疗。

四、病程和预后

厌食症病程常以慢性和复发性为特征。约有 50% 的患者预后良好,可获痊愈;约 25% 的患者预后中等,仅躯体症状改善,但仍有进食或心理方面残留症状;约 25% 的患者预后较差,发展为慢性。5%~20% 的患者死于极度营养不良导致的多器官衰竭,或情绪障碍所致的自杀等。

本病的预后与发病年龄、病程迁延时间、患者个性特征、家庭环境等因素密切相关。对于发病年龄小(小于 17 岁)、病程短、不伴有人格问题、家庭支持良好、否认体相障碍的非典型的厌食症患者,预后相对较好。发病年龄大、病程迁延反复、体重过低、伴有人格问题、家庭冲突严重,以及有暴食、呕吐、使用泻药的患者,预后较差。

第三节 神经性贪食

神经性贪食(bulimia nervosa),简称贪食症,是一类以反复发作性暴食及强烈控制体重的先占观念为特征的疾病。主要表现为反复发作、不可控制、冲动性的暴食,继之采取防止增重的不恰当的代偿行为,如禁食、过度运动、诱导呕吐,滥用泻药、利尿剂等,这些行为与其对自身体重、体形的过度关注及不客观的评价有关。30%~80% 的贪食症患者有厌食症病史,与厌食症患者体重过低不同,贪食症患者大多体重正常或轻微超重。

一、临床表现

(一)行为障碍

贪食症的行为特征主要为暴食 – 清除循环,即反复发作的暴食及暴食后的代偿性行为。

1. 反复发作的暴食 暴食为冲动性进食行为,伴有进食时的失控感,表现为在有限的时间里(如任何 2 小时内)进食绝对超过大多数人在相似时间内、相似情况下会进食的食物,通常为平时进食量的 2~3 倍以上;暴食行为反复发作。此外,暴食还具有以下特点:

(1)暴食发生:暴食常与负性情感、人际间应激源、饮食限制、与体重、体形和食物相关的消极感受、无聊感有关,常在没有感到身体饥饿时发生。暴食通常秘密进行或尽可能不引人注意,在某些案例中,暴食也可以是有计划的。

(2)暴食过程:患者暴食期间消耗食物的种类因人而异,通常是平时过度限制、不敢进食的食物。暴食发作时,只是要吃大量食物而并不在乎味道,进食量常达平时量的 2~3 倍以上,且进食快速,并伴有失控感。

(3)暴食停止:一旦暴食开始,患者不仅很难自动停止,而且很难被他人阻止,常常要吃到腹胀难受、腹痛或者筋疲力尽才结束,或因强烈的罪恶感而终止暴食行为。

2. 代偿性行为 暴食行为之后患者继之以代偿性行为,以防止体重增加。常用的代偿性行为有用手指等抠吐或自发呕吐、过度运动、禁食,滥用泻药、灌肠剂、利尿剂、减肥药等。

3. 暴食 – 清除循环 由于贪食症患者对体形和体重存在持续的不恰当的自我评价,暴食后随即采取各种代偿性行为,之后又可产生暴食行为,继之又采取清除行为,形成反复恶性循环。

(二)心理障碍

1. 过度关注体形和体重 贪食症患者过度关注他们的外形和体重,在意别人如何看待他们,对自己的体形和体重有不恰当的自我评价,总感到不满意,这成为他们不断节食减肥以及暴食后清除行为的心理基础。

2. 情绪障碍 患者在暴食时通常先有满足感,继而出现自责、痛苦,最后因罪恶感或躯体不适而终止暴食行为。吃完后会对自己未控制住暴食而深感内疚、自我厌恶、自我否定,情绪也再度陷入抑郁、沮丧状态,逐渐出现社交退缩、不愿和他人交往,影响社会功能,这进一步加重患者的抑郁,形成一个恶性循环,导致严重抑郁,甚至采用自残、自杀的方式来解脱。贪食症共病抑郁症远高于厌食症。部分贪食症患者具有情绪不稳定的特点。贪食症患者共病心境障碍、焦虑障碍、物质滥用、边缘型人格障碍比例较高。

(三)生理障碍

1. 与暴食有关的生理障碍　贪食症患者常有恶心、腹痛、腹胀、消化不良和体重增加等与暴食有关的躯体不适,甚至出现急性胃扩张,罕见胃破裂。

2. 与反复清除行为有关的生理障碍　反复呕吐者常因胃酸反流导致牙齿腐蚀、龋齿、牙齿过敏、腮腺和唾液腺肿胀,并容易出现反流性食管炎、食管贲门黏膜撕裂综合征、胰腺炎等消化系统并发症。如果患者用手指来抠吐,手背示指关节处被牙齿咬伤,而出现瘢痕。反复呕吐、滥用泻药、利尿剂者可出现水电解质酸碱平衡紊乱:低钾血症是慢性呕吐、滥用泻药和利尿剂最常见的并发症,导致疲乏、肌无力、心律失常、抽搐和癫痫发作,严重低钾血症可导致心律失常、心脏传导阻滞甚至心脏停搏;呕吐和滥用利尿剂均会导致代谢性碱中毒,滥用泻药可引起代谢性酸中毒。长期服用含有酚酞的泻药会刺激结肠黏膜导致血性腹泻,甚至会导致肠道黏膜下神经纤维的损伤。

二、诊断与鉴别诊断

(一)诊断

根据DSM-5,神经性贪食的诊断标准需符合以下几条:

1. 反复发作的暴食　暴食发作以下列2项为特征:

(1)在一段固定的时间内进食(例如,在任何2小时内),食物量大于大多数人在相似时间段内和相似场合下的进食量。

(2)发作时感到无法控制进食。

2. 反复出现不适当的代偿行为以预防体重增加,如自我引吐、滥用泻药、利尿剂或其他药物、禁食或过度锻炼。

3. 暴食和不适当的代偿行为同时出现,在3个月内平均每周至少1次。

4. 自我评价过度地受体形和体重影响。

5. 该障碍并非仅仅出现在厌食症的发作期。

此外,DSM-5根据不适当代偿行为的频率进行严重程度划分,划分方法如下:

轻度:每周平均有1~3次不适当的代偿行为发作;

中度:每周平均有4~7次不适当的代偿行为发作;

重度:每周平均有8~13次不适当的代偿行为发作;

极重度:每周平均有14次或更多不适当的代偿行为发作。

(二)鉴别诊断

1. 神经系统器质性病变　一些神经系统疾病或综合征,如癫痫等位性发作、中枢神经系统肿瘤、Kleine-Levin综合征、Klüver-Bucy综合征等,也有发作性暴食等表现,通过神经系统体检和相应的检查可进行鉴别,如颞叶癫痫常有抽搐史及脑电图或CT的特殊改变。

2. 精神分裂症　精神分裂症继发的暴食以精神病症状为首发症状,故易于鉴别。

3. 抑郁障碍　根据首发症状和主要症状来鉴别,抑郁障碍不是以贪食为主要症状,如果患者神经性贪食后出现抑郁,该抑郁为神经性贪食的伴发症状。

4. 神经性厌食　神经性贪食患者的体重常在正常范围内,患者主动寻求帮助、愿意求治,这两点可与神经性厌食相鉴别。

5. 暴食障碍　与神经性贪食患者不同,暴食障碍患者无病理性怕胖,因此暴食后无代偿性行为以抵消体重的增加,导致体重增加,因此患者常有肥胖。

三、治疗

(一)营养治疗

贪食症患者一般都有与节食、暴食和清除的循环交替饮食模式相关的营养紊乱,很多患者存在月经不规律。所以,即使是对于正常体重患者而言,营养治疗同样是有效辅助手段。

营养康复最初的着眼点在于帮助患者建立一套规范的饮食计划,这有助于减少与进食障碍相关的行为,如减少对食物的限制,减少禁食及由禁食引发的暴食和清除,增加食物种类,促进有别于强迫锻炼的健康运动模式。

(二)躯体治疗

对于贪食症严重的水电解质、代谢紊乱,需进行静脉补液支持治疗。对于其他严重的躯体症状必须有针对性地给予相应的躯体对症治疗,必要时可以请内科医生协助治疗。

(三)药物治疗

1. 抗抑郁剂　SSRIs 对贪食症症状及伴有的抑郁、焦虑、强迫、冲动控制障碍有一定疗效,对心理治疗反应不佳的贪食症患者也有进一步疗效。其中氟西汀的有效性证据最多,副作用最少,是目前唯一获得 FDA 许可的治疗贪食症的药物,并有助于预防复发,推荐用量是 60mg/d。舍曲林可用于未成年患者的治疗。

2. 心境稳定剂　抗癫痫药苯妥英钠和卡马西平也有轻微抗贪食作用;拉莫三嗪、托吡酯(平均剂量 100mg/d)可明显减少暴食和清除等症状,其中,托吡酯会减低体重,但对抑郁症状并无明显改善作用,不适用于体重正常或偏低的贪食症患者。

(四)心理治疗

CBT、人际心理治疗(interpersonal psychotherapy,IPT)、辩证行为治疗(dialectical behavior therapy,DBT)、精神动力性心理治疗是贪食症的有效心理治疗方法。

1. CBT　个体 CBT 是治疗急性贪食症最有效的干预措施,故为贪食症的首选治疗方法。治疗的目标就是要打破暴食 - 清除恶性循环,控制贪食症症状,它将对自身体重和体形的过度关注作为干预的核心特征;暴露和反应预防治疗对贪食症效果较理想。团体 CBT 可以帮助患者更好地处理疾病的羞耻感,获得同伴的反馈和支持。

2. IPT　一些最初 CBT 没有效果的患者,IPT 可能有效。IPT 假设贪食症患者和重要他人之间的人际关系影响着其症状的持续和对治疗的反应,针对贪食症的 IPT 治疗聚焦于识别和改变导致进食问题发生、发展和持续的人际关系背景。IPT 同样可改善其低自尊和社会功能问题,持续减少患者的精神症状。

3. DBT　DBT 是一项综合性心理治疗,通过一系列技巧训练,帮助患者认识自我、学会调节情绪、建立良好的人际关系以及学会承受生活中不可避免的痛苦,从而起到减少贪食症患者暴食和清除行为的作用。

4. 精神动力性心理治疗　当限时的心理教育和 CBT 对贪食症无效时,适合采用精神动力性心理治疗,帮助患者理解其症状与早年经历、生活事件之间的关系,理解贪食症症状背后的潜意识冲突、防御方式等,理解暴食和清除行为的心理意义、在其生活中的作用,患者通过领悟从而调整其行为。

5. 其他　当贪食症起着维系家庭平衡作用时,家庭干预常常是必须的。团体心理治疗是一种有效的辅助治疗方法,能有效地减少贪食症状,但是脱落率较高。

四、病程和预后

多数贪食症患者有厌食症病史,症状常迁延数年。研究表明,贪食症的预后较厌食症好,约 70% 的贪食症患者经治疗可以康复;15%~20% 的患者预后中等,状况有所改善;10%~15% 的患者预后较差,发展为慢性病程。康复患者中仍有 33% 的患者将会复发。

第四节　暴食障碍

暴食障碍(binge eating disorder,BED),简称暴食症,是以反复发作性暴食为主要特征的一类疾病。主要表现为反复发作、不可控制、冲动性的暴食,而无规律地采用贪食症特征性的不恰当的代偿行为。暴食障碍患者易肥胖。

一、临床表现

(一)行为障碍

1. 反复发作的暴食　暴食障碍的基本特征是反复发作的暴食,伴有进食时的失控感。一次"暴食发作"是指在一段固定的时间内进食,食物量绝对大于大多数人在相似时间段内和相似场合下的进食量。失控的指征是一旦开始就不能克制进食或停止进食。个体在暴食时缺乏饱腹感,或对饱腹失去了正常反应,直到不舒服的饱腹感出现。暴食的特点同贪食症。

2. 无代偿性行为　暴食障碍患者对体重、体型无不恰当的自我评价，无肥胖恐惧，因此暴食后无代偿性行为来消除暴食后体重增加，这一点可以鉴别于神经性贪食。

（二）生理障碍

暴食症患者容易出现消化系统并发症，长期暴食易导致肥胖。

1. 消化系统并发症　暴食症患者常有恶心、腹痛、腹胀、消化不良和体重增加等与暴食有关的躯体不适，甚至出现急性胃扩张。急性胃扩张发生在患者短时间内大量进食后，表现为上腹部饱胀、疼痛、恶心，严重时上腹部可见毫无蠕动的胃轮廓，严重者可导致胃或食管穿孔、出血，患者立位腹部 X 线片、腹部 B 超可提示。胃破裂者罕见。

2. 肥胖　患者反复暴食、无代偿性行为，故可导致体重增加、超重或肥胖，继而产生肥胖相关的并发症。

二、诊断与鉴别诊断

（一）诊断

根据 DSM-5，暴食症的诊断标准需符合以下几条：

1. 反复发作的暴食　暴食发作以下列 2 项为特征：

（1）在一段固定的时间内进食（例如，在 2 小时内），食物量大于大多数人在相似时间段内和相似场合下的进食量。

（2）发作时感到无法控制进食。

2. 暴食发作与下列 3 项（或更多）有关：

（1）进食比正常情况快得多。

（2）进食至感到不舒服的饱腹感出现。

（3）在没有感到身体饥饿时进食大量食物。

（4）因进食过多感到尴尬而单独进食。

（5）进食之后感到厌恶至极、抑郁或感到非常内疚。

3. 对暴食感到痛苦。

4. 在 3 个月内平均每周至少出现 1 次暴食。

5. 暴食与神经性贪食中反复出现的不恰当的代偿行为无关，也并非仅仅出现在神经性贪食或神经性厌食的病程中。

（二）鉴别诊断

1. 神经性贪食　暴食障碍和神经性贪食一样有反复的暴食，但神经性贪食存在反复不恰当的代偿行为；暴食障碍患者在暴食发作之间通常没有影响体重和体形的明显或持续的饮食限制行为。在治疗反应方面，暴食障碍个体改善的比例更高。

2. 肥胖　暴食障碍与超重和肥胖有关，但与没有暴食障碍的肥胖个体相比，有暴食障碍的肥胖个体对体重和体形的过度评价水平更高；这些个体在进食行为的试验研究中表现出消耗热量更多；并且功能损害更大、生活质量更差、主观痛苦更多以及共病精神疾病的比例更高；此外，对暴食障碍的循证心理治疗长期疗效良好，而对肥胖的治疗尚缺乏有效的长期疗效。

3. 双相与抑郁障碍　食欲和体重的增加是重性抑郁发作的诊断标准之一，也是非典型抑郁症及双相障碍的特征之一。如果患者符合抑郁发作和暴食障碍两种障碍的全部诊断标准，则应给予两种障碍的诊断。暴食和其他紊乱的进食症状可与双相障碍有关，如果符合双相障碍和暴食障碍两种障碍的全部诊断标准，则应给予两种诊断。

4. 边缘型人格障碍　暴食包括在作为边缘性人格障碍定义一部分的冲动行为诊断标准中。如果符合这两种障碍的全部诊断标准，则应给予两种诊断。

三、治疗

（一）心理治疗

心理治疗是暴食障碍治疗中的重要干预方法。一系列随机对照试验及临床实践均显示认知行为治疗（CBT）、人际心理治疗（IPT）、辩证行为治疗（DBT）和行为减重治疗（behavioral weight loss，BWL）对暴食障碍有一定的治疗效果。

1. CBT　大量证据支持个体或团体 CBT 对暴食障碍的行为和心理症状具有疗效。CBT 是暴食障碍的心理治疗中研究得最多、疗效得到确定的一种心理治疗。50% 的暴食症患者通过 CBT 治疗能达到痊愈，同时存在的进食障碍特定的心理病理也能得到改善（如对体形、体重的过度关注，抑郁，心理社会功能等）。也有大量证据支持指导式自助 CBT（guide self-help CBT，CBTgsh）

对暴食障碍的疗效,并可作为序贯治疗的起始步骤。

2. IPT 也被证明对暴食障碍患者的行为和心理症状有效,可以考虑作为顽固的成年暴食症患者的替代治疗。对于暴食障碍,无论是短程治疗还是长程治疗,IPT 都与 CBT 有相似的疗效。

3. DBT 对于治疗暴食障碍共病边缘性人格障碍的患者,DBT 是一种可能有效的治疗手段。DBT 的目标是使暴食障碍患者发展出具有适应性的情绪调节技能,并能在日常生活中应用。

4. BWL 低或极低卡路里饮食的 BWL 可能有助于减轻体重,且通常可减轻暴食症状。大多数暴食障碍患者有超重或肥胖,所以 BWL 是最常用的治疗之一。BWL 通过适当减少卡路里摄入和增加运动强度来减重。但是体重减轻往往不会保持,且减重后再增重可能会伴随暴食模式的复发。

（二）药物治疗

多种药物在短期内均可帮助暴食障碍患者有效减少暴食,但其中不少药物可引起严重的不良反应。当暴食障碍患者对心理治疗的反应不佳或存在严重的精神科共病时,可考虑加用药物治疗,但应注意预防严重的不良反应。

1. 抗抑郁剂 SSRIs 和 TCAs 可显著减少暴食障碍患者的暴食频率,治疗暴食障碍推荐使用最大剂量或接近最大剂量;抗抑郁剂对暴食障碍患者的体重减轻并没有显著疗效;停药后患者的暴食常常复发。此外,由于 SSRIs 在其他精神疾病患者中有时会导致体重增加,尤其是长期使用这类药物,所以在临床上应注意监测这一副作用。

2. 心境稳定剂 有三项研究表明抗癫痫药托吡酯有助于暴食障碍患者抑制暴食,促进体重减轻,平均日剂量 100mg。其副作用有感觉异常、嘴干、认知问题、头痛、头晕、嗜睡、疲劳、消化不良。此外,唑尼沙胺有与托吡酯相似的疗效和副作用。

四、病程和预后

关于暴食障碍的纵向病程和结局的研究还比较有限,但这些研究却表明该病的诊断是不稳定的。观察性研究提示暴食障碍的病程通常是慢

性的,平均病程是 14 年,比贪食症（6 年）或厌食症（6 年）的平均病程要长。值得注意的是,随访病例中伴发肥胖的比率有所增加（21%~39%）,因此,伴发的肥胖可能是除暴食障碍外评估健康结局的一个重要方面。

第五节　其他进食相关障碍

一、其他特定的进食障碍

这类进食障碍,具有进食障碍的典型症状,且会引起有临床意义的痛苦,或导致社交、专业或其他重要功能方面的损害,但未能符合任何一种进食障碍的诊断标准。主要包括以下几种类别:

（一）非典型神经性厌食

这类患者除了体重不符合神经性厌食的诊断标准之外,其他神经性厌食的诊断标准都符合,患者没有体重显著减轻,体重处于正常范围或高于正常范围。治疗参考神经性厌食。

（二）神经性贪食（低频率和 / 或有限的病程）

这类患者除了暴食和不恰当的代偿行为少于平均每周 1 次和 / 或少于 3 个月以外,其他神经性贪食的诊断标准都符合。治疗参考神经性贪食。

（三）暴食障碍（低频率和 / 或有限的病程）

这类患者除了暴食的出现少于平均每周 1 次和 / 或少于 3 个月以外,其他暴食障碍的诊断标准都符合。治疗参考暴食障碍。

（四）清除障碍

此类患者在不存在暴食的情况下,有反复的清除行为,例如,自我诱吐,滥用泻药、利尿剂或其他药物,因此,会对体重或体形产生影响。治疗参考神经性厌食或神经性贪食。

（五）夜食症

夜食症（night-eating syndrome）是指以持续的夜间进食异常及所伴随的心理行为问题为特征的精神疾病。该病由精神压力诱发,继而导致内分泌失调,并表现出晚餐后过度进食或从睡眠中觉醒后进食、早晨厌食、睡眠问题等一系列临床症状。该病通常与其他精神障碍,如抑郁症、焦虑障碍以及睡眠障碍相关,给患者的情感、躯体、人际

关系等带来负面影响。

关于夜食症治疗的相关研究仍处于初始阶段。抗抑郁剂治疗和心理治疗可用于夜食症患者的优化管理。其他的治疗手段，如褪黑素相关药物、光疗以及抗惊厥药托吡酯等也有望成为未来的治疗方向。

二、起病于婴幼儿期的喂食障碍

（一）回避性/限制性摄食障碍

回避性/限制性摄食障碍（avoidant/restrictive food intake disorder，ARFID）是与摄食不足相关的一类喂食和进食障碍。主要特征是回避食物或食物量摄入减少，包括对进食或食物缺乏兴趣，表现为有临床意义的无法满足营养需求或经口腔摄入食物的能量不足，引起体重减轻或生长停滞。非常幼小的婴儿可表现为过度困倦、痛苦或对喂食焦虑不安。婴儿和幼儿可能无法在喂食中与主要照料者交流，或在从事其他活动时无进食需求，显得冷漠和退缩。在年长儿童和青少年中，回避或限制食物可能与更广泛的情绪障碍有关，但这些障碍不符合焦虑障碍、抑郁症或双相障碍的诊断标准，有时被称为"食物回避性情绪障碍"。

目前已知的对回避性/限制性摄食障碍的有效干预措施很少。考虑到该病有突出的回避行为，故行为干预如暴露疗法可能起到重要作用。对于有情绪障碍的个体，如易引发进食问题的抑郁症或焦虑障碍个体，认知行为治疗可能成为治疗饮食失调的有效方法。

若不进行治疗，患者可能会因营养不良留下大量医学后遗症；此外，他们可能会继续发展出其他进食障碍，如神经性厌食。由于该诊断是新加入的诊断条目，目前关于该疾病的自然史以及充分治疗后预后的数据有限，因此需要对这种疾病进行更多的纵向评估和研究以扩大证据基础，为治疗该病患者提供最佳临床指导。

（二）异食症

异食症（pica）指主要发生于婴幼儿和童年期，以持续性嗜食非食物和无营养的物质为特征，且并非其他精神障碍所致的一类进食障碍。目前患病率尚不清楚，在有智力障碍的个体中，异食症的患病率随疾病的严重程度而增加。该障碍的病

程可能持续并导致急诊（例如，肠梗阻、急性体重下降、中毒）。该障碍基于摄入的食物而可能具有潜在致命性。忽视、缺乏监管及发育迟缓均可增加患该疾病的风险。

目前对异食症尚缺乏特异性的治疗措施，常用的治疗方法有一般性治疗（包括改善环境，对父母和患儿进行指导、教育和训练，加强饮食照顾，改变不良进食方式等）、病因治疗（补铁/补锌）、行为治疗（选用奖励和惩罚措施，进行正性强化治疗，或采用厌恶治疗）、营养治疗和并发症治疗。

该病一般预后较好，患儿随着年龄的增长，异食行为逐渐消失，很少能持续到成年。

（三）反刍障碍

反刍障碍（rumination disorder）是指在无器质性疾病的情况下，把刚摄入的食物又从胃反刍至口腔，进行再次咀嚼，然后咽下或吐出。反刍障碍可起病于婴儿期、儿童期、青春期或成人期，婴儿的起病年龄通常在3~12个月。反刍障碍可以是发作性病程也可持续出现直至获得治疗。在婴儿中，该障碍通常自发缓解，但其病程也可能持续并可导致急诊，例如，重度营养不良。该障碍有潜在致死性，特别是在婴儿期。反刍障碍的患病率数据未确定，但据报道，该障碍通常在一些群体中更多见，例如智力障碍的群体。心理社会问题，例如缺乏刺激、被忽视、应激性生活情境以及亲子关系问题均为婴儿和幼儿反刍障碍的易感因素。

婴幼儿反刍往往是母婴关系疏远所致，应建立良好的亲子关系，经常与婴幼儿密切接触，转移婴儿注意力，增强母亲纠正孩子反刍的信心。此外，可采用厌恶疗法或惩罚疗法，如当反刍出现时可在口腔内滴入酸味剂或苦味剂，以建立起厌恶性条件反射，达到减少反刍的目的。还可试用促动力药如西沙比利。

智力迟钝者可试用药物疗法（如止吐剂），调节饮食或营养疗法，但效果有限。对于智力正常的成年反刍障碍患者，治疗以教育和解释为主，也可通过生物反馈法帮助患者学习自我控制。

一般预后较好，患儿随着年龄的增长，反刍行为逐渐消失。治疗中采用行为干预能取得更为持续的积极效果。

第六节　排泄障碍

一、概述

（一）概念及分类

排泄障碍是一种儿童行为障碍,指儿童在个体成长发育过程中缺乏对自身排泄功能的控制能力,或曾经有过控制能力,但不能长时间保持这种能力而出现的排尿（便）问题,包括遗尿症、遗粪症,以及其他排泄障碍。以遗尿症多见。

1. **遗尿症定义及分类**　遗尿症（enuresis）,又称功能性遗尿症,是指儿童在 5 岁以后反复出现发生于白天或黑夜的排尿失控现象。

根据症状出现的昼夜节律,遗尿症可分为日间型遗尿症（daytime urinary incontinence,DUI）、夜间型遗尿症（nocturnal enuresis,NE）以及混合型遗尿症,其中以夜间型遗尿症最为常见。如果进一步按照是否存在日间尿路症状,夜间型遗尿症又可分为：单症状性夜间遗尿症（monosymptomatic nocturnal enuresis,MNE）和非单症状性夜间遗尿症（nonmonosymptomatic nocturnal enuresis,NMNE）。前者指儿童仅存在夜间遗尿现象,并不伴有日间尿路症状（如白天尿失禁、尿急、排尿延迟等）,后者指儿童不仅存在夜间遗尿现象,同时伴有部分日间尿路症状。

根据遗尿症发生的特点,又可以分为原发性遗尿症（primary nocturnal enuresis,PNE）和继发性遗尿症（secondary nocturnal enuresis,SNE）。前者指儿童自幼持续存在遗尿现象且无症状期 <6 个月;后者指儿童存在无症状期≥6 个月后再次出现遗尿现象。临床上以原发性较为常见。

2. **遗粪症定义及分类**　遗粪症（encopresis）,又称功能性遗粪症,或非器质性遗粪症,是指儿童在 4 岁以后连续 3 个月且每月至少 1 次出现不自主排便的现象。可分为原发性和继发性,前者指儿童自婴儿期开始从未学会自主控制大便的能力,后者指儿童学会自主控制大便至少 1 年以上后又出现大便失禁的现象。

（二）流行病学

由于调查的国家、种族、不同地域人群的差异以及诊断标准的不同,不同研究报道的儿童患病率略有不同。

在世界范围内,6~12 岁儿童遗尿症患病率为 1.4%~28%。我国 2013 年一项调查结果显示,中国小学生遗尿症患病率为 4.6%,武汉最高为 7.4%,上海最低为 3.3%,男女生比例是 1.51：1。

我国对于遗粪症的流行病学调查研究相对较少。青岛市儿童遗粪症的流行病学调查显示,4~5 岁儿童患病率为 2.23%,其中男童患病率为 1.46%,女童则为 3.14%。

（三）病因和发病机制

遗尿症的病因和发病机制较为复杂,涉及多种因素,包括膀胱功能异常、中枢神经发育迟缓及递质紊乱、睡眠觉醒障碍、婴幼儿时期排尿训练不良、肥胖、应激、心理、遗传因素等。本章节重点探讨的是功能性遗尿症,即排除器质性病变,从精神因素方面出发,寻找与功能性遗尿症有关的因素。与无遗尿症的儿童相比,遗尿症儿童伴有更多的情绪和行为问题,如存在抑郁焦虑情绪,伴随多动、抽动、强迫等行为。各种应激与创伤事件也会引发儿童出现遗尿症,如突然到了一个陌生的新环境、老师或家长的责罚、受到过度惊吓等应激源是导致继发性夜间遗尿症的重要因素。

遗粪症的病因包括生理学因素、心理因素、环境因素等。目前遗粪症的生理学机制尚未明确,生理因素方面推测可能是粪便长期堆积在直肠内,造成直肠远端运动感受功能下降,肛门外括约肌松弛,引发遗粪。继发性功能性遗粪症与心理、环境因素更为密切。学习负担沉重、老师的惩罚、家长的过分严厉、家庭暴力、父母离异、性侵犯等严重精神创伤和应激事件均与儿童患病密切相关。

（四）治疗原则

两种疾病在儿科、儿童保健科、泌尿外科以及精神科门诊并不少见,制订规范化诊治必不可少。由于两种疾病一般无器质性病变,并大都会随着年龄的增长而自然缓解,因此首选治疗是对儿童进行正确的教育和积极的生活方式引导。其次可运用行为及心理治疗、生物反馈等方式。对于以上方法均不能解决问题的儿童,可适当给予药物治疗。

若以上单一治疗均无效,可尝试各种治疗措施相结合的综合疗法,以期获得理想的治疗效果。

二、功能性遗尿症

(一)临床表现

遗尿症的核心症状是儿童在生理年龄≥5岁或是智力年龄达到5岁及以上水平后,夜间仍反复出现尿床或尿湿衣物的现象,少数儿童表现为白天无法控制排尿,且此现象至少存在3个月,每周至少出现2次。

当患儿达到一定年龄后,仍在学校或是其他公众场所有遗尿症状,极易招致同龄人或他人的讽刺嘲笑,长此以往,将会对患儿的心理发育、人格塑造、社会交往功能等方面造成创伤,挫败患儿的自尊,滋生自卑情绪,进而出现情绪和行为问题,如抑郁、焦虑、强迫、脾气暴躁、多动、抽动等,或因怕被嘲笑而变得孤僻、沉默、固执。研究表明,遗尿症儿童易合并其他疾病,如合并注意缺陷多动障碍、儿童焦虑障碍(尤其是选择性缄默症)。

(二)诊断与鉴别诊断

1. 诊断　在 ICD-10 精神与行为障碍分类的临床描述和诊断要点里,并未细列遗尿症诊断要点,而 ICD-11 修订了部分内容,将排泄障碍单独列为一个诊断类别,诊断更为清晰,但因尚未出版,故不在此列出。以下为 DSM-5 的诊断标准:

(1)不管是否非自愿或有意识,反复在床上或衣服上排尿。

(2)此行为具有临床意义,表现为至少连续3个月每周2次的频率,或引起有临床意义的痛苦,或导致社交、学业(职业)或其他重要功能方面的损害。

(3)实际年龄至少5岁(或相当的发育水平)。

(4)此行为不能归因于某种物质(例如,利尿剂、抗精神病性药物)的生理效应或其他躯体疾病(如糖尿病、脊柱裂、抽搐障碍)。

标注是否是:

仅在夜间:仅在夜间睡眠时排尿。

仅在日间:仅在觉醒时排尿。

在夜间和日间:兼有上述两种亚型的组合。

2. 鉴别诊断

(1)神经源性膀胱或其他躯体疾病:当存在神经源性膀胱或引起多尿或排尿急迫的其他躯体疾病(例如,未经治疗的糖尿病或尿崩症)时,或在急性尿路感染期间,不应诊断为遗尿症。然而,如果尿失禁规律性地出现在其他躯体疾病发生之前,或在躯体疾病得到恰当治疗后仍持续存在,则该障碍与这些疾病可以同时诊断。

(2)药物副作用:遗尿症可能发生在能够引起尿失禁的抗精神病药物、利尿剂或其他药物治疗期间。在这样的情况中,不应单独给予诊断而应记录为药物副作用。如果尿失禁在药物治疗前就规律出现,则应给予遗尿症的诊断。

(三)心身治疗

1. 正确的引导和教育方式调整　在排除器质性病变后,应首先了解患儿可能存在的导致遗尿的心理因素和创伤事件,医生应予以父母指导,调整家庭关系和氛围,避免再出现类似的应激,让父母学会对待孩子的正确教育模式和相处方式;加强父母对疾病的认识,协助父母与儿童一起建立规律的作息时间和卫生习惯,保持日间排尿(每天4~7次),减少儿童的夜间饮水量,督促儿童养成睡前小便的习惯。父母在医生指导下认真记录"排尿日记",帮助医生更好地评估且通过夜间遗尿的病情状况,制订个体化治疗方案。

2. 行为治疗　遗尿报警器是最常用的行为治疗方法,属于遗尿症的一线治疗,原理是通过建立条件反射,帮助儿童控制小便,减少遗尿。遗尿报警器是利用尿湿感应器装置,当患儿尿湿时,警铃报警唤醒患儿起床排尽余尿并清洁床单,通过反复训练建立膀胱胀满 – 觉醒之间的条件反射,使患儿最终能感受到尿意而自觉醒来排尿。遗尿报警器治疗有效率高达65%~70%,且复发率较低。

3. 药物治疗　去氨基精加压素也属于一线治疗,推荐起始剂量 0.2mg/d,最大剂量为 0.6mg/d,睡前一次使用。疗程一般为3个月,治疗3个月后评估疗效,以治疗第3个月与开始治疗前1个月尿床夜数进行比较,疗效包括完全应答(尿床夜数减少≥90%)、部分应答(尿床夜数减少 50%~90%）及无应答（尿床夜数减少 <50%）。患儿达到完全应答后停药并观察，如果停药后夜间遗尿复发，则可以再次使用去氨加压素治疗。其他药物治疗包括抗胆碱能药物（如奥昔布宁），三环类抗抑郁药（丙米嗪、阿米替林等），由于不良反应较多，需在专科医生指导下严格使用。

4. 其他治疗 包括生物反馈、膀胱功能训练等。

（四）病程和预后

遗尿症儿童病程预后总体较好。据调查显示，遗尿症会随着年龄的增长和个体成长发育而自行消失，自然缓解率为 15%~20%。5~7 岁和 12 岁以后是两个自然缓解的高峰年龄，仅有 0.5%~2% 的遗尿症儿童持续至成年。

三、功能性遗粪症

（一）临床表现

遗粪症的核心症状是儿童在生理年龄≥4 岁或是智力年龄达到 4 岁及以上水平后，仍反复出现不自主或是故意在不恰当的场所排大便，常在白天，尤其学校内发生，夜间遗粪较为少见。部分患儿合并便秘，可能会伴发腹痛、腹胀等现象，大量排便后缓解。

（二）诊断和鉴别诊断

1. DSM-5 诊断标准

（1）不管是否非自愿或有意识，反复在不恰当的地方排粪（例如衣服上、地板上）。

（2）至少 3 个月内，每月至少发生 1 次此类事件。

（3）实际年龄至少 4 岁（或相当的发育水平）。

（4）此行为不能归因于某种物质（例如，泻药）的生理效应或其他躯体疾病，除非涉及了便秘的机制。

标注是否是：

伴便秘和溢出性失禁：在体格检查或病史中有便秘的证据。

无便秘和溢出性失禁：在体格检查或病史中无便秘的证据。

2. 鉴别诊断 需排除躯体疾病所致大便失禁、使用药物后所致大便失禁。此外，重性精神疾病和重性神经发育障碍（精神发育迟滞等）的患儿也会有大便控制困难，均要与功能性遗粪症相鉴别。

（三）心身治疗

1. 预防 父母训练儿童从小养成良好的排便习惯是预防该疾病最为有效的方法。

2. 心理行为治疗

（1）积极寻找导致患儿遗粪的心理、社会环境因素和应激事件，及时处理，帮助患儿树立正确的心态。

（2）父母教育方式干预。父母应学会建立奖励机制，当儿童无法正确排便时，父母态度中立，不责怪和表现出厌恶之情，但是及时告知儿童正确处理方式，可与儿童一起清理不洁衣物，整理床单等；当儿童正确排便时，父母应及时给予正性强化，控制排便训练，帮助儿童建立良好的排便行为。

（3）父母应给予儿童鼓励、支持。当儿童因不当排便被同龄人或他人耻笑时，父母应及时给予安抚，消除儿童的尴尬、内疚、羞耻、紧张等不良情绪，避免损害儿童的自尊心和自信心。

3. 药物治疗 在以上治疗均无效的情况下，可在医生指导下尝试丙米嗪 25~75mg/d，伴有便秘的儿童不建议使用。对于便秘的儿童可尝试轻泻药和大便柔软剂。

4. 其他治疗 包括生物反馈、针灸疗法等。

（四）病程和预后

功能性遗粪症经治疗后预后较好。Hulten 等对 8~10 岁遗粪症儿童 10 年后的心身健康情况做了调查，发现与正常儿童无明显区别。功能性遗粪症的治疗是一个长期过程，父母教育方式的改变、建立良好的生活、饮食、排便习惯是治疗有效的先决条件。

（陈 珏 康传媛）

参 考 文 献

1. 王向群, 王高华. 中国进食障碍防治指南. 北京: 中华医学电子音像出版社, 2015.

2. 陈珏. 进食障碍. 北京: 人民卫生出版社, 2013.

3. 陆林. 沈渔邨精神病学. 6 版. 北京: 人民卫生出版社, 2018.

4. 赫尔斯. 精神病学教科书. 张明园, 译. 北京: 人民卫生出版社, 2010.

5. American Psychiatric Association. Diagnostic and Statistical Manual of Mental Disorders. 5th ed. Washington, DC: American Psychiatric Publishing, 2013.

6. American Psychiatric Association. Treatment of patients with eating disorders. third edition. American Psychiatric Association. Am J Psychiatry, 2006, 163: 4.

7. Joel Yager, Pauline S. Powers. Clinical Manual of Eating Disorders. Washington, DC: The American Psychiatric Publishing, 2007.

8. Janet Treasure, Angélica M Claudino, Nancy Zucker. Eating disorders. Lancet, 2010, 375: 583-593.

9. 美国精神医学学会. 精神障碍诊断与统计手册. 5 版. 张道龙, 刘春宇, 张小梅, 等译. 北京: 北京大学出版社, 2015.

10. 陆林. 沈渔邨精神病学. 6 版. 北京: 人民卫生出版社, 2018.

11. 中国儿童遗尿疾病管理协作组. 中国儿童单症状性夜遗尿疾病管理专家共识. 临床儿科杂志, 2014, (10): 970-975.

12. Vande Walle J, Rittig S, Bauer S, et al. Practical consensus guideline for the management of enuresis. Eur J Pediatr, 2012, 171 (6): 971-983.

13. Jain S, Bhatt G C. Advances in the management of primary monosymptomatic nocturnal enuresis in children. Annals of Tropical Paediatrics International Child Health, 2015, 36 (1): 7-14.

14. Tine Caroc Warner, Ulrik Baandrup, Ronni Jacobsen, et al. Prevalence of nocturia, fecal and urinary incontinence and the association to childhood obesity: a study of 6803 Danish school children. Journal of Pediatric Urology, 2019, 15 (3): 225. e1-225. e8.

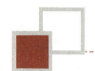

第十七章 性心理、性功能及相关障碍

第一节 概 述

一、性相关的概念及分类

性是人类重要的本能之一,也是人类种族繁衍和发展的基础。性既是生物学的概念,指男女两性在生物学上的差异以及由此引发的一系列社会现象;也是心理学的概念,主要表现为男女两性在不同年龄阶段的性心理特征,以及成年后气质、情感、性格等方面的差异。

二、性的生物学和心理学基础

性细胞是指男性的精子和女性的卵细胞,两者结合后成为受精卵。在性的遗传和分化中,起决定作用的物质是染色体。性激素调节性发育和性行为,影响胎儿期性器官的分化和青春期副性器官和第二性征的形成。性激素受下丘脑-垂体-性腺轴的多级反馈调节,该调节机制受高级神经中枢的影响。

性意识是指个人对男女之异、两性需求及可能形成种种交互关系的感知和认识。性意识伴有性活动内容便可形成性想象。如果这样的想象明显不符合现实情况,便是性幻想。性幻想的滥用会损及心理健康,许多性欲倒错障碍的形成与怪异的想象定势相关。凡受性需求动机驱使,围绕性欲、性吸引而表现的行为,都应该归属为性行为。生物学的性行为着重于性生理上的应答程序,心理学要求有性感觉和性唤起,有一定程度的情感投入。

三、性健康标准

1. 性的悦纳 性健康是指个体对自身的性和性别能够清晰判断并坦然接纳,接纳从属于内心,具有归属感。

2. 人性与性爱的完美结合 性健康最终通过性行为体现,要求性行为当事者在行为前有充分的思想准备,了解性行为对象的健康利益,对可能造成的影响承担责任。健康的性行为,不能脱离人的社会存在,不能不顾及文明生活所认可的伦理、价值观念,同时要有爱的栽培过程,关心配偶的生活利益,使性需求满足与爱欲糅合在一起。

3. 符合自然发展原则 性健康者在满足性需求时,遵循自然人的天性,符合生物学上的性分化规律,尊重生理解剖学上的器官功能特征。在性修饰时,也要尊重性别特征,不做男女不分的怪异打扮,保持自然、社会和心理的协调统一。

4. 具备对异常性爱的分辨能力 性健康者应有足够的性知识,能够分辨性行为的正常与异常,并自觉抵制不良思潮。人类的健康包含多重内容,躯体、精神和性健康等,其中性健康相对独立。性健康的物质基础是性系统,由大脑中枢、全身皮肤、性器官与副性特征等组成。性健康与性系统中的每一部分都有关。躯体健康与精神健康也有相对独立性,但总体上,两者相互促进。性健康也是如此。性健康者要有活跃的身心,然后进行其所认可、喜爱的性活动,促进躯体的新陈代谢和精神的豁达开朗。

四、性健康的相关因素

在生物-心理-社会医学模式下,对于性健康的相关影响因素可以从医学、环境及文化三个方面进行研究。疾病本身与受损的心理功能密切相关,而与医学治疗有关的心理和生理因素也会对性健康产生影响,如女性性意识核心器官包括子宫、乳房等,经治疗所产生的生理变化可导致性功能障碍。妇科肿瘤治疗后所产生的影响可以包括性交后出血、高潮困难以及阴道润滑不足等生理问题及性欲下降、过于疲劳、满足感缺乏、性活动的兴趣减少、身体形象差及对性生活的恐惧等心理问题。有学者研究发现，乳腺癌患者手术治疗后，患者年龄、孩子的数量、物质生活条件、职业地位等均对性心理及功能产生影响，而接受过肿瘤治疗的患者性功能障碍的程度低于正在接受治疗的患者。与人乳头瘤病毒（human papillomavirus，HPV）感染相关的病变如生殖器疣、宫颈上皮内瘤变等疾病的诊断和治疗也常常导致性心理后遗症，患者对于疾病进展的恐惧、社会心理压力等，会导致性活动减少。除此之外，在阴道造瘘术及阴道成形术患者中，近 50% 的患者存在性功能障碍并经历过性痛苦，术后性生活的兴奋性、润滑、性高潮和舒适度均不同程度下降。

而部分研究表明，女性子宫切除术后，夫妻的性生活反而有所改善，女性术后可能呈现更强烈的性欲和更出色的性表现，其中丈夫对妻子的支持程度、术后性观念改变、性快感的训练以及不可能生育孩子的潜在意识也产生一定的作用。医疗手段对男性性健康的影响研究较少。研究表明，前列腺癌手术治疗往往会对男性患者性生活造成显著影响，与男性自我认知受损及夫妻亲密关系改变有关，而术后性心理支持干预可以缓解性困扰，对前列腺癌患者及其伴侣就治疗对性功能的影响和康复方案进行沟通，可以促进术后性心理的改善。

性心理及功能障碍在心身疾病中也较为常见。有研究显示，男性炎症性肠病患者的性功能障碍发生率从 10% 到 50% 不等，主要表现为性欲和满意度下降，同时性腺功能低下也是炎症性肠病治疗的常见并发症，进一步加重了患者的性功能障碍。在类风湿性关节炎患者中，勃起功能障碍、性欲减退等性健康问题也常被提及，因此有必要提高临床医生对性健康的认识，了解导致患者性功能低下的因素，尽量减少不良的社会心理事件，对其他疾病伴发的性心理及功能障碍进行筛查和治疗，制订预防措施，争取临床缓解。

社会经济、生活环境以及生活方式的改变正在影响着人们的性健康，虽然目前的研究结果尚无定论，但环境污染等危险因素对性健康的负面影响不容小觑。男性睾丸中的生精细胞是代谢最为活跃的细胞之一，因其位置表浅，对环境污染较

为敏感，而主要来源于汽车尾气、农药残留物等环境中的雌激素由于和人体的雌激素有类似结构，有很弱的雌激素效应，因此长期过量的接触，不但会影响性健康，甚至会通过遗传信息影响后代。实验室数据也表明，弥漫于环境中的化学物质对哺乳动物的卵巢有影响：主要产生于香烟、矿物质或塑料燃烧过程的多环芳香族化合物（PAH），例如 1,3-丁二烯 4-苯基环乙烷环基苯已被证实会增加卵巢癌及不孕的风险，同时吸烟会使女性卵巢储备功能下降，绝经期提前 1~4 年。然而澳大利亚一项针对塑料污染的研究表明，在对鸟类进行多代塑料喂养实验后，未有任何证据表明塑料喂养对鸟类的激素水平、生育力、孵化率和蛋壳强度有持久的毒理学影响；但是塑料食物摄入会导致雄性生殖囊肿发生的频率升高，并导致雏鸟生长及性成熟的轻微延迟，不会影响最终的生存或生殖能力。

除环境因素外，人们日益增长的工作压力、经济压力等也对性健康产生一定的影响。希腊一项针对 251 名居民的横断面研究显示，个人倦怠、高血压和饮酒与男性勃起功能障碍相关，孩子的数量、工作压力与女性性唤起、阴道润滑和性高潮体验有关。一项英国的研究分析比较了三次全国性的针对性态度及生活方式的调查，结果显示，英国居民的性生活频率正在下降，其中已婚或同居人士和中年早期人群中频率下降显著，这和澳大利亚、芬兰、美国的数据基本一致。与此同时，希望性生活更频繁的男性和女性的比例有所上升，其中身体和心理健康状况较好的男性和女性更频繁地发生性行为，充分就业和收入较高的人群也是如此。一项日本的全国调查分析了从 1987 年到 2015 年日本年轻人异性恋经验不足的趋势，结果显示：在过去的 20 年中，没有异性性行为经历的日本年轻人的比例有所上升。在 30 多岁的成年人中，大约 1/10 的人没有异性恋经历，失业、临时/兼职工作和低收入与男性缺乏异性恋经验有关。以上多项研究表明，职业倦怠、工作压力、经济地位偏低都会影响性功能，并使性生活频率下降。

除医学因素与环境因素以外，民族与传统文化背景对性心理与性健康也存在着深远的影响。例如：西方国家崇尚个人主义，与崇尚集体主义的

许多亚洲国家相比,在性行为方面持有更加自由的态度,因此西方国家人群在性教育、性健康问题方面往往具有更多的知识和更少的困扰,而我国人群对性的态度则相对保守,缺乏准确的性知识,性启蒙时间和性行为模式丰富程度均落后于西方国家,甚至性健康状况更差(如:具有更低的宫颈癌筛查率)。有研究表明,亚洲文化背景下的性罪恶感可能是导致这种差异的重要原因,即使生活在同一国家,不同亚文化背景影响下的人民也可存在性健康状况的差异。多项研究表明,非裔美国人与美国本土人群相比,性启蒙更早,无保护性行为更多,性传播疾病与青少年怀孕的情况也更高发。这些现象固然与社会经济状态有关,与文化信念、种族歧视也密切相关。除此之外,性犯罪也被认为与文化背景息息相关。例如:实施性犯罪的男性多受到父权制、恐女症文化的影响,而受害者则往往因为"耻感"文化的影响而放弃求助或报案。另外,现代新文化潮流的兴起、社会变革和外来文化移入,对青少年人群的性行为与性文化也有着不可磨灭的影响。一项针对日本年轻人异性性行为的调查显示,近年来兴起的"草食男"文化在年轻人性欲降低、性行为减少方面产生了重要作用。英国的一项全国性态度与生活方式调查显示,色情网站的兴起和智能手机的普及是导致人们虚拟性行为增多,而实际性行为减少的重要原因。我国人群中开展的一项研究也显示,随着西方文化的影响和"去传统化"潮流的兴起,我国人群对于婚前性行为、同性恋、商业性行为的接受程度均明显升高。

第二节 同性恋及相关群体

同性恋是人类性心理中一种重要而较为常见的现象。同性恋者是指在正常社会生活条件下对同性成员在思想、情感或性爱行为方面持续表现性爱倾向,而对异性缺乏性爱倾向或十分淡漠。

虽然目前已不将同性恋归为精神疾病分类之中,但仍有不少同性恋倾向者难以积极认可自己的性取向,害怕被主流社会歧视,从而产生、焦虑、痛苦、郁闷,重者出现自杀念头乃至行为。在ICD-11中特别标明如因同性取向或双性取向而感到痛苦的个体寻求精神科治疗,编码可以参考"影响健康状况或健康服务交流的相关因素"一章的咨询干预,其中包括"性知识及性态度咨询""患者性行为和性关系咨询""夫妻性行为和性关系咨询"等。如果痛苦症状符合其他精神障碍的诊断(例如,适应障碍、抑郁障碍或焦虑恐惧相关障碍),则应对其进行诊断。

在西方历史中,关于同性行为含义的官方声明主要是在宗教领域,其中许多都认为同性恋在道德上是"坏的"。然而,随着19世纪西方文化将权力从宗教权力转向世俗权力,同性行为,像其他"罪恶"一样,受到了法律、医学、精神病学、性学和人权活动家越来越多的关注。卡尔·海因里希·乌尔里希受过法律、神学和历史方面的训练,可能被认为是早期的同性恋权利倡导者,他写了一系列批评德国法律将男性同性关系定为犯罪的文章。弗洛伊德认为同性恋不可能是一种"退化的状况",因为"在效率不受影响的人身上发现(同性恋者),而且他们确实以特别高的智力发展和道德文化而著称"。在他生命的最后,弗洛伊德写道:"同性恋固然没有好处,但也没有什么可耻的,没有恶习,没有退化;它不能被归类为疾病;我们认为它是性功能的一种变异,由某种性发育的停止而产生"。20世纪中叶,美国精神病学受这些精神分析观点的极大影响。因此,在1952年,当《精神障碍诊断与统计手册》(DSM-I)出版时,它列出了当时被认为是精神障碍的精神病学家的所有情况。DSM-I将"同性恋"归类为"社会病态人格障碍"。在1968年出版的《精神障碍诊断与统计手册》第2版(DSM-II)中,同性恋被重新归类为"性偏差"。

美国著名的性学家阿尔弗雷德·金赛及其合作者的研究报告调查了数千名非精神病患者,发现同性恋在普通人群中比人们认为的更为普遍,在16~65岁男性之中,4%的人是完全以同性恋方式生活,10%的人主要以同性恋方式生活,约30%的人参与过某种同性恋活动,女性同性恋发生情况约为男性的一半。这一发现与当时精神病界所说的同性恋在普通人群中极为罕见的说法大相径庭。福特和比奇对不同文化和动物行为的研究证实了金赛的观点,即同性恋比精神病更常见,而且在自然界中经常发现同性恋。20世纪50年代末,心理学家伊芙琳·胡克发表了一项研究,她比较了 30 名男同性恋者和 30 名异性恋者的心理测试结果，这些人都不是精神病患者。她的研究发现，在男同性恋群体中没有更多的心理障碍迹象，这一发现驳斥了她那个时代所有男同性恋都有严重的心理障碍的精神信仰。

1974 年，美国精神病学会投票通过不再将同性恋归为精神疾病分类，国际精神卫生界也逐渐发生了类似的转变。1990 年，世界卫生组织从 ICD-10 中删除了同性恋本身。

与多元化性行为密切相关的概念为酷儿（queer），即所有在性倾向方面与主流文化和占统治地位的社会性别规范不符的人。与 L（lesbians，女同性恋）、G（gays，男同性恋）、B（bisexuals，双性恋）、T（transgender，跨性别者）一起替代同性恋社群成为相关群体的代名词，LGBTQ 一词重视性取向的多元化及性别认同的文化多样性，除了狭义的指同性恋、双性恋、跨性别族群，也可广泛代表所有非异性恋者。

在同性恋去病理化的今天，整个社会对于非异性恋者的态度依然存在歧视和排斥，在这样的社会环境下，LGBTQ 者的成长中自我意识的建立过程尤为坎坷，容易出现反复的自我否定，无法建立积极的自我概念，完成自我认同。积极心理学为 LGBTQ 人群提供了一个新的认识自我的角度，利用它充分发掘这一人群的内在力量，帮助他们完成自我认同，顺利完成出柜的过程，去推动更积极的社会，以创造更积极的多元化环境。

针对 LGBTQ 人群定制的认知行为治疗，可通过教他们识别、挑战和改变不适应的想法、信仰及行为（负性认知、孤立、物质滥用及自伤行为）以改善情绪提高应对能力。识别和挑战的过程有助于减少对同性恋、双性恋及跨性别的恐惧认知，改善情绪及应对能力。

根据酷儿理论、交叉性及家庭系统理论，有专家建立了一种治疗模式以挖掘其适应性，期盼非异性恋青年和他们的家属可以更好地应对他们面临的困难。这种模式努力营造安全、受人尊敬的空间，去培养酷儿们的情感潜力，帮助他们和他们的家人去接受独特的"礼物"。

已婚同性恋者与异性恋夫妻一样在许多问题上存在冲突，但有研究显示，夫妻治疗能有效改善同性恋伴侣的关系满意度。

第三节　性欲倒错障碍

一、概念

以持续而强烈的非典型性唤起为特征，此类性唤起模式的想法、幻想、冲动和行为主要涉及由于年龄或状态而无法表达意愿的个体（例如，青春期前的儿童、不知情的情况下被从窗外窥视的个体、动物）；或者导致个体显著的痛苦，并且这种痛苦不是由于他人拒绝或恐惧这种性唤起模式而引起的；或者有造成伤害或死亡的风险。

二、分类、发病机制和流行病学

迄今对性欲倒错障碍的生物学原因仍不能得到公认的确切证明和结论。目前多数学者普遍认为性欲倒错障碍是通过后天经验获得的。多年来，在理论上探讨以精神分析、精神动力学派理论和行为主义学派理论影响较大，两种学派理论观点虽对少数病例可以说明解释，并在治疗上起积极作用，但任何一个学派理论都不能使人信服地解释和治疗多数患者。近年来，在性欲倒错障碍的理论探讨上，上述学派出现彼此接近或一致的论点。20 世纪 80 年代以来，学者提出了"整合"的理论模式，主张整合各种不同理论的有用部分加以应用，强调社会文化、家庭环境、个体社会化等多方面因素也须加以考察。

1. **露阴障碍**　一种持续的、集中而强烈的性唤起模式，表现为持续存在以下关于性的想法、幻想、冲动或行为：在公共场所，出其不意地向他人暴露自己的生殖器，通常没有意愿与他人保持更近的接触。个体必须将此类性想法、幻想或冲动付诸行动，或因此感到明显的痛苦。露阴障碍患病率未知，基于非临床和普通人群的暴露性行为，露阴障碍可能的终生患病率在男性人群中最高为 2%~4%，在女性人群中的患病率更不确定，但通常认为远远低于男性。

露阴障碍的成因可归纳如下：①个性不成熟，露阴障碍似乎是建立在对性的不了解上，在接近性伴侣时觉得害羞和自卑以及对自己男性气质怀疑和害怕，并结合强烈的、需要证实其雄风和性能力的愿望。②人际压力和发泄行为。③伴有其他精神障碍如精神分裂症或痴呆等。

2. 窥阴障碍 一种持续的、集中而强烈的性唤起模式，表现为持续存在以下关于性的想法、幻想、冲动或行为：通过观察不知情的他人在更衣或性活动中的裸露过程获得性刺激。个体必须将此类性想法、幻想或冲动付诸行动，或因此感到明显的痛苦。观察的目的是为了获得性兴奋感，不需要有与被观察者发生性活动的企图。在观察过程中或随后通过回忆可以通过手淫达到性高潮。近来，"视频偷窥狂"用来描述使用视频设备在公共或私人场合拍摄他人，期望获取他人隐私。一般于青年早期首次出现症状。窥阴障碍的患病率未知，不过窥阴行为是最常见的可能违法的性行为。基于非临床样本中的窥阴行为，窥阴障碍可能的终生患病率男性最高约为12%，女性最高约为4%。

精神动力学派认为，窥阴障碍患者在童年期大多有过无意中看到或听到父母行房的经历，这种经历在幼儿心理中引起好奇、惊讶、震荡和紧张，并经由心理机制运作，使得"阉割焦虑"长期存在；成年后的窥阴行为是潜意识对抗阉割焦虑努力的行为体现。行为理论则寻找一种由第一次窥视体验与性唤醒之间产生偶然联系的解释。

3. 恋童障碍 一种持续的、集中而强烈的性唤起模式，表现为持续存在对青春期前儿童有关的性想法、幻想、冲动或行为。个体必须将此类性想法、幻想或冲动付诸行动，或因此感到明显的痛苦。部分恋童障碍者仅仅被男孩吸引，或仅仅被女孩吸引，还有部分对二者均有兴趣。部分患者的恋童冲动仅限于家人，部分限于近亲属之外的人或者二者皆有。受害的儿童一般都是原已熟识的，完全陌生者极为少见。恋童障碍的患病率是未知的。最近的一项研究显示，8 718名德国男性中，有4.1%的样本报告了涉及青春期前儿童的性幻想，但其中只有0.1%的样本表示有恋童障碍的性偏好。恋童障碍最高可能的患病率为3%~5%。在女性人群中的患病率更为不确定，但可能只是男性患病率的一小部分。

恋童障碍的病因不明，有人认为是心理精神因素所致，如心理因素（包括性心理）、智商低下和精神疾病的影响；也有人认为与身体功能损伤如阳痿、酒精中毒、衰老或大脑损伤等有关。这些

问题使他们无法与成年人进行正常的性交往。在潜意识中对成年性伴侣憎恶、敌视和报复心理的引导下，他们把性活动对象转向儿童。此外，在这种活动中体验到的主导与控制感，有助于他们性压抑的消除和获取更大性满足。

另外，有研究发现，恋童障碍的智商（IQ）分数不仅低于普通暴力攻击者，而且低于强奸等其他类型的性攻击者，IQ得分与12岁以下受害者的数量显著负相关，言语学习和记忆成绩也低于常人。Cantor等人发现，在恋童障碍中，左利手的比例不仅高于正常人群，而且也高于孤独症以及唐氏综合征等神经失调人群。这些研究证明，恋童障碍可能有异于常人的神经基础。

研究发现，恋童障碍的脑机制涉及到纹状体–丘脑–皮质环路。恋童障碍者纹状体–丘脑–额叶区域的认知功能明显受损，尤其是与前额叶与驱动加工有关的神经功能如反应抑制、工作记忆和认知适应性损伤严重。恋童障碍者双侧眶额皮质、双侧脑岛（岛叶）、双侧腹侧纹状体（也扩展到伏核）和一些边缘回（扣带回和海马旁回）的灰质体积降低，小脑后部部分VIIB区域双侧（即尾部结节）和小脑蚓体前部IX部分区域右侧（即悬雍垂）也有异常。呈现色情图画刺激时，恋童障碍异于常人的脑区包括下丘脑、中脑导水管周围灰质、背外侧前额皮质。由于下丘脑、中脑导水管周围灰质等皮下区域是正常人性欲唤醒的植物神经区域的组成成分，因此这部分的异常可能是恋童障碍对成人不感兴趣的脑机制。呈现非色情图画刺激时，恋童障碍者杏仁核–海马以及背内侧前额叶皮质等与情绪加工有关的区域与正常人相比激活降低，表明恋童障碍的一般性情绪加工也异于常人。有儿童性侵犯史的恋童障碍男性的前额叶皮质结构及功能存在差异，前扣带回背侧的GABA/Cr比率也较正常对照低。

4. 强制性性施虐障碍 一种持续的、集中而强烈的性唤起模式，表现为持续存在关于性的想法、幻想、冲动或行为：让非意愿的个体遭受身体或心理上的痛苦。个体必须将此类性想法、幻想或冲动付诸行动，或因此感到明显的痛苦。患者长期、多次在性交之前、之中或之后，一定要给对方造成某种程度的肉体伤害及精神凌辱，非如此不能引起性兴奋与获得性满足，是性欲倒错障碍

中最能引起危险后果的一种类型。

强制性性施虐障碍的患病率未知，且很大程度上基于司法环境中的个体研究。患病率会从2%~30%大幅度改变。在美国因性犯罪而被强制住院的个体中，患强制性性施虐障碍的个体少于10%，在犯下性驱动杀人罪的个体中，患强制性性施虐障碍的比例为7%~75%。

强制性性施虐障碍的起因主要包括三个方面：①性兴奋和性高潮体验曾与施加痛苦相联系，强烈情绪刺激与性兴奋之间的联系。②对性持负面态度的人来说，性虐待活动使他们的行为不至于有浓厚的性含义，同时有助于他们表达对性伴侣的轻蔑，并施以惩罚。通过性虐待行为，施虐者可激发性对象的强烈情绪，继而产生性兴奋，使高潮成为可能。对于许多在性方面觉得无力或不安全的施虐者而言，施加痛苦于他人显然是一种获得性刺激的安全手段。虐待者对受害者所拥有的权利感和优越感可以暂时压抑虐待者自身的无力感和焦虑感。③在精神分裂症和其他严重的心理问题中，性虐待行为可能缘于内在控制力的降低，也可能缘于病理转换的象征历程。

5. 摩擦障碍 一种持续的、集中而强烈的性唤起模式，表现为持续存在以下关于性的想法、幻想、冲动或行为：在公共场所触摸或摩擦非意愿个体。个体必须将此类性想法、幻想或冲动付诸行动，或因此感到明显的痛苦。一般是男性患者在拥挤场合或乘对方不备之际，伺机以身体某一部分（常为阴茎）摩擦和触摸陌生人（通常是异性）身体的某一部分，以达到性兴奋的目的。但并没有与所摩擦对象性交的要求；也没有暴露自己生殖器的愿望。摩擦障碍多见于男性，被挨擦者通常是陌生妇女，一般不会是熟人。摩擦行为可能发生于普通人群中最多（30% 的成年男性）。在性欲倒错专病门诊患者中，有10%~14%的成年男性临床表现符合本病诊断标准，故其患病率应该不会超过在特定临床环境中的患病率。

摩擦障碍的起因各家意见不一。精神动力学派认为，摩擦行为与性心理发育的停止或倒退有关，是克服潜意识"阉割焦虑"的行为表现。行为学派认为，摩擦是一种条件反射行为，患者过去曾在拥挤场合偶然挨擦异性躯体并获得性兴奋，从此以后，为了重温这份快感而有意地多次重复行事，最终形成障碍，造成痛苦。

6. 涉及非意愿个体的其他性欲倒错障碍 指一种持续的、集中而强烈的性唤起模式，表现为持续存在的关于性的想法、幻想、冲动或行为集中于非自愿或无法表达意愿的个体，且不能归为其他性欲倒错障碍分类（例如，涉及尸体或动物的性唤起模式）。个体必须将此类性想法、幻想或冲动付诸行动，或因此感到明显的痛苦。但这些表现不满足强制性性施虐障碍、恋童障碍、窥阴障碍、露阴障碍或摩擦障碍的诊断。

7. 涉及单独行为或自愿个体的性欲倒错障碍 指一种持续的、集中而强烈的性唤起模式，表现为持续存在的关于性的想法、幻想、冲动或行为，涉及自愿的成年人，或仅为单独行为。

三、诊断发展和诊断要点

ICD-6 在精神病、精神性神经症和人格障碍章节首次提出了"性偏差"的诊断。ICD-9 归于精神障碍章节中"性障碍和性偏差"，包括同性恋、恋兽症、恋童症、异装症、露阴症、易性症、冷阴或阳痿等分类，并首次为这些分类做出了定义。在 ICD-10 分类标准中命名为"性偏好障碍"，指反复发生且强烈的性欲望或性幻想涉及不寻常的物体或活动，将此类欲望付诸行动或欲望本身使其非常痛苦，这种偏好已持续至少 6 个月。具体包括：恋物症、恋物性异装症、露阴症、窥阴症、恋童症、施虐受虐症、性偏好多相障碍、其他性偏好障碍、性偏好障碍（未特定）。在 2010 公布的 DSM-5 中提出"性欲倒错障碍"的分类，包括露阴障碍、窥阴障碍、恋童障碍、性受虐障碍、性施虐障碍、摩擦障碍、恋物障碍、异装障碍及其他未特定型。DSM-5 强调所有的异常行为（包括异常性行为）、情感和感知等只有达到具有临床意义的痛苦，或导致社交、职业等其他重要功能方面的损害，持续至少 6 个月才能被诊断。

首先，ICD-10 的分类名称"性偏好障碍"仅描述了个人行为，在公共卫生领域里的区分度不够高，不能产生足够大的影响力，也无法提示公共卫生服务需对其给予治疗。其次，在 ICD-11 分类中包括"性相关咨询"，允许卫生服务机构为非障碍者提供性知识、性态度、性行为和性关系的咨询服务。再次，社会环境或冲突也会造成性相关障碍,对于仅仅由外界因素并非个体功能障碍引发的性相关问题不再被诊断,将不会进一步加剧业已存在的病耻感、暴力和歧视。因此 ICD-11 更名为"性欲倒错障碍",并定义性唤起模式只涉及无法表达意愿的个体,或者导致个体显著的痛苦,或者造成伤害或死亡的风险,但未限定持续时间。为与此框架一致,ICD-11 删除了恋物症、恋物性异装症和受虐症,同时增加了强制性性施虐障碍、摩擦障碍和涉及非自愿个体的其他性欲倒错障碍,以及涉及单独行为或自愿个体的性欲倒错障碍。

恋物症、恋物性异装症和受虐症在 ICD-11 中已被删除,理由是这三者所涉及的行为均获当事者同意,对自身和他人无害。按照 ICD-10 的诊断标准,可以不考虑个体的健康或精神健康的状况,或相关痛苦和残疾,只要存在诊断标准所提及的行为,就能诊断该疾病。这些诊断为社会非典型行为和个体性偏好贴上了耻辱的标签,却并非是必需的。个体体验到的痛苦和耻辱来源于社会对其持反对意见,而不是性偏好本身。

强制性性施虐障碍与施虐受虐症的区别在于,施虐受虐症是两厢情愿的,而且不涉及实质性伤害或风险。性受虐症或性虐待症导致显著的痛苦,或者造成伤害或死亡的风险,仍可放在涉及非自愿个体的其他性欲倒错障碍分类中。

尽管摩擦障碍未出现在 ICD-10 中,但摩擦障碍与窥阴障碍、露阴障碍是临床和流行病学研究中最常见的三种类型。在某些国家,摩擦障碍已经成为一个显著的问题。这里沿用 DSM-5 的分类,有助于加强两大诊断系统的可比性。

(1)露阴障碍:露阴障碍需要排除涉及各方已同意基础上的露阴行为。此外,一些被社会文化认可的公共场所裸露行为,不属于露阴障碍。

既往有向非意愿个体的露阴行为不足以诊断露阴障碍。露阴行为必须是对持续的、集中而强烈的性唤起模式的反应。如果不符合,则需考虑行为存在其他原因。例如,与潜在而持续的性唤起模式不相关的露阴行为可以出现在一些精神行为障碍中,包括躁狂发作、痴呆或物质中毒。

许多性犯罪中的公众场所暴露可能只是单纯的动作或行为,与潜在而持续的性唤起模式并无关联。而且这些行为可能是一过性的冲动或是机会性的。露阴障碍的诊断要求这些行为是持续的、集中而强烈的性唤起模式的体现。

DSM-5 指出露阴障碍亚型基于露阴者暴露自己的生殖器给未征得同意的个体。未征得同意的个体可能是青春期前的儿童、成年人,或两者皆有。临床工作者应对露阴障碍受害者的特征引起足够注意。露阴障碍的个体暴露自己的生殖器给儿童而获得性吸引,不能排除恋童障碍的诊断。

(2)窥阴障碍:窥阴障碍需要排除涉及各方已同意基础上的观察行为。既往有观察不知情他人更衣或性活动中的裸露过程的行为不足以诊断窥阴障碍。这些观察行为必须是对持续的、集中而强烈的性唤起模式的反应。如果不符合,则需考虑行为存在其他原因。例如,与潜在而持续的性唤起模式不相关的窥阴行为可以出现在一些精神行为障碍中,包括躁狂发作、痴呆或物质中毒。

许多性犯罪中的观察,非知情或非意愿者可能只是单纯的动作或行为,与潜在而持续的性欲倒错性唤起模式并无关联。而且这些行为可能是一过性的冲动或是机会性的。窥阴障碍的诊断要求这些行为是持续的、集中而强烈的性唤起模式的体现。

(3)恋童障碍:儿童或青少年可能会与同伴发生各种性活动。对于青春期前后,年龄接近的儿童间的各种性行为,不能做出恋童障碍的诊断。

既往有与青春期前儿童的性行为不足以诊断为恋童障碍。这些行为必须是对持续的、集中而强烈的性欲倒错性唤起模式的反应。如果不符合,则需考虑行为存在其他原因。例如,一些涉及儿童的性行为,与潜在而持续的性欲倒错性唤起模式不相关,这些行为可以出现在一些精神行为障碍中,包括躁狂发作、痴呆或物质中毒。

许多针对青春期前儿童的性犯罪与潜在而持续的恋童性唤起模式并无关联。这些行为更可能是一过性的冲动或机会性的。恋童障碍的诊断要求与青春期前儿童发生的性行为,必须是持续的、集中而强烈的性欲倒错性唤起模式的体现。

一些青少年既往有对较年幼的儿童实施性虐待的情况。但是,对青少年恋童障碍的诊断要非常谨慎。除非该行为持续存在,并且是对持续性的、集中而强烈的只针对青春期前儿童的性唤起模式的反应,否则诊断为恋童障碍是不合适的。

（4）强制性性施虐障碍：强迫性性施虐障碍需要排除两厢情愿的施虐症和受虐症。既往有让非意愿个体身体或心理遭受痛苦的性行为不足以诊断强制性性施虐障碍。这些行为必须是对持续的、集中而强烈的强制性施虐性性唤起模式的反应。如果不符合，则需考虑行为存在其他原因。例如，让非意愿个体身体或心理遭受痛苦的性行为有时也会出现在躁狂发作期间，或者受精神活性物质的影响，尤其是兴奋剂。这些情况下的性行为模式可能不是对潜在而持续的性唤起模式的反应。

在许多涉及让非意愿个体躯体或心理遭受痛苦的性犯罪中，与潜在而持续的性唤起模式并不相关。这些行为更可能是一过性的冲动或机会性的。强制性性施虐障碍的诊断要求让非意愿个体身体或心理遭受痛苦的性行为，是对持续的、集中而强烈的性唤起模式的反应。

反社会性品行障碍以一种漠视和侵犯他人基本权利的模式为特征。反社会性品行障碍也可出现强制性或施虐性的性行为，但是这些行为并不是潜在而持续的性唤起模式下的躯体或心理施虐行为，不应诊断为强制性性施虐障碍。如果两种诊断的条件均符合，可同时诊断。

（5）摩擦障碍：摩擦障碍需要排除两项情愿的触摸或摩擦行为。既往有在公众场合对非意愿个体进行性触碰或摩擦的行为，不足以诊断为摩擦障碍。这些行为必须是对持续的、集中而强烈的摩擦性性唤起模式的反应。如果不符合，则需考虑行为存在其他原因。例如，一些针对他人的不合适的触碰或摩擦，并不是潜在而持续的性唤起模式反应。这些行为可以出现在一些精神行为障碍中，包括躁狂发作、痴呆或物质中毒。

在许多涉及对他人有不妥的触碰或摩擦的性犯罪中，缺乏潜在而持续的性欲倒错性性唤起模式。这些行为更可能是一过性的冲动或是机会性的。摩擦障碍的诊断要求这些性触碰和摩擦行为，是对持续的、集中而强烈的性唤起模式的反应。

（6）涉及非意愿个体的其他性欲倒错障碍：涉及非意愿个体的其他性欲倒错障碍需要排除涉及自愿的或有能力表达意愿的个体的性行为。既往有涉及因年龄或状态而无法表达意愿的个体

的性行为，不足以诊断涉及非意愿个体的其他性欲倒错障碍。这些行为必须是对持续的、集中而强烈的性欲倒错性性唤起模式的反应。如果不符合，则需考虑行为存在其他原因。例如，一些针对非意愿个体的性行为并不是潜在而持续的性唤起模式反应。这些行为可以出现在一些精神行为障碍中，包括躁狂发作、痴呆或物质中毒。

许多涉及非意愿个体的性犯罪，可能只是单纯的行为或行动，与潜在而持续的性欲倒错性性唤起模式并无关联。这些行为更可能是一过性的冲动或是机会性的。若做出涉及非意愿个体的其他性欲倒错障碍的诊断，要求些性行为是对持续的、集中而强烈的性欲倒错性性唤起模式的反应。

（7）涉及单独行为或自愿个体的性欲倒错障碍，必须表现为下列情形之一：①性唤起模式本身对个体造成了明显的痛苦，并且这种痛苦不是由于他人拒绝或恐惧这种性唤起模式而引起的。②性欲倒错性行为本身对自己（例如性窒息或通过抑制呼吸达到性唤起）或伴侣（例如，自愿的性施虐导致的需要医学处理的伤害）造成伤害或死亡的显著风险。如果诊断是基于伤害及致死的风险做出的，则风险应与性欲倒错性行为有直接关联。例如，暴露于性传播疾病风险增加不足以作为诊断依据。

个体的性唤起模式不符合社会或文化标准不能作为诊断依据。若性唤起模式涉及已自愿个体或仅是单独行为，除了可能由于他人拒绝或恐惧这种性唤起模式而引起的痛苦，不造成其他明显的痛苦，无伤害或死亡的风险，则不应考虑为障碍。

既往的非典型性行为并不足以诊断涉及单独行为或自愿个体的性欲倒错障碍。一些非典型性行为可能是冲动性或机会性的，或者是个人的性探索，并不意味着潜在的持续性的性唤起模式。涉及单独行为或自愿个体的性欲倒错障碍的诊断，要求这些行为是对持续的、集中而强烈的性唤起模式的反应，并且具有痛苦感，或者伤害和死亡的风险显著增加。

如果涉及自愿的成年人或单独行为的性唤起模式中产生的痛苦可以完全归因于性唤起模式遭到他人拒绝或害怕遭到拒绝（例如，配偶、家庭、社会），则不应做出涉及单独行为或自愿个体的性

欲倒错障碍。这类情况的编码,可以参考"影响健康状况或健康服务交流的相关因素"一章的咨询干预。其中包括"性知识和性态度咨询""患者性行为和性关系咨询""夫妻性行为和性关系咨询"等。

本诊断不应该用于因同性取向或双性取向而感到痛苦的个体。若患者的痛苦归因为性唤起模式害怕被拒绝或害怕遭到他人拒绝,并达到了一定程度,症状满足其他精神障碍的诊断需求(例如,适应障碍、抑郁障碍或焦虑恐惧相关障碍),则应诊断,而不是做出涉及单独行为或自愿个体的性欲倒错障碍的诊断。

一些与潜在而持续的性唤起模式不相关的非典型性行为,可见于多种精神行为障碍,例如躁狂发作、痴呆或物质中毒。如果性行为不是对潜在而持续的性唤起模式的反应,不应做出涉及单独行为或自愿个体的性欲倒错障碍的诊断。

四、治疗

1. 心理治疗 精神动力学理论认为,性欲倒错障碍患者从其病史上追溯,往往在幼年期心理发育阶段受到某些挫折和困难,如无意中观看性交而受到惊吓,幼年的异性挚友被迫分离,父母过分溺爱等。儿童在面临这些困难时,采取认同、合理化、压抑、否认、转移等心理防御机制,可能使性发展过程"固着"或"退行"在某个阶段。当这种退行以婴孩式行为在成年后持续表现时,即构成性欲倒错障碍。动力学疗法疗效的好坏取决于以下几个因素:①患者是否有强烈的求治动机,如果没有,则难以治疗;②患者是否因自己的异常性活动而深感痛苦,如果没有痛苦并自得其乐,在治疗中难以坚持;③患者年龄是否超过 35 岁,如超过,则异常性活动已固定到人格结构中,不易治愈。

行为疗法的理论基础是巴甫洛夫的经典条件反射理论以及斯金纳的操作条件反射理论。治疗目标包括纠正或消除偏离常态的性行为,塑造或建立正常健康的性行为。最常用的方法是厌恶疗法,具体治疗方法可有以下几方面:①在详细了解病史的基础上,对患者进行治疗所必要的基本知识教育,同时请家属支持患者进行治疗,以保证治疗得以顺利进行。②找好"靶症状",让患者通过回忆,找出在整个性变态过程中最能引起患者

强烈性兴奋和性满足的场景体验,并将此作为每次治疗内容的"靶症状"。③治疗形式可以是多种多样的,包括橡皮筋弹击手腕,闻难闻的气味,短暂电刺激,还可以配合精神性厌恶刺激。如隐匿性强化伴嗅觉厌恶法:先让患者列出所有会诱发其异常性行为活动的场所或境遇(如恋物症的某种物品,窥阴障碍的女浴室、女厕所),然后再列出可能会导致的不利后果(如被开除、被拘留、受家人和朋友的歧视等)。下一步是让患者闭上眼睛,想象列出来的某一境遇,诱导出现性兴奋,一旦表现出性兴奋,深深地呼出一口气,再对准预先备好的氨水瓶或戊酸瓶深吸一口气,同时想象和讲出可能会导致的不利后果。坚持每天练习,直至患者一想到性欲倒错的情境,便立即出现难闻体验和不利后果。目前尚未有证据证明以上治疗方法对性欲倒错障碍能产生持久的疗效。因此,治疗时应注意到,厌恶疗法的目的在于消除和改变不适宜的行为,靶症状的选择很重要,要让厌恶性刺激和靶症状之间建立紧密联系,以便有效地减少或消除异常欲念和行为。另外,在厌恶疗法施行过程中,应及时给予正常性行为的心理刺激,以促进并逐步建立和强化正常性意向和性趣,以巩固疗效和预防复发。

认知疗法比行为疗法更注重患者的认知过程(包括感受、记忆、态度、信念等)对行为的影响。认知理论认为,性欲倒错障碍患者均存在不同程度的"认知扭曲",这种认知扭曲主要表现为一些不合理的想法,这些想法用来为自己的非法性行为辩护,试图使自己的非法性行为合理化、正当化,并努力对自己性行为产生的后果的严重性否认或最小化。认知疗法具体就是通过一系列干预技术帮助患者逐渐认识到自己认知系统里不合理的成分,并进行"认知重建"。认知疗法通常与行为疗法结合起来,称为认知行为治疗。

整合模式综合了行为主义、人本主义、认知理论、社会学习理论以及应激理论等多个学派的观点。治疗的目的不仅仅在于异常性行为的矫正,而且还着力提高患者的社交功能,同时还提供性教育。治疗进程中能充分考虑到患者可能出现的否认及自我欺骗,通过建立治疗性面谈来帮助患者认识自己的行为细节,弄清过去可能导致异常性行为的所有时间的层级顺序,教育患者如何改

变生活方式以提高自己对行为的控制能力。此外，在患者发展人际支持网络的过程中提供情感支持和技术帮助。尤其是部分患者，负性生活事件的应对能力差、应对技巧不足，将性行为作为处理各种应激事件的应对方法。因此对于该部分患者，应积极引导、帮助他们建立成熟、健康、合理的应对方式，提高其对各类应激的应对能力。

2. 药物治疗　在心理治疗的基础上，作为性欲倒错障碍的一种辅助治疗手段而用于临床。药物的选择主要是根据患者的性欲倒错障碍类型、不同发病原因及症状表现、心理治疗效果的好坏而定。①抗雄激素药。由于各种性欲倒错障碍中男性患者占绝大多数，且动物实验和临床研究发现睾酮与性欲明显相关，降低体内睾酮水平或直接拮抗睾酮作用的药物均有可能降低患者的性欲水平。因此在性欲倒错障碍尤其是性犯罪人群中，该种治疗方案仍是主流。②抗抑郁药。人们发现性欲倒错障碍与强迫症有不少相似之处，都具有自己难以控制的特点。于是，开始使用某些对治疗强迫症有效的抗抑郁剂来控制异常的性行为。此类药物对中枢神经细胞突触间隙处的5-羟色胺回收起阻断作用，因此服药之后中枢神经系统的5-羟色胺大为增加。对动物和人类的研究均表明，5-羟色胺能抑制性活动，因此性活动抑制可用于解释此类药物对性欲倒错障碍的治疗机制。③抗焦虑药。不仅可缓解性欲倒错障碍者的焦虑烦躁情绪，有报告还可用来控制变态性行为。不过用抗焦虑药物治疗性欲倒错障碍目前仅限于个案报道，其确切疗效以及作用机制有待进一步考证。④抗癫痫药。性欲倒错障碍与癫痫，尤其是颞叶癫痫之间存在某些关系，既往曾有人用抗癫痫药物治疗性欲倒错障碍。用抗癫痫药物治疗性欲倒错障碍目前仅限于个案报道，其确切疗效以及作用机制有待进一步考证。

3. 手术治疗　对于近期出现的性欲倒错障碍并且伴有头痛、视觉变化的患者，应高度怀疑有脑瘤存在的可能，在确诊后可考虑手术治疗。

对有性侵犯行为的性欲倒错患者，出于公共安全以及公众利益考虑，可对其进行"化学去势疗法"。但如果患者对药物治疗无法耐受或患者对药物治疗依从性差，而其症状对公共安全构成严重威胁，则需进行"手术去势疗法"。

第四节　性别不一致

一、概念

性别不一致（gender incongruence, GI）是指个体体验到的性别与既定性别强烈而持久的不一致。

二、流行病学和发病机制

GI的流行病学资料主要来自欧洲。人群中男性GI多于女性GI（出生性别为男性的成年人，患病率0.005%~0.014%；而出生性别为女性的成年人，患病率为0.002%~0.003%）。但要求进行性别重塑术的女性是男性的3~4倍。童年期和成年期GI均适应以上定义，但童年期GI更加注重行为和心理的性别身份识别，他们拥有跨性别的典型行为：①性身份申明；②着装游戏；③玩具游戏；④角色想象扮演；⑤同伴关系；⑥运动和语言特征；⑦关于解剖学性特征的描述；⑧混战游戏。童年期GI所表现出的行为特征集中而持久，不是片段或孤立的。青春期GI与童年期和成年期的不同之处在于，他们正处于生理和心理的急速变化中，这种对既定性别强烈的不适感可能具有生理和心理双重意义。他们的临床表现同成年人类似，但是青春期GI的临床表现可能更加显著，是GI的极端形式。

美国2002年的一项行为遗传学研究调查了314名4~16岁孪生子，计算出发病率为2.3%。其中遗传因素的影响占62%，环境因素的影响占38%，即与遗传因素的关系更为密切。而瑞士一项关于成年期GI手指长度比例的研究发现，GI人群的手指长度比（第2指与第4指之比2D∶4D）高于正常人群，手指长度比受到产前睾酮水平的影响，结果间接证实产前低水平的睾酮可能是GI的潜在病因。

性别身份通常在3岁左右开始建立，可能取决于个人是按哪种性别进行养育。在某些情况下，生物因素可以改变出生时被赋予的性别。如果儿童的外貌性别特征区分不明显，或者养育方式并没有一味地倾向男性或女性，那么其性别认同可能改变或混乱。童年期可能会强化这种认同并表现出相应的性别角色行为。

三、诊断发展、诊断标准和鉴别诊断

1. 诊断发展　1923 年，Hirschfeld 首次在文中使用易性症（transsexualism）一词，但直到20世纪50年代该词才有如今的含义，用于描述那些渴望像另一性别成员一样生活，渴望获得激素或变性手术治疗的个体。后来易性症逐渐被性身份障碍（gender identity disorder，GID）所取代，用来表示性别身份与解剖学性别的变异。

GID 首次作为疾病诊断是在 DSM-Ⅲ，表述的精神病理现象是"解剖学性别与性别身份不一致"，并分成两个亚型：易性症和非典型性别身份不一致。DSM-Ⅲ修订版将易性症删除，GID 被分为青春期或成人性别身份障碍、非易性型性别身份障碍（GIDAANT），后者是用来指符合 GID 诊断标准，但没有持久的想获得异性解剖学性别的愿望。在 DSM-Ⅳ 中，只保留了成人 GID 和未分型 GID。而在 DSM-5 中最终使用的分类名称为"性别烦躁（gender dysphoria）"，指个体因体验或外显的性别与被指定性别不一致而感到痛苦（并非所有个体都会因为这样的不一致而痛苦）。如果得不到渴望的躯体干预（例如通过激素和 / 或手术）则会非常痛苦。与先前 DSM-Ⅳ 中的"性别认同障碍"相比，"性别烦躁"更具有描述性，并且聚焦于"烦躁"这一临床问题而非"认同"本身，相当于给"性别认同"去病化，肯定性别认同的"多元性"。DSM-5 分别给出了与童年期性别烦躁、青春期和成年期性别烦躁的诊断标准。ICD-10 的分类名称是"性身份障碍"，分为性别改变症、双重异装症、童年性身份障碍、其他性身份障碍（未特定）。ICD-11 与 ICD-10 相比，分类名称由"性身份障碍"改为"性别不一致（gender incongruence，GI）"，分为童年期性别不符、青春期或成年期性别不符、性别不符（未特定）、其他特定的性健康相关情况和性健康相关的（未特指的），并且从"精神、行为或神经发育障碍"章节中移出，放入"性健康相关情况"章节。

2. 诊断与评估　青春期或成年期性别不符是指个体体验的性别与指定性别存在明显而持久的不一致，至少有以下 3 方面表现：①由于与体验的性别不一致，对个人的第一或第二性征（青春期，预期的第二性征）表现出强烈的厌恶或不适。②由于与体验性别的不一致，强烈希望摆脱个人部分或全部的第一和 / 或第二性征（青春期，预期的第二性征）。③强烈希望拥有所体验性别的第一和 / 或第二性征。个体强烈希望被视为另一性别对待（去生活及被接受）。这种性别不一致体验必须持续存在数月，不能在青春期开始前进行诊断。仅有性别差异行为和偏好不能作为诊断依据。青春期或成年期性别不符诊断所需的持续时间已由 ICD-10 的 2 年减少为数月。

童年期性别不符是指个体体验的性别与儿童指定性别存在明显而持久的不一致。包括强烈渴望与指定性别不同的性别；强烈的厌恶自己性生理特征或预期的第二性征和 / 或强烈渴望与体验所匹配的第一性征和 / 或第二性征；对幻想扮演、玩具、游戏或活动以及玩伴都更偏好体验的性别而非指定性别。这种不一致必须持续 2 年左右。仅性别差异行为和偏好不能作为诊断依据。童年期性别不符诊断所需的持续时间已由 ICD-10 的至少 6 个月调整为持续 2 年左右。

在 ICD-11 中，自觉痛苦和功能损害已并非诊断必需，因此对出生性别不满的人群，即使并没有显著的痛苦体验或明显的功能损害（工作、社会化等）也能够符合诊断标准并获得治疗。由于诊断标准更宽泛，诊断将被用于更多样化的人群。尽管可能增加性别不一致人群接受治疗意愿，但不认为自己有问题或需要治疗的性别不一致人群也可能被病态化。随着标准的实施，病耻感也会随之出现。因此 ICD-11 将其从"精神、行为或神经发育障碍"章节中移出。

诊断和评估性别不一致的步骤：①判定 GI 的症状是否存在，包括排除其他可能的诊断；②评估 GI 的性质和程度；③评估共病情况（较常见的包括精神分裂症、心境障碍、适应障碍和物质滥用）。

成年期 GI 的诊断几乎完全依赖于患者的自我报告。在经过临床访谈后，基于患者自我报告的性心理发育史、性别身份特征、性取向、关注身体性征的感受以及希望的性别角色等，根据诊断标准作出临床诊断。另外，患者的社会支持系统和职业功能也需要评估。青春期 GI 的临床表现同成年期类似，诊断标准与成年期相同。

童年期 GI 患者的症状判断常需要依赖父母或照料者提供，由于并非患者本人，表述症状时可能会有误差，因此一些必要的评估工具可能更加需要，目前使用的儿童性身份访谈及儿童性身份调查问卷主要用于研究，尚未有应用于临床评估或筛查的统一分值。

3. 鉴别诊断　性别不一致需与以下疾病鉴别：①易装症，该诊断在 DSM-5 诊断标准中仍保留。易装症发生在异性恋（或双性恋）的青春期和成年早期男性中（很少在女性中）。对于他们来说，易装行为刺激产生性兴奋，但他们并不认为自己原本的性别是个问题。偶尔伴有性别不一致。在许多晚期起病的性别不一致的出生性别为男性的亲男性个体中，伴有性兴奋的易装行为是一种先兆。②躯体变形障碍，有躯体变形障碍的个体聚焦于改变或去除特定的躯体部位，因为他们觉得这个部位不正常，并不是因为对被分配性别的否定。当个体表现出符合性别不一致和躯体变形障碍两种诊断标准时，可给予两种诊断。有些个体希望将健康肢体截除（术语为躯体完整性认同障碍），是因为这令他们感到更"完整"，他们通常不希望改变性别，而是渴望像截肢者或伤残者一样生活。

四、治疗

1. 成人性别不符诊疗指南中提出了激素治疗、现实生活体验和外科手术治疗三联疗法。①心理治疗虽然并非三联疗法之一，但个体治疗可以让患者在安全和有支持的环境内讨论困难的处境和感受、探索性别认同、检验人际关系和职业关注，以及讨论以后的治疗方案等，而团体治疗可以让患者从同伴得到认可和支持，有助于减少孤立感和焦虑情绪。②激素治疗（hormone therapy）是指对 GI 患者实施交叉性激素治疗的过程，对解剖学性别和心理性别的转变都发挥了重要作用，它可以改善患者生活质量并减少精神病性并发症。女性 GI 患者性激素治疗是睾酮制剂，男性 GI 患者则使用雌激素及孕激素。在激素治疗过程中定期接受配套医学检测以避免或减少副作用的出现。③现实生活体验（the real-life experience）是充分的采取一种全新或变化的性别角色或表现进行日常生活，让 GI 患者在决定改变性别时提前感受这种现实变化和后果，从而在日后的生活中能成功解决可能出现的问题。治疗师有义务和责任与患者和他的家人一起讨论这些预期的后果，以让患者自己决定是否最终进行性别改变。只有成功完成了现实生活体验才能进入下一步治疗。④性别重塑术（sex reassignment surgery，SRS）：通常所说的 SRS 是包括胸部手术和生殖器手术在内的外科手术，以及一些有利于增加手术者男子气和女子气的身体其他部位的手术。SRS 的适应证如下：达到患者所在国家的法定年龄；经过 12 个月持续的激素治疗并且没有禁忌证；经过 12 个月成功的现实生活体验；如有精神科医生参与，在心理治疗中进行的完全现实生活体验的效果要由精神科医生及患者共同来决定；患者要对手术的花费、住院时间、可能的并发症以及术后康复所需的其他手术等知识都有充分的了解；要意识到可能由不同的主管医生来进行。

激素治疗和手术治疗可能会带来风险，接受激素治疗和手术治疗的患者自杀死亡率和其他原因所致的死亡率均高于普通人群和未接受治疗者。SRS 的严重后果之一就是对手术的后悔以及由此带来的一系列问题（如自杀），因此手术前的心理治疗或评估，以及现实生活体验是必不可少的。

2. 青春期性别不符的治疗手段和原则同成年期类似，治疗原则也是遵循激素治疗、现实生活体验和外科手术治疗的三联疗法，但对未完全准备好适应另一性别身份生活者主要使用心理和社会干预。无论如何，对青春期性别不符的躯体干预需要经过详细评估后才可进行。由于患者承担责任的能力相对有限，还需要考虑到伦理和法律的相关问题。

3. 童年期性别不符的治疗与成年期和青春期不同，因生理及心理均未发育成熟，主要以社会心理干预为主。治疗基本原则包括：①减少社会排斥；②对精神病理的治疗；③对痛苦烦恼的干预；④预防成年期性别不符。

（1）行为治疗：行为治疗是儿童治疗中最常见的心理治疗。经典的行为治疗假设儿童学习以性别相关的行为与其他普通行为一样，至少在早期是可以塑造和改变的。据此，GI 的行为治疗中，当出现与既定性别一致的行为时予以一定的奖励,出现不一致行为时则不予奖励,从而达到目标行为的强化。

认知行为治疗强调在行为治疗的同时,考虑到儿童对性别的认知构建。认知治疗可能帮助 GI 儿童构建对性别相关特质更加柔和现实的关注,从而产生作为男孩或女孩的积极情感。

(2)心理治疗:精神分析师强调性别不一致行为通常出现于俄狄浦斯前期,强调重点理解在这段时期内与 GI 相关的其他心理发展现象,如依赖关系及自主性。精神分析师也很重视儿童整体适应功能的发展。在整体上要以精神分析视角来理解心理治疗外,发展心理学中关于性别领域的阐述也需要借鉴。

(3)父母参与的治疗:父母参与的治疗方式主要有两种。第一种治疗假设父母在 GI 的维持和遗传上扮演了重要角色。依据这样的假设,在个案治疗中父母参与且能够认识他们在儿童问题中的因素可能会使治疗更加平稳和迅速。治疗要求对父母进行评估,包括精神病理现象和婚姻关系等,可能会对儿童的预后产生影响的因素。第二种方式是治疗师与父母一起讨论儿童日常干预的整体计划,要求父母参与到日常的家庭管理和监测中,并定期与治疗师保持联系,包括面对面访谈。在与父母的交谈中,重点聚焦于治疗的设置,

如何处理儿童的性别不一致行为。另外,父母还要帮助儿童认识到作为男孩或女孩的好处,并让孩子感到,父母希望他们感到幸福和开心,而非被厌烦和歧视。

(4)支持治疗:该治疗支持家庭接纳儿童真实的性别表现,让儿童以一种舒服的性别角色和性别身份去生活。帮助的重点是让父母和儿童学会处理和适应来自社会排斥和同伴的压力,给予他们强有力的支持,而不是试图改变所谓的性别不一致行为。

(5)综合心理治疗:近年来发展最为迅速的心理治疗模式,它并不试图去改变 GI 患者的性别认同和信仰。该治疗的第一步是治疗师要处理父母关于性别的意识,以帮助他们认识到在他们的孩子年龄阶段什么样的典型性别行为是合理的,并在这个领域里去感受。治疗师使用"注意管理"来训练父母对性别不一致行为的反应,当孩子出现中性行为和既定行为时予以关注。当孩子再次出现性别不一致行为时,不予以关注,或者分散他们的注意力。而复合模式治疗方法整合了心理、社会和生物学因素,包含了多种服务策略:儿童或父母的个体治疗,对父母的支持性家庭治疗,以及与其他专业领域的网络会议等。

性心理障碍诊断分类对比见表 17-1。

表 17-1 性心理障碍诊断分类对比表

ICD-11	ICD-10	DSM-5
L1-HA6 性别不一致	F64 性身份障碍	性别烦躁
HA60 青春期或成年期性别不符	F64.0 性别改变症	F64.1 青少年和成年人的性别烦躁
HA61 童年期性别不符	F64.1 双重异装症	F64.2 儿童性别烦躁
HA6Z 性别不符,未特定	F64.2 童年性身份障碍	F64.8 其他特定的性别烦躁
HA8Y 其他特定的性健康相关情况	F64.8 其他性身份障碍	F64.9 未特定的性别烦躁
HA8Z 性健康相关的,未特指的	F64.9 性身份障碍,未特定	
L1-6D3 性欲倒错障碍	F65 性偏好障碍	性欲倒错障碍
6D30 露阴障碍	F65.0 恋物症	F65.0 恋物障碍
6D31 窥阴障碍	F65.1 恋物性异装症	F65.1 易装障碍
6D32 恋童障碍	F65.2 露阴障碍	F65.2 露阴障碍
6D33 强制性性施虐障碍	F65.3 窥阴障碍	F65.3 窥阴障碍
6D34 摩擦障碍	F65.4 恋童障碍	F65.4 恋童障碍
6D35 涉及非自愿个体的其他性欲倒错障碍	F65.5 施虐受虐症	F65.51 性受虐障碍
	F65.6 性偏好多相障碍	F65.52 性施虐障碍
6D36 涉及单独行为或自愿个体的性欲倒错障碍	F65.8 其他性欲倒错障碍	F65.81 摩擦障碍
	F65.9 性欲倒错障碍,未特定	F65.89 其他特定的性欲倒错障碍
		F65.9 未特定的性欲倒错障碍

第五节　性功能障碍和 性交疼痛障碍

一、定义

性功能障碍（sexual dysfunctions）是指成年人在非强制性性活动中，个体满足感体验困难的一组综合征。性反应是心理、人际、社会、文化和生理过程的复杂交互作用，这些因素中的一个或多个也会作用于性反应的任何一个阶段。

性交疼痛障碍（sexual pain disorders）是指成年人性活动过程中出现显著而持久或反复发生的疼痛感，但不能全部归因于药物、阴道不够润滑、年龄相关改变，或女性更年期，并伴随有临床意义的显著痛苦体验。

二、病因和发病机制

Kaplan（1974）提出了性功能障碍的多因素理论，即性功能障碍的发生发展过程与内在因素、人际关系以及行为特征有关。具体包括四大因素：对性以及社会互动的无知和错误认知；潜意识中关于性的负罪感；焦虑（常见于勃起功能障碍和性高潮障碍）；伴侣间难以在性感受和性行为方面进行沟通。

生物和药物因素也是非常重要的，睾酮水平会影响性幻想、性唤起和性欲望的频率，在睡眠中和晨间的自然勃起，射精，与伴侣间的性活动，性交或自慰时的性高潮等。老年男性中的睾酮水平与抑郁相关。血清泌乳素升高可通过损害促黄体激素的脉冲释放，进而减少睾酮的生成。信息素可以增加人们对异性的渴望。神经系统、内分泌、血管因素和药物因素都会对性功能产生影响。

有研究表明，5-羟色胺转运体基因在原发性早泄的发生和发展过程中发挥着重要作用；功能磁共振研究抗抑郁药对性功能障碍相关脑区和脑网络连接的潜在影响，结果有待进一步证实。

三、流行病学

男性性欲低下障碍的患病率根据原始国籍和评估方法而有差异。约 6% 的年轻男性（年龄 18~24 岁）以及 41% 的老年男性（年龄 66~74 岁）存在性欲问题。然而，持续 6 个月或以上的性兴趣缺乏，仅影响年龄 16~44 岁男性中的小部分（1.8%）。

女性性唤起障碍的患病率是未知的，可能随着年龄、文化环境、症状的病程和痛苦的存在而变化。

勃起障碍的患病率和勃起问题的发生率两者都有与年龄相关的显著增长，特别在 50 岁以后。在 40~80 岁的男性中，有 13%~21% 主诉偶发的勃起困难。在年龄小于 40~50 岁的男性中，约有 2% 主诉频发的勃起困难，而在年龄超过 60~70 岁的男性中，40%~50% 可能有显著的勃起困难。

已报告的女性性高潮问题的患病率在女性中有很大差异，为 10%~42%，取决于多种因素（例如，年龄、文化、病程，以及症状的严重程度）；然而，这些估计没有考虑到痛苦的存在。经历性高潮困难的女性中，只有一部分也报告相关的痛苦。如何评估症状的变异（例如，症状的持续时间和回忆时间）也会影响患病率。约 10% 的女性在其一生中始终没有体验过性高潮。

对早泄患病率的估计，根据所使用的定义会有较大差异。在国际上，年龄 18~70 岁之间的男性中，超过 20%~30% 对自己是否会快速射精表示担忧。随着使用早泄的新定义（即在阴道插入约 1 分钟内发生射精），只有 1%~3% 的男性被诊断有该障碍。早泄的患病率可能随着年龄的增加而增加。

男性射精延迟是最不常见的男性性问题主诉。仅有 75% 的男性报告在性活动中总是射精，而不到 1% 的男性会主诉在持续超过 6 个月的时间达到射精困难。

性交疼痛障碍的患病率是未知的。然而，在北美，约有 15% 的女性报告在性交过程中有反复的疼痛。性交困难是性功能障碍门诊和专业的临床工作者最频繁的转介案例。

四、性功能障碍的分类、诊断和评估

为减少病耻感，ICD-11 分类系统将"性功能障碍"从"精神、行为或神经发育障碍"章节中移

出,放入"性健康相关情况"章节。

　　根据病因不同,性功能障碍又可分为:①终身性和获得性;②情境性和广泛性。终身性是指性困难在初次性经验后持续存在,而获得性适用于性功能相对正常一段时间后出现的性障碍。广泛性是指性困难不局限于特定类型的刺激、情境或伴侣,而情境性是指性障碍仅存在于特定类型的刺激、情境或伴侣。这四种不同类型可在诊断中标注。

　　性功能障碍的诊断需符合以下3点:①频繁发生,也可在某些情况下不发生。②至少持续数月。③具有临床意义的痛苦体验。

　　个体可能会同时有数种性功能障碍。在这样的案例中,所有的性功能障碍都应被诊断。

1. 性欲低下障碍(hypoactive sexual desire dysfunction)

性欲低下障碍指成年人从事性活动的动机和欲望的下降或缺失,表现为以下3个方面:①包括性思考或性幻想在内的本能欲望减少或缺失。②对性暗示和性刺激缺乏反应,或反应程度下降。③对性活动的欲望和兴趣无法持续。性欲低下是本障碍的首要问题,只要是性生活的接受能力障碍或初始性行为水平降低,性活动不易启动,而非继发症状,诊断即可成立。

　　以上是ICD-11对性欲低下障碍的定义和诊断。因男性和女性性欲低下临床表现有很多不同,DSM-5将男性性欲低下障碍单独诊断,同时将女性性欲低下归入"女性性兴趣/唤起障碍"。

　　目前还没有标准化的诊断和评估工具被大家广泛接受,但性欲望问卷(sexual desire inventory)、国际勃起功能索引(international index of erectile function, IIEF)和性满意度调查表(Golombok Rust inventory of sexual satisfaction, GRISS)等可用于评估男性性欲望程度。性兴趣和性欲望调查表——女性版(sexual interest and desire inventory-female, SIDI-F)、女性性功能指数(female sexual function index, FSFI)和Hurlbert性欲望指数(Hurlbert index of sexual desire, HISD)等可用于评估女性性欲望程度。

　　实验室检查包括快捷血糖、晨间睾酮水平、促黄体激素、催乳素水平和甲状腺功能,虽然没有可靠的诊断价值,但是可以帮助临床医生更好地理解性欲低下的生物学因素,制订更加合理的治疗方案。

2. 性唤起功能障碍(sexual arousal dysfunctions)

性唤起功能障碍包括生理或主观因素所致的性唤起困难。

　　(1)女性性唤起障碍(female sexual arousal dysfunction):女性性唤起障碍是指女性对性刺激缺乏反应或反应程度显著下降。主要表现为以下3个方面:①生殖器反应缺乏或反应程度显著下降,包括阴道润滑、外阴充血和外阴敏感度;②非生殖器反应缺乏或反应程度显著下降,包括乳头发硬、皮肤发红、心率加快、血压升高和呼吸频率增加;③对任何形式的性刺激诱发的性唤起(性兴奋和性愉悦)感觉缺乏或反应程度显著下降。尽管存在性欲和足够的性刺激,仍然有性唤起反应缺失或程度显著降低,间断或持续存在数月,并伴随有临床意义的显著痛苦体验。DSM-5将女性性兴趣与性唤起障碍合并,称为"女性性兴趣/唤起障碍"。

　　在首次临床访谈中主要依据女性的自我报告,以及深入访谈、问卷、性行为日志收集信息来评估和监督女性性功能障碍的改变。评估技术包括客观的性反应评定记录如性高潮和阴道润滑,以及性功能、性满意度以及性信念问卷。同时建议对所有主诉性功能障碍者进行完整体检,体检内容包括骨盆检查、生殖器性唤起和激素化验等。

　　(2)男性勃起功能障碍(male erectile dysfunction):男性勃起功能障碍是指男性在性活动过程中,达到或维持阴茎勃起,并持续足够时间和硬度的能力不足或显著下降。尽管存在性欲和足够的性刺激,仍然性唤起反应缺失或程度显著降低,间断或持续存在数月,并伴随有临床意义的显著痛苦体验。

　　评估勃起障碍的第一步是获得一份详细病史,包括已知的躯体疾病、精神疾病以及其他有意义的症状。临床医师应该坦诚地与患者讨论性功能问题,确定勃起功能障碍的病程,询问是否是在一些特殊事件后开始起病。伴侣(或配偶)在勃起功能障碍的病因、维持因素、治疗动机及预后等方面扮演重要的角色,因此有必要评估两者的关系。另外,泌尿生殖系统、内分泌、血管和神经系统检查,以及阴茎海绵体注射血管活性等检查也有助于诊断。

3. 性高潮功能障碍(orgasmic dysfunctions)

性高潮功能障碍是指对性高潮的主观体验困难。性高潮缺失症(anorgasmia)是指性高潮体验的缺失或极其罕见或性高潮的强度显著减弱。女性可出现显著的性高潮延迟,男性可被诊断为"射精延迟"。尽管受到足够的性刺激,也有性活动和性高潮的欲望,但至少数月内出现一过性或持续性的性高潮缺失、延迟、频率下降或强度减弱,并伴随有临床意义的显著痛苦体验。

人类女性的性高潮是一个多变的、瞬间到达强烈快感的高峰,意识状态改变,通常伴有不自主的骨盆节律性收缩,环阴道的横纹肌经常伴发由子宫和肛门收缩、肌强直带来的性诱导性血管充血(有时只有一部分),通常感到健康和满意。男性的性高潮和射精通常同时发生,ICD-10也未将性高潮障碍与射精延迟分开,但射精和性高潮是两个独立的生理现象,射精主要通过生殖器完成,性高潮虽然与生殖器密切相关,但主要是大脑的反射过程和全身的反应,两者在神经通路和传递递质方面存在显著的差异。因此ICD-11将射精延迟从性高潮障碍中抽离出来,将射精功能障碍分为男性早泄和男性射精延迟两类,以明确两者的区别。

临床医师需要评估关系、性生活史、心理社会史以及疾病史,测量关系功能的问卷包括婚姻适应量表、关系简要量表以及locke Wallace婚姻适应量表等帮助明确诊断。

4. 射精功能障碍

(1)男性早泄(male early ejaculation):男性早泄是指射精先于生殖器插入或其他相关性刺激,或射精在生殖器插入或其他性刺激后短时间内发生。DSM-5诊断标准指与伴侣的性活动中,在插入阴道约1分钟内,在个体的意愿之前出现的一种持续的或反复的射精模式。

评估的第一步是要确定性问题的性质。一旦性质问题被确认,接下来是评估严重程度,如发生频率、时间,以及对个人和家庭的影响。对于早泄患者还需要估计射精潜伏期、控制射精的能力等,同时对性伴侣也要进行评估。性功能的问题被确认后,下一步需要明确病因。主要通过询问既往

病史、体格检查和实验室检查等获得。

(2)男性射精延迟(ejaculatory dysfunctions):男性射精延迟是指男性在充分的性刺激和射精意愿的情况下,出现射精不能或潜伏期过长或延长。至少数月内出现一过性或持续性的射精延迟,并伴随有临床意义的显著痛苦体验。

射精延迟的诊断成立后,即需要对潜在的躯体和心理影响因素进行评估。每一个射精延迟患者都需要一份完整的病史和性经历史。临床医师还需要根据患者的病史判断射精延迟类型,是普通型还是境遇型,是第一次性经历即出现还是后来才有,是否射精和性高潮同时缺失等。另外,还需要明确射精延迟的频率和射精持续的时间。夫妻或伴侣关系是射精延迟评估的另外一个重点,这也可能是射精延迟重要的影响因素。

五、性交疼痛障碍的诊断和评估

性交疼痛障碍在ICD-10中称为"非器质性性交疼痛"。在ICD-11中,性交疼痛障碍不仅包括非器质性性交疼痛,还包括"有病因的性功能障碍和性交疼痛疾患"。同时从"性功能障碍"一节中分离出来,成为独立的节。

性交疼痛-插入障碍至少包含以下一种特征:①盆底肌显著而持久或反复发生不自主的收缩和紧绷导致插入困难;②插入时外阴、阴道或骨盆出现显著而持久或反复发生的疼痛;③对插入时或插入后感受到的外阴、阴道或骨盆疼痛有预期性的显著而持久或反复发生的恐惧或焦虑。尽管有足够的性欲和性刺激,这些症状仍在性交或潜在性交时发生。不能归因于药物对骨盆的副作用,也不能归因于外阴、插入痛或精神疾病,不能完全归因于阴道润滑不充分,或绝经后/年龄相关的改变,并伴随有临床意义的显著痛苦体验。

有病因的性功能障碍和性交疼痛疾患包括以下7种情况:①与医疗状况有关,包括受伤、手术或放射治疗影响;②与心理或行为因素有关,包括精神障碍;③与精神活性物质或药物有关;④与缺乏知识或经验有关;⑤与人际关系有关;⑥与文化因素有关;⑦其他。

对于生殖器疼痛的评估需要综合多学科专家(包括妇科医师、精神科医师以及盆底疾病专家)

的意见方能制订实用有效的治疗方案。妇科检查和盆底疾病检查对于性交疼痛和阴道痉挛诊断的明确十分重要,也为探究女性生殖器疼痛原因提供了有效的途径。心理评估(疼痛评估和情绪评估)有助于让患者认识到自己的疼痛是真实存在的,有利于治疗联盟的建立。

六、性功能障碍和性交疼痛障碍的鉴别诊断

诊断性功能障碍或性交疼痛障碍需排除以下几种情况:

1. **可解释性功能障碍或性交疼痛障碍的躯体疾病**　如果可完全归因于某种一般躯体疾病的直接生理效应,则不做性功能障碍或性交疼痛障碍的诊断。

2. **物质/药物所致的性功能障碍或性交疼痛障碍**　如果可完全归因于某种物质或药物的直接生理效应,则不做性功能障碍或性交疼痛障碍的诊断。

3. **发生在与性无关的精神障碍(如重性抑郁或双相障碍、创伤后应激障碍、精神病性障碍)中的性问题**　特征是性功能障碍或性交疼痛障碍只出现在其他精神障碍的症状背景中(如在重性抑郁发作的背景中出现性欲低下)。如果性功能障碍或性交疼痛障碍在与性无关的精神障碍起病前就存在或在与性无关的精神障碍缓解后仍然持续,可能需要单独诊断。

4. **与严重的关系困扰或伴侣暴力有关的性问题**　如果严重的关系困扰或伴侣暴力能够更好地解释与性有关的问题,则不做性功能障碍或性交疼痛障碍的诊断。

5. **与关系问题有关的性问题**　经常限定于某个特定的伴侣(情境性的),并且随着关系问题的恶化而加重。在某些情境中,性功能障碍或性交疼痛障碍和关系问题可能要一并诊断。

6. **并非由于性功能障碍所致的性问题**　可能是性刺激不充分的结果,它可能阻碍唤起或性高潮的体验。虽然可能仍需要关注,但不做性功能障碍的诊断。

七、性功能障碍的治疗

为提供更好的治疗,治疗前临床医师需了解以下内容:①患者性问题的特征;②严重程度;③大致知晓目前问题的生理、心理、关系因素,以及触发和维持因素;④患者和伴侣想要达到的治疗目标。根据治疗进展和实际情况作调整。

1. 药物治疗

(1)睾酮治疗:可用于性欲低下、勃起功能障碍、女性性唤起和性高潮障碍等。男性性欲低下者通常会表现勃起不能,他们中有 32%~50% 单独使用睾酮治疗取得了满意的疗效。睾酮治疗对睾酮水平低于 7~8nmol/L 的性腺功能减退者是有效的。当睾酮水平在 8~12nmol/L 时称为边缘水平,此时需要进行为期 3 个月的实验性治疗,通常少于 30 天的治疗可能无效。而男性的睾酮水平超过 12nmol/L 以上时也不会更好地改善性欲低下,也没有证据表明可以提高勃起功能。睾酮可以增加健康绝经前女性的生殖器唤起,改善性兴趣、生理性兴奋、性活动以及性满意度。

(2)5 磷酸二酯酶(PDE-5)抑制剂:PDE-5 抑制剂可通过改善男性勃起功能来增加性行为的频率,但是对男性基础性欲无影响。在睾酮水平正常化后,继续使用 PDE-5 抑制剂可更好地改善勃起功能。因此单用 PDE-5 抑制剂可用于治疗勃起功能障碍,PDE-5 抑制剂联合睾酮可用于治疗男性性欲低下。PDE-5 抑制剂也可用于治疗女性性唤起障碍的身体感觉和生理因素问题。

(3)抗抑郁剂:安非他酮对女性性欲低下障碍有效。在没有抑郁障碍的男性患者中,安非他酮能增加和维持性欲。在性活动前 4~6 小时服用氯米帕明 20~40mg,可以产生具有临床意义的满意的射精延迟,可用于治疗男性早泄。

2. 心理咨询和心理治疗

(1)性感集中训练:是指在医生指导下将感觉集中于快感欣赏,以减少或消除焦虑情绪,从而达到改善性欲低下、延长射精潜伏期和减少性交困难等的作用。性感集中训练时,患者暂时停止性交,在十分放松的情绪状态下,由医生指导进行训练,提高与触摸有关的身体感觉能力,从非性感区向性感区过渡,同时开展语言交流,消除对性的忧虑。在增进男女双方相互的情感交流和理解的

基础上,根据训练的进展,决定恢复性交的时机。具体分为 4 个阶段:非生殖器性感集中训练、生殖器性感集中训练、阴道容纳和阴道容纳与活动。性感集中训练疗法是性功能障碍治疗的重要技术,不仅适用于男性阳痿、早泄和射精功能障碍,同时也适用于女性的性欲低下、性交疼痛障碍和性高潮功能障碍的治疗。

（2）系统脱敏技术:是治疗早泄比较有效的方法。方法是反复刺激阴茎,当感到快射精时立即中止刺激,让兴奋自然消退。不久,再次刺激,如此反复多次,以提高射精中枢的兴奋"阈值"。性交疼痛障碍可采用逐渐扩张法,学习身心松弛动作。在此状况下,尝试用自已的小指或小号扩张器缓慢插入阴道,做深呼吸,并主动收缩阴道肌肉,以减少不舒服的感觉。

3. 手术治疗　对于 40 岁以下、单纯动脉损伤性勃起功能障碍的患者,可进行动脉重建术。手术置入假体可用于对任何治疗方式失败的勃起功能障碍患者,或者拒绝尝试其他治疗的患者。前庭切除术(切除疼痛的前庭组织)可在最大程度上减轻性交疼痛,其他妇科手术如子宫切除术也可以减轻腹部和阴部疼痛,从而改善性功能。

性功能障碍诊断分类对比见表 17-2。

表 17-2　性功能障碍诊断分类对比表

ICD-11	ICD-10	DSM-5
L1-HA0 性功能障碍	F52 非器质性障碍或疾病引起的性功能障碍	302.74（F52.32）延迟射精
HA00 性欲低下障碍		
HA01 性唤起功能障碍	F52.0 性欲减退或缺失	
HA01.0 女性性唤起功能障碍	F52.1 性厌恶及性乐缺乏	302.72（F52.21）勃起障碍
HA01.1 男性勃起功能障碍	.10 性厌恶	
HA01.Y 其他特指的性唤起功能障碍	.11 性乐缺乏	
HA02 性高潮功能障碍	F52.2 生殖器反应丧失	302.73（F52.31）女性性高潮障碍
HA02.0 性高潮缺失症	F52.3 性高潮功能障碍	
HA02.Y 其他特指的性高潮功能障碍	F52.4 早泄	302.72（F52.22）女性性兴趣/唤起障碍
HA02.Z 性高潮功能障碍,未特指的	F52.5 非器质性阴道痉挛	
HA03 射精功能障碍	F52.6 非器质性性交疼痛	302.76（F52.6）生殖器 – 盆腔痛/插入障碍
HA03.0 男性早泄	F52.7 性欲亢进	
HA03.1 男性射精延迟	F52.8 其他性功能障碍,非器质性障碍或疾病所致	302.71（F52.0）男性性欲低下障碍
HA03.Y 其他特指的射精功能障碍		
HA03.Z 射精功能障碍,未特指的	F52.9 未特定的性功能障碍,非器质性障碍或疾病所致	302.75（F52.4）早泄
HA0Y 其他特指的性功能障碍		
HA0Z 性功能障碍,未特指的		_._（_._）物质/药物所致的性功能失调
L1-HA2 性交疼痛障碍		
HA20 性交疼痛 – 插入障碍		302.79（F52.8）其他特定的性功能失调
HA2Y 其他特指的性交疼痛疾患		
HA2Z 性交疼痛疾患,未特指的		302.70（F52.9）未特定的性功能失调
HA40 有病因的性功能障碍和性交疼痛疾患		

（陆　峥）

参 考 文 献

1. Bijlsma EY, Chan JS, Olivier B, et al. Sexual side effects of serotonergic antidepressants: Mediated by inhibition of serotonin on central dopamine release? Pharmacol Biochem Behav, 2014, 121: 88-101.

2. 陆峥. 性功能障碍与性心理障碍. 北京: 人民卫生出版社, 2012.

3. Segraves RT. Considerations for a Better Definition of Male orgasmic Disorder in DSM V. Journal of Sexual Medicine, 2010, 7: 690-695.

4. 陆峥. 性心理咨询. 上海: 同济大学出版社, 2002.

5. Liu N, Lu Z. Challenges in the diagnosis and treatment of transsexualism in contemporary China. Shanghai Arch Psychiatry, 2014, 26(1): 49-50.

6. 陈发展, 陆峥. 性身份识别障碍的诊断和治疗进展. 中华行为医学与脑科学杂志, 2012, 21(6): 569-571.

7. Susan D Cochran, Jack Drescher, Eszter Kismödi, et al. Proposed declassification of disease categories related to sexual orientation in ICD-11. World Health Organ, 2014, 92: 672-679.

8. Allen L M, Lucco K L, Brown C M, et al. Psychosexual and functional outcomes after creation of a neovagina with laparoscopic Davydov in patients with vaginal agenesis. Fertility & Sterility, 2010, 94(6): 2272-2276.

9. O'Toole A, Winter D, Friedman S. Review article: the psychosexual impact of inflammatory bowel disease in male patients. Alimentary Pharmacology & Therapeutics, 2014, 39(10): 1085-1094.

10. Restoux LJ, Dasariraju SR, Ackerman IN, et al. Systematic review of the impact of inflammatory arthritis on intimate relationships and sexual function. Arthritis Care Res(Hoboken), 2020, 72(1): 41-62.

11. Roman Lauren, Lowenstine Linda, Parsley Laura Maeve, et al. Is plastic ingestion in birds as toxic as we think? Insights from a plastic feeding experiment. Sci Total Environ, 2019, 665: 660-667.

12. Robertson J, Mcnamee P, Molloy G, et al. Couple-Based Psychosexual Support Following Prostate Cancer Surgery: Results of a Feasibility Pilot Randomized Control Trial. The Journal of Sexual Medicine, 2016, 13(8): 1233-1242.

13. Hanly N, Mireskandari S, Juraskova I. The struggle towards 'the New Normal': a qualitative insight into psychosexual adjustment to prostate cancer. BMC Urology, 2014, 14(1): 56.

14. Kaye Wellings, Melissa J Palmer, Kazuyo Machiyama, et al. Changes in, and factors associated with, frequency of sex in Britain: evidence from three National Surveys of Sexual Attitudes and Lifestyles(Natsal). British medical journal, 2019, 365: l1525.

15. Krueger RB, Reed GM, First MB, et al. Proposals for Paraphilic Disorders in the International Classification of Diseases and RelatedHealth Problems, Eleventh Revision(ICD-11). Arch Sex Behav, 2017, 46(5): 1529-1545.

16. Bernd Kraemer, Thomas Noll, Aba Delsignore, et al. Finger Length Ratio(2D:4D) in Adults with Gender Identity Disorder. Arch Sex Behav, 2009, 38: 359-363.

第十八章　与物质使用相关障碍及药物依赖

第一节　有害使用、滥用、依赖、成瘾的概述

一、精神活性物质概况

精神活性物质（psychoactive substance）是指摄入人体后影响思维、情感、意志行为等心理过程的物质。主要根据精神活性物质的药理特性，将之分为以下种类：

1. **中枢神经系统抑制剂（central nervous system inhibitors）** 能抑制中枢神经系统，如巴比妥类、苯二氮䓬类、酒精等。

2. **中枢神经系统兴奋剂（central nervous system stimulants）** 能兴奋中枢神经系统，如咖啡因、苯丙胺、可卡因等。

3. **大麻（cannabis, marijuana）** 大麻是世界上最古老、最有名的致幻剂，适量吸入或食用可使人欣快，增加剂量可使人进入梦幻，陷入深沉而爽快的睡眠之中，主要成分为△9-四氢大麻酚。

4. **致幻剂（hallucinogen）** 能改变意识状态或感知觉，如麦角酸二乙酰胺（lysergic acid diethylamide, LSD）、仙人掌毒素（mescaline）等。

5. **阿片类（opiates）** 包括天然、人工合成或半合成的阿片类物质，如海洛因、吗啡、阿片、美沙酮、二氢埃托啡、哌替啶、丁丙诺啡等。

6. **挥发性溶剂（solvents）** 如丙酮、苯环己哌啶（phencyclidine, PCP）等。

7. 烟草（tobacco）。

二、有害使用、滥用、依赖、成瘾的定义

1. **有害使用（harmful use）** 是指对健康导致损害的一种精神活性物质使用类型。损害可能是躯体的（如长期饮酒后的肝功能损伤）或精神性的（如继发于大量饮酒的抑郁发作），有害使用常会导致不良的社会后果。

2. **滥用** 原意指胡乱、过多的使用。物质滥用（substance abuse）是指违反社会常规或与公认的医疗实践活动不相关或不一致地间断或持续过度使用精神活性物质的现象，会导致临床明显的损害或痛苦，并会在长时间内持续或间断复发，从而最终对个人的心身健康和社会功能产生有害影响。

3. **依赖** 原意指依靠别人或事物而不能自立或自给。物质依赖（substance dependence）是指长期滥用某种物质后，产生一种心理上与躯体上的强烈而不能克制寻觅该种物质的状态，并希望体验重复使用该物质的心理快感，同时避免戒断的躯体不适。前者称为心理依赖，后者称为躯体依赖。

4. **成瘾（addiction）** 成瘾的概念来自于药物依赖，或者说药物成瘾。世界卫生组织（WHO）专家委员会对药物成瘾的定义是：药物与机体相互作用所造成的一种精神状态，有时也包括身体状态。它表现出一种强迫性连续定期用该药的行为和其他反应，目的是感受它的精神效应，或是为了避免由于断药所引起的不舒适。现在成瘾的内涵已经涵盖了物质（药物）成瘾和行为成瘾。行为成瘾的核心特征是患者明确知道自己的行为有害但却无法自控。

三、精神活性物质使用现状

2018年6月26日，联合国毒品和犯罪问题办公室在纽约发布了最新《2018年世界毒品报告》指出，处方药物的非医疗使用正成为全球公共卫生和执法的主要威胁，自1997年发表第一份《世界毒品报告》以来，全球毒品吸食情况发生了很大变化，全球禁毒形势不容乐观。

专栏 18-1　2018 年世界毒品报告

阿片类药物造成的伤害最大,占吸毒死亡人数的 76%。2016 年全球药物类阿片缉获量为 87 吨,与当年海洛因缉获量大致相同。2016 年全球可卡因产量达到有史以来最高水平,估计产量为 1 410 吨。报告指出,全球鸦片产量 2016—2017 年激增了 65%,达到 1.05 万吨,这是联合国毒品和犯罪问题办公室自 21 世纪初开始监测全球鸦片产量以来记录的最高数值。2000—2015 年,全球直接因吸毒导致的死亡增加了 60%。2000 年,50 岁以上的吸毒致死者占死亡人数的 27%,但 2015 年上升到 39%。

2016 年全球消费最广泛的毒品是大麻,前一年至少有 1.92 亿人吸食过一次。在 2006—2016 年,全球大麻吸食人数持续上升,增长幅度约为 16%。

大多数吸毒者是男性,但女性有特定的吸毒方式。年轻人吸毒及其相关危害比老年人高。大麻是年轻人最常吸食的毒品。40 岁以上的中老年人的吸毒率增长速度比年轻人快。由于多种身心健康问题的影响,越来越多的老年毒品吸食者使有效的药物治疗更具挑战性。

随着传统的海洛因和可卡因等毒品越来越多的与新型毒品和处方药长期共存,越来越多来源不明的非医疗用途药物制剂以及多种药物使用使毒品问题变得空前复杂。越来越多的人从此前在黑市非法购买毒品开始转向沉迷于药房里可以买到的成瘾物质。随着新的毒品和相关药物进入传统的供应渠道,越来越多的人加入到毒品吸食队伍;毒品问题的全球性趋势使所有国家难以幸免。

多种精神活性物质的联合使用也是当今物质滥用的一个普遍性趋势。英国的海洛因依赖者中有 95% 同时使用巴比妥,99% 同时使用苯丙胺,77% 同时使用可卡因,74% 同时使用大麻或致幻剂。在苯丙胺依赖者中,有 56% 同时使用大麻,50% 同用海洛因,28% 同用镇静剂,21% 同用致幻剂。多物联合不仅严重危害人民的身心健康,也使得物质依赖的诊疗面临极大的困难。

世界卫生组织的世界精神健康调查联盟最近在 25 个国家的调查数据显示,物质使用障碍的终身患病率是 3.5%,该患病率随着国家的经济水平而增高:低-中收入国家为 0.9%,中-高收入国家为 2.5%,高收入国家为 4.8%;男性高于女性,年轻人高于老年人。

总体来说,随着社会的发展,精神活性物质的使用正呈现出前所未有的变化和严峻的形势:使用状况呈现出日趋严重、物质种类和形式多样、购买方式隐蔽、使用人群年轻化、新型毒品对脑的伤害更加严重、全球化等特点,再加之多种精神活性物质的联合使用等状况,使得该问题导致的死亡和悲剧不断增加,也将使更多的人、社会和国家陷入贫困的循环中。因此,精神活性物质的使用状况对医疗领域的专业人员,乃至全球公共卫生都提出了更高的挑战。

四、物质依赖者的个性心理、职业特点

1. 人格缺陷　通常认为三种人格缺陷者易产生物质依赖,即变态人格、孤独人格和依赖性人格。也有人发现,凡与酒精依赖相一致的人格缺陷就可以造成其他物质依赖。这些人格缺陷所表现的共同特征是:易产生焦虑、紧张、欲望不满足、情感易冲动、行为自控能力差,甚至会有反社会的人格缺陷等。

2. 负面情绪　物质依赖者往往伴发有较多的负面情绪,如抑郁、焦虑、恐惧、担忧等。这些不良的负面情绪有可能在物质依赖前就已经存在,也可能是长久的物质依赖后逐渐继发出现。同时,患者一般都存在处理这些负面情绪的困难或障碍,所以不管其出现的先后顺序,最终都可能成为加重、维持物质依赖的因素。

3. 负性认知、成瘾行为的强化　与负面情绪一致,物质依赖者容易出现认知偏差。有的是在早年形成,多受早年成长发育过程中的负性生活事件所影响;而在长期使用精神活性物质后,脑结构、功能发生改变,也会导致认知歪曲。反之,歪曲的认知往往使物质依赖者社会适应不良,从而再采取依赖的方式来缓解自己的问题。

另外,滥用物质产生的欣快感,可以产生直接的阳性强化作用,而避免戒断时的痛苦则产生间接的阳性强化作用。两者协同形成一级强化。形

成物质依赖的情景和条件也可形成环境上的强化作用,即二级强化。这两级强化作用的叠加会使人的行为固定,从而形成物质依赖。

4. 群体心理的影响　物质依赖者由于长期使用精神活性物质,会难以融入正常的社会群体,而代之以相同使用人群所形成的范围较小的群体。在该群体中,心理、行为均受到同化,加之同伴压力的影响,更可构成社会性的强化,促使物质依赖更加顽固。

5. 职业特点　一些高压力行业,不断处于应激状态和作息时间昼夜颠倒的职业,由于常导致失眠,容易出现长期使用镇静催眠药来改善睡眠而成瘾,或长期借助酗酒的方式麻醉自己,久而久之养成酒精依赖。

其中,医务人员压力大,加上需要经常倒班、半夜抢救等工作特性,常导致失眠;同时,也由于工作性质,使得医务人员对药品的可及性比一般人群更容易,使得部分医务人员往往长期服用镇静催眠药、解热镇痛药,或长期抽烟喝酒来缓解自己的焦虑等,从而是药物、酒精成瘾的高危人群。目前国外已有部分医院专门开设了针对医务人员的门诊或病房,来帮助医务人员戒断药物或酒精。

五、物质依赖的生物 – 心理 – 社会医学病因模式

早期的"一元论"还原医学思维模式认为,个体出现物质依赖,多半是某一单一因素,如人格因素、社会因素或遗传因素所导致。然而,随着研究方法、研究手段的不断丰富、研究领域的不断拓展,目前较多研究认为遗传、性别、年龄、社会文化影响、人格等因素共同决定了一个个体物质依赖的发生、发展、干预效果和预后。因此,系统、整合地看待物质依赖的综合病因,也即"生物 – 心理 – 社会"的交互作用病因学逐渐为人们所接受。

如注意缺陷多动障碍(ADHD)作为儿童期神经发育性疾病,具有 70%~80% 的遗传度,而大麻滥用的遗传度为 40%~48%,然而,与健康儿童相比,患有 ADHD 的儿童,大麻滥用率增加了 7.9倍。因此,遗传在其中占有重要的作用。

物质滥用可发生在不同年龄、不同人种的各个阶层中。在西方青少年患者中,不少人来自破裂的家庭或恋爱受挫或失业等,男性比女性多1/4~1/3。

除了上述因素外,文化、环境的影响也是物质使用中较为重要的因素之一。最明显的是西方社会的青少年,经常受亚文化群体的团伙影响,集体吸食大麻或其他毒品,容易产生大面积流行。还有一些地区的居民风俗习惯容易导致流行,如南美印第安人吃古柯叶,墨西哥印第安人吃植物 peyotl 的尖端(含南美仙人掌毒碱)等社会环境因素。

第二节　物质使用障碍的临床表现

一、酒精有害使用及酒精依赖的临床表现

(一)急性酒中毒

急性酒中毒(acute alcoholism)又称为醉酒,是指患者一次大量饮酒(乙醇)后发生的身体功能异常状态。中毒的严重程度与患者的饮酒速度、饮酒量、血中酒精浓度以及个体耐受性有关。临床通常分为兴奋期、共济失调期及昏睡期。轻症患者饮酒后发生精神异常状态,如话多、易怒、面色潮红或苍白、眼部充血、心率加快、头昏、头痛等。随着病情进展,患者出现步态不稳、动作笨拙、言语含糊、语无伦次、视物模糊及重影,并可有恶心、呕吐等。重症中毒患者呈昏睡状态、面色苍白、口唇青紫、皮肤湿冷、体温下降、呼吸浅表、瞳孔扩大。严重者陷入深昏迷、血压下降、呼吸缓慢、心率加快,直至衰竭死亡。

(二)酒精依赖

酒精依赖(alcohol dependence)是长期过量饮酒引起的中枢神经系统严重中毒,表现为对酒的渴求和经常需要饮酒的强迫性体验,停止饮酒后常感心中难受、坐立不安,或出现肢体震颤、恶心、呕吐、出汗等戒断症状,恢复饮酒则这类症状迅速消失。由于长期饮酒,多数合并躯体损害,以心、肝、神经系统为明显,最常见的是肝硬化、周围神经病变和癫痫性发作,有的则形成酒精中毒性精神障碍及酒精中毒性脑病。

该综合征有以下几个临床特点：

（1）对饮酒的渴求，无法控制。

（2）固定的饮酒模式，患者必须在固定的时间饮酒而不顾场合，以避免或缓解戒断症状。

（3）饮酒已成为一切活动的中心，以至明显影响工作、家庭生活以及社会活动。

（4）耐受性逐渐增加，患者为取得饮酒初期达到的效果，或者防止生理性戒断症状的发生而需要不断增加饮酒量。

（5）戒断综合征反复出现，如果患者减少酒量或延长饮酒间隔，即引起体内酒精浓度下降而出现戒断综合征。最常见的症状是手、足、四肢和躯干震颤，共济失调，情绪急躁，易有惊跳反应；还可见多汗、恶心和呕吐。

（三）酒精所致震颤谵妄

患者在长期饮酒后骤然减少酒量或停饮可很快产生短暂的意识障碍。发作时患者意识不清，有时间和地点定向障碍，出现生动而鲜明的幻视与被害妄想；因而表现为极端恐惧不安或冲动行为。同时可见患者四肢粗大震颤和共济失调，并常伴有发热、大汗、心率过速、血压升高以及瞳孔散大等。严重时可危及生命。震颤谵妄持续时间不等，一般为停饮后3~5天。恢复后患者对病情经过部分或全部遗忘。

（四）酒精所致精神障碍伴幻觉

这是一种因长期饮酒引起的幻觉状态。患者在突然减少或停止饮酒后1~2天内出现大量丰富鲜明的幻觉，以幻视为主。常见原始性幻视以及评论性和命令性幻听。在幻觉基础上，亦可出现片断妄想以及相应的紧张恐惧或情绪低落。发病期间，患者的意识状态清晰，亦无明显精神运动性兴奋和植物的神经功能亢进症状。

（五）酒精所致精神病性障碍伴妄想

患者在意识清晰的情况下出现嫉妒妄想与被害妄想，临床上以前者多见。患者无端怀疑配偶不忠，为此常有暴怒反应，也可导致对猜疑对象或配偶进行攻击，有时酿成凶杀恶果。以往也将其称作酒中毒性嫉妒。

（六）酒中毒性脑病

又称为柯萨可夫精神病，这是慢性酒中毒最为严重的精神病状态，是长期大量饮酒引起脑器质性损害的结果。临床以谵妄、记忆力缺损、痴呆和人格改变为主要特征，绝大部分患者不能完全恢复正常。

二、尼古丁有害使用和依赖的临床表现

尼古丁依赖（又称为烟草依赖）是一种慢性高复发性疾病，卷烟、雪茄、烟斗燃烧所产生的烟雾以及无烟烟草中均含有尼古丁，吸烟是将尼古丁摄入身体的迅速、有效的方式。

吸烟者对尼古丁产生依赖后，躯体上表现为耐受性增加和戒断症状，行为上表现为失去控制，具体为：

（1）耐受性增加：多数吸烟者在首次吸烟时不能适应烟草的味道，因此在开始吸烟的一段时间内，烟量并不大。但随着烟龄的增加，烟量也会逐渐增多，甚至超过每天60支，这对于一个非吸烟者来说是完全不能耐受的。

（2）戒断症状：停用烟草后，体内的尼古丁水平会迅速下降。通常在停用后的一天内开始出现戒断症状，包括渴求、焦虑、抑郁、不安、头痛、唾液腺分泌增加、注意力不集中、睡眠障碍、血压升高和心率加快等，部分患者还会出现体重增加。戒断症状在停用烟草后的前14天内最为强烈，大约1个月后开始减弱，但一些患者在特定环境下对烟草的渴求会持续1年以上。

（3）失去控制：多数烟草依赖患者知道吸烟的危害，并有意愿戒烟或控制烟量，但经多次尝试后往往以失败告终，部分吸烟者甚至在罹患吸烟相关疾病后仍不能控制自己，无法做到彻底戒烟。烟草依赖是一种慢性高复发性疾病，多数吸烟者在戒烟后会有复吸的经历，这是一种常见现象。在仅凭毅力戒烟的吸烟者中，只有不到3%的吸烟者能在戒烟后维持1年不吸烟。国外研究发现，吸烟者在戒烟成功之前，平均会尝试6~9次戒烟。

三、麻醉镇痛药（含阿片类）有害使用和依赖的临床表现

阿片类物质依赖的临床表现主要是长期接触阿片肽类物质后，导致机体出现依赖综合征等躯体和心理症状的症候群。

（一）依赖症状（成瘾综合征）

患者因反复使用阿片类药物导致躯体和心

理对阿片类药物的强烈渴求与耐受,这种渴求导致的行为已大于其他重要活动,有强烈使用阿片类药物的强烈欲望,对阿片类药物使用的开始、结束或剂量的自控力下降,明知道阿片类药物有害仍然使用,对阿片类药物的耐受性增高,使用阿片类药物时体验到快感。必须在使用阿片类药物后才能消除停止服用阿片类药物引起的戒断反应。

(二)戒断症状(戒断综合征)

吗啡、海洛因在停药后 8~12 小时开始出现戒断症状,48~72 小时达到高峰,持续 7~10 天。美沙酮在停药后 1~3 天后出现戒断症状,持续 2 周,表现为血压升高、脉搏加快、体温升高、立毛肌收缩、食欲减退、腹痛、腹泻、呕吐、瞳孔扩大、流涕、肌肉疼痛、骨骼疼痛、震颤、无力、不安、失眠、渴求药物等。

(三)急性中毒症状

滥用阿片类药物可出现精神运动性抑制、言语不清、昏睡甚至昏迷、针尖样瞳孔、呼吸抑制、肺水肿、肌无力、尿量减少、体温下降、皮肤湿冷、心率减慢、心律失常等。

(四)其他症状

精神症状如情绪障碍和精神病性症状以及人格改变等,常见的有:对药物的强烈渴求感、烦躁不安、坐卧不宁、焦虑、抑郁情绪、睡眠障碍等,可出现幻觉、错觉、谵妄。存在不同程度的社会功能损害,表现为工作学习困难、逃学、不负责任和不履行家庭责任、行为异常,甚至出现反社会行为等。

四、镇静催眠药(苯二氮䓬类药物)有害使用和依赖的临床表现

苯二氮䓬类具有使用安全、起效快、耐受性良好的特点。目前,仍是使用最广泛的催眠药。

(一)分类

苯二氮䓬类药物可缩短入睡时间、减少觉醒时间和次数、增加总睡眠时间。按药物的半衰期长短分为短效、中效、长效三类。

1. **短效类(半衰期 <12 小时)** 如三唑仑、咪达唑仑(速眠安)、去甲羟安定、溴替唑仑等。主要用于入睡困难和易醒。

2. **中效类(半衰期 12~20 小时)** 常用的有羟基安定、氯羟安定、舒乐安定、阿普唑仑(佳乐定)、氯氮䓬(利眠宁)等,主要用于入睡困难。

3. **长效类(半衰期 20~50 小时)** 如安定、硝基安定、氯硝安定、氟基安定、氟硝安定等,对于早醒和惊醒后难以再入睡较有效。

(二)临床表现

1. 残留效应,即白天的残留效应是指药物夜间的催眠效应延长到第二天白天,产生了不良反应,如宿醉效应、头晕、嗜睡等。

2. 遗忘效应,是指在服药后不能记忆信息。其遗忘程度与药物的血浆浓度有关,即药物剂量越大,血中浓度也越高,遗忘也越严重。

3. 停药效应,即苯二氮䓬类药物最常见的停药反应是反跳性失眠。反跳性失眠是一种睡眠紊乱,指在开始停药后 1~2 个晚上失眠症状比治疗前还要严重,常见于服用比较短效的药物停药后。建议在用药时从产生疗效的最小剂量开始,并且在停药时逐渐减量。

4. 急性中毒,因苯二氮䓬类药物具有安定、松弛横纹肌及抗惊厥作用,因此短期大剂量使用可致中枢神经系统及心血管抑制,由于肌肉松弛而引起呼吸障碍,为严重的合并症;由于心血管及呼吸抑制,可发生呼吸停顿、低血压、心脏停搏。

5. 成瘾性,即药物依赖主要有两方面:

(1)心理依赖和躯体依赖。苯二氮䓬类药物可以产生药物依赖,主要由于:失眠→苯二氮䓬类药物治疗→出现反跳性失眠→需要继续药物治疗→产生耐受性→需要加大药物剂量治疗→出现药物依赖→无法终止治疗。这些副作用在短效的苯二氮䓬类药物中最易出现。

(2)长效苯二氮䓬类药物则显效慢,其抑制呼吸作用与白日残留作用较强。为避免以上的不良反应发生,目前主张以最小有效剂量、短期间断性使用来达到满意的睡眠。按美国 FDA 的规定,苯二氮䓬类药物作为催眠使用不宜超过 4 周。

五、苯丙胺有害使用和依赖的临床表现

近年来,我国苯丙胺类药物滥用呈上升趋势,滥用人群分布广泛,诊断治疗难度较大。

(1)戒断症状。苯丙胺类药物依赖的躯体戒

断症状、体征通常不明显,长期、大量滥用苯丙胺类药物后,停止使用数小时至数周可出现用药渴求、焦虑、抑郁、疲乏、失眠或睡眠增多、精神运动性迟滞、激越行为等症状。

（2）急性中毒。大量滥用苯丙胺类药物可引起血压升高、脉搏加快或减慢、头痛、恶心、呕吐、出汗、口渴、发热、瞳孔扩大、睡眠障碍等,部分滥用者可出现咬牙、共济失调。严重者可出现心律失常、惊厥、循环衰竭、出血或凝血功能障碍、昏迷甚至死亡。

（3）慢性中毒。长期大量滥用苯丙胺类药物可出现体重下降、磨牙动作、口腔黏膜损伤和溃疡、较多躯体不适主诉、肌腱反射亢进、运动困难和步态不稳等,伴有注意力和记忆力等认知功能障碍。

（4）精神障碍。可在长期滥用药物后逐渐出现,也可在一次滥用后发生,其症状表现与偏执型精神分裂症相似,应注意鉴别。表现为错觉及幻觉、敏感、多疑、偏执、被害妄想、自伤和伤人等,个别患者出现躁狂样表现。

六、其他物质有害使用和依赖的临床表现

（一）氯胺酮有害使用和依赖

氯胺酮（ketamine）于1962年由美国药剂师Calvin Stevens首次合成。20世纪90年代以来,氯胺酮作为一种主要合成毒品在世界范围内流行,蔓延至亚洲地区。氯胺酮滥用可导致多种临床问题,如急性中毒、成瘾、引起精神病性症状及各种躯体并发症等,具有致幻作用、躯体戒断症状轻的特点。氯胺酮滥用不仅严重损害滥用者的身心健康、导致艾滋病等传染病蔓延,还引发各种家庭问题,影响社会安全,已成为各国药物滥用的主要问题之一。

1. 急性中毒 急性中毒在使用过程中或者使用后很快发生,主要包括:

（1）行为症状:表现为兴奋、话多、自我评价过高等,患者理解判断力障碍,可导致冲动,如自伤与伤害他人等行为。

（2）精神症状:表现为焦虑、紧张、惊恐、烦躁不安、濒死感等。

（3）躯体症状:心血管系统表现为心悸、气急、大汗淋漓、血压增加等;中枢神经系统表现为眼球震颤、肌肉僵硬强直、构音困难、共济运动失调、对疼痛刺激反应降低等。严重者可出现高热、抽搐发作、颅内出血、呼吸循环抑制,甚至死亡。

（4）意识障碍:表现为意识清晰度降低、定向障碍、行为紊乱、错觉、幻觉、妄想等以谵妄为主的症状;严重者可出现昏迷。

2. 有害使用 可能是最常见的临床类型。患者反复滥用氯胺酮并造成严重后果,如导致躯体损害或情绪障碍,影响工作和生活或引起法律问题等。

3. 依赖综合征

（1）耐受性增加:在长期使用后,滥用者常需要增加使用剂量和频度才能取得所追求的效果。

（2）戒断症状:通常在停药后12~48小时后可出现烦躁不安、焦虑、抑郁、精神差、疲乏无力、皮肤蚁走感、失眠、心悸、手震颤等戒断症状。戒断症状的高峰期和持续时间视氯胺酮滥用情况而不同。

（3）强迫性觅药行为:滥用者有不同程度的心理渴求,控制不了氯胺酮的使用频度、剂量,明知有害而仍然滥用。

4. 精神病性障碍 氯胺酮滥用者常出现精神病性症状,临床上与精神分裂症非常相似。主要表现为幻觉、妄想、易激惹、行为紊乱等症状。幻觉以生动、鲜明的视幻觉、听幻觉为主;妄想多为关系妄想、被害妄想,也可有夸大妄想等;行为紊乱主要表现为冲动、攻击和自伤行为等。少数患者可出现淡漠、退缩和意志减退等症状。患者亦可有感知综合障碍,如感到自己的躯体四肢变形,感到别人巨大而自己变得非常矮小等。

氯胺酮所致精神病性症状一般在末次使用4~6周后消失,也可能持续长达6周以上。反复使用可导致精神病性症状复发与迁延。

5. 认知功能损害 表现为学习能力下降,执行任务困难,注意不集中,记忆力下降等。由于氯胺酮神经毒性作用,慢性使用者的认知功能损害持续时间可长达数周、数月,甚至更长,较难逆转。

6. 躯体并发症 常见躯体并发症是泌尿系统损害和鼻部并发症等。

（1）泌尿系统损害：氯胺酮相关性泌尿系统损害是一种以下尿路症状（lower urinary tract symptoms，LUTS）为主要临床表现的全尿路炎性损害，机制不明。临床主要症状为排尿困难、尿频、尿急、尿痛、血尿、夜尿增多以及急迫性尿失禁等，可伴有憋尿时耻骨上膀胱区疼痛感。

同时，尿常规可发现白细胞和红细胞，尿细菌和抗酸杆菌培养阴性。可伴不同程度的肾功能损害。尿动力学检测提示膀胱顺应性差，不稳定膀胱，功能性膀胱容量减少或膀胱挛缩。

（2）鼻部并发症：主要因鼻吸氯胺酮粉末所致，其他原因包括鼻吸管导致的机械性损伤或氯胺酮粉末中含有的其他物质粉末引起损伤，或挖鼻等。可并发慢性鼻炎、鼻中隔穿孔和鼻出血等鼻部疾病。

1）慢性鼻炎：主要表现为鼻塞、多涕，鼻分泌物多为黏液性。可伴有头痛，鼻根部不适、胀痛，闭塞性鼻音等症状。局部检查可见鼻黏膜充血，下鼻甲肿胀等。

2）鼻中隔穿孔：表现为鼻腔干燥、鼻塞、鼻内异物感和鼻出血等症状。前部小穿孔，呼吸时可产生吹哨音，检查可见鼻中隔贯穿性穿孔。

3）鼻出血：可为单侧或双侧出血。出血量多少不一，多为轻度出血，表现为鼻涕带血或倒吸血涕；重者可大量出血。

（二）大麻有害使用和依赖

大麻是一种绿色、褐色和灰色的混合物，由大麻植株干燥的叶、茎、种子和花的碎片混合制备而成。大麻类物质多以抽吸的方式使用，也可放入饮料和食物中使用。大麻吸入后可引起一系列的心理变化，包括感知、思维、情绪、记忆及精神运动协调能力等。长期吸食大麻可损害气道内的上皮细胞及肺部的免疫细胞，影响肺功能，不少滥用者会出现支气管炎和支气管哮喘。20世纪60年代以来，大麻滥用已在全世界范围内出现，2003年联合国估计有1.63亿人使用大麻，大麻目前成为世界上使用最为广泛的非法成瘾物质。

1. 急性中毒　吸食大麻的急性特征性的生理征兆：结膜变红和脉搏加快。精神症状可分为4期：

（1）陶醉兴奋期：患者自觉身心愉悦，精力充沛、充满信心、欣快感，甚至出现梦样状态、松弛感和滑稽感。

（2）发展期：视、听、嗅等感官敏感，可将微小刺激通过想象扩大，现实世界扭曲。

（3）深度幻觉期：进入想象中虚无缥缈的境界，思维联想障碍，可有一定自知力。

（4）沉睡期：进入沉睡阶段，醒后有疲劳感。

2. 慢性效应

（1）戒断、渴求与耐受：长期大量使用大麻，停药后可出现食欲减退、睡眠障碍、易激惹、焦虑、情绪低落或攻击行为等戒断症状，明显的用药渴求，不顾后果地继续使用大麻。

（2）精神障碍：高剂量的大麻可导致患者出现视听幻觉、妄想和思维障碍。

（3）躯体方面

1）可增加患癌风险，与吸食的量呈正相关，头、颈和肺部的癌症最为常见。

2）呼吸系统：可出现咳嗽、气喘、易感冒以及肺部炎症等。

3）免疫系统：使用大麻者更易患各种细菌感染甚至肿瘤。

4）心血管系统：可升高血压、加快心率以及减少血液携氧能力等，吸食大麻后1小时内的心脏病发作的风险比对照人群增高3~4倍。

（三）致幻剂有害使用和依赖

致幻剂是指影响人的中枢神经系统，可引起感觉和情绪上的变化，对时间和空间产生错觉、幻觉，直至导致自我歪曲、妄想和精神分裂的，天然或人工合成的一类精神药品。致幻剂的代表是麦角酸二乙酰胺（LSD），它是麦角酸的一种衍生物，是天然麦角生物碱的一种化学成分。

1. 致幻剂常见的两种效应

（1）生理效应：植物神经受累最先出现的表现有瞳孔扩大，面色潮红，结膜充血，流泪流涎，肢体震颤，反射增强及轻微的运动失调，脉搏加快，血压上升，体温升高。

（2）心理效应

1）情绪改变：早期表现欣快或焦虑。欣快常为占优势的症状，有时发展为一种心醉神迷的感觉，继之可出现突然情绪低落、抑郁、惊慌或深沉的凄惨感觉。有些人变得多动而兴奋，而在另一些时候则又沉溺于一种神秘的体验之中。症状的不同表现可能与患者的病前性格、生活经历及服用物质当时的处境有关。

2）感知觉紊乱：知觉紊乱、错觉与幻觉主要累及视觉，但也可累及所有的感知觉。视力显得模糊或有明显的增进和鲜明感。听力变得迟钝或者过敏。可能会觉得衣服像纱或纸做的，或觉得身体轻巧如燕子，或觉得特别沉重。协同感觉（感官功能"错位"）有时颇为明显，常常染上一些神秘的色彩，感觉可由一种形式转换为另一种形式，如看到了声音，嗅到了光线。幻觉最常见的是视幻觉，可为有形的如复杂的动物或人，亦可为无形的如色彩瑰丽多变的光环。触觉障碍，以及味觉障碍如口中有金属味，嗅觉障碍如奇异的臭味，幻听甚为少见。

3）人格解体与现实解体：体象障碍较常见。由于自我体象障碍，患者出现离奇的感觉：如认为自己是椅子的一部分；或认为自己已融合为其他人躯体的一部分；或变成一个死人的肢体。患者有时有强烈的躯体不适感，如觉得被绞榨、被碾碎、被牵拉等。还可发展到对自己的外形辨认不清，对自己在镜中的形象视若路人。此时，如遇到美好的情景，则患者对于哲学、文学、音乐、艺术，似乎都有了全新的理解，大彻大悟。感到自己既融合在瑰丽的仙境或乐园之中，同时又是一个清醒的旁观者。一个人毫不困难地分解成两个人、三个人。患者常感到时间变慢了，停滞了。周围既现实，又虚幻，像一个神奇的天国，全新的乐园，给自己带来了灵感与狂喜。如遇到不好的情景则似乎落入无底深渊，毒蜘蛛在背上爬，自己的手变成熊掌，烟灰缸的跌落声犹如枪炮声。而且感到，一个自我在受折磨，十分恐惧、害怕，另一个自我在一旁悔恨不该服用这种物质，肯定要疯了，宁愿从楼窗里跳出去。

2. 中毒状态

（1）急性反应：最常见的是急性惊恐反应，患者认为服药后的体验超过了他的控制能力而深感不安，有时感到自己会变成"疯子"或去杀人，因此十分恐惧。其他急性情绪反应有抑郁、妄想情绪及暴发性愤怒发作。严重的抑郁可导致自杀企图或自杀成功。

（2）冲动性行为：自我控制能力明显减退，患者赤身裸体，难以管理，公开地进行性行为。变态人格者易于出现强烈的犯罪活动，以及凶杀企图或行为。由于患者自己认为不会受到伤害，故导致患者进行一些对身体有害的危险活动，如认为自己能从火车上安全地飘然而下，而去跳车等。

（3）急性精神病：最常见的是精神分裂症样反应，患者可出现幻觉、妄想及活动过多。偶见急性脑器质性反应，表现意识混浊、定向障碍及明显的情绪不安定。

（4）慢性迁延症状群：LSD所导致的精神症状迁延数月不愈，甚至数年不愈。表现为分裂样精神病，紧张型及妄想型较多。它的特点是可集精神分裂症、情感性精神病及神经症症状于同一患者身上。可有大量暗示性包括"返老还童"、时间感丧失、夸大妄想及丰富的视幻觉。幻视较其他器质性精神障碍更强烈、更特殊和易于复发，可见到色彩鲜明的景物、小昆虫、尸体、熟人的头颅等。对于带愉快色彩的幻觉，患者能自我控制其程度，而对于不愉快的幻觉常强制性出现。幻听内容较精神分裂症更令人惊恐，更涉及私人生活范围，更富于真实感。患者情绪的惊慌、抑郁、高昂，变化迅速。有些患者在荒谬的自我毁灭意向的驱使下出现自杀行为。

第三节　物质使用障碍的干预

精神活性物质的使用状况日趋严重，且呈现出不同的特点，也具有明显的物质种类和形式多样化、购买方式隐蔽、使用人群年轻化、新型毒品对脑的伤害更加严重、全球化等特点，这使得物质使用障碍的干预较为复杂，需要从公共卫生、医学、心理学、社会学角度等多个层面去思考；而所采取的治疗与康复手段，也将涉及公共卫生、临床医学、心理行为、物理治疗和社会康复等综合的生物－心理－社会模式来促进治疗与康复，并且将从医疗机构的治疗转为社区康复、社会管理为一体化的回归社会模式，只有这样才能取得良好预后，达到彻底戒断物质使用而不复发的目的。

一、物质使用障碍的治疗总原则

美国药物滥用研究所（National Institute on Drug Abuse）组织专家讨论形成了13条关于成瘾

治疗的基本原则。这些原则是对世界各国的专业人员经过数十年临床实践的经验总结,对当前物质依赖的治疗具有普遍的指导作用。

(一)个体化治疗原则

物质依赖者具有不同的临床特点,需要根据每位患者的问题、需求,制订个体化的治疗方案。

(二)治疗的方便性与可及性

因为很多物质依赖者对是否参与治疗存在矛盾心理,应利用好一切可能的机会给予治疗。

(三)综合性干预措施

物质成瘾的发生发展,涉及生物-心理-社会等多方面的问题,因此采取综合性干预措施非常必要,除了医疗机构外,还需要社区参与,乃至整个社会的投入与参与。

(四)治疗方案的灵活性

整个干预、康复的过程中,均需要定期进行评估,并根据评估结果、治疗效果、患者的需求,及时调整治疗方案。

(五)充足的治疗时间

大多数物质依赖均是慢性、长期性的,因此,干预应该是全病程,需要给予充足的时间。

(六)重视心理行为治疗

心理行为干预对物质依赖患者非常重要,除了提高治疗动机外,通过心理行为干预,可以提高患者解决问题的能力、应对压力的能力、人际交往能力,从而促进其回归家庭和社会。

(七)积极采取药物治疗

物质依赖的整个病程中,急性中毒、戒断状态、替代治疗、精神症状的治疗、躯体健康状况的维持等,都需要有药物治疗的积极干预。只有在药物治疗的基础上,才能更好地为后续的心理行为治疗提高依从性,增加治疗效果。

(八)积极治疗共患的精神障碍

物质依赖共患精神障碍如抑郁、焦虑、幻觉、妄想、失眠等的比例较高,如果不及时对共患的精神障碍进行诊断和处理,也会影响到物质依赖的整体治疗。

(九)脱毒治疗只是治疗的第一步

完整的成瘾治疗包括急性脱毒、康复、长期预防复发、回归社会。因此,脱毒治疗仅是物质依赖治疗的第一步。

(十)治疗并非需要自愿才有效

物质依赖患者对治疗有矛盾心理,治疗动机往往不足。因此,来自家庭、就业、司法系统的压力都能够显著增加患者的治疗参与率与保持率,并提高治疗动机和治疗效果。

(十一)定期监测成瘾物质的使用

治疗过程中,会出现再次使用的状况。因此,在治疗过程中定期监测是否使用成瘾物质,也是物质依赖治疗中的一项重要内容。

(十二)艾滋病与其他传染病的评估与咨询

部分物质依赖者会有高危行为,如不洁注射或不安全性行为,因此,需要对患者进行传染病的评估、诊断与治疗。

(十三)治疗的长期性

物质依赖的康复是一个长期的过程,而且在治疗过程中容易反复。因此,医护人员、患者和家属都需要充分认识到治疗的长期性,不要因为一时的疗效或反复而影响对治疗的信心。

二、物质使用障碍干预前的重点工作

(一)认真评估物质使用障碍的重要临床特征

物质使用障碍的个体存在异质性,加之个体对治疗反应的不同而不同,所以临床医生需要认真评估相关的临床重要特征,这些特征中包括生物、社会、心理等层面,通过评估使后续的干预措施具有更好的针对性、个体化。美国精神病学会提出,临床医生在进行治疗前,需要对以下几方面进行临床评估:

1. 物质使用的数量和种类。

2. 发生物质使用障碍的个体遗传易感性。

3. 障碍的严重性、发展的迅速性和伴发功能障碍程度。

4. 将物质使用障碍视为一个问题的个体认知。

5. 个体改变的意愿以及为了改变进入治疗的动机。

6. 伴发的普通的医学和精神病的状况(无论是伴发或由物质使用引发)。

7. 个体力量(保护性和回弹性因素)和脆弱性。

8. 个体生活和治疗的社会、环境以及文化背景。

（二）个体化、全病程治疗与康复

物质使用障碍的个体化的治疗，包括初期评估、急性期干预、长期干预和／或维持，并在物质使用过程中的突发期不断进行再评估。

三、全病程的治疗与康复

（一）评估阶段

1. 除了上述的临床评估外，需评估与个体物质使用相关的特殊变量（例如，遗传脆弱性、环境的影响、物质使用的行为模式、使用的正面和负面结果、触发或与物质使用相互作用的相关条件以及戒断风险、个性特点）。

2. 确定与物质使用相关的发病率或死亡率的风险水平。那些处于高风险中毒、戒断状态或意识混乱状态（例如，精神病、自杀行为以及激越）的患者，可能危及自己或他人，建议对其在医疗监测环境下进行直接干预以保证安全。

（二）治疗初期

当完成评估，患者开始接受治疗后，初步的治疗目标是减少物质的使用和频率，从而降低物质使用引起的直接和间接负面影响。其中包括：躯体状况的处理、急性中毒的治疗、脱毒治疗、戒断症状的治疗、精神症状的治疗（如幻觉、妄想、抑郁、焦虑等）等。初期治疗的关键目标是让个体一直参与治疗，最终进一步减少物质的使用以及其伴随的发病率，从而间接实现治疗动机的强化。

（三）长期治疗

物质使用障碍的总目标是让患者参与治疗，并且最终让患者达到和维持对所有问题性物质的完全戒断。为了达到最终目标，长期治疗的主要目的就是减少物质使用的发生频率和严重性；要教育个体了解物质使用触发物的类型，例如环境诱因、应激、暴露于引发物质。然后，帮助个体发展技能，预防使用物质。这些技能包括识别和避免高风险的处境以及对可能发生物质使用的处境做出选择性反应。治疗规划的指导还包含通过持续的努力，减少患者的物质使用并避免回到以前危险的使用模式。

在此过程中，要充分认识到物质使用障碍是慢性病，以后可能会复发。因此，有益的临床策略

要明确地预期未来物质使用的现实性，并制订治愈物质使用的策略，可帮助患者和医生最佳地处理并接受由重新使用物质引起的负面结果。最终，使患者重新掌握技能，恢复正常人际交往，回归家庭、社会。

四、常用的药物治疗方法

（一）急性中毒的治疗

一般治疗原则：严密检测患者的各项生命体征，保持呼吸道通畅，给氧，必要时可行气管插管，人工呼吸；保证给药途径的通畅，调节水电解质平衡；关注意识状态和惊厥发作，及时予以对症处理。确诊是阿片类物质急性中毒者，及时给予阿片受体阻滞剂，常用药物为纳洛酮，可有效扭转中毒的中枢神经体征，应注意剂量，灵活使用。

（二）脱毒治疗

1. 阿片类药物依赖脱毒治疗

（1）美沙酮替代治疗：逐日递减、先快后慢、只减不加、停药坚决。在使用较大剂量时可出现相应的不良反应，常见如口干、恶心、呕吐、头昏、头痛、困倦、个别出现直立性晕厥。如不良反应严重，可减少美沙酮的用量并密切观察。

（2）盐酸丁丙诺啡舌下含片替代治疗：根据患者戒断症状及药物引发不良反应的严重程度随时调整剂量。

（3）非替代治疗：指应用中枢 α_2 受体激动剂减轻阿片类药物依赖的戒断症状。该类药物以可乐定和洛非西定为代表，其控制戒断症状的作用比美沙酮和盐酸丁丙诺啡弱。

2. 酒精依赖的药物替代治疗

长效苯二氮䓬类药物可用于酒精依赖的替代治疗，然而，由于其可能存在的药物依赖问题，目前主要是短期替代，不适宜长期使用。

此外，抗抑郁剂、第二代抗精神病药物也开始用于酒精依赖的治疗。

3. 苯二氮䓬类药物依赖的治疗

缓慢减少药物剂量直至停药，疗程由医师和患者根据患者的具体情况共同制订。通常撤药期持续至少8周，对大多数药物，最初的减药速度可以快些，后面的减量速度放慢。减药过程中，如出现戒断症状，可以联合心理治疗。对于半衰期短的苯二

氮䓬类药物依赖,可以首先换用半衰期长的药物,然后逐渐减量。因此,此类药物依赖的形成存在一定的医源性因素,故其预防的一个重点在于限制处方。

4. 目前尚无减轻氯胺酮心理渴求的药物,亦无特异的抗复吸治疗药物。治疗上以心理社会干预措施为主。伴有其他心理障碍的可试用选择性5-羟色胺再摄取抑制剂(SSRIs)、曲唑酮等药物治疗。

5. 目前尚无可推荐用于苯丙胺类药物、大麻、致幻剂的替代药物。

(三)脱毒治疗后的维持治疗

在进行脱毒治疗后,物质依赖还需要长期的维持治疗。因此,在定期、充分评估的基础上,根据具体物质依赖的状况来进行维持治疗。

(四)其他精神症状的治疗

1. 精神病性症状的治疗　出现幻觉、妄想等精神病性症状时,推荐使用非典型抗精神病药物,如利培酮(1~6mg/d)、奥氮平(5~15mg/d)、喹硫平(100~600mg/d)、阿立哌唑(5~20mg/d)、齐拉西酮(5~15mg/d)等口服,也可用氟哌啶醇2~10mg/d 口服,增加剂量应缓慢。精神病性症状消失后可逐渐减少药物剂量,视情况予以维持治疗。

2. 抑郁、焦虑症状的治疗　抑郁症状可使用 SSRIs 等新型抗抑郁药物,可选用盐酸氟西汀(20~40mg/d)、盐酸帕罗西汀(20~40mg/d)、舍曲林(50~150mg/d)、氟伏沙明(50~200mg/d)、西酞普兰(20~40mg/d)、艾司西酞普兰(10~20mg/d)。还可使用 SNRIs 抗抑郁药物,如盐酸度洛西汀(60~120mg/d)、盐酸文拉法辛(75~200mg/d)、米氮平(30~45mg/d)等。

3. 急性焦虑症状的治疗　可使用苯二氮䓬类药物,但应注意防止此类药物滥用,或使用曲唑酮(50~100mg/d),如焦虑症状持续存在,也可选用丁螺环酮(15~30mg/d)、坦度螺酮(20~60mg/d)或 SSRIs 等非苯二氮䓬类药物治疗。

4. 谵妄者应进行系统检查以排除其他原因,如中枢神经系统感染、颅内出血、滥用其他成瘾药物或酒精等。

(五)躯体健康状况的定期评估与及时干预

物质依赖患者容易出现营养不良、水电解质失衡、静脉炎、各种传染病等明显影响身体健康的状况,因此接诊此类患者时,首先要进行常规的体格检查和实验室检查,四肢血管、病原学、细胞免疫等检查,定期复测以评估躯体状况;并根据结果及时治疗。一旦共病有传染病,如艾滋病、乙型肝炎、丙型肝炎等,还需进行传染病的治疗。

五、心理行为治疗

物质依赖的治疗依赖单纯药物治疗疗效有限,在预防复发、康复和回归社会的过程中更是如此。同时,到目前为止,尚无公认的针对大麻、苯丙胺类药物、致幻剂等物质成瘾的药物治疗,因此心理治疗显得尤其重要,包括动机强化治疗、行为治疗、认知治疗、预防复发治疗等多种治疗形式,所以,临床上应采用药物治疗联合心理行为治疗来获得更大的治疗效果。

心理行为治疗主要针对患者的心理依赖、治疗动机、其他心理行为问题,以及预防复发、康复,并最终回归社会。

(一)评估物质依赖者的心理行为特点及相应的心理行为支持

1. 评估心理行为特点　如前所述,物质依赖易产生焦虑、紧张、欲望不满足、情绪易冲动、行为自控能力差,甚至会有反社会的人格缺陷等特殊的个性特点、人际交往模式、行为问题。因此,在接诊此类患者时,首先需要对这些特殊的个性心理行为特点进行评估。只有充分掌握患者个性心理行为特点,在保护好自己的同时,也才能给予尊重、共情地来开展后续的治疗工作。

2. 提高自我防护意识及自我防护的措施　物质依赖者易伴随有各种类型的传染病,同时,少部分患者由于具有情绪冲动、行为自控能力弱等心理特点,容易出现冲动、攻击行为,甚至伤害自己和他人的行为。因此,医护人员在面对这部分患者时,需要有自我防范的意识,并且能善于观察患者的外在行为表现,如脾气暴躁、手握拳头等身体语言,并做好防护的准备。

3. 尊重、共情地对待患者　在做好防护措施的准备后,需要尊重患者,共情地理解其问题、存在的困难、社会支持体系,以及本人求治的愿望、动机等。只有奠定了这些扎实的基础,才可能为后续的心理行为干预提供必备的条件。

(二)动机强化治疗

动机强化治疗是帮助物质依赖者认识到自己的问题及治疗带来的益处,制订治疗计划,帮助其坚持治疗,鼓励、强化治疗的动机,从而增加患者的信心,提高治疗的依从性与成功率。

(三)认知治疗

认知疗法认为,事件本身并不引起情绪反应或行为,而是对事物的不合理信念(认知)产生了异常的情绪和行为。因此,认识歪曲的认知,重建适宜的认知,从而形成新的情绪和行为。

通过认知治疗,帮助物质依赖者认识、改变不良认知模式,帮助其建立新的健康认知、行为;认识药物滥用的短期与长期不良后果,帮助其正确认识治疗过程中所面临的各种问题,如心理渴求、偶吸、外在压力和社会歧视等,强化操守状态,预防复吸。

(四)行为治疗

行为治疗是建立在行为学习理论基础上的心理治疗方法。该方法认为:来访者的各种行为都是个体在生活、环境中通过学习而形成并固定下来的。因此,在治疗中,通过行为技术使来访者的异常行为逐渐消除,并通过学习、训练来培养新的适宜的行为。

在物质使用障碍的行为治疗中,通过各种行为治疗技术(如放松治疗、系统脱敏疗法、冲击疗法、行为塑造、生物反馈治疗等)来减少成瘾行为、强化不使用物质的健康行为,帮助其正确应对急性、慢性物质的渴求,帮助其建立积极的生活方式,预防复发。

当前,随着认知行为治疗的迅速发展及临床研究的深入,行为治疗与认知治疗结合后的认知行为治疗也逐渐在物质依赖中广泛应用。

(五)预防复发(再次使用)治疗

帮助物质依赖者提高自我效能与应对复发高危情景的能力,识别诱发渴求的心理、环境因素,学习应对高危情境的各种技巧,学习建立替代药物滥用的全新生活方式,找到有效应对的方法,降低复发率、保持长期操守。

在预防复发的治疗中,认知行为治疗(cognitive behavior therapy, CBT)和以正念(mindfulness)为基础的多种心理治疗都显示了良好的效果,并形成了相应的操作规范。

(六)集体治疗

以小组为单位进行心理行为治疗,通过小组成员间(物质依赖者)互动与交流,让患者自己发现物质使用者之间面临的共同问题,小组成员间的正性同伴压力可帮助建立与保持戒断及其他健康行为方式,增进患者间的交流和理解,制订出更加符合患者具体情况的治疗方案;同时,个体可在与小组成员交往中观察、体验、学习、认识和改善与他人的关系,培养良好的社会适应能力,也可以进行相互监督、相互支持,有助于预防和康复。

匿名戒酒会、治疗性社区都是集体治疗应用于物质依赖领域的成功案例,目前已在国外广泛应用于酒精的戒断。匿名戒酒会是一个国际性自助、互助戒酒组织,其活动宗旨是酗酒者互相帮助戒酒,以达到完全戒酒、重新过上正常的生活为目的,入会唯一的要求是有戒酒的意愿。通过戒酒者在一定组织内,进行相互帮助、督促戒酒,并接受一定的心理辅导,从而逐渐达到戒酒的目的。

(七)家庭治疗

家庭治疗是以家庭为干预单位,通过会谈、行为作业、其他非语言技术去扰动原有僵化的家庭系统,从引起家庭成员间不良互动方式、家庭规则等的变化来达到治疗目的。

在家庭治疗中,通过改善物质依赖者与家庭成员间的关系,促进家庭成员间的情感交流,争取家庭支持,提高对治疗的支持和鼓励,有助于患者康复与预防复吸。

六、物理治疗

物理治疗是康复治疗的主体,它使用包括声、光、冷、热、电、力(运动和压力)等物理因子进行治疗,针对人体局部或全身性的功能障碍或病变,采用非侵入性、非药物性的治疗来恢复身体原有的生理功能。物理治疗是现代与传统医学中非常重要的一部分。物理治疗可以分为两大类,一类是以功能训练和手法治疗为主要手段,又称为运动治疗或运动疗法;另一类是以各种物理因子(声、光、冷、热、电、磁、水等)为主要手段,又称为理疗。

（一）经颅磁刺激

经颅磁刺激（transcranial magnetic stimulation，TMS）是一种非侵入性的神经刺激技术。基于电磁感应和电磁转换原理，经颅磁刺激的线圈通电后产生感应电场，线圈周围可产生感应磁场，磁场透过颅骨作用于大脑皮质，具有改变皮质兴奋性、大脑神经元可塑性及调节神经递质释放的作用。目前已被广泛应用于神经、精神疾病的临床和科研领域。

重复经颅磁刺激（repetitive transcranial magnetic stimulation，rTMS）是经颅磁刺激的一种常见刺激模式。众多研究表明，高频 rTMS 可引起皮质长时程增强样的兴奋性增高，低频 rTMS 可引起皮质长时程抑制样的兴奋性降低。目前 rTMS 除了应用于抑郁症、精神分裂症、双相情感障碍、焦虑障碍、睡眠障碍、认知障碍外，也开始应用于物质依赖。

经过深入研究，目前应用于尼古丁依赖的常用治疗参数为：刺激强度 90%~110% 运动阈值，刺激频率 10~20Hz，刺激部位为左侧 DLPFC 或额上回，每次治疗总脉冲数 1 000~4 500 次，总的治疗次数为 10~20 次。

治疗酒精依赖的常用治疗参数为：刺激强度 90%~120% 运动阈值，刺激频率 10~20Hz，刺激部位为左侧 DLPFC，右侧 DLPFC 或双侧 DLPFC，每次治疗总脉冲数 1 000~2 000 次，总的治疗次数为 10~20 次。

治疗可卡因或甲基苯丙胺依赖的常用治疗参数为：刺激强度 90%~100% 运动阈值，刺激频率 10~15Hz，刺激部位为左侧 DLPFC，每次治疗总脉冲数 600~2 000 次，总的治疗次数为 10~20 次。

目前 rTMS 在物质依赖方面的研究，样本量小，刺激参数不统一，仍需要多中心、大样本、严谨的研究来提供更多证据。

（二）脑深部刺激术

脑深部刺激术（deep brain stimulation，DBS）又称为脑深部刺激术、脑起搏器治疗术，是一种新型功能性神经外科手术。通过在脑深部埋置刺激电极，直接将电刺激施加在与疾病相关的脑区内，刺激的强度、波宽、频率等参数可以由脑外的刺激器控制和调整。目前难治性强迫障碍是至今

FDA 批准的唯一 DBS 精神疾病适应证。其他精神疾病，如难治性抑郁障碍、神经性贪食、物质依赖等也开始了少数的临床研究。

Muller 等首次报道用高频 DBS 双侧伏隔核治疗 3 名酒精依赖患者，患者的酒精渴求消失，其中 2 例在 1 年之内没有再饮酒，另一例明显减少了饮酒量。未见其他不良反应。

近年来，DBS 在阿片类物质依赖中逐渐获得了一些好的证据，表明了其在这类物质依赖中的应用前景。

总的来说，DBS 在物质依赖方面的研究不多，目前 DBS 在治疗物质成瘾方面，主要基于以下两方面的考虑：

1. 一些基础和临床病例研究报道，DBS 在治疗物质依赖方面有良好的疗效。

2. 通过对大脑物质依赖通路的研究，已建立一系列新的可能直接作用治疗的靶点，并且这些靶点能影响大脑回路使其正常化。

但目前的治疗措施不能有效地治疗成瘾，急需寻求一种新的有效的治疗方法。

第四节　物质依赖者的社区康复和社区管理

一、社区的心理康复

物质依赖者在治疗初期经历了急性中毒的治疗、脱毒治疗、戒断症状的治疗、精神症状的治疗（如幻觉、妄想、抑郁、焦虑等）等之后，病情相对稳定。此时，就需要给予积极的社区康复。其中，社区的心理康复是康复中的重中之重。

心理康复是全面康复的主要措施和工作内容。以心理学为指导，通过对患者的心理诊断、治疗及训练，改善其认知功能、情感障碍及不良行为，使之正确对待疾病、残疾及其影响，自尊、自信、自强、自立。心理康复是进行医疗康复的前提条件，是整体康复中需不断进行的重要工作。

（一）社区需要创造使患者成功康复的条件，即依托于社区来建立个体心理调节机制

让物质依赖者通过接受系统的心理干预，消除患者心理发展上的偏常，如无法客观、正确地对

待自身的疾病和认识环境,以及自卑、丧失自信、孤僻等消极心理状态,逐渐适应生活、学习、家庭或者工作等方面发生的变化,主动面对出现的各种困难,并在此基础上形成一种积极的心理调节机制,以应付可能出现的各种心理问题,保持心理的健康。

（二）社区建立辅助支持系统

物质依赖者的康复过程常常是伴随依赖者一生的过程。当物质依赖者回到家庭与社会后,常因社区其他人员的歧视而复发。此时,社区辅助系统的支持就显得非常重要,要发挥社区中有关专家与相关人员的作用,在依赖者出现心理问题的时候,随时给予必要的支持与帮助,从而能够更好地为他们的心理康复提供保障。社区要尽力营造不歧视患者的社会环境。可运用心理咨询、心理测验、心理治疗、行为评定等手段,使用行为矫正、音乐治疗等方法。

同时,社区中要传播关注其健康的思想、行动,将健康观念传播、应用到位。

（三）建立协助支持系统

物质依赖者生活在一定的群体之中,相关人员的态度对于其心理状态有着重要的影响,特别是家属、同事、病友等这样一些联系比较密切的人员的态度对于其心理状态的调节是十分重要的,因此,心理康复不仅要重视患者本身的心理及其变化,也要注意这些人员的心理辅导工作,让他们理解残疾造成的心理问题,并且要解除由于家庭与小团体中出现成瘾患者而造成的心理压力,从而为成瘾患者的心理康复创造一种良好的心理氛围。

（四）治疗性社区

治疗性社区(therapeutic community, TC)又称治疗性团体,是一种特殊结构的精神病院似的环境或者心理治疗站,可使患者在社会标准的范围内从事各种活动,用特殊教育技术逐渐培养患者形成独立生活的能力、恢复一定的社交技能、学习一定的职业技术,以便恢复正常的生活。心理治疗站内设有专门进行心理治疗的医师或护士,凡来治疗者均进行治疗卡片登记,并定期进行随访。此心理治疗站所管辖的地区,就称为治疗性社区。

不同于短程的住院康复治疗方案,治疗性社区最早源于酒精成瘾的治疗(如匿名戒酒会),如今是应用最为普遍的药物依赖干预措施,尤其是对阿片类成瘾者。早期治疗性社区的工作人员都是康复期的成瘾者,近年来,专业心理咨询师、精神科医生护士也开始越来越多地介入其中。互相帮助始终是治疗性社区的核心价值观,社区的管理由成功康复者、专业心理咨询师、精神科医护人员共同构成。治疗性社区创造了一种生活、学习、工作环境,通过让成瘾者参加其中的活动以控制和改变他们的偏离行为。在社区里,他们可以去掉那些已获得或习得的不良习惯,与参加这一活动的其他成员相互交往,探索新的和较适合的恢复方法和途径。在讨论时,患者常常伴有情绪发泄,包括愤怒。经过训练,使患者逐渐学会控制自己的反社会行为,采取更能让人接受的方式来处理自己的情感和人际关系。许多研究证明这种集体治疗方式较个别心理治疗有效。

随着治疗性社区的发展.成员们往往会尽可能长时间地待在相对固定的居住环境,如一年或者更长时间。成功康复者可以选择继续留在社区为其他成瘾者提供管理、康复服务,也可以选择日间离开社区去工作,晚上回到社区,或直接离开社区踏入真实的社会。这一模式的效果取决于每个成员对于作为整体的社区的承诺。

1998 年 9 月 28 日,云南戴托普药物依赖治疗康复中心成立。该中心是中国首家采用治疗社区模式进行海洛因依赖戒断的机构,集药物滥用治疗、康复及科研为一体,成功帮助海洛因依赖患者进行了戒断和康复。后来治疗社区模式的康复经验被联合国禁毒委、世界卫生组织广泛宣传和应用。

二、社区的管理

物质依赖就和慢病一样,预防重于治疗。物质依赖除了个体因素外,社会是非常重要的部分。通过在社区广泛地开展宣传活动,达到以预防教育为主、教育挽救为辅的社区管理局面。

其中,开展、创建"无毒社区"就是重要举措之一。通过在社区大力开展创建"无毒社区"的宣传教育活动,积极营造浓厚的社会禁毒氛围。开展"无毒社区"的创建工作,宣传教育是根本。

社区充分利用黑板报、墙报、宣传专栏、电教室、学校等场所，采取拉横幅、贴标语、树站牌的宣传形式，大力宣传国家有关禁止毒品的法律法规，普及毒品知识，宣传毒品危害，宣传开展创建无毒社区的重大意义，努力提高广大人民群众识毒、防毒、拒毒的意识，大力开展"不让毒品进家庭""珍惜生命、远离毒品"的宣传教育活动，让无毒社区的创建活动家喻户晓，人人参与。在宣传活动中，尤其要加强对青少年远离毒品的教育，切实增强他们的禁毒意识，抵御毒品侵袭的能力，努力减少新吸毒人员的滋生。

第五节　物质使用障碍相关的法律法规问题

一、精神活性物质管理中的法律法规

（一）《处方管理办法》和《麻醉药品和精神药品管理条例》

鉴于精神活性物质的危害，特别是作为医药使用的麻醉药品和精神药品，由于其潜在的成瘾性、在医疗机构中的可及性要比其他精神活性物质更容易获得，因此各国都相继出台了法律法规来进行精神活性物质的使用管理。

我国的《处方管理办法》是为规范处方管理，提高处方质量，促进合理用药，保障医疗安全，根据《中华人民共和国执业医师法》《中华人民共和国药品管理法》《医疗机构管理条例》《麻醉药品和精神药品管理条例》等有关法律、法规制定的。共8章63条，于2006年11月27日经中华人民共和国卫生部部务会议讨论通过，2007年2月14日发布，2007年5月1日起施行。

《麻醉药品和精神药品管理条例》是为加强麻醉药品和精神药品的管理，保证麻醉药品和精神药品的合法、安全、合理使用，防止流入非法渠道而制定的。2005年7月26日经国务院第100次常务会议通过，由国务院于2005年8月3日发布，自2005年11月1日起施行。

这些法规中，对门（急）诊癌症疼痛患者、中－重度慢性疼痛患者长期使用麻醉药品和第一类精神药品做了相应的规定：如门（急）诊患者开具的麻醉药品注射剂，每张处方为一次常用量；控缓释制剂，每张处方不得超过7天常用量；其他剂型，每张处方不得超过3天常用量。第一类精神药品注射剂，每张处方为一次常用量；控缓释制剂，每张处方不得超过7天常用量；其他剂型，每张处方不得超过3天常用量。哌醋甲酯用于治疗儿童多动症时，每张处方不得超过15天常用量。第二类精神药品一般每张处方不得超过7天常用量；对于慢性病或某些特殊情况的患者，处方用量可以适当延长，医师应当注明理由。为门（急）诊癌症疼痛患者和中－重度慢性疼痛患者开具的麻醉药品、第一类精神药品注射剂，每张处方不得超过3天常用量；控缓释制剂，每张处方不得超过15天常用量；其他剂型，每张处方不得超过7天常用量。为住院患者开具的麻醉药品和第一类精神药品处方应当逐天开具，每张处方为1天常用量。

（二）医疗机构和医护人员在诊疗过程中应当遵守的法律法规

1. 医疗机构　医疗机构需要使用麻醉药品和第一类精神药品的，应当经所在地设区的市级人民政府卫生主管部门批准，取得麻醉药品、第一类精神药品购用印鉴卡（以下称印鉴卡）。医疗机构应当凭印鉴卡向本省、自治区、直辖市行政区域内的定点批发企业购买麻醉药品和第一类精神药品。医疗机构应当按照国务院卫生主管部门的规定，对本单位执业医师进行有关麻醉药品和精神药品使用知识的培训、考核，经考核合格的，授予麻醉药品和第一类精神药品处方资格。

医疗机构应当将具有麻醉药品和第一类精神药品处方资格的执业医师名单及其变更情况，定期报送所在地设区的市级人民政府卫生主管部门，并抄送同级药品监督管理部门。

2. 医护人员　执业医师取得麻醉药品和第一类精神药品的处方资格后，方可在本医疗机构开具麻醉药品和第一类精神药品处方，但不得为自己开具该种处方。医务人员应当根据国务院卫生主管部门制定的临床应用指导原则，使用麻醉药品和精神药品。

具有麻醉药品和第一类精神药品处方资格

的执业医师,根据临床应用指导原则,对确需使用麻醉药品或者第一类精神药品的患者,应当满足其合理用药需求。在医疗机构就诊的癌症疼痛患者和其他危重患者得不到麻醉药品或者第一类精神药品时,患者或者其亲属可以向执业医师提出申请。具有麻醉药品和第一类精神药品处方资格的执业医师认为要求合理的,应当及时为患者提供所需麻醉药品或者第一类精神药品。

医疗机构应当对麻醉药品和精神药品处方进行专册登记,加强管理。麻醉药品处方至少保存3年,精神药品处方至少保存2年。

具有麻醉药品和第一类精神药品处方资格的执业医师,违反本条例的规定开具麻醉药品和第一类精神药品处方,或者未按照临床应用指导原则的要求使用麻醉药品和第一类精神药品的,由其所在医疗机构取消其麻醉药品和第一类精神药品处方资格;造成严重后果的,由原发证部门吊销其执业证书。执业医师未按照临床应用指导原则的要求使用第二类精神药品或者未使用专用处方开具第二类精神药品,造成严重后果的,由原发证部门吊销其执业证书。

未取得麻醉药品和第一类精神药品处方资格的执业医师擅自开具麻醉药品和第一类精神药品处方,由县级以上人民政府卫生主管部门给予警告,暂停其执业活动;造成严重后果的,吊销其执业证书;构成犯罪的,依法追究刑事责任。

处方的调配人、核对人违反本条例的规定未对麻醉药品和第一类精神药品处方进行核对,造成严重后果的,由原发证部门吊销其执业证书。

由这些法规可以看出,医疗机构、医护人员对于麻醉药品和精神药品的管理、使用负有重要的责任,需要认真学习相应的法律法规,并严格执行,既能合理使用(不得超剂量、超时间、超次数、超适应证),又不造成滥用、成瘾的危害,并保护自己的专业安全。

二、存在的问题

(一)电子处方的管理

网络信息手段进步,为医疗行业带来便利的同时,也为诊疗行为的管理带来挑战,物质使用障碍中这一问题较为突出。由于医嘱系统互不相通,同一患者可以在同一个时间段内多次请同一医院的不同医生或不同医院之间反复开具电子处方。如何更为有效地对电子处方进行监测、管理,特别是不同医院之间的联动管理,是亟需解决的问题之一。

(二)关于心理治疗与咨询中的相关问题

截至2017年底,中国累计登记吸毒人员255.3万人,其中滥用阿片类毒品人员有97万人,滥用苯丙胺类兴奋剂人员为153.8万人;郝伟等调查的酒精使用障碍患病率为1.84%,若据此估计,中国酒精依赖患者在2 000万以上。从1988年,我国拉开了对物质依赖者药物治疗和心理行为治疗的序幕,然而,从实际来看,对物质依赖者的心理行为治疗现状并不乐观。虽然近年来已从最初的治疗操守率,逐渐转到了关注患者的情绪(焦虑、抑郁等)、应激、戒毒动机、治疗依从性、生命质量、多药滥用、预防复吸等问题,但目前仍然面临了一系列的困难:物质成瘾者普遍受到社会的歧视和偏见,歧视性的环境和政策对于物质依赖人群的治疗有很大的负面影响;治疗需求与治疗提供者之间的沟壑巨大;治疗服务提供者得不到规范化培训;缺乏以证据为基础的物质成瘾心理行为治疗指南;物质成瘾者治疗动机不强及治疗依从性太差。如何解决这些困难,除了需要政策法规的改变和治疗经费的提高外,如何培养合格的治疗师、为治疗服务提供者开展规范化培训、为专业机构和社区提供可及的心理服务等,都是亟需解决的问题。

(杨建中　孙洪强)

参　考　文　献

1. UNODC Research. World Drug Report. New York: United Nations publication, 2018.

2. Degenhardt L, Bharat C, Glantz MD, et al. The epidemiology of drug use disorders cross-nationally:

Findings from the WHO's World Mental Health Surveys. Int J Drug Policy, 2019, 71: 103–112.

3. Soler Artigas M, Sánchez-Mora C, Rovira P, et al. Attention-deficit/hyperactivity disorder and lifetime cannabis use: genetic overlap and causality. Mol Psychiatry, 2019, 25 (10): 2493–2503.

4. Bari A, DiCesare J, Babayan D, et al. Neuromodulation for substance addiction in human subjects: A review. Neurosci Biobehav Rev, 2018, 95: 33–43.

5. Chen L, Li N, Ge S, et al. Long-term results after deep brain stimulation of nucleus accumbens and the anterior limb of the internal capsule for preventing heroin relapse: An open-label pilot study. Brain Stimul, 2019, 12 (1): 175–183.

6. Hao W, Su Z H, Liu B L, et al. Drinking and drinking patterns andhealth status in the general population of five areas of China. Alcohol Alcohol, 2004, 39: 43–52.

7. 李建华. 我国物质成瘾心理行为治疗的现状、挑战及应对策略. 中国药物滥用防治杂志, 2019, 25 (2): 76–81.

第四篇　与各临床专科领域相关的心身医学管理

第十九章　内科系统常见的心身医学问题

心身疾病广泛分布于全身各个系统,尤其是自主神经支配的器官和系统,以心脑血管系统、消化系统、内分泌系统、免疫系统、呼吸系统最为常见,表现为器官系统各种各样的躯体症状,如头痛头晕、心悸气短、腹部不适、消化不良、肥胖、消瘦、尿频尿急、多汗、低热等,患者也会以自己对症状的理解而到相应的科室就诊。因此,本章将对临床上常见的内科系统的心身问题进行阐述。

第一节　心血管系统

一、概述

心跳、呼吸直接预示着生命的存在,并且可以由个体直观感受到,情绪的变化又直接影响这两个最基本的生命体征,因此,社会 – 心理因素在心血管系统的表现更为突出。

随着医学的发展,大量的证据表明,焦虑、抑郁等精神心理因素对心脏产生不良影响。1980年的美国心身医学研究所将心身疾病定义为由环境心理应激引起,并加重躯体病变的疾病。其中,明确原发性高血压、原发性低血压、冠状动脉粥样硬化性心脏病、冠状动脉痉挛、神经源性心绞痛、阵发性心动过速、功能性期前收缩和心脏神经症等心血管疾病与精神心理因素密切相关。

20世纪50年代,美国著名的心脏病学家Friedman 和 Rosenman 首次提出了 A 型行为模式的概念,并指出其是冠状动脉粥样硬化性心脏病(以下简称"冠心病")的主要危险因素之一。近年来,又提出了 D 型人格的特征类型。关于心血管疾病与社会 – 心理因素关系的研究得到越来越多的关注,心血管疾病的发生、发展与以下社会 – 心理因素密切相关:焦虑、抑郁、某些人格特征、社会孤立及慢性生活应激。关于焦虑、抑郁与冠心病、高血压的相关关系以及心理干预在心血管疾病的治疗、康复中的价值已经成为研究的热点,如 SADHART(Sertraline AntiDepressant Heart Attack Trial)和 ENRICHD(Enhancing Recovery in Coronary Heart Disease)研究。

国内双心医学概念,自 1995 年由胡大一教授提出以来,在临床诊疗理念和研究方面已经取得了丰厚的发展。心内科医生越来越关注社会 – 心理因素在心血管疾病的发生、发展和康复中的作用。很多医院陆续建立了双心门诊,双心查房等心身医学的诊疗模式,强调心内科医生不仅要治疗患者的心血管疾病,同时也要关注患者的精神心理问题,尊重患者的主观感受。积极发现和处理心理、社会因素等,在心血管疾病的诊疗过程中,达到真正意义上心身同治的目标。

二、常见心血管系统心身问题的表现

(一)冠心病

1. **概述**　冠心病,通常被称为冠状动脉疾病或冠状动脉性心脏病,是一种慢性的,在主要冠状动脉逐渐形成粥样斑块的进展性疾病。最终的管腔狭窄或血栓形成,导致心肌灌注减少,常表现为胸痛、心绞痛以及心肌缺血或心肌梗死。急性冠脉综合征,包括不稳定型心绞痛、心肌梗死、心律失常或动脉粥样硬化的进程是人生的二三十岁,但是男性往往直到四五十岁才开始表现出明显的症状,而女性要到五六十岁表现出来。

冠心病的六个危险因素包括年龄、性别、家族史、高血压、高血脂和缺乏体力活动。这六个危险因素都可以被抑郁、焦虑和慢性应激加剧。

冠心病由冠状动脉血管壁上形成动脉粥样斑块所致,慢性轻度血管炎症、动脉内皮细胞损伤以及受损位点脂质沉积可加重这一过程。血管痉挛及血小板聚集均可被应激所诱发,这两个因素促

进了冠心病的逐步发展进程。随着医学技术的发展,对于急性冠脉综合征的急性溶栓、支架植入、冠状动脉旁路移植术(CABG),以及药物的维持和预防性措施,使冠心病的死亡率下降,但带病生存、心脏康复中的社会－心理因素的影响就显得更为突出。

2. 社会－心理因素对冠心病的影响　负性情感对冠心病患者的影响途径包括行为学和生物学机制,一方面与抑郁、焦虑、急性和慢性应激相关,另一方面与冠心病本身的预后及相关状况有关。影响冠心病的行为学途径包括缺乏体力活动、吸烟、社交孤独、高脂和高糖饮食以及药物和自我管理方案依从性差。每种行为模式均与临床抑郁和焦虑存在相关影响。冠心病的生物学途径包括持续的自主神经失调(交感神经活跃、副交感神经抑制),下丘脑－垂体－肾上腺轴的应激反应调节异常,血管炎症,内皮功能失调和血小板聚集增强等。持续的负性情感与随后的心血管系统慢性病理学进展之间存在着大量的可能性机制以及机制之间的组合,并非单一的机制导致,常常是多个危险因素的聚集。

长期负性情感通过:①改变行为方式导致高风险行为模式的自我照顾、饮食、运动和社会交往而产生有害影响。持续的高风险行为模式随之产生心脏病主要危险因素的早期生物学前兆如高血压、糖尿病和肥胖。②负性情感绕过行为风险直接影响心脏病的生物学因素,如炎症、自主神经失调和内皮功能障碍。③放大了慢性痛苦的相关形式,如焦虑和疲劳,通过生物学因素直接影响或通过运动和吸烟间接影响心脏病的危险因素。

急性心理应激可以引起动脉内皮功能障碍伴血管舒张功能受损。有可能对冠心病患者的冠状动脉产生显著的收缩效果。应激时的恐惧、兴奋和愤怒状态会减少冠状动脉硬化节段的血流,引起冠状动脉痉挛,导致心室壁异常运动和心肌缺血。由于血流动力学效应,急性心理应激可引起心肌耗氧量增加,正常的应激反应,可使循环血中的皮质醇和儿茶酚胺增高,激活血小板,促进血小板凝集,进而增加胆固醇并降低高密度脂蛋白,这些变化的最终结果是心脏需氧量增加。冠状动脉血液供应减少,促进了斑块破裂和血栓形成。关于加州大地震、纽约世贸中心倒塌事件等的研究表明,20%~40% 的心脏性猝死由急性情绪应激源促成,而非躯体应激源。

慢性精神应激如工作压力、婚姻不满意,也促进了冠心病的发展和进展。有研究表明,工作压力如要求高、决策自主、婚姻压力等是心血管事件再发危险成倍增加的独立危险因素;婚姻压力比工作压力,对女性冠心病的预后影响更大。最大规模的预测心肌梗死的病例对照研究发现,社会－心理因素(包括自我报告的应激和抑郁),被列为心肌梗死的三大预测因子,类似于糖尿病和吸烟。

抑郁和焦虑作为主要的负性情感,在冠心病患者中进行了大量的研究。大量研究证实,临床抑郁与冠心病的关联性最强。从轻度的抑郁症状到可诊断的抑郁症,抑郁症和冠心病之间存在临床上显著的剂量反应关系,而且抑郁程度越重,心血管风险越高。心肌梗死后抑郁患者的死亡相对危险度增加了 3.5~6.6 倍。

焦虑作为另一种常见的负性情感,与冠心病密切相关。持续存在的焦虑会增加动脉粥样硬化斑块发展、颈动脉内膜增厚、非致死性心肌梗死和心脏性死亡风险的增加。同时,焦虑障碍也会加重已确诊的冠心病病情。可能的机制包括持续的交感神经系统上调,伴随儿茶酚胺增高,迷走神经活性减低,慢性低水平炎症状态和持续的应激反应系统,尤其是下丘脑－垂体－肾上腺轴调节异常。

3. 个性特点与行为类型

A 型行为:以愤怒、急躁敌意及易激惹为特征。20 世纪 70 年代发现,A 型行为增加男性患冠脉疾病的风险。研究发现,A 型行为者罹患心肌梗死及致死性冠脉事件的风险较非 A 型高出 2 倍以上。冠心病再发预防项目是以心身医学研究心脏病的大规模临床试验之一。这项研究探讨群体咨询治疗能否减少 A 型行为对死亡及再发心肌梗死的影响。急性心肌梗死的幸存者被分为普通照顾组及附加 A 型行为矫正组,并进行了4.5 年的随访。结果显示,A 型行为治疗组的心肌梗死发病率明显降低。关于 A 型行为及冠心病的后续研究结果不确定或为阴性,这可能因为在心血管治疗中判断 A 型行为困难,特别是 β 受体阻滞剂被广泛用于治疗冠心病使判断难度加大。

愤怒及敌意，被认为是 A 型行为概念中的有害成分。它们被作为冠心病的危险因子研究，在随访研究中显示出不同结果。较低的敌意是突发冠脉事件的保护因素，但高程度的愤怒及高敌意与心血管风险增加的联系不明确。标准化衰老研究中，愤怒可预测冠心病死亡、非致死性心肌梗死及心绞痛联合终点，但它在预测冠心病死亡或非致死性心肌梗死上没有统计学意义。

D 型人格：1996 年，Denollet 在研究冠心病患者心理应对策略时发现了苦恼型人格（D 型人格）。该人格特质包含了两种广泛而稳定的心理特质：消极情感和社交压抑。消极情感一般经历过较多的负性不良刺激，得分较高的患者不仅焦躁不安，而且有消极的生活方式，较多的躯体症状，对负性刺激存在明显的偏见。社交压抑是指在社交过程中压抑自己负面的思想和行为的表达，以防被他人所非难，得分较高的个体在与他人相遇时感觉压抑、紧张、不舒服、没有安全感。D性人格与多种情感和社交问题有关，包括抑郁和焦虑症状、慢性紧张性肌炎、愤怒、悲观、缺乏社会认知感、主观感知良好度低、创伤应激性机体功能紊乱等。

（二）心脏神经症

心脏神经症（cardiac neurosis）亦称心脏神经官能症或心血管神经症，是神经症的一种类型，主要是以心血管系统功能紊乱为表现，并有神经官能症的其他表现，常见有心慌、呼吸困难、胸闷气短、心前区疼痛、头晕、失眠等症状。大多数发生在青年和壮年，以 20~40 岁者多见，女性多于男性，患者过度劳累和情绪激动时容易诱发。

大多数人主要是由于抑郁、焦虑、紧张、负性事件等因素的作用产生的创伤，大脑皮质受到强烈刺激而使大脑皮质兴奋与抑制过程出现障碍，导致中枢神经功能失调，自主神经功能紊乱，造成心脏血管功能异常。本病的发生与下列因素有关：①遗传性，家族中患有焦虑障碍和神经症。患者往往同一家族父母、兄弟、姐妹均有不同程度的神经症表现，易患有此病。②个性特点，患者往往情感较为脆弱、容易抑郁、好强、爱面子、要求完美，生活上压力大，遇事紧张，容易诱发本病。③生活事件，患者经历或亲闻同事或亲人因心脏病猝死，因休息不足、疲劳等出现心悸、心慌等症

状时，会出现紧张、担心，也易诱发本病。④心理因素，患者不幸的婚姻生活、不良的家庭成员关系、人际交往能力差都会是风险因素。童年负性生活事件也有可能成为易感因素。⑤其他，某些症状如心慌、心悸可能与 β 受体过敏综合征（β 受体功能亢进）相似，故有人认为机体对 β 受体过敏引起本病是主要原因之一。

心脏神经症最典型的表现为惊恐障碍（急性焦虑发作），患者常常到心内科急诊或住院治疗。主要表现为突然发生的强烈不适，可有胸闷、心悸、出汗、手足发麻、濒死感、要发疯感或失去控制感，每次发作约 15 分钟。发作可无明显原因或无特殊情境，以反复出现强烈的惊恐发作、伴濒死感或失控感，以及严重的植物神经症状为特点。很多患者在特定场合发生后，会出现预期焦虑，并回避曾经发作时的场景。

（三）Takotsubo 综合征

Takotsubo 综合征（TTC），由日本学者 Satoh 于 1990 年首先报道，由于此类患者左心室形状与日本渔民捕捉章鱼的篓相似，基底宽，颈部狭窄，故命名为"章鱼篓心肌病"，后来该病被各国广泛报道，并有不同的名字：应激性心肌病、一过性左室心尖球囊综合征和破碎心脏综合征。该病较易发生在老年绝经后女性，常伴随甲状腺疾病、慢性阻塞性肺病、焦虑、抑郁等心境障碍，且存在着与冠心病相同的危险因素。

尽管 TTC 经常在急性心理或生理应激后触发，被认为是情感介导的，是心身疾病的典型代表，但急性应激导致短暂的心肌功能紊乱、心力衰竭的确切机制依旧未被全面了解，其可能的病理生理机制是急性应激导致交感神经激活、引发心悸出现特定的生理学效应，最终导致以 TCC 为特征的临床综合征。

尽管早期的病例报告显示，TTC 主要由情感因素触发，因此常被称为"应激性心脏病"，常见的情感触发因素包括急性悲伤、忧虑、恐惧。但新的观点认为，识别急性应激因素并非诊断 TTC 的必要条件。生理因素也是触发 TTC 的一个主要因素，如急性神经损伤、外科手术和急性呼吸系统疾病等。

TTC 可能的危险因素：①激素水平，由于该病在绝经期女性中常见，而性激素对交感神经轴、

冠状动脉血管活性以及肌细胞钙调节发挥作用，提示性激素可能对应激相关性心肌顿抑发挥重要的影响。②内皮功能紊乱，TTC 患者可能存在固有的内皮功能紊乱和慢性冠状动脉舒张储备降低，导致急性应激或儿茶酚胺过量时非常容易出现心肌顿抑。③负性情绪与抗抑郁药物应用，多个研究显示，抑郁和焦虑的患者更容易罹患 TTC。而 TTC 患者中，高达 60% 的患者存在着严重的焦虑。而抑郁患者的迷走神经张力降低，肾上腺髓质激素对压力事件的反应性增加，有可能是情绪障碍导致 TTC 发生的重要致病机制。④个性特征，在 TTC 患者中，D 型人格的社交压抑感表现更为突出。而压抑性情感与较高的心血管反应性、较低的心脑血管康复和心率变异性以及交感神经过度激活密切相关。

（四）评估与处置

1. 评估 在临床时间，详细的问诊、体格检查以及辅助检查都是必要的。而问诊过程本身就是一个系统的对于社会 – 心理因素评估与诊断的过程。主要包括以下方面：

（1）心血管系统器质性疾病的评估：根据患者的躯体主诉，针对性的临床检查和评估是必要的。尽管有的患者已经做了大量的辅助检查，但对于病程长、难以确诊的患者，系统、细致的问诊、查体及相关的检查必须进行。避免扣上心身疾病的帽子，而忽略了潜在的器质性病变。临床上有过很多教训，由于问诊、体检、检查不全面而漏掉器质性疾病；或者既往患者检查未发现异常，但随着病程的延续，病灶逐渐显现，但忽略了再次的检查评估。尤其是在出现新发症状或以前的症状在严重程度、性质上有变化时，应给予必要的辅助检查。反之，在没有评估的前提下过分的辅助检查也会强化患者不恰当的求医行为。

（2）情绪障碍自杀风险的评估：抑郁和焦虑情绪是心血管患者常见的情绪问题，需要进行细致的评估，一般焦虑情绪容易被识别，比如烦躁、担心、焦虑、易发脾气、失眠、心慌、气紧、坐立不安、尿频等，而抑郁情绪如情绪减退、疲乏等，需要医生有意识的问诊。对于抑郁情绪严重的患者，同时注意评估其自杀风险，避免意外。通常，患者会比较关注其睡眠状态，因此，对于睡眠的详细评估，会增加患者对医生的信任感，获得更多的社

会 – 心理因素的信息。临床常用的量表也是一种评估的方法，比如焦虑自评量表（slf-rating anxiety scale，SAS）、抑郁自评量表（sell-rating depression scale，SDS）等。

（3）社会 – 心理因素的影响：心身疾病的患者社会 – 心理因素常常包括工作压力、学业压力、经济压力、婚姻关系、亲子关系、婆媳关系、亲人丧失疾病困扰以及其他创伤经历。有些是持续存在的慢性应激，有些是急性应激事件。评估时，需要事件特点、患者的个性特点、应对方式以及社会支持系统等因素综合考虑。患者对生活事件的心理感受不一定与事件本身的大小成正比，比如失恋对某些人只是一般性的痛苦，而对另外一些人则痛苦得死去活来，需要尊重患者自己的感受，对于本身是一件很大的生活负性事件，患者表现得轻描淡写，却又出现明显的躯体症状，需要注意患者的个性特点、通常的应对方式等，以及社会支持系统是否健全。

（4）个性特征：心血管系统的心身疾病中，常见的个性特征为 A 型行为和 D 型行为。但评估中，不仅仅要关注个性特征对心血管系统带来的不利影响，同时要关注，对于患者个体而言，这些个性特点可能存在的益处。如果只是过度关注不良影响，会导致患者在康复过程中消极观念。

2. 处置 针对心血管系统的心身问题，需要心身兼顾的双心理念，一方面，积极处理患者的心血管病变，另一方面，关注患者的社会 – 心理因素，进行相应的处理。包括从认知层面，认识到生活事件、应对方式等对心血管疾病的影响，行为层面进行积极的学习、应对压力。焦虑、抑郁情绪严重者，需要进行积极的抗抑郁焦虑药物治疗，避免患者持续的不良情绪对心血管造成损害，增加患者的心理负担和躯体症状的恶化。

第二节 消化系统

一、概述

胃肠道与社会 – 心理因素密切相关，功能性胃肠病已经被消化科医生认可是典型的心身问题，几乎占据了消化科一半的就诊患者。社会 – 心理因素如心理应激、情绪障碍等在功能性胃肠

病的临床表现、病程中发挥着重要的作用。消化科同样会遇到肝炎等器质性病变,尽管与社会 - 心理因素的关系不太明确,但精神心理问题会影响疾病的发展和转归。而且,在临床实践中,器质性和功能性划分有助于识别心理因素在功能性疾病的病因、临床表现以及转归中的作用,及时有效的处理,使得患者临床明显获益;但也容易导致对潜在的器质性病变的忽视,或者器质性疾病中的心理因素的关注。

我国的《黄帝内经》《伤寒论》中就有关于脑肠相关的论述。早在 17 世纪,哲学家就提出了心身是否为一体的疑问,但由于当时条件有限,无更多的实验证据来支持。1833 年,William Beaumonut 提出"凡是压抑或干扰神经系统的恐惧、愤怒都可引起胃分泌的抑制、延缓胃的消化和排空"。后继的多项研究发现,在动物脑内发现多种活性肽,也存在于胃肠道,如神经降压素、脑啡肽等,而某些胃肠激素活性肽也存在于大脑中,如胆囊收缩素、铃蟾素等。Pearse 指出,对于肽类分泌细胞而言,胃肠道和大脑有着共同的起源——神经外胚层。而这些胃肠与脑内双重分布的肽类被称为脑 - 肠肽。1984 年 Ewart 通过一个"脑 - 肠"模型提出肠道的信息与大脑间的传递。1989 年在英国剑桥皇后学院举行的大脑 - 肠道互动研讨会进行了脑 - 肠相互作用的神经解剖学、功能和病理生理方面的研究,随着神经胃肠病学的建立,脑 - 肠轴的概念被确立,使得精神心理对胃肠道影响的理论认识有了进一步的发展。

目前,功能性胃肠病与精神心理的密切关联已经达成医学界的共识,精神心理因素不仅影响胃肠生理出现消化系统症状,还可影响患者对疾病的体验、就医行为、治疗方案的选择与预后。一方面,精神心理因素导致功能性胃肠病的发生,例如应激性事件、负性生活事件、长期被忽视被虐待等;另一方面,功能性胃肠病患者长期受疾病困扰,频繁就医和反复进行医学相关检查,其阴性结果常常被亲友误解,自身对疾病的偏差认知,过度担心疾病对自己的影响,更加重了精神心理问题,常常表现为焦虑、抑郁、疑病等症状。临床发现,功能性胃肠病(functional gastrointestinaldisorders,FGIDs)的严重程度和情绪好坏有密切关联:情绪好转时胃肠道症状得以缓解,明显紧张焦虑,情绪

低落可使胃肠道症状加重,疑病观念也相应增强,这种同消同长现象可在治疗时引导患者去觉察,从认知上改变,或许会起到事半功倍的效果。

二、社会 - 心理因素对 FGIDs 的影响

1. 心理压力或一个人对应激的情感反应会加重胃肠症状。这种现象可发生在健康人和有器质性疾病的患者,但在发生 FGIDs 的患者中更为常见,典型的例子是感染后 IBS 或感染后有消化不良。FGIDs 患者于心理社会、生活应激、虐待存在密切相关性,这些因素使预后转归更差。

2. 社会 - 心理因素改变患者的疾病体验和疾病行为,如就医行为。与健康人相比,FGIDs 患者有更明显的精神心理问题,精神心理创伤可降低疼痛阈值,影响其对症状的倾诉,与临床预后转归差有关。

3. 功能性胃肠病可导致心理社会问题。任何慢性疾病都会对患者的一般健康状况、日常功能状态、对症状的控制能力以及日后患者在工作、家庭中地位的影响等造成社会心理影响。

4. 疾病的心理社会作用,即情感应激和不良认知可反过来使症状放大,病症持续不缓解。症状严重的患者可产生悲观情绪,倍感无助,选择性注意和过度警觉自己的症状,导致内脏性焦虑,这些都会降低感觉阈值,使自我效能和自我评价变差。这类患者需要行为干预,帮助他们从心理上重新建立恢复健康的信心。

三、FGIDs 的生物心理社会基础

(1)儿童期生活环境对 FGIDs 的影响:父母的信念和行为起着重要的作用,一方面影响了孩子对身体症状如何做出反应,另一方面影响了在就诊中如何表述孩子的症状。部分研究显示了儿童 FGIDs 及其相关疾病的家族聚集性,研究发现,和遗传相比,孩子从父母那里学到的东西可能对 FGIDs 的发病发挥更重要的作用,也就是说,孩子可能从父母那里学会了生病。

(2)负性生活事件对 FGIDs 的影响:既往有过创伤、体罚、情感虐待和性虐待等,可影响FGIDs 的发生和严重程度。临床中常有腹痛腹泻学生患者,常在上学前甚至进校园时出现症状,追溯其负性事件,发现在学校曾有被欺负,被体罚,

被孤立,甚至老师或同学的某一句不经意的评价,均有可能成为不能正常上学的影响因素。

（3）生活中其他应激源对FGIDs的影响:大的生活事件和小的日常烦恼均可影响胃肠功能,当然,生活应激因素对身体的影响可以受很多其他因素的影响,包括核心信念、认知评价、应对行为和社会支持度等,因此生活事件的影响在不同个体中差异很大。个人的欲求和情绪活动"以生理反应的形式"出现,也就是说,抱怨、不安、紧张、压抑、忧郁、焦躁等情绪通过生理反应、暗示或身心相互作用等条件反射存储下来,然后又以个人的体质因素、性格倾向、不健康的生活条件等神经症状形式表现出来,不同个体的身心症状所表现的器官部位也不同,如出现在消化系统,则发生功能性胃肠病。

（4）精神疾病对FGIDs的影响:精神疾病共病影响到就医行为、症状过程和治疗反应。共病焦虑和抑郁是感染后肠易激综合征(irritable bowel syndrome, IBS)和功能性消化不良(functional dyspepsia, FD)显著的独立预测因子,同时也是躯体症状的结果,并影响生活质量。有证据显示,一些女性患者,多种胃肠道主诉可能有更高的抑郁风险,同时存在FGIDs数目增加,精神疾病共病的风险也增加。抑郁可以影响胃肠症状的程度,特别是功能性症状的数目,癔球症、恶心、腹痛、便秘性IBS的患者比没有这些症状的患者更加抑郁;据估计,15%~38%的IBS患者有自杀意念,与症状严重性相关的无望感、对生活的影响和治疗不充分有关。焦虑、惊恐、创伤后应激障碍、进食障碍等精神疾病都是FGIDs常见的精神心理共病,并影响着FGIDs患者的严重程度、症状持续迁延、精神痛苦增加以及反复就医行为。

（5）认知－情感因素对FGIDs的影响:对疾病的担忧、注意力过度集中于疾病本身、高度警觉、灾难化认知等,可独立于精神疾病对FGIDs产生影响。对疾病的担忧(疑病症),其特征是担忧当前和未来的身体状况,伴随对于健康和疾病心理社会归因的否定。因此是"躯体疾病归因模式",DSM-5将这一问题重新定义为"躯体焦虑障碍(illness anxiety disorder, IAD)"。IAD区别于"躯体症状障碍",只关注存在的躯体症状。于躯体症状障碍类似,这些人都有强化的身体感觉,担心有

疾病未被诊断,可能花过多的时间和精力关注自身的健康;他们不容易被说服,自知力缺乏,难以接受功能性的诊断。灾难化认知是一个放大症状体验的过程,设想其最严重的后果,同时感到自己孤立无援。对疾病的灾难化认知、高警觉性、高专注度,致使患者强化胃肠症状,疼痛忍耐度减弱,人际关系紧张,生活质量明显下降。

四、FGIDs 的生物－心理－社会模式的神经生理学基础

FGIDs传统的核心机制为胃肠运动紊乱和内脏高敏感反应,随着"脑肠互动"和"肠道微生态"的研究进展,启发研究者运用心身消化整体医学思维来思考精神心理因素、肠道环境、黏膜炎症以及神经体液调控紊乱在FGIDs症状发病机制中的关键作用。

（1）脑－肠轴是在大脑和肠道之间的双向神经体液交通系统,机体在生理状态不断有传递稳态信息的信号通过传入神经(脊神经和迷走神经)和体液"肠－脑"通路传递给大脑;它是广泛的整合问题感知信号系统的重要部分。生理情况下,大部分内感受器肠－脑信号都是不经意感受到的。伤害性刺激导致的肠－脑信号的有意感知产生内脏疼痛的主观感受,通过内脏传入信号到达大脑处理核团(脑干感觉核、丘脑、前扣带皮层、岛叶后部),通过情绪唤起(蓝斑、杏仁核、前扣带回膝下)和皮层调节(前额叶皮质区、岛叶前部、前扣带回膝旁)神经环路来整合、调节。这些情绪唤起和皮层调节环路的主要区域是自上而下的方式投射到脑干区,如中脑导水管周围灰质(PAG)和延髓头端腹外侧区(RVM),继之下行投射到脊髓背角,即调节疼痛传导区域(下行调节系统)。这些环路是(内脏)疼痛认知和情绪调节的生物学基础,这一调节系统的功能紊乱可能使得生理性刺激被感知为疼痛的或不愉快的感受(即痛觉过敏或称内脏高敏感),可导致慢性疼痛和/或不适——FGIDs的特征性症状。

（2）随着神经胃肠病学的发展和进步,人们认识到中枢神经系统(CNS)和肠道神经系统(ENS)的交互作用,即"脑－肠轴互动"在FGIDs发病中起着重要的作用。CNS和ENS通过多种神经递质的释放和传递组成神经内分泌网络,构

成脑－肠轴。一方面,外源性异常的精神刺激、情绪波动以及大脑功能状态异常会通过自主神经ENS影响胃肠道感觉和运动功能,另一方面,胃肠的不适症状也可以通过ENS反作用于CNS,影响人的精神心理和行为。在CNS与ENS以及胃肠道效应细胞之间的神经递质包括5-羟色胺、去甲肾上腺素(NE)、多巴胺(DA)等起着搭建桥梁和调控的作用,一旦这些神经递质的调节作用出现紊乱,则会发生相应的疾病症状。

(3)精神心理除了影响从脑－肠通路到内脏传入过程的调节,还通过"脑－肠"影响胃肠道功能的多个方面。胃肠道动力、免疫或屏障功能的改变相应地影响到内脏传入信号。具体地讲,大脑情绪唤起环路可以影响到自主神经系统的输出(交感/副交感神经系统的平衡),以及应激激素系统(HPA轴),这两个系统进而影响到胃肠道功能的各个方面。

(4)近年来关于人类肠道微生态通过脑－肠相互作用影响认知和情感过程的研究越来越多,提出肠道微生态－肠－脑轴(microbiome-gut-brain axis)假说,肠道微生态可能在一定程度上正面或负面影响上述心理生理系统,与FGIDs相关的潜在微生态的变化,影响了与应激、内感受和疼痛调节相关的中枢处理过程。这一领域的研究目前基于对动物的研究,也有少量人类研究报道。

五、评估和处置

(一)评估

对于功能性胃肠病患者的评估与其他躯体疾病相似,除了对胃肠道症状本身的系统评估,消化科医生会发现患者的主诉和体验难以用现有的检查进行解释,考虑功能性胃肠病的可能性,需要评估以下方面:

1. 系统回顾　对其他躯体系统的症状进行详细的回顾非常重要,不仅有助于排除相关的躯体疾病,而且有助于解释功能性疾病的性质,帮助建立良好的医患关系,为后续的社会－心理因素的评估和处理建立基础。

2. 社会－心理因素的评估　包括童年期的创伤经历、患者的特点和应对方式,对疾病的态度和行为,有可能达到躯体形式障碍的诊断。患者对躯体症状相关的肿瘤或者严重疾病的恐惧,也

会导致胃肠道症状加重。对于有情感表达困难的患者,在倾听患者言语表达的基础上,要注意观察患者的肢体语言,常常会带来更多的诊断信息。

躯体症状的动态评估和观察,关注报警症状。对疑似功能性胃肠病的患者,需要进行详细的躯体症状检查,对于明确诊断功能性胃肠病的患者,给予相应治疗的过程中,要对患者的躯体症状进行动态评估和观察,尤其要关注新发生和持续存在或加重的症状,必要时要进行相应的检查。同时要关注患者其他症状,包括年龄超过55岁或有报警症状,如出血、贫血、无法解释的体重减轻(>10%体重)、进行性吞咽困难、吞咽痛、持续呕吐、胃肠道癌肿家族史、既往有食管胃恶性肿瘤、消化性溃疡、淋巴结病或腹部肿块的消化不良患者应立即行内镜检查,以除外消化性溃疡、食管胃恶性肿瘤以及其他少见的上消化道疾病。

(二)处置

1. 心理社会干预　有效识别患者的社会－心理因素,采用认知行为等治疗方法,改善不良认知,记录症状日记,进行认知重建,形成应对压力和胃肠道症状的行为计划,实施计划、达成目标,最终改善胃肠道症状。其他心理治疗的方法,如冥想、放松训练等也有一定帮助。

心理治疗在FGIDs处理中的价值越来越受到重视。许多研究证据提示其重要性,包括脑－肠轴功能失调中枢因素的证据越来越多,定性研究支持心理治疗对于传统医疗方法治疗效果不理想的FGIDs患者可以缓解其主要症状;精神障碍和躯体疾病(如头痛、腰痛)的高共病率提示存在中枢感觉的异常,对非药物和整合治疗(包括传统药物治疗的辅助和替代治疗)的社会态度发生了积极转变。研究中最常见的心理治疗是认知行为治疗、精神动力治疗和催眠疗法。每一类治疗强调不同的过程,但是它们有共同的一个假设:即尽管生物学因素是重要的,但仍然不能完全解释在三级医院中所见到的患者严重的疾病状态和对生活的影响。依据生物－心理－社会医学模式,心理治疗认为生物学因素与心理、社会因素相互作用,影响症状的表达和疾病的转归预后(如:生活质量、医疗资源的使用)。心理治疗的目标是阻断促发症状的环境和心理过程。

2. 药物治疗　抗抑郁焦虑药物治疗可以改

善患者的肠道症状,部分患者的胃肠道症状改善会促进对心理社会影响因素的认知,激发其心理干预的动机,进一步促进症状的改善。药物治疗的注意事项参见本书其他章节。

第三节 内分泌代谢系统

内分泌代谢问题包括甲状腺、甲状旁腺、肾上腺、生长激素、催乳素、性激素异常、嗜铬细胞瘤、代谢疾病(包括电解质和酸碱平衡异常,维生素缺乏,以及卟啉病)。内分泌疾病典型的代表是糖尿病和甲状腺疾病。内分泌疾病的发生、发展和结局与心理和社会因素密切相关。内分泌疾病的患者经常出现精神症状,抑郁和焦虑最为普遍。越来越多的神经内分泌研究已经开始揭示心身相互作用的重要生物学机制。其中,应激对内分泌系统的影响尤其受到关注。

(一)糖尿病

1. 糖尿病概述

(1)1型糖尿病是一种慢性自身免疫性疾病,它最常起病于儿童和成年早期,发病年龄峰在青春期。治疗目标是通过饮食控制、运动、血糖监测以及每天多次胰岛素注射降低和稳定血糖在正常水平附近。对1型糖尿病的严密血糖控制常常需要每天注射三次或更多次胰岛素(或者使用连续胰岛素输液泵)——达到尽量模拟胰岛素的生理释放和控制血糖接近正常。由于1型糖尿病发病年龄早,治疗上需要持续的胰岛素治疗,以及相对严格的饮食等非药物治疗措施,对于年轻患者而言,面对的压力更大。

(2)2型糖尿病患者,包括多种血糖代谢异常。这一疾病的特征有胰岛素抵抗,身体需要越来越多的胰岛素才能达到正常血糖。在2型糖尿病患者中,胰腺功能不再能满足需要,出现慢性高血糖。2型糖尿病的危险因素包括肥胖、少动的生活方式,这两者均会导致胰岛素抵抗。2型糖尿病通常在中年发病,但因为年轻人肥胖者越来越多,儿童和青少年中2型糖尿病的发病率也在不断升高。降低体重和规律运动可以降低胰岛素抵抗,同时也是2型糖尿病的一线治疗。2型糖尿病治疗的目的是通过降低体重(如果可行)、饮食控制、运动、血糖监测、口服降糖药物以及胰岛素注射治疗(如果胰岛素抵抗和高血糖持续存在)降低和稳定血糖水平。

2. 糖尿病常见的精神心理问题

糖尿病的发生、发展和转归与精神心理因素密切相关。糖尿病的药物治疗、生活方式的改变、并发症的威胁、复杂而繁琐的自我管理成为生活中的慢性压力源,可引发患者不良的心理应答,出现各种不良的情绪反应。在糖尿病患者中常见的精神心理障碍包括抑郁、特定的恐惧(如低血糖)、焦虑、睡眠障碍、酒精依赖、进食障碍等,其中,以抑郁最为常见。

与糖尿病的发生密切相关的精神心理因素主要表现在以下几个方面:

(1)社会-心理因素:尽管目前公认的A型性格、D型性格特征与糖尿病的发生没有相关性,但有研究发现,个性、社会支持及应对方式主要通过影响个体对生活事件的知觉、降低对应激事件的心理紧张反应而间接地影响糖尿病(diabetes mellitus,DM)的发生。因此可认为DM的发生可能是心理上易感个体遭受严重生活事件促发的结果。易感DM个体似乎具有高神经质个性、高A型性格及低社会支持的特点。应对方式和家庭社会支持系统对糖尿病的发生发展具有重要影响。对于糖耐量降低的患者,家庭和社会的支持度高、积极的应对方式会明显降低发展为糖尿病的概率。

(2)心理应激:心理应激等与糖代谢之间的关系研究已经进行多年,文献报道比较多,但心理应激对DM患者糖代谢的影响尚未得出确切的结论。不同的应激源对DM的病情发展有的起促进作用,有的起抑制作用,有的对血糖水平没有任何影响。且与个体经历、个性特征、受教育水平、健康状况也有一定关系。不管是急性的应激,如创伤、车祸、亲人去世,还是慢性的应激,如长期的慢性的持续的压力、焦虑抑郁等不良情绪等,都可能引发机体内分泌系统的变化。目前,普遍的理论观点认为,其作用通路是通过垂体释放促肾上腺皮质激素(ACTH),引起血中糖皮质激素(GC)增加,导致交感-肾上腺髓质系统的活动增强,促进儿茶酚胺及催乳素、胰高血糖素释放。在此基础上,刺激某些细胞因子如白介素(IL-2/6等)、肿瘤坏死因子(TNF-α)等的表达,启动免疫功能的调整。如果下丘脑－垂体－肾上腺皮质轴持续兴奋，就容易引发系列的内分泌疾病。此外，应激也是抑郁、焦虑等情绪障碍发生的重要危险因素。因此，由于应激、情绪障碍和血糖在各自的发生、发展过程中互相影响，并受患者自身躯体和心理特点的影响，导致内分泌系统心身疾病复杂的临床表现。此外，精神障碍和内分泌系统疾病的干预方式也会对彼此造成不同程度的影响，比如某些新型抗精神病药物常见的代谢综合征，在很大程度上增加了糖尿病发生的风险。

有研究发现，糖尿病患者在起病前遭遇的负性生活事件较多，且很多患者存在着睡眠障碍。

（3）情绪障碍：对于糖尿病患者而言，抑郁和焦虑是两个主要的精神心理问题。此外，糖尿病相关的心理痛苦也越来越受到关注。

抑郁在糖尿病中的发生率是普通人群的 2~3 倍。多项研究显示，抑郁障碍患者的血糖控制似乎更难，糖尿病并发症，例如视网膜病、肾病、高血压、心脏病以及性功能障碍的风险也较高。但是，抑郁与糖尿病并发症之间的因果关系尚不确定。

DM 症状及其并发症的严重程度与抑郁症的严重程度密切相关，缓解抑郁焦虑有利于高血糖的控制。抑郁和糖尿病的另一项荟萃分析显示，抑郁症状的增加一致与糖尿病并发症的严重程度和数目相关。抑郁可能通过生物和行为机制导致结局较差，因为动机降低、精力差、无望等抑郁症状很可能影响对糖尿病治疗的坚持，导致血糖控制较差。

有观点认为，糖尿病患者的抑郁早于糖尿病发生，提示抑郁障碍本身可能使患者有发生 2 型糖尿病的风险。对这一假设的支持部分来自这样的事实，即抑郁患者会出现下丘脑－垂体轴改变，导致皮质激素和其他逆调节激素分泌增加，出现胰岛素抵抗。其他的生物学机制包括葡萄糖转运蛋白功能改变和炎症激活升高。抑郁患者的体力活动也减少，并且因为吸烟、进食高能量和高脂肪食物，使得心血管危险因素升高，这都使得他们有较高的 2 型糖尿病风险。

焦虑是糖尿病患者中另一种常见的情绪障碍。经常对血糖过高过低存在着预期的焦虑和恐惧，焦虑型的个性特点，尤其是担心糖尿病的远

期并发症或者曾经目睹他人出现严重并发症的患者，焦虑的表现更为突出。对于有过低血糖发作的患者，会出现预期焦虑，导致坐立不安。

（4）睡眠障碍：60% 的老年 2 型糖尿病患者睡眠不良，表现为睡眠太晚、醒得太早、失眠等。睡眠结构、睡眠时间、睡眠相关疾病等均有可能影响糖尿病的发生、发展。前瞻性研究的剂量－反应荟萃分析显示，睡眠时间与 2 型糖尿病风险之间呈 U 型关系，睡眠时间为每天 7~8 小时的 2 型糖尿病风险最低。短时间和长时间睡眠都与 2 型糖尿病的风险显著增加有关，强调了适当的睡眠时间对延缓或预防 2 型糖尿病的重要性。慢性睡眠剥夺和睡眠限制会导致患者葡萄糖耐受性和胰岛素敏感性均降低。可能涉及多种机制。睡眠限制可导致交感神经活动增加，其不仅抑制胰岛素分泌、促进胰岛素抵抗，还会刺激脂肪分解，从而增加血浆游离脂肪酸的水平，导致肝脏和肌肉中的异位脂肪库，诱导胰岛素抵抗。睡眠剥夺也与唾液和血清皮质醇水平的增加有关。在一天结束时，血清皮质醇的生理性下降。虽然皮质醇昼夜节律模式的反转已被证明可诱导胰岛素抵抗，但睡眠限制后皮质醇的增加与胰岛素敏感性的变化无关。Mullington 等人证明了睡眠限制和低度炎症之间的联系，并发现低度炎症参与胰岛素抵抗的发生。睡眠障碍还与神经内分泌控制食欲的失调有关，在睡眠剥夺期间，食欲素系统过度活跃，伴随着交感神经系统的过度活动导致进食过多，进而引起血液中生长素释放肽，促饥饿激素增加以及瘦素减少，而瘦素是一种饱腹感因子，因此会导致体重增加。限制睡眠可通过再生激素的上调和厌食症激素的下调、睡眠限制活动减少影响能量平衡。

（5）糖尿病治疗干预相关的精神心理问题：长期持续的药物和胰岛素治疗、严格的饮食控制和活动限制等都会使糖尿病患者产生心理和社会问题，应对终身慢性疾病的压力。很多患者在诊断后，从健康人变为"永远的患者"，要适应疾病带来的各种限制，长时间坚持自我护理包括血糖监测、饮食控制、治疗的依从性等方面都可能出现困难。进而带来情绪的波动。治疗如服用药物、注射胰岛素等，也会对患者的社会交往带来一定的影响。随着病程的延长，患者不得不面对各种

并发症的发生。病情的发展会给患者带来心理上的应激，继而又增加了抑郁的发生。

3. 治疗干预　同其他心身疾病相似，糖尿病患者中的情绪问题常常不被关注和识别，部分患者因内分泌科医生发现血糖控制不佳、存在明显的焦虑抑郁或严重失眠而就诊。但由于治疗动机不同，患者的治疗依从性也存在差异。

针对糖尿病相关的情绪问题等的治疗主要包括：

（1）心理干预：治疗重点包括糖尿病的自我管理、调整对疾病的认知、处理抑郁情绪、提高应对方式和社会资源利用等。针对1型糖尿病，家庭干预有帮助。形式上包括个体干预和团体干预。近年来，随着计算机技术的发展，基于网络技术的糖尿病管理及认知行为干预也在逐步开展，使得心理干预的覆盖面增高。心理干预的主要内容包括让患者了解社会－心理因素在糖尿病的发生、发展中的影响，矫正错误认知，减轻心理负担；发展积极有效的应对方式方法，积极寻求社会资源，强化个人健康管理。如改变不良的饮食习惯、建立良好的运动习惯，减少对血糖的过度关注，缓解对糖尿病并发症的过度恐惧等。

（2）药物干预：对于符合抑郁和/或焦虑障碍诊断的患者，建议应用抗抑郁焦虑药物治疗，可以采用不良反应少、耐受性好的新型药物如选择性5-HT再摄取抑制剂。

（二）甲状腺功能异常

甲状腺是重要的内分泌器官，甲状腺功能异常，无论亢进或低下，会伴随多种心理、精神和认知症状。

1. 甲状腺功能亢进　甲亢是一组因甲状腺分泌过多甲状腺激素，引起循环、消化、神经等多系统兴奋性增高和代谢亢进的临床综合征，躯体症状表现为紧张、多汗、疲劳、怕热、体重降低、心悸、肌无力等，是临床上常见的心身疾病，以Graves病最为常见。Graves病是一种自身免疫病，甲状腺刺激免疫球蛋白（TSI）与促甲状腺激素（TSH）受体结合，模拟TSH作用，导致甲状腺功能亢进。TSI刺激甲状腺激素（T_4和T_3）的合成，而血清TSH非常低甚至检测不出。甲亢的发生与遗传、免疫、环境等诸多因素有关，应激可以诱导Graves病并加重已治疗的疾病。此外，临床

上也发现，躁狂、抑郁等情绪障碍患者中，同时会伴有甲状腺功能的异常，提示社会－心理因素是甲亢的重要影响因素。

甲亢与焦虑、抑郁障碍之间有显著的关联，但其确切机制尚不明确。有观点认为，甲亢对焦虑的影响可能是靠调节海马的脑源性神经营养因子（brain-derived neurotrophic factor，BDNF）水平来实现的。另有研究表明，甲亢患者的下丘脑－垂体－甲状腺（HPT）轴发生变化，进一步影响了下丘脑－垂体－肾上腺（HPA）轴的功能，导致抑郁障碍和/或焦虑障碍的发生。

有相关理论指出，其病因是外界对于患者的精神打击，打乱了下丘脑－垂体－肾上腺轴和中枢神经系统的正常功能，结果就是免疫监视功能出现紊乱，甲状腺刺激TSI在这个情况下会增多，进而引起甲亢。也有其他观点指出，在这类患者中，他们的甲状腺有先天的不足，一般情况下不足以造成甲亢，具体的精神和心理状态波动发生后，其影响进一步导致了甲亢的发生。精神上的刺激对于甲亢的发生有着启动的意义，这样的观点同样存在，近期资料表明：免疫功能的改变和患者心理因素相关，心理状态的变化对激素系统和交感神经也产生伴随的影响，这些影响和改变在此观点中属于免疫抑制其中的一个环节。

甲亢患者中常见焦虑、抑郁、轻躁狂表现，认知功能障碍少见。其中，焦虑和抑郁情绪非常普遍，部分患者表现为易激惹、兴奋等轻躁狂的症状。因此，以上述主要症状就诊于精神科的患者，要排除甲状腺功能的异常。易激惹、颤抖、焦虑、思维变缓、抑郁是患者最常报告的症状。大部分症状随着甲状腺功能的改善逐渐缓解。有研究表明，甲亢并焦虑、抑郁者，甲状腺功能更差，症状更严重，说明甲状腺功能异常的程度在化验指标上以及症状上都与焦虑－抑郁有联系。

2. 甲状腺功能低下　甲状腺功能低下的患者常常有无力、疲劳、嗜睡、怕冷、体重增加、便秘、脱发、声嘶、僵硬以及肌肉疼痛。最常见的甲状腺功能低下原因是自身免疫性甲状腺炎。此外，锂治疗、甲亢治疗常用方法——放射性碘，也可能导致甲状腺功能低下。

甲状腺功能低下症状与迟缓性抑郁有症状重

叠,严重甲状腺功能低下相对罕见,但较轻微的甲状腺功能低下还是较常见的,亚临床甲状腺功能低下比较常见,影响 5%~10% 的患者,主要是女性,年龄超过 45 岁的患者中有 15%~20% 有这一情形。亚临床甲状腺功能低下在老年女性中特别常见。

甲状腺功能低下患者中常见的精神心理问题为认知障碍、抑郁,严重者可以表现为精神病性症状。甲状腺功能低下的认知功能障碍主要表现为记忆功能的损害。有观点认为,其认知功能的损害与抑郁、疲劳有关,但也有研究发现,认知问题独立于抑郁。亚临床甲状腺功能低下患者在记忆测试时通常都有轻微的认知异常表现,在治疗后可能改善。但目前对是否治疗亚临床甲状腺功能低下仍有争议。

几乎所有的甲状腺功能低下患者都伴有抑郁症状。亚临床甲状腺功能低下也被认为是抑郁的潜在危险因素。快速循环或者混合发作的双向障碍患者中亚临床甲状腺功能低下的发生率尤其高。在一项研究中,40% 的快速循环或混合发作的双向障碍患者有亚临床甲状腺功能低下(尽管锂诱导的甲状腺功能异常可能也起一部分作用)。对每一个快速循环双向障碍患者均应进行(亚临床甲状腺功能低下)评估,在甲状腺功能低下早期,循环 T_4 水平降低,而 T_3 水平常常仍在正常范围内。与身体其他组织不同,脑组织倾向利用 T_4,因此对 T_4 降低更加敏感。甲状腺激素的这一不平衡可能对情感障碍有一定贡献。

在黏液性水肿患者中会出现精神病性症状,随着医疗水平的发展,已经罕见。精神病症状通常在 TSH 水平恢复正常时消失,但认知异常可能持续存在。

3. 评估和干预　由于甲状腺功能异常与精神心理问题密切相关,尤其是抑郁、焦虑情绪,因此,面对临床上焦虑、抑郁的患者,要关注其甲状腺功能,对于已经发现甲状腺功能异常的患者,要同时评估其焦虑、抑郁情绪。积极治疗甲状腺功能异常,并密切评估其情绪状态,对于精神症状改善不佳的患者,考虑抗焦虑抑郁药物治疗,精神心理科转诊。同时,注意识别患者的社会-心理因素,进行相应的干预,有利于整体病情的改善。

第四节　风湿免疫科疾病

一、概述

风湿免疫类疾病是以结缔组织和器官的慢性炎症为特征一类疾患。由于此类疾病是自体免疫的结果,累及全身各器官系统,包括大脑,与精神心理因素密切相关。有相当多的精神心理障碍的患者,如抑郁、焦虑等,表现为疲劳、疼痛、体重下降、失眠甚至低热等症状,与风湿免疫疾病的症状相重叠,而就诊于风湿免疫科。临床实践中,风湿免疫科医生对精神心理障碍的识别和治疗能力不足,患者常常只关注于自己的躯体症状,尽管各种检查难以确诊其风湿免疫疾病,导致患者的反复检查和过度医疗等问题,最终严重损害了患者的生活质量和社会功能。

因此,临床实践中,风湿免疫科"复杂"或"困难"的病例需要详细的心身评估。除了风湿免疫的相关检查,还要全面评估患者目前的精神心理状态,探索症状的起因,最近病情及治疗变动的可能影响因素,社会支持系统,疼痛和残疾导致的心理社会应激情况,以及与疾病无关的其他应激情况。同时,了解患者对躯体症状的应对方式,评估既往精神科病史和家族史,了解患者对疾病的个人信念,如患者认为其疾病的可能病因、可能结局,以及通过治疗疾病进展得到控制的可能性,找到精神心理问题可能的心理机制,这些都可以帮助临床医生了解患者的疾病特点和治疗的难点,找到最佳的治疗方案。

对于有精神心理问题的风湿科患者,要考虑综合干预措施,而不仅仅是简单的药物治疗。部分风湿免疫科疾病如系统性红斑狼疮(SLE)患者,会出现严重的精神症状,如谵妄、精神病性症状等,此时,以躯体疾病治疗为主,当精神症状影响到患者的躯体治疗时,需要应用抗精神病药物对精神病性症状进行处理(可参考本书的相关章节)。健康教育对于新诊断的患者尤为重要,尤其是部分疾病如系统性红斑狼疮会对患者的后续生活等有很大的影响,健康教育可以让患者了解疾病的特点和可能的病程,增加治疗的依从性。心理治疗如认知行为治疗,可以减少心理痛苦、提高患者对风湿科障碍的应对能力。对于存在抑郁焦虑情绪的患者,除了必要的心理治疗,药物治疗是较为便捷的方式。现有的抗抑郁、抗焦虑药物种类很多,但是大部分并没有在有躯体疾病的患者中评估过疗效。来自精神科和其他慢性疼痛患者群的研究证据显示,各种类型的抗抑郁药物,在适当的治疗剂量下,对抑郁的疗效大致相当。然而,不同药物的止痛效果、耐受性和药物相互作用性质是不同的。要根据患者的具体状况进行选择。

二、常见风湿疾病的心身问题

(一)纤维肌痛综合征

1. 概述　1904 年,Gowers 首创术语"纤维组织炎"来描述一种被认为由肌肉炎症导致的慢性广泛性疼痛。1990 年,美国风湿病学会(American College of Rheumatology,ACR)采用了可操作性定义和描述性术语"纤维肌痛综合征",分类标准强调 18 个压痛点中要有 11 个有压痛,但是,该分类标准忽略了引发纤维肌痛综合征(fibromayalgia syndrome,FMS)的焦虑抑郁的心理学病因以及由此引发的躯体症状,过分强调压痛点数量,导致诊断方面的机械化,漏诊率较高。2010 年 ACR 制订了新的诊断标准,该标准把强调压痛点数量改为疼痛部位的数量,并增加了焦虑抑郁的躯体症状在诊断中的地位,其临床实用性更强,有可能减少临床上 FMS 的大量漏诊。(表 19-1)

2. 评估　躯体症状和精神心理症状的综合评估。

(1)躯体症状的评估:FMS 的核心特征是慢性广泛性疼痛和肌肉骨骼触痛(肌肉、韧带和肌腱)。典型的疼痛发生在躯体的全部四个象限和中轴骨骼,但也可为局域性。疲劳、睡眠紊乱和主观认知损害(记忆和注意集中)是常见的相关症状。FMS 的症状与其他风湿疾病的症状重叠相当多。约 25% 的系统性炎症性疾病的患者(例如系统性红斑狼疮和类风湿关节炎)在早期符合 ACR 纤维肌痛综合征的诊断标准,因此,面对一个具有未分化的慢性肌肉骨骼症状群的患者时,临床医生面临着诊断的困境,需要详细的躯体检查和实验室检查,并且要考虑到患者的社会 - 心理因素,以便作出准确的诊断。在治疗的过程中密切观察和随访其症状的变化和转归。

表 19-1　美国风湿病学会(ACR)2010 年纤维肌痛综合征诊断标准

满足以下 3 条即符合 FMS 的标准

弥漫疼痛指数(WPI)>7 和症状严重度(SS)积分 >5;或 WPI=3~6 和 SS 积分 >9;

症状持续相同水平在 3 个月以上;

患者没有其他疾病不可解释的疼痛。

附:WPI 和 SS 的定义与判断

WPI 指患者前 1 周的疼痛情况,且为疼痛的区域,共 0~19 分:

左右肩部区域;左右臀部区域;左右上臂;左右颌部;左右臂部;左右前臂;左右大腿;左右小腿;胸;颈;腹部。

SS 积分

疲劳;醒来萎靡不振;认知症状

上述 3 个症状在 1 周前的严重程度按照以下积分:

0= 无;1= 轻微问题;2= 中等问题;3= 严重;弥散;持续;影响生活

考虑躯体症状患者是否有?

0= 无;1= 轻微症状;2= 中等量症状;3= 大量症状

SS 积分为上述 3 个真正的积分加躯体症状积分(总分 0~12 分)

(2)精神心理因素的评估:研究发现,FMS 与偏头痛、肠易激综合征、骨盆痛和颞下颌关节疼痛共病率较高。而这些综合征和抑郁障碍、焦虑障碍同样存在着较高的共病率。此外,这些障碍也具有其他相似性,如女性易患;童年期受虐的病史,治疗的有效性等。也有研究显示,这些综合征与抑郁障碍和焦虑障碍具有共同的心理学改变和中枢神经系统病理生理学改变。在临床实践中,大多数 FMS 患者同时符合抑郁障碍或焦虑障碍的诊断标准,或者符合躯体形式障碍、神经衰弱的诊断。患者的躯体症状越多,越可能诊断为抑郁症或焦虑症。可能的原因是,因为躯体症状就诊的患者,其饱受症状的折磨,更加痛苦,导致的抑郁和焦虑更多;此外,FMS 患者中的症状,如疲劳、睡眠紊乱和注意不集中等与抑郁和焦虑症状重叠。因此,对于临床上诊断为 FMS 的患者,更需要关注其抑郁和 / 或焦虑的问题。对不符合抑郁和 / 或焦虑障碍诊断的患者,其社会 - 心理因素的研究尚不充分。

3. 治疗　同其他心身疾病治疗的原则相似,心理干预及药物治疗。心理干预方面,帮助患者识别其面临的困境,识别潜在的不良情绪,采用积极有效的应对方式,适度锻炼和体力活动,避免潮湿寒冷环境。药物治疗以抗抑郁抗焦虑药物为主,度洛西汀、阿米替林等均有效。

（二）系统性红斑狼疮

1. 概述　系统性红斑狼疮(systemic lupus erythematosus,SLE)病因未明,其特征是免疫失调,致病性自身抗体、免疫复合物和 T 淋巴细胞导致组织破坏。女性,尤其是育龄妇女是高发人群。发病早期,SLE 可以侵及一个或多个器官系统。常见临床表现包括皮肤损害(光过敏、颧骨部位或盘状皮疹、口腔溃疡)、全身症状(疲劳、体重下降、发热)、关节痛及干脆出现关节炎、浆膜炎(心包炎或胸膜炎)、肾病、神经精神障碍以及血液障碍(贫血、白细胞减少症)。多数病例可以检测到自身抗体。SLE 的治疗主要包括甾体抗炎药、抗疟药(如羟氯喹)、类固醇激素以及其他免疫抑制剂等。

2. 评估　由于 SLE 自身疾病的特点,患者中的神经精神障碍的发生率高达 75%~90%,表现形式多样,从中风、抽搐、头痛、神经病变和运动障碍,到认知缺损、抑郁、躁狂、焦虑、精神病性症状和谵妄。部分患者以精神症状为首发症状,常被误诊为精神分裂症等重性精神病障碍。SLE 出现精神症状的主要原因包括以下几种:①直接累及中枢神经系统;②感染或有其他系统性疾病,或治疗药物引发的副作用;③对慢性患病过程的反应;④共病原发的精神疾病。

SLE 的精神症状绝大多数是可逆的,如精神病性症状、抑郁、焦虑、谵妄、躁狂。某些患者中的认知损害呈进展性,经常伴有脑萎缩,提示中枢神经系统损伤是累积的和不可逆的。SLE 直接累及中枢神经系统的危险因素包括皮肤血管炎和抗磷脂综合征及其表现,特别是动脉血栓;以关节受累或盘状皮疹为主要表现的患者出现神经精神狼疮的危险低。抗磷脂抗体可能是危及中枢神经系统的一个最强的标志,因为它们与中风、认知功能障碍及癫痫都有关系。

抑郁也是 SLE 常见的精神障碍,患病率约为 50%。抑郁既可以是原发性的,在 SLE 之前即出现;也可以是 SLE 治疗导致的,如皮质类固醇激素;也可以是对慢性疾患的反应;还可以是狼疮直接累及中枢神经系统的表现。因此,在 SLE 患者中识别抑郁的原因非常困难。此外,由于 SLE

患者中甲状腺功能低下非常普遍,且其可以表现为抑郁,因此有必要对 SLE 患者进行甲状腺功能检测。统性红斑狼疮患者中焦虑也很常见,主要是对 SLE 慢性患病的反应;部分患者可能的原因是 SLE 直接累及了中枢神经系统。躁狂是 SLE 患者另一常见症状,最常见的原因是皮质类固醇激素治疗。但由于 SLE 直接侵及中枢神经系统也可以出现类似表现,因此在诊断上区分狼疮脑病(中枢神经系统狼疮)还是皮质类固醇激素使用所致非常困难。谵妄在严重的系统性红斑狼疮患者中常见,既可以是中枢神经系统狼疮,也可以是药物治疗所致,或者 SLE 共病的其他问题导致。如果 SLE 病变累及额叶或颞叶,可表现为人格改变。

SLE 患病本身对患者的心理影响也非常突出。由于 SLE 病程不可预测,突然加重或突然缓解,预后也变化多端,导致患者出现全面失控感、丧失计划未来的能力。而且,SLE 的是一个慢性疾病、累及多个器官系统,即便患者的病情控制,但可能会担心疾病累及全身,会存在持久的焦虑之中。SLE 患病后常见的心理反应包括悲伤、抑郁、焦虑、退行、否认等。假如患者存在面颊皮疹或盘状红斑,对外表的在意会直接导致患者的社交退缩。SLE 患者最常见的恐惧是疾病恶化、残疾和死亡。特别是患者害怕出现认知损害、中风、肾衰竭,并变成家人的负担,因此,患者对疾病负面的、消极的反应极为常见。

感染、其他中枢神经系统或全身系统性疾病,以及药物(皮质类固醇激素、羟氯喹等)引发的副作用是 SLE 患者出现神经精神的常见原因。SLE 本身及其治疗和免疫失调及免疫抑制有关,这就使得个体容易出现中枢神经系统感染或全身系统性感染。这些感染会导致精神症状发生。其他,如 SLE 患者的尿毒症、高血压脑病、脑淋巴瘤和药物副作用,共病的内科疾病或精神障碍等。

皮质类固醇激素是治疗 SLE 的主要药物;但与其他药物比较,更容易引起各种精神综合征。但是,皮质类固醇激素的应用与 SLE 患者精神症状的发生和严重程度之间并非必然联系。主要原因是不使用皮质类固醇激素的患者也可以出现精神症状;此外,SLE 患者的精神症状常常因为持续使用或增加皮质类固醇激素的剂量而缓解;既往应用皮质类固醇激素出现精神症状的 SLE 患者,再次应用皮质类固醇激素后精神病性症状并不一定复发。但由于中枢神经系统狼疮不积极治疗,会导致严重后果,而皮质类固醇激素会缓解中枢性狼疮的可能,且皮质类固醇激素引发的精神性症状常常只是一过性加重,且临床上具有可控性,因此,在无法区分精神症状是中枢性狼疮还是皮质类固醇激素的不良反应时,有必要实验性的开始使用或增加皮质类固醇的剂量,根据患者的临床变化及时调整治疗方案。在治疗过程中,皮质类固醇激素应用导致的精神方面的不良反应包括躁狂、抑郁、混合状态、过分兴奋、轻度欣快、精神病性症状、焦虑、失眠和谵妄。既往应用皮质类固醇激素有精神症状并不一定能预测以后用类固醇再出现同样症状。在皮质类固醇激素治疗的同一个疗程内,患者可以既体验到躁狂,也体验到抑郁。情感症状经常伴有精神病性症状。皮质类固醇引发的精神症状中,与双相障碍相似的情况最常见。谵妄和精神病性症状较为常见。

此外,皮质类固醇激素引发的精神症状的发病率与剂量相关,剂量越高,精神症状的发病率越高。多数患者的精神症状发生开始在用皮质类固醇治疗或增加剂量的最初 2 周以内(绝大部分在开始治疗的 6 周以内)。皮质类固醇激素引发的精神反应,可能的情况下,推荐的治疗为逐渐减少皮质醇剂量,有效率在 90% 以上。然而,快速减量或中断用药也可以诱发风湿疾病发作、医源性肾上腺功能不足或皮质类固醇激素撤药综合征,从而产生精神症状。皮质类固醇激素撤药综合征表现为头痛、发热、肌痛、关节痛、虚弱、厌食、恶心、体重下降和体位性低血压,有时也表现为抑郁、焦虑、激越或精神病。这些症状增加或恢复皮质醇剂量能有效缓解。

3. 治疗　SLE 患者的精神症状的处理,与其他躯体疾病患者出现的精神症状的处理原则相似。如果考虑 SLE 本身或并发症导致的精神症状,以治疗躯体疾病为主,精神症状对症处理,如谵妄的处理,可以参考本书的相关章节。

对于患病导致的心理反应,根据患者的具体状况,健康教育和心理干预会有帮助。严重的抑郁和 / 或焦虑障碍,影响到患者的康复或生活质量时,需要应用抗抑郁焦虑药物治疗。

(姜荣环　林贤浩　魏　镜)

参 考 文 献

1. Pompilio G, Capogrossi MC, Pesce M, et al. Endothelial Progenitor cells and cardiovascular homeostasis: Clincal implications. International Journal of Cardiology, 2009, 131(2): 156-167.

2. Jiang W, Kuchibhatla M, Cuffe MS, et al. Prognostic value of anxiety and depression in patients with chronic heart failure. Circulation, 2004, 154(1): 102-108.

3. Koch TR, Emory TS. Evaltation of chronic gastrointestinal symptoms following persian gulf war exposure. Mil Med, 2005, 170(8): 696-700.

4. Bouchoucha M, Hejnar M, Devroede G, et al. Anxiety and depression as markers of multiplicity of sites of functional gastrointestinal disorders: a gender issue? Clin Res Hepatol Gastroenterol, 2013, 37: 422-430.

5. Piacentino D, Cantarini R, Alfonsi M, et al. Psychopathological features of irritable bowel syndrome patients with and without functional dyspepsia: a cross sectional study. BMC Gastroenterol, 2011, 11: 94.

6. 王倩,姚欣,靳海峰,等. 陆军某部官兵创伤后应激障碍患病情况及其功能性胃肠病的关系. 解放军医学杂志, 2018, 43(2): 172-180.

7. Jin Q H, Chen H H, Yu H L, et al. The relationship between sleep quality and glucose level, diabetic complications in elderly type 2 diabetes mellitus. Zhonghua Nei Ke Za Zhi, 2012, 51(5): 357-361.

8. Marco Medici, Nese Direk, W. Edward Visser, et al. Thyroid Function Within the Normal Range and the Risk of Depression: A Population-Based Cohort Study. The Journal of Clinical Endocrinology and Metabolism, 2013, 99(4): 1213-1219.

9. Thieme K, Turk DC, Flor H. Comorbid depression and anxiety in fibromyalgia syndrome: relationship to somatic and psychosocial variables. Psychosom Med, 2004, 66: 837-844.

10. Hauser W, Bernardy K, Uceyler N, et al. Treatment of fibromyalgia syndrome with antidepressants: a meta-analysis. JAMA, 2009, 301(2): 198-209.

第二十章　外科系统疾病相关的心身障碍

第一节　概　述

外科系统疾病中存在的精神心理障碍有的是在外科系统疾病前就已经存在,与外科系统疾病无关;有的是在外科系统疾病之中或之后才出现的。通常认为,在外科系统疾病之前就已经存在精神心理障碍,则更有可能在外科系统疾病之中或之后出现精神心理障碍或心身反应,因此需要及早精神科干预,预防外科系统疾病之中或之后出现更大的问题。外科系统疾病之中或之后才出现精神心理障碍或心身反应的发生率,因不同的外科系统疾病而不同,并没有统一的数据。本章节也将会针对特殊的外科系统疾病来分别阐述。

一、良好的医患沟通

外科系统疾病影响个体精神心理状态的最主要因素是手术及其相关因素。外科疾病患者面临急诊或择期手术时,对手术的未知、恐慌,术后康复的不确定等因素,都是重要的影响患者精神心理状态的因素。因此,外科医生与患者在术前的知情同意,术中、术后的及时沟通非常有必要。好的术前沟通会使患者更好地应对手术,术后生活质量更高,医患双方满意度高,投诉明显减少。现今网络发达,易于获取各类信息,包括各类疾病信息。由此带来的有利方面是患者对疾病的了解大大增加,不利方面是网上信息来源混杂不一,疾病有共性也有个性,患者所了解的信息可能更多的是其他患者的个性,而不是疾病的共性和自身的个性,容易造成认知误区。虽然如此,我们也需要思考,现在的沟通方式已经发生了翻天覆地的变化。有不少年轻人已经习惯于从网络获取各类信息。因此,把握好网络这个工具,进行专业的疾病

科普知识普及,意义重大。比如美国矫形外科医生通过微博、推特、问诊平台等社交媒体进行医患交流,发布相关专业知识,进行后续的随访,获得了良好的效应。需引起注意的是,在社交媒体上的沟通,要注意隐私保护。

在医院如何针对所患疾病及即将施行的手术进行良好的术前沟通呢?比如食管癌患者行食管切除术的术前沟通内容有:手术医生展示详细的技术信息(根据患者需求,有些患者不想了解),手术的重大性,短期的风险(不做过多解释),术后康复及对生活质量的影响,术后生存率等。此外,麻醉医生在术前进行充分的医患沟通,既可以帮助麻醉医生直接掌握患者必要的既往病史和家族史等重要信息,有针对性地制订出适宜的麻醉方案,并及时根据患者的实际情况作出调整,以保证最佳的手术效果;同时麻醉医生向患者讲解手术过程中可能出现的一切意外情况和并发症,让患者提前对手术采用的麻醉方式及其利弊产生准确的心理预期并做好相应的心理准备,能够有效消除患者的焦虑情绪。有研究提示,与麻醉医生良好的沟通能使患者心情愉快、睡眠改善,也能增强患者的代偿力、全身免疫力,甚至能减少麻醉剂的药量,提高麻醉工作的临床安全性。

现在由于手术方式和麻醉方式的改进,有些患者在术中是清醒的。在患者清醒期,医生和患者是否交流,如何和患者交流都很有策略。有调查显示,在患者清醒期,手术医生和患者是否交流各有利弊。与患者交流的好处在于医生能及时发现患者的不适,及时安抚患者;有利于患者了解手术情况。坏处在于手术医生与其团队成员交流要谨慎措辞,不能使用负面的词语,比如"哎呀""不得了了"等容易引起患者焦虑的言语,可以使用中性的词语,比如"这个有点意思";手术医生无法对下级医生进行充分的临床教学,更多

的是动作演示或非言语指导,减少了言语指导等。有些手术医生则会在手术前与患者商量术中沟通的方式,比如询问患者"你愿意在手术中间了解自己的手术进展吗?""你喜欢在手术中间听点音乐吗?"等,根据患者回答再来决定术中沟通的内容。研究提示,这种方式明显减少了患者术中术后的焦虑。

尽管在术前术中患者对疾病有了一定的了解,术后仍然有必要及时跟进医患沟通,增进患者对术后康复信息的了解。术后及时的沟通,有利于医生及时发现患者任何的不适主诉、情绪变化、睡眠紊乱,及时进行处理,有利于患者更好的康复。

家属有必要也可参与医患沟通,无论是术前还是术中、术后。家属作为患者重要的社会支持资源,有必要了解手术情况及术后康复情况。有些手术医生认为,家属是作为患者的一份子,需视同患者来对待,家属同样期待了解疾病及手术信息,同样会有焦虑情绪,如果焦虑情绪持续存在,有可能传递给患者。和家属沟通有关疾病信息、手术方式、术后康复等信息,有利于家属更好地支持患者,有利于减少家属和患者的焦虑紧张情绪,有利于患者的术后康复,获得比较好的生活满意度。

二、利于沟通的环境

患者对面谈环境极其敏感。急诊室、医疗室、住院部、精神科门诊、私人医生办公室、学校或法院诊所里,不同场所的环境区别相当大。在急诊室、外科住院部等,要得到一个不受干扰的隐秘的面谈空间通常是不可能的。这些环境人员流动快,变化莫测,医院人员来回穿梭,气氛紧张匆忙。急诊室就医患者可能要长时间等待。这些都可能促发精神病患者的消极观念。突如其来的重大疾病或重大手术,对患者来说是一个重大的应激。同时,环境的改变又是一个不良因素。此情此景下,患者可能会产生极度的挫败感,恐惧感加剧,感觉被抛弃,孤独和退缩。对这些患者来说,公众场所和急诊服务的紧迫氛围很难让他们平静而充分地呈现个人信息。直接询问患者是否舒适,或询问在房间里的感觉,尝试为患者提供隐秘和安静的环境,尽可能避免打扰,才是明智的

选择。

对于医患双方来说,环境必须是舒适的。如果有专用于医患沟通的房间为最佳。房间布置应温馨、柔和、舒适。房间内摆设物品不宜过多。可以仅摆设必要的物品,比如桌子、沙发。不适宜摆设有危险风险的物品,比如尖锐物品等。笔纸可以不摆设,由医生自行带入。

与有医疗纠纷倾向的患者及患者家属沟通,要言行谨慎。可以由两名医生共同参与沟通,最好在有监控设备的房间里进行。中南大学湘雅二医院有类似的经验,曾在全国做过经验推广讲座。倘若医生察觉有医疗纠纷倾向的患者及其家属,或者面对过度担忧的患者及家属,可以预约指定在有监控设备的房间内进行医患沟通,同时有一名行政人员(医疗纠纷办工作人员)共同参与医患沟通。此项举措极具仪式感,医患双方沟通彻底全面,极大地尊重了患者的知情同意权,明显降低了医疗纠纷的发生率。

应对激动、兴奋并具有威胁性的患者,最重要是冷静的话语。面谈过程中,要确保每个人的安全,毕竟我们是用语言面谈,而不是行动。与有敌意的患者面谈,应在确保医生安全的情况下进行。某些情况下,需要调动安保部门以确保安全。

三、外科联络会诊相关问题

外科系统疾病常见的精神心理障碍,有的是罹患外科系统疾病之前就已经存在的,有的是术前出现的,有的是术中术后出现的。由于围绕手术不同阶段出现的心身障碍不同,采取的策略也不同,因此有必要将外科系统疾病相关的心身障碍分为术前、术中、术后。

术前的联络会诊,精神科医生通常围绕术前就已经存在的精神心理障碍进行。也有术前的焦虑抑郁情绪或者失眠等问题需要会诊。已有不少的研究来调查探讨术前的精神心理问题和术后结果之间的联系。研究一致认为,术前的焦虑抑郁情绪会明显影响到术后的康复。比如一项胃食管反流的手术患者,共病抑郁症的患者与没有共病抑郁症的患者比较,术后吞咽困难更多,生活质量更差。还有部分联络会诊是围绕是否同意手术的问题。有恐惧手术、过度担忧手术效果、对麻醉恐惧等,都有必要请精神科会诊。术前可以进行精

神科的系统评估，包括患者有无精神疾病病史，有无精神科药物用药史，以及患者的精神心理状态。现有阶段很难进行满意的精神科评估，或许可以探讨精神科快速评估工具来筛查患者术前可能存在的问题。

术中常见的问题通常是在术中清醒的患者，这类患者由于麻醉诱导不深，对手术过程有记忆，可能在术后会回忆起术中事件，需要精神科介入来处理这些不良记忆。术后常见的需要联络会诊来处理的是谵妄状态。当然也包括术后的焦虑抑郁情绪、失眠等。

（一）术前的精神心理障碍

1. 精神分裂症　精神分裂症患者怪异的思维和古怪的行为会使外科医生及其他患者感到困惑、不安，甚至害怕。精神分裂症患者如果术前病情不稳定，有思维障碍，可能会对外科医生产生精神病性的错误认知而拒绝手术。此时，知情同意过程变得复杂而艰难，需要外科医护人员、精神科医生协作，建议家属参与，尽量让患者同意手术治疗。

2. 双相情感障碍　手术的压力可能使双相情感障碍患者病情出现波动，有可能出现术前的抑郁复发或术后躁狂的急性复燃。围手术期禁食水的时间段限制了锂盐、抗惊厥药、抗精神病药的使用。抗惊厥药的突然中断有导致癫痫发作的风险。此时需要肠道外给药来稳定病情。

3. 抑郁症　据报道，手术期间服用抗抑郁剂的患者的比例高达 35%。中断抗抑郁剂不会增加麻醉期间的低血压和心律失常的发生率，但患者术后抑郁和谵妄的发生率增加了。

4. 焦虑状态　术前焦虑会影响到术后的结局。比如心脏瓣膜置换术患者，围手术期常出现焦虑不安、抑郁、恐惧等情绪异常，这些异常的情绪可引起个体严重的心理与生理应激反应，是术后患者恢复的不利因素。术前使用抗焦虑药物降低了应激水平，可能会获益。但是提供足够的手术相关信息和社会支持比药物治疗更有效，虽然更耗时，但更有可能术后获益。

5. 恐惧针具、血液和医疗设备　恐惧针具很常见。估计针具恐惧的发生率在 10%~21%，但可能有 8%~10% 的成人存在对针具不合理的害怕，达到干扰治疗的程度。针具恐惧症部分源于遗传，部分源于条件性反应习得。治疗针具恐惧的方法有行为方法，比如暴露技术和参与模仿等。对医疗设备恐惧也很常见，比如在封闭的磁共振成像设备里幽闭恐惧发作致使扫描无法进行。干预方法可以采用放松技术等。

（二）术中问题

术中事件的回忆可能与导致明显的心理功能缺陷有关，比如创伤后应激障碍。全麻患者通常在手术期间是没有意识的，尽管会尽量努力来确定患者是否有意识，但不能排除有小部分患者能回忆术中事件。有几种因素会影响患者对术中事件的回忆，包括麻醉类型、麻醉前模式和麻醉深度。非全麻手术患者意识是清晰的，对外科医护人员而言，避免可能的不恰当的言行，尽量使用中性化的言语，注意观察患者的情绪状态，谨慎与患者沟通，尽可能减少患者对术中事件的不良回忆。

（三）术后问题

术后谵妄通常是外科请精神科医生紧急会诊的常见原因。因此术后谵妄很常见。术前几个常见的危险因素可以预测术后谵妄的出现，比如年龄较大、手术类型、酒精的使用、认知损害等。因此谵妄有可能在某些手术中更为常见。术后谵妄通常在麻醉清醒后，术后第 2~5 天被识别出来，一般在 1 周内缓解。常见的药物治疗为抗精神病药物，比如经典的抗精神病药物氟哌啶醇，非典型抗精神病药物喹硫平等。同时加强支持治疗。术后尽早预防有一定的效果。比如术后苯二氮䓬类药物维持正常的睡眠 - 觉醒模式，术后止痛药控制疼痛。

精神科的联络会诊通常由外科医生发起，只有在外科医生识别出患者的精神心理问题后，方能进行联络会诊。因此，外科医生有必要了解如何尽早识别患者的精神心理问题，以便尽早进行有效干预。中南大学湘雅二医院精神科医护团队近 10 年来一直致力于非精神科患者的心身应对模式，目前该模式方法成熟，在非精神科病区，包括外科病区里广泛推广，获得了较为满意的效果。该模式主要是采取术前自制问卷 + 现有精神科常用量表进行心身访谈，筛查精神心理问题高风险患者，进行心身分级，相应的术后分级进行心理护理，必要时转诊。

第二节　外科系统疾病常见的心身反应及其对策

外科系统疾病中常见的心身问题几乎都是围绕手术的。手术对个体而言都是应激性事件，尤其是面临重大手术、突发紧急手术或者疾病治疗必须手术时。如果同时合并危及生命的疾病、疼痛以及可能的毁容，则情况会更为糟糕。心身问题或心身反应贯穿于整个手术过程，包括术前、术中和术后。以下是手术常见的心身反应及其相关因素以及相应的对策：

一、境遇性的抑郁

在手术期间，个体由于行动不便，会感觉受制于人，并且手术后需要一段时间才能康复，在康复之前，不能正常履行自己平时的职责，会使个体感觉部分失能，心情不好。某些潜在的或者阈下的精神心理问题在面临重大应激时可能会明显化。

对策：做好医患沟通，包括术前术中术后的知情同意，让患者及时了解信息，也需要医务人员了解患者的预期；详细了解病史，尤其是有无既往精神心理疾病的病史。有精神心理疾病既往史者，需要特别关注，必要时请精神科会诊；可委派患者适当责任，反而会减少患者的焦虑。

二、个人形象的改变

手术可能导致身体不完整（比如截肢）或者留下瘢痕，改变了个体的形象。青少年和年轻人对个体形象尤为在意，即使影响不大。

对策：对手术带来的改变进行重构认知，从积极正性的方面来看待；和有类似身体改变的人交流；学习减少瘢痕的技巧，比如硅凝胶、类固醇注射和局部使用维生素 E。必要时可进行心理治疗。

三、与原有社会支持系统的分离

在患病期间，与病前的社会支持系统有不同程度的分离。尽管有朋友和家人会来探视或打电话，但谈话的氛围、内容与之前截然不同。此外，由于疾病所限，患者活动范围受限。患者会有孤独感、被隔离感。

对策：尽可能与家人、朋友和同事保持联系；与其他病友交谈；阅读杂志、听广播等，保持与社会不脱节。

四、无法应用通常应对压力的策略

除了与家人亲友分离以外，住院模式也会限制很多活动，比如音乐、艺术、性行为、瑜伽、锻炼、淋浴或盆浴、宠物等通常可以让自己放松和减轻压力的活动。

对策：尽可能从家里带些让自己感觉舒适的物品；请亲友帮助准备一些令人舒适的物品，这些物品要放在随手可得之处；请护理人员帮助走动、淋浴或盆浴等。

五、活动能力受限

大多数患者术前术中术后有不同程度的活动受限。身体某部分或全身活动受限的感觉令人非常难受，直接影响到患者的躯体功能以及精神心理状况。有些患者由于需要他人帮助才能活动会感到自尊受损、颜面扫地。

对策：告诉自己活动受限只是暂时的，绝大多数会康复或者适应；尽可能参加功能康复治疗；必要时寻求精神科医生帮助。

六、特殊手术的特定问题

有些涉及隐私部位的手术，部分患者会非常纠结手术医生的性别，千方百计寻找同性别医生。如果不能找到合适的同性别医生，患者需要面对巨大挑战。

对策：与患者讨论同性及异性医生做手术的利弊，帮助患者寻找到一个最佳结合点，让患者自行做出决定。家属和医生不要代替患者做决定。

七、睡眠紊乱

麻醉和手术会打乱正常的睡眠觉醒周期和节律，住院模式进一步影响睡眠模式，尤其是在重症监护室。疼痛和焦虑也会加重睡眠紊乱，睡眠紊乱又会加重疼痛和焦虑，形成恶性循环。

对策：尽可能保持正常的睡眠周期，比如在重症监护室使用眼罩，形成昼夜节律变化；睡觉前洗漱干净，啜饮不含咖啡因的草药茶，尽可能避免不良刺激；睡前播放轻松音乐，帮助入眠；家属帮助患者进行肢体按摩，能缓解部分焦虑，促进入眠；必要时短期使用促眠药物。

八、营养问题

由于住院、疾病、食欲不好或者不能正常进食，使饮食习惯改变，常规的营养补充中断，都有可能导致营养问题。这些营养问题可以促发情绪的变化和应对压力的能力，从而引发消化紊乱。

对策：可以在允许的食品范围里挑选患者喜爱的食品，请家人携带到病房；携带营养补充剂，需和医护人员确认是被允许的；要求营养师会诊。

九、药物治疗方案的变化

不少患者有日常的药物服用方案，住院和手术会打乱或终止日常用药方案。比如日常用的降压药、降糖药或精神类药物的中断也会影响情绪和应对压力的能力。需要尽可能减少撤药反应和药物的相互作用。

对策：与主治医生讨论既往和目前服用的所有药物，需要提供这些药物服用的剂量、频率、不良反应、最后一次用药的剂量和时间等。

十、疼痛

对疼痛的感知因人而异，因此每个人的疼痛体验不同。有时对疼痛的恐惧，尤其是在术前，会比疼痛本身更令人崩溃。

对策：了解有关疼痛的原因和治疗方法，提高个体控制和管理疼痛的能力；与专业人士和其他病友沟通，寻找方法来预防对疼痛的过度感知。

十一、止痛药

幸运的是，通过使用神经阻滞，硬膜外导管或全身麻醉剂，可以预期并尽量减少术后疼痛。手术后 3~7 天是术后疼痛最严重的阶段，根据情况会使用药物止痛。当慢性疼痛严重到需要长期使用麻醉药物时，则有可能出现抑郁、焦虑和躯体依赖的情况。开具麻醉处方的医师和患者或患者的家人朋友等必须加强关注，避免药物依赖。

对策：由于基因的差异决定了不同的个体止痛药代谢的不同。如有可能，术前可咨询药物遗传学检测，以防出现术后疼痛管理中不必要的试验和错误；非麻醉止痛药通常足以止痛，并且有时比麻醉药效果更好，副作用更少；久治不愈的疼痛可能预示着有并发症或其他潜在问题。

总之，患病、手术、术后康复对个体来说都是重大的精神应激。需要接受现实，再逐步采取措施，尽量减少应激，加快伤口愈合，预防可能的精神心理问题的发生。我们的身体和大脑都具有很强的愈合能力。积极面对，手术可以成为更健康更幸福人生的新开端。

第三节　重大手术相关的心身问题

一、减重手术

肥胖症已经成为 21 世纪的"流行病"，是目前全世界最关注的公众健康问题之一，不仅仅在西方世界发病率高，在第三世界发病率也高。在欧洲，男性人群中的发病率是 10%~25%，女性人群中的发病率是 10%~30%。新西兰成年人中的发病率为 12%，但最近 10 年肥胖症的发病率翻了一番。肥胖会共病躯体疾病和心身疾病，以及生活质量的下降。正由于这些共病，全世界肥胖症导致的死亡人数达到了 250 万。肥胖症会缩短寿命，严重肥胖患者预期会缩短 20 年寿命。肥胖越严重，共病越多，死亡风险越高。寻求减重手术治疗的肥胖症患者往往是重度肥胖，躯体疾病和心身疾病共病更多，死亡风险更高。

减重手术的患者可能会共病抑郁、焦虑和自尊受损。还会共病行为问题，比如过度节食，间或暴食，或者不断进食高热量食品和饮料。在社交领域，减重手术的患者会有病耻感，受到歧视，被社会隔离，亲密关系不满意，工作问题多。由于肥胖，患者弯腰困难，穿鞋袜困难，不能给自己剪脚趾甲或系鞋带，生活有诸多不便。而且，肥胖往往被看作是患者的人格缺陷，而不认为是疾病。患者在社交和工作环境中通常会感到不被理解，被忽视，经常会遭受拒绝。由于精神心理因素在减重手术患者中的重要性，精神科医生应该参与减重手术前的评估和减重手术后的治疗。尤其需要关注青少年人群中的肥胖问题。减重手术的目标不仅仅是减少体重,而且要减少甚至治愈躯体共病和精神心理问题共病。减重手术的失败往往是由于社会–心理因素和/或进食障碍,而不是技术因素。影响手术效果的因素有:有回避型人格特征,边缘型人格特点,被动攻击型人格特征等。手术后患者会更自律,较少的神经质,防御减少,自尊增加。手术后患者的体像感觉明显改善,自责明显减少,抑郁明显减轻。

减重手术后患者的进食方式也明显改变,尤其是在手术后 1 年内,进食趋向正常化,暴食显著减少,情绪化进食下降,能自我限制饮食。因此减重手术对进食症状而言也是一种治疗干预。也有术后暴食和不可控的过度饮食反弹的情况。患者会出现情绪化的过度进食,进食高热量的食物。患者会逐渐去实验,然后发现哪类食物(固体类,软食类或液体类)和什么进食方式他们更容易接受。手术后患者无法进食大量固体食物,于是,他们会将暴食方式转换为"放牧"式进食,或进食大量的高卡路里液体食物。因此这部分患者减重手术效果不好,术后体重又会回升。因此术后进食方式是影响术后结局的一个重要因素。

二、美容整形手术

在一个人们对身体吸引力兴趣渐浓的时代和文化中,美容整形手术激增。早在 1998 年,美国有 13.2 万妇女进行了隆胸手术。美容整形手术的早期研究发现,在咨询美容整形手术的患者中,有 47.7% 的患者符合一种精神障碍的诊断。精神障碍发生率最高的三种分别为:自恋型人格障碍、表演型人格障碍以及躯体变形障碍。比如,在普通人群中,自恋型人格障碍的发生率为 1%,在咨询美容整形手术的患者中可以高达 25%;在普通人群,躯体变形障碍的发生率约为 1%,而在咨询美容整形手术的患者中可以高 16 倍。自恋型和表演型人格障碍的特征为:寻求注意,情绪化明显,情绪不稳定。躯体变形障碍的特征是:对微小的身体瑕疵,甚至不能说是瑕疵,非常纠结,非常在意。

大多数人对美容整形手术适应良好。尽管很难去定量美容整形术后的心理效果,但是美容整形手术能恢复功能,改善患者的自尊。比如罹患乳腺癌的患者如果同时做了乳房成形术会比单纯的乳房切除术更好,患者的满意度会更高。并且乳腺癌根治术的同时做乳房成形术与延迟做乳房成形术相比心理问题更少。但是改变容貌的手术(如鼻成形术)比恢复容貌的手术(如整容)需要更多的心理调适。

如果整形手术是期待已久的,或许结局又大不一样。Pauly 报道变性手术的满意度高达 75%,甚至更高,130 名变性手术的满意度达 97%。为什么会有如此高的术后满意度呢?该研究术前会反复确认下面这个问题:"如果你需要重新做手术,你会吗?"如果能够有 90% 的肯定答复,那么之后的满意度就会高。大部分对变性手术不满意的患者与来自家庭和社会的冲突有关。也有后悔做变性手术的,通常是诊断错误,对手术不满意以及对新身份缺乏长期的评估。

在美容整形手术中,躯体变形障碍的患者尤其需要谨慎。躯体变形障碍的患者通常偏执地认为身体有某种外貌缺陷,尽管不明显或影响相当小,医生和家人朋友的劝说无效,执意手术。此时建议精神科医生会诊。但需注意与患者的沟通语气和方式,需要先积极共情,再选择合适的机会恰当地提出诊疗建议。

三、烧伤

烧伤后的心理应激逐渐令人关注。第一,烧伤这个事故对患者来说就是一个重大的心理创伤,会出现相关的心理反应。严重的可能会引起创伤后应激障碍,出现烧伤事故相关场景的闪回,回避症状,高度警觉,易惊跳,噩梦等;第二,由于烧伤和/或治疗引起的疼痛,会出现焦虑抑郁症状;第三,患者外表形象的改变,运动、活动的受限对患者都是精神应激。患者既需要从外部,即他人对自己烧伤后身体变化的反应来评估衡量,也需要从内部,即自身对烧伤后身体变化的反应来评估衡量。值得关注的是,烧伤前的心理状态是烧伤后心理状态的最佳预测因子。两个前瞻性的研究结果(美国和瑞典)提示,分别有 64% 和 66% 的烧伤后幸存者会有至少一种精神科疾病诊断。而且在瑞典的研究中发现,在烧伤后首次评估(烧伤后第 22 天)前,有 52% 的患者至少有一种精神科疾病。再次说明烧伤前的精神心理状态预测了烧伤后的精神心理状态。

在烧伤领域,研究最多的精神科疾病有物质使用障碍、自焚和创伤后应激障碍。烧伤患者伤前物质使用障碍以酒精滥用更常见。在丧身于火灾的人中,血液酒精化验阳性率为29%~58%。因此在被确认有酒精中毒或滥用问题的烧伤患者,急性治疗期需要处理酒精依赖的戒断症状,精神科医生通常独具优势。烧伤病房中,最佳方法可能是标准的戒断处理程序合并相对长效的苯二氮䓬类药物。由于在烧伤患者中出现酒精戒断症状特别危险,因此对怀疑有酒精依赖的患者,采用就宽不就严的态度,按戒断处理可能是最安全的。

需要引起注意的是,这些患者或许需要更大剂量的麻醉药治疗疼痛。此外,相当一部分烧伤患者会罹患创伤后应激障碍,患病率为21%~43%。由于创伤后应激障碍诊断的病程标准是1个月,部分患者可能在烧伤后1个月内就已经出院,无法做出正式诊断。尽管如此,患者在烧伤后1个月以内会出现创伤后应激障碍的症状,比如再体验症状群(烧伤相关场景突然闯入脑海等)、高警觉症状群(惊跳反应等)。烧伤后罹患创伤后应激障碍的高危因素包括:既往创伤次数(多),单纯恐惧症的病史,以及失控感增加。烧伤后创伤后应激障碍的治疗与其他类型所致创伤后应激障碍相同,包括药物治疗和心理治疗。

四、移植手术

器官移植是器官功能衰竭最有效的治疗方案。在器官移植过程中,精神心理问题很常见,包括焦虑抑郁。移植手术中精神心理问题发生的可能原因是:既往精神疾病的复发;新发作的精神疾病。需要注意的是,焦虑抑郁情绪有可能是某些必需药物的不良反应。

情绪障碍和焦虑障碍是移植手术前和移植手术后最常见的精神疾病。这些患者通常长期罹患慢性疾病,比如肾功能衰竭、心功能衰竭等,长期处于慢性应激中,生活质量下降,精神心理问题发生率高。同时在等待器官移植的过程中,虽然充满希望,但也焦灼不安。据调查,在第一次咨询移植中心的终末期肾病患者(518名)中,15.1%的为抑郁状态,7.6%的为焦虑状态。肝功能衰竭的患者(73名)中有17%的抑郁,33%的焦虑。肾移植患者的自杀率是一般人群的1.77倍。

抑郁的具体表现为:悲伤、易激惹、对通常感兴趣的活动/事情失去兴趣、食欲下降、失眠、记忆力下降、注意力不能集中、自我感觉糟糕、自责自罪、消极念头甚至自杀意念。这些症状会影响患者的能力,患者动力也会减退,不想自我监测,不愿意锻炼,不愿意复诊,直接影响移植手术后的依从性。

有焦虑病史的移植患者会夸大自己的不适主诉。移植手术前,会过度担忧自己的身体健康,担忧移植手术的结局等;移植手术后,会过度担忧器官是否会正常工作、器官功能如何,担忧药物的不良反应、排斥反应,担忧生活质量是否会得到改善。重症监护室的监护、身体的不适、睡眠的剥夺、术后的不适、排斥反应及或药物不良反应都会引起焦虑的增加。

除了焦虑抑郁情绪,移植患者还有认知损害症状,尤其是在刚做完移植手术后。比如肝硬化患者中轻度肝性脑病的发生率为60%,明显的认知损害发生率为30%~45%。

终末期肝脏疾病患者还会共病物质滥用,包括慢性酒精成瘾。绝大部分移植中心要求做肝移植的患者戒断物质滥用至少6个月。酒的复饮是肝移植患者术后不依从的一个重要原因。

移植手术前患者的精神心理状态不仅仅与生活质量下降有关,而且与躯体状况、器官排斥、器官坏死和死亡率有关。移植手术前抑郁焦虑症状对移植手术结局的影响结果不一,移植手术前的抑郁能预测手术后较低的生活质量。移植手术前的自杀意念与移植手术后的抑郁相关。移植患者的抑郁与其应付方式明显相关:积极的应对、解决问题的患者抑郁情绪更轻;消极地回避问题、宣泄情绪的患者抑郁情绪更重。

移植手术的结局与患者的人格特征有一定的相关性。20天内发生急性排斥反应的移植患者更恐惧令人生厌的动物,顺从性更高;慢性移植物排斥反应的患者中,强迫卫生行为的得分更低;责任心的人格特质得分低的患者移植术后1年内依从性更低;术前神经质、自责和否认能预测术后1年的情绪障碍。

移植手术的患者由于接受了供体的器官,会感到自责,同时又感激供体,有矛盾的心理,尤其是接受活体器官移植的患者,供体与受体的关系明显影响受体的心身健康。比如儿子接受父母的肾脏。这种供体受体关系中，移植手术的患者抑郁更明显，术后生活质量下降更多；而供体较少考虑移植手术风险，精神心理问题也少。

此外，鲜有报道，受体精神心理状态与供体之前的精神心理状态有关。比如有个案报道，受体接受移植后，人格发生了改变，可能与供体的人格特征有一定的相似性。例如，曾经有一名心脏移植术后的患者，在术后逐渐出现抑郁情绪以及言语性幻听、敏感多疑，而供体系自杀身亡。由于心脏移植术的患者此前无精神疾病病史，也无精神疾病家族史，据此推测，这名心脏移植术后患者的精神疾病或许与供体相关。

五、重大心脏手术

心脏手术对患者和家属来说更是一个重大精神应激。患者和家属带着满满的希望来到医院，对手术的风险有一定了解，但明显不足。当逐渐了解病情以及可能出现的一切不良后果和危险时，又会变得忧心忡忡、犹豫不决。手术前医师有义务如实向患者或其家属介绍病情，如实告知患者，并取得家属或关系人同意并签字。此时对于有心脏疾病并且需要手术治疗的患者来说，无疑面临着一个重大抉择。他们往往怀着忐忑不安的心情，又流露出对生命的渴望；既害怕失去手术机会，又担心手术的效果，更惧怕心脏手术的危险。并且大多数患者除了要承受疾病本身所带来的痛苦和心理压力之外，还要承担来自经济方面的压力，以及由此带来的复杂的心理反应。因此对于施行重大心脏手术的患者来说，他们的心理痛苦远远大于一般人群。比如心脏瓣膜置换术患者围手术期常出现焦虑不安、抑郁、恐惧等情绪异常，这些异常的情绪可引起个体严重的心理与生理应激反应，同时也严重影响术后患者的恢复，影响患者重新返回工作岗位的能力及生活质量。并且这些情绪障碍的发生率较高。有调查显示，心脏瓣膜置换术后患者情绪障碍的发生率达100%，其中焦虑、抑郁的发生率高达81%和86%。也有报道术后39%的患者有精神障碍，大部分是抑郁发作，58%有性功能障碍。虽然得到的数据不同，但是都提示心脏手术治疗的患者，术前、术后都有不同程度的精神心理问题。

其次，心脏手术后患者的认知功能有可能受到损害。国内外有许多学者也做过此类研究，但结果不一致。一种认为手术后患者的认知功能是下降的，虽然术后随访时患者的认知损害有所恢复，但仍有一部分患者在手术后5年依旧存在认知功能的损害，比如言语智商、总智商、视觉记忆保持能力及视觉空间结构能力、知觉速度、工作记忆及字词的短时记忆。另一种研究结果显示，手术后患者的认知功能并没有下降，相反还有一定程度的提高，研究样本多数来源于冠状动脉旁路移植手术的患者，证实即使是老年患者，年龄60~70岁，手术后其认知功能依然较手术前有所提高，而且在手术后1~3年都没有显著下降。William等的研究样本来源于儿童、青少年，探索在体外循环下施行心脏手术对其神经功能的影响。对于使用CPB施行手术的患者，在术前1~3天及术后7~18天分别进行测试，发现术后没有明显的认知功能下降。尽管研究的结果不一致，但是研究者都发现出院时患者的认知功能水平是预测术后长期认知功能的重要指标。

第四节 外科疾病患者常用的心理干预方法

疾病和手术对患者来说都是重大应激，尤其是突如其来的、病情严重威胁生命的。患者可能会应对自如，也可能会不知所措，也可能会勉强全力应付，有可能是苦苦挣扎。负面的情绪和心理状态影响着术后并发症的发生，镇静剂和止痛药使用的增加，也影响长期的预后，使生活质量下降，工作能力受损。及早的心理干预不仅仅能降低术后精神心理障碍的发生，也能够减少术后并发症，提高患者遵从医嘱，促进自我主动维持健康，改善生活质量，促进工作能力的恢复。在某些手术中，比如减重手术、重大心脏手术，精神科医生或临床心理治疗师是不可或缺的团队成员。

早在2004年，张锦黎、李凌江等人就针对心脏瓣膜置换术、瓣膜成形术的患者进行早期的心理干预，获得了颇为满意的效果。其心理干预模式如下：在入院当天至术后1周对干预组患者进行包括健康教育、认知重建、支持性心理治疗和放松训练的心理干预，并随访3个月。而非干预组患者仅给予常规的治疗、护理。观测心理干预前后患者的情绪、医学应对方式、短时记忆及生活质量的变化。结果提示：①与非心理干预组患者相比，心理干预组患者术后1周、1个月及3个月时焦虑、抑郁及躯体不适感水平得到显著改善。②心理干预组患者术后3个月时"面对"的应对方式分值显著高于非心理干预组患者，"屈服"的应对方式分值显著低于非心理干预组，"回避"的应对方式两组无显著差异。③术后1个月时心理干预组患者精神紧张度明显下降。④与术前相比，术后患者的短时记忆没有显著变化，两组患者之间也没有显著差异。提示，这种多角度的心理干预模式对患者的负性情绪和精神紧张度有效。2018年，Arora等人对心脏手术前的患者采取三步法干预来促进患者术后康复及改善生活质量。三步法包括：术前营养支持（比如高蛋白能量补充）、每周两次的体育锻炼、情绪管理（包括焦虑的减轻）。

对于重大手术的应激管理策略还包括：花时间培养兴趣爱好、幽默感、在社区做志愿者、结交好友、练习瑜伽或冥想、健康饮食、充足睡眠、适当散步等。

第五节　五官科常见的心身反应

一、牙科恐惧

牙科恐惧所指的是一组与牙科诊疗相关的异常心理、生理及行为状态。表现为患者在就诊过程中的紧张、焦虑、恐惧，临床表现为心跳加快、血压异常、出汗、多语、肌肉紧张、面色苍白以致不愿接受牙科诊疗。

引起牙科恐惧的原因主要有：①对治疗本身的恐惧。害怕钻牙的声音或者超声波洁牙机的声音；害怕打麻药；害怕拔牙时敲锤子、疼痛、出血；治疗时张口时间长、口水多、恶心等。②患者个人原因引起恐惧心理。害怕被检查出问题；觉得自己牙齿不好或口臭；检查时感到难堪；担心治疗费用高；既往不愉快的牙科就诊经历，例如一次痛苦的拔牙手术等。③对牙医的担心。牙医态度

的好坏、医术是否精湛、消毒是否安全等。④外界因素的影响。就诊条件差；来自周围人群对牙科不愉快就诊经历的描述；媒体等对于牙科诊疗的负面宣传，使人们下意识地将牙科与疼痛、恐怖相联系。

从心理学上来看，牙科诊疗中，患者是半躺着，牙科医生在患者的上方，使患者感到压抑；此外，患者无法说话或做出回应，有失控的感觉，容易产生焦虑情绪。

消除或减少牙科恐惧的方法有：牙科医生关注患者的疼痛，认识到每位患者的疼痛阈值不同，根据患者的疼痛等感受来逐步推进治疗过程；营造舒适的就诊环境，尤其是有过不好体验的患者，容易将环境中的气味、声音与痛苦相关联，舒适的环境可以避免此种条件反射；加强健康宣讲，促进普通民众对牙科健康知识的了解。

二、与精神科疾病相关

进食障碍的患者牙齿容易损害，并且有呕吐或催吐行为的进食障碍患者牙损更严重。

咽异物感称咽感觉异常，是耳鼻喉科常见的主诉之一，是耳鼻喉科门诊的常见病和多见病。患者感觉咽部有异物、蚁行、烧灼、痰粘、颈部紧束、闷塞、狭窄、肿物等多种感觉，空咽时明显，症状常随情绪波动，严重时则影响正常的生活、工作、睡眠、娱乐及人际交往等，且耳鼻喉科门诊经多种辅助检查未发现相应的阳性结果，病情与症状严重程度不符。此类患者多罹患精神科的疾病，比如焦虑症、抑郁症、躯体形式障碍等。

空鼻症表现为鼻部异常的阻塞感，鼻腔和/或鼻咽、咽部干燥感，部分患者有窒息感、鼻腔脓涕、血性分泌物、恶臭、嗅觉减退等。临床疗效欠佳，反复发作。有案例报道，一例空鼻症患者经反复检查不能发现相应的阳性结果，按照精神科疾病躯体形式障碍的治疗方案，可以获得满意效果。

三、肿瘤相关

罹患口腔肿瘤后，患者除了要经历被诊断为肿瘤后的一系列心理过程，而且由于罹患肿瘤位于口腔，无论是否手术治疗，都严重影响患者的进食、外貌、说话、人际交往和患者的生活质量。

同理,鼻咽癌患者也面临类似的问题。有研究报道,在鼻咽癌患者放疗前予以健康教育、焦虑管理、睡眠管理等,能明显减少鼻咽癌患者的不良情绪,改善患者的睡眠,帮助患者顺利渡过治疗过程,有利于疾病的康复。

(李卫晖 曹玉萍 杨建中)

参 考 文 献

1. James L. Levenson. 心身医学. 吕秋云,译. 北京:北京大学医学出版社,2010.

2. Rakesh C Arora, Charles H Brown 4th, Rohan M Sanjanwala, et al. "NEW" Prehabilitation:A 3-Way Approach to Improve Postoperative Survival and Health-Related Quality of Life in Cardiac Surgery Patients. Can J Cardiol, 2018, 34 (7): 839-849.

3. Louise C Burgess, Joe Arundel, Thomas W Wainwright. The Effect of Preoperative Education on Psychological, Clinical and Economic Outcomes in Elective Spinal Surgery:A Systematic Review. Healthcare (Basel), 2019, 7 (1): 48.

4. Melissa K Cousino, Kelly E Rea, Kurt R Schumacher, et al. A systematic review of parent and family functioning in pediatric solid organ transplant populations. Pediatr Transplant, 2017, 21 (3).

5. Sabine Herget, Almut Rudolph, Anja Hilbert, et al. Psychosocial status and mental health in adolescents before and after bariatric surgery:a systematic literature review. Obes Facts, 2014, 7 (4): 233-245.

6. Ryan J Marek, Leslie J Heinberg, Megan Lavery, et al. A review of psychological assessment instruments for use in bariatric surgery evaluations. Psychol Assess, 2016, 28 (9): 1142-1157.

7. Claire S Smith, Kristina Guyton, Joseph J Pariser, et al. Surgeon-patient communication during awake procedures. Am J Surg, 2017, 213 (6): 996-1002.

第二十一章　生殖医学常见心身医学问题

21世纪是生命科学的世纪，作为一门新兴的前沿学科，生殖医学在生命科学领域正日益显示其强大的生命力和令人振奋的发展前景。由于生殖医学理论、技术与方法的快速发展及其在生命科学领域重要地位的不断提高，开展生殖医学教育教学就显得尤为迫切而必要。随着狭隘的生物医学模式到较为宽泛的以人为本的生物 – 心理 – 社会医学模式的转变，对于加强医学生对生殖医学理论和研究进展的认识，提高对生殖医学常见心身医学问题的识别和诊疗能力以及科研水平等均具有重要意义。

第一节　绪　论

一、基本概念

（一）生殖

生殖是生物体繁殖自身、延续种族的重要生命活动，它包括生殖细胞（精子和卵子）的形成、交配、受精、着床、胚胎发育、分娩和哺乳等环节。

（二）生殖健康

指生殖系统及其功能和过程所涉一切包括身体、精神和社会等方面的健康状态，而不仅仅指没有疾病或不虚弱。生殖健康是国际社会在可持续发展大背景下提出的一个健康理念，涉及人口、计划生育、妇幼保健、公共卫生、文化观念和个人权益等社会经济问题，已受到各国政府、理论界、医疗卫生界和计划生育工作者的关注和响应。

（三）性健康

有能力享有互相满足的性关系，没有性虐待、性强迫或性骚扰，避免性传播疾病，能够成功地怀孕或避孕。

（四）生殖医学

生殖医学是涉及预防、诊断和管理生殖问题的医学分支学科；生殖医学致力于性教育、青春期、计划生育、人口控制、不孕不育、生殖系统疾病（包括性传播疾病）和性功能障碍方面的研究。在妇女生殖医学还包括月经、排卵、怀孕和更年期，以及影响生育能力的妇科疾病的研究。生殖医学是一门与生殖相关的综合性医学学科，其研究范围在一定程度上与妇科学、产科学、泌尿学、泌尿生殖医学、内分泌学、小儿内分泌学、遗传学、精神医学、心理学相互交融和重叠。

二、生殖健康的发展历程

生殖健康是20世纪80年代随着西方女权运动的发展在国际上提出的新概念。人类社会改善生育健康的努力自20世纪50年代随着全世界人口急剧增长就已经开始。由于"人口爆炸"使得各国贫困人口大量涌现，造成对资源和环境的浩劫，对社会和经济的发展均造成了严重的影响，特别是对发展中国家的社会经济发展和人类的健康都构成了严重的威胁。

从20世纪60年代开始，以控制人口数量为主要任务的计划生育服务成为生殖保健的重点，特别是在避孕节育技术的研究、开发和推广方面取得了一定的成就。

70年代以后，发达国家妇女的避孕率显著增加，总体生育率随之下降。但同时发展中国家存在避孕普及率极低，人们尤其是妇女不能知情选择避孕与否和避孕方法，还存在避孕有效性、可行性、安全性和可接受性不足等多方面的问题。

进入20世纪80年代，随着社会学和人口学的发展，社会学家在对社会人口学资料分析中发现，全球每年有60万妇女因妊娠和分娩而死亡，并伴随有30~50倍的妇女遭受着由于妊娠和分娩并发症及遗留相关病残的痛苦。因此，与妊娠和分娩有关的疾病和死亡越来越受到人们的重视。

到了 20 世纪 90 年代以后，人们对于"生殖健康"概念的理解进一步深入，与生殖健康相关的性别意识、平等公正、妇女权益与妇女地位等问题也日益得到充分的重视与保障。

三、生殖医学研究的基本内容

（一）生物医学基础与临床研究

国家重点基础研究发展计划"973"计划资助了以下研究：

1. 生殖健康的基础研究（生殖与发育基础研究）。

2. 干细胞的基础研究与临床应用。

3. 中国人口出生缺陷的遗传与环境可控性研究。

（二）流行病学研究

1. 生殖医学状况　目前不孕症的状况；重复及不安全生殖事件的慢性后果；青少年生殖健康状况及问题；性传播疾病及生殖道感染状况。

2. 生殖医学问题的原因和危险因素　生育调节方法；不安全的人工流产的并发症；男性绝育与前列腺癌的关系；精子质量与环境因素。

3. 生殖医学问题的干预措施和效果评价。

（三）社会科学研究

1. 改善和支持健康保健、计划生育、教育及其他服务对生殖医学问题干预的研究。

2. 生殖医学关注的政策、法规以及引发生殖健康问题的社会环境研究。

四、生殖医学的发展现状及意义

（一）全球生殖医学现状及意义

每年 8 000 万对夫妇患不孕不育；每年 58 万孕产妇死亡，新生儿死亡率居高不下；每年 3 亿多人患性传播疾病，每年 520 万人感染 HIV；男女性功能障碍是影响生活质量的重要因素；生殖道肿瘤（前列腺、宫颈、乳腺）发病率增加；性暴力与性侵犯普遍存在；老龄化社会面临女性围绝经期（更年期）综合征挑战。

（二）中国生殖医学现状及意义

人口总量继续增长，人口年增 800 万~1 000 万，不育人群约 10%；出生性别比持续偏高，男：女为 116~120：100；出生人口素质不高，出生缺陷仍然较多（现有 6 000 万以上残疾人中，一半为先天残疾）；人口老龄化进程加快；性传播疾病不断蔓延。HIV/AIDS 感染率逐年上升；人口、资源与环境的矛盾依然尖锐，环境污染问题持续加重；青少年的生殖健康知识严重匮乏。

（三）大数据技术在生殖医学领域的应用现状

生殖医学领域尤其特殊的是辅助生殖档案的建立，包括男女双方的所有基本信息，主要病史，生育史，家族史，不孕情况，各项辅助检查结果，染色体、基因信息，每周期促排卵情况，移植周期情况，胚胎培养情况等。来自电子病历平台的详尽信息使一个个预测模型得以建立验证，目前在（Society for Assisted Reproductive Technology Registry，SART）网站上就上线了一款预测不孕夫妇妊娠率的功能，该协会从逾 50 万周期中提取信息建模，设计出这款妊娠计算器，从年龄、身高、体重、孕产史、不孕因素、自卵或供卵等方面进行计算，分别给出各周期累计活产率，在一定程度上给不孕夫妇提供指导，亦给生殖医务人员一个参考。基因测序在罕见遗传病的诊断中具有巨大作用，胚胎植入前遗传学诊断（preimplantation genetic diagnosis，PGD）通过检测胚胎是否携带具有遗传缺陷的基因，为高风险生育遗传病缺陷儿的未来父母提供生育健康孩子的机会。每个人的疾病史和基因构成都不相同，标准化的治疗方案无法满足所有人的要求，因此，通过对大数据集的分析发展个性化治疗是大势所趋。先进的分析方法可以将标准化的疾病治疗转化为个性化的风险评估、诊断和治疗。

五、辅助生殖技术在中国应用的伦理问题和伦理原则

中国的辅助生殖技术开始于 20 世纪 80 年代初。在进行艰苦探索后，1982 年，湖南医学院将人工授精成功用于临床；1983 年上海第二医科大学人工授精获得成功；1986 年青岛医学院建立了我国第一个人类精子库；1984 年上海第二医学院用洗涤后的丈夫精子施行人工授精，也获得成功。我国大陆首例试管婴儿于 1988 年 3 月 10 日在北京医科大学第三附属医院诞生。然而，由于全国还没有一个统一的技术管理标准和规范，出现了

技术应用混乱和管理上严重失控的现象,出现了诸多令人担心和忧虑的伦理问题。如人工授精离婚案件等。在精子库技术使用的过程中,也出现了对供精者不进行科学选择和严格的疾病检查及技术筛检、对提供的精子不进行技术处理以及授精后无随访等问题。我国卫生部曾于1989年5月下发了《关于严禁滥用人工授精》的紧急通知,加强规范与监督。2001年8月,卫生部公布了《人类辅助生殖技术管理办法》《人类精子库管理办法》《实施人类辅助生殖技术的伦理原则》。2003年7月废止以上三个文件,发布了重新修订的《人类辅助生殖技术规范》《人类精子库基本标准和技术规范》《人类辅助生殖技术和人类精子库伦理原则》,自2003年10月1日起执行。人类辅助生殖技术伦理原则有:有利于患者的原则;知情同意的原则;保护后代的原则;社会公益原则;保密原则;严防商业化的原则;伦理监督的原则。2006年卫生部公布了《卫生部关于印发人类辅助生殖技术与人类精子库校验实施细则的通知》(卫科教发〔2006〕44号),并与相关生命伦理学委员会协作审查已建立的辅助生殖技术机构。截至2006年3月31日,卫生部批准各省直辖市开展人类辅助生殖技术的机构有54个医院或单位。批准设置人类精子库的机构有6个医院或单位。

第二节　男性、女性生理发育和心理特征

一、男童、女童的生理发育和心理特征

(一)生理发育

1. 一般情况　女童生长发育与男童基本相同,在儿童期体重身高生长较快,在出生后4~5个月时体重约为出生时的2倍,1周岁时约为3倍。脑的发育在出生后2年内最快,5岁时头围与脑的大小及重量接近成人。

2. 生理发育特点

(1)一般特点:新生儿期由于母亲内分泌的影响,生后可有少量阴道血性分泌物及乳腺增大甚至少量泌乳,不必特殊处理。男女儿童身高体重计算公式虽相同,但女性身高和体重的平均值均较男性略低。

(2)女性生殖器官发育:由于受女性性染色体的影响,胚胎6周时位于背部两侧的副中肾管(米勒管)发育成女性生殖器官,卵巢是源于卵黄囊的内胚层细胞迁移至生殖嵴以后发育而成的生殖腺,与子宫不同源,生殖腺又可导向生殖器官的性别分化。胚胎8周时,在生殖腺导向下,外阴出现性别分化,外阴的生殖结节发育成阴蒂、大小阴唇、尿道前庭及阴道前庭等,形成女性外生殖器官。

(二)心理发育特征

男女儿童心理发育有许多共同点,但是由于生殖腺及性内分泌的影响,二者必然有所不同。男性睾丸分泌雄激素,女性卵巢分泌雌激素,这种生理造成的不同,不能作为性别不平等的依据,因其各有特点,故其表现有所不同,优缺点也不同;通过社会环境和文化教育扬长避短,才能造就理想社会。

1. 一般情况　在睾丸内分泌影响下,男孩成长有三种倾向:攻击性和控制欲、强烈的冒险欲及反复体验短期紧张的欲望。如果不能很好地引导教育,会惹出许多麻烦,反之将是一个充满活力的人物。

女性在卵巢内分泌影响下,并在良好教育下,具有温柔、安静、细致、富有同情心等先天良好的心理特点;反之也易有苛刻、辛辣的一面。

2. 男女童心理差异　从女童生理影响下的表现看,易给人温柔的感觉,如果在男女平等的社会中,女童未来似乎也不会有多大成就,而应该是永远地处于从属地位。但是心理学家报告并非如此:

(1)男性更脆弱,更经不起事情。有科学家追踪了1 000多例受挫折儿童,结果发现,这些有害的经历使男孩作业成就明显下降,而女童没有受到多少影响。

(2)男性有更多的表现型特点。在一个群体中,男性在两端的比较多,有智商非常高的,智商极低的往往也是男性。

(3)男性发育比女性慢。女童的坐、爬、走及说话发育都较男童快,这是由于女性生理的影响。

（4）女童触痛阈限低些，嗅觉比较敏感，对声音定位辨别也较好。男童则是视觉及方位的辨别能力较高。科学家做男女童追忆和再认的比较研究发现，无论从听或看来测量，女童都比男童成绩好。

此外，男童更喜欢与物打交道，而女童则更喜欢与人来往，因此在人际关系和情绪方面更敏感。由此看来男女有差异，在男女平等的社会下，应当是发挥各自特点，做出各自应有的成绩和贡献。

二、青春期生理发育和心理发育特点

（一）生理发育特点

1. 青春期形态发育　进入青春期的青少年，由于受神经内分泌变化的影响，生长发育明显加速，出现了人体生长的第二个突增阶段。随着生殖系统的发育和第二性征的出现，男女两性在身体形态方面的差别也更为明显。

2. 青春期内分泌变化　神经内分泌系统对青春期孩子的成长发育起着十分重要的作用。进入青春期后，下丘脑 - 垂体 - 性腺轴迅速发育，分泌各种与生长发育有关的激素。这些激素不仅保证了人体各个器官与组织的生长、发育及成熟过程的顺利进行，促进生殖器官和生殖细胞的发育与成熟，还可以调节中枢神经系统与自主神经系统的功能，从而对学习、记忆和行为等产生影响。

3. 青春期性发育　男、女生殖器官在青春期前发育缓慢，尚处于幼稚状态，进入青春期后在性激素的作用下迅速发育。性发育包括生殖器官、生殖功能和第二性征的发育。

（二）心理发育特点

1. 自我意识的发展　自我意识是认识的一种特殊形式，是个体对自我的认识，或者说是对自我及周围人的关系的认识。它不仅是人格的组成部分，而且是个体实现社会化目标、完善自己人格特征方面的重要保证。青春期是自我意识发生突变的时期，具有以下特点：

（1）独立意向发展：随着年龄的增长、生理上的迅速发展、生活环境逐渐变化和社会交往范围扩大，青少年开始意识到自己已经长大，渴望独立的意向也在很快发展。"成人感"的出现是自我意识的突出表现。

（2）自我意识的强度和深度不断增加：青少年强烈地渴望认识自己、了解自己，他们常会照镜子，研究自己的相貌和体态，注意自己的服饰和仪表，很在乎别人对自己的看法和评价。因此，他们习惯把思想集中在自己的感情上，常常夸大自己的情绪感。

（3）自我评价逐渐趋于成熟：评价的独立性日益增强，自我评价逐渐从片面向全面性发展；对自己的评价已从身体特征和具体行为向个性品质方面变化。一部分发展比较好的学生，能够从内部动机剖析自我，对具体事件进行概括与深化，评价的态度和使用的评价标准也更稳当一致。但也有部分学生自我评价能力发展不理想，在对自己做出评价时，有时会过分夸大自己的能力，突出优点，对自我评价过高，导致沾沾自喜，甚至有居高自傲、盛气凌人的心理，一旦遇到暂时的挫折和失败，他们往往又会走入另一极端，灰心丧气、怯懦自卑、抑郁不振，甚至自暴自弃。到了青春期后期，经过了独立、反抗和孤独过程的考验与洗礼的自我，开始能客观地、理智地评价自己、统一自己，使自我意识逐步达到稳定和成熟。

2. 认知发展　由于大脑的功能不断增强，生活空间不断扩大，社会实践活动不断增多，其认知能力获得了显著发展。在 12~18 岁期间，青少年逐步获得了系统地思考一个问题中所有逻辑关系的能力，并从形象的思维过渡到更复杂的思维过程，抽象逻辑思维能力不断增强，逐步占据主导地位。青少年逐步开始用批判的眼光来看待周围事物，有独到见解，喜欢质疑和争论。

3. 社会化发展　青春期是个体社会化发展的重要阶段，家庭和学校在青少年社会化过程中起着十分重要的作用。父母对子女社会化的影响主要体现在价值观、独立性及人际关系的认知上。学校是社会的缩影，在学校的集体生活中逐渐培养了他们互相协作的精神和竞争意识，学会了为人处世的道理。同伴关系是青少年在社会交往中非常重要的社会关系。许多研究已表明，伙伴群体中的友谊关系对青春期的少男、少女的心理发育、社会成长和学习进步都有积极作用，但在某些情况下也可能存在欠缺和消极影响。

4. 性心理发育

（1）性意识的萌发和发展

1）疏远异性期：在青春期的早期，由于生理上急剧变化，性别发育差异日益明显，青少年朦胧地意识到两性的差异，彼此会产生一些害羞、腼腆、不安或反感心理。

2）接近异性期：随着年龄的增长，生理、心理发育的进一步成熟，少男少女从青春期中期开始对性知识感兴趣，性的好奇感和神秘感与日俱增。

3）恋爱期：随着年龄的进一步增长，生理上的成熟及社会生活的全貌影响，对异性的爱慕和追求更趋于专一化和排他性，青年男女之间开始萌生爱情。

（2）性心理表现

1）性兴趣的产生：青少年随着性器官的发育和第二性征的出现，对性产生了兴趣，开始对性方面的事给予关注。

2）性冲动的产生：性冲动是指人的性器官成熟后，在体内性激素推动下对异性产生兴趣、进行求偶和性行为活动的一种内在力量。

3）性幻想：青少年性幻想的比例随着年龄的增加而增加，成年后，其发生比例随着年龄增加而减少。

4）性梦的出现：性梦是指人在深睡眠或假寐时出现与性爱有关的梦。性梦是性成熟的表现之一，男性以阴茎勃起、射精而结束性梦，女性则以阴道分泌物增多，或伴有短暂的骨盆底肌肉反射性快感收缩而结束。

5. 心理发展的矛盾性

（1）开放性与闭锁性的矛盾：进入青春期后，青少年的情绪自控能力比儿童时有了较大的提高，学会掩饰、隐藏自己的真实情绪，个人思想情感、秘密不愿轻易向他人吐露，或只有用写日记的方式表达心声，这样就容易出现心理上的闭锁性。同时，由于感到缺乏可以倾诉衷肠的知心人，又会产生一种孤独和寂寞感。另一方面，又有强烈的交往需求，希望得到他人的关心、理解和支持。

（2）独立性与依赖性的矛盾：一方面，强烈的独立意识常使青少年不愿服从父母或老师的要求，强烈要求自作主张，竭力摆脱家长的管束，在思想言行的各方面都表现出极大的独立性；然而，另一方面，他们对父母、老师及长辈又存在较多的依赖性，因为他们的阅历还不够丰富，面对陌生或复杂的环境时，往往缺乏信心，难作决断。

（3）求知欲强与识别力低的矛盾：青少年具有旺盛的求知欲，这有利于增长知识，但由于识别能力低，对许多知识、信息往往糟粕不辨，尤其是新奇、刺激的东西，更易吸引青少年的注意力。虽然，此时期青少年已掌握了相当丰富的知识，智力得到了极大的提高，其思维的独立性、创造性、批判性得到了显著的发展，但由于社会阅历的限制，青少年思维的深刻性、客观性尚不足，思考问题常常是片面和极端的。

（4）理想我与现实我的矛盾：青少年多朝气蓬勃，富于幻想，胸怀远大的理想与信念，对未来充满美好的向往。抱负越高的人，对理想我的要求就越高，越容易对现实我产生不满。如果处理好了理想我和现实我的矛盾，通过努力使现实我向理想我靠近，矛盾就会转化为进步的动力。如果处理不好这一矛盾，就会沉浸于不现实的幻想、空想中，变得意志消沉，甚至悲观厌世。

（5）性生理发育成熟与性心理相对幼稚的矛盾：青少年的生殖器官和性功能发育在青春期得到迅速的发展和成熟。但由于心理过程、个性心理发展的局限性和传统教育观念中对性教育的忽视，青少年普遍缺乏科学的性知识，导致性心理发展相对幼稚，此时他们的思想尚未成熟，性道德观念不强。青少年常处于既想控制又难以控制的矛盾之中，兴奋、激动的心理与苦恼、自责的心理交织在一起。当强大的生理冲动与理智发生强烈冲突时，往往感到束手无策或做出违反道德规范的举动，给男女双方的身心健康均带来严重的伤害。

第三节　女性生殖健康常见心身问题

心身医学因涉及医学、心理学、社会学等多学科，又被视为一个"交叉学科"，它用"生物 - 心理 - 社会医学模式"理解人类的健康与疾病，研

究躯体因素与社会 – 心理因素之间的相互关系及其对疾病的产生、发展、治疗及康复的意义。心身医学强度从整体上、多层面或综合地看待人类的健康和疾病问题，因此也是"整体医学观"的体现。

一、经前期紧张综合征

经前期紧张综合征（premenstrual syndrome，PMS）是反复出现的、轻度至重度的情感、躯体和行为症状，多在黄体期发生，月经来潮后几天内消失，经前焦虑症（premenstrual dysphoric disorder，PMDD）是其中最严重的状态，严重影响个人的社会关系和职业活动。50%~80% 的育龄期女性至少有过一次轻度的 PMS，30%~40% 需要治疗，其中 PMDD 占 3%~8%，影响生活及人际关系达到 PMS–IV 级。

具体病因未明，但与卵巢激素水平有关，月经周期中激素水平存在正常的波动，部分女性对于激素变化较为敏感。研究显示，PMDD 与 ESR1（雌激素受体 α）基因单核苷酸多态性相关。最常见的症状分为生理、心理、行为方面，身体的症状包括疲劳、水肿、乳房胀痛、头痛、体重增加、躯体疼痛、四肢乏力和嗓音改变。情绪或行为症状包括易激惹、紧张、情绪波动、悲伤、抑郁、嗜睡、失眠、注意力不集中及活动减少。症状可持续几天至 2 周，月经来潮前 1 周较严重，前 2 天最严重，排卵前一般无不适症状。

韩国 Soonchunhyang 大学医学院的 Ryu 学者等总结经前期紧张综合征与激素水平的变化及神经递质的敏感性增强有关，诊断主要依靠对于影响日常生活质量的事件的记录，口服避孕药与抗抑郁药是治疗 PMS/PMDD 的主要药物，相关文章已在 *Maturitas* 上发表。尽管日常生活记录是主要的诊断标准，实验室检查指标一样具有鉴别诊断的意义，如甲功三项、血常规及电解质，排除甲状腺功能异常及贫血、电解质紊乱的影响。其他疾病如偏头痛、哮喘、癫痫、肠易激综合征、糖尿病、过敏和自身免疫性疾病受体内激素水平的影响也会在月经前期恶化。

常见治疗和干预方法如下：

（一）调节生活方式

规律的有氧运动，避免应激等不良生活事件，调整睡眠习惯，增加碳水化合物的摄入量。一项研究显示，维持至少 6 周的中等强度的有氧运动可以减少 PMS 症状。

（二）认知行为治疗

纠正负面思想、改善行为模式及情绪，适用于纠正紧张、疼痛和成瘾行为等。有报道显示，认知行为治疗（CBT）可以改善 PMS，但缺乏对照组及统计学数据的支持。

（三）复方口服避孕药

2006 年 FDA 批准使用复方口服避孕药（COCs）治疗 PMS，方法为连续 24 天口服复方避孕药（含有 0.02mg 炔雌醇和 3mg 屈螺酮），其后连续 4 天口服不含激素的药片。24/4COC 方案可以有效维持稳定的激素水平同时避免了撤退性出血。

（四）选择性 5- 羟色胺再摄取抑制剂

对于以情绪障碍表现为主的 PMS 患者，建议使用选择性 5- 羟色胺再摄取抑制剂（SSRIs）作为一线治疗药物。最近的荟萃分析显示，SSRIs 可以有效缓解 PMS 症状，连续用药与间隔给药疗效无明显差异。许多女性反应停药后症状复发甚至加重，而使用 SSRIs 的副作用有恶心、精力减退、疲劳、性欲下降及多汗，较为常见且呈剂量相关性。

二、妊娠期、分娩期常见心身问题

妊娠期和分娩期这两个阶段是女性一生中的重要时期，孕妇在生理上发生巨大变化的同时会产生各种心理变化，出现各种心理问题，严重者可导致情绪障碍。焦虑和抑郁情绪是孕期常见的心理问题。有调查发现，妊娠期的身心状况不佳，存在着人际关系紧张、焦虑、烦躁等不健康的心理问题。躯体化症状、焦虑症状、偏执症状是产前产生不良情绪的主要因素。由于妊娠期相对漫长，孕妇在不同妊娠期存在着不同程度的焦虑、恐惧、躯体化症状。随着孕周的增加，焦虑症状的发生率逐渐提高，临产组的焦虑水平明显高于早孕组。即随着孕周的延长，孕妇心理问题的发生率逐渐增加。因此，正确认识这两个阶段常见的心理问题，及时正确地对孕妇和产妇进行指导和心理干预，对妇女、胎儿及新生儿的保健有非常重要的意义。

（一）妊娠期常见心理问题

1. 妊娠心理矛盾冲突　如初次妊娠者常有担心，包括胎儿畸形、胎儿性别、难产、担心自己是否能做好母亲等多种矛盾心态等。尤其是生育年龄较大的孕妇更容易产生各种猜疑和紧张害怕的情绪。这些负面情绪与心理状态可能成为流产、早产的诱发因素，也可能影响胎儿生长发育及诱发妊娠期高血压疾病等危害。大多数女性能接受妊娠的事实，产生履行职责的感觉并确信自己有能力承担这一职责，这种愉快的感觉促使她做好进入母亲角色的心理准备。行动上表现为观察其他母亲来改变自己的言行、行为以便领悟母亲的情感，促使适应妊娠。

2. 情绪不稳定　部分孕妇有莫名的恐惧或烦恼，可能与妊娠不适有关，也可能与体内激素的调节有关；有的因怀孕而居功自傲、依赖性增强，常为一些小事而斤斤计较，生气发火甚至哭闹。妊娠早期总想询问有关妊娠和胎儿的诸多问题，希望和别人去交流，去讨论，借此消除心理上的矛盾、恐惧和焦虑，尤其渴望与丈夫进行交流。

3. 中晚期妊娠　中期妊娠时由于胎动的出现，孕妇常凭借已接受妊娠的思想去指导自己的活动，达到精神上接受妊娠，体验到新生命的存在。但由于体内激素的变化，孕妇此时往往比较自私，表现为宁可别人给予她而不是她付与别人。妊娠6个月以后，孕妇在体力、情感和心理状态方面开始经历一个异常脆弱的时期，担心各方面的危险给胎儿带来伤害，大部分时间待在家里并要求丈夫更多地留在身边，期待他的保护。随着分娩临近，个别神经质女性可出现焦虑、忧郁、愤怒、任性等心理异常。此期，孕妇增加了对分娩的恐惧与担忧，尤其对分娩引起的疼痛、损伤和对小孩健康的担心，因此睡眠常受影响。孕妇也很敏感，需要亲人和医护人员的关怀。

（二）干预和对策

1. 保持良好的妊娠心态　婚后妊娠既是正常的生理生活现象，也是每对夫妇社会责任感的体现。怀孕后要保持良好的心境和情绪，不要因过喜而激动，也不要因一些小事而自感悲伤。许多研究表明，孕妇的情绪会直接影响胎儿的发育，有时甚至因此发生难产。所以，妊娠期要做到心宽、开朗、随和，始终以平和的态度为人处世。

2. 关心孕妇的情感生活，避免不良情绪的危害　怀孕期间，孕妇需要来自家庭、亲友、丈夫、同事、社会的支持和帮助。应当营造一个良好的生活环境和心理环境，给予体贴、关怀和理解。尽量减少家庭琐事对孕妇的劣性刺激。在这一非常时期，要打消孕妇所有的顾虑与恐惧，解除精神紧张与压力，帮助进行有益身心健康的活动。

3. 孕期营养　孕妇为适应胎儿生长发育的需要，吃营养丰富的食物对女性就非常重要。一旦怀孕，孕妇就必须摄入自己和胎儿所需的全部营养。如果出现营养不良，会直接影响胎儿生长和智力发育，还容易造成流产、早产、胎儿畸形和胎死宫内。

4. 合理安排孕期生活，做好产前检查　妊娠是一个特殊的生理时期。为使孕妇安全过这个时期，孕妇要预防疾病，防止病毒感染；要谨慎用药，尤其是前3个月，正是胎儿各器官发育和形成的重要时期，此时胎儿对药物特别敏感。但若病情需要，应在医师指导下合理用药，以免贻误治疗，给母子带来不良后果。不要吸烟、大量饮酒，且要避免接触放射线。

（三）分娩期常见心理问题和干预对策

1. 分娩时的恐惧－紧张－疼痛症候群　分娩期妇女的心理比较复杂，"十月怀胎，一朝分娩"对于产妇又是一个较大的生理变化和精神刺激，产妇既紧张害怕，又喜悦高兴。喜的是终于可以见到肚子里的宝贝了，害怕的是唯恐分娩引起身体损伤及死亡，如害怕分娩时的疼痛、怕出血、怕发生难产、怕有生命危险等。还会担心小孩是否健康有无畸形存在等。因而情绪紧张，常处于焦虑、恐惧的心理状态，易出现失眠、食欲减退等症状。性格脆弱的初产妇尤易发生。恐惧紧张情绪可通过内分泌及神经通路致使分娩无力，平滑肌收缩，痛阈下降，敏感性增加，由此更加恐惧以致胎儿宫内缺氧窘迫，或诱发子痫和难产等。

2. 干预和对策　如《竹林女科》中指出："人有疑虑，则气结血滞而不顺，多致难产。"因此，产妇临产时要镇静，要有充分的信心，切忌惊忧惶惑。具体方法有：

（1）热情向产妇介绍医护人员、病房与产房环境及设备，让产妇感觉在这里能得到最好的照顾。

（2）分娩时,要耐心解释临产各产程的生理过程,每次检查、护理及治疗的目的。架起产妇与医生之间联络的桥梁。

（3）给予正确的指导和帮助,帮助减少和消除紧张和恐惧,让产妇在整个分娩过程中接受指导,密切配合,促进产程顺利进展。同时尽量满足产妇的合理需求。

（4）不断给予精神上的鼓励和安慰,增强产妇对分娩的自信心。

（5）推广"导乐"陪伴分娩,同时最好有亲人陪伴,给予鼓励和安慰。提倡非药物性镇痛（如家庭化的分娩环境、告诉产妇转移注意力、放松的技巧等）。

（6）亲子活动:分娩后,产妇最为关心的莫过于所生的婴儿,因此孩子生下后,应尽快使之偎依在母亲身旁,增进母子感情,同时还能够减少和消除产妇的焦虑和生理疼痛。

三、围绝经期女性常见心身问题及对策

围绝经期指女性绝经前后的一段时间,包括从接近绝经出现与绝经有关的内分泌、生物学和临床特征起至最后一次月经后1年,也就是卵巢功能衰退的征兆。由于此期的女性在生理以及心理方面都发生了改变,所以就自然而然地出现了一些问题。围绝经期女性容易出现潮热、头昏、心慌、失眠、月经紊乱、身体发胖等症状,一般将这些症状称为围绝经期症状。围绝经期症状的轻重不仅受到雌激素水平高低的影响,还与精神心理状态密切相关。调查显示,生活稳定,性格开朗、活泼,精神压力小、无思想包袱及心态平和的围绝经期女性,其围绝经期症状发生率低,症状较轻;反之,生活不稳定,性格偏激、内向,以及承受更多烦恼,精神压力大,思想包袱重和心理适应性差的围绝经期女性,无一例外都会出现围绝经期症状。

（一）围绝经期女性的社会心理特点

1. 生物方面　性激素的差异,女性特有的生理周期和生育过程。

2. 心理方面　女性语言表达能力较强,注重细节,情感细腻丰富。

3. 社会文化方面　传统观念对女性性别的歧视使女性容易放低自我要求,产生自卑感。传统"女主内,男主外"的观念对女性角色的要求不同于男性,加上养育孩子的过程和天生的母性,使之对家庭的变化更关注、更敏感。

进入围绝经期的重要标志是性激素减少,月经周期停止,加上两性都有的躯体老化,家庭事务和家庭结构的变化,常有力不从心、失落和空虚感,不得不重新评估自己将来的角色。绝经、面临退休和早早到来的空巢家庭,是影响此阶段女性心理健康的特定因素。

（二）围绝经期常见心理问题

1. 不良心理　女性围绝经期常见的不良心理有:①情绪不稳定,急躁,不近人情,无端的心烦意乱,有时过度兴奋,有时则伤感、绝望。②容易焦虑,为一点小事而纠结,忧心忡忡。③悲观。④个性与行为改变,有的人会变得比以往唠叨、自私。⑤敏感多疑,固执己见,看问题及处理问题会变得比较极端。⑥兴趣减退,刻板的两点一线生活方式,对社会上的一些活动失去兴趣,又不想建立新的兴趣;提不起精神去充分发挥自己的能力,失去以往的灵活性;自感记忆力下降,心有余而力不足,工作干劲随之低下。⑦性冷淡。这些不良心理,不一定是疾病,但会影响到人际关系、生命质量、健康感和幸福感。如果未能调整好,则有可能发展成为精神障碍。

2. 围绝经期综合征　又称更年期综合征（menopausal syndrome）,指发生于妇女绝经前后由于激素水平变化导致的躯体和情绪症状,其中表现焦虑或抑郁症状者占10%~40%。很多女性的绝经期过渡很平稳,唯一的明确标志就是经期结束。部分女性会出现比较明显的雌激素撤退症状,情绪不稳定是症状之一,也包括失眠。也有部分以情绪症状为突出表现或首发症状。

3. 围绝经期抑郁症（perimenopausal depression）　研究显示,女性绝经期的抑郁发作危险性增加,约是绝经前的2.5倍。生活改变特别是丧失和其他人际的角色转换,与女性抑郁的发病和持续存在有关。但是,大多数有更年期不适症状者不会发展成抑郁症。有严重血管舒缩症状如潮热和盗汗的女性抑郁风险更大。抑郁症状也可出现在血管舒缩症状之前,成为首发症状。有产后抑郁病史、经前综合征或抑郁发作的女性,围绝经期出现抑郁障碍的风险增加。纵向研究发现,既往抑郁发作是绝经后抑郁最好的预测因素。

子宫切除和卵巢摘除会导致突然出现绝经，伴随严重的症状包括情绪改变，有时会出现抑郁障碍。

4. 女性躯体疾病伴发心理障碍　这里指的是躯体疾病伴发的心理障碍，而不是"导致"的心理障碍，也就是说，躯体疾病不是心理障碍的直接病因，而是一个相关因素或诱发因素。围绝经期女性较其他年龄阶段女性更多遇到的影响心理健康的躯体疾病是乳腺癌和乳腺全切手术，及卵巢子宫疾病和子宫全切手术。人体器官尤其是外部可见的器官，如四肢、五官等，对个体的自我认同和完整性具有重要意义，何况性器官对身份认定、对婚姻、对自信更有重要的象征意义。如乳腺、子宫等重要的女性特征性器官的切除，是一个心理上的重大打击。手术破坏了女性的外形特征或内在特征，会出现"去势"反应，出现丧失感和抑郁，从而对女性身份信心不足，甚者影响夫妻感情或婚姻稳定。如果所患还是癌症，则更有危及生命的重大应激。双重打击之下，很容易伴发抑郁症或其他精神疾病。

（三）干预和对策

1. 树立心身一体的概念　人体是一个完整的机体，心理与躯体是互相影响的，人们之所以更愿意谈身体的不适而常常回避谈心理困扰，是因为对心理困扰的重要性认识不足，对精神疾病存在偏见和歧视。

2. 关注患者的家庭和人际关系　除了关注围绝经期女性本人外，还需要把触角伸向其周围可能对她有影响的人，特别是其家庭成员和家庭结构的变化。因为围绝经期女性比较关注家庭，此时的她们关注的重心开始逐渐从工作转向家庭，从精神享乐转向身体健康。因此，家庭结构及其变化对围绝经期女性的心理有较大影响。

3. 运用简单的心理咨询技术　可以通过解释和自我暴露，帮助对方接受围绝经期的变化，调整心态；可以通过倾听和理解，支持和共情，与患者讨论她的情绪问题。这些简单的心理咨询技术就有治疗作用，可以帮助患者缓解情绪，正视自己的心理健康问题。

4. 量化评估　可以借助于一些筛查工具，如贝克抑郁量表（BDI）、焦虑抑郁他评量表（HAMA\HAMD）、焦虑抑郁自评量表（SAS\SDS）等，来评估患者有无焦虑、抑郁的症状；也可以通过评估

躯体症状、焦虑和抑郁严重程度的量表，如健康问卷抑郁量表（PHQ-9）、广泛性焦虑量表（GAD-7）等来细化患者症状的严重程度，并分级处理。

5. 健康教育和社会支持　传授相关知识，帮助其调整心态，接受围绝经期的到来；帮助其家人理解并接受配偶或女性长辈的围绝经期变化，不要为此责备。

6. 对症处理　围绝经期症状严重者，在医生指导下调整雌激素水平。

7. 转诊、求助于精神卫生专业人员　以下3种情况应考虑转诊：①既往有经前期烦躁症或产后抑郁症者；②症状严重，可能达到抑郁症和焦虑症程度者；③有自杀倾向者。

第四节　男性生殖健康常见心身问题及辅助生殖技术

随着社会的变革和生物－心理－社会医学模式的形成，男性的心理健康和生殖健康已经成为21世纪全社会和医学界关注的焦点。对心理因素与男性生殖健康关系的研究，将有助于我们把握男性健康中最敏感和最普遍的问题，揭示男性科学发病的规律，为促进全人类的生殖健康而进行深入探索。

对男性而言，生殖健康的内涵主要包括能够进行负责、满意和安全的性生活，而不担心传染疾病和意外妊娠；能够生育并有权决定是否、何时生育和生育间隙；能够获得知情选择和获得安全、有效和可接受的节育方法等。

一、男性生殖健康常见心身问题

（一）男性心理易患倾向和角色心理的形成及其对生殖健康的影响

男性心理易患倾向（predisposing factors）的形成与男性早期受限制的家庭教育、错误的性角色培养、失败的性经历、不充分的性知识获得和不安全的性氛围有关。人在婴儿期就能感受父母对其身体的抚触而获得心理和生理的满足，以后逐渐能通过接受生殖器部位的某些刺激而获得快感，这是一种本能的自然现象，医学上称为性自慰。现代的许多研究肯定了适当的性自慰对人心

理和生理的积极作用,但传统观念、古典医学和某些宗教文化对这种行为持诋毁和否定的态度,认为它是一种有害于健康和不道德的行为。这种生理需要与传统观、道德观之间碰撞而产生的矛盾心理,使许多男性陷入悲观和内疚之中,其心理伤害显然来自于对这种现象的错误认识。由于传统观念和社会习俗所导致的性禁锢,使人无法以正常的心理面对性,缺乏了解性的正常途径,难免会产生对性的误解。许多事实证明,性教育的缺乏和性无知是男性心理易患倾向形成的重要条件,一方面阻碍了男性性健康意识的形成和提高,另一方面则成为导致其性心理障碍和生殖功能障碍的始动因素。对性的认识和体验过程中的不良事件或意外伤害,往往能造成某些人对性产生恐惧、犯罪和羞耻感,成为这些人以后出现性厌恶心理的根源。

男性在社会中担任着多种角色。随着男孩子的成长,家庭和社会就在有意和无意中对其进行"男子汉"角色的培养,他们被反复灌输男人要坚强、不怕苦、不逆来顺受等意识,使他们具备了善于挑战的心理特性。在他们成人之后,又面临家庭支柱这种角色的转变。由于男性生理条件以及传统意识的影响,使其在社会、家庭乃至夫妻性生活中承担着重要的角色,这种角色因素肯定了男性的社会地位和价值,是男性引以为豪的一面,对性角色的形成和确立具有积极的作用,但另一面则是男性为这种自豪感而付出的代价。首先,男性的角色心理使他们中的多数人只满足于感官享受而不愿获取有关性和避孕的信息;其次,男性通常为保持自尊而难以接受疾病和虚弱的现实,在面临疾病侵害时,他们更愿意采取回避的态度;另外,社会、家庭以及妻子对男性不切实际的期望和依赖,使他们承受着较大的心理压力,在各种伤害面前显得更加脆弱;男性的性冲动和优越感又容易使他们放任不健康的行为,成为发生婚外恋、不洁性交和非意愿妊娠的诱发因素。

(二)勃起功能障碍

有研究显示,50%的勃起功能障碍(erectile dysfunction, ED)患者存在终生的精神心理困扰。ED与抑郁症在很多情况下属于共病,是ED继发出现抑郁,还是ED是抑郁症的症状之一尚不明确。研究显示,通过改善性功能,抑郁症状也能获

得明显的缓解。

MMAS研究ED与抑郁症有很强的相关性,并且年龄、社会地位和合并躯体疾病是独立危险因素。泌尿男科医生和精神科医生都认为抑郁、抗抑郁药物对勃起功能有不良影响,但两者之间的确切关系仍不清楚。如何处理两者的关系,是抑郁症前就有性功能障碍,还是抑郁症的一个症状,或是抗抑郁治疗后出现的不良反应,临床实践中应及时跨学科会诊,使患者得到有效治疗。

(三)慢性前列腺炎

慢性前列腺炎是泌尿男科门诊最常见的疾病之一,人群发病率为8%~10%。慢性盆腔疼痛综合征(CPPS)是慢性前列腺炎中最常见的一种类型,严重影响患者健康及生活质量。CPPS病因复杂,局部没有明显的组织、器官病理特征,而以中枢神经系统功能障碍为基础,与感觉、功能、行为和心理变化相关。

慢性前列腺炎患者一般有明显的性格特征:内向、偏悲观,身体不适引起多虑,负性的夸大宣传更进一步加重患者的心理负担,久而久之,患者自觉病情加重、难以治愈。部分患者长期治疗效果不佳加重了主观的躯体症状。如此循环往复形成恶性循环。长期的躯体症状加重患者的精神心理负担,出现一系列的精神心理症状。患者担心疾病恶化,害怕引发其他疾病如前列腺增生或前列腺癌,导致心理焦虑、抑郁。焦虑抑郁等情绪障碍对慢性疾病会产生不利的影响,可加重其症状,延长其病程,而疾病的发展又促进情绪障碍的加重。因此,在对前列腺炎进行诊断和治疗时,不仅要关注前列腺炎的症状,还要了解患者的精神心理症状及由此导致的其他症状如雄激素缺乏,消除诱发因素,采取全面的综合治疗方案才能取得好的治疗效果,减少临床复发。

(四)男性生殖健康有关心理问题的干预

心理因素是影响男性生殖健康的重要因素之一,男性作为一个社会群体,其不良心理的特点和作用带有一定的普遍性、社会性,是影响整个人类健康的心理–社会致病因素,应该得到社会、家庭和个人的重视。而性健康教育、心理咨询和心理治疗则是解决有关心理问题的有效途径。

1. 性健康教育　按照青少年不同年龄阶段

的生理特点有目的地开展性健康教育,引导他们树立正确的性价值观和性道德观,正确认识青春期生理上和身体上的变化,了解一些诸如遗精、手淫和避孕套使用等有关方面的知识,不仅有利于提高他们的健康意识,及时消除他们可能产生的各种心理问题,同时还有利于防范艾滋病和其他性病传播疾病(sexually transmitted disease, STD)的蔓延。

2. 心理咨询 心理咨询是患者主动寻求心理帮助的一种方式,男性作为生殖健康的参与者和受益者,目前享受到的咨询服务情况并不乐观,由于正规的可供男性选择的生殖健康服务机构非常有限,所以男性患者只能求助于私人诊所。近年来,男科在各医疗机构中的脱颖而出为男性的心理咨询提供了场所,但现有的条件与男性生殖健康的要求还有较大差距,医务人员的业务素质尤其是心理咨询服务技能还有待提高。

3. 心理治疗 心理因素在男性生殖健康中的重要地位决定了心理治疗在男科临床中有广泛的应用前景。心理治疗的方法大体包括精神分析疗法、行为疗法、认知疗法等多种手段。现在的许多心理学家已经打破了传统的门第之见,将不同的治疗方法相互渗透和融合,形成更加灵活和更具特色的方法,用于包括男性性心理障碍在内的多种心理疾病的治疗。

除此之外,男科常见的慢性前列腺炎患者所出现的紧张和焦虑等心理状态,已被公认为是造成其炎症发生或病情加重的重要因素之一;男性不育患者由于多方面因素而产生的心理压力,往往反过来影响其生理功能,导致恶性循环,使原有病情加重;与中老年男性雄激素部分缺乏综合征和 STD 有关的心理障碍患者,以及性偏离患者同样是男科经常面对的群体。针对这些问题,国内有专家提出了心理疏导疗法,为解决同类问题提供了临床范例,其方法是通过信息交流,正确引导,帮助患者重建与社会环境相适应的心理定位,以更积极的态度应对生理和心理的挑战。

二、辅助生殖技术

(一)概念及分类

辅助生殖技术(assisted reproductive technology, ART)是指运用医学技术和方法对配子、合子、胚胎进行人工操作,以达到受孕目的的技术。自然的人类生殖过程由性交、输卵管受精、植入子宫、子宫内妊娠等步骤组成。辅助生殖技术是指代替上述自然生殖过程某一步骤或全部步骤的手段。现阶段生殖技术主要包括几种形式:人工授精(AI)、体外受精(IVF)、无性生殖、代孕技术及其他衍生技术等。这些现代医学高新技术的研究和应用,向人们提出了一系列伦理、法律和社会问题。

1. 人工授精 人工授精(artificial insemination, AI)指用人工方法使卵子和精子在体内结合,达到怀孕目的的过程。它是一种治疗男性不育症的简单而有效的方法。人工授精一般根据精液的来源分为两种:用受精者丈夫的精液进行人工授精的称夫精人工授精(artificial insemination, husband, AIH),也叫做同源人工授精;用他人提供的精液进行人工授精的叫供精人工授精(artificial insemination, donor, AID),又称为异源人工授精。

2. 体外受精 体外受精 - 胚胎移植(in vitro fertilization and embryo transfer, IVF-ET)是指用人工方法让精子和卵子在体外受精和发育,后移植到子宫内妊娠的过程。体外受精实际上和胚胎移植技术是联系在一起的。由于受精是在实验室的试管中进行的,通过这种方式诞生的婴儿,人们通常叫做"试管婴儿"。此技术主要用于治疗女性不孕症,也可用来解决男子精子缺少和不育症。1978 年 7 月 25 日在英国剑桥诞生了第一个"试管婴儿"路伊丝·布朗。我国大陆首例试管婴儿于 1988 年 3 月 10 日在北京医科大学第三医院平安诞生。

3. 无性生殖 运用现代医学技术,不通过两性结合,而进行高等动物(包括人)生殖的技术。严格意义的无性生殖技术,又叫成体细胞克隆技术,是取出高等动物的成体细胞,把携带遗传信息的细胞核植入去核的卵中,通过技术让结合体继续发育,再将发育到一定程度的胚胎植入母体子宫妊娠直至分娩。

4. 代孕技术(gestational surrogacy) 系指取出女性的卵子,与男性的精子在体外受精,然后将胚胎移植到代孕母亲的子宫内直至胎儿成熟分娩的过程。代孕技术能帮助那些卵巢发育正常并有正常排卵,但因各种原因失去了子宫或子宫发育异常,或盆腔广泛粘连使得受孕后无法生长而多次流产等疾病的患者。代孕技术在个别国家也用于同性恋、未婚女子等。代孕母亲是否应合法至今争论不休。

(二)相关伦理问题与争议

辅助生殖技术的开展作为一门高新技术被应用于临床,给不孕不育夫妇带来了福音。但技术的应用对人类传统的道德观念发生了挑战。辅助生殖技术应用产生了一些全球共同的和中国特殊的伦理问题。现将一些主要的伦理问题和争议归纳如下:

1. 生育与婚姻分离带来的伦理问题　辅助生殖技术可以使生育与性相脱离、与家庭相脱离,这就必然对经历了数千年发展过程而形成的夫妻、亲子、亲属关系以及相应的家庭产生极大的冲击。传统观念认为,妇女的贞操和生儿育女是维持婚姻美满和家庭幸福的纽带。辅助生殖技术为不孕不育夫妇解决问题的同时,也产生了激烈的社会矛盾。

2. 对传统家庭模式的冲击

(1)家庭关系的复杂与弱化:代孕母亲助产的利益主要是帮助不孕者。但以这种复杂的操作性方式产生孩子,使爱情和家庭的意义下降。有时代孕技术有五个人可以包括在出生一个孩子的过程中,如精卵捐献者、代孕母亲及领养父母,孩子属于谁没有了清楚的定义。父母的定义及与孩子的关系从受精开始后就变得复杂了。有关的争论是有人认为考虑亲子关系不应该只从生物学上决定,也应当从社会孕育关系上决定,人们不应该只把遗传关系作为亲子关系的标准。有这种标准的根本原因是父权制社会的传统观念,只有基因的联系才能把女人的孩子与男人联系上,而人们却忽略了孕育的重要性,可以作为孕育母亲是合法母亲的依据,孕育母亲的地位应该比提供精卵人的地位更重要,因为她要付出生物学和心理的投入。

(2)不婚单亲家庭与同性恋双亲家庭:在英国从2006年7月立法单身妇女和同性恋女性可以采用人工授精、体外受精生育。2002年11月吉林省人口与计划生育条例规定,决定终身不再结婚的妇女,采取合法的医学辅助生殖技术手段,可以生育一个子女。但争议在于出生的孩子将没有父亲,对孩子的成长可能不利。我国2003年9月公布的相关文件规定,不允许单身女性接受人工生殖。几年来,人工生殖技术还使几个超过60岁的妇女生育了孩子,争论也在于这样年龄的人生孩子,对孩子将来的生活会产生不良影响。

第五节　生殖系统疾病常见心身问题

一、生殖器官发育异常的常见心身问题

生殖系统包括生殖腺、生殖管道和外生殖器。人的性别通常是由性染色体决定的,性染色体异常者的性器官发育不完全或具有双重性器官,性别则由自我认同的社会性别决定。性染色体异常者存在较多心理问题,必须认真做好心理护理,使患者面对现实。

(一)常见心理问题

1. 自卑心理　患者由于生理缺陷,自尊心受到伤害,产生自卑心理。与其交谈时,声音很小,怕别人听到,目光闪烁不定,缺乏自信,总是无奈地说"我爸妈为什么把我生成这样,跟别人都不一样"。

2. 焦虑与恐惧　患者由于担心手术时疼痛、手术成败,产生了焦虑与恐惧。与护士交谈中反复问"手术到底怎么做,疼不疼啊?"。说话时,眼泪就在眼睛里打转,手有些颤抖,手心都是汗。抑郁、焦虑等心理障碍不仅降低了患者的生活质量,而且影响治疗效果和预后。

3. 悲观与绝望　患者由于担心手术后是否能正常生活,产生悲观与绝望,在手术后表现尤为明显,每天郁郁寡欢,尤其父母不在时常常独自叹气,常抱怨上天不公平。

(二)干预与对策

1. 建立良好的医患关系　进行心理干预,最重要的是要与患者建立密切的人际关系,感情上的融洽、高度的信任感是干预成功的关键。患者住院时,主动与患者沟通,保护其隐私,了解其心

理状态,并予同情关心,消除或减轻患者的自卑情绪。

2. 提高患者对疾病的认知　术前评估患者对本病的认知,用通俗易懂的语言介绍疾病的基本知识,使其了解该病可以通过手术改变外观,除了生育,可以过正常男/女性的生活,从而使患者消除紧张与恐惧心理,树立走向新生活的信心。

3. 鼓励患者正确面对人生　手术后主动与患者沟通,并让其阅读关于"人生"的书和杂志,使患者正确对待疾病,不怨天尤人,对生活充满信心;让患者确立正确的人生观,明确人生的真正意义不在于享受而在于付出,除了报答父母的养育之恩外,还要报效祖国、奉献社会。

4. 争取家庭的支持　患者家属是患者的社会支持系统,对患者的治疗与康复、对医疗护理秩序的稳定有着重要作用。因此,要求家属给予患者更多的爱和关怀,激起患者对生活的信心,缓解心理压力,减轻悲观和绝望的情绪。

二、异位妊娠常见心身问题

异位妊娠(ectopic pregnancy, EP)指妊娠时,受精卵着床于子宫腔正常位置以外。迄今,异位妊娠的发病率日益上升,在西方国家,异位妊娠发病率达到1.5%~2%,是孕早期死亡的最常见原因。异位妊娠患者可能需要经历以下过程:早期为了明确诊断,需要重复化验检查;确诊后,需要对治疗方式做出艰难的选择:手术治疗有创伤,药物保守治疗有副作用,重复检查,过程漫长而且多变,况且在保守治疗过程中也随时可能发生破裂大出血,不得不改为手术治疗;那些发生急腹症需急诊手术的异位妊娠患者甚至要面临生命的威胁;治愈后接踵而至的将是来自并发症的困扰:持续性异位妊娠、重复异位妊娠以及继发性不孕等。

当患者被确诊为异位妊娠时,由于缺乏心理准备,对突发而至的不幸会产生焦虑、抑郁等心理反应。许多患者由于对疾病知识的缺乏,在其角色转变的过程中会产生各种有害心理问题,如恐惧、耻辱感及犯罪感,不愿与人接触,唯恐他人议论,产生敌对情绪,造成人际关系紧张等。同时,由于精神压力过大,患者不能很好地配合有效的

治疗方案,从而影响治疗效果。面对一系列改变和压力,患者常常出现心理社会适应不良,极大地影响了疾病的治疗、预后和患者的生活质量。故而,目前临床上关于异位妊娠的研究不仅仅停留在单纯的诊断和治疗层面,已逐渐向与异位妊娠有关的心理和社会因素探索。

异位妊娠对于妇女来说,无疑是种应激性生活事件。应激有各种不同类型的定义,对于个体感受来说,应激是指内外需求的负荷超过个体的资源或应对能力所引起的总的体验。一般来说,中度的短时应激对心理、躯体疾病无甚影响,但在现代社会中,遭遇心理应激事件时,虽出现急性警戒期的能量动员反应,但不能进行"搏斗或逃跑"行动,使被动员的能量不能消耗,如果应激源持续存在超过30分钟,就会转入阻抗期反应,启动更为广泛的应激反应系统。在心理方面,正确的认知能力低下,最常见的是"灾难化",表现为夸大事件的负性结果,消极并伴有强烈的生理唤起和心境抑郁。Horowitz(1981)早就指出,应激反应可以分期,但进入时相的顺序及每一时相的持续时间和临床表现有较大的变异性。一般的顺序是:惊叫、否认、侵入、不断修正、结束。临床上常见的是否认和侵入两个时相。流行病学调查表明,经历创伤事件的人群中应激障碍的发生率为1.5%~70.0%。创伤后的急性应激障碍发生率为30%~67.9%。故常见到被诊断为异位妊娠患者的反应情景:不敢相信、否认、甚至由不相信对疾病的诊断进而转向不相信医生及医院,而接受异位妊娠这个事实后就表现为情绪不稳定、流泪、紧张不安、悲伤、焦虑、愤怒、失眠,甚至情绪失控。长时间不愈可降低机体适应能力,使躯体疾病加重。

研究认为,负性情绪的病因学理论可能有以下三种:认知理论、行为理论和人际关系理论。异位妊娠是一个重大的生活事件,它对患者的个人生活和家庭生活具有很大影响,患者饱受着自身、家庭等多重压力,致使潜在的认知被这些不愉快的生活事件所加强或扭曲。在这种情况下,上述三种理论所探讨的核心问题都可能引发患者焦虑、抑郁等负性情绪。如果这类负性情绪过于频繁、强度过高或持续时间过长,都会导致身体、心理疾病或加重原有疾病。异位妊娠患者的负

性心理情绪以焦虑和抑郁表现最为突出,是个体对一种模糊的、非特异性的威胁作出反应时所经受的不适感和忧虑感,是患者最常见的负性情绪反应。

当被确诊为异位妊娠时,患者往往会产生较大的心理压力,当心理压力持续存在时,就会出现一定程度的心理及社会适应障碍,而焦虑、抑郁是最常见的表现,同时还可能并发一系列躯体症状如乏力、失眠、心悸等。

三、不孕症常见心身问题

不孕症是影响男女双方身心健康的世界性问题,不孕症发病率因国家、民族和地区不同而存在差别。我国不孕症发病率为7%~10%,且近年的发病率有逐渐增高的趋势。婚后夫妇同居1年以上,性生活正常,未避孕而未受孕;或曾妊娠而后未避孕连续1年不孕者,女性称为不孕症,男性称为不育症。

一般不孕不育症患者的心理发展过程是:早期焦虑→意外或惊讶→愤怒、犯罪和挫折→忧郁和烦恼→孤独气愤→自责及人格缺陷。而这些负面的心理反过来又影响受孕。如果不孕不育症夫妇的情绪无法通过心理治疗调适过来,不能控制自己的情感和心理,会导致恶性循环。

女性不孕症患者最常见下面四种负面情绪和心境:抑郁、压抑、愤怒、孤立;男性患者常表现为自卑、焦虑以及性功能障碍。女性不孕症的心理障碍与其年龄、职业、婚龄、不孕年限及对待不孕的态度、性生活满意度和文化程度等因素有关;其心理障碍主要体现在自卑感、心神不安、精神紧张、焦虑抑郁、社交减少、对生活失去信心、不愿与人交往、导致人际关系敏感偏执。对于女性不孕症的心理治疗,主要包括提供心理咨询或心理治疗;缓解和消除由不孕不育带来的抑郁、焦虑等负面情绪;缓解心理压力,帮助患者摆脱悲观与绝望,处理各种压力、困扰和内心冲突,接受现在并展望和设计未来;帮助患者建立起治疗不孕不育的希望。

不孕症患者的总体心理健康状况较差,具有情绪不稳定、焦虑、紧张、易怒、掩饰的个性特征,提示在治疗及护理不孕症患者躯体疾病的同时,应注意观察患者的心理状况变化,并进行相应的心理治疗,防止其不良情绪的发生,从而使患者以良好的心态接受治疗。

(一)不孕症的心理特征及其分析

1. **焦急心理** 盼子心切,病急乱投医。千里寻医在所不惜,东碰西撞,缺乏系统检查。

2. **紧张心理** 紧张心理的不孕患者,多见于婚后缺乏性生理卫生知识,或因居住不良,性生活时精神高度紧张,生理功能的不和谐,久而久之,更加重了心理上的压力和负担,进而引起内分泌功能紊乱而致不孕。

3. **恐惧心理** 某些神经质类型患者,对性刺激敏感,性交时往往出现严重性交痛甚至阴道痉挛,以致产生恐惧心理,无法进行正常的性生活,造成多年不孕。经过心理治疗并建立正常夫妻生活后,即可怀孕。

4. **悲观心理** 悲观心理的不孕患者由于久婚不孕,心灵蒙上了一层阴影,因而对生活和治疗丧失了信心,只是在别人的引导催促之下才来咨询一下,聊以自慰。就诊时可见其忧心忡忡,精神疲惫,询其病史可知其常郁郁寡欢,偶遇不顺心则心胸痞闷,这都是由于盼子不得,内心痛苦,长期处于精神重压之下造成的心理障碍。具有这类心理状态的患者多有性冷淡现象,且夫妻感情紧张甚至濒于崩溃。

5. **抑郁心理** 情绪障碍也是我国求治不孕妇女突出的心理问题,她们为无子女而烦恼,生活工作能力下降,部分人有自杀念头,迫切需要心理支持和帮助。不孕患者由于没有孩子而感到生活中缺少一部分,既无兴趣参加社交活动,又担心朋友问及此事,而把自己封闭起来,情感压抑或不愿外露,甚至对家庭成员隐瞒病情,认为周围无思想观念、态度与之相一致的人,以至周围无亲密朋友,造成苦闷孤独,情绪不能宣泄,达不到心理平衡,情绪处于压抑状态,心理得不到松弛,深感孤独无助,所以表现为抑郁状态,加重心理负担和精神压力,出现神经衰弱症状,严重的可导致"强迫症"人格障碍,严重影响了夫妻和家庭间的和谐。

6. **焦虑心理** 受孕是人天赋的本能与权利,无法自我安排。不孕患者做了很多努力,花费了许多时间及金钱,而无任何结果时,会产生焦虑无助感,并且每一次治疗都是在焦急的期盼与等待中度过的。一旦下次月经来潮会感到失望和懊丧。在月经前后,特别是因某种因素月经期延迟则精神焦虑加重,患者感到悲伤或担心,虽在社会日常生活中表情平静、无忧无虑,内心却潜藏着过分紧张的心理抑制。

7. 幻想心理 有些妇女结婚多年不孕,盼子心切,积思成疾,出现闭经,继而恶心呕吐,食欲不振,类似早孕反应,停经4~6个月时自觉出现"胎动",继而脂肪肥厚,腹部膨隆,此即所谓"幻想妊娠",其实此非真正妊娠。据研究表明,可能由于这种心理因素,通过下丘脑-垂体-性腺轴,破坏了体内正常的内分泌环境,引起了体内的孕激素增高,而使排卵抑制,故出现闭经。由于心理矛盾可转换成躯体症状,故可表现恶心、呕吐、胎动等症状,医学心理学上称为"转换性癔症"。

8. 孤独心理 在人们对女性的母亲形象期望普遍较高的社会中,不孕患者个人自我评价及社会对患者的看法可能会损害不孕患者的自尊心。在此情况下,即使工作中取得成功,也不认为是值得高兴的事,由于没有孩子而感到生活缺少一部分,没有兴趣参加社交活动,把自己封闭起来,情感不敢或不愿外露,甚至对家庭成员隐瞒病情,从而达不到心理平衡,情绪处于压抑状态,心理不能松弛,形成"强迫型"人格障碍,因而产生孤独感,尤其当亲朋好友携儿带女进出社交场合时,孤独感更加强烈。

9. 自卑和负罪感 由于不能生育,在单位或社区,不孕患者不愿去人员集中的地方,因其他妈妈谈论各自的孩子,使她们感到是一种情感伤害。如一句简单的话"你的孩子多大啦?"都会给患者造成很大的伤害。周围人的流言蜚语更是令人难以忍受。

10. 人格缺陷 不孕夫妇经过多年的连续诊治无效,最终采取助孕技术人工授精或试管婴儿,对此往往抱有很高的期望,并且认为这是治疗妊娠的最后机会。一旦妊娠失败,要承受巨大的身体和精神上的创伤。由于不孕而产生强烈的心理压抑,不愿与他人交谈、交往,将一切苦闷都埋在自己心里,从而造成不良的心理恶性循环。在这种情况下,即使工作取得成绩,也总是高兴不起来,并且时常因一点小事而大怒。

11. 悲伤心理 不孕患者往往开始于治疗的不成功,对医生的诊断感到意外和震惊,她们认为不孕症不可能发生在自己身上,很难接受不孕的现状。她们可能经历悲痛、压抑、震惊、否认、愤怒、内疚、孤独,甚至在这种沉重打击下精神完全崩溃。女性为丧失妊娠、分娩、哺乳等女性特权而难过。有时她们还不得不为社会的歧视和朋友、亲人的不理解而难过。

12. 怀疑心理 不孕症患者会怀疑医生的诊断及检查结果的可靠性,到处乱求医,对治疗没有正确的认识,加上反复住院,给经济、家庭带来影响,导致精力不集中、多疑,使家庭生活秩序被打乱而难以应付。

(二)心理治疗与干预

1. 一般性心理治疗 抓住患者对医务人员的依赖心理,与患者进行友好、和睦的交谈,建立和谐、融洽的医患关系。深入细致地讲解相关疾病的发生、发展及治疗前景,以及治疗过程中可能出现的不适和处理方法。就专业问题回答患者的各种疑问,说明不孕症并非仅此数人,消除不公心理,使患者得到精神上的安慰和情绪上的稳定。对个别有隐私的患者可进行个别交谈,并为患者保密,指出产生心理障碍的症结所在,着重疏导,促使他们建立良好的心理状态。

2. 渐进松弛疗法 针对患者存在的紧张、焦虑、抑郁情绪,采用渐进松弛疗法。让患者坐在沙发上,微闭双眼,全身放松,并按操作程序进行训练,每次练习20分钟,经过连续2次训练,患者基本掌握了操作训练程序后,嘱其回家后每天进行2次训练,每次要求15~20分钟。

3. 认知疗法 在进行放松训练之后,我们根据患者存在的抑郁情绪,对其进行认知治疗。针对患者存在的不良认知,通过与其一起分析、讨论和记治疗日记的方法,说明不良认知产生的原因及危害性,使其逐渐能以理性的认知方式去面对现实。该治疗方法1次/周,每次进行30~60分钟。

4. 不孕症患者心理支持系统 社会环境对女性不孕症患者的压力常常影响其应对方式,导致其产生不良的心理状态。社会应对女性不孕症患者给予更多的理解和宽容,其亲属应对其给予帮助和精神支持。在不孕症治疗早期,女性不孕症患者更需要社会的关心和支持,特别是其丈夫的关心和支持,夫妻关系越亲密,使她们承受压力的能力增强。社会应为女性不孕症患者建立心理支持系统,营造一个宽松的生活环境,才有利于女性不孕症患者调整心态,消除心理障碍,减少抑郁等负性情绪,增加受孕机会。

四、生殖系统肿瘤常见心身问题

(一)概述

1. 前列腺癌　前列腺癌是指发生在前列腺的上皮性恶性肿瘤,是男性生殖系统最常见的恶性肿瘤。前列腺癌可经局部、淋巴和血行播散,远处转移以骨转移最常见。位于我国男性肿瘤发病率的第六位。

2. 睾丸癌　15~30 岁男性人群中最普遍的固态肿瘤。年轻人中发病率和死亡率都高于老年人。我国人群中发病率较低。

3. 子宫癌　是发生在子宫部位的一系列恶性肿瘤,最为常见的是子宫内膜癌和宫颈癌。子宫癌是最常见的女性生殖系统肿瘤,每年大约 30 万女性死于子宫癌,占女性肿瘤死亡总数的 9%。目前世界宫颈癌治疗后总五年存活率为 55.5%,约半数的患者治疗后一年内复发。据估计,我国每年新发病例 13.1 万,约占世界宫颈癌新发病例的 28.8%。

4. 卵巢癌　卵巢恶性肿瘤占妇科恶性肿瘤的 23%~27%,死亡率为妇科恶性肿瘤之首。发病率仅次于宫颈癌、宫体癌,位居第三位,我国仅次于宫颈癌。

(二)常见心身问题

1. 角色紊乱　角色指一个人在社会结构或社会制度中的一个特定位置。但一个人患病后,其角色由一个常态的社会角色转换为患者角色,此时易发生角色冲突。对策:倾听患者诉说,帮助其接受现实的状况,尽快适应角色要求,配合治疗。

2. 退化和依赖　出于对疾病的担心,患者在行为上产生退化,心理上产生依赖(家人和朋友),这是一种消极情绪,可降低患者自身免疫力,缺乏抵御疾病的信心和能力,不利于疾病康复。对策:鼓励患者恢复信息和自尊,让患者做一些力所能及的事情。

3. 焦虑　大多数肿瘤患者,从发现症状/忍受诊断性检查开始,持续至完成治疗,一直处于十分紧张焦虑的心理状态。焦虑性精神障碍常见的症状和体征涉及躯体的各个系统。焦虑的程度与个人的心理素质/受教育程度/生活体验以及应对能力有关。焦虑程度严重时,则变为惊恐。可有如下具体表现:

(1)表情:面容绷紧、愁眉苦脸。

(2)行为:言语忧郁、坐立不安、双拳紧握、玩弄手指、吸烟。

(3)精神:注意力不集中、记忆力下降、日常兴趣减退、失眠、噩梦、嗜睡。

(4)神经:头痛、细微震颤、肢体麻木、协调性差、手掌潮湿、多汗。

(5)心血管系统:心悸、窦性心动过速、收缩压升高、心前区疼痛。

(6)呼吸系统:过度呼吸、呼吸困难、窒息感。

(7)胃肠道系统:厌食、腹泻、烧灼感、吞气。

(8)生殖泌尿系统:阳痿、性冷淡、尿频尿急、排泄不畅、经期疼痛、月经紊乱。

4. 抑郁　据相关资料显示,50% 的肿瘤患者伴有抑郁情绪。可有以下具体表现:

(1)精神:患者情绪低落,心境悲观,有自身感觉不良,对日常生活兴趣缺乏,多伴有睡眠障碍。

(2)身体:食欲缺乏严重,并导致机体免疫功能降低,加重已有的病情。抑郁情绪还可以使机体神经/内分泌功能发生紊乱,从而破坏内环境的平衡,此时被抑制的癌细胞将再度处于活跃状态。

肿瘤患者易发生抑郁的生物社会因素有:①生物性因素,如年龄小、有抑郁家族史、既往患有抑郁障碍、晚期癌症、某些肿瘤类型、疼痛、疲乏等;②心理因素,如低自尊、消极的态度、习惯性压抑自己的负性情绪;③社会因素,如社会支持系统差、社会功能差、近期有丧失、应激生活事件、物质滥用等。

5. 恐惧　恐惧是人类最基本的情感之一,也是一种重要的适应性心理反应。患者往往高估了恶性肿瘤的死亡率,低估了其治愈率,而且视恶性肿瘤为最令人惊恐的疾病。肿瘤患者的恐惧可有以下具体表现:

（1）情绪：恐慌。

（2）行为：警惕、哭泣、挑衅性行为、冲动行为、行为失控。

（3）生理功能改变：如皮肤苍白、出汗、寒颤、心悸、心率加快、血压升高、呼吸急促、尿频、尿急等。

6. 绝望　随着病情加重，患者体重下降以及各种治疗副作用的产生，患者会感到万念俱灰，丧失希望。可有以下具体表现：

（1）轻者郁郁寡欢，沉默少语，不愿与人接触，失去治疗信心。

（2）重者听不进医护人员或家属和朋友的劝说，易怒、对立情绪、不服从、挑衅、不遵从医嘱等。

（3）更有甚者可能消极厌世，产生自杀行为。

（4）也有的患者有认识能力和自我评价能力，不给他人增加烦恼和痛苦，表现得较为平静。

此外，也有患者心理上发生过分依赖，表现为自己能做的也要家属做，过分依赖家属，希望家属及医护人员给予更多关注。情感脆弱，意志衰退。依赖是一种消极情绪，可降低患者的自身免疫功能，缺乏抵御疾病的信心和能力。因此，癌症患者和家人能够适度地调整自己的情绪是非常重要的，甚至与进行癌症的治疗同等重要。

（三）干预和对策

1. 基于评估的治疗（MBC）是指在全面评估的基础上选择药物，并根据评估结果调整治疗方案。对癌症患者的焦虑最有效的治疗是包括心理治疗和药物治疗的综合治疗。心理治疗对减轻癌症伴发的焦虑障碍是有效的，可以降低孤独感，加强应对技巧。在轻度到中度的焦虑障碍患者中可仅使用心理治疗。对药物治疗和心理治疗的对比研究发现，药物治疗有显著的疗效并且起效较快。常用的抗焦虑药物有苯二氮䓬类药物、抗抑郁药和某些抗精神病药，要注意与抗癌药物之间可能的相互作用，小剂量开始服用，如果耐受好再逐渐增加剂量。

2. 对于肿瘤患者的抑郁，常推荐采取心理治疗联合药物治疗的综合治疗。可采取个体心理治疗或团体治疗的方式，常采用的心理治疗有：支持性心理治疗、认知行为治疗等。抗抑郁药物可以有效控制肿瘤患者的抑郁症状，肿瘤患者的一线抗抑郁药为 SSRIs、SNRIs 和 NaSSA。采用药物

治疗时，起始和维持剂量要比身体健康的精神疾病患者的剂量低，要考虑到对抗癌治疗和癌症所在器官功能的影响。建立和保持一种强有力的协作治疗联盟，包括医生、护士、患者、家属等，以使治疗更有效，有计划性并能更好地完成，其目标是减少症状的发生频率和严重性，改善患者的功能和生活质量。

（1）尽早地认清现实：虽然面对现实是残酷的，但是，逃避更是无济于事的。承认现实是一个通过的过程，可以在内心中告诉自己，这个痛苦是正常的。无论谁遇到这样的事情都会痛苦。不要和自己的痛苦作斗争，而是先接纳自己的痛苦。然后，采取正确的方式去宣泄痛苦，比如说痛哭、向别人倾诉、做剧烈的运动。值得注意的是，一定要选择正确的宣泄途径，否则，错误的宣泄方式必然导致更痛苦的后果。

（2）积极了解相关知识：恐慌和无助是癌症患者及其家属最常见的心理反应。一般来讲，当我们对一件事物不了解的时候，就更容易出现恐慌感。比如说，当年我们对非典很恐慌，那是因为我们都不了解非典，不知道它的传播途径和治疗方法。对于癌症也一样，如果我们仅仅认为癌症就是绝症，那么内心的恐慌感就会加强。最好的办法是咨询医生，查阅相关的资料，一旦你对患病原因以及治疗方案有了一定的了解，内心的恐慌感就会有所降低。

（3）寻找癌症康复的案例，对患者及家人进行积极鼓励：随着医疗条件的发展，很多癌症患者都得到了很好的医治并康复。癌症患者的家人不妨多找一些这方面的案例，与癌症患者一同学习。这里最主要学习的是一种应对困难的能力，以及一种乐观的态度。保持一种良好的心态，以及一种对未来的希望，对于治疗和康复会起到很关键的作用。

（4）寻找一个圈子，获取情感的支持：癌症患者和家属不妨有意识地寻找一个圈子。由于圈子成员有某些共同的遭遇，所以更容易相互理解，相互支持。这个圈子可以是网络方面的，也可以是病友之间的。如果能发挥主动性，去当一个圈子的带动人，那么你获得的精神力量将更强。

（5）丰富生活，转移注意力：听听音乐、散散步、养养花等，这些业余爱好能很好地转移注意

力。因此，在保证患者休息的基础上，也要积极丰富他们的生活。患者家属也应该有这样的意识，因为好情绪也是可以互相影响互相带动的。而这种好的情绪状态，将让患者的康复概率大大提高。

（6）学会表达情感：有研究显示，C型人格（即易患癌症的行为模式，也称为"C型行为模式"）有两个特征，一是过分克制、忍让、屈服，压抑内心的愤怒、怨恨，称为"情感难言症"或情感表达不良；二是倾向于悲观消极，易产生失望、抑郁、无助感。癌症患者如果把内心的痛苦等负性情绪向别人表达出来，不但会减轻负性情绪，还能获得别人的支持、关心和帮助。

（7）心理康复方法：在心理支持前，应首先了解患者的痛苦，经过分析、解释和诱导、劝说，改变患者的不良认知，降低患者的消极情绪反应。并利用一定的行为训练技术，对抗患者的应激反应及调整患者的心身状态。家属可请求医生向患者讲解有关疾病的知识、治疗方法及接受一定的训练。借助个体之间的相互作用、相互影响来帮助患者改善消极情绪，矫正不良行为，重建良好的认识。

1）支持疏导疗法：通常认为，人们的情绪反应和行为直接由诱发事件引起。但是合理情绪疗法的理论认为，诱发事件只是引起情绪反应的间接原因，而人们对诱发事件的看法和解释才是引起人们情绪和行为反应的直接原因。应用合理情绪疗法进行肿瘤的康复医疗，首先医务人员要清楚肿瘤患者的情绪反应。其中哪些是不正常的，主要的是什么，怎么引起的，这样可进行心理诊断。然后，医务人员要对患者做细致的解释、说明工作，让患者认识存在的不良情绪与产生的原因，以及对康复治疗的影响，使其对肿瘤的全过程有一个正确的理解。特别是关键问题，要把科学道理讲清楚，改变患者的消极情绪。最后，帮助患者摆脱不良情绪的影响，积极接受和配合康复治疗，挖掘患者自己的潜在能力，争取最好的治疗效果。在整个过程中，医务人员应当与患者及其亲属建立良好的关系。

2）放松疗法：放松疗法主要是对肿瘤患者利用渐进的身心放松法、音乐治疗、气功、太极拳等方式，或组织患者观看轻松、愉快的文艺演出，解除其心理上的压力，缓和精神紧张，克服情绪上的波动，从而促进患者的康复。有条件时，还可以组织病情缓解而稳定的患者，到海滨、山区或其他安静的风景区短期休假和疗养，这对于肿瘤患者的康复也是有益的。所谓集体疗法，也就是对肿瘤患者以集体、群体为对象给予心理治疗。这种集体疗法，除了心理医生、肿瘤专科医生的作用外，通过肿瘤患者集体成员之间的讲座互相作用、互相影响，使患者明白什么是对，什么是错，从而治疗和矫正自己的心理障碍与不良行为。在这种特殊患者集体的帮助鼓励下，心理治疗效果好，见效快。如癌症俱乐部就是一种比较典型的集体疗法。目前认为这种集体疗法为肿瘤患者提供了互相帮助的场所和交流信息的机会，有利于塑造良好的行为，促进同命运人之间的相互支持。对癌症的恐慌心理逐渐减轻，情绪好转，渐渐鼓起生活的信心和勇气。

有研究表明，心理因素和社会因素与肿瘤的发生发展有一定关系，不良生活事件/负性情绪/不良行为及某些个性特征都是肿瘤发生发展的"催化剂"，而患病后的应对方式直接影响疾病的治疗效果。通过心理咨询和心理护理、家庭干预和社会回归，一定程度上减轻了患者的心理压力，树立了生活的信心，延长了患者的生存时间。干预措施对延长癌症病例的生存时间具有明显的促进作用，这与世界卫生组织（WHO）所倡导的生物 - 心理 - 社会医学模式是一致的。

（陆 峥）

参 考 文 献

1. 陆林,沈渔邨. 精神病学. 6 版. 北京:人民卫生出版社, 2018.

2. 郝伟,陆林. 精神病学. 8 版. 北京:人民卫生出版社, 2018.

3. 吴文源,张明园. 社会精神医学. 北京:人民卫生出版社, 2011.

4. 吕贝卡·库克,伯纳德·狄更斯,穆罕默德·法塔拉. 生殖健康与人权:从医学、伦理学和法学的视角综合探讨. 高明静,译. 北京:中国人口出版社, 2005.

5. 邱仁宗. 生殖健康与伦理学. 北京:中国协和医科大学出版社, 2012.

6. 张慧琴. 生殖医学理论与实践. 2 版. 上海:上海世界图书出版公司, 2014.

7. 杨凤池,崔光成. 医学心理学. 4 版. 北京:北京大学医学出版社, 2018.

8. Rincón-Cortés M, Herman JP, Lupien S, et al. Stress: Influence of sex, reproductive status and gender. Neurobiol Stress, 2019, 10: 100155.

9. Hocaoglu MB, Gurkas S, Karaderi T. Cyprus Women's Health Research (COHERE) initiative: determining the relative burden of women's health conditions and related co-morbidities in an Eastern Mediterranean population. BMC Womens Health, 2019, 19(1): 50.

10. David Semple, Roger Smyth. Oxford handbook of psychiatry. 3rd ed. New York: Oxford University Press, 2013.

第二十二章　儿童少年期常见的心身医学问题

第一节　概　　述

一、概念

儿童少年期心身医学问题,国外也称为儿科心身医学(pediatric psychosomatic medicine,PPM),其涉及的范围有狭义和广义之分,目前对该类问题研究的范畴包括:①心身反应,由于心理应激导致的一过性生理反应,如心慌、胸闷、胃酸分泌过多等,压力解除后症状可消失。②心身障碍,持续的心理应激导致器官系统的不可逆改变,器官出现了形态学、组织学或病理学的改变,从而可以明确地诊断某种躯体疾病,例如糖尿病、高血压。③躯体疾病所致的心理行为问题,严重的躯体疾病、急性起病的躯体疾病以及慢性的躯体疾病往往也可作为应激导致儿童的心理和行为问题。在这些情况下,躯体疾病的发生不一定和心理因素相关,但是由于超过了儿童的应对能力,也可继发出现心理行为问题,这也是 PPM 关注的一个领域。

在 PPM 临床和研究领域,常常会使用“躯体化”(somatization)这一名词,躯体化是指以躯体症状表达精神不适的一种现象,或者说个体存在心理冲突或情绪不适,但是没有表现心理症状,而主诉各种躯体不适和躯体症状。

此外,需要注意的是,其他的一些领域或诊断系统虽然使用了不同的概念和名词,如:“躯体形式障碍”(somatoform disorder)、“躯体症状障碍”(somatic symptom disorder)、“躯体不适障碍”(bodily distress disorder,BDD)、“医学无法解释的躯体症状”(medically unexplained somatic symptoms)、“功能性躯体综合征”(functional somatic syndromes)、“自主神经系统功能紊乱”等,但是上述这些领域所描述的

临床疾病/问题与心身问题有非常多的重叠和交叉,只是不同的专业领域从不同的切入点和角度来进行探索和定义。因此,在这些领域得到的结果和信息对于理解儿童少年的心身医学问题也依然非常有价值。

二、流行病学

心身问题在儿童少年中常见吗?由于对心身问题定义的差异以及研究方法和研究工具的不同,对心身问题发生率的报道不尽相同。此外,儿童对心身问题的报告取决于其年龄、语言表达能力、情感分化程度以及是否愿意去表达。

一般认为心身问题主诉(相当于前述的“心身反应”)在儿童少年中非常普遍,其中有很大一部分躯体症状经过评估无法进行解释,其报告率在 10%~25% 之间,甚至有报道认为在 4~11 岁的儿童中,至少有 46% 的孩子每周至少出现一次某种心身不适主诉。头痛和腹痛是儿童中最常见的症状。国外研究报道,9~12 岁的大龄儿童中,8%~25% 曾出现过腹痛主诉;12~15 岁的青少年中,14%~19% 曾出现过头痛主诉。来自中国浙江的调查显示,超过 1/3 的高年级小学生(9~12 岁)报告每周一次的身体不适症状,其中 37% 是头痛,36% 是腹痛。

心身问题(心身反应)发生受到诸多因素的影响,一般人口学因素包括:性别方面,虽然研究结果不完全一致,但一般认为女童高于男童;年龄因素方面,大多数研究发现其发生率从青春期开始攀升;家庭关系和家庭结构不同则心身问题发生率不同,在瑞典 12~15 岁的青少年中,在父母双方共同监护权(joint physical custody)下生活的孩子其心身症状报告率(14%)低于只和父母一方生活的孩子(22%),但是高于完整家庭的孩子(13%)。

社会文化、经济、竞争压力等因素亦有影响，大城市儿童的心身问题主诉高于小城市、小城市高于农村；二代移民的青少年比当地居民报告更多的心身问题。一项来自瑞典的报告显示，2011年有24.3%的女孩和9.0%的男孩报告高水平的躯体症状，而1988年的报告率分别为女孩16.7%和男孩5.0%，随之增长的是学校对学生学习的要求。来自全球研究的荟萃分析数据显示：受霸凌的孩子心身问题发生率高于无被霸凌史的孩子，前者心身问题的发生率约为后者的2.17（前瞻性研究）~2.39倍（横断面研究）。对来自北欧四国（瑞典、芬兰、挪威、丹麦）15岁青少年心身问题的随访研究显示：20年间，存在明显心身问题的孩子的比例，男孩从1994年的3.3%~8.5%上升至2014年的7.0%~15.4%，女孩从9.3%~21.1%上升至19.6%~36.4%。我国在过去的几十年间也经历了快速的经济和城市化发展，生活环境以及文化和价值系统也发生了显著改变，推测儿童少年的心身问题表现和发生率也在改变，但是目前尚缺乏相关的纵向研究数据。

心身障碍的患病率（或发病率）则一般低于上述心身问题的检出率，不过具体数据受到疾病的严重程度、研究方法、研究工具以及研究年限的影响。如国内<15岁儿童少年的1型糖尿病发病率为1.9/10万人年，而儿童少年（0~14岁）哮喘患病率为3.02%。儿童偏头痛的患病率为2%~5%、儿童肠易激综合征患病率11%~14%。天津市儿童少年肥胖的患病率从1985年的0.31%上升至2005年的11.97%，提示经济和社会文化的变迁对该类问题的影响显著。

急性、严重或慢性躯体疾病带来的躯体不适、治疗、住院等过程都会给儿童带来心理冲击，焦虑、抑郁和行为问题都可能不同程度出现。例如，癌症幸存儿童抑郁症状显著高于其同胞兄弟姐妹，肺移植等待名单中的儿童中有20%符合某一种精神疾病诊断，接受透析的慢性肾脏疾病患儿中超过50%的患儿符合精神疾病诊断，最常见的是适应障碍、焦虑抑郁、分离焦虑障碍。即使是接受像扁桃体切除术这样的小手术后，在89个儿童中也有17%的儿童会陷入短暂的抑郁状态。同时需要注意的是，严重的儿童躯体疾病也会给其父母带来急性或慢性的压力，导致父母出现情绪、

心理和行为变化，如约33%的肿瘤儿童的父母在得知诊断的1周内会出现各种负性情绪，约一半的父母在得知诊断的4个月中会出现各种创伤后应激障碍的症状。父母的负性情绪状态会影响其为儿童提供支持的能力，也需要临床中关注和处理。

三、常见表现和症状

儿童少年最常见的心身症状是头痛和腹痛，不过心身症状和主诉可能涉及各个器官和系统，各个系统常见的心身反应和心身障碍如下：①心血管系统，心慌、早搏、心律不齐、高血压；②呼吸系统，呼吸困难、胸闷、哮喘；③消化系统，恶心、腹痛、便秘、消化不良、腹胀、异食癖、周期性呕吐、暴食症、神经性厌食症；④神经系统，头晕、躯体麻木感、疲乏、偏头痛、转换性瘫痪、假性癫痫发作、口吃；⑤慢性疼痛，头痛、背痛、腹痛；⑥内分泌系统，月经紊乱、肥胖、糖尿病、性早熟或发育延迟；⑦精神皮肤疾病，湿疹、拔毛癖、咬甲癖、神经性皮炎；⑧泌尿系统，神经性尿频；⑨其他，过敏、慢性疲劳和睡眠问题等。

在临床上，除了躯体症状外，患儿往往会伴有情绪问题（情绪低落、紧张、恐惧、担忧等）、行为症状（发脾气、逆反、违纪、网络依赖、品行问题等）。严重的患儿还可同时伴有认知功能下降，表现为注意力和记忆力减退、成绩下降等。患儿的社会功能也会随之受损，视病情轻重可能出现学业适应困难（厌学、逃学等）、人际关系冲突（亲子关系、同伴关系等）、甚至生活自理能力倒退等表现。

四、筛查和处理儿童少年心身问题的意义

由于患儿语言表达能力有限，情感体验没有完全分化，因此不少患儿，特别是低龄儿童不容易准确表达自己遭遇的事件、想法和情感体验，因此心身症状可以作为一个"警报信号"（alarm signals）提醒照料者去关注和发现其背后的应激事件。遭遇家庭冲突、虐待、霸凌、过高学业压力等情况的儿童，其心身问题的发生率显著升高，因此对于查无器质性疾病、但反复出现躯体主诉的患儿，或者在典型的心身障碍的处理过程中，都需

要尽早评估和探索患儿是否存在应激事件并及时进行处理。

此外，已有研究表明，心身问题主诉和潜在的精神心理的异常状态，如焦虑、抑郁、恐惧等负性情绪相关，甚至部分患儿已经符合某种心理疾患的诊断，如果临床医师有整体的医学观，就可以通过心身症状这条线索尽早发现患儿的心理或精神问题，从而尽早诊断、尽早治疗、改善预后。

对于躯体疾病导致心理行为问题的患儿，及早给予心理评估、进行必要的处理（精神药物、心理治疗等），并给予家庭成员心理支持等措施，可以改善家庭的治疗依从性、改善患儿睡眠饮食和情绪，有利于减轻照料者的压力、促进患儿躯体疾病的康复、缩短住院天数、降低疾病费用和负担。

五、心身问题对儿童少年发展的影响

儿童少年不仅处于身体发育高峰期，同时也是心理发展的关键时期，心身问题如不能得到及时有效的诊疗，往往影响儿童身体发育、人格形成、认知发展，并可能导致教育中断，限制儿童社会经验的获得。

1. 生理发展 各种心身障碍都会直接或间接的对患儿身体功能造成影响。例如：患有哮喘的儿童会被限制活动，心血管系统不能得到有效的锻炼，进一步影响氧供，加重病情；患有进食障碍的患儿可能会因体重过低，导致各种生理功能改变，患儿低血压、低体温、低蛋白、低血糖、内分泌功能紊乱，可导致青春期发育缓慢、甚至威胁生命；肥胖儿童的心肺功能负担加重，运动后带来的不适与挫败感，会让儿童更加抗拒运动。肥胖还会影响生化指标，过早的罹患脂肪肝、糖尿病等慢性疾病。此外，如果患儿受到疾病影响长期处于焦虑、抑郁等负面情绪中，影响机体生理活动，通过体液、神经途径而导致胃肠动力下降，使得免疫系统更加脆弱，导致躯体疾病病情加重、持久不愈或病情反复发作，从而形成恶性循环。

2. 心理发展 慢性心身障碍对不同年龄段患儿心理发展的影响存在差异。在婴幼儿期（0~3岁），疾病会阻碍儿童接触环境，干扰儿童对父母的依恋关系，患儿会感到无助、对他人缺乏信任。疾病导致患儿身体发育落后，父母对患儿要求低，没有进行顺应年龄发展的技能训练，膀

胱和肠道功能受到影响；学龄前期及学龄期儿童（4~12岁），父母的过度保护，因疾病而限制患儿的社会活动，使患儿与同龄人疏远，可能使患儿心理发展受到阻碍，影响患儿主动性、自尊和自我意识的正常发展；青少年（13~18岁）可能会更担心疾病对外表及社会功能的影响，由此引发的负性情绪可能会导致潜在的行为风险如厌学、品行问题等，这些问题又可能会对他们的教育水平产生长期影响。

3. 精神疾病风险 罹患心身障碍的儿童少年其精神疾病发病风险也不可忽视。患有睡眠障碍的儿童少年有更高的认知功能损害风险，注意力、工作记忆均受影响。患有腹痛的儿童少年，其在成年后不一定仍会有躯体症状，但出现精神疾病如抑郁症、焦虑症以及其他精神障碍的风险会更高。糖尿病、肥胖、进食障碍的患儿共病抑郁症、偏头痛以及肠易激综合征患儿共病焦虑症的风险均升高。对于那些在儿童和青少年时期即出现抑郁症状的心身障碍患儿，其成年后出现抑郁发作甚至自杀的可能性亦增加。

第二节 病因和发病机制

一、病因

（一）生物易感性

生物易感性是指遗传基础所决定的个体患病的风险，也可以理解为在相同环境下，不同个体患病的潜在风险。心身障碍的发生可能是遗传基因和后天环境共同作用的结果。心身障碍如肥胖、糖尿病、哮喘等有明显的家族聚集性。临床上可观察到：患有心身障碍的孩子，其父母更有可能是心身障碍患者，同卵双生子患同种心身障碍的概率达到29%。某些心身障碍有一定的遗传度，如家系和双生子研究发现，偏头痛的遗传度为42%（95% 可信区间为 36%~47%）。此外，心身障碍与精神疾病有共同的易感基因，如5-羟色胺转运体蛋白基因多态性不仅与抑郁症、焦虑症、强迫症等精神疾病相关，亦是肠易激综合征、哮喘及偏头痛等心身障碍的易感基因。

儿童的气质类型是与遗传有关的、先天的、稳定的个性心理特征。目前研究认为，气质特点也

会影响心身症状的发生。具有敏感、情绪不稳定、依赖性、神经质等特征的个体更易罹患哮喘、消化性溃疡等疾病；而具有冲动、易怒、焦虑、敌意、A 型行为等特征的个体更易罹患糖尿病及心血管疾病。

（二）依恋及家庭因素

家庭是儿童健康发展的重要环境，是影响整个生命周期中身体和心理健康的重要环节，也是儿童少年出现心身障碍的重要影响因素之一。在接诊儿童少年患者时，需要考虑到他们的家庭结构以及亲子关系，以便评估家庭对其影响的大小。危险家庭的关系特征是主要照料者之间的冲突、争斗、冷漠、不支持和忽视。此外，家庭成员之间缺乏沟通、家庭气氛沉闷、娱乐性低等亦不利于儿童的心理发展。这些家庭特征与后代生物易感性相互作用，通过对交感神经系统和下丘脑－垂体－肾上腺皮质等生物调节系统的影响，最终导致社会行为、心理功能紊乱，增加子代心身障碍的风险。

在家庭环境中，孩子出生后会与亲近的照料者，特别是母亲建立起依恋（attachment）关系，这是个体早期生活中最重要的社会关系，对个体智力、情绪、社会性、甚至成年后的发展都会产生重大的影响。良好的依恋关系会让儿童拥有安全感、信任感，能够促使儿童更自由地表达情感，促进儿童认知的发展和良好性格的形成。亲子活动会促进依恋关系的建立和孩子的健康成长，临床治疗中有必要指导父母与儿童进行积极的互动。如果依恋质量不高，则使儿童缺乏安全感和自信、情绪不稳定、负性情绪体验较多，往往需要通过躯体症状来表达情绪。不仅如此，父母幼年时期的依恋关系模式也会影响到他们养育子女的方式，这也有可能是父母与子女间为何会有相似的心身症状的原因之一。

父母关系不良，儿童发生心身问题的概率增大。核心家庭的儿童比分居家庭的儿童出现心身问题要少；即便是父母离异后，能够与父母双方有同样生活时间的儿童比那些仅与父母一方生活的儿童的心身问题要少。

儿童遭受虐待或忽视，会影响其长期的健康状况，增加罹患糖尿病、呼吸系统疾病、营养不良等问题的风险，不仅会导致生理伤害，也可产生心理上的创伤或长期的不良情绪体验。虐待指父母、监护人或其他年长者对儿童施以躯体暴力或性暴力，造成儿童躯体与情感的伤害，甚至导致死亡的现象；忽视则指那些对儿童负有养育、照顾责任的成人对儿童的物质/情感需要、生活监护、人身保护、医疗卫生、教育等方面的基本需求，部分或完全漠视。You 等人研究发现，童年逆境是慢性疼痛的易感因素，儿童期情感虐待的严重程度与疼痛耐受性降低亦有关。另有研究显示，遭受父母虐待的儿童，其血管疾病、自身免疫性疾病和过早死亡的风险更高。此外，经常遭受性虐待与年轻成年男性的糖尿病密切相关，女童遭受虐待甚至还增加其未来产后肥胖、子女哮喘和过敏的风险。

（三）社会及文化因素

儿童少年的心身问题有着与成人相似的社会、环境和经济决定因素。缺乏归属感、人际关系冲突（亲子关系、同胞关系、同伴关系、师生关系等）、竞争压力过大、遭受霸凌等都是儿童少年心身症状的社会危险因素。另外，在某些文化中不鼓励情感的表达，当孩子感受到报告身体症状比报告情感痛苦更能吸引注意力时，就会发生躯体化，导致不必要的治疗。

城市作为一个地区经济和文化的中心，给人们生活带来便捷与更多的发展可能，但"不健康"的城市环境却可能带来更大的生活压力，并且越是处于大城市的主城区、竞争压力越大，心身障碍发生率越高。最近研究表明，城市教育和生活都与杏仁核活动的增加有关，而杏仁核活动的增加与焦虑抑郁症状密切相关。

社会经济地位低、贫困、社会不平等、失业率的增加等都会加剧青少年的心理健康劣势、增加心身障碍发生的风险。生命早期暴露于不安定的环境中，一方面影响儿童的大脑发育，另一方面导致父母压力大、与孩子的互动少、亲子关系紧张，因而不能满足儿童的安全依恋需求。同时，不安定的环境可能还会增加儿童受同伴霸凌的风险，这些因素都可使儿童少年更容易表现出诸如头痛、头晕、背痛、腹痛、皮肤问题、睡眠问题等各种症状，并且儿童期受霸凌还预示着成年早期的超重。然而也有研究发现，个体长期暴露在紧张而不安全的环境中，个体的应激反应反而可能会降低,这种适应被称为"习惯化",这或许是那些在相同环境中长大的孩子没有表现出心身障碍的原因。

现代社会文化变迁带来了更多全球性迁移,如移民,不同文化的融合和碰撞,可能带来"文化休克",出现适应问题,也是儿童心身障碍的潜在影响因素。有研究表明,移民人群比当地居民报告更多的躯体不适症状。此外,信息技术的发展为儿童少年提供了前所未有的获取知识和发展的机会,但随之而来的网络游戏、网络霸凌、网络骚扰却成为日益严重的公共问题。长时间沉迷于网络游戏、逃避现实的青少年更可能出现负性情绪、心身问题、不良行为和自杀倾向。此外,有研究表明,网络暴力也成为儿童心身障碍新的诱因,尤其在社会支持度不佳的人群中。

在国内,独生子女的心身健康问题值得关注。这些孩子是家庭的重中之重,常常被精细抚养,而喂养得过饱过精细可能出现营养过剩,导致肥胖、高血脂、性早熟等。在城市中的孩子学习竞争压力日益增加、和同龄人交往机会不足,加之父母工作繁忙、亲子互动时间少,可能导致儿童任性、自私、不容易与他人建立和谐的社交关系。当竞争压力过高、而情感宣泄渠道不畅时,则可能出现各种心身躯体症状;另一个值得关注的问题是"留守儿童",父母因为外出打工背井离乡,儿童跟随祖父母或其他亲戚一起生活,祖辈忙于生计往往忽视儿童安全及情感需求,和城市儿童相比,农村"留守儿童"在物质方面的享受也比较匮乏,导致部分儿童出现自卑、孤僻、过早结束学业步入社会等情况,也可能增加心身问题的风险。

(四)自然环境与污染因素

现代社会工业发展和环境污染的加重,对儿童心身健康也带来影响。长期生活在铅镉污染重地,可引起神经系统损害,导致儿童智商低、多动、学习困难,并干扰钙的代谢,导致儿童体格发育落后;各种人工照明、电子设备光背景,便利了生活的同时也扰乱了机体的生物节律,会引起神经内分泌和免疫系统功能紊乱,儿童容易烦躁易怒、焦虑失眠,并增加罹患眼病、皮肤病、骨质疏松、肥胖、心血管病等的风险;大气污染方面,如近年社会关注度较高的雾霾,不仅会导致呼吸系统疾病多发,还会使光照减少,松果体功能异常,影响甲状腺素、肾上腺素等激素分泌,导致情绪萎靡,压抑多疑,甚至影响儿童智力发育;另外,在自然环境中进行户外活动可减少抑郁症的消极症状,降低儿童心身障碍的患病率,但现代大城市儿童每天的户外活动时间不足,也会潜在增加出现心身问题的风险。

二、心身问题产生的机制

(一)现有发现和假说

现有研究认为,心理应激(stress)和压力可直接通过大脑皮质对下级脑区及其支配的内分泌系统和自主神经系统起作用,参与应激调控的主要脑区包括眶额叶皮质和前扣带回、边缘系统的杏仁核和海马、下丘脑、蓝斑、臂旁核等区域。此外,应激状态下免疫系统也发生了适应性的改变。长期压力可能改变相关的神经回路、大脑的结构和功能、免疫细胞受体的敏感性,或者造成体液、激素和酶等的异常,导致各种急性或慢性内环境的不稳定,影响机体的生理活动,造成心身障碍。

1. 下丘脑－垂体－肾上腺轴(hypothalamic-pituitary-adrenal axis, HPA):肾上腺皮质系统激活　HPA轴是应激状态下神经内分泌系统反应的重要组成部分,参与调控应激反应,调节多种心身活动,如情绪、内分泌系统、消化系统、免疫系统等,维持机体动态平衡。心理应激导致躯体障碍可能的机制之一是应激激活了HPA轴,使肾上腺皮质合成和释放的糖皮质激素(glucocorticoids, GCs)增多,而GCs是应激反应过程中的关键激素。一方面,GCs的持续增高可作用于脂肪细胞、内皮细胞、胰岛细胞等,使得肥胖、冠心病、糖尿病等心身障碍的患病风险增高;另一方面,高水平的GCs作用于海马,可导致海马锥体细胞凋亡,使得认知功能受损。青春期的HPA轴尚在逐渐成熟的过程中,此阶段HPA轴反应性增加,对应激源刺激会更加敏感,导致出现上述变化的可能性也随之增加。

在中枢,GCs通过内皮细胞的P-糖蛋白(P-glycoprotein, P-gp)转运体跨越血脑屏障,与大脑中小胶质细胞表面的GCs受体结合,使得小胶质细胞持续处于促进炎症激活的状态,而持续的中枢炎症可以阻碍单胺类神经递质合成(5-羟色胺、去甲肾上腺素和多巴胺等),导致焦虑和抑郁发生。在外周,增多的 GCs 激活肝脏色氨酸吡咯化酶,降解血中的色氨酸,最终导致中枢 5-羟色胺的合成原料不足,从而引发抑郁。动物实验中,婴幼儿期严重的应激如母婴分离,可改变 GCs 受体表观遗传调控,增加其 DNA 甲基化,减少其在免疫细胞和神经表面的表达,增加对 GCs 的抵抗。

2. 下丘脑-垂体-肾上腺轴(HPA):肾上腺髓质系统激活　应激状态下 HPA 轴的激活还可作用于交感神经-肾上腺髓质系统,导致交感神经兴奋,交感兴奋还与应激状态下脑干蓝斑的激活有关。从而出现循环系统功能亢进,引起心率加快、心肌收缩力加强、血压升高、提高心输出量,个体可产生心悸、憋闷等不适,如果应激持续存在可发展为高血压,或出现早搏等心律失常。交感兴奋所致的过量去甲肾上腺素释放还可导致血小板反复被激活,释放多种促凝物质及强烈的血管收缩物质,加速动脉硬化、内皮损伤的进程,增加血栓形成的风险。

应激主要引起交感神经兴奋,有时也可引起副交感神经兴奋,会加重哮喘儿童的气道高反应;应激还可改变机体正常的免疫功能,引起体内细胞因子的变化,促进大量生物活性物质的释放,加重气道炎症反应。而哮喘反复发作和发作时的痛苦会造成患儿强烈恐惧和焦虑,又可促使哮喘条件反射的形成,一旦出现心理应激的紧张状态便引起哮喘发作。

3. 脑-肠轴(brain-gut axis)功能障碍　脑-肠轴是中枢神经系统与肠神经系统之间的双向信息通道,两者间信号的传导可通过分布于肠神经系统及中枢神经系统中的脑-肠肽,如 5-羟色胺、胆囊收缩素、P 物质、血管活性肠肽等的作用得以实现。应激状态下可通过上述途径导致肠道蠕动性、肠壁通透性和菌群分布发生变化。此外,在长期应激压力下,可导致感觉下行调控系统(descending modulatory system)的功能下降,从而产生"内脏超敏",在这种情况下,外周消化系统并无器质性异常和不良刺激,但是个体始终感觉到腹部疼痛、胀气等不适。"内脏超敏"可能是功能性腹痛的发病机制之一。

近些年研究发现,肠道菌群与肠神经系统之间也有复杂的相互作用。肠道菌群可直接作用于肠道神经系统,肠道菌群产生和分泌的短链脂肪酸是多种细胞的化学信使或信号分子,也会间接对肠神经系统产生作用。另有研究发现,部分特定的菌群会产生和分泌 5-羟色胺、去甲肾上腺素及多巴胺等单胺类物质,这就有可能反向影响宿主的心理变化。

4. 脑-胰岛素抑制(cerebral insulin suppression,CIS)　杏仁核内侧和腹内下丘脑内侧均含有葡萄糖反应神经元,控制交感神经系统和 HPA 轴的活性,抑制胰岛素释放,从而降低葡萄糖转运体 4(glucose transporter 4,GLUT-4)介导葡萄糖进入肌肉和脂肪组织,形成"脑-胰岛素抑制(CIS)"机制。正常体重的个体在应激状态下,大脑通过 CIS 机制来限制外周组织对葡萄糖的吸收,并增强葡萄糖对大脑的供应。研究发现,肥胖儿童 HPA 反应性低,CIS 作用不明显,未被消耗的葡萄糖更容易在外周以脂肪形式被储存下来。

5. 免疫功能紊乱　一方面,在应激状态下,HPA 轴功能亢进导致的 GCs 增高可以诱发免疫细胞凋亡,从而起到抑制炎症的效果,但是在持续 GCs 增高的情况下,免疫细胞上的 GCs 受体敏感性逐渐降低,从而产生对 GCs 效应的抵抗;另一方面,如前所述,GCs 可以透过血脑屏障作用于小胶质细胞,维持其持续的促炎症状态。应激状态还使肠壁通透性发生变化,细菌及细菌代谢产物-微生物相关分子原件(microbial associated molecular patterns,MAMPs)进入循环系统,而后者可以继发激活体内促炎细胞因子的释放,也是引起体内炎症激活的原因之一。上述各个促炎症环节直接激活固有免疫细胞,产生大量促炎细胞因子如白介素 6、α 肿瘤坏死因子、γ 干扰素等,进一步刺激适应性免疫细胞的表达,导致机体(非感染性)炎症水平升高,可引起炎症相关性疾病如神经性皮炎、银屑病、肥胖、桥本甲状腺炎、过敏性疾病等。

(二)未来研究方向

目前在该领域还有不少问题亟待回答,如:已有的心身障碍发病机制研究多以成人为对象,儿童少年的生理心理发育均尚未成熟,人格尚未形成,是否与成人有不同的发病机制,尚不完全明确;同样的环境中,为什么有的儿童对应激的反应会逐渐降低,产生习惯化,而有的儿童不会?躯体不同部位的微生物是否也会对心身健康产生影响？在什么情况下会产生影响？应激情况下什么时候产生免疫抑制、什么时候产生免疫激活？

第三节　儿童少年心身医学问题的治疗

一、治疗原则和方法

儿童少年心身医学问题的处理应采用综合干预的方式，包括对躯体疾病或躯体症状的治疗、心理治疗、联合精神药物治疗、生物反馈治疗等。

（一）积极治疗躯体疾病

如果躯体疾病已经确诊或躯体疾病本身为原发问题，应积极治疗躯体疾病，一般躯体疾病得到有效治疗后，大部分精神症状可以缓解。而对于与社会-心理因素密切相关的继发躯体症状，则应细致地向患者和家属解释症状的实质和发生机制，对于躯体症状特别突出的患者可以对症处理。

（二）心理治疗

在心身问题的治疗当中，心理治疗应作为一种主要的疗法贯穿于始终。心理治疗可帮助有躯体疾病的儿童少年通过提高应对机制而促进心理发展和对疾病的适应过程，还有助于提高他们对治疗的依从性，保持正常的社会功能。对于查无明确的器质性病变，但社会-心理因素在躯体化症状的发生发展过程中起了重要作用的患儿人群，心理治疗可能是最为关键的治疗手段。儿童的心理治疗技术常用的包括家庭治疗、艺术治疗、认知行为治疗、精神动力学治疗等。

儿童少年经常主诉各种躯体不适，而在很多孩子身上这些躯体不适没有明确的医学病因能够解释，躯体化是一种应对压力的方式，孩子的心身症状可能提示他/她遇到了不能逾越的某种障碍，需要得到帮助。在家庭治疗领域，我们把这些孩子叫作"索引"患者（index patient），真正生病的是他/她后面那个系统。Pantin 等学者于 2003 年提出了儿童少年发展生态系统理论，认为儿童的心理健康受到包括宏观系统（文化、语言、价值观等）、微观系统（家庭内、学校内、同伴之间）和中间系统（家庭和学校之间、家庭和同伴之间）等

各级生态系统的影响。孩子不能逾越的障碍可能发生在各层生态发展系统，比如移民、搬家、转校、纷乱冲突的家庭环境、同胞竞争、在学校受到霸凌、不喜欢老师、难以应对的学习压力、同学关系的困扰等。因此，对儿童心身症状的处理不能只关注躯体症状，同时也应积极寻找和明确出现问题的生态系统，进而进行相应的心理行为干预。

1. 家庭治疗　家庭治疗（family therapy）是以家庭为干预单位，通过会谈、行为作业及其他非言语技术去改变家庭成员间不良的互动方式，从而解决个人的问题、消除心理病理现象、促进个体和家庭系统功能的一类心理治疗方法。儿童病患出现的问题常常与他们的家庭有关。和西方国家相比，代际关系界限较模糊（分化程度低）、夫妻情感交流较少、亲子沟通内容的开放性较低、父母对子女的控制性偏高、家庭娱乐性和幽默感不足等情况，常常是需要对中国家庭进行治疗和干预的靶点。

家庭治疗中系统思维是一个有用的视框，所谓"系统思维"，是试图从关系和发展的脉络来理解一个人的心理困扰与问题行为，并从系统脉络中寻求解决之道。因此，面对一个有医学不能解释的躯体症状的患儿，把孩子放到家庭系统中去观察，了解他/她与父母或其他家庭成员的关系和互动模式，可能会发现一些问题。如患儿有一个繁忙的、长期缺位的父亲和持续焦虑抑郁让人担心的母亲，或者父母婚姻濒临破裂，经常争斗、吵架甚至打架，又或者家里多了一个孩子使得父母对患儿表达的爱和关注减少等。上述问题可能会制造孩子的内心冲突，当冲突和压力得不到正确的宣泄和排解，则可能演变成各种各样的躯体症状。很多时候，家庭治疗师可能并不需要直接对患儿做什么，而只是让患儿的家长做出改变，孩子的症状就会改善，得到事半功倍的效果。

目前国内家庭治疗模式常用的有：系统家庭治疗（systemic family therapy）、结构式家庭治疗（structural family therapy）、萨提亚家庭治疗（Satir family therapy）、叙事治疗（narrative therapy）等。

2. 艺术治疗　由于患儿语言表达能力有限，艺术治疗在儿童心身问题的咨询与治疗中具有独特的价值和作用。艺术治疗泛指除语言心理治疗之外的各种非语言的心理治疗技术，包括绘画疗

法、音乐疗法、舞蹈疗法、书法疗法、沙盘疗法、游戏疗法、园艺疗法等。常用于儿童的艺术治疗方式包括绘画治疗和沙盘治疗法，借助这些艺术表达形式，让儿童"讲述"自己的故事，一方面，治疗师可以借此了解患儿的冲突、防御、应对风格以及他们与家长、朋友、同伴的交往情况，而不用触动儿童脆弱的防御机制，这对于遭遇家庭暴力、性虐待、灾难事件、分离等影响的儿童具有独特的评估与治疗作用。另一方面，创作的过程可以为孩子提供宣泄内心欲望、冲动或情绪，表达自身需要的机会，为他们提供更好的方法来应对治疗室之外的现实生活环境。

3. 认知行为治疗　认知行为治疗（cognitive behavioral therapy，CBT）是一种以问题为导向的治疗方法，旨在识别和改变适应不良的认知和行为。一般来说，一些非理性的观念或认知扭曲（如非此即彼、以偏概全、情绪化、灾难思维、人格牵连等）可导致不良的情绪行为反应，而持续的不良情绪又可成为促发心身躯体症状的致病危险因素。故从改变认知（观念）入手是切断"负性认知→不良情绪→心身反应"三者之间恶性循环的关键。在儿童少年人群中，认知行为治疗已被证实不仅可以改善心身症状，还可以降低复发、改善患儿的整体功能。

对于躯体疾病所致的心理行为问题，CBT 也可以有所帮助。严重或慢性躯体疾病可能让儿童发展出负性认知（如习得性无助、消极悲观）和 / 或适应不良的行为（如被动、自我舒缓不良）。CBT 技术可以帮助儿童区分现实情况下哪些因素是他们可以控制的哪些不是，以促进更积极的应对行为。例如，有研究发现，白血病患儿在面对痛苦但必要的治疗时，使用二级应对技术（试图减少客观压力源的影响）的患儿比使用初级应对技术（试图改变客观压力源本身）的患儿有更好的调适力。

（三）联合精神类药物治疗

一般情况下，患儿所表现的认知、情感和行为方面的症状往往达不到精神障碍的诊断标准，但是如果患儿对心理治疗反应欠佳、症状对他们的生活功能和疾病恢复造成不利的影响、患儿有自伤或伤害他人的风险时，这些症状即是用药物治疗的靶点，应该考虑联合精神类的药物治疗。另外，当患儿存在严重的精神症状，导致对原发疾病

治疗困难时，也需要联合精神药物对症治疗。常见的躯体疾病相关精神症状包括情绪波动、焦虑、易激惹、失眠、疲劳、疼痛、定向障碍或感知觉异常等。

在联合使用精神类药物治疗时，应慎重选择药物，药物的选择应综合考虑以下几个方面：药代动力学和药效学、所需的药物作用、潜在的不良反应、和治疗躯体疾病药物之间的相互作用风险、可用的非药物选择以及药物与疾病过程的相互作用。

表 22-1 是美国食品药品监督管理局（Food and Drug Administration，FDA）批准用于治疗儿童少年精神障碍的药物，这些药物的剂量和最大剂量随年龄和体重而变化。FDA 建议医生处方最小剂量以减少故意或意外用药的风险，如抗抑郁药可能增加儿童少年自杀意念和自杀行为的风险。由于缺乏国内的临床研究证据，上述绝大部分药物未获中国国家食品药品监督管理总局（China Food and Drug Administration，CFDA）批准。2017 年 5 月，CFDA 药品审批中心（Center for Drug Evaluation，CD）发布《成年人用药数据外推在儿科人群药物临床试验及相关信息使用的技术指导原则》，帕利哌酮成为第一个经此流程获批用于青少年患者的精神类药物。根据该指导原则，如果该药物已有中国成人数据、国外儿科人群适应证已获批、且在各方面差异性（流行病学、临床药理学、治疗学等）比较中有充分证据显示不存在显著差异的情况下，可沿用国外儿科人群药物临床试验数据。该政策的实施可减少在我国儿科患者中开展不必要的重复研究，并改变我国超适应证处方精神科类药物用于未成年患者的局面。

（四）其他

生物反馈治疗是一种心理行为治疗技术，它借助于传感器把采集到的内脏器官的活动信息及时转换成人们熟悉的视觉和听觉信号，让人们"感觉"到自己内脏器官的活动情况。通过学习和训练，逐步建立操作性条件反射，学会在一定范围内对部分内脏器官的活动（如心率、血压、皮温、肌电等）进行有意控制，校正偏离正常范围的内脏器官活动，恢复内环境稳态，从而达到防治疾病的目的。在大龄儿童中可考虑采用生物反馈治疗，研究显示，生物反馈对儿童少年中最常见的心身症状头痛和腹痛有效。

表 22-1　美国 FDA 批准治疗儿童少年的精神类药物

	药物	适应症（年龄范围）
抗抑郁焦虑药物	艾司西酞普兰	抑郁症（≥12 岁）
	氟西汀	抑郁症（≥8 岁），强迫症（≥7 岁）
	氟伏沙明	强迫症（≥8 岁）
	舍曲林	强迫症（≥6 岁）
	氯米帕明	强迫症（≥10 岁）
心境稳定剂	碳酸锂	双相情感障碍（≥12 岁）
抗精神病药物	阿立哌唑	双相躁狂或混合发作（≥10 岁） 精神分裂症（≥13 岁） 孤独症相关的易激惹症状（≥6 岁）
	利培酮	双相躁狂或混合发作（≥10 岁） 精神分裂症（≥13 岁） 孤独症相关的易激惹症状（≥5 岁）
	奥氮平	双相躁狂或混合发作（≥13 岁） 精神分裂症（≥13 岁）
	喹硫平	双相躁狂或混合发作（≥10 岁） 精神分裂症（≥13 岁）
	帕利哌酮	精神分裂症（≥12 岁）

无论是心身反应、心身障碍，还是躯体疾病所致的心理行为问题，其发生发展都与压力应激密切相关，因此压力管理可以看作是针对儿童少年心身问题"病因"的治疗手段。改变生活方式，如健康饮食、睡眠卫生和规律运动、社交技能训练、放松训练、冥想以及瑜伽等方法都有助于生理和行为上的压力缓解，是被推荐的综合生物－心理－社会医学模式的压力管理技巧。

二、目前诊疗现状的不足及局限

近年来，对儿童心身医学问题诊疗服务的需求明显增多，绝大部分来自于综合医院的儿科以及儿童医学中心的各科门诊和住院部，但依然存在相关问题识别和诊疗不足的情况。目前尚缺乏可靠的关于儿童少年心身障碍联络会诊服务的全国统计数据，但是据一些调查数据显示，在国内综合医院住院的患者中，接受过精神科／心理科会诊的比例为 0.27%~1.78%（包括各年龄段），这些所有会诊中来自儿科的会诊申请仅占了 0.93%~3.2%。儿科专科医院的精神科／心理科会诊率也不高，以上海复旦大学附属儿科医院为例，该院于 1998 年设立了临床心理科，该院所有住院儿童的平均心理科会诊率大概是 0.5%。

专业人员缺乏也是该领域亟待解决的问题。儿童少年的心身问题需要精神卫生专业人员参与处理，而根据最新统计数据，目前我国专业的儿童精神科医师不足 500 人，相当于每 10 万 ~24 万儿童才配备一名专业医生，且这些医生还大多分布于北上广等经济发达的地区。在没有儿童精神科／心理科医生的地区，精神疾病患儿通常由成人精神科／心理科医生诊断和管理。然而，由于我国在精神病学教育和住院医师培训期间针对儿童精神病的专业培训很少，许多精神科／心理科医生对儿童心理健康的问题的理解依旧不足，难以提供规范和优化的诊疗服务；此外，该疾病群体常常首先就诊于综合医院的儿科、儿童保健科或内科，而这些相关科室的专业工作人员本身工作负荷很重，加之缺乏相应的训练，对相关问题很难及时识别，使得转诊率和治疗率都远远不足。

三、未来防治的方向和思路

从儿童发展生态系统理论的角度看待儿童少年心身医学问题，可以为未来的治疗方向提供多维度的思路，即从儿童所处的各层生态系统

（包括社会、家庭、学校、同伴系统）切入防治心身问题。

研究证明，不和谐的家庭关系会影响儿童情绪的稳定性，增加心身障碍发生的危险。父母对儿童采取民主的态度是保护性因素，但父母溺爱和过于保护，使孩子习惯于依赖父母，适应外界环境能力差，易与外界发生心理冲突，又增加了儿童情绪的不稳定性。因此，和睦的家庭环境和正确的教养方式对于儿童健康的心理状态形成、社会化能力的提高和预防心身障碍的发生有重要的意义。

无论是增加亲子休闲活动时间（如玩游戏、看电影/戏剧/体育赛事、做体育运动、读书、弹奏乐器等），还是孩子自己的休闲活动（如看书、访友、听音乐以及在组织中的活动），均被证明可促进儿童少年的心身健康，减少其心身问题和慢性疾病的发生。

在学校系统中，良好的师生关系和同伴关系、适中的学业压力、多样化的校园活动均为避免心身问题发生的保护因素。针对此，一方面，可开展基于学校的心理健康项目筛查高风险儿童群体，尽早识别和干预。如匈牙利一项基于学校调研的研究发现，低社会经济阶层家庭的孩子，特别是父母失业和父母从事手工业家庭的孩子有较高的心理健康风险。另外，受霸凌的孩子心身问题发生率高于无被霸凌史的孩子，因此校园霸凌的受害者也作为高危人群筛查评估。另一方面，可开展父母和教师支持项目，如日本开展的以学校为基础的青少年家庭协作生活方式教育项目。该项目包括数次课堂课程、学生-家长互动家庭作业、课程和家庭作业相关的定制资料以及定期的家校通讯联系。该项目强调父母的参与在促进青少年健康生活方式中的作用，如父母为孩子提供营养均衡的早餐、监督减少油脂食物的摄入、督促增加体育锻炼和保持规律作息，以达到减少青少年主观心身症状并增加校园生活乐趣的目的。

另外，户外活动是青少年心理健康的保护因素，可减少青少年心身症状的发生率。加拿大和以色列的青少年户外运动项目证明，增加青少年与自然亲近的户外活动可明显减少他们心身症状的发生率，同时可有效减少吸烟、喝酒等不良行为，并提高其对生活的满意度。

为提高儿童少年心身医学问题的诊疗水平，我们需要做什么呢？以下几点是可以考虑的方向：①建立儿童精神病学标准化培训的长期机制，培养更多专业的儿童精神科医生，在这方面美国蒙特菲尔医疗中心/艾伯特爱因斯坦医学院在2012年倡导开展的儿童心身医学规范化培训项目（Montefiore Medical Center/Albert Einstein College of Medicine，MMC/AECOM program）值得我们借鉴，该项目提供包括儿童心身医学相关课程、临床实践和临床研究等方面的综合训练；②加强精神科医生儿童精神障碍诊疗技能的培训；③对儿科医生及儿童保健医生开展儿童心理健康知识培训，使其能够识别患儿的心理问题并转诊到专科或申请专科联络会诊；④加强对从事儿童心理健康相关工作人员（如护士、社工、心理治疗师/咨询师、儿童保健工作人员、学校老师）的管理和培训，使这些人能够识别并转介存在心身问题的儿童；⑤在医疗机构建立儿童心身障碍诊疗中心或建立儿童心身障碍多学科团队（multidisciplinary team，MDT）诊疗模式；⑥政策层面鼓励心理健康知识教育的开展，并促进学校科普教育项目开展。

第四节　常见的儿童少年期心身医学问题

一、糖尿病

儿童糖尿病主要为1型和2型糖尿病。其中1型糖尿病（type 1 diabetes，T1D）是一种自身免疫性疾病，具有遗传易感性的个体在多种因素作用下机体免疫功能出现障碍，自身抗原被激活，最终破坏胰岛 D 细胞，导致血清中胰岛素绝对缺乏，从而发生糖尿病，需要终身胰岛素补充治疗。儿童2型糖尿病（type 2 diabetes，T2D）则是由于胰岛素抵抗、胰岛素分泌不足，不能满足血糖升高的需要而导致发病，与儿童肥胖和遗传关系密切。

近年来，儿童糖尿病的发病率显著增加，据我国2010—2013年国内 T1D 登记注册研究的测算，我国每年至少有 4 271 名儿童新发 T1D，数量位于世界第四，0~14 岁儿童年新发病例为 1.90/

10 万人。儿童少年 2 型糖尿病发病率近年亦急剧上升,目前青少年 2 型糖尿病约占我国糖尿病人数的 5%,且以每年 10% 的速度上升,必须引起重视。

(一)糖尿病对儿童心理行为的影响

儿童一旦被诊断为 T1D,就意味着每天要注射胰岛素、测量血糖、控制饮食,而且还有各类并发症、生命威胁,以及疾病负担。2 型糖尿病虽然不一定需要注射胰岛素,但仍旧需要测量血糖和控制饮食。因此,糖尿病无论对患儿还是家庭,都是巨大的挑战,而且这种挑战存在于糖尿病的全病程中。

研究显示,糖尿病患儿创伤后应激症状(post-traumatic stress symptoms, PTSS)的发生率明显高于普通人群,18.5% 的 1 型糖尿病患儿有严重或很严重的 PTSS,51.9% 报告中度以上的 PTSS,而且创伤性影响并不仅仅局限于诊断初期,可以持续影响整个病程。

患儿抑郁焦虑的发生率也较普通人群儿童显著增高。确诊后的前 5 年是抑郁高发时期,尤其是第一年,而之后发病率会有所下降,直到确诊 10 年后发病率又会再次上升。20%~50% 的青少年糖尿病患者可共患抑郁症。糖尿病造成患儿恐惧不安及担忧,尤其是经历了低血糖发作后产生的对低血糖的恐惧和担忧。另外,长期的治疗和反复住院等也会使儿童感到厌烦。产生焦虑和抑郁的主要原因包括无法稳定控制血糖、反复住院、注射设备的使用、监测频率减少和对血糖控制的担心以及总体生活质量的下降。

糖尿病患儿也较易出现进食行为问题。荟萃分析表明,T1D 青少年儿童进食行为问题的患病率为 39.3%,明显高于正常对照组。青少年女性患者更易出现进食问题,可以表现为为了控制体重而节食、暴食、催吐、过度运动以及对形体和体重持有不理智的认知等。血糖控制不佳、糖化血红蛋白水平高和体重指数高,以及不合理的体态认知、低自尊、抑郁情绪都是发生进食行为问题的高危因素。

T1D 影响患儿的认知能力发展,起病年龄、严重低血糖发作次数和持续高血糖与患者的认知能力损害相关。越早出现糖尿病,对认知功能的影响就越大。另外,糖尿病还影响儿童的生存质量。

国内研究也证实,糖尿病儿童中,非独生子女、青春期及女性患儿等是影响生存质量的高危因素。

有关 T2D 患儿的精神心理研究少见报道,国外有研究显示,26.2% 的 T2D 患儿共患神经精神障碍。

儿童糖尿病同时也对患儿父母的心理行为造成影响,并间接影响患儿。糖尿病儿童的家长对糖尿病诊断的创伤性应激反应可能比自身患病时更为强烈,长久的治疗给家长带来的心理和经济负担都非常巨大,对孩子患病造成的升学、就业乃至婚姻等方面的影响的担忧,更会对糖尿病儿童家长的心理健康产生显著而持久的影响。对糖尿病的不合理认知、缺乏养育知识、家庭压力较大、低血糖、反复住院等都是导致父母出现心理问题的高危因素。T1D 青少年儿童父母心理问题的发生率为 10%~74%,其中,33.5% 的父母在孩子确诊 T1D 后出现此类问题,而 19% 的父母会在之后的 1~4 年内出现心理问题。在孩子进入青春期时,围绕着血糖控制,亲子冲突可能更为突出。国内有研究报告,T1D 儿童父母 PTSS 症状阳性率 14.29%,诊断 PTSD 患病率 8.93%。国外研究报道,父母的 PTSD 可以持续存在,母亲的发生率高于父亲。

(二)社会 - 心理因素对儿童代谢控制的影响

心理行为和环境因素在儿童糖尿病的整个病程中至关重要。糖尿病患儿的焦虑抑郁得分高与血糖控制差相关,T1D 患儿抑郁水平的增高还增加了糖尿病并发症住院的危险,抑郁得分高于临界值的患儿住院的危险是抑郁得分低于临界值患儿的 2.58 倍。按各年龄段的血糖控制目标计算,有研究显示 13~19 岁患者糖化血红蛋白达标率最低,仅为 15.5%;多因素分析还提示 13~19 岁患者家庭年收入低、未控制饮食、未接受糖尿病教育、病程短的患者血糖控制差。父母的心理问题也对儿童糖尿病的管理产生不良影响,如母亲的抑郁会增加孩子住院的风险,家庭成员的相互关系、沟通方式和家长的养育监控方法都会影响患儿血糖的控制效果,尤其是青春期,和谐的亲子关系对患儿血糖的控制更加重要。家庭冲突及其负面作用不仅不利于血糖控制,而且易于使患儿和家庭成员产生抑郁情绪。对于低收入家庭和单亲家庭,生活负担过重及责任分担过于集中常常是疾病控制不佳的高危因素。

（三）评估和诊断

儿童糖尿病主要依据血糖水平和糖化血红蛋白等生理生化指标的异常而做出。但基于全人全程慢病管理的理念，对糖尿病儿童少年的全面评估十分必要。在诊断初期及之后的随访治疗期间，应该定期对患儿的相关代谢指标、可能的并发症以及心理行为和环境进行全面评估，心理行为评估通常包括神经心理发育状况、焦虑抑郁情绪（包括对低血糖的恐惧）、进食行为和生活质量。美国糖尿病协会指南推荐年满 7 岁的糖尿病患儿就应该开始进行独立的心理行为评估。家庭环境评估包括养育压力、家庭关系、家庭功能、父母精神健康。目前由于国内儿童精神心理专业人员的缺乏，绝大部分医疗机构无法获得精神心理专业人员的及时介入，可以通过培训内分泌医生和护理人员识别可能的精神心理问题，或利用与年龄相适应的筛查评定量表进行初步的筛查，筛查阳性者可转介儿童精神卫生专业人员进一步评估诊断。

（四）儿童糖尿病的社会心理行为干预

儿童糖尿病的治疗目标包括控制血糖水平、促进儿童健康成长、预防和治疗并发症。治疗强调综合干预和全病程管理。需要包括多学科在内的专业治疗团队。社会心理行为的干预是除药物治疗外的儿童糖尿病治疗管理的重要组成部分。具体主要包括：

1. **健康教育**　由经过培训的多学科儿童糖尿病团队提供给患儿及其家长的教育是糖尿病成功管理的关键。教育应贯穿于糖尿病诊治的全过程，内容包括对患儿及其家长进行糖尿病知识的普及教育和基本技能（如饮食和运动安排、胰岛素注射、血糖监测等）培训，以及对患儿及家庭成员心理应激反应、应对方式和心理问题的理解和处理指导，包括自我管理和自我管理支持。教育的具体内容和形式应与患儿的年龄、发育水平、生活方式及疾病分期等相适应，循序渐进地加深教育内容，用儿童和家长能够理解的语言和喜闻乐见的方式进行，使患儿及家长有兴趣主动参与，积极主动地配合治疗。团体形式的教育对于患儿及家属的情绪疏泄、认同归属和成本效益均有优势。健康教育能改善代谢控制、有利于并发症的预防

和早期发现，提高生活质量和治疗依从性等。但相关研究缺乏长期效果的评估。国内开展的糖尿病夏令营活动，可以为患儿及家长提供健康教育和交流支持的机会，但由于需要额外的资源投入，覆盖的儿童有限。

2. **生活方式及饮食、运动管理**　积极乐观的生活态度、融洽的人际关系和家庭氛围、可及的社会支持都有利于患儿的治疗和预后。患儿及家长一方面需要消除对疾病的恐惧和过度保护，另一方面也需要重视对疾病的持续管理和严格的血糖控制，包括个性化的运动锻炼、营养评估和饮食控制，家长对年幼患儿的饮食和运动的管理可能更为有效，对年长儿童和青少年，家长可能由于过度放任导致患儿饮食失控和运动不足，或家长坚持原有的沟通管理模式而遭遇"长大的"患儿的反抗不配合，导致病情变化。因此，需要特别关注青春期患者及家长的亲子关系和沟通。

3. **心理行为问题的干预**　心理行为问题的干预应该成为儿童糖尿病整体治疗中的一个组成部分，在健康教育和支持性治疗疗效不满意时，应转介精神心理专科进行评估治疗，治疗方法包括认知行为治疗、家庭治疗、团体治疗、叙事治疗等心理治疗，也可以根据病情需要使用精神科药物治疗，包括抗抑郁焦虑药物等，但应注意药物不良反应，尤其是抗精神病药物对代谢的影响，和内分泌科医生组成多学科联合诊疗团队是较好的解决策略。

4. **学校支持和管理**　由于糖尿病患儿在上学期间也需要进行胰岛素注射、服用药物、监测血糖等，有必要对学校老师和相关人员进行糖尿病知识的教育，以取得老师的理解和支持配合。

5. **向成年期的过渡**　糖尿病患儿在成年后的治疗需要转介到成人医院进行，需要至少提前 1 年为此做好准备，包括医疗资源的知晓，治疗方案的衔接，在终止原有医患关系和建立新的医患关系之际，给予患儿及家庭心理支持和医疗支持，避免出现断崖式医疗监管空白。

（五）临床及研究展望

目前从心身医学的角度研究糖尿病的发病机制和心理行为干预的证据尚不足，尤其是本土化的大样本研究，针对儿童少年 T2D 的心身医学研究亟待开展，结构式的综合健康教育的开展及其

效果仍需要临床大样本的循证研究。在临床和研究报告中,对于糖尿病儿童及家长的心理弹性、复原力和保护因素的研究明显少于对问题和困难的关注,需要得到临床医生和研究人员的重视。目前国内的心理干预研究大多为由护理人员进行的一般性心理支持和教育,尚缺乏精神心理专业人员加入的多学科合作研究。因此,在国内如何有效实施包括精神心理专业人员在内的多学科合作诊疗干预,将有较大的临床及研究空间。

二、支气管哮喘

支气管哮喘(以下简称哮喘)是一种以慢性气道炎症和气道高反应性为特征的异质性疾病,以反复发作的喘息、咳嗽、气促、胸闷为主要临床表现,常在夜间和/或凌晨发作或加剧。哮喘是儿童期最常见的慢性疾病之一,并呈逐年明显上升趋势。2010年全国城市14岁以下儿童哮喘的累积患病率为3.02%。儿童哮喘的发病与遗传易感性、环境过敏原和精神心理等因素密切相关,包括遗传特质、低出生体重、肥胖、男孩、个性特点、情绪状态,环境因素包括变应原、感染、定植微生物、烟草、空气污染、气候变化、饮食、药物,还有父母养育方式、家庭环境。哮喘患儿共患精神心理障碍的比例高于普通人群。研究显示,患儿罹患精神心理问题的风险与儿童少年哮喘的严重程度成正相关。哮喘如不积极治疗,1/3~1/2的儿童哮喘可以迁延至成人期。心理干预在哮喘儿童的处理,尤其是严重哮喘儿童的处理中的作用越来越受到重视。

(一)儿童哮喘的社会-心理因素

患儿及家长对症状的主观感知、抑郁和焦虑、养育方式以及家庭环境是影响哮喘体验和管理的主要心理因素,在认知或情感维度上均是如此。

儿童及家长对症状的主观感知是影响治疗方案选择的重要因素。症状感知的准确性取决于儿童的认知和情感变量,如情绪状态、环境因素、认知发育水平、注意力、以前的哮喘经历、个性特征和精神病理障碍等。其中,家长对患儿哮喘的认知和应对方式以及家长自身的精神健康状态对儿童的主观感知有重要影响。所有这些因素都能深刻地影响呼吸困难和哮喘症状的感知,通常与气流阻塞无关。如存在明显焦虑的患儿或者家长在气流的阻塞并不严重时,主观的感知却十分明显;相反,一些认知或表达不足的患儿和粗心忽视孩子的家长在气流严重阻塞时,却没有明显觉察。前者可能造成过度治疗,后者则可能延误治疗。

心理应激可以诱发哮喘已经被人们认识。焦虑、抑郁情绪可以引起哮喘发作,对哮喘发作的恐惧和焦虑会加重哮喘症状。哮喘患儿焦虑和抑郁的发生明显高于普通人群。一方面焦虑和抑郁能促发哮喘,另一方面哮喘发作给患儿造成的痛苦可以加重焦虑和抑郁的发生。严重的控制不良的哮喘患儿出现抑郁和焦虑的可能更大;在存在抑郁焦虑及其他精神障碍的患儿中,哮喘的严重程度、治疗依从性更差,要消耗更多医疗成本,同时主观报告的和家长报告的生活质量更差。

家长的养育方式和家庭环境可以直接影响儿童哮喘的发作或控制。哮喘儿童的父母为了避免情绪和剧烈活动等诱发哮喘疾病的反复发作,往往会在儿童养育过程中对儿童过度的宽容溺爱和保护,剥夺了儿童参加正常的运动和社交机会,造成儿童任性、敏感、退缩,社会交往困难,固化了儿童的患者角色,反而容易引发哮喘。另一种情况是家长对儿童的要求尤其是学业要求过于严苛,患儿通过哮喘发作可以继发性获益,取得家长的同情和认可,以逃避不能胜任的要求,而形成反射性哮喘发作。

(二)哮喘对儿童心理行为的影响

哮喘对患儿心理行为的影响是多方面的。包括焦虑、抑郁的增加和生活质量的下降、亲子关系的改变等,持续控制不佳或迁延不愈可引起哮喘患儿认知功能障碍。儿童哮喘的认知功能障碍主要临床表现为智力、注意力、学习记忆力、执行功能的下降。哮喘患儿共患注意缺陷多动障碍的比例明显高于普通人群。究其原因,可能与哮喘症状反复发作引起的间歇性缺氧和睡眠障碍有关。

用于哮喘治疗的全身皮质类固醇会产生一系列心理影响。大剂量强的松或强的松龙可引起情绪和行为变化,包括紧张、欣快或情绪波动、精神病发作,包括躁狂或抑郁状态、偏执状态和急性毒性精神病。这些副作用可以发生在没有精神病史的人身上,需要得到临床关注。

另一个值得注意的是,哮喘在给患儿及家庭

带来负面影响的同时,也可以带来积极影响。很多患儿及家庭能很好适应,控制哮喘,健康成长。对哮喘患儿心理弹性的研究显示:自知、自立、聪慧、积极的家庭关系、亲密的同伴关系等是心理弹性的保护因素,能促进患儿更好地适应疾病的挑战。但有关哮喘儿童心理弹性的研究非常少见,需要加以重视。

（三）评估和诊断

哮喘临床评估除了症状和体检,临床医生还应该评估:①哮喘发作相关的危险因素,包括家庭学校的物理环境和心理环境,家长的心理状态和应对方式;②可能存在的精神症状和障碍,尤其是焦虑、抑郁的表现,可以通过简单的问诊或量表筛查;③患儿的认知发育水平及对症状的感知能力,可以通过临床访谈和智力评估、心理测量进行;④治疗依从性评估。了解患儿及家长对疾病及治疗的认识、应对方式、经济状况等影响依从性的因素。

儿童的哮喘由于发育水平的不同而有不同的临床表现,诊断主要依据呼吸道症状、体征及肺功能检查,证实存在可变的呼气气流受限,并排除可引起相关症状的其他疾病。值得注意的是,焦虑伴随的过度通气可能会被误认为哮喘发作,但其不存在呼气气流受限和肺功能改变。另一个与心理因素有关的需要鉴别的疾病是声带功能障碍,表现为声带的反常运动,即在吸气时声带闭合,导致患者感觉不能呼吸、憋气、喉部紧张,抗哮喘药物治疗无效。声带功能障碍与焦虑和慢性应激有关,喉镜检查可以确诊鉴别,但声带功能障碍也可以与哮喘共患。

（四）儿童哮喘的社会心理行为干预

哮喘的治疗除了常规的药物治疗外,心理教育、自我管理、环境调整、运动治疗和心理治疗也为临床所用。心理教育和自我管理训练相结合的方法,使患儿能更好地理解疾病以及治疗的相关知识,管理预防哮喘发作。临床采用的团体教育、个别教育和家庭教育相结合方式,效果令人满意。环境调整包括物理环境和心理环境的调整,去除可能诱发哮喘的过敏原,建立健康生活方式及和谐家庭关系。运动治疗需要根据个体状况,在医生的指导下,选择适合儿童兴趣和能力的活动进行。心理行为治疗对难治性哮喘和合并存在心理

行为问题的患儿尤为重要。有研究显示,家庭治疗和认知行为治疗可以有效治疗儿童焦虑抑郁以及改善哮喘的控制。放松训练可以减少哮喘的发作和严重程度,生物反馈训练可以提高呼气气流的峰值。在精神科药物治疗方面,需注意使用 β 受体阻滞剂可能与治疗哮喘常用的 β 受体激动剂相抵触而造成危险。抗精神病药物可以用于治疗激素所致的兴奋躁动,但需要多学科合作评估药物使用的获益和风险。

（五）临床及研究展望

尽管心理行为治疗在哮喘的临床应用中越来越受到重视,但实际临床中的应用仍受到专业人员、时间成本、患者及家长认知等因素的限制,多以心理教育的形式进行,参与干预的人员多以护理人员为主,未能形成多学科联合的系统评估和筛查诊疗常规,我国关于儿童哮喘的指南对心理行为治疗未作具体意见描述。有关哮喘和心理行为因素的双向影响仍需要更多的实证研究和机制研究,尤其是与文化相关的儿童哮喘保护性因素的研究需要引起研究者的重视。

三、儿童肥胖症

肥胖的定义是可损害健康的异常或过量脂肪累积。世界卫生组织（World Health Organization,WHO）对儿童肥胖症的标准:5 岁以下儿童,肥胖为身高比体重大于 WHO 儿童生长标准中位数的 3 个标准差,超重为大于 2 个标准差;5~19 岁儿童少年,肥胖为年龄比 BMI（身体质量指数）大于 WHO 生长标准中位数 2 个标准差,超重为大于 1 个标准差。也有标准认为 2 岁以上儿童 BMI≥同年龄同性别儿童 P_{85} 为超重;BMI≥同年龄同性别儿童 P_{95} 为肥胖。

肥胖症是一种慢性疾病,近年来上升趋势明显,逐渐成为全球性的公共卫生问题,不但存在于发达国家,也存在于中低收入国家,尤其是城市地区。据世界卫生组织资料,全球 5~19 岁年龄组的肥胖人口数从 1975 年的 1 100 万人增加到 2016 年的 1.24 亿人。女童的肥胖率增加到近 6%（5 000 万人）,男童的肥胖率增加到近 8%（7 400 万人）。2016 年估计还有 4 100 万 5 岁以下儿童超重或肥胖。儿童肥胖人口最多的国家是美国和中国。

（一）儿童肥胖症的社会 - 心理因素

尽管儿童肥胖症与遗传基因关系密切，包括基因对食欲和摄食行为的影响，但心理行为和环境文化等多种因素在儿童肥胖的发病中也起到重要作用。对发育早期的研究，显示母孕期过度增重、剖宫产率增高、出生体质量过高或过低、人工喂养方式均可能造成肥胖发生。中国传统的儿童健康观中对胖的追求，导致家长对儿童肥胖的认知不足，儿童过度饮食而超重肥胖。其他诸如屏幕时间的增多、学业繁重、运动不足、睡眠障碍也影响儿童肥胖形成。值得注意的是，存在抑郁焦虑等情绪障碍的儿童，甚至其父母存在情绪障碍的儿童更容易发生肥胖。

肥胖对儿童的影响包括心身两个方面。肥胖可以引起儿童亚临床冠心病和动脉粥样硬化，增加高血压和冠心病的风险；也可增加哮喘发生的风险或导致现患哮喘的恶化，增加糖尿病和非酒精性脂肪肝、睡眠呼吸暂停障碍的患病风险，还可能导致机体 C 反应蛋白水平增加、双足的结构和功能异常等躯体疾患。肥胖对儿童的心理影响也显而易见，肥胖儿童的抑郁、焦虑发生率高于普通人群。肥胖青少年更容易自卑，出现社交问题。肥胖儿童的随访发现，较正常体重儿童，肥胖儿童更容易发生成年期肥胖，而且，年龄越大的肥胖儿童，出现成人期肥胖的风险越，也更容易发生抑郁焦虑等情绪问题。

（二）评估和诊断

当作出儿童肥胖症的诊断时，除了需要测量身高体重，满足肥胖症的标准外，还需要除外遗传代谢和神经内分泌疾病、服用药物等所致的继发性肥胖，需询问药物服用史。对小于 5 岁以及有遗传性肥胖综合征特征（显著的过度进食）或严重肥胖的家族史的儿童，建议做遗传学检查。鉴于肥胖易引起多种并发症，应对患儿糖化血红蛋白、血压、血脂、睡眠呼吸状况、非酒精性脂肪肝、多囊卵巢综合征进行评估筛查，以便及时发现可能的并发症。同时，对患儿智力、心理行为、环境因素的评估，也有助于制订个性化的综合干预方案。

（三）儿童肥胖症的社会心理综合干预

儿童肥胖的治疗目标在于控制体重、促进儿童心身健康发展成长。主要包括饮食管理、运动和生活方式干预、认知与心理行为干预、药物与手术治疗，需要多学科团队的联合干预。与成人不同，家长的认识和治疗积极性对治疗预后影响甚大。

1. 饮食管理 主要是建立健康的饮食习惯，减少高热量食物或过量食物的摄入，包括用白开水代替含糖饮料，但需要保证儿童生长发育所必需的营养。父母在儿童的饮食管理上担负重要角色。父母自身的不良摄食习惯和育儿观念往往是低龄儿童饮食管理无法实施的主要原因。因此，建立家庭的健康饮食习惯是肥胖儿童饮食管理的关键，需要进行健康饮食烹饪和管理知识的父母教育和监控。而对于青少年，除了家庭的饮食管理，饮食行为还受到青少年自身的治疗动机、同伴行为和环境中食物可及性的影响。基于学校和社区的干预十分必要。

2. 运动和生活方式干预 干预的核心是长期坚持。运动不足本身就是引起儿童肥胖的因素之一，而肥胖又增加了儿童运动的负荷，使儿童更加不愿意运动。因此，制订适合儿童的个性化运动方案，增加运动的趣味性，以及由同质肥胖儿童组成的团体运动项目，将有助于增强肥胖儿童的运动意愿。有研究认为，长时间中等强度的有氧运动和高强度的短时运动均可有效降低体重，但在具体实施时，需要兼顾安全性、可行性和可持续性。儿童由于学业负担重，常常挤占了运动时间，长期运动干预方案的实施，往往需要得到家长和学校老师的理解和支持，以合理分配运动和学习时间。

另一个影响运动的问题是儿童的休闲方式。由于电子产品和网络的发达，儿童常常以看电视、玩手机作为主要休闲活动，这些活动常常导致儿童长时间静坐，甚至伴随着高能量的零食，引起体重增加。因此，控制屏幕时间，改变休闲方式，也是肥胖干预中的重要方面。

肥胖伴随的睡眠问题影响了睡眠的质量，同时也会加重肥胖的程度。有研究显示，睡眠不足是儿童肥胖的高危因素。在儿童肥胖治疗时，需要去除影响睡眠的不良因素，保证充足睡眠，改善睡眠质量，切断睡眠 - 肥胖的恶性循环。

3. 认知与心理行为干预 需要在儿童肥胖治疗的开始阶段就予以关注。家长和儿童如果没有对肥胖危害和健康行为的正确认知,很难正确贯彻执行医嘱和干预方案。另外,肥胖儿童或者其家长存在的心理行为问题也影响治疗效果。因此,需要对肥胖儿童及家庭环境进行健康教育和心理行为筛查,并对筛查阳性的儿童和家长进行相应的治疗干预。采用包括认知行为治疗、家庭治疗等方法,纠正曲解认知、改善亲子沟通、强化治疗动机、增强治疗信心。同时,心理治疗有助于解决肥胖儿童少年的抑郁焦虑情绪和社交障碍,提升儿童的生活质量。

4. 减肥药物与减肥手术　在儿童肥胖中需要谨慎使用。美国内分泌学会指南明确指出,只有在正式强化生活方式的治疗项目未能控制体重或并发症加重的前提下,才可以使用药物治疗儿童肥胖。反对小于 16 岁的超重儿童使用药物。而使用减肥手术治疗儿童肥胖的指征更为严苛,需要得到多学科团队的全面评估。对于需要用药物治疗的肥胖儿童存在的情绪和精神障碍,在选择药物时,需要评估可能存在的心血管风险,并尽量避免可引起代谢障碍的药物。

5. 监测和随访　儿童肥胖治疗中另一个关键点是要及时监测和避免并发症,需要定期检查,了解心血管、代谢及营养状况等,详见上述评估部分。早期发现和治疗并发症。

除了医院,肥胖干预还可在学校、社区和家庭进行,各个场所均有其优势和不足,联合进行的多场所干预效果往往更好,但需要消耗更多的人力,组织协调和投入也更具挑战。儿童肥胖干预的形式,并不限于传统的面对面干预,近期对基于网络的儿童肥胖干预的系统综述提示,基于网络的减肥干预措施可以成为减少学龄儿童超重和肥胖的多成分干预措施的一个部分。如果与其他方式结合,如家长参与、面对面指导、反馈和提醒,可能会改善患者的干预结果。

儿童肥胖重在预防。预防需要从社会政府管理到学校、社区、家庭各个层面进行。WHO 终止儿童肥胖委员会特别发表报告,指导全生命周期的多方位的预防控制终止儿童肥胖。预防措施包括公众的健康知识教育,在我国尤其是隔代养育中的饮食健康观念和育儿方式;重视围产期因素的管理,如妊娠并发症的预防;提倡纯母乳喂养,合理添加辅食;养成良好的生活方式和饮食习惯;鼓励幼儿加强体育锻炼,多做户外运动;学校体育活动时间和儿童睡眠时间的保证;控制儿童食品广告和含糖饮料的商业管理。对具有遗传易感性的高危儿童进行早期体重监控和家长教育,避免体重的快速增长。

（四）临床及研究展望

目前对于儿童肥胖干预的研究较多,尤其是国外近年进行了较多持续时间 1~3 年的长程干预研究,国内的相关研究尚缺乏多学科介入的完整的儿童肥胖的治疗干预和预防体系。对于儿童肥胖干预项目的远期效果的追踪和成本效益核算仍有待于进一步确认。近期研究发现的与肥胖相关的可能对肥胖治疗产生作用的新方法,如粪菌移植、减肥疫苗、微创手术在儿童中应用的安全性和有效性尚有待确认。我国不同地区的文化和饮食习惯也存在一定差异,需要进行严格对照的、多中心的、由多学科人员参与的、与文化相适应的干预研究,以发展出适合推广的有循证支持的治疗和预防方案,尤其需要进行针对早期预防性干预及其追踪和长期管理的研究。

四、功能性腹痛

慢性复发性腹痛是儿童期最常见的消化道症状,其原因可以是严重的躯体疾病,但更多时候不能发现有器质性疾病,属于功能性腹痛障碍。诊断主要依靠以症状为基础的罗马诊断标准。从 1999 年罗马标准 Ⅱ 开始单独设立儿童功能性胃肠病诊断标准,到 2016 年最新发布的罗马标准 Ⅳ,功能性腹痛的诊断经过了一系列演变,目前功能性腹痛障碍包括:肠易激综合征（irritable bowel syndrome,IBS）、功能性消化不良（functional dyspepsia,FD）、腹型偏头痛（abdominal migraine,AM）以及未特定的功能性腹痛（functional abdominal pain–NOS,FAP）。一项纳入 1957—2014 年 58 项研究 196 427 例 4~18 岁儿童的荟萃分析显示:"功能性腹痛疾患"的患病率为 13.5%（1.6%~41.2%）,南美洲（16.8%）和亚洲（16.5%）高于欧洲（10.5%）,女孩（15.9%）高于男孩（11.5%）,肠易激综合征的患病率（8.8%）高于其他"功能性腹痛疾患"。

（一）功能性腹痛的心理生理因素

儿童功能性腹痛障碍病因复杂,症状与社

会－心理因素密切相关,至今尚未完全明了。主要是基于繁多复杂病因的交互作用,包括遗传因素、早期家庭因素、精神应激心理因素、肠道动力异常、内脏高敏感性、炎症和菌群紊乱、脑－肠轴双向作用及功能失调等。肠－脑轴通过双向信息(通过血管活性肠肽、5－羟色胺等多种脑－肠肽和调节因子完成传递)连接胃肠道功能与中枢神经系统:外部刺激和身体内部信息通过高级神经中枢下行传递影响胃肠道感觉、运动、分泌和炎症反应,反之,胃肠道的信息通过神经递质介导的上行传输至大脑高级神经中枢,影响感觉、情绪和行为。在特定的易感人群和特定情形下,内脏信息被放大形成高敏状态,中枢神经系统对肠道信号和动力活动的调控出现紊乱。表 22-2 是功能性腹痛障碍的常见诱发因素。

表 22-2 功能性腹痛障碍的常见诱发因素

女性
生活应激事件
与好朋友分离
经常在学校或家里受到惩罚
考试失利
因为其他疾病住院
遭遇儿童虐待
体罚
情感虐待
性虐待
早年生活事件
新生儿胃肠减压
母亲妊娠糖尿病
母亲妊娠高血压
入住新生儿特别护理中心
婴儿肠绞痛
遗传或表观遗传变异
其他因素
过敏性紫癜
脐带疝病史
幽门狭窄修复史
牛奶蛋白过敏
细菌性胃肠炎
尿路感染

(二)评估和诊断

儿童功能性腹痛的评估不同于其他器质性疾病,评估不仅需要了解详细的临床症状相关信息,体格检查,还需要详细了解家庭、学校环境及相关社会－心理因素。评估患儿腹痛的继发性获益,了解腹痛对患儿及家庭的意义。

儿童功能性腹痛障碍的诊断主要基于临床评估和必要的辅助检查,但临床大多数情况下,病史和症状往往不能区分功能性或器质性疾病,功能性腹痛患儿通常经历大量医学检查,而其中绝大部分不能获得有意义的临床结果。因此,应避免过度检查,尤其是有创性检查。这需要医生和患儿及家长建立相互信任的医患关系。但如果出现如表 22-3 所示的警示信号,需要考虑有器质性疾病的可能,应进一步检查,包括超声波和胃肠镜检查。有研究推荐在血尿粪常规检查外,如果有必要进一步检查确认,可以进行全血细胞计数、C 反应蛋白、乳糜病筛查、粪钙卫蛋白和寄生虫检查。

表 22-3 儿童慢性复发性腹痛的警示信号

非人为体重下降
生长迟缓
严重呕吐
慢性严重腹泻
消化道出血
右上腹或右下腹持续固定压痛
不明原因发热
IBS 家族史

功能性腹痛的罗马标准Ⅳ诊断标准,包括:

1. 肠易激综合征 必须符合以下所有条件:

(1)每个月腹痛至少 4 天,伴有以下 1 项或多项:①与排便相关;②大便频率改变;③大便性状(外观)改变。

(2)便秘患儿的疼痛并不能随着便秘的缓解而减轻(疼痛能减轻的患儿是功能性便秘,而不是肠易激综合征),经过适当评估,这些症状无法用其他疾病完全解释。

注:诊断前符合诊断标准至少持续 2 个月。依据主要的排便模式分为多个亚型:便秘型、腹泻型、混合型、不确定型。

2. 腹型偏头痛 至少有 2 次发作符合以下

所有条件：

（1）突发严重的急性脐周、中线或弥漫性腹痛，持续1小时或更久（应该是最严重最痛苦的症状）。

（2）发作间歇期持续数周至数月。

（3）疼痛难以忍受，并影响正常活动。

（4）相似的发作形式和症状在个体反复出现。

（5）疼痛伴随以下2个或更多症状：厌食、恶心、呕吐、头痛、畏光、面色苍白。

（6）经过适当评估，这些症状无法用其他疾病完全解释。

注：诊断前符合诊断标准至少持续6个月。

3. 功能性消化不良 每个月至少4天符合以下1项或多项令人烦恼的症状：

（1）餐后饱胀。

（2）过早饱感。

（3）与排便无关的上腹痛或烧灼感。

（4）经过适当评估，这些症状无法用其他疾病完全解释。

注：诊断前符合诊断标准至少持续2个月。

4. 非特异性功能性腹痛 至少每月4次发作符合以下所有条件：

（1）发作性或持续性腹痛，并不仅在进食或月经等生理状态时发生。

（2）不符合肠易激综合征、功能性消化不良或腹型偏头痛诊断标准。

（3）经过适当评估，腹痛无法用其他疾病完全解释。

注：诊断前符合诊断标准至少持续2个月。

（三）功能性腹痛的治疗

儿童功能性腹痛尚无足够证据支持一种可被普遍接受的有效治疗方法，目前主要采用药物治疗、饮食控制和心理行为干预，针对不同的个体疗效不一。不同患儿需要尝试不同的治疗方法，直到症状控制良好。功能性腹痛的治疗目标包括疼痛缓解及功能恢复。治疗应该遵循以下原则：①建立相互信任的医患关系，是功能性腹痛治疗有效的基础。②让父母理解尽管未能发现器质性疾病，但患儿的疼痛是真实的感觉，应对其共情理解。③应进行健康教育，使父母和患儿能理解疾病是功能性的，而不是无法识别的潜在疾病，减缓焦虑并配合治疗。④识别和消除诱发因素有助于

控制腹痛。⑤分享治疗决定：允许父母和儿童参与治疗方案的制订，使患儿及父母能主动积极参与治疗。⑥多学科团队的参与有助于达到最佳治疗效果。

心理行为干预在功能性腹痛治疗中占据重要地位，包括心理教育、家庭治疗、认知行为治疗、放松疗法、分散注意力、催眠治疗、引导式想象和生物反馈。心理教育的对象包括患儿及父母。目标在于让患儿及父母理解腹痛的性质，识别哪些心理环境因素促发和加重了症状，如继发性的获益。家庭治疗主要针对家庭的交往模式、应对方式和家庭关系，而不是个人的行为和症状，可以促进患儿及家庭改变无效或僵化的沟通模式，促进情感的表达和支持，减少适应不良的行为和对腹痛症状的关注强化。往往与患儿的症状严重度密切相关。认知行为治疗（cognitive behavioral therapy，CBT）是研究最多的用于治疗儿童少年功能性腹痛的方法。CBT的目标是学习更好地应对和解决问题的技能，识别促发腹痛的想法，减少适应不良的应对行为，教授放松和分散注意力的技巧，治疗对象可以单独儿童参加，也可以包括家长。催眠治疗被多项研究及荟萃分析证实对儿童功能性腹痛治疗有效。治疗师通过催眠暗示影响肠道的动力、内脏敏感性及心理调节，改变患儿的主观体验、感觉和知觉、诱导情绪、想法和行为的改变，从而缓解疼痛。但无论家庭治疗、认知行为治疗，还是催眠治疗，均需由经过培训认证的心理治疗师进行治疗。其他还有正念治疗、瑜伽、粪菌移植等，有待更多证据支持。

药物治疗的选择可以根据患儿的情况选择解痉剂、抗组胺药、三环类抗抑郁药和选择性5羟色胺再摄取抑制剂、促肠动力药等，但不建议用非甾体抗炎药。有趣的是，安慰剂对功能性腹痛的作用不容小觑，近期的一项荟萃分析显示，41%的患儿可以对安慰剂反应，甚至有研究报告安慰剂的有效率高达58%。因此在判断药物疗效时，应注意安慰剂效应，平衡药物的不良反应。

饮食控制常常因为符合功能性腹痛患儿家长的认知而应用广泛，包括添加纤维补充剂、益生菌和FODMAP饮食（降低饮食中可发酵的低聚糖、双糖、单糖和多元醇）等，但目前尚无有力证据支持饮食限制，除非有明确的食物过敏，否则不

推荐。

祖国医学对小儿功能性腹痛有独特的理论认识和内治及外治疗法,临床有较好效果,但缺乏严格对照的大样本循证研究支持。

(四)临床及研究展望

儿童功能性腹痛无论临床还是研究都有较大的提升空间。临床上,建立多学科联合的诊疗团队,尤其是精神卫生专业人员与躯体疾病诊疗人员的协同机制十分必要。需要形成与文化相适应的规范的评估和诊疗体系。儿童功能性腹痛的机制仍未明了,尤其是不同类别的功能性腹痛障碍是否有不同的病理生理机制,遗传与环境的交互作用,尚有待研究明确。基于病理生理机制的药物开发也将会缩减儿童功能性腹痛治疗和认知现状与理想目标之间的差距。

(康传媛 高鸿云)

参 考 文 献

1. Gormley P, Anttila V, Winsvold BS, et al. Meta-analysis of 375,000 individuals identifies 38 susceptibility loci for migraine. Nature Genetics, 2016, 48(8): 856-866.

2. You DS, Meagher MW. Childhood Adversity and Pain Sensitization. Psychosomatic Medicine, 2016, 78(9): 1084-1093.

3. Ménard C, Pfau ML, Hodes GE, et al. Immune and Neuroendocrine Mechanisms of Stress Vulnerability and Resilience. Neuropsychopharmacology, 2017, 42: 62-80.

4. Van Oudenhove L, Levy RL, Crowell MD, et al. Biopsychosocial Aspects of Functional Gastrointestinal Disorders: How Central and Environmental Processes Contribute to the Development and Expression of Functional Gastrointestinal Disorders. Gastroenterology, 2016, 150(6): 1355-1367.

5. Pantin H, Schwartz SJ, Sullivan S, et al. Preventing Substance Abuse in Hispanic Immigrant Adolescents: An Ecodevelopmental, Parent-Centered Approach. Hispanic Journal of Behavioral Sciences, 2003, 25(4): 469-500.

6. Bougea A, Spantideas N, Chrousos GP. Stress management for headaches in children and adolescents: A review and practical recommendations for health promotion programs and well-being. J Child Health Care, 2018, 22: 19-33.

7. Wu JL, Pan JH. The scarcity of child psychiatrists in China. Lancet Psychiatry, 2019, 6: 286-287.

8. Ji JL, Ye CY. Consultation-liaison psychiatry in China. Shanghai Arch Psychiatry, 2012, 24: 124-130.

9. Walker A, Pao M, Nguyen N. Pediatric psychosomatic medicine: creating a template for training. Psychosomatics, 2012, 53: 532-540.

10. American Diabetes Association. Children and Adolescents: Standards of Medical Care in Diabetes 2018. Diabetes Care, 2018, 41(Suppl 1): S126-S136.

11. Baiardini I, Sicuro F, Balbi F, et al. Psychological aspects in asthma: do psychological factors affect asthma management? Asthma Research and Practice, 2015, 1: 7.

12. Styne DM, Arslanian SA, Connor EL, et al. Pediatric Obesity-Assessment, Treatment, and Prevention: An Endocrine Society Clinical Practice Guideline. J Clin Endocrinol Metab, 2017, 102(3): 709-757.

13. Rajindrajith S, Zeevenhooven J, Devanarayana NM, et al. Functional abdominal pain disorders in children. Expert Review of Gastroenterology & Hepatology, 2018, 12, 4: 369-390.

14. Shaw RJ, DeMaso DR. Textbook of Pediatric Psychosomatic Medicine. Washington, DC: American Psychiatric Publishing, 2009.

15. Brusaferro A, Farinelli E, Zenzeri L, et al. The Management of Paediatric Functional Abdominal Pain Disorders: Latest Evidence. Pediatr Drugs, 2018, 20: 235-247.

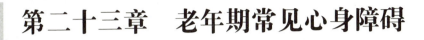

第二十三章　老年期常见心身障碍

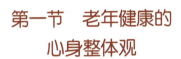

第一节　老年健康的心身整体观

国家统计局最新发布的人口统计数据：截至 2018 年末，我国 60 周岁及以上人口近 2.5 亿，占总人口的 17.9%；65 周岁及以上人口超过 1.6 亿，占总人口的 11.9%。按照联合国老龄化社会划分标准"社会总人口中 60 岁以上的人口比例超过 10%，或者 65 岁以上的人口比例超过 7%"，中国已经"未富先老"，迈入老龄社会，而且中国老龄人口到 2050 年将达到峰值 4.87 亿，将占总人口的 34.9%。人口老龄化是社会进步、经济发展的结果，同时也使老年人群的健康问题成为备受关注的公共卫生问题。

一、老年期的生理心理特点

老年期伴随着生理功能的变化，同时也有心理方面的改变，体现在感知、运动、记忆、智力、情感、人格等方面。

（一）感觉和知觉

感知能力是人和环境交往的基础，增龄使老年人视力、听力、味觉、嗅觉及触觉及疼痛感知都有所减退，影响了对外界刺激的辨识；心理运动反应随年老而减慢，使老年人对环境的适应困难。

（二）认知功能

认知过程的变化体现在注意、记忆、思维、言语、智力等诸多领域。随年龄增长，老年人记忆能力会逐渐变慢、下降，一般的趋势是 40 岁以后有一个较为明显的衰退阶段，然后维持在一个相对稳定的水平，直到 70 岁以后又出现一个较为明显的衰退。一般来说，思维衰退出现较晚，特别

是与自己熟悉的专业有关的思维能力在年老时仍能保持。但是由于老年人记忆力的减退，无论在概念形成、解决问题的思维过程，还是创造性思维和逻辑推理方面都受到影响，而且个体差异很大。

Cattel 和 Horn（1978，1982）提出了著名的晶态智力和液态智力的概念，归纳了它们和年龄的关系。液态智力指那些与神经系统的结构和功能密切相关的能力，如反应速度和思维灵活性等，即基本信息加工过程的技能。它从事件学习和归纳推理等测验中反映出来。晶态智力反映一个人后天所获得的知识、经验和教育，可从有意学习的一些测验中，如词汇、知识和理解等看到。现在还没有专门反映一项基本心理能力的测验，因为每个测验都代表一些基本心理能力的组合。目前只有一些尽量减少获得性文化知识影响、主要反映液态智力的测验，以及扩大这种获得知识作用，主要反映晶态智力的测验。液态智力在变老时显著下降，与之相反，晶态智力正常情况下随增龄并不出现减退。由于继续积累经验和生活中的学习，不断增长知识，获得新技能，晶态智力随年老还可以提高。

（三）情绪

情绪是一种心理体验，它有喜、怒、哀、乐等表现。年老过程并不必然伴有情感活动的显著变化，只要面对现实，恰当安排晚年生活，正确处理好与亲人的关系，老年人的情感生活仍然是美好与充实的。老年人比年轻人更会控制自己的情感，老年人更愿意控制自己的喜悦、悲伤、愤怒和厌恶的情绪。

在老年人中，情绪体验往往有增强和不稳定的特点，常表现为易兴奋、激动、唠叨、易与人争吵，一旦发生强烈情绪体验，需较长时间才能平静下来。有些老人在离、退休后，从群体生活的大

天地突然转向家庭小天地,从过去的忙人变成了闲人,容易使人萎靡不振、意志消沉和情绪低落。有时老年人的孤独、抑郁、兴趣索然会被误诊为痴呆。

(四)人格

老年人的人格变化多为主观、敏感、多疑和固执,部分老年人甚至产生偏执、孤独和冷漠。由于与外界接触减少,生活圈子狭窄,往往习惯于他所熟悉的事物和做法,而对新事物、新潮流不愿接受,喜欢坚持自己的老看法,显得思想保守,固执己见,刚愎自用。因为固执和喜欢想当然,任意猜测他人的动机,很容易产生多疑和偏执,导致人际关系紧张。还有一个较大的问题是,他们过分关注自己的身体健康状况。这些心理状态常与老年人原有性格特征有一定关系。例如,老年人对躯体健康的关注可能与内向性格特征的增强有关。少数老人出现显著的人格改变,这可能与某些疾病特别是脑器质性疾病有关。

(五)社会 – 心理因素

退休是生活中的一次重大变动,会使老年人不论在生活内容、生活节奏、社会地位、人际交往等方面都发生很大变化。一般来说,退休需经过四个阶段:期待期、退休期、适应期、稳定期,但这一过程对每个人身体和心理影响的程度不同。老年人退休以后的主要生活范围是家庭。家庭结构、家庭人员间的关系、老年人在家庭中的地位、经济是否独立等都对老年人的心理健康有很大影响。配偶患重病或长期卧床或失去配偶是老年人遭遇的重大精神刺激,会带来不同程度的心理反应。老年丧偶者再婚也是一个对生活产生重大影响的社会 – 心理因素。在一般情况下,经济收入和老年人精神状态有重要关系,很多家庭纠纷和两代关系紧张与经济问题有联系,对生活贫困的部分老人来说,贫困及由贫困带来的一些家庭问题是精神压力的重要来源之一。

(六)疾病的心理影响

老年期精神疾病包括通常起病于老年期与脑退行性改变相关的老年期痴呆,具有老年期特点的老年期抑郁及双相情感障碍、焦虑障碍、分离性障碍、偏执性障碍,也有与躯体疾病关系密切的老年期谵妄及躯体疾病伴发的精神障碍等,这些疾病会直接造成患者精神心理活动异常。

据权威机构调查,全国65岁以上老年人慢性病患病率已达54%,70%以上的老人同时患有两种及两种以上的慢性病。老年人因机体老化而使各种疾患明显增多。老年躯体疾病与心理障碍密切相关的现象普遍存在,但因果关系难以确定,常常是互为因果。从临床观察看,二者可以有以下几种关系:

1. 躯体疾病引起心理障碍　躯体疾病的发生对老年人来说是一种重要的应激,多数情况下会引起他们的焦虑和悲伤。一些易感的个体会发生焦虑障碍。65岁以后发生心肌梗死、骨折或者手术有可能引起恐惧症。除了急性躯体疾病外,慢性疾病,比如关节炎、感觉器官损害等也与主观性焦虑有关。很多老年人的躯体疾病,尤其是神经系统疾病,在早期可能会以心理障碍的方式出现,需要临床医师注意进行躯体方面的检查,加以鉴别。突出的言语、情绪方面的改变,有可能是脑器质性疾病的表现。

2. 以躯体症状为主诉的心理障碍　心理障碍的表现在很多方面与躯体有关,比如心悸、吞咽困难、恶心、感觉异常和疼痛等。临床上,躯体形式障碍在老年患者中较常见。焦虑或者抑郁的老年患者更愿意去看综合医院的医生。

3. 心理障碍引起躯体疾病　心理障碍可能通过对机体功能的影响而直接或间接地导致躯体疾病。例如,在壮年时期很坚强、能干的人,老年以后对压力的应对能力下降,经不起一个在过去显得无足轻重的生活事件的冲击,可能产生应激反应,引发血压大幅度波动、心律失常、心肌梗死等。又例如,抑郁状态导致厌食,进而可以导致一系列躯体问题,包括严重感染。

二、老年人中常见的消极心理体验

消极心理体验可以不同程度、不同组合、不同持续时间存在于大多数老年人,轻者可以不对心身健康造成明显的损害,重者可成为心身疾病的基础甚至达到精神障碍的诊断标准。

(一)被嫌弃感

老年人常会因为外界对他的家庭社会责任要求降低,感到自己不再被别人需要,不再受欢迎,行动上变得被动回避。有些人以另外一种方式去代偿,"不服老",对歧视过度敏感,富于攻击性,变得容易激惹。

(二)无用、无聊和自卑感

无用感更多地与自我评价降低有关。不少老人工作是他自我实现的重要部分。体验了离退休生活开初几个月的清闲、惬意和放松后,不工作则意味着社会性角色的消失,无用感常会伴随着无聊感,生活丧失了目标和方向,一部分人可能寻求自我关注,也会演变为自卑感。

(三)孤独感、无助感

市场经济大潮中,子女各忙生计、各奔前程,传统的亲子依恋、子女"反哺"的关系模式常常与现实不相适应,许多老人感到亲情疏离,大千世界中又找不到志同道合者,无法填补心灵的空虚,也无法满足现实生活的需求,只有无助无望的困惑。

(四)经济上的不安全感

老人对社会保障的信心普遍不足,在强调独立自主、家庭规模缩小的时代,钱在很大程度上被认为是决定一个人力量与影响的因素。而这又极易受到经济、社会动荡的影响,所以,社会上的风吹草动,会引起很强的恐惧不安。

(五)应对变化时的焦虑感和处理复杂事务时的困惑感

老年人偏爱环境稳定,生活规律,应付突然发生的生活变化的能力下降,不能及时、有效地调整、适应变化,主观上感到对环境、对自己没有控制的能力,因而惶恐不安,产生"期待性焦虑"。现代生活方式将老人排除在很多服务之外,如金融、交通、通讯服务的发展让老人不会花钱、不敢出门、不会用智能化手机,不能精确、快速分辨并迅速做出适宜的应对反应,甚至频频成为诈骗犯罪的受害人。

(六)疑病、盲目求医及关注养生保健

老年人信奉传统的养生保健理念,可能盲目求医,过度关注健康。一方面,这可能是心理压力、心理冲突引起的躯体反应被解释为身体不健康的信号,也可能是对身体健康缺乏信心而产生"健康焦虑"。另一方面,盲目就医容易受到各种疾病患者、医院环境的不良影响,过多服用保健品、药物也会导致日积月累的副作用,引起医源性损害,一些疗病健身术还可能导致直接的损伤。另外,部分受经济利益驱使的不良商家滥用老年人的养身需求发横财,造成社会、经济问题。

三、以心身整体观理解老年健康与疾病

现代心身医学将着眼点从单一的生物医学模式延伸为生物-心理-社会医学模式,将对健康和疾病的观察拓展到身与心的互动关系,而且超出个体范围,将个人置于与外环境中其他学科交互作用的动态体系中进行关怀。生物性、心理性、社会文化及生态环境,每一个因素都可能直接或间接地影响机体的健康,构成更广泛意义的心身健康和心身疾病观念。现代对老年期疾病的诊疗模式正是这一观点的具体体现。

(一)生物性因素

在遗传特质基础上,老化带来了一系列生理功能减退,并对内外致病因素作用更易感,平衡状态被打破时疾病发生。既往的基础疾病也成为健康的重要影响因素。

(二)心理因素

每个个体心理特征差异很大,性格特征影响个体的生活状态,当事件发生后依据各自的心理行为反应模式做出的判断和应对方式差别也很大,发生持久或强烈的应激状态后,可以直接影响患者的心理和躯体功能,产生心身疾病。

(三)环境因素

良好的生态环境,是生物体生存的必要条件。无论是来自于非人为的地震、台风、洪涝、干旱,还是与人类活动有关的温室效应、雾霾、山火、核泄漏,都会对健康甚至生命造成极大威胁,在相对脆弱的老年人身上表现尤为突出。

(四)社会因素

对老年人而言,有关社会安全、稳定的政治因素,与基本生活相关的经济因素,对健康的影响很大。社会保障体系完善,社会和谐安定,文化氛围宽松,人们的生活状态舒适、轻松,家庭关系和睦,经济状况有保证,养老设施、医疗服务网络便利、可及性高,均与老人的健康保障、疾病治疗密切相关。其中某些环节出现问题,如天灾人祸,不仅造成心理压力,也会造成疾病负担。

健康和疾病是一个可以转化的动态平衡过程,在诸多影响因素中,每个因素之间都可能存在

相互作用,每个作用可能权重不同,其最终效应构成了老年人的整体健康状态。如图23-1所示老年心身健康的影响因素。

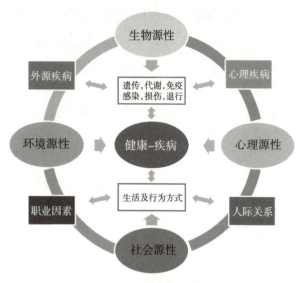

图 23-1 老年心身健康的影响因素

四、成功老龄化与积极老龄化

成功老龄化(successful aging)最早由 Havighurst 和 Albrecht 于 1953 年提出,但是如何定义一直存在争议。目前较为广泛接受的是 Vaillant 和 Mukaml 提出的将老年人口分为 3 类:①常态老龄化,随着增龄,出现生理、心理和社会功能下降的状态,受外界环境因素的影响;②成功老龄化,生理功能和认知功能随着增龄的变化很小,外界因素起到中性或者正面的影响;③病态老龄化,疾病和功能障碍的状态。1987 年,Rowe 和 Kahn 提出了成功老龄化模型,即要求没有年龄相关的生理和认知功能的下降,以及有良好的社会功能。但在老年人群中,能达到该要求者非常少。此后概念不断变迁,对于无病和无残疾状况方面的标准逐渐放宽,可以允许有轻度的功能下降和慢性疾病的轻微表现。1998 年,Rowe 和 Kahn 修订模型为:①在生物学方面没有慢性病症状及其所致的功能障碍,以及引起重要疾病的危险因素(如吸烟、肥胖等);②在社会心理方面则包括有较高的生活满意度(对生活热情、快乐)、积极的社会参与功能(高水平的社会角色功能、社会整体感与社会参与)和良好的心理状态(正向的世界观和自我价值)。

综合国内外研究,成功老龄化的定义为:在 65 岁以上的老年人群中,日常生活、生理能力方面没有问题,一般体力活动方面没有太大困难,在认知能力测试中取得高分,自评健康状况为良好或好,目前心境及情绪的自我评价好或尚好,是生物 – 心理 – 社会概念上的健康老年人。

成功老龄化的途径:①预防有害因素,倡导从幼年开始保持健康生活方式,避免肥胖、习惯运动、保证睡眠、低盐低脂饮食,因为这些都是代谢综合征、心脑血管疾病共同的风险因素。②对于慢性疾病进行早期干预和控制,老年患者通常有多种慢性病共存,如脑血管病、冠心病、糖尿病、慢性阻塞性肺疾病等,要及早管控,避免发生器官功能障碍。③积极参与社会活动,延迟退休、做社会公益活动志愿者、组织和参加各种社会活动等,提高老年人社会参与水平。④定期做针对性的体检,通过社区老年综合评估,及早发现潜在的医学问题与风险因素,评估身心健康水平,防患于未然。

2002 年世界卫生组织发表了《积极老龄化——一个政策框架》的报告,指出"积极老龄化"的政策框架。"积极老龄化"是老年人按照自己的需求、愿望和能力参与社会、经济、文化、精神和公民事务的过程,是为了提高生活质量而获得健康、参与和保障的最佳机会的过程。涵盖了"健康、参与、保障"三大要素。健康,指身体健康和心理健康;参与,不仅包括体力劳动的参与,也包括智力支持、精神陪伴;保障,是对健康的保障,也是对老年人社会参与的保障。

积极老龄化作为一种社会目标,既关注老年群体的需要,也关注提供"成功老龄化"的社会体系。其中涵盖积极进行养老资源的准备、养老文化的准备、养老制度的准备、养老服务体系和产业体系的准备等,建立起与之相适应的社会伦理规则,为老年人的安养、乐活和善终创造优良的人文环境和支持条件,从深层次考虑老年人的人格尊严需求,让老年人无论处在什么样的社会经济地位,都活得有尊严;发展和深化老有所乐、老有所为的理念和政策,把老龄阶段看作人生成功进程的延续。这样的理念与老年心身医学的服务方向一致,是实现老年心身健康的有力保障。

第二节　老年躯体疾病诊疗中的心身理念

一、老年期常见的心身疾病

心身疾病的发生、发展与社会－心理因素密切相关，从功能改变到器质性病理损害是量变到质变的过程。不同心身疾病中心理因素所占成分可能有差异，而理解和利用好心身特点，对这类疾病的治疗康复有很大帮助。表23-1列出了部分较为公认的心身疾病，其中很多疾病在老年期非常常见。高血压、冠心病、脑血管疾病是老年期发病率前三位的慢性病，其中高血压、冠心病是最为常见的心身疾病，脑血管病治疗康复中心理因素的处理预后和功能恢复有很大的影响。

二、躯体疾病诊疗中的心身管理

以下将以患者陈先生为例，介绍心血管疾病诊疗过程中的心身管理。

陈先生是一位退休公务员，65岁。5年前患者开始出现活动后胸闷、胸痛，步行上楼到五层活动后明显，休息20~30分钟缓解，间断发作。1年前，常规查体显示"冠状动脉供血不足"，PCI治疗中出现血管破裂，急性心脏压塞，并出现下壁心

表 23-1　老年期常见心身疾病

分类	常见心身疾病举例	老年期常见心身疾病
循环系统	冠心病阵发性室性或室上性心律失常、原发性高血压、偏头痛、雷诺病、心脏神经官能症等	冠心病、阵发性室性或室上性心律失常、高血压等
呼吸系统	支气管哮喘、过度通气综合征、神经性咳嗽等	支气管哮喘、神经性咳嗽等
消化系统	胃、十二指肠溃疡、慢性胃炎、胆石症与胆囊炎、慢性胰腺炎、神经性呕吐、神经性厌食／贪食、溃疡性结肠炎、幽门痉挛、过敏性结肠炎等	慢性胃炎、胆囊炎和胆石症、习惯性便秘或腹泻等
内分泌系统	甲状腺功能亢进症、糖尿病、低血糖、阿狄森病等	甲状腺功能亢进或减低、糖尿病等
骨骼肌肉系统	类风湿性关节炎、腰背痛、痉挛性斜颈、书写痉挛、面肌痉挛等	类风湿关节炎、腰背痛等
皮肤系统	神经性皮炎、瘙痒症、斑秃、牛皮癣、慢性荨麻疹、慢性湿疹、银屑病、心因性紫癜、多汗等	神经性皮炎、瘙痒症等
泌尿生殖系统	月经紊乱、经前期紧张症、功能性子宫出血、性功能障碍、原发性痛经、功能性不孕症等	老年阴道炎、女性泌尿系感染等
免疫系统	系统性红斑狼疮、类风湿关节炎、强直性脊柱炎、感染性疾病、自身免疫性疾病等	带状疱疹、类风湿关节炎等
神经系统	偏头痛、紧张性头痛、痉挛性斜颈、眩晕症、自主神经功能紊乱、脑血管病、癫痫等	脑血管病、眩晕症、自主神经功能紊乱等
耳鼻喉科	梅尼埃氏病、喉部异物感、重听、神经性耳鸣、神经性耳聋、变应性鼻炎等	神经性耳鸣、神经性耳聋等
眼科	原发性青光眼、眼睑痉挛、弱视、飞蚊症等	青光眼、飞蚊症等
口腔科	特发性舌痛症、口腔溃疡、颞下颌关节病、心因性牙痛、口腔及牙龈异物感等	特发性舌痛症、口腔及牙龈异物感、心因性牙痛等
其他	癌症、肥胖症、慢性疼痛、睡眠障碍等	癌症、慢性疼痛、睡眠障碍等

肌梗死。行心包穿刺及引流、海绵凝胶填塞破裂血管处。此后血压一直偏低,心率快。患者出院后,频繁打电话给医生,询问自己的不适是否是疾病波动的表现。血压在出院1周左右略有升高,晚上明显,服用安定治疗有效。刘先生反复自测血压及自行调整降压药,血糖也不稳定,还经常诉述胸痛、气短,反复要求心电图检查均无异常。患者既往有高血压病史15年,糖尿病史5年,高脂血症6年,均接受相应药物治疗。2年前头颅CT检查示腔隙性脑梗死,无神经系统症状体征。身高178cm,体重95kg,体重指数30。

(一)遵循生物-心理-社会医学模式进行诊断评估

1. 影响因素考量

生物学层面:患者为中老年男性,体型肥胖,有高血压、糖尿病、高脂血症及脑血管病的相关疾病,虽经过冠状动脉介入治疗,心绞痛症状基本控制,仍是冠心病的高危群体,PCI治疗术中出现致命性并发症,之后反复发作胸闷、胸痛、血压、血糖波动,胸痛发作时心电图没有发现ST-T动态改变,超声心动图也基本正常,提示目前不存在与症状相关的生物学功能异常状态。这里我们注重评估的是症状与疾病性质和严重程度的相关性。患者较长时间使用药物控制血压、血糖、血脂,是否存在药源性因素影响躯体和精神活动亦须考虑。

心理层面:心理学研究显示,A型性格与心血管疾病密切相关,其中愤怒和敌意作为A性行为中的有害成分,是冠心病的危险因子之一。A型行为模式多表现为:具有较强的竞争性,如争强好胜,同时又缺乏耐性、易发脾气、不善克制。患者罹患冠心病且PCI治疗过程中出现严重并发症,虽经抢救脱险,但对患者而言是一种严重的躯体和心理应激。这一侧面,我们将通过病史的了解和检查,来评估患者个性特征及其变化,以利于进一步判断应激事件后患者症状与应激刺激相关联的密切程度,做出心理健康教育、心理护理及心理治疗等方面的建议和安排。

社会层面:患者既往虽患有多种疾病,但并未影响其正常工作,而2年来的疾病进展对其日常生活必然会产生影响,需要大力调整、适应。一方面,65岁已逐渐淡出事业,回归相对平淡的生活,随之而来的是社会角色和社会经济状况的改变;另一方面,进入需要人照顾的患者角色以后,家庭成员等与患者关系较密切的人的态度和行动也将影响患者的状态。从这一层面我们要着重了解患者病前的工作状态以及现在的变化,患者如何看待这种变化,患者的社会支持如何,家人在患者生病后的表现,患者对此有无抱怨等。

2. 检查和评估

精神检查评估是建立在良好沟通的基础上的,因此,必须与患者建立良好的关系。这一患者在较长时间的治疗中一直与医生保持较多的沟通交流,提示患者有交流的愿望和能力。但后一次住院时,患者反复自己调整治疗药物并对治疗方案提出异议,对疗效表示不满,提示其对医生的信任、对医疗举措的信心不足,依从性下降,医生与患者的沟通可能存在一些阻碍。这可能与患者的精神状态有关,应努力消除、克服。解决这一问题的方式是应用好医生的共情(或同理心),换位思考,设身处地体会对方的心态,并传达出对患者感受的理解,而且愿意与他一道对他关注的问题寻求解决方法。这也是“医者之心”与“患者之心”的贴近。

对精神、心理症状的把握需要运用一些沟通技巧,如观察、倾听、提问等。通过观察以把握患者是否真正有相应的症状、体征,患者是否为此产生相应的心理反应;倾听患者的诉述以及这些诉述背后隐含的担忧、疑惑甚至抱怨;针对关键问题提问以便进一步澄清躯体不适的表现特点、患者的体验和情绪行为影响。

对患者状态的评估思路也很重要。我们可以遵循由点到线、由线而面、由面至体的原则。例如该患者目前的首要症状是有诸多的躯体不适以及对躯体状态的关注。最基本的评价就是有哪些躯体不适,这些不适与他目前的疾病性质、严重程度和实验室及辅助检查结果是否吻合,如果有不吻合的地方是程度严重了还是范围泛化了等;这一系列诉述是否伴随有其他的感知觉或思维、情绪、行为改变,是否伴有明显的情绪低落和焦虑,是否还存在焦虑的其他症状表现与原发疾病不吻合;这些症状是否能够构成一个综合征。从患者疾病纵向演化上,这一综合征何时出现或消失,表现形式有什么变化等。随后,考虑精神病学及临床心理学的诊断。

一些心理评估量表可以帮助我们筛查、识别

常见焦虑抑郁等心理问题。该患者可以选择自评量表[如患者健康问卷、广泛性焦虑问卷（GAD-7）、老年抑郁量表]，以及焦虑抑郁他评量表（如汉密尔顿抑郁量表、汉密尔顿焦虑量表）进行焦虑抑郁症状评估，结合生活事件量表、艾森克人格问卷等评估社会-心理因素影响。需要说明的是，这些量表评估仅是从某些侧面反映患者的特点，作为诊断的参考，而不是诊断标准。

做一些初步的鉴别诊断也很重要，如该患者伴情绪行为问题可以与抑郁障碍、惊恐障碍、创伤后应激障碍、躯体形式障碍以及冠心病所致精神障碍相鉴别。

（二）老年心脏病患者心理问题的处理
老年心脏病患者的临床处理基本原则

（1）躯体疾病治疗：老年期的生理特点决定了老年人除了罹患心脏疾病外，还可能共病多种躯体疾病，治疗的基础是兼顾患者的躯体情况，针对患者的原发疾病采取相应的治疗措施，良好的症状控制是进行心理和精神药物干预的前提和基础。虽然心理问题会影响疾病表现，但治疗过程中也不能只关注心理问题的处理，应在保证其心脏疾病得到规范治疗的基础上兼顾心理问题的治疗干预。

（2）心理治疗：心理治疗的过程就是结合患者存在的问题或面临的困扰，采用心理学方法，通过语言或非语言因素，帮助来访者作出心理行为方面的改变，减轻或消除不适应行为和症状，恢复或重建期受损的心理功能。冠心病患者可以在病后出现焦虑、悲伤、担心健康，顾虑对社会角色和关系的影响以及对所爱的人的影响等多种心理反应，心理治疗是重要的治疗手段。常用的心理治疗方法有支持治疗、认知治疗、行为治疗和人际关系治疗。在所有心理治疗方法中，认知行为治疗（cognitive behavioral therapy，CBT）是心血管疾病相关心理问题研究最多而且疗效可靠的心理治疗方法，也有循证证据支持人际关系治疗（interpersonal therapy，IPA）对心血管患者焦虑抑郁治疗有效。目前，以家庭为单位的系统式心理治疗在临床上也有应用，既有利于患者个人康复，也对改进受疾病冲击后的家庭功能有益。

近年来，基于互联网的认知行为治疗干预逐渐出现，不失为可以探索的认知行为心理干预途径。它基于总体框架进行全面干预。参与者可以描述他们目前关注的焦点问题，选择针对的问题并实施模式化干预。这种自我量身定制的治疗方法，能做到自我掌控，保证治疗的质量。在一项已进行的网络认知行为治疗干预中列出了 10 个处理模块，每个参与者可以选择两个或三个模块进行治疗。模块包括：担忧的处理、对心肌梗死恐惧的行为处理、行为激活、问题解决、沟通训练、放松治疗、认知重建、应对失眠、生活意义、复发预防，还可以建立讨论区进行相关问题的讨论。

（3）精神药物治疗：精神药物治疗多为靶向性的，即使同类药物也存在些许疗效上的和不良反应方面的差异。药物治疗是在明确患者精神状态（包括求助动机、依从性）、药物不良反应，以及兼顾患者躯体状况的基础上进行。老年人药代动力学和药效学特点造成药物胃肠吸收缓慢易出现消化道不良反应；亲水化合物分布体积减小，亲脂性药物则增加，调节机制下降；首过效应减弱；经肾脏排泄随年龄的增加而减少，药物代谢清除率下降，血药浓度蓄积可能性加大；药物敏感性改变以及身体内环境稳态受损，药物不良反应如抗胆碱能作用的影响更大；药物间相互作用突出等。

因此，在选择使用药物时建议遵循以下原则：

1）尽量选择安全性高、药物相互作用少的药物。

2）尽量单一用药，从小剂量开始，缓慢加量，确保足量足疗程，治疗过程中检查药物的依从性。起始剂量为成人推荐剂量的 1/2 或更少，在开始治疗 2 周内复诊，了解药物耐受性；老年人药物应答时间延长，缓慢加量获得最大缓解率。

3）整个治疗过程中严密监测药物不良反应；注意药物相互作用，特别是与躯体疾病治疗药物的相互作用。如抗焦虑抗抑郁治疗中可以应用选择性 5-HT 再摄取抑制剂如舍曲林、米氮平、艾司西酞普兰等，小量起始，缓慢加量，显现疗效后坚持巩固治疗，但要特别注意检测心电图 QTc 变化，某些药物控制最高剂量。

（4）康复治疗：适度的活动和躯体锻炼也是心脏病康复治疗的重要内容。近年来越来越多的研究显示，尽量参加一些社会交往和躯体活动也有助于患者的情绪改善和心理功能恢复。

专栏 23-1　心衰患者抑郁的综合治疗干预模式

行为激活：心衰患者活动明显减少，伴抑郁更会增加患者与环境的隔离，减少与他人接触，造成生活中的乐趣更加下降，形成一种恶性循环。首先是鼓励患者建立新的生活方式，建立结构化生活时间表。其中包括：①日常生活活动，如洗漱、进餐等；②外出活动，如短时外出甚至出游、购物等；③体验活动，如读书、冥想、做填字游戏等；④社会活动，如去教堂或寺庙、与朋友家人聚餐等。具体计划的建立应与患者商量，以激发其兴趣和乐趣为出发点，并充分征询家属及患者朋友的意见。

提高患者的自主行为：心衰患者因为其心功能的限制，被告知要降低活动量，虽然这是为患者健康着想，但可能造成患者心理压力并使其活动量过分减少，甚至不敢有任何活动，变得完全依赖家人。因此，治疗慢性心衰患者抑郁时要提高他们的独立意识。例如患者可做一点力所能及的家务活，安排医院就诊及购物等，这样会增强患者的独立性，增加其价值感，改善抑郁情绪。

选择积极健康的行为方式：许多患者在错误的误导下，认为运动对心衰患者来说根本不可能，事实上，适当的运动可以改善心衰的预后而且对抑郁症的治疗也有帮助。饮食对生活也很重要，心衰时有钠摄入的限制，低钠饮食让患者感觉食之无味，家庭成员可以在与患者一道更加注重饮食健康的同时，改善饮食品质，并可以将烹饪美食发展成一种乐趣。

改变不适应的自动思维：自动思维影响着患者的情绪体验。在心衰患者中有些想法非常常见，如我很虚弱，我不应该再做什么了；我不能工作没用了，我是家庭的负担；我的生命即将结束，生活没有了乐趣，因为不能做以前能做的事了等。认知治疗的目的就是帮助他/她识别这些自动思维，教他们去验证和挑战这些不适应的想法。例如心衰的患者想"我不能吃我想吃的，生活没有了乐趣"，可以有一些合理的想法挑战这一想法，"虽然我不能吃了，但我还可以与家人朋友在一起也有乐趣""我不能吃这种东西，但还可以吃其他我喜欢吃的"。

重建角色定位：心衰时患者不能再承担原来在家庭和社会中所承担的工作和责任，这种情况下也很容易陷入狭窄的思考范围内考虑自己的价值，使患者非常沮丧导致抑郁。此时，可以帮助患者思考新的角色定位，从家庭、社会网络中进行角色选择，重新找回自己的价值。

应对技能训练：应对是控制和减少应急事件造成的情绪困扰所采取的一系列动态措施。应激会造成心理和生理功能改变，个体的应对技能也对生活事件的影响起着举足轻重的作用。心衰患者中，身体状况影响了患者的生活，也局限了患者应对措施的实施，因此鼓励和探索应对自己情绪的新途径非常重要。可以尝试创造积极的生活事件如加入一个支持团体和小组，需求朋友或家人的帮助等。通过练习，患者能够学会迅速采取行动，当有抑郁症状出现时减少悲伤的情绪，保持心理健康。

第三节　精神心理问题诊疗中的心身医学实践

一、老年期常见精神心理问题

老年期常见的精神心理障碍，较严重的有老年期痴呆、老年期抑郁和双相情感障碍、老年期谵妄，以及老年焦虑障碍、疑病障碍、进食障碍、睡眠障碍、居丧反应等精神障碍。另外，在我国，还有一些与社会文化背景相关的心理问题，如"离退休综合征""空巢综合征""4-2-1综合征"等与特定的时代背景和人群相关的现象。老年人精神心理障碍可能是成年时期各种心理疾病的延续，也可以是老年期特殊的器质性疾病和社会–心理因素造成的新问题。随着年龄的增长，心理障碍的就诊率相应降低，65岁以上新发病的患者数只是同龄人其他精神疾病患者数的10%左右。老年期发病率和患病率下降的现象与老年期精神障碍隐匿性的表现、医生的识别能力及服务能力低有关，还可能与周围人对精神障碍的忽视、歧视等文化因素相关，而并不意味着真实发病率低。流行学调查显示，我国老年人自杀率较高，但很多没有被识别或报告为与精神障碍（尤其是抑郁症）相关。另一个原因是，许多老年期心理障碍被误诊为躯体疾病。同时，老年精神心理疾病带有明显的躯体和神经系统疾病的印记。所以，生物－心理－社会医学模式为老年心理问题的识别及处理指明了方向。

老年人面临的生活事件和社会－心理因素较多，社会－心理因素与多数躯体疾病的发生与发展关系密切，心理因素对机体的免疫功能、内分泌及植物神经均有直接影响，可影响老年人躯体疾病的康复。因此在治疗各种躯体疾病时，必须重视对老年人心理障碍的诊治，既可提高疗效，还可减少不必要的医疗资源的浪费。综合性医院中心理科和联络咨询机构可以提高患者的康复机会，缩短住院疗程。

二、精神心理疾病诊疗中的心身管理——抑郁障碍的例子

老年期抑郁障碍指60岁及以上老年人中出现的抑郁障碍，老年期抑郁症状发生率在20%以上，严重影响老人的生活质量，也造成医疗资源消耗，是重要的公共卫生问题。以下将以患者王先生为例介绍老年抑郁障碍诊疗中的心身管理。

王某，男，73岁，丧偶，初中文化，退休工人。1年前患者无明显诱因出现浑身没劲，腰酸腿酸，做事没有兴趣，无缘无故的紧张害怕，不敢见人，感觉别人看不起自己，在心理科就诊后诊断为"抑郁症"，给予"西酞普兰"治疗，未见明显好转。3个月后诊断"亚临床甲减"，又加了抗甲减的药物治疗。2周前头皮疱疹伴发热，予以抗病毒治疗。1周前不敢走路，觉得地面有很多障碍物，反应慢，睡眠差、情绪低落、觉得自己活不长了。既往高血压20年，长期服用降血压药物治疗。10余年前脑血栓遗留右下肢活动不灵活。房颤5年未予特殊治疗。个人史、婚育史、家族史：18岁初中毕业后参加工作，同事关系好，已退休。1967年结婚，夫妻感情好，妻子患肝癌于1997年去世。后患者独自生活。病后儿女轮流照顾。病前性格：内向，朋友少，无特殊兴趣爱好。无精神疾病家族史。

1. 老年抑郁障碍诊断评估

抑郁症状评估：该患者既往及此次发病都存在明确的情绪低落、活动减少、兴趣下降以及紧张焦虑等症状，达到抑郁发作诊断标准。老年期抑郁障碍更易以躯体不适的主诉就诊，而不是抑郁心境，会使医生更多考虑躯体疾病，而忽视了对抑郁症的识别。多家调查结果表明，内科医生对老年患者抑郁状态的误诊率高达50%。抑郁表现不典型，以疑病症状，焦虑、激越，躯体症状，精神运动性迟滞，疑病和虚无贫穷及罪恶妄想，认知损害等多见。所以，在评估中应注重认知功能评估、精神病性症状、自杀自伤风险等。

生物学因素评估：老年患者与年轻抑郁患者相比，白质高密度和白质变性突出，血管性损害的特征也在老年抑郁患者中表现更为突出。抑郁多见于心血管疾病患者中，抑郁的存在使患者住院时间延长、功能恢复减缓、功能损害加重、死亡率增加高、医疗费用增加。心血管疾病共患抑郁高可能与交感神经兴奋性改变、血小板活性增加、神经内分泌和神经免疫改变有关。糖尿病是独立于生活方式和其他危险因素的抑郁高危因素。卒中后抑郁发生率多在40%~60%之间，卒中的部位和严重程度与抑郁的发生有一定关系，卒中所致的躯体功能障碍及社会－心理因素对其发生和预后有影响。帕金森病患者抑郁症状甚至可以出现于帕金森明确诊断之前，帕金森病的黑质纹状体变性与抑郁的神经生化改变一致。抑郁是痴呆的高危因素，抑郁病史增加患痴呆的风险。甲状腺功能亢进治疗后的继发甲减可以导致抑郁，激素、某些抗高血压药物、肿瘤免疫抑制剂治疗等都可能诱发药源性抑郁。该患者既往有高血压、脑血栓、房颤、甲减等诸多躯体疾病病史，还遗留右下肢活动不灵等。此次发病出现头皮疱疹且病情加重，不能忽视躯体疾病和神经系统疾病的影响。

社会心理评估：中老年抑郁患者中神经质性格特征，依赖模式突出，导致社会支持减少；回避行为多见于焦虑患者，老年抑郁患者中这种行为模式比例也较高。认知模式也与抑郁产生有关。老年期各种负性生活事件的可能越来越多，如亲友亡故、子女分居、地位改变、经济困窘、疾病缠身、居住地动迁等，加重了老年人的孤独、寂寞、无用、无助感，成为心境沮丧、抑郁的根源。另外，早年的慢性应激刺激导致神经内分泌改变，造成海马区域齿状核神经元退化等，脑功能性损害也可能是晚发抑郁的危险因素。社会经济问题也是老

年抑郁发生的重要影响因素。负性生活事件后经济状况恶化，处于经济困境会导致持续的抑郁状态。除此之外，长期照料有行为问题的老人和很少得到其他人的帮助，出现抑郁的比例更高。该患者虽然内向、少与人交往，但工作认真负责，人际关系良好，既往性格特征缺损不突出。妻子多年生病，去世后患者一个人生活，加之体弱多病，可能给患者造成较大的生活压力。

2. 老年抑郁障碍的治疗管理　老年期抑郁障碍治疗的目的在于减轻抑郁症状，预防自杀、复发和症状复燃、改善认知功能，帮助患者掌握应对技巧以更好地应对环境改变，提高生活质量。

基础治疗：保障营养摄入和积极治疗基础躯体疾病，鼓励患者规律起居、参加娱乐活动、增加人际交往等，丰富生活内容。体育锻炼可以作为轻中度老年期抑郁障碍患者的一线治疗以缓解抑郁症状，锻炼身体与抗抑郁药合并可用于治疗难治性抑郁。该患者康复期与子女同住，生活起居和活动范围都有较大改善，社会功能恢复良好。

心理治疗：心理治疗能改善老年抑郁障碍患者的无助感、无力感、自尊心低下以及负性认知。但目前心理治疗在老年人应用并不充分。适用于老年人的心理治疗方法包括支持性心理治疗、认知行为治疗、问题解决治疗、人际关系治疗、家庭治疗、行为激活治疗、生命回顾治疗以及正念治疗等。老年期抑郁障碍治疗可以单独采用心理治疗和/或药物治疗联合应用。心理治疗一般需要2~4个月才能显现疗效，老年期抑郁障碍治疗中更倾向于心理治疗与其他治疗联合使用。

药物治疗：抗抑郁药治疗是老年期抑郁障碍的主要治疗措施，老年患者接受抗抑郁药治疗可以减轻抑郁症状，缓解抑郁发作，总体疗效与年轻人相当。因老年人药物耐受性较差，仍建议个体化调整初始用药剂量。伴心血管疾病患者可以酌情选择安全性较高、药物相互作用较少的治疗药物，伴有明显焦虑、疼痛等躯体症状的患者可以选择有相应治疗作用的抗抑郁药，可考虑短期小量合并使用苯二氮䓬类药以及其他抗焦虑药；伴有明显睡眠障碍的患者也可选择具有镇静和睡眠改善作用的抗抑郁药。难治性抑郁和单纯抗抑郁药疗效不佳的患者可以考虑抗抑郁药之外的其他药物增效治疗，如第2代抗精神病药等。

该患者最终以度洛西丁90mg/d治疗，病情好转；因头痛较重合并小量加巴喷丁治疗得以缓解。

生物物理治疗：老年患者电休克特别是改良的无抽搐电休克治疗（MECT）是有效的治疗方法，对于难治性抑郁症，不失为一种较为有效的选择。重复经颅磁刺激治疗、深部脑刺激治疗、迷走神经刺激治疗和光照治疗等的疗效和安全性还有待在老年人中进行试验验证。

老年抑郁预防：半数以上的老年抑郁首次发作是在老年期，因此预防的重点在控制抑郁的危险因素。具有较高抑郁风险的患有慢性躯体疾病的老年人接受身心关系指导、放松技术、认知重建、问题解决、沟通和睡眠的行为管理、营养、和训练，能增加自我能效，抑郁、焦虑、疼痛和失眠症状减轻。其他初级预防途径还包括降低血管性抑郁的风险，控制高血压、高脂血症和高血清半胱氨酸血症，对躯体疾病共患的高危人群采取抗抑郁药治疗，降低抑郁歧视以使更多的老年人寻求和获得及时的抗抑郁治疗。建立和完善由专科医生、基层卫生保健人员、社会工作者及家庭成员共同参与的多学科团队协同照料模式，对老年抑郁的预防、治疗和康复有重要意义。

专栏 23-2　老年人与自杀

近20年来，我国的自杀死亡率出现了大幅度下降。但老年人，尤其是农村老年人的自杀成为突出问题。2002—2015年，55岁及以上农村居民自杀死亡占自杀死亡总人数的39.2%。2013—2014年，我国65岁以上老年人占总人口的8.9%，但其自杀人数占总自杀人数的38.2%；这个人群的自杀死亡率高达34.5/10万人年，是65岁以下人群的6.5倍；每增加一个年龄段（5岁），自杀率平均上升33%。

自杀既是悲剧的个体行为，也是影响很大的社会现象，有着复杂的生物、心理、社会等多方面原因。近年来，我国经历了社会、文化、经济等重大变迁，老龄化程度越来越高，老龄化速度非常快，使得老年人自杀成为一个越来越重要的问题。

个人因素：老年人，尤其是农村老年人处于明显的社会经济地位上的弱势。由于历史原因，他们的受教育程度较低，因而健康素养和可利用资源也较少；由于退休、老龄、疾病等因素的影响，贫穷也成为常见的问题。

精神障碍：我国最近一项老年人自杀死亡心理解剖研究发现，50.4%自杀死亡农村老年人可以诊断为某种精神障碍，其中以心境障碍最为常见，33.9%的自杀死亡农村老年人符合重性抑郁症的诊断标准。

躯体疾病和慢性疼痛：躯体疾病是得到最多证据支持的老年人自杀危险因素之一。有学者认为，躯体疾病并非直接作用于自杀行为，而是通过影响老年人的幸福感、增加绝望感和负担感、因活动受限而导致社会隔离和社会联系下降等，而最终导致老年人自杀。此外，慢性疼痛在老年人中也是相当普遍的。证据显示，慢性疼痛（无论部位、时间长短、严重程度）是自杀行为的独立危险因素。

社会因素：随着我国的现代化和城镇化，高达 2.5 亿~3 亿农村青壮年在城市工作。而传统上我国的老年人由成年子女负责照料。因此，农村老年人缺乏社会支持的问题也很突出。另外，老年人孤独感也很突出，这可能与老年人的人际关系丧失（如丧偶或朋友去世）、日常活动能力受限、慢性疾病高发使得社会联系减少有关。这些都是我国老年人自杀的危险因素。

老年人自杀预防应该考虑以下几个方面：①进一步控制剧毒农药的可获得性；②促进社会/社区整合；③积极治疗抑郁症；④更好地处理躯体疾病和疼痛。

（周 亮）

（孙新宇 李卫晖）

参 考 文 献

1. 于欣. 老年精神医学. 北京：北京大学医学出版社，2008.
2. James L. Levenson. 心身医学. 吕秋云，译. 北京：北京大学医学出版社，2010.
3. 王向群，赵旭东. 心身医学实践. 北京：中国协和医科大学出版社，2015.
4. 吴文源. 成功老龄化的概念及其研究. 中华医学杂志，2005，85（42）：2955-2957.
5. 胡大一，于欣. 双心医学. 武汉：华中科技大学出版社，2008.
6. Nicole Mavrides, Charles B Nemeroff. Treatment of affective disorders in cardiac disease. Dialogues Clin Neurosci, 2015, 17（2）：127-140.
7. Fredrika Norlund, Erik M G Olsson, Gunilla Burell, et al. Treatment of depression and anxiety with internet-based cognitive behavior therapy in patients with a recent myocardial infarction（U-CARE Heart）：study protocol for a randomized controlled trial. Trials, 2015, 16：154-161.
8. Erin O'Hea, Joshua Houseman, Kristyna Bedek, et al. The use of cognitive behavioral therapy in the treatment of depression for individuals with CHF. Heart Fail Rev, 2009, 14：13-20.
9. 医学会精神医学分会老年精神医学组. 老年期抑郁障碍诊疗专家共识. 中华精神科杂志，2017，50（5）：329-334.

第二十四章　肿瘤相关心身医学问题

第一节　概　　述

越来越多的研究表明,社会－心理因素在恶性肿瘤的发生发展及诊疗、护理过程中起到了非常重要的作用。随着医学模式的转变,传统的生物医学模式逐渐被新的生物－心理－社会医学模式所取代,临床工作者要提供高质量的医疗服务,就必须将患者作为一个完整的人来看待,而不仅仅只是关注疾病,与疾病相关的一系列心身问题也不容忽视。

一、肿瘤患者在疾病不同阶段的心身医学问题

恶性肿瘤患者在其疾病发展的各个阶段(包括诊断前)都会承受不同的压力,患者在面对这些压力时所产生的心理反应,以及患者的应对策略会影响到患者的身体状态和就医行为,进而影响肿瘤的发展、转归和预后。

在诊断期,患者从发现肿瘤的迹象到首次就诊以及最终确诊需要一个过程,而患者和家属对于疾病的态度和应对方式无疑会影响这一过程,有些患者因为害怕被诊断出疾病而延迟就诊,导致确诊过程的延误,甚至错过最佳的治疗时机。在中国文化下,普遍认为患者是需要保护的,而癌症诊断对于一个人来说近乎于被判了死刑,因此当一个人被诊断为癌症时,出于对患者的保护,家属常常要求医生对患者隐瞒癌症的诊断。在这种情况下,患者被隐瞒了真实的病情,也失去了和医生充分沟通和交流的机会,使得患者无法真正参与到自己的治疗决策当中。

在治疗阶段,患者也会承受来自心理和身体的双重折磨,例如手术带来的身体的缺损、外貌的改变,放疗、化疗带来的副作用例如疲劳、恶心呕吐、脱发、失眠等。除了这些身体的不适,患者还要面对治疗结果的不确定性,自身可能产生的焦虑、抑郁情绪。

即使是早期患者,在治疗结束的康复期仍然会存在各种各样的心身痛苦,例如治疗的长期副作用以及对疾病转移、复发的担心和恐惧。

而对于晚期患者来说,除了日益加重的症状负担,还要面对没有有效的抗癌治疗可以选择的绝望、存在痛苦、灵性痛苦和死亡焦虑。

综上所述,肿瘤患者在其疾病的各个阶段都会受到心身问题的困扰,而且这些问题通常会相互影响,恶性循环。例如,如果疼痛不能得到很好的控制,会影响患者的睡眠和情绪,反过来,不良的情绪,例如焦虑会降低患者的痛阈,让疼痛更加难以忍受,而睡眠不好会影响患者的免疫系统,影响患者的整体健康和生活质量。

二、对肿瘤患者心身问题的关注和照护

由于肿瘤患者心身问题受到越来越多的关注,一门新兴的交叉学科应运而生。心理社会肿瘤学(psycho-oncology)始于20世纪70年代中期,既涉及肿瘤学的内容,又涉及心理学、社会学以及伦理学的内容,研究恶性肿瘤患者及其家属在疾病发展的各阶段所承受的压力和他们所出现的心理反应,以及心理、行为因素在恶性肿瘤的发生、发展及转归中的作用。

心理社会肿瘤学的产生为恶性肿瘤的临床治疗和护理开拓了新视野。越来越多的研究表明,社会－心理因素在恶性肿瘤的发生发展及诊疗、护理过程中起到了非常重要的作用。随着医学模式的转变,传统的生物医学模式逐渐被新的生物－心理－社会医学模式所取代,临床工作者要提供高质量的医疗服务,就必须将患者作为一个完整的人来看待,而不仅仅只是关注疾病。因此,

将心理社会领域的内容整合到恶性肿瘤的临床治疗护理当中也就成了医学发展的必然。

心理社会肿瘤学对于患者心身问题的关注和照护包括：对精神障碍（如焦虑、抑郁、谵妄、适应障碍等）的干预、由化疗药物的不良反应引起的神经精神副作用、人体代谢紊乱引起的神经精神副作用的干预、姑息治疗、临终关怀等。治疗的症状有疼痛、恶病质、恶心呕吐、疲劳、性功能障碍等。心理治疗的方式有个体心理治疗、集体心理治疗、夫妻心理治疗、家庭心理治疗、认知行为治疗、艺术治疗、心理教育性干预、危机干预等。还有品种繁多、疗效很好的精神药物治疗。由精神科医生、心理医生、护士、医疗社工、神职人员、志愿者等组成的团队协同为患者服务。

专栏 24-1　灵性关怀（spiritual care）

灵性是人类体验中基本的元素，包含个人对人生意义和目的的探寻，包含一个人与他人与自己，与自然，与神圣力量建立的连结，可以是在传统宗教意义上的，也可能超出宗教的范围。癌症患者中精神痛苦的发生率在40%~73%之间。

在国外，灵性关怀也是癌症照护的重要组成部分。患者对于灵性关怀的需求包括以下6个主题：

- 宗教的需要
- 想要陪伴
- 需要体验自然
- 需要有一种积极的前景
- 需要有参与感和控制感
- 完成自己事情的愿望

在国外，灵性关怀通常由神职人员和心理治疗师提供，特别是神职人员在灵性关怀方面起到了重要作用。而我国国情大不相同，国内研究数据显示，仅有10%的肿瘤患者有宗教信仰，因此神职人员在我国患者灵性关怀领域所起的作用并不大，但没有宗教信仰不代表没有灵性的痛苦或不需要灵性关怀。国内对于没有宗教信仰的肿瘤患者的灵性关怀主要是从陪伴、帮助患者体验自然、完成心愿、保持希望，增加生命的价值感和意义感这些方面去实现的。

三、对肿瘤患者心身问题的研究

对肿瘤患者心身问题的研究主要包括以下2个方面：①恶性肿瘤患者和他们的家属在疾病发展的各阶段所承受的压力和他们所出现的心理反应；②导致恶性肿瘤发生和促进恶性肿瘤康复方向转归的心理、社会、行为因素。在20世纪90年代，心理社会肿瘤学发展出了一种整合的研究模型（图24-1），并应用这一模型指导该领域开展进一步的研究。这一模型将恶性肿瘤（包括恶性肿瘤的治疗）作为自变量；将生活质量（包括生活的各个方面以及心理状况）和生存期作为结果变量。心理社会肿瘤学的研究重点就是他们之间的中介变量，包括：①社会人口统计学方面的个人信息变量，人格特征和应对方式；②与疾病分期相关的变量，康复的选择，疾病相关的行为以及与治疗团队的关系；③所获得的社会支持（家庭、朋友、社区和社会文化的影响）；④与疾病相关的，可能会增加心理负担的压力源，如丧偶。该模型几乎涵盖了对肿瘤心身问题所有领域的研究。

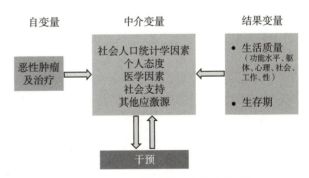

图 24-1　心理社会肿瘤学研究模型

第二节　恶性肿瘤带来的心理社会挑战以及应对策略

在我国，恶性肿瘤已经成为严重危害人民生命健康的疾病，发病率和死亡率呈逐年上升趋势。恶性肿瘤疾病负担及疾病经济负担总体上呈上升趋势，给患者家庭和社会造成了极大的痛苦及沉重的负担，也为患者及心理社会肿瘤学工作者带来很多心理社会方面的挑战。

一、患者面临的挑战

恶性肿瘤患者要面临的心理社会挑战,涉及情绪、心理、躯体和实际的问题。一些挑战是所有恶性肿瘤类型的患者都要经历的,有些挑战只局限于某些特定部位的恶性肿瘤。恶性肿瘤患者的心理社会问题和需求并不是一成不变的,会随着时间而改变。在疾病的不同阶段,不同类型的患者可能会出现特定的问题,需要积极关注。

(一)情绪问题

恶性肿瘤患者会经历很多情绪问题。例如,头颈癌患者的面部畸形会给患者的情绪产生较大的负面影响。对恶性肿瘤及其治疗感到恐惧是患者延迟就医的主要因素之一,如果出现了就医延迟,自罪感和愤怒的情绪可能影响患者接受治疗。在恶性肿瘤诊断和治疗的过程中,每个人的情绪反应会不同,常会面临哀伤和丧失,痛苦水平会随着时间而改变。面对恶性肿瘤,不仅患者会出现情绪问题,家属也会出现无助、恐惧甚至焦虑、抑郁等情绪问题,有时患者配偶的抑郁情绪比患者本人更严重。

(二)心理问题

恶性肿瘤患者常见的心理问题包括自我概念、身体意象、性问题、人际交往困难等。大部分患者都会出现心理痛苦,经历过短暂或轻度的焦虑和抑郁的症状,一些患者会发展为焦虑障碍或抑郁障碍。

1. 自我概念、体象、性问题、人际交往 恶性肿瘤的诊断及治疗对自我概念有很大的影响,自我概念是人对自身存在的体验。恶性肿瘤会影响患者的现实自我、社会自我和理想自我。身体意象或体象(body image)是自我概念的一部分,指的是对自身身体、外表和功能的感知和评估。

乳腺癌、前列腺癌、妇科恶性肿瘤、头颈部癌、喉癌和皮肤癌患者常关注体象问题。例如,接受保留乳房手术的乳腺癌患者,在整体适应方面好于根治术患者,愿意选择保留乳房手术的人更关心体象受损,更加依赖乳房来建立自尊,认为自己很难适应乳房的缺失。恶性肿瘤患者不仅要面对身体部位的缺失,还常常面临复杂的体象问题。

性问题包括体象、自我尊重、心境、支持、情感连接和亲密感。体象在性问题中有重要的作用,一些并没有影响性器官的恶性肿瘤类型,如头颈部癌、喉癌、肺癌和霍奇金病的患者也会出现性功能问题。所以不论恶性肿瘤类型,都应关注患者的性问题。

焦虑、抑郁情绪、人际关系改变,对躯体健康的担忧以及治疗带来的身体变化都会影响性功能。恶性肿瘤和恶性肿瘤治疗会让人际关系变得更复杂,如果患者在患病前就有婚姻或家庭等人际关系问题,那么患病后患者会感到有更多的心理问题,会影响患者对患病后生活的适应能力。

恶性肿瘤诊治过程中要考虑各方面问题,如患者的自尊和体象问题,告知病情和治疗方案的时机和程度,以及性问题、生育和生存期问题等对人际关系的影响。如何告知坏消息和预后则是医患人际关系的重点和难点内容。

2. 心理痛苦 心理痛苦(distress)在癌症患者中普遍存在,在患者刚刚得知威胁生命的疾病诊断时,或接受侵入性的医疗时,或生活方式改变时,或肿瘤的直接效应下,患者都会出现心理痛苦。越来越多的研究关注癌症带来的心理影响,不仅关注焦虑障碍和抑郁障碍等精神障碍,也关注焦虑和抑郁等症状,还关注更广泛存在的心理痛苦。心理痛苦会导致患者的生活质量更差,治疗依从性变差,预后更差。

1997年美国国家癌症综合网络(national comprehensive cancer network,NCCN)建立心理痛苦管理多学科小组,为避免患者及家属对心理社会问题的病耻感,首次使用心理痛苦一词代替肿瘤患者存在的所有心理、精神及社会、实际问题等,并在第一版NCCN心理痛苦管理指南中将心理痛苦定义为:心理痛苦是在多种因素影响下的不愉快的情绪体验,包括心理上、社会上和/或灵性层面的不适,可以影响患者有效应对癌症、躯体症状及临床治疗。心理痛苦是包含患者所有心理社会问题的综合概念,其症状表现可归纳为一个连续谱系,轻者可表现为正常的悲伤、恐惧,重者可表现为精神障碍,如焦虑、抑郁障碍,以及生存和灵性的危机。

(三)精神问题

恶性肿瘤患者常见的精神障碍包括焦虑障碍(anxiety disorder)、抑郁障碍(depressive disorder)和谵妄(delirium),患病率的范围在10%~30%,终末期恶性肿瘤或某些恶性肿瘤类型的患者抑郁患病率更高，终末期患者谵妄高达 85%。焦虑和抑郁会导致因恶性肿瘤死亡的风险增加 27%。应激易感人格、不良的应对方式、负性的情绪反应以及生活质量差的人，恶性肿瘤生存期更短，死亡率更高。

（四）躯体症状

恶性肿瘤患者常因疾病本身或治疗出现大量的躯体症状，如恶心、呕吐、疼痛、乏力、淋巴水肿、畸形、便秘、认知问题、交流困难、吞咽困难、呼吸症状、食欲丧失、营养不足和生育等问题，影响患者的生活质量，增加患者出现严重焦虑和抑郁的风险。

（五）实际问题

在恶性肿瘤的诊治过程中，患者会面对很多实际问题，包括医疗保险、信息咨询、交通、住宿、照顾孩子/老人、工作、家务等。许多患者因生病丧失劳动能力而面临严重的经济负担。对这些问题的担忧以及如何获得相关的信息会影响患者的治疗和健康。有研究发现，来自农村的恶性肿瘤患者结局更差，因为外出就医会带来很多实际问题和经济问题，也会引发患者对家庭和工作的担忧，造成患者的思想负担和情绪问题。

（六）临终问题

临终患者需要应对不断出现的躯体症状，当想到迫近的死亡时，他们也不得不面对存在和灵性的问题，并且这些灵性问题会影响患者的诊断和治疗。家属和照顾者会面临丧失、哀伤和居丧的问题，照顾临终患者的临床医生也会体验到心理社会方面的影响，如应激、职业耗竭、抑郁、同情心疲乏等。

二、心理社会肿瘤学工作者面临的挑战

中国恶性肿瘤生存者（cancer survivor）即所有诊断为恶性肿瘤的生存者，无论恶性肿瘤病情是否受到控制，他们的巨大需求与中国心理社会肿瘤学在服务开展、科学研究、人员培训、经济支持等方面的急需发展形成了强烈的反差。这给中国的心理社会肿瘤学工作者带来了压力和挑战，主要体现在以下几个方面：

第一，心理社会服务未满足患者的需求。肿瘤患者的各种症状包括精神心理症状需要被干预，只有满足患者的心理社会需求，才能提供高质量的抗肿瘤综合治疗，但在 2016 年之前我国并没有官方文件来关注肿瘤患者的心理。我国恶性肿瘤患者的心理问题及精神问题的识别率仍然较低。在我国，提供心理社会服务还存在很多观念和文化上的障碍，很多人认为心理问题不是病，心理干预没有效果，因此患者的心理问题并没有得到重视，许多非精神科医生认为如果患者有心理问题会主动告诉他们。此外，很多临床医生对患者心理社会需求的认识和重视程度不足，而大多恶性肿瘤患者也不愿向临床医生寻求心理社会帮助，一方面由于精神疾病带来的病耻感（stigma），即一种负性经历的标记，其中包括羞耻感、被指责、在家庭中充当替罪羊、被孤立、被社会排斥、被人刻板化或被歧视等内容，另一方面害怕被贴上"疯子"的标签。

第二，研究的数量和质量亟待提升。从数量上讲，2003 年以前肿瘤心理领域的研究数量非常少，近年开始增长。虽然自 2009 年至 2012 年呈逐年增长的趋势，但中国内地仍需要增加高质量科研论文的数量。从研究关注的恶性肿瘤类型来讲，乳腺癌患者最多，其他恶性肿瘤类型也应得到广泛的关注。

第三，人员培训尚未专业化、系统化。我国还没有完整系统的心理社会肿瘤学的教学体系，所以从长远来讲，还无法满足该学科发展的需要。而美国纪念斯隆-凯瑟琳恶性肿瘤纪念医院早在 1979 年就建立了心理社会肿瘤学培训项目，针对精神科医生和心理学家进行针对性的训练。我国的心理健康服务的教育与培训还没有形成多层次、系列化、正规学历教育与继续教育相结合的体系，而专业化是心理健康服务的发展方向，相关的学历教育在其中承担着知识与技能传承的使命，只有少数高校心理学系针对企业或医院的心理健康服务培养人才，远远不能满足社会对心理健康服务的需求。

第四，对心理社会服务投入的经济支持不足。在我国，心理健康服务模式主要分为医学、教育、社会三种，尚未整合为一个有机的整体，目前我国心理健康服务工作实施的是以政府投资为主体的多渠道多方位多层次投入体系，而目前存在投入不足的问题。

三、应对策略

（一）推动心理社会肿瘤学科发展

为了推动心理社会肿瘤学科发展,应对肿瘤带来的心理社会挑战,全国的心理社会肿瘤学工作者一直在努力。具体工作如下:①建立全国及省级协会,2006年,中国抗癌协会肿瘤心理学专业委员会(CPOS)成立。随后,各地陆续建立了省级肿瘤心理学专业委员会。②举办学术会议,CPOS学术年会影响力逐渐覆盖全国,成为国内心理社会肿瘤学界的学术盛会。③在肿瘤专科医院建立心理专业科室。④开展心理社会肿瘤学相关研究。

（二）建立心理社会服务模型

美国医学研究所提供了一种简便易行的心理社会服务模型。该模型建议:识别每例患者的心理社会需求,制订和实施心理社会照料计划,既能链接到患者的心理社会服务,又能协调医疗和心理社会治疗,使得患者能够管理疾病和健康;系统性地随访患者,按照需要进行再评估和调整治疗计划。建立心理社会服务模型的基础是建立最优化的转诊体系,临床以及心理社会肿瘤学医生都应建立自己的转诊体系,为患者提供心理支持和关怀。

2016年3月,国家卫生和计划生育委员会发布《关于加强肿瘤规范化诊疗管理工作的通知》,在优化肿瘤诊疗模式中明确指出关注患者的心理和社会需求,结合医学模式转变,医疗机构和医务人员要关心、爱护肿瘤患者,了解患者心理的需求和变化,做好宣教、解释和沟通工作;鼓励有条件的医疗机构开展医务社会工作和志愿者服务,为有需求的患者链接社会资源提供帮助。

（三）多学科团队的合作

在心理社会服务体系尚未建立时,心理社会肿瘤学工作者要积极参与到肿瘤的多学科团队(multidisciplinary team, MDT)诊疗模式中。MDT是以患者为中心,在综合各学科意见的基础上,为患者制订出最佳个体化治疗方案的模式。心理社会肿瘤学工作者在多学科团队中可以承担的任务主要包括帮助控制躯体和精神症状,提供心理治疗改善心理社会问题,解决患者的灵性问题,加强医患沟通,居丧支持等。在多学科团队中提供心理社会服务的意见也有助于改变只关注躯体症状的临床医生的观念。

（四）教育及培训

对患者和家属或照顾者进行教育,有助于将心理社会服务整合入患者的治疗中。通过培训,帮助患者和生存者获得信息、作出决策,解决问题,更好地与医生沟通。对医护人员进行继续教育和培训,有助于患者得到心理社会服务。心理社会服务的有效性取决于服务人员的培训、技巧、态度和信念。与恶性肿瘤患者沟通,需要表达共情和提供通俗易懂的医疗信息的技巧,失败的沟通往往与医务人员的信心不足和知识缺乏有关。医患沟通培训可以提高临床肿瘤医务人员的信心和理论水平,有助于识别患者的心理社会问题。照顾终末期患者,或感到不能为患者和家属减轻痛苦对临床医生来说是一种应激,聚焦于医患关系的巴林特小组可以减轻临床医生的职业倦怠。

（五）促进开展研究

通过多渠道募集资金促进开展研究,带动肿瘤心理领域的发展。未来的研究方向涉及心理社会需求评估工具的开发,配偶、家属或照顾者的支持策略,患者和家属的心理社会干预,患者和家属以及医生的教育,如何为心理社会研究和干预募集基金等。

第三节　恶性肿瘤患者多维度痛苦筛查及转诊

一、恶性肿瘤患者的痛苦筛查、评估及应答

（一）背景

NCCN痛苦管理指南将痛苦(distress)定义为:是由多种因素影响下的不愉快的情绪体验,包括心理上(认知、行为、情绪)、社会上和/或灵性层面的不适,可以影响患者有效应对恶性肿瘤、躯体症状、临床治疗。痛苦症状是一个连续谱系,轻者可表现为正常的悲伤、恐惧,重者可表现为精神障碍,如焦虑、抑郁、惊恐发作、社会孤立感,以及生存和灵性的危机。痛苦的产生对于患者躯体

及社会功能、家庭生活以及职业和经济造成严重的负面影响。另外,严重痛苦或达到精神障碍诊断标准可严重影响患者应对疾病的能力,降低患者对临床治疗的依从性,从而影响患者最终的健康结局。2010 年 Carlson 等发表的一篇对于肺癌(n=549)及乳腺癌(n=585)患者进行痛苦筛查的随机对照研究显示:接受全面痛苦筛查及分级的肺癌组患者,比其他组在随访时高痛苦水平的比例低;接受全面痛苦筛查及分级的乳腺癌患者与简单痛苦筛查组相比,其痛苦水平较低;截至2013 年,有关痛苦筛查效果的随机对照研究中,大部分结果显示痛苦筛查可以提高患者的总体状况,促进医患沟通。肿瘤患者的痛苦引起越来越多人的注意,它是认识肿瘤患者心理社会问题的窗口,临床工作人员对于痛苦的识别缺少专业培训,而识别率低是导致患者不能得到有效、合理干预和支持的最主要的阻碍因素。

(二)肿瘤临床痛苦筛查工具选择

很多重要的研究报道了关于痛苦筛查工具的使用情况,目前筛查工具分为三大类:①症状筛查;②心理社会问题筛查;③痛苦来源筛查。美国医学研究所(Institute of Medicine, IOM)建议痛苦筛查工具应该能够综合识别引起痛苦的各种问题和担忧。所选筛查工具应该有效、稳定,并且对于临床工作人员来说简便易行,可以通过临界值来判断患者是否存在痛苦;能够同时评估患者是否存在躯体症状、情绪负担、社会问题等,且能评估患者上述症状的严重程度,这样能够动员其他专业的人员有效地对患者的痛苦状况作出应答,包括将痛苦且有心理社会支持需求的患者转诊给专业的精神科医生、心理治疗师、社工等。

1. 躯体症状痛苦筛查的工具及方法 M.D. Anderson 症状量表(M.D. Anderson Symptom Inventory, MDASI)由 Cleeland 等于 2000 年制订,是针对患者报告结局的多维度筛查工具。MDASI 包含 13 个条目,每个条目分成 0~10 分 11 个评分等级,同时还将症状对患者日常生活造成的影响纳入筛查条目中,适用于不同恶性肿瘤类型患者的筛查。目前该评估量表已经被翻译为多个国家语言,且其测量学的信度和效度均已得到证实。

纪念斯隆-凯瑟琳癌症中心症状评估量表(Memorial Symptom assessment Scale, MSAS)由Portenoy 在 1994 年制订,包含 32 个躯体及心理症状,其中 24 条症状需评估症状的频率,严重程度和引起痛苦的程度,另外 8 条症状仅需评估严重程度和引起痛苦的程度;首先要评估每一条症状是否存在,如果存在,使用 1~4 分分级标准评估患者症状出现的频率和严重程度,引起痛苦的程度使用 0~4 分的 5 级评分标准。

埃德蒙顿症状评估系统(Edmonton Symptom Assessment System, ESAS)于 1991 年由 Bruera 等人制订,包含 9 个条目,采用 0~10 分 11 级评分标准,得分越高,症状越严重。ESAS 已经广泛用于肿瘤患者的症状评估,被翻译成 30 多个国家的语言,信度和效度等也得到验证。其在临床应用的优势在于可以短时间内对患者的躯体及情绪症状进行多维度评估。

2. 心理社会痛苦筛查的工具及方法 NCCN 推荐的痛苦温度计(DT)是一个单条目的痛苦自评工具。0 分 = 没有痛苦,10 分 = 极度痛苦;得分≥4 分显示患者存在中度到重度痛苦,需要进一步专科评估。

医院焦虑抑郁量表(HADS)由 Zigmond 与 Snaith 于 1983 年制订。目前此量表广泛应用于综合医院患者焦虑和抑郁情绪的筛查以及心身疾病的研究中,其信度和效度也已经得到了验证。按原作者推荐标准,焦虑抑郁亚量表分:0~7 分为无表现;8~10 分属可疑;11~21 分属有反应。HADS 包括两部分,共 14 个条目,其中焦虑亚量表 7 个条目,抑郁亚量表 7 个条目,每条分 4 级计分(0、1、2、3 分)。

广泛性焦虑自评量表(General Anxiety Disorder-7, GAD-7)和 9 条目患者健康问卷(9-item Patients Health Questionnaire, PHQ-9)是对患者精神障碍的初级自我评估,广泛应用于初级医疗机构对于精神健康状况的筛查。我国综合医院门诊患者研究推荐 10 分为临界值,目前仍然缺乏在我国肿瘤患者中应用的测量学检验数据。PHQ-9 中条目9"您是否有不如死掉或用某种方式伤害自己的念头?"可以用于对患者自杀观念的筛查。

近年来,研究者多倾向于通过多维度的方式对痛苦进行常规筛查,评估工具中包含症状评估、心理及精神科评估、社会问题评估及灵性问题的评估等,全面了解患者的心身问题。

(三)筛查及应答的建议

肿瘤临床工作人员应该保证为所有的肿瘤患者进行痛苦筛查,尽可能每次就诊都进行痛苦筛查,至少在病程的关键时间点应该给予综合痛苦评估。监测患者在整个病程中痛苦变化的情况,对于存在显著痛苦的患者,需给予及时应答,包括肿瘤临床工作人员的积极心理社会支持以及转诊至专业的心理治疗师及精神科医生。

1. 轻度痛苦水平 由直接为恶性肿瘤患者提供治疗的所有工作人员提供支持,或在专业人员帮助下完成,干预措施主要为普通的心理支持,或聚焦于问题解决的心理治疗技术。支持内容包括:①诚实并富有同理心地与恶性肿瘤患者进行沟通;②带有仁慈之心、尊严感、尊重心态为患者及其照顾者提供治疗;③建立并保持支持性的医疗关系;④告知患者及其照顾者,有很多心理及支持性的服务机构可供使用;⑤心理技术主要聚焦于解决问题。由经过培训且受过督导的医疗和社会工作者提供,帮助患者处理一些在病程关键时刻的紧急情况。专业的临床护士在接受培训之后可以承担评估和提供干预的任务。

2. 中度痛苦水平 接受过心理社会干预培训并获得认可的专业人员能够识别中度到严重的心理需求,并能够将严重心理需求的患者转诊至精神卫生专业人员处。由接受过培训、获得认可并且被督导过的心理咨询师根据清晰的理论框架提供干预。目标是控制轻度到中度的心理痛苦,包括焦虑、抑郁和愤怒。这里的具体心理干预也适用于缓解轻度恶性肿瘤相关的担忧,比如对治疗的担忧、个人关系(包括性关系)、与医院工作人员的关系、灵性问题等。

3. 重度痛苦水平 精神卫生专业人员应该能够评估复杂的精神心理问题,包括严重的情感障碍、人格障碍、物质滥用和精神病等。痛苦水平重度所涉及的干预包括具体的心理和精神科干预,由精神卫生专业人员提供,帮助患者改善中到重度的精神健康问题。这些精神健康问题包括重度抑郁和焦虑、器质性脑部综合征、严重的人际困难(包括严重的性心理问题)、酒精和物质相关的问题、人格障碍和精神病等。

二、如何进行转诊

(一)背景

显著的心理痛苦或精神症状会对恶性肿瘤患者的生活质量造成影响,需要对其进行干预。然而,目前临床中对患者的焦虑抑郁情绪等心理痛苦识别率较低,其中能够接受恰当干预的患者数量更不乐观。这一方面是因为临床医生心理及精神症状方面知识的缺失,另一方面是由于医生和患者倾向于回避情感问题的揭露。在这样的背景下,建立一个最优化的转诊方式对于肿瘤患者来说非常重要。所有的临床以及心理社会肿瘤学医生都应该建立自己的转诊体系,来为他们的患者提供心理支持和关怀。

在许多发达国家和地区,他们的治疗团队往往包括精神科医生、临床心理师、社会工作者。大多数肿瘤科设置了具有丰富专业知识和经验的社工,能够为患者提供咨询服务,同时也有越来越多的肿瘤中心开始聘请专业的心理治疗师,使患者能够便捷地接受到适当的干预,而精神科医生则能为肿瘤患者诊治过程中出现的精神症状提供及时的治疗。

(二)转诊方式

患者向精神心理服务转诊的主要方式为医护人员建议转诊和患者自行转诊。

患者一般会通过直接和间接两种方式给出他们的情绪线索。直接的情绪线索是指患者口头陈述他们内心的担忧,而间接线索则通过一些非语言的途径来表达。对于一些没有经过培训的临床医生来说,要识别这些间接的线索并不容易,需要医生敏锐地从患者的姿势、动作等躯体语言以及语气、语调等中捕捉更多的信息。同时,良好的医患关系也尤为重要,临床医生应该得到更多沟通技巧方面的培训,这能使他们在会谈中对患者的情绪和感受投以更多的关注,也为患者营造一个安全的、让他们能够无顾忌地表达内心感受的环境。研究指出,对医护人员进行培训,帮助他们识别患者就诊过程中的情绪问题,有效地提高转诊率。主动倾听、开放性的提问,对患者的情绪线索作出适当回应,都有助于精神心理症状的识别,更有助于为患者提供有效的心理社会干预。但尚无高质量随机对照研究表明,精神心理及医患沟通培训对转诊有积极作用。

患者可以基于自己的意愿接受电子化的心理痛苦筛查,得到自动生成的评估报告,经过相关培训的肿瘤科医生根据评估结果在诊中决定是否为患者提供转诊建议,有转诊、不转诊、延迟决定三种选择。研究结果显示,在达到指南推荐的标准、需要接受转诊的患者中,仅有 18.2% 得到了转诊,且心理痛苦水平与患者接受转诊的意愿成显著正相关。考虑到研究中肿瘤科医生转诊是唯一的转诊方式,而转诊工作或许会给本已超负荷的肿瘤科医生增加更多工作量,故研究者认为,为患者建立便捷通道,使有需要的患者能够自行进行转诊尤为重要。

(三)依从性

有证据指出,治疗依从性是影响患者转诊后心理干预效果的重要因素。一项荟萃分析的结果提示,在电话咨询的干预形式中,患者对干预的依从性要好于面对面咨询,患者对由护士提供的心理干预的依从性,要优于由心理治疗师提供的干预。这一现象的主要原因是,心理治疗师进行干预往往容易使患者产生病耻感。然而,由护士提供的心理干预在具有较好依从性的同时也存在一定的风险。Zimmermann 等在一项对乳腺癌患者适合何种心理干预的荟萃分析中,对 56 项随机对照研究进行分析,涉及心理治疗师、护士及社会工作者三种心理干预实施者,结果表明,心理治疗师提供的心理干预,在治疗效果上要显著好于由护士提供的干预。Jane 等在一项随机对照研究中提出了一种转诊模式,即由受过精神心理专业训练的护士为有心理支持需求的患者提供简单的心理干预,为存在持续性心理痛苦和复杂性心理支持需求的患者提供转诊,研究者认为此种模式的效果及依从性都将好于直接向心理治疗师和精神科医生转诊。但此种模式的随机对照研究仍在研究阶段,尚无证据支持。

(四)转诊建议

①我们推荐肿瘤科临床医生在初诊时对患者进行心理痛苦筛查和心理支持需求评估,为存在中重度心理痛苦和 / 或有强烈心理支持需求的高危患者提供转诊,接受由精神科医生和心理治疗师专业的精神治疗或心理干预,对存在轻度心理痛苦和 / 或心理支持需求较弱的患者,可由护士、社会工作者等为其提供情感支持;②我们建议肿瘤临床医护人员接受专业培训,以更好地识别患者在诊疗过程中的情绪线索,为患者提供及时有效的转诊;③我们建议由接受过精神心理培训的护士为有心理支持需求的患者提供简单的基础心理干预,为存在持续性心理痛苦和复杂性心理支持需求的患者提供精神心理转诊。

三、国内肿瘤医院心理社会服务联络会诊新模式

目前国内也有肿瘤专科医院成立的心理社会肿瘤学专科,由精神科医师、临床心理治疗师、心理护士和音乐治疗师组成的专业团队,通过门诊和会诊为全院患者服务。会诊分为单纯会诊和联络会诊两种模式。单纯会诊即由肿瘤科医生主动提出精神科会诊需求,精神科医师应邀进行会诊处理。而会诊联络服务模式,具体做法是精神科主治医师进驻到临床肿瘤病区,开展自主查房、精神科诊疗和定期知识教育培训;每名医师负责 3~4 个病区;进驻的医师需完成肿瘤专科轮转学习,覆盖医院诊疗范围内的主要病种,并完成 3 次以上的肿瘤临床的医患沟通培训,服务期间接受上级医师督导。自主查房是指精神科医师独立与患者接触,问诊、访谈,识别与精神心理相关的症状或问题,如睡眠障碍、焦虑抑郁情绪、谵妄、精神病性障碍、强迫障碍、惊恐发作、痴呆、不宁腿、心理压力过大、治疗依从性差、食欲下降、意识障碍等,以及可以通过精神科药物或者心理干预缓解的癌性慢性疼痛、食欲下降、疲乏、肢端麻木、恶心呕吐,尤其是预期性恶心呕吐等肿瘤患者常见的躯体症状,并与主管医生一起制订治疗方案;定期教育培训需根据病区的具体情况,进行每 1~2 个月一次的精神心理相关知识培训,内容包括肿瘤临床常见精神心理问题的识别和处理,如谵妄、预期性恶心呕吐、焦虑、抑郁、睡眠障碍、疲乏、慢性疼痛、神经病理性疼痛等。研究显示,会诊联络病区和单纯会诊病区的精神科会诊人次均逐年提高,会诊联络病区的精神科会诊人次增加比单纯会诊病区更明显。证实了精神科医师进驻肿瘤病区可以提高肿瘤患者精神心理问题的识别率。

第四节　恶性肿瘤患者心身症状的干预与管理

一、疼痛

（一）概述

疼痛是组织损伤或潜在组织损伤所引起的不愉快感觉和情感体验。近来疼痛定义更新为"一种与实际或潜在的组织损伤相关联的包括了感觉、情绪、认知和社会成分的痛苦体验"。最主要的变化在于将"不愉快的感觉和情绪体验"变化为"感觉、情绪、认知和社会成分在内的痛苦体验"。

疼痛是癌症患者尤其是中晚期癌症患者最常见也最令患者痛苦的症状之一。约 1/4 新诊断恶性肿瘤的患者，1/3 正在接受治疗的患者以及 3/4 晚期肿瘤患者合并疼痛。

（二）分型

根据不同特征，疼痛可分为伤害感受性疼痛和神经病理性疼痛，急性疼痛和慢性疼痛，肿瘤侵犯所致疼痛、抗肿瘤治疗所致疼痛、与肿瘤相关的疼痛以及与肿瘤或治疗无关的疼痛。多数癌症患者尤其是癌症晚期患者常合并多种类型的疼痛。

（三）临床评估

在进行癌痛评估时，要相信患者关于疼痛的主诉，详细询问患者的疼痛史，评估患者的心理状态，进行详细的体格检查和神经系统查体等。疼痛是患者的一种主观感受，由于尚无准确反映疼痛程度的指标，患者是否疼痛及疼痛严重程度主要依据患者的主诉，相信患者确实处于疼痛状态。

无论患者疼痛程度如何，都需要对患者进行心理社会评估。评估患者的心理痛苦水平；评估患者目前的精神状况，是否存在精神障碍如焦虑、抑郁障碍；评估患者获得家庭和社会支持的程度；了解患者既往的精神病史；了解疼痛控制不佳的风险因素，如药物滥用史、神经病理性疼痛等。癌痛的顽固持续存在，使之比其他任何症状更易引起患者的心理和精神障碍，焦虑、抑郁等不良情绪能明显加重患者对疼痛的感知和体验。

（四）临床治疗

1. 药物治疗　规范化疼痛处理，应持续有效地缓解疼痛，减少镇痛药物的不良反应，最大限度地减轻治疗给患者带来的心理及精神负担，最大限度地提高癌症患者的生活质量。癌症疼痛的治疗包括药物治疗和非药物治疗。

（1）WHO 三阶梯镇痛原则：①按阶梯给药；②口服给药或无创给药；③按时给药；④个体化给药；⑤注意具体细节。

（2）镇痛的药物选择：①非甾体类药物，此类药物对轻度疼痛，尤其对骨及软组织疼痛治疗效果肯定，同时对骨膜受肿瘤机械性牵拉、肌肉或皮下等软组织受压或胸膜腹膜受压产生的疼痛也有效果，并可作为合并用药增强阿片类镇痛药作用。②阿片类镇痛药，该类药物种类多，可选剂型多，无封顶效应，根据半衰期的长短可将阿片类药物分为两大类。短半衰期的药物作用时间为 3~4 小时，较长半衰期的药物作用时间可达 8~12 小时，作用时间最长者可达 72 小时。③精神科药物在癌痛患者中的应用，联合精神科药物通常可以提高阿片类药物的疗效；通过改善导致疼痛的并发症状来管理疼痛；具有独立的止痛作用。可以在三阶梯的全部阶梯中使用。常用的联合药物包括抗抑郁药、抗癫痫药、精神兴奋剂、抗精神病药物等。

（3）抗抑郁药：目前的研究证据支持使用抗抑郁药作为一种止痛联合用药来管理疼痛，包括癌痛。抗抑郁药通过一系列机制包括抗抑郁作用、增强阿片类止痛药作用以及直接的止痛作用等机制来达到止痛作用。阿米替林是研究最多的用于疼痛综合征的三环类抗抑郁药，包括神经病理性疼痛、癌痛以及纤维肌痛。其他具有止痛作用的三环类抗抑郁药还包括丙米嗪、地昔帕明、去甲替林、多虑平等。此外，目前的选择性去甲肾上腺素再摄取抑制剂（SNRIs）文拉法辛、度洛西汀等均是有效的联合止痛药物。抗抑郁药具有直接的神经痛与非神经痛止痛作用，临床上通常与阿片类药物联合使用处理中重度癌痛。

（4）抗癫痫药物：抗癫痫药物可以治疗针刺样、痛觉敏感等特征的神经病理性疼痛。目前使用最广泛的抗癫痫药物为加巴喷丁，安全性相对较高，药物交互作用小。

（5）神经阻滞类药物：如氟哌啶醇、奥氮平等也具有联合止痛的作用。但是使用的时候必须权衡不良反应与疗效。应该注意评估患者的意识状态,权衡阿片类药物的使用剂量。

2. 非药物治疗 心理治疗针对癌痛患者的目标是提供支持、信息和技能。治疗师可以强调患者既往的成功应对策略,并教会患者新的应对技能如放松、认知重建、止痛药的使用、自我观察、记录、判断以及沟通技巧。

通常,在患者的多位家属和照料者中,只有心理治疗师是最合适让患者放松下来的,可以让患者有机会说说自己的生活以及经历,而不是仅仅关注即将到来的死亡。允许终末期患者谈及或询问有关死亡、疼痛以及痛苦等话题,治疗师的任务就是维持一种感兴趣的、相互交流的氛围。随着疾病的进展,由于认知与言语的缺陷,针对患者的心理治疗变得局限。在此时刻,支持性的心理干预应该转移至家庭上。在此阶段,家属最关注的问题是患者的意识水平,疼痛控制的同时通常也会导致镇静,这可能会影响到患者与家属之间的交流,家属之间可能会产生争论,因此需要在患者止痛与保持患者意识清晰之间寻求平衡。对于肿瘤科医生来说,尽早了解患者本人的需求可有效避免之后的矛盾。

此外,常用于癌痛管理的心理干预手段包括意向性想象、认知分离与认知关注,被动性放松,渐进性肌肉放松,生物反馈,催眠以及音乐治疗等。治疗目标为指导患者体验控制疼痛的感受。

二、失眠

(一)定义

失眠(insomnia)指患者对睡眠时间和/或质量不满足,并持续相当长一段时间,影响其日间社会功能的一种主观体验。

(二)流行病学

失眠是癌症患者常见的症状之一。研究发现,癌症患者在病程的各个阶段常常伴随着不同程度的睡眠障碍,失眠是发生在癌症患者中最为常见的睡眠障碍,患病率为17%~57%,是普通人群的2~3倍。失眠患者可能会出现疲乏无力、情绪问题、免疫抑制、免疫功能降低和神经内分泌功能改变等,是影响癌症患者身心健康和生活质量的一个重要因素。

(三)病因

失眠的原因十分复杂,包括躯体因素、环境因素、精神心理因素和药物因素等。躯体症状如疼痛、喘憋等以及治疗的副作用等均有可能引起失眠。癌症患者普遍存在的对癌症的恐惧心理可能发展为焦虑、抑郁等情绪反应也会影响睡眠。焦虑患者多为入睡困难和频繁觉醒,抑郁患者多为清晨早醒为主。许多药物如苯丙胺、利他林、咖啡因、麻黄碱、氨茶碱、异丙肾上腺素、柔红霉素、地塞米松、泼尼松等均可能引起失眠,一些镇静催眠药的撤药反应也会引起反跳性失眠。

(四)临床表现

主要表现:入睡困难(入睡时间超过30分钟)、睡眠维持障碍(多梦、易醒、整夜觉醒次数≥2次、觉醒持续时间延长)、早醒(比往常早醒2小时以上和日间瞌睡增多)、睡眠质量下降、睡眠后不能恢复精力以及总睡眠时间减少(通常少于6小时)。

(五)诊断标准

根据ICD-10精神与行为障碍分类,非器质性失眠症(F51.0)诊断标准如下:①主诉或是入睡困难,或是难以维持睡眠,或是睡眠质量差;②这种睡眠紊乱每周至少发生三次并持续1个月以上;③日夜专注于失眠,过分担心失眠的后果;④睡眠量和/或质的不满意引起了明显的苦恼或影响了社会及职业功能。

(六)治疗

癌症患者失眠的治疗首先是针对病因的治疗,在抗癌治疗的同时,对失眠症状给予必要的处理,针对不同的病因采取不同的措施,以达到缓解症状、恢复社会功能、提高生活质量、减少或消除与失眠相关的躯体疾病治疗目标。

1. 药物治疗

(1)镇静催眠药物:根据专家共识,选择非苯二氮䓬类药物作为治疗失眠的一线药物。①非苯二氮䓬类药物:新型苯二氮䓬类受体激动剂(BZRA)主要包括唑吡坦、佐匹克隆等,选择性拮抗γ-氨基丁酸-苯二氮䓬(GABA-BZDA)复合受体,主要发挥催眠作用,增加总睡眠时间,而无镇静、肌松和抗惊厥作用。该类药物由于半衰期短,起效迅速,不产生蓄积,基本不改变正常的生理睡眠结构,不易产生依赖性,为治疗失眠的一线药物。②苯二氮䓬类药物：非选择性拮抗 GABA-BZDA（γ-氨基丁酸-苯二氮䓬）复合受体，具有诱导入睡、镇静、抗焦虑、肌松和抗惊厥作用；通过改变睡眠结构延长总体睡眠时间，缩短睡眠潜伏期。该类药物不良反应包括：日间困倦、认知损害、失眠反弹及戒断综合征等，长期大量使用会产生依赖性。肺癌患者以及肺功能差的患者使用时也要慎重，以免抑制呼吸。

（2）抗抑郁药物：某些抗抑郁药物兼具催眠作用，也可作为治疗失眠的药物，用于治疗抑郁或焦虑患者伴发的失眠。如米氮平、曲唑酮、阿米替林等。阿米替林是三环类抗抑郁剂，具有较强的镇静作用，临床上常用于改善癌症患者的神经病理性疼痛，同时也可以改善癌症患者的失眠。

（3）其他药物：新型抗精神病药物如喹硫平、奥氮平等也有较强的镇静催眠作用，小剂量使用可以改善癌症患者的入睡困难，延长睡眠时间。

常用药物的用法及不良反应见表24-1。

表24-1 常用药物的用法及不良反应列表

非苯二氮䓬类药物——新型苯二氮䓬类受体激动剂		
药物	用法	不良反应
唑吡坦	5~10mg 睡前口服	可能出现头痛、头晕、嗜睡、健忘、噩梦、早醒、胃肠道反应、疲劳等。严重呼吸功能不全、呼吸睡眠暂停综合征、严重或急慢性肝功能不全、肌无力者禁用
佐匹克隆	3.75~7.5mg 睡前口服	可能出现嗜睡、口苦、口干、肌无力、遗忘、醉态、好斗、头痛、乏力等；长期服药后突然停药会出现戒断症状。呼吸功能不全、重症肌无力、重症睡眠呼吸暂停综合征的患者禁用
右佐匹克隆	1~3mg 睡前口服	可能出现头痛、嗜睡、味觉异常。失代偿的呼吸功能不全、重症肌无力、重症睡眠呼吸暂停综合征患者禁用
苯二氮䓬类药物		
药物	用法	不良反应
阿普唑仑	0.4~0.8mg 睡前口服	可能出现镇静、困倦、肌无力、共济失调、眩晕、头痛、精神紊乱等
艾司唑仑	1~2mg 睡前口服	长期使用可能出现依赖或戒断症状，尤其是既往有药物依赖史的患者
奥沙西泮	7.5~15mg 睡前口服	慎用于急性酒精中毒、肝肾功能损害、重症肌无力、急性或易于发生的闭角型
劳拉西泮	0.5~1mg 睡前口服	青光眼发作、严重慢性阻塞性肺疾病患者等
地西泮	5~10mg 睡前口服	
氯硝西泮	1~2mg 睡前口服	
抗抑郁剂		
药物	用法	不良反应
米氮平	15~30mg 睡前口服	可能出现食欲及体重增加、镇静、嗜睡等。糖尿病、急性窄角性青光眼、排尿困难者应用时需注意
曲唑酮	25~50mg 睡前口服	可能出现嗜睡、疲乏、头晕、紧张、震颤、口干、便秘等。肝功能严重受损、严重的心脏疾病或心律失常者、意识障碍者禁用
阿米替林	12.5~25mg 睡前口服	可能出现视力减退、精神紊乱、心律失常、肌肉震颤、尿潴留等。严重心脏病、近期有心肌梗死发作史、癫痫、青光眼、尿潴留、甲亢、肝功能损害者禁用
阿戈美拉汀	25~50mg 睡前口服	可能出现恶心、头晕等。乙肝或丙肝病毒携带者/患者、肝功能损害者禁用
新型抗精神病药		
药物	用法	不良反应
喹硫平	25~50mg 睡前口服	可能出现头晕、困倦、口干、便秘、心动过速等
奥氮平	2.5~5mg 睡前口服	可能出现食欲、体重增加，血糖、血脂升高。已知有窄角性青光眼危险的患者禁用

2. 认知行为治疗　失眠的认知行为治疗（cognitive behavioral therapy for insomnia，CBT-I）是失眠心理行为治疗的核心，应在药物治疗的同时进行认知行为治疗。研究表明，认知行为治疗对癌症患者的失眠是有效的，可以改善睡眠效率，缩短睡眠潜伏期，减少入睡后的觉醒时间，可持续有效至干预后6个月。在治疗实施时必须建立良好的医患关系，鼓励癌症患者克服恐惧心理，为患者提供情感支持，树立战胜疾病的信心。CBT-I包括多个治疗部分，通常是认知治疗和行为治疗（如刺激控制疗法和睡眠限制疗法）的综合，也可以增加松弛疗法以及睡眠卫生教育。

三、预期性恶心呕吐

（一）定义

预期性恶心呕吐（anticipatory nausea and vomiting，ANV）是一种常见的癌症化疗的不良反应，是化疗引起的恶心呕吐中一种比较特殊的类型，其定义是：患者已经历2个以上周期化疗，在下一次化疗药物使用前即开始发生的恶心呕吐。ANV的特点是会被一些与化疗相关的环境因素诱发，例如闻到医院的味道，看到装有化疗药物的治疗车，听到化疗药物的名称，甚至看到化疗期间为自己输液的护理人员都会出现恶心呕吐的反应。一旦发生ANV，常规的镇吐治疗，例如5-HT$_3$拮抗剂昂丹司琼几乎起不到缓解作用。国内外文献报道，化疗期ANV的发生率为25%~70%。

（二）病因

条件反射假说可以部分解释ANV发生的原因。很多患者在接受化疗后都会发生恶心呕吐，因此化疗药物是导致患者发生恶心呕吐的非条件刺激。而患者化疗时所处的环境（包括护士，病房/治疗室的一些细节，化疗药的名称等）原本属于中性刺激，但因反复与导致恶心呕吐的化疗药物同时出现便会建立起条件反射，成为诱导恶心呕吐的条件刺激，使患者发生AVN。化疗后恶心呕吐控制越不好的患者越容易发展成ANV，另外，随着化疗周期的增加，ANV的发生率也会增加，这两点均符合经典条件反射的理论。在临床上，我们发现，对于接受相同化疗药，疗程相同，且化疗后恶心呕吐程度也类似的患者，只一部分会发生ANV，其他人则不发生，

这提示我们，除了经典条件反射理论，还有其他的因素在ANV的发生过程中起到了中介或调解作用。研究显示，一些社会-心理因素或人口学因素也会影响ANV的产生，例如年轻、女性、自主神经反应、情绪不稳定个性及焦虑抑郁情绪等。

（三）治疗

1. 药物治疗　精神科药物治疗有助于预防ANV的发生以及缓解ANV的程度，如果患者出现了ANV，特别是伴有焦虑的患者，使用苯二氮䓬类药物（阿普唑仑/劳拉西泮）就有可能缓解；如果ANV比较严重，阿普唑仑/劳拉西泮单药效果不好，也可以选用阿普唑仑/劳拉西泮、氟哌啶醇二联法或阿普唑仑/劳拉西泮、氟哌啶醇、苯海拉明三联法。在临床工作中我们发现，奥氮平也可以缓解ANV，口服2.5~5mg，每天一次，晚睡前服用，1周左右即可停药，但这只限于临床经验。目前国内还缺少大样本的随机双盲对照研究评价各种药物治疗方案的优劣，以及最佳剂量和用药时长，这也是未来重要的研究方向之一。

2. 非药物治疗　心理治疗，特别是行为疗法（如渐进性肌肉放松训练、系统脱敏）能有效减轻ANV。除此之外，催眠、生物反馈、引导性想象疗法也是常用的治疗ANV的心理治疗方法。

系统脱敏最早是用来治疗恐惧症的，系统脱敏疗法中会使用到渐进性肌肉放松训练以及引导想象的技术。催眠疗法是最早用于治疗ANV的心理治疗方法。催眠疗法首先是运用一定的技术使患者达到一种特殊的意识状态，然后通过暗示性的语言，帮助患者消除一些躯体或心理症状，目前催眠疗法常常被用于儿童和青少年患者，因为青少年更易于被催眠。

生物反馈疗法主要是利用现代生理科学仪器，通过人体内生理或病理信息的自身反馈，使患者在经过训练后，能有意识的地控制自己身体的一些生理活动，从而消除病理过程、恢复身心健康。利用生物反馈来缓解ANV的严重程度，主要是通过让患者达到一种放松状态来实现的。

引导想象疗法是通过在化疗的过程中，治疗师通过描述一些画面，将患者的注意力从输注化疗药物的场景中转移，聚焦到一些积极的想象（比如温暖的海滩、宁静的草地），从而达到一种放

松状态。

（四）展望

目前国内还没有关于 ANV 发生率的大样本流行病学调查，也没有同时评估症状和相关心理因素的专门针对 ANV 的评估工具，特别是缺乏在 ANV 发生前就能预测其发生的评估工具。

对于 ANV 的心理干预，如系统过敏、催眠以及渐进性肌肉放松训练，在 20 世纪 80 年代就有随机对照研究证明了这些干预的效果。目前在我国肿瘤临床实践中，采用心理治疗处理 ANV 的应用还比较少，一是因为中国患者对接受心理治疗存在病耻感，不愿承认躯体症状的发生与心理因素有关；二是因为在中国的肿瘤临床能够提供专业心理治疗的治疗师非常有限，即使患者有接受心理治疗的需求，往往也很难达成。另外，在国内还缺乏关于心理治疗对于 ANV 干预效果的高质量疗效证据研究。

ANV 作为肿瘤化疗患者常见症状之一，其发生受到很多心理精神因素的影响，而其预防和治疗的主要方法是应用精神科药物以及心理干预，因此 ANV 的管理需要精神专业人员的加入，这也体现了将心理社会肿瘤学融入肿瘤临床的重要性。

四、厌食

厌食（anorexia）是指因食欲下降或消失，导致进食量下降和体重降低，是晚期癌症患者的常见症状。常和恶病质同时出现。厌食会影响患者的治疗、增加治疗不良反应，降低患者的生活质量。新诊断的癌症患者中 50% 存在厌食，晚期患者中 70% 存在厌食。

（一）厌食的病因

厌食受多种因素调节，严重疼痛、恶心呕吐、疲乏、味觉障碍、胃瘫、便秘和抑郁等都会导致癌症患者厌食，出现体重下降。肿瘤患者常常会出现厌食，这是由于肿瘤的生长，产生大量的代谢产物，如酮体、乳糖、多肽等物质，这些物质可造成患者恶心。还有一些脑部肿瘤压迫下丘脑，也会反射性地引起食欲下降。大部分患者情绪紧张、焦虑会容易引起食欲下降，抗肿瘤治疗放化疗的毒性也会引起厌食等。

（二）厌食的治疗

1. 治疗原则 对于厌食患者，根据预期生存期的不同，应给予不同的治疗指导，推荐早期和多模式干预。仅靠肿瘤医师是远远不够的，应该寻求包括疼痛麻醉学医师、姑息护理人员、营养师、理疗师以及其他相关专业的专家，共同制订最有效的治疗方案。临床常采用个体化多学科综合治疗模式，在针对可控病因进行治疗的基础上，给予营养治疗、药物干预，还可以给予健康宣教、心理治疗等。

2. 病因治疗 首先评估并确定导致患者厌食的原因，在明确患者厌食的原因后，针对可逆性原因进行治疗。疼痛、肿瘤治疗引起的恶心呕吐、疲乏等均会导致患者出现厌食，应积极控制疼痛，改善放化疗引起的恶心呕吐，改善疲乏等。评估患者是否伴有口腔问题，如口腔溃疡、口腔念珠菌感染，给予对症治疗。抑郁的患者会出现食欲减退，应转诊到精神科或请精神科医生会诊，若符合抑郁诊断标准应给予抗抑郁治疗。

3. 药物治疗 药物治疗主要包括孕激素、糖皮质激素；还包括精神科药物米氮平、奥氮平和喹硫平。

（1）孕激素：是治疗癌症厌食的一线药物，能有效减轻食欲下降，醋酸甲地孕酮是研究最广泛的黄体酮制剂。此类药物可能会增加癌症患者的体重，但并不增加肌肉重量或延长生存。

（2）糖皮质激素：也被用于刺激食欲，包括地塞米松、甲泼尼龙、泼尼松。因为长期使用糖皮质激素会导致一系列并发症，如库欣综合征、高血糖、肾上腺功能不全、感染、骨质疏松和神经心理症状如焦虑和抑郁，故推荐短期使用。

（3）米氮平：是一种四环类抗抑郁药。米氮平可以改善癌症患者的食欲和体重，常见的不良反应包括口干、日间困倦和便秘，米氮平的药物相互作用较少，但要避免联合增加 5- 羟色胺综合征风险的药物使用。

（4）奥氮平：是一种非典型抗精神病药物。鉴于奥氮平良好的预防和治疗恶心呕吐的作用，可用于改善患者的恶心，增加食欲。奥氮平的不良反应包括短期的轻度镇静、体重增加，持续使用6 个月以上患糖尿病的风险会增加。

（5）喹硫平：是一种非典型抗精神病药物。喹硫平可用于治疗厌食导致的体重下降，常见的不良反应为困倦、头晕、口干、轻度无力、便秘、心动过速、直立性低血压及消化不良。

4. 健康教育　癌症及治疗造成患者身体和心理的痛苦,患者的心理痛苦和精神压力也会影响患者的食欲,导致患者缺乏兴趣和精力准备食物或者进食,出现厌食。厌食会影响患者的自尊、自我形象和社会交往,因为厌食所致的体重下降会影响患者的外观。医护人员应对厌食患者进行连续动态评估,包括厌食对患者心理状态的影响,对有抑郁或潜在抑郁的患者,应及早干预。对患者家属或陪护应进行宣教,应尊重患者意愿,选择是否进食,食物应多元化,厌食患者通常只需要少量液体就能感觉舒服,不要强迫患者进食,末期患者的厌食并不会增加患者的不适感,鼓励患者进行量力而行的锻炼。

5. 心理治疗　心理治疗师需要促进患者与家属的沟通,因为双方对食物的冲突是最常见也最令人痛苦的问题,常常碰到厌食的患者食欲缺乏,被家属催促进食而感到很有压力,家属会认为患者没有努力进食。心理治疗师需要帮助患者和家属认识到在进食问题上的误区,可以建议患者到营养科进行饮食咨询。厌食患者因为体力状态差,有时不方便来门诊接受心理治疗,需要多样化的方式。还可以通过音乐放松等方法来调节厌食患者恶心呕吐后的不良感受体验,同时帮助患者转移注意力,增强患者应对问题的能力。冥想可用来缓解厌食患者的焦虑情绪。

五、疲乏

（一）概况

癌症相关疲乏(cancer related fatigue, CRF)是一种常见而又容易被忽略的症状,肿瘤患者无论是在早期、进展期、终末期,甚至在恶性肿瘤被确诊之前就会出现疲乏的表现,也是肿瘤常规治疗过程中最常见的不良反应之一,如手术、化疗、放疗、免疫治疗等,且这种疲乏不能通过常规的休息和睡眠缓解,增加了患者在疾病过程中的症状负担,明显降低了患者的总体生活质量。NCCN将疲乏定义为:一种痛苦而持续的主观感受,为肿瘤本身或抗肿瘤治疗所致的躯体、情感和/或认知上的疲乏或耗竭感,且与近期的活动量不符,并影响患者的日常功能。与健康人出现的疲乏相比,肿瘤相关疲乏表现更加严重,带来的痛苦更加深刻,且通过常规的休息和睡眠并不能得到有效缓解。

疲乏是肿瘤临床最常见的症状之一。不同文献报道,癌症相关疲乏的发生率在29%~100%,且女性、年轻、失业以及伴有焦虑和/或抑郁明显的患者疲乏更加严重。疲乏的存在会对患者的日常生活的各个方面造成严重影响,大部分患者反映"正常"生活受阻,日常安排需要重新调整,参加社会活动出现困难,甚至工作岗位需要调整,增加了家属的照顾负担,且对患者的总体生活质量带来了严重的负面影响。

（二）病因及病理生理

癌症相关的疲乏的发病机制目前尚未完全清晰,不同系统的失调,包括生物医学方面和躯体因素都会引起疲乏,也有学者将这些因素分为中枢机制和外周机制:中枢性疲乏源于中枢神经系统功能改变,运动神经元兴奋性传导失败;而外周性疲乏源于肌肉和相关组织的协调性下降。Hampson 等认为,持续的疲乏与大脑通路改变有关,包括大脑前额叶皮质、运动前区默认模式神经网络(default mode network, DMN)联结加强以及前额叶灰质量双侧减少等。大部分学者认为疲乏由多种因素引起,包括细胞因子失调,下丘脑-垂体-肾上腺轴(hypothalamic-pituitary-adrenal axis, HPA)功能紊乱,5-羟色胺神经递质(5-HT)失调、昼夜节律被打乱,三磷酸腺苷(adenosine triphosphate, ATP)变化,骨骼肌萎缩,迷走神经传入激活等因素,但对于上述理论尚需更多循证研究证实。

（三）临床评估标准

根据评估的方式和难易程度,将评估分为初级筛查和综合评估。

初级筛查:指南统一推荐应筛查所有癌症患者是否存在疲乏以及疲乏的严重程度,推荐使用有效、量化或半量化的工具进行筛查,且确定分界值来区分轻度、中度、重度等水平。另外,所有指南推荐使用0~10的数字工具(0分代表无疲乏,10分代表最严重的疲乏)来对疲乏进行合理的筛查,得分1~3分为轻度疲乏,4~6分为中度疲乏,7~10分为重度疲乏。

综合评估:筛查后的综合评估更加具有针对性,比如需要评估所有可能促使患者出现疲乏的影响因素、病史、实验室检查结果等,必要的情况下对患者的体质状况和活动能力进行检查。此外,评估还包括:患者目前的疾病状况、治疗的种类和持续时间、疾病和治疗导致疲乏的可能性、患者对治疗的反应、疲乏对身体功能带来哪些影响、疲乏出现时间/出现形式/持续时长/随时间如何变化/哪些因素可加重或减轻疲乏等。可引起疲乏的影响因素也需进行评估,主要包括:焦虑、睡眠障碍、营养状况、活动水平、药物、酒精/物质滥用、贫血以及其他共患病。

(四)临床治疗

疲乏的干预措施应首先考虑改善导致疲乏的潜在因素,在详细评估后应该给予合理的干预措施,如改善疼痛、焦虑/抑郁、睡眠紊乱等症状。在此基础上针对疲乏主观症状给予综合干预,干预内容包括药物干预和非药物干预,而非药物干预主要分为:①一般处理;②躯体活动/锻炼;③教育和心理社会干预。在干预后需给予积极随访,及时评估治疗是否起作用并了解患者的需求。

1. 药物治疗

(1)哌醋甲酯:一种拟交感中枢神经兴奋剂或精神兴奋剂,可以提高精神活动,改善抑郁症状。目前国内用药适应证为儿童注意缺陷多动障碍(attention deficit hyperactivity disorder, ADHD)、发作性睡病、遗传性过敏反应等。该药物的使用需考虑平衡预期的副作用和尚未严格证实的获益。治疗决策的确定需要考虑患者的身体状况以及治疗目的和维持时间等。

(2)莫达非尼:一种神经精神兴奋剂,主要用于发作性睡病、阻塞性呼吸睡眠暂停引起的睡眠过多、ADHA、抑郁障碍和多发性硬化患者的疲乏。鉴于关于该药物的研究数量较少且结果尚存异质,该药物未被指南纳入常规治疗药物中。

(3)激素治疗:糖皮质激素类药物具有抗炎和抗毒作用,减少过敏反应,也是肿瘤临床常用的辅助用药。其在人体的分泌受下丘脑–腺垂体系统的调节,对该系统又具有反馈作用。鉴于此类药物长期使用的毒性问题,指南建议此类药物仅限于疾病晚期存在疲乏和厌食症的患者,或头部及骨转移引起疼痛的患者。

(4)抗抑郁药:疲乏患者会伴发抑郁,且当患者出现抑郁时也会存在精力下降的表现,指南推荐在疲乏伴随抑郁出现时需积极按抑郁障碍诊疗标准改善抑郁。但目前多数研究结果显示,典型的抗抑郁药(如 5-羟色胺再摄取抑制剂)可以有效改善抑郁,但并不能缓解癌症相关的疲乏,疲乏患者伴有抑郁可考虑使用。安非他酮通过阻断去甲肾上腺素和多巴胺再摄取来达到抗抑郁的效果,对于低动力抑郁症患者有独特的优势,可以起到精神兴奋性作用,考虑其可能在癌症相关疲乏中有治疗作用,但目前仅有数量有限的研究且多为开放试验,得出的获益效果较弱,所以临床应用尚需更多严谨设计的 RCT 研究提供证据。

2. 非药物治疗

(1)一般处理:在患者出现疲乏时,通过自身的调整和外界的帮助来保存精力是很重要的,尤其对于进展期癌症患者。保存精力具体说就是维持日常活动时间和休息时间的平衡,将节约的能量用于一些更有意义且必要的活动。

(2)躯体活动/锻炼:鼓励所有患者在抗肿瘤治疗过程中和结束后进行中等强度的躯体活动,每周进行 150 分钟限制性的有氧运动,比如快步走、骑自行车、游泳等,此外,根据个人情况在排除禁忌证的基础上每周增加 2~3 次力量训练,如肌肉拉伸。一些观察性和干预性研究结果推荐癌症患者应该每周至少参加 3~5 小时中等强度的躯体活动以减少治疗引起的不良反应,包括疲乏。一般情况下散步适合大部分癌症;当有提示患者需要进行专业评估和制订特别的运动方案时,需要转诊到专业运动机构。

(3)患者教育/心理社会干预:心理社会干预可以通过让患者放松来减少应激以及 HPA 轴的激活,这是目前较为认可的干预发挥作用的机制。疲乏认知行为干预技术包括 6 个层面:患者对癌症经历的应对技能不足;恐惧疾病复发;对疲乏的错误认知;睡眠失调;活动失调;社会支持较少和负面的社会交往经历。美国临床肿瘤协会指南中提到,有证据显示,可以改善疲乏的其他心身干预方法包括:正念、瑜伽、针灸;以下可能起到积极作用的干预措施证据有限,尚需进一步证实:生物场疗法(抚触治疗)、按摩、音乐治疗、放松、灵气疗法、气功。

(唐丽丽 胡少华)

参 考 文 献

1. Holland JC. Psycho-oncology. 2nd ed . New York：Oxford University Press, 2010.

2. Lili Tang, Janet de Groot, Barry D. Bultz. Psychosocial Oncology in China-Challenges and Opportunities. Chinese-German Journal of Clinical Oncology, 2009, 8（3）：123-128.

3. 唐丽丽 . 心理社会肿瘤学 . 北京：北京大学医学出版社, 2012.

4. 唐丽丽 . 中国肿瘤心理治疗指南 . 北京：人民卫生出版社, 2016.

5. 张叶宁, 唐丽丽 . 痛苦筛查作为肿瘤临床综合评估常规项目的意义和可行性 . 中国心理卫生杂志, 2017, 31（9）：677-684.

6. Anna Meijer, Michelle Roseman, Vanessa C Delisle, et al. Effects of screening for psychological distress on patient outcomes in cancer：A systematic review. J Psychosom Res, 2013, 75（1）：1-17.

7. Jack Chen, Lixin Ou, Stephanie J Hollis. A systematic review of the impact of routine collection of patient reported outcome measures on patients, providers and health organisations in an oncologic setting. BMC Health Services Research, 2013, 13：211.

8. 唐丽丽 . 癌症症状的精神科管理 . 北京：人民卫生出版社, 2018.

9. 李金江, 唐丽丽 . 肿瘤医院会诊联络精神卫生服务开展前后的会诊数据分析 . 中国心理卫生杂志, 2018, 32（1）：1-3.

10. Vadivelu N, Kai AM, Kodumudi G, et al. Pain and Psychology-A Reciprocal Relationship. The Ochsner Journal, 2017, 17（2）：173-180.

11. Gallagher RM. Psychosomatic Medicine, Behavioral Medicine, Just Plain Medicine. Pain Medicine, 2016, 17（2）：207-208.

12. Johnson JA, Rash JA, Campbell TS, et al. A systematic review and meta-analysis of randomized controlled trials of cognitive behavior therapy for insomnia（CBT-I）in cancer survivors. Sleep Med Rev, 2015, 27：20-28.

13. Navari RM, Brenner MC. Treatment of cancer-related anorexia with olanzapine and megestrol acetate：a randomized trial. Supportive Care in Cancer, 2010, 18（8）：951-956.

第二十五章　急重症、ICU 及濒危患者相关心身医学问题

第一节　谵　妄

谵妄（delirium）是一种复杂的神经精神疾病，常见于急重症及濒危患者，尤其是老年人和已有脑损伤或认知功能障碍的患者。它主要表现为广泛性的认知功能损害，特别是定向力和注意力，但也涉及一系列非认知性的症状，包括运动行为、睡眠 – 觉醒周期、思维、语言、感知觉和情感等。其主要特点为急性发作（数小时至数天）、波动性的疾病过程（24 小时内症状变化大）和通常在夜间恶化。谵妄发生前的前驱期可能表现为 2~3 天的心身不适，如注意力不集中、焦虑、烦躁、失眠和噩梦。由于其广泛性的认知和行为紊乱症状，它又被称为急性脑病综合征。

谵妄是一种异常的意识状态，介于正常的意识水平与完全的昏迷或昏迷相关的觉醒减少之间。意识有两个主要组成部分：觉醒水平（警觉性）和高级心理功能（意识）。谵妄改变了这些意识的组成部分，相比大多数其他精神疾病，它给人脑带来更广泛的损害。在人发生昏迷之前，通常会有一段时间的谵妄状态，所以有时难以界定严重的抑制性谵妄和昏迷。一项针对重症监护病房（intensive care unit, ICU）患者的前瞻性研究发现，89% 的昏迷患者在好转过程中会经历谵妄状态（药物诱导性的昏迷除外）。谵妄也可能是一种短暂的状态，例如当患者出现全身麻醉，头部受伤后脑震荡或起始后。大多数谵妄是可逆的，但在患有严重躯体疾病的情况下可能是进行性和难治的。（表 25-1）

表 25-1　谵妄的特征

广泛性的认知损害	精神行为症状
注意	行为紊乱
定向力（时间，地点，人）	多动 / 少动
记忆（短时和长时；言语和视觉）	**语言障碍**
视觉空间能力	找词困难 / 词不达意
执行功能	书写困难
发生过程	语义不清
急性或突然发作	严重的表现为模仿言语或失语
24 小时内症状的波动幅度大	**情绪不稳**
通常是可逆的	任何情绪都可能存在，如莫名的愤怒或烦躁不安
亚临床综合症可能发生在之前和 / 或之后	抑制性谵妄经常被误诊为抑郁症
精神病性症状	情绪变化无常
感知觉障碍（尤其是视觉），包括幻觉、视物变形	与谵妄前的情绪状态无关
妄想	
思维形式障碍（随境转移、思维散漫）	
睡眠 – 觉醒紊乱	
24 小时内间断睡眠	
昼夜颠倒	
失眠	

一、流行病学

谵妄可以在任何年龄的患者身上发生，但老年谵妄的风险高于年轻者，这可能与年长过程中大脑出现了与年龄相关的变化有关，如出现了胆碱能功能下降。老年人中枢神经系统疾病（例如中风、高血压和动脉粥样硬化、肿瘤）的发生会增加谵妄的易感性。在严重的躯体疾病基本得到控制的情况下，ICU中老年痴呆患者发生谵妄的可能性较其他疾病的患者多40%。在因病住院治疗期间和出院之后，身体未完全康复的老年人在起病1个月时谵妄发生率高达55%，3个月时为25%，谵妄持续到死亡或需要住院治疗的比例为72%。

从"临床经验"来看，大约1/5的综合医院患者在住院期间会出现谵妄。在横断面研究中，高达60%的65岁以上的养老院老人可能有谵妄。即将被收住院的老年人中，10%~15%有谵妄，另有10%~40%在住院期间发生了谵妄。入院行舒缓医疗的癌症患者发生谵妄的比例为28%~42%，死亡前高达88%。此外，接受干细胞移植的患者中约有50%在术后1个月内出现谵妄。一项针对ICU老年患者的前瞻性队列研究发现，在入院时发现谵妄的占31%，ICU住院期间谵妄的总患病率和发病率为62%。

二、风险因素

药物和环境因素已被确定为谵妄的相关危险因素。年龄、既往存在的认知障碍、严重的伴发病和药物暴露是人群中谵妄的强预测因子。有研究发现，在80岁以上的患者中，急诊手术后谵妄的发生率为52%，择期手术后谵妄的发生率为20%，而接受选择性或急诊手术的50岁以下患者未发现谵妄。除了老年人，儿童出现谵妄的风险更高，可能与正在进行的大脑发育有关，例如胆碱能系统的待成熟。高达2/3的谵妄病例发生在先前存在的认知障碍基础上。尿毒症增加了血脑屏障的通透性，允许许多在通常不会进入大脑的较大的分子（如药物）进入大脑，因此它也是谵妄的风险因素之一。维生素 B_1 缺乏是儿科ICU、肿瘤患者和非酒精性老年谵妄一个未被充分认识的风险因素。

预防的目标是避免风险因素的存在。即便只是对谵妄高风险患者进行更密切的观察，也是对急性谵妄的一种干预措施。药物暴露可能是谵妄最容易避免的风险因素。多药联用、药物的毒性和戒断可能是谵妄最常见的原因。苯二氮䓬类、阿片类药物和具有抗胆碱能活性的药物与谵妄密切相关。此外，尼古丁戒断被认为是谵妄发生的潜在危险因素，尤其是在入院期间无法继续吸烟的患者。

三、临床表现

谵妄的核心症状包括注意力缺陷、记忆障碍、定向障碍、睡眠－觉醒周期紊乱、思维形式障碍、行为改变和语言障碍，而相关的或非核心症状包括感知觉障碍、妄想和情绪异常。谵妄的特征性表现，如意识状态改变（又被称为意识混浊）和24小时内症状严重程度的明显波动可能是附带现象，而不是症状本身，这些特征只是症状的表现方式。

既往一些神经病学家认为谵妄主要是一种注意力的干扰，较少关注其他认知维度的异常。注意力的紊乱是诊断谵妄所需的关键症状，但不太可能解释谵妄症状的广泛性。记忆障碍经常发生在谵妄中，涉及短期和长期记忆。在亚临床肝性脑病中，注意力是完整的，但非言语记忆受损，表明这些认知功能可能在轻度谵妄期间受到不同程度的影响。在创伤后脑损伤引起的谵妄中，程序性和陈述性记忆受损，并且程序性记忆首先得到改善。患者通常会对谵妄发作过程部分或全部遗忘。

谵妄中的语言障碍包括命名困难、理解能力受损、找词困难和书写困难。大部分谵妄患者会出现思维紊乱，包括妄想、思维随境转移、思维散漫等。此外，睡眠－觉醒周期的紊乱在谵妄患者中很常见。睡眠－觉醒周期紊乱可能是24小时内症状严重程度波动的基础。睡眠障碍的严重程度从睡眠中断到昼夜颠倒不等。

精神病性的症状，如幻觉、妄想在谵妄中发生的频率低于核心症状。临床上，视幻觉（或者幻触、幻嗅、幻味）的出现常常预示着谵妄的发生。视幻觉的内容从图案、形状到复杂而生动的动画不等，这些动画可能跟大脑某个部位出现的病变有关。非系统化的妄想是谵妄中最常见的类型,妄想本身可能不是认知障碍的结果。一项对227名谵妄患者的回顾性研究发现,26% 有妄想,27% 有视幻觉,12% 有幻听。

情感不稳定是谵妄的特征,而且通常不受自我控制。谵妄患者的情绪可在几分钟内明显波动,它的表现形式多样,如焦虑、冷漠、愤怒、烦躁等。

四、认知评估

由于谵妄主要是认知障碍,认知的床边评估对于正确诊断至关重要。虽然所有认知领域包括定向、注意力、短期和长期记忆、视觉空间能力和执行功能都在谵妄中受到影响,但注意力缺陷是最为重要的。使用床边筛查测试,例如著名的简易智能量表(The Mini-Mental State Examination, MMSE),在临床上对记录认知障碍的存在具有重要意义。但 MMSE 对于许多人来说太容易了(天花板效应),并且具有有限的项目范围。

谵妄认知测试(Cognitive Test for Delirium, CTD)是一种更新的床边测试,专门为谵妄患者设计,这些患者通常无法在医疗环境中说话或写作(例如使用呼吸机)。与 MMSE 不同,CTD 有许多非语言(非主导半球)项目和抽象问题,CTD 与谵妄患者的 MMSE(r=0.82)评分高度相关。

五、谵妄评估工具

ICU 意识模糊评估法(Confusion Assessment Method-ICU, CAM-ICU)专为评估 ICU 谵妄而研究设计,可应用于 ICU 内由于气管插管等原因而不能说话的患者,操作简便,可在 2~4 分钟内完成评估。CMA-ICU 具有较高的敏感度和特异度,是 ICU 医护人员使用最为广泛的谵妄评估工具。CAM-ICU 的缺点是评估是否有注意缺损及思维紊乱时需要患者配合。中文版 CAM-ICU 从意识状态、注意缺损、思维紊乱和意识清晰度 4 个方面对谵妄进行评估。

ICU 谵妄检查清单(Intensive Care Delirium Screening Checklist, ICDSC)是结合 DSM- Ⅳ 和谵妄临床特征为 ICU 护士方便、快捷使用而开发的评估工具。ICDSC 评估的内容较为全面,适用于评估不同类型的谵妄患者,其评估内容包括 8 项:

①意识状态改变;②定向障碍;③幻觉 - 幻想性精神病状态;④注意力障碍;⑤精神运动性改变;⑥不恰当的言语和情绪;⑦睡眠 - 觉醒周期失调;⑧24 小时内症状明显波动。每项根据其存在与否记为 1 分或 0 分,然后计算总分,总分≥4 分提示存在谵妄。此评估方法敏感度高达 99%,特异度为 64%。

护理谵妄筛选评分(Nursing Delirium Screening Scale, NU-DESC)常用来评估围手术期谵妄,实施该量表具有便捷性和易用性,与患者简单交流即可完成评估,但敏感度和特异度略低。NU-DESC 从 5 个方面评估:①定向力改变;②错觉或幻觉;③沟通障碍;④行为异常;⑤精神 - 运动性改变。每项根据其存在与否记为 1 分或 0 分,总分 >1 分提示存在谵妄。

六、病因

谵妄的病因多样,可单一存在或同时存在。包括原发性大脑疾病、影响大脑功能的系统性疾病、药物和毒素暴露(包括中毒和戒断),以及一系列可导致谵妄的其他因素。病因应在发病和谵妄出现的过程中有时间关系,而且谵妄不能被其他因素更好地解释。大约 10% 的患者没有明确的原因,这些病例被归类为未特定的谵妄。

多病因谵妄在老年人和患有严重躯体病的人中更常见。例如,癌症患者的谵妄可能是原发肿瘤的直接影响或转移瘤的间接影响,也可能是代谢问题(器官衰竭或电解质紊乱)引起的。病因类别与年龄有关,国外与毒品有关的谵妄在年轻人群中更为常见,而处方药和多种药物引起的谵妄在老年人群中更为常见。一旦确诊谵妄,必须进行仔细全面的寻找病因。

七、鉴别诊断

谵妄是一种波动性疾病,涉及多种认知和非认知疾病,这导致了较大的临床变异性。激动的类似精神病患者样的谵妄并不常见,精神运动性抑制的患者由于相对安静而更容易被忽视被漏诊。通过常规评估认知功能,提高对谵妄各种表现的认识,并使用目前可用的一种筛查工具,可以提高识别率。

经常被误诊的疾病包括：痴呆、抑郁症、精神分裂症、焦虑症、躯体形式障碍、儿童行为障碍。准确的诊断需要密切关注症状特征和临床发作，并通过各种测试（例如认知、实验室、EEG）进一步补充。鉴于谵妄可能是严重疾病的特征，任何经历认知功能突然恶化的患者都应进行可能的谵妄检查。

谵妄最困难的鉴别诊断是痴呆，终末期痴呆被描述为一种慢性谵妄状态。而路易体痴呆尤难鉴别，因为它的表现与谵妄症状类似，如视幻觉、注意力缺陷、意识改变和妄想的波动。尽管存在这种实质性重叠，但谵妄和痴呆可以通过仔细的病史采集、症状概括和精神状况检查相结合来区分。突然发作和波动性的病程是谵妄的典型特征。此外，意识和注意力水平在谵妄中明显受到干扰，但在单纯性痴呆症中保持相对完整。老年痴呆症患者常有睡眠的夜间紊乱，而谵妄的特征是睡眠-觉醒周期不同程度的破坏，包括睡眠中断和失眠。脑电图的异常对于谵妄和痴呆都常见，但谵妄的弥漫性减慢更常发生。定量脑电图上 θ 活动的百分比可能有助于区分谵妄和痴呆。

精神运动性抑制的谵妄经常被误诊为抑郁症。据估计，7% 的谵妄患者在一次发作期间会尝试自我伤害。但是严重的抑郁症，其情绪障碍通常在临床表现中占主导地位。脱水或营养不良可导致严重抑郁患者发生谵妄。谵妄与抑郁症的区别特别重要，因为除了延迟治疗外，一些具有抗胆碱能活性的抗抑郁药（帕罗西汀和三环类药物），可加重谵妄。

谵妄和精神分裂症都可能出现思维和感知异常，但谵妄的症状更加具有波动性和更片段化。谵妄的妄想很少像精神分裂症那样固定或复杂，并且分裂症的一级症状在谵妄中并不常见。与精神分裂症不同，谵妄中的幻觉往往是视觉而非听觉。在精神分裂症中，意识、注意力和记忆力通常较少受到损害。

八、治疗

谵妄需要采用多维度的生物心理社会方法进行评估和治疗。在确诊谵妄后，寻找病因和快速治疗很重要，治疗包括药物治疗、环境治疗以及患者和家庭的社会心理支持。然而，没有药物具有美国 FDA 批准的用于治疗谵妄的指征，并且缺乏有关相应疗效和安全性的双盲、安慰剂对照研究。药物暴露、睡眠剥夺、不受控制的疼痛、脱水、营养不良、导尿和被约束在床都是可以避免的风险因素，但仍有能否预防的不确定性。

谵妄管理的原则包括确保患者及其周边环境的安全，实现环境刺激的最佳水平，并最大限度地减少任何感觉障碍的影响。使用定向技术（例如日历、夜间照明和工作人员的重新定位）以及使患者熟悉环境（例如使用家庭成员的照片）有时有效。

抗精神病药（D_2 拮抗剂）是临床治疗谵妄的主要选择。氟哌啶醇是最常用于治疗谵妄的抗精神病药。它可以口服、肌内注射或静脉注射，但需警惕其对心脏的副作用。一些非典型抗精神病药如喹硫平、奥氮平、利培酮也被用于治疗谵妄。目前已有可肌内注射的齐拉西酮用于治疗精神病患者的兴奋激越症状。苯二氮䓬类药物通常用于因乙醇或镇静催眠药物停药而引起的谵妄，通常使用劳拉西泮或氯硝西泮（后者用于阿普唑仑戒断）。有研究发现，劳拉西泮对 ICU 患者的谵妄有显著的加重作用，但丙泊酚、吗啡和芬太尼没有发现这种效应。精神兴奋剂可以恶化谵妄，不推荐使用。

第二节　激越与暴力

激越与暴力（aggression and violence）是一种复杂的社会行为，与自我保护（包括保护后代）、报复、利益、权利等因素相关。在本节中，我们将介绍与精神病学、神经病学和一般医学病症相关的那些攻击性行为，包括敌意、辱骂和身体攻击行为。

激越通常与疾病状态伴发，如妄想性精神病、痴呆、谵妄、中毒、人格障碍（特别是反社会、边缘和自恋型），甚至是适应障碍。激越也可能使许多非精神疾病复杂化，因为它可能发生在患者感到被忽视、不满意、沮丧、困惑、恐惧、挫败、无法表达疑虑以及被不公平对待或被虐待时。激越可以在所有诊疗环境中看到：门诊、住院病房、疗养院和急诊室。激越的行为可导致诊疗和护理过程的中断、更长的住院时间以及患者及其护理人员和医疗保健专业人员的身体伤害。

一、流行病学

精神疾病患者的暴力行为很常见。但是其他学科的医疗保健人员，都可能遇到攻击性暴力患者。在特定情况下，暴力的频率可能因疾病的诊断、患者的表现方式和疾病阶段而异。例如，外科手术后的即刻攻击可能更为频繁。一项研究对美国 1 个月内急诊数据的分析显示，紧急医疗服务（EMS）人员在 8.5% 的出诊中观察到了攻击行为。在一份关于加利福尼亚州 EMS 人员的便利样本问卷调查中，95% 的人报告曾不得不约束患者，61% 的人报告曾遭到殴打（其中 25% 的人受到攻击伤害）。

暴力事件在急诊室也很常见。美国大型急诊科的几次调查（每年有 40 000 或更多病例）结果表明，有近 50% 的急诊室每个月至少发生一次攻击医护人员的行为，并导致高达 25% 的人员受伤。急诊室的暴力与各种动机、预防因素和诱因相关。这些决定因素包括以下内容：患者因素，例如滥用药物中毒、存在精神疾病（包括人格障碍）、医院工作人员的负面看法；员工因素，例如不礼貌、不敏感和不充分的培训；环境因素，如高噪音、过度拥挤和等候室不舒服；系统因素，例如长时间的等待和转诊时间、安全人员不足，以及在对激越和暴力患者的管理中缺乏正规培训。

有研究显示，高达 90% 的针对医院工作人员的暴力事件可能发生在急诊室以外（即住院病房）。在住院患者中，攻击行为可能与患者的主要病症（例如，甲亢、头部损伤、缺氧、脑炎）或给予的药物治疗（例如，苯二氮䓬类或皮质类固醇）相关，或者由其伴发的精神疾病导致。在外科病房，可能由于术后即刻出现意识不清，未确诊的酒精戒断或术后疼痛控制不充分而导致。综合医院的暴力也可能源于患者对未满足的需求和期望或患者 – 员工冲突期间的护理或挫折感的不满。

在英格兰和威尔士重症监护病房（ICU）调查中，护士受到过 87% 的 ICU 患者、74% 的患者亲属的口头敌意。患者疾病的严重程度与其激越有关，而情绪困扰、酗酒和反社会特征与患者家属的攻击有关。一般的学科和外科病房也可能会出现类似的攻击行为模式。

二、激越 / 暴力的发生原因及机制

激越和暴力行为可分为冲动性的和预谋性的。冲动性攻击是相对无计划和自发的行为，有时是突发的（例如患有额叶损伤的患者），而预谋性攻击是故意的行为，可能是侵略性（致力于物质获取）或病理性（继发于幻觉或妄想）的。临床相关的攻击行为通常是冲动性的或病理性的，尽管一些精神障碍患者具有侵略性行为。急性精神病患者和精神活性物质使用者入院后的最初 48 小时，暴力行为更频繁。入院后几天内精神分裂症患者的攻击风险则迅速降低。

从致病的角度来看，激越 / 暴力是一种与背景遗传、家族史和社会环境相关的异质性行为，其致病相关因素包括不利的产前、围产期和喂养经历（如忽视或儿童期虐待经历），遗传倾向，父母角色塑造不佳，教育不好，以及同伴影响等。从神经科学的角度看，眶额叶和腹内侧皮质参与了冲动行为的约束，因此在冲动性攻击的调节中发挥着核心作用。边缘系统，特别是杏仁核和舌下皮质，也参与了激越的调节。参与激越和暴力行为的神经递质主要为 5- 羟色胺和儿茶酚胺（去甲肾上腺素和多巴胺）。

三、激越的评估

医院中的暴力事件通常从一个特定的临床状态发展到一系列事件，这些事件最终导致攻击行为。影响因素包括：患者有特定的症状、药物的不良反应、对护理的不满或与工作人员的冲突等。可以通过及时干预来进行预防、减少或避免攻击行为的发生。干预的选择取决于具体情况以及患者的具体诊断。

从医护的角度，尽可能多的收集可能诱发激越攻击行为的因素的信息，比如了解患者是否存在发热、困惑、疼痛、认知障碍或焦虑、恐惧等，是否存在妄想或者癫痫（特别是最近的癫痫发作）。了解相关的用药信息，如胰岛素、苯二氮䓬类药物、抗胆碱能药、抗精神病药等。精神科医生要及

时识别并紧急干预急性意识不清、烦躁不安、静坐不能或激动等症状。

除收集有关诱发因素的信息外，激越的评估还需要收集患者的共病信息，以及患者的个人、社会和家庭史（包括当前的心理社会功能），任何药物滥用，以及患者的个性和精神状态。除一般检查外，也应包括重要的"检查"，如检查生命体征、气道和心血管状况、排除外伤、反复评估患者的警觉性及危险性（询问暴力或自杀想法）。

在综合医院，实验室数据对于准确的鉴别诊断至关重要。血液检查有助于识别感染、贫血、电解质紊乱或可能解释谵妄的生化异常。同样，毒理学筛查和血清药物浓度可能有助于识别急性中毒和慢性物质滥用。尿液分析、微生物培养（血液和尿液）和胸部 X 射线在某些情况下可能有帮助（例如，在免疫抑制患者或痴呆患者中）。如果评估患者后考虑癫痫发作可能，则应进行脑电图（EEG）。当患者出现反应迟钝，并存在近期头部创伤的证据或怀疑其他急性颅内疾病时，应行脑影像学检查。

精神科领域会出现攻击和暴力行为的精神疾病，例如酒精依赖和人格障碍，均与自杀行为有关。因此，对激越的评估还应涉及自伤和自杀风险的评估。

四、与暴力行为相关的疾病

1. 精神病与慢性严重的精神障碍　一些精神障碍可以导致暴力行为，例如双相障碍、精神分裂症、抑郁症，以及一些有易激惹症状的其他精神障碍患者可能会有暴力行为。冲动性暴力的风险在疾病发作时最大，尤其当患者违背其意愿接受治疗时。因此，在评估易激惹的精神疾病患者时，临床医生应保持高度警惕，特别是当患者在急诊室或非自愿住院后不久。

预谋性暴力也可能来自精神疾病患者，这通常继发于各类妄想，但患者的妄想内容往往集中在熟悉的个体、公众人物或虚构的迫害者身上，而不是照顾他们的医护人员。当患有严重精神疾病的患者进入非精神科诊室就诊时，精神科医生应该提供咨询与建议。治疗建议应包括接近患者的方法（例如从他或她的视野内接近患者并问候以使他或她不被吓到），确保患

者目前的精神治疗方案是合适的，并且遵循患者某些习惯或偏好（例如安排定期的休息时间、喜欢的食物或电视节目）。应该对照顾患者的非精神科医生和护士进行有关激越/暴力预警症状的教育，告知什么情况下需要联系精神科医生。

2. 人格障碍　反社会型人格最容易发生暴力行为，他们喜欢寻求刺激，对挫折容忍度低，滥用药物、犯罪行为发生率高。他们经常因暴力（如被刺伤）和药物滥用的医疗并发症（包括严重中毒、伤口感染、头部损伤和肝炎）进入急诊室、外科病房等医疗环境。醉酒的反社会患者会因为情绪不稳定、忍耐性低和抑制性行为而变得非常危险。在住院期间，当反社会型人格患者对止痛药物、食物、香烟等的需求得不到满足时，他们会变得更具攻击性，并且可能会以言语威胁、恐吓医护人员，或者使用暴力行为。

边缘型人格障碍的特点是情绪反应强烈，人际关系敏感，喜欢操纵，冲动鲁莽，易激惹，具攻击性和极端反应的倾向。大多数边缘型人格障碍的患者是女性，他们的暴力行为通常是冲动的，往往发生在人际冲突中。他们也具有很高的自伤和自杀风险，在急诊科常见。在照顾他们时，精神科医生必须保持一种共情的立场，并协助现场的医护人员，避免与患者起冲突。

其他人格障碍患者发生暴力行为的相对较少，自恋型人格障碍个体可能会威胁或采取行动（例如拍打护士）以报复自以为的被轻视或满足自己的权利意识；具有偏执性格的人可能会因为自认的虐待而变得具有攻击性。

3. 物质使用障碍　酒精是与暴力行为最相关的精神活性物质。醉酒及其紊乱的行为，情绪不稳定等均与暴力行为有关。严重醉酒可出现幻觉、妄想，甚至谵妄。酒精戒断可能导致易激惹和低挫折耐受性，容易出现定向攻击，甚至癫痫发作。发生震颤谵妄的患者可能会出现抵抗或先发制人的暴力，以应对幻觉、妄想和惊恐体验。

其他精神活性物质中毒也可能导致暴力。尤其是个体服用致幻剂后的暴力，十分常见。而可卡因和安非他明的滥用，也会产生冲动行为。长期接受阿片类药物、镇静剂或可卡因药物的患者，

戒断期间可能会出现焦虑紧张和烦躁,而继发于此的人际冲突或挫折会导致暴力行为。滥用抗胆碱能药物的患者可能出现谵妄,也会伴有侵略性行为。

4. 癫痫　在评估癫痫患者的攻击行为时,精神科医生必须仔细考虑攻击是否与癫痫发作直接相关。此外,精神科医生必须意识到某些癫痫发作可能被误解为故意的暴力行为。复杂的部分性癫痫发作期间可能会出现到暴力行为,但暴力行为不会发生在癫痫发作间期。

癫痫发作时的暴力行为罕见,其典型特征如下:①癫痫发作突然发生,持续时间很短(通常是几分钟);②患者习惯性癫痫发作的自动现象和其他刻板现象伴随着暴力行为,并且该行为与这一次癫痫发作相关;③患者的意识受损;④无目的性的攻击行为;⑤缺乏目的性和人际互动性。确定暴力行为是否应该归因于癫痫发作需要整合访谈、临床病史和视频脑电图监测的结果,以作出诊断。

在癫痫发作后的意识不清状态中,癫痫的暴力行为最常见。这些状态通常很短暂但持续时间差异很大,因为它们受到前次癫痫发作的类型和严重程度的影响。该状态下可能会出现异常情绪,偏执,幻觉和谵妄,并可能因为对周围环境中刺激的误解而导致暴力。

许多发作后暴力事件都是由发作后精神症状引起的。这些精神症状可表现为伴有精神病性症状的躁狂或者抑郁,或思维障碍、幻觉等。持续时间可以是短暂的(不超过几个小时),也可能会持续数周。

5. 谵妄　与癫痫患者一样,幻觉和妄想的存在也增加了谵妄患者暴力的可能性。如谵妄患者出现攻击行为,医生应同时积极寻找致谵妄的原发病。如无法明确是否存在谵妄时,可以通过简易精神状态检查的可变分数或脑电图上减慢的脑活动来建立诊断。

6. 执行功能障碍综合征　又称额叶综合征,主要表现为注意力不集中,脱抑制,情绪失调,缺乏洞察力,判断力受损以及动作减少等。额叶综合征是由一系列病因引起的,包括创伤、感染、肿瘤、中风和神经退行性疾病。额叶综合征患者,尤其是冲动,脱抑制或情感失调占主导

地位的患者的一个重要特征是出现爆炸性的暴力。神经心理测试表明,许多习惯性冲动性暴力的人存在显著的执行认知功能障碍,这些人可能被视为隐匿性的执行功能障碍综合征患者。

7. 痴呆　痴呆患者的暴力攻击行为很常见,影响因素包括:痴呆的严重程度,共病其他疾病,拥挤、噪音等恶劣的环境,人际关系质量差和睡眠障碍等。痴呆患者如出现运动不安、抑郁、幻觉或妄想时,临床医生应警惕攻击性行为的发生。痴呆的类型对激越暴力行为的风险影响有限。

在患有痴呆的老年人中,激越通常表现为相对简单的行为,例如投掷物体、推、踢、捏、咬和刮擦等,破坏财产并不常见。有时男性患者会进行性侵犯行为,例如抓女性乳房或拍打女性臀部,老年痴呆患者往往不易出现具有良好协调性和目标导向的身体攻击行为,但上述暴力确实会发生并会带来严重后果,尤其是在相对年轻的痴呆患者中。

8. 发育障碍　神经发育障碍(如精神发育迟滞)患者也会出现激越和暴力行为。精神发育迟滞患者激越或暴力行为的习惯性或冲动性一般不强。然而,由于许多精神发育迟滞的患者也存在严重的交流或语言缺陷,他们可能在受挫或不舒服时(如疼痛)容易发脾气和暴力。精神发育迟滞也有增加其他精神症状的风险,如易激惹、冲动、去抑制、低挫折耐受,以及共病心境障碍或精神病性障碍等,这些可能偶尔会导致侵略行为。

9. 其他

(1)虐待老人:受虐待或被忽视的老人也可能出现激越和暴力行为。长期被虐待会使受虐者产生侵略性,精神科医生必须警惕这种可能性,如果老年人表现出一种不同寻常的激动行为模式,就必须排除其受虐待的情况。例如,他或她有被虐待的身体迹象,如胫骨瘀伤或不明原因的持续性皮肤撕裂。

(2)家庭暴力:指从辱骂到威胁和恐吓再到性侵犯和暴力的连续行为。两性伴侣是通常的受害者,超过90%的案件涉及女性被男性虐待。家暴受害者最常出现在急诊,虽然有些人太害怕与

医生讨论他们的经历,但很多人都愿意。遗憾的是,尽管受害者有意愿透露,但大多数家庭暴力仍未被发现,因为很少有医生询问。临床医生可以通过识别一些线索,包括反复的就诊或轻微的抱怨或慢性疼痛(尤其是骨盆),躲避和焦虑行为,不明原因的不依从治疗,从而发现家庭暴力。此外,临床医生应该注意,受害者就诊时的某些身体检查可能会加重其原来躯体虐待所致的创伤:头部、颈部或口腔伤口,躯体多部位创口,以及愈合各阶段的瘀伤,前臂的防御性伤害,牙齿创伤和生殖器损伤等。我们对躯体形式障碍,焦虑和药物滥用的患者,以及有自杀意念或尝试的患者进行家庭暴力筛查是明智的。

五、激越与暴力的干预管理

对激越或暴力患者进行管理的第一步是建立积极的治疗联盟。在所有情况下,尤其是长期咄咄逼人或反复发作暴力事件的患者,积极寻求患者在治疗过程中的合作至关重要。积极的治疗联盟有助于患者遵守规定的治疗方法,从而更容易调解患者和工作人员的冲突。此外,积极的联盟可促进良好的心理治疗关系的发展,这有助于精神科医生减少患者的暴力反应倾向。

(一)行为干预

口头干预通常可有效控制和终止轻度至中度攻击(威胁和好战),并经常用于急诊科、精神病ICU和急性精神科病房。基本目标是通过传达同情和理解来管理患者的愤怒和敌意,使临床医生个性化地帮助患者表达不满和挫折,并积极地让患者参与解决问题和治疗计划(表25-2)。

(二)隔离和约束

对过于激烈的激越或暴力行为,临床医生可以使用物理约束来终止危险行为。有时需要物理约束来施用镇静剂或保护其他医疗干预(例如,防止患者拉出静脉输液管、胸引管、导尿管或其他重要的管路)。在施加身体限制(或镇静剂管理)后的短暂时间内,需要隔离(在他或她自己的房间或指定的安全室内)观察患者,以确保暴力行为的后果和可识别的触发因素已成功管理。由于不当使用限制可能导致患者或医护人员受伤,因此这种方法应仅由有经验的人员指导和实施。

表25-2　口头干预技术

沟通
　非语言方面
　　● 保持安全距离
　　● 保持中立姿势
　　● 不要盯着;目光接触应该表达真诚
　　● 不要触碰病人
　　● 与患者保持同一高度
　　● 避免突然移动
　语言方面
　　● 说话平静,清晰
　　● 有自己的主见
　　● 避免对抗;提出解决问题
策略方法
　● 技巧
　● 承认患者的不满
　● 承认患者的沮丧
　● 转移重点讨论如何解决问题
协调目标
　● 强调共同点
　● 专注于大局
　● 找到做出小小让步的方法
专注
　● 敏锐地意识到进步
　● 知道何时脱离
　● 不要坚持说最后一句话

一般而言,临床使用身体限制的标准如下:①只有在必要时才能使用束缚,以保护患者或他人免受伤害;②限制不应仅用于强迫患者接受治疗或保持治疗环境;③当使用身体限制时,应对患者进行密切监测,并经常重新评估患者的病情。由于使用限制所涉及的临床和监管问题很复杂,因此,精神科医生通常需要帮助其他医疗同事探索管理患者的各种方案,并解决任何使用束缚带来的不适,同时牢记使用中涉及的临床和法律风险,以及评估适时解除限制。

(三)药物干预

药物适用于急性和慢性激越或暴力行为。在治疗急性激越或暴力行为时,临床医生的目标通常是快速镇静(使用药物来实现快速终止激动或攻击性行为)。一项针对急诊精神病学专家的调查发现,苯二氮䓬类药物(特别是劳拉西泮)是首选的控制急性激越或暴力行为的药物,因为其副作用较少,适用于与抗精神病药物相关的急性肌张力障碍、静坐不能和类帕金森反应等。抗精神病药特别是氟哌啶醇、齐拉西酮等，也是一线推荐药物，特别是治疗与精神病相关的急性激越或暴力行为。治疗慢性激越或暴力行为的药物更为广泛，其中，抗精神病药最为常用。

第三节　睡眠及昼夜节律

一、概述

睡眠（sleep）由两套主要的调节系统调节，分别是以 24 小时节律工作的生理节律系统和确保获得充足睡眠的稳态自我调节系统。对患有危重疾病的患者，这些调节机制均出现紊乱，原因包括使用改变睡眠节律的药物（如异丙酚）、经历了 ICU 的环境、既往睡眠障碍加重和/或急性疾病的影响（如脓毒血症）。现在已经开发了许多改善 ICU 睡眠和昼夜节律的治疗措施，包括噪音减少流程、音乐疗法、灯光治疗和不同的机械通气模式。但这些研究只有少数获得成功。

二、ICU 中睡眠的改变

正常睡眠构成因人而异，分为快动眼睡眠时间（REM）和非快动眼睡眠时间（NREM）。非快动眼睡眠时间被进一步分成三个睡眠阶段：N1、N2 和 N3。N3 被称为慢波睡眠（SWS）。正常睡眠包括每次 90~120 分钟的睡眠循环。健康成年人的正常睡眠阶段可能包括：2%~5% N1，45%~55% N2，3%~15% N3 或 SWS，以及 20%~25% REM。正常情况下，10~20 分钟之内由觉醒转换为睡眠状态，第一阶段典型的 REM 在 90~120 分钟内发生。虽然，ICU 患者 24 小时的总睡眠时间与非住院患者差不多，但睡眠结构差别显著。一半危重症患者，白天的睡眠形式是 N1 和 N2，并且是这些患者所有睡眠阶段中的主要睡眠形式。在 ICU 内，频繁的唤醒使得睡眠时段片段化，SWS 和 REM 睡眠持续时间和频率均减少。当患者转出 ICU 到普通病房后，在 ICU 治疗期间引起的睡眠改变大都会得到改善并恢复正常，也有一些患者可能会持续一段时间不能完全恢复。危重症患者发生昼夜节律紊乱的原因可能与 ICU 的环境中缺乏有效的计时器有关。并且，全身炎症反应也可能通过影响时间生物学标记物而使昼夜节律出现紊乱。

三、ICU 中睡眠障碍的可能原因及发生机制

1. 光暗周期　光的度量单位是勒克斯。早春时节的晴天，光亮的水平介于 32 000~60 000 勒克斯之间。在 ICU 病房里，白天的光亮水平介于 30~165 勒克斯；夜间的光亮水平介于 2.4~145 勒克斯；实施临床操作时（比如中心置管插入），使用的灯光达 10 000 勒克斯，它可以引起患者睡眠的昼夜节律紊乱。调节所暴露的光线强度，可能通过调节睡眠质量，从而控制 ICU 内谵妄的发生。

2. ICU 中的噪音　噪音是 ICU 睡眠紊乱的最重要影响因素。最常见的干扰性声音来源包括工作人员的对话声、警报声和护理干预时的声音。白天和夜间时，ICU 内的噪音水平差不多。ICU 噪音导致患者缺乏 REM 睡眠时间。

3. 感觉运动异常

（1）镇静状态：苯二氮䓬类和异丙酚，均为 GABA 激动剂，它们常在危重病患者的救治中用作镇静剂，其中，异丙酚是目前指南推荐的一线用药。给予苯二氮䓬类药物后会缩短睡眠潜伏期，并且对睡眠结构也产生有害的影响，缩短 SWS 和 REM 睡眠时间。异丙酚也是 SWS 的抑制剂，大剂量异丙酚可以导致脑电图（EEG）异常。右美托咪定是被推荐应用于 ICU 镇静的最常用药物之一。它是 α_2 受体高选择性激动剂，有剂量依赖性的镇静、抗焦虑和辅助麻醉作用。右美托咪定与其他 GABA 激动剂相比，可以产生更接近生理状态的自然睡眠。有研究发现，夜间使用低剂量右美托咪定可减少 ICU 谵妄发生率，但对睡眠质量没有影响。仍有很多关于 ICU 内睡眠节律和镇静相互关系的问题有待于研究。

（2）约束状态：ICU 患者所经历的状态类似于在试验中故意被剥夺感觉和知觉的体验。使用约束剥夺了患者对外界环境的正常感知。对健康志愿者施行短期手臂制动可减少感觉运动区域的局部突触活动，提示皮质可塑性可能与局部睡眠调节有关。

4. 生理功能异常

（1）机械通气：机械通气患者的睡眠紊乱较常见。不过睡眠和机械通气的相互关系是复杂的，患者－呼吸机通气相互作用与睡眠紊乱之间存在直接的病理生理联系，或通过使用高剂量的镇静药物发生间接联系。另外，由于机械通气时伴随的睡眠障碍、谵妄均有可能需要更多镇静，从而导致延迟脱机和延长机械通气时间。

（2）免疫系统：褪黑素不仅介导光周期效应，也在获得性免疫反应中发挥重要作用。研究显示，当褪黑素与抗原激活1型T辅助细胞（T-helper cells，Th-1）上的特异性受体结合后会上调促炎细胞因子，并增加吞噬和抗原呈递。生理状态下褪黑素分泌受黑暗光亮调节，然而，在ICU不符合生理状态的照明方式下，褪黑素的分泌调节消失了，这可以直接影响炎症反应和增加病死率。

（3）营养：在目前ICU的临床实践工作中，因胃肠道耐受性情况采用24小时喂养方案，但在此过程有多种操作干扰了进食与睡眠节律的相互作用过程（比如支气管镜检查、给药或影像学检查）。将喂养限制在白天可能是合理的。目前，已经有研究围绕喂养时间（如白天、24小时）对ICU工作进行了观察，而这些信息可能有助于更好地研究营养供给对ICU昼夜节律紊乱的影响。

5. 谵妄和其他神经心理后遗症

研究已经证实，ICU中睡眠剥夺与精神状态的改变存在相关性。通常谵妄患者均存在睡眠障碍。睡眠剥夺是谵妄发生的潜在可改变的危险因素，同时，谵妄自身可能也导致睡眠障碍。睡眠障碍和谵妄之间的关系尚不清楚，可能是一条共同的病理生理途径。

患者由ICU出院后出现心理问题的危险比例高达60%。其中包括抑郁、焦虑和创伤后应激障碍。对于健康志愿者进行睡眠限制研究，随访研究已经证实抑郁症状与增加疲劳、压力和焦虑有关。睡眠、昼夜节律紊乱与抑郁关系的潜在机制尚不十分清楚。理论上而言，睡眠和精神疾病有部分相同的产生机制，内源性途径受损时会导致两者均出现病理状态。危重病患者的睡眠和昼夜节律障碍导致其出现ICU后心理疾病（比如抑郁症），考虑到预先存在的并存情况和ICU暴露（例如镇静）的复杂性，相关的风险可能很难理解。

四、ICU中睡眠监测

可以采用一系列主观和客观技术监测睡眠情况。睡眠客观监测的"金标准"是基于实验室结果的多导睡眠监测（PSG）。在ICU中应用传统分类方法分类睡眠阶段是不适合的，因为在ICU期间，很多方面都发生了改变，包括合并脑代谢、电解质紊乱、中毒和应用影响睡眠状态的药物。有研究者提出了多导睡眠监测评分的修改和补充规则，将EEG记录作为觉醒或非典型睡眠状态的记录方法。对于ICU非镇静状态患者，应用EEG评分预测非典型睡眠的敏感度可以到达100%，特异度97%。

脑电双频指数（bispectral index，BIS）是由EEG演变而来的评估镇静深度的技术，主要在手术室麻醉期间应用，也可作为睡眠监测的替代监测方法。BIS虽然是一项敏感技术，但结果的解释却是困难的。此外，BIS在睡眠评估中的应用也不多见。为了评估睡眠状态和昼夜节律，对频谱边缘频率进行了分析，但对于选择哪些阶段进行分析存在分歧。BIS在ICU中的应用的可行性还需要进一步研究。

腕动计是另一个用来替代PSG进行睡眠监测的设备，即被检查者的手腕或脚踝佩戴一个手表样的装置，从而持续监测运动。有运动提示清醒，无运动提示睡眠。这种被广泛应用的监测方法在一些进行总睡眠时间和睡眠中断监测中被证实是有意义的。

主观睡眠监测方法，比如患者或护士调查问卷，相对于其他客观睡眠监测方法，更简便、容易和相对便宜。患者可以保存每天的睡眠日志。Richards-Campbell睡眠问卷（RCSQ）、ICU睡眠问卷和Verran/Snyder Halpern睡眠量表在ICU中均曾被采用。然而，突发谵妄和频繁使用镇静剂限制了这项方法的实际应用。护理评价睡眠的方法包括the Echols Sleep Behaviour Observation Tools，Nurses' Observation Checklist，以及RCSQ。但这些护理评估方法与PSG相比，对总睡眠时间和睡眠效率会估计过高，与此同时，却对觉醒的评估过低。对睡眠的主观评价是可靠的，但不提供睡眠阶段或昼夜节律的信息,因而限制了其在 ICU 的应用。

五、ICU 中改善睡眠的方法

关于 ICU 中使睡眠最优化的研究包括非药物性的睡眠集束化措施、明亮灯光治疗、耳塞、药物治疗、舒缓技术和不同机械通气模式等,这些研究得出了一定的结果。但没有单一研究充分证明了某项措施的有效性,这可能是因为成功改善 ICU 睡眠需要内因和外因共同作用。ICU 特定睡眠流程的广泛采用需要各中心对其实施作出实质性承诺。为了促成这些改变,需要展示出实实在在的好处,证明改变长期存在的工作流程和护理习惯是有意义的。

1. 减少环境因素对睡眠的影响　随着光刺激的持续时间、强度和波长的变化,中枢昼夜生物钟可以调节昼夜节律,因而,通过调节 ICU 中的光暴露,可以直观地恢复生理节律起搏点的昼夜节律。减少噪音的策略对于 ICU 中睡眠的作用仍然具有争议。

2. 关注药物因素　睡眠和昼夜节律的药物治疗包括仔细检查正在应用的药物,不能遗漏可以引起戒断症状的慢性药物。由于 ICU 中使用的很多药物对正常睡眠生理有影响,因此,如果一些药物(诸如阿片类和镇静剂)不能停用,也应该控制在最低剂量范围内。用于急性睡眠障碍的特异性药物应在短时间内使用,并不断重新评估其必要性。虽然用于急性睡眠障碍的药物可以增加总睡眠时间,但却不能改善睡眠质量。

3. 调整机械通气　机械通气是另一个引起睡眠障碍的重要原因。已经证实通过优化通气设置减少人机对抗可以减轻机械通气对睡眠的影响。可以通过限制通气支持水平和改变通气模式(比如采用成比例辅助通气或神经辅助通气模式)来减少对睡眠的干扰。

第四节　急性酒精中毒

急性酒精中毒(acute alcoholism)已成为急诊科最常见的中毒之一,无论国内还是国外,发病均呈上升趋势,有研究甚至认为,酒精的危害超过海洛因。虽然急性酒精中毒的直接病死率不高,但考虑其庞大群体,并成为多种急症的诱发因素,故应对其危害予以重视。我国尚无酒精中毒的流行病学资料。

一、定义

急性酒精中毒是指由于短时间摄入大量酒精或含酒精饮料后出现的中枢神经系统功能紊乱状态,多表现行为和意识异常,严重者损伤脏器功能,导致呼吸循环衰竭,进而危及生命,也称为急性乙醇中毒。

二、急性酒精中毒的诊断

1. 具备以下两点可以临床诊断急性酒精中毒:

(1)明确的过量酒精或含酒精饮料摄入史。

(2)呼出气体或呕吐物有酒精气味并有以下之一者:①表现易激惹、多语或沉默、语无伦次,情绪不稳,行为粗鲁或攻击行为,恶心、呕吐等;②感觉迟钝、肌肉运动不协调,躁动,步态不稳,明显共济失调,眼球震颤,复视;③出现较深的意识障碍如昏睡、浅昏迷、深昏迷,神经反射减弱、颜面苍白、皮肤湿冷、体温降低、血压升高或降低,呼吸节律或频率异常、心搏加快或减慢,二便失禁等。

2. 临床确诊　急性酒精中毒在上述表现的基础上,血液或呼出气体酒精检测乙醇浓度 ≥11mmol/l(50mg/dL)。

3. 急性酒精中毒程度临床分级

(1)轻度(单纯性醉酒):仅有情绪、语言兴奋状态的神经系统表现,如语无伦次但不具备攻击行为,能行走,但有轻度运动不协调,嗜睡能被唤醒,简单对答基本正确,神经反射正常存在。

(2)中度:具备下列之一者为中度酒精中毒。①处于昏睡或昏迷状态或 Glasgow 昏迷评分大于 5 分小于等于 8 分;②具有经语言或心理疏导不能缓解的躁狂或攻击行为;③意识不清伴神经反射减弱的严重共济失调状态;④具有错幻觉或惊厥发作;⑤血液生化检测有以下代谢紊乱的表现之一者,如酸中毒、低血钾、低血糖;⑥在轻度中毒基础上并发脏器功能明显受损表现,如与酒精中毒有关的心律失常(频发早搏、心房纤颤或房扑等),心肌损伤表现(ST-T 异常、心肌酶学升高 2 倍以上)或上消化道出血、胰腺炎等。

(3)重度:具备下列之一者为重度酒精中毒。

①处于昏迷状态 Glasgow 评分等于小于 5 分；②出现微循环灌注不足表现，如脸色苍白、皮肤湿冷、口唇微紫、心搏加快、脉搏细弱或不能触及、血压代偿性升高或下降（低于 90/60mmHg 或收缩压较基础血压下降 30mmHg 以上），昏迷伴有失代偿期临床表现的休克时也称为极重度；③出现代谢紊乱的严重表现，如酸中毒（pH ≤ 7.2）、低血钾（血清钾 ≤ 2.5mmol/L）、低血糖（血糖 ≤ 2.5mmol/L）之一者；④出现重要脏器如心、肝、肾、肺等急性功能不全表现。

三、急性酒精中毒诊断注意事项

1. 诊断原则与鉴别诊断　急性酒精中毒是一个排他性诊断。在诊断患者酒精中毒以前，应考虑到低血糖、低氧血症、肝性脑病、混合性酒精 – 药物过量等情况。在确诊后应考虑到有隐蔽性头部创伤及伴随代谢紊乱的可能性。可以通过从随行家属处获得充分的病史，反复查体以及辅助检查确诊。

2. 复合中毒　酒精中毒后患者情绪失控再次服用其他药物和毒物表现复合中毒并不罕见，乙醇加重镇静催眠类药物和有机磷农药毒性，减轻甲醇、乙二醇、氟乙酰胺毒性，饮酒后对百草枯的毒性有待探讨。

3. 诱发病或并发症　急性酒精中毒后外伤常见，由于患者及陪同人员不能明确叙述病史容易漏诊，急性酒精中毒能使已有的基础疾病恶化如诱发急性冠脉综合征、出血或缺血性脑卒中等，并发贲门黏膜撕裂症、上消化道出血、心律失常、胰腺炎、横纹肌溶解综合征等，也可并发消化道穿孔。尽可能获得详实的病史，系统、细致的查体和必要的辅助检查有利于减少漏诊、误诊。

4. 鉴别双硫仑样反应　患者在饮酒前后或期间因应用如头孢哌酮等含有 N– 甲基硫代四唑等基团的药物后，体内乙醛脱氢酶活性被抑制，从而使乙醛无法降解，蓄积在体内，造成乙醛中毒现象，出现了类似于服用戒酒药双硫仑（又名戒酒硫）后饮酒的反应，多在饮酒后半小时内发病。

患者主要表现为面部潮红、视物模糊、头痛、气短、胸闷、恶心、呕吐、心率增快、四肢乏力、多汗、失眠，严重者出现血压下降、呼吸困难，甚至发生意识丧失、惊厥及死亡，一般持续 2~6 小时。

故急性酒精中毒患者应注意询问近期用药病史，用药期间或用药后 5 天内饮酒皆可出现双硫仑样反应。因双硫仑样反应与多种疾病特点相似，易误诊为药物过敏或心脏病发作，应注意鉴别诊断。

5. 监测血糖　当大量饮酒，特别是空腹喝酒时，由于酒精在肝内氧化，使 NAD⁺ 过多地还原为 NADH，造成乳酸转变为丙酮酸的反应受到抑制，糖异生作用减弱。待有限的肝糖原被动用以后，即发生低血糖而引起低血糖症。多见于营养不良的慢性嗜酒者、初次大量饮酒患者及口服磺脲类或需胰岛素治疗的糖尿病患者。

低血糖多发生在中等量或大量饮酒后 6~24 小时，但也可于饮酒后很快发生，患者常表现为昏迷、木僵状态，脉速、多汗、体温低，呼气有酒精气味。血中可以测到乙醇，但血醇浓度常 <100mg/dL，血糖浓度一般 <30mg/dL。

6. 警惕急性胰腺炎　饮酒会对胰腺腺泡产生毒性作用，造成胰腺损害，同时也会对胰腺外分泌功能产生影响，使胰液中高浓度的蛋白发生沉积形成栓子，进而堵塞部分胰管，导致急性胰腺炎。因此，急性酒精中毒患者应常规查血清淀粉酶。目前国内急性酒精性胰腺炎较少见，可能与饮酒量少，习惯慢酌和酒菜同进有关。

7. 排除心脏疾病　心电图是急性酒精中毒者必做的检查之一，特别是老年人和有糖尿病等基础疾病的患者。饮酒可诱发急性心肌梗死，而昏睡的饮酒者发生急性心肌梗死比较隐匿，可以表现为无任何症状，此时一份心电图就至关重要。

另外，急性酒精中毒本身也可引起心脏损害。在急性酒精中毒患者中，部分病例存在心电图异常和心肌酶学改变，且急性酒精中毒对心脏的损害程度与中毒的时间和程度成正比。

8. 仔细查体　急性酒精中毒的患者，很有可能合并有外伤。长时间不清醒的患者，要注意查一下病理征，必要时需要行颅脑 CT 检查以除外脑出血。另外要注意查一下腹部，如果膀胱充盈，酌情予以导尿。

四、急性酒精中毒的治疗

1. 护理注意事项　单纯急性轻度酒精中毒

不需治疗,居家观察,有肥胖通气不良等基础疾病要嘱其保暖、侧卧位防止呕吐误吸等并发症,类双硫仑反应严重者宜早期对症处理。

误吸是急性酒精中毒患者发生死亡的主要原因,故注意将急性酒精中毒患者的头偏向一侧,一定不能仰卧位,防止呕吐物误吸进入气管,诱发吸入性肺炎甚至导致窒息,或呕吐物刺激气管,通过迷走神经反射引起反射性心脏停搏。根据情况,进行插胃管洗胃及进行胃排空措施,同时对吸入性肺炎等并发症进行相应处理。

急性酒精中毒患者全身血管扩张,散发大量热量,有些甚至有寒战,且此时患者判断力减少或反应迟缓;尤其是在寒冷的环境中,易造成低体温。后者可使机体出现高凝血症、高血糖症和心律失常,造成患者的意外死亡。有统计表明,在某些乡村地区,>90% 低温引起的死亡与血中酒精浓度升高有关。故急性酒精中毒患者,应适当提高室温,加盖棉被,做好保暖措施,并补充能量,及时更换床单、衣服,避免受凉。如果患者出现低体温,应该把体温缓慢地提高到正常水平(每小时提高 ≤0.6℃),较迅速地复温容易引起不可逆的低血压。

2. 洗胃　消化道内酒精的促排措施。由于酒精吸收迅速,催吐、洗胃和活性炭不适用于单纯酒精中毒患者。洗胃应评估病情,权衡利弊,严格掌握洗胃适应证。因酒精吸收很快,半小时的时间就已经吸收入肠,或是患者之前已经呕吐,则洗胃意义不大,且有增加误吸和损伤胃黏膜的风险。

建议仅限于以下情况之一者应用洗胃:①饮酒后 2 小时内无呕吐,评估病情可能恶化的昏迷患者;②同时存在或高度怀疑其他药物或毒物中毒;③已留置胃管特别是昏迷伴休克患者,胃管可试用于人工洗胃。洗胃液一般用 1% 碳酸氢钠液或温开水,洗胃液不可过多,每次入量 <200ml,一般总量 ≤4 000ml,胃内容物吸出干净即可,洗胃时注意气道保护,防止呕吐误吸。

3. 药物治疗

(1)促酒精代谢药物:美他多辛是乙醛脱氢酶激活剂,并能拮抗急、慢性酒精中毒引起的乙醇脱氢酶(ADH)活性下降;加速乙醇及其代谢产物乙醛和酮体经尿液排泄,属于促酒精代谢药。

(2)促醒药物:纳洛酮能特异性拮抗内源性吗啡样物质介导的各种效应,国外有研究质疑其在急性酒精中毒的疗效,但共识委员会专家认为,纳洛酮能解除酒精中毒的中枢抑制,缩短昏迷时间,疗效不同可能与种族差异、用量有关。

(3)镇静剂应用:急性酒精中毒应慎重使用镇静剂,烦躁不安或过度兴奋特别是有攻击行为可用地西泮,肌内注射比静脉注射安全,注意观察呼吸和血压;躁狂者首选第一代抗精神病药物氟哌啶醇,第二代如奥氮平等也应是可行选择,口服比静脉应用更安全。避免用氯丙嗪、吗啡、苯巴比妥类镇静剂。

(4)胃黏膜保护剂:胃黏膜 H_2 受体拮抗剂或质子泵抑制剂可常规应用于重度中毒特别是消化道症状明显的患者,质子泵抑制剂可能有更好的胃黏膜保护效果。

4. 血液净化疗法与指征　酒精易溶于水,也具有亲脂性,血液灌流对体内乙醇的清除作用存在争议,血液透析可以直接将乙醇和乙醇代谢产物迅速从血中清除,需要时建议将血液透析作为首选,持续床旁血滤(CRRT)也是可行的选择,但费用昂贵。

5. 抗生素应用　单纯急性酒精中毒无应用抗生素的指征,除非有明确合并感染的证据,如呕吐误吸导致肺部感染。应用抗生素时注意可诱发类双硫仑反应,其中以 β 内酰胺类中头孢菌素多见,又以头孢哌酮最常见,其他尚有甲硝唑、呋喃唑酮等,用药期间宜留院观察。

6. 其他　对症与支持治疗对昏睡及昏迷患者应评估其气道和通气功能,必要时气管插管。要做好患者的安全防护,躁动或激越行为者必要时给予适当的保护性约束。维持水、电解质、酸碱平衡,纠正低血糖,脑水肿者给予脱水剂,中药醒脑静等可以应用。

五、急性酒精中毒急诊处置注意事项

在急性酒精中毒的诊治中,既要避免对病情评估不足延误诊治,也要避免过度医疗,浪费资源。三级医院应有特殊要求的醒酒观察室,以满足日益增多的急性酒精中毒病例的临床需要。

1. 留院观察指征　留院观察或住院治疗适用于中、重度中毒患者。

2. 辅助检查的合理应用　中、重度中毒应常规行血电解质、葡萄糖浓度检查,有条件者可行血气分析、血液或呼出气体乙醇浓度测定,有基础疾病或出现并发症者应针对性进行检查。一般以下情况应行头颅 CT 检查:①有头部外伤史但不能详述具体情节的昏迷患者;②饮酒后出现神经定位体征者;③饮酒量或酒精浓度与意识障碍不相符者;④经纳洛酮促醒等常规治疗 2 小时意识状态无好转反而恶化者。急性酒精中毒意识不清或不能准确叙述病史者应常规查心电图,特别是既往有心脏病史或高危因素者,必要时复查。

3. 院前急救注意事项　院前急救应关注急性酒精的发病规律,研究对策。①在接急性酒精中毒求救电话时,询问患者神志是否清醒、是否伴有呕吐;②如果发生呕吐,应指导在场人员改变患者体位,使头偏向一侧,清除口腔内容物,避免窒息;③如果神志不清,发生心搏呼吸骤停,则应指导患者家属及现场目击者保持患者呼吸道通畅,进行心肺复苏。现场救治和转运应严密观察生命体征,将呼吸道通畅作为重点,维持呼吸循环功能,酒后交通事故者尽可能详细了解受伤史。酒精滥用者对院前急救资源的占用应引起社会重视。

4. 宣教　鉴于酒精滥用日益增多和急诊干预的效果,急诊科医护人员应将酒精的危害和戒酒宣教作为工作的一部分。根据患者不同的心理情况及时与患者及陪护人员进行思想交流,开展健康教育,在患者清醒及情绪稳定后向其及家属宣传酒精中毒的危害。医护人员接诊时要自我保护,注重安全。

六、预后

不同酒类对人体损伤有所区别,急性酒精中毒如经治疗能生存超过 24 小时多能恢复,若有心、肺、肝、肾病变者,昏迷长达 10 小时以上,或血中乙醇浓度大于 87mmol/L(400mg/dL)者,预后较差,并发重症胰腺炎、横纹肌溶解后病程迁延。造成死亡的主要原因为:①酒后外伤,特别是颅内出血是医院内死亡的常见原因;②急性酒精中毒诱发脑卒中、心肌梗死也是常见致死、致残原因;③中毒后呕吐窒息并不罕见,如不能及时行气管插管等通畅呼吸道,可很快死亡。

第五节　舒缓医疗

舒缓医疗(palliative care)作为一种护理理念,是积极和富有同情心的疗法的结合,旨在安慰和支持生活在一起的个人和家庭,在个体疾病和丧亲之痛期间,舒缓医疗努力满足身体、心理、社会和精神方面的期望和需求,同时保持对个人、文化和宗教价值观、信仰和生活实际的尊重。与控制疼痛和其他身体症状一样,心理、社会和文化问题也是舒缓治疗的重要因素。根据 WHO 的说法,舒缓治疗:①肯定生命并将死亡视为正常过程;②将死亡过程视为宝贵的经验;③既不加速也不推迟死亡;④缓解疼痛和其他症状;⑤整合心理和精神护理;⑥提供支持系统,帮助患者尽可能积极的生活直至死亡;⑦帮助家庭应对疾病和丧亲之痛;⑧多学科参与,包括医生、护士、精神卫生专业人员、神职人员和志愿者。

一、舒缓医疗的模式

舒缓医疗主要适用于临终,治疗的目标是为患者及其家人实现最佳生活质量,在许多方面也适用于疾病早期与抗癌治疗相结合的过程。理想的舒缓医疗包括以下所有部分:①家庭护理计划(例如,临终关怀计划);②基于医院的个人护理咨询服务;③日托计划或门诊护理诊所;④舒缓医疗住院病房(或医院专用的舒缓治疗床);⑤一个改进计划;⑥培训和研究计划;⑦基于互联网的服务。与国内不同,目前美国有超过 3 000 家临终关怀医院和 300 多家以医院为基础的机构提供疼痛和舒缓医疗服务。此外,美国还有 4 个学术医学院附属的姑息医学部门、10 个疼痛和姑息医学奖学金培训项目。

二、精神科医生的角色

精神科医生在照顾临终患者时可以扮演多种角色,例如可以从护理角度提供关于患者管理的指导,可以指导处理患有抑郁症、焦虑症、谵妄或临终患者的疼痛问题。精神科医生可以在管理濒临死亡患者的社会、心理、道德、法律和精神问题方面发挥重要作用。精神科医生还可以在处理终末诊断引起的存在危机方面提供帮助。通过与初级保健医生的讨论，患者和家人可能已经开始面对疾病不可治愈或可控制的现实。精神科医生可以帮助患者处理预后并探索治疗方案，包括舒缓医疗。精神科医生在垂死患者护理方面可以指导教授共病精神疾病患者临床特征，可以指导关注和评估自杀风险。

精神科医生可以促进医患沟通，帮助家庭应对围绕亲人即将死亡的强烈情绪，帮助解决患者、家庭和员工之间的冲突。患者或家属与医生和其他医务人员的冲突相对常见，因为他们大都情绪紧张；解决这些冲突是对患者身心健康的重要干预。精神科医生在鼓励讨论有关治疗、停止复苏和生命支持的临终决策方面也可以起道德引领作用。患者做出理性判断的能力以及代理人为患者做出适当决定的能力可能需要进行精神病学评估。放弃生命支持的决定是高度情绪化的，并且可能需要精神科会诊。精神科医生可以参与处理临终患者的心理问题，指导医务人员如何传达坏消息、讨论拒绝收治的问题。当患者不能做出是否复苏的决定时，还可以与家人讨论复苏计划或者其他治疗方式的选择。

三、舒缓医疗相关的精神障碍

（一）焦虑症

1. 概述 临终患者通常会存在焦虑情绪，表现为担心紧张或烦躁不安，或者表现出神经过敏，植物神经功能亢进，警惕性升高，失眠，尤其是疾病晚期的患者，如晚期癌症，特别容易出现精神障碍和注意力障碍，气短，麻木，担心或反刍思维。通常，焦虑会以身体或躯体症状的形式出现，从而掩盖心理或认知功能的变化，这是最常出现的情况。在决定是否在疾病的最后阶段治疗焦虑时，临床医生应该将患者的主观痛苦水平视为开始治疗的主要动力。其他考虑因素包括患者的行为问题，例如由于焦虑导致的行为障碍，家人和员工对患者痛苦而产生的反应，以及治疗风险和收益的平衡。

临终患者的焦虑症状可能源于疾病或治疗中的医学并发症。缺氧、败血症、控制不良的疼痛、静坐不能等药物反应和戒断状态往往表现为焦虑。在患者的心中或者体验中，焦虑可能代表即

将发生的心脏或呼吸停止、肺栓塞、败血症、电解质失衡或脱水。

2. 药物治疗 临终患者的焦虑治疗与其他情况下的治疗相似。也有针对临终患者的特殊性治疗方案：当没有其他途径可用时，临终患者可以直肠给予地西泮，剂量与口服方案中使用的剂量相当。直肠地西泮已被广泛用于舒缓治疗，以控制生命最后几天产生的焦虑、烦躁和躁动。对于存在呼吸抑制的患者，安定类药物可能是最安全的一类抗焦虑药。抗抑郁药用于焦虑症的效用在临终患者中通常是有限的，因为这些药物需要数周才能达到治疗效果。阿片类药物如麻醉镇痛药主要用于控制疼痛，但也有助于缓解呼吸困难和相关焦虑症状。

3. 非药物治疗 针对焦虑和抑郁的非药物干预包括支持性心理治疗和单独或组合使用的行为干预。简短的支持性心理治疗通常有助于解决终末病所面临的危机和存在的问题。应考虑将家庭纳入心理治疗干预措施，特别是当患有晚期疾病的患者变得越来越虚弱并且不能良好互动时，放松、催眠等可以帮助减少焦虑，从而增加患者的控制感。尽管身体虚弱，许多患有晚期疾病的患者仍然是使用行为技术的合适人选。事实上，对于临终患者，心理状态是有一定规律的，根据规律进行合理的干预，对于提高生活质量是很有帮助的。

（二）抑郁症

1. 概述 研究显示，临终患者在几周至数月内抑郁症的患病率从9%到18%不等。抑郁症的家族史和先前抑郁发作的病史进一步增加了患者发生抑郁发作的风险。当绝症患者面临死亡时，情绪低落和悲伤可能是适当的反应。这些情绪可能是对一个人的生命、健康、亲人和自己的不幸、丧失的预期悲伤的表现。尽管如此，严重的抑郁症在临床护理环境中很常见，但是现状是诊断不足和治疗不足。

当没有治愈或康复的希望时，临床医生如何解释垂死患者的绝望感？事实上，我们必须详细和患者探讨绝望感、无价值感或自杀意念等。虽然许多垂死的患者对治愈失去了希望，但他们仍对良好的症状控制持有希望。家庭及其社会支持也非常重要，必要时，需要适当介入家庭成员或者

亲密关系对象的谈话。

2. 药物治疗　抗抑郁药物是符合抑郁症诊断标准的重症患者的主要治疗方法,并已确定是有疗效的。对于那些还有几个月生命留存预期的抑郁患者可以等待2~4周,可能需要服用标准抗抑郁药。而生存预期不超过3周的抑郁垂死患者使用速效精神兴奋剂会更恰当。在使用镇静剂或麻醉性镇痛药物输注后,在数小时至数天内死亡和窘迫的患者可能会受益最多。对于绝症,由于患者对不良反应的敏感性,抗抑郁药通常以普通起始剂量的一半左右开始。

精神兴奋剂特别有助于治疗晚期抑郁症,因为它们起效迅速,并且在治疗剂量下,通常不会引起厌食、体重减轻或失眠。

3. 非药物治疗　晚期癌症患者的抑郁症通过支持性心理治疗、认知行为技术和抗抑郁药物的组合治疗是最佳的。对垂死患者的支持性心理治疗包括积极倾听和支持性口头干预以及适当的解释,尽管患者的疾病很严重,但精神科医生或心理学家没有必要显得过于严肃或情绪低落。通常,心理治疗师是所有患者的照顾者中唯一能够与之轻松交谈并让患者谈论他或她的生活和经历,让患者不仅仅只关注即将死亡的人。事实上,应当鼓励临终患者谈论希望和死亡的话题,并且让他们感觉自己可以自由谈论所有话题,心理治疗师一般会保持一种始终充满兴趣、互动的立场。在开放自由的情况下,如果条件和时间允许,认知的改善也会极大地提升患者最后的生活质量,让患者以更好的状态最终迎接死亡。

除了支持性心理治疗之外的心理治疗,用于改善舒缓医疗患者的抑郁症状和痛苦,Chochinov和Breitbart提出舒缓医疗中人际关系治疗、存在主义疗法、叙事疗法和集体心理治疗也是被广泛使用并且有效的方法。

（三）自杀意念

人们普遍认为,大多数患有绝症的患者偶尔会出现自杀的想法,以此作为逃避被疾病压倒的威胁的手段(例如:内在语言:"如果情况太糟糕,我总会有出路",而自杀即是一种获得控制感的手段),在患者尤其敏感的状态下,这是很容易出现的一种方式,也是心理防御机制的一种。然而,一些研究表明,自杀意念其实相对较少,仅限于那些显著抑郁的人。一项研究认为,患有疼痛的癌症患者,只有17%发现了自杀意念。自杀意念的实际患病率可能会比研究结果高得多,因为在没有建立良好的医患关系之前,患者可能不太愿意向研究访谈者披露这些想法。

（四）谵妄

1. 概述　谵妄是癌症和艾滋病等疾病的晚期患者中最常见和最严重的神经精神并发症,特别是在生命的最后几周,患病率在25%~85%之间。癌症住院患者的认知障碍患病率为44%,而就在死亡之前,患病率上升至62%。与痴呆症相比,谵妄相对来讲是可逆的过程。即使在疾病晚期的患者中,谵妄的可逆性通常也是存在的,但在生命的最后24~48小时内发生谵妄很可能是不可逆的,结果可能归因于不可逆的生命衰竭过程,例如在生命的最后几小时内发生多器官衰竭。在舒缓医疗文献中,在生命的最后几天发生的谵妄通常被称为"终末不安"或"终末躁动"。遗憾的是,通常谵妄无法被很好地判别出来,或者存在误判,并且在治疗中被不恰当的治疗或处理。谵妄应该积极治疗:包括寻找根本原因,纠正这些因素,以及针对性地治疗谵妄的症状。理想且通常可实现的结果是治疗后患者能够保持清醒、警觉、平静、认知完整、不伴发精神病性症状,并能与家人和工作人员保持沟通。

2. 治疗　低剂量的精神抑制药物通常足以治疗临终患者的谵妄,但有时需要高剂量。氟哌啶醇仍然是首选药物。除了寻找并纠正谵妄的根本原因,环境和支持干预也很重要。事实上,在临终患者中,这些可能是唯一能够采取的措施。家庭成员的陪伴,定向力的明确,听力和视力障碍的纠正,脱水的逆转,以及一个整洁且安静、光线充足的房间都有助于减轻重症患者谵妄的严重程度和影响。然而,这些干预措施在生命的最后几天不太适用,并且它们几乎不可能预防终末谵妄。

四、舒缓医疗中的心理干预

舒缓医疗中的心理治疗,通常需要首先和患者建立信任的关系,在信任、真诚的基础上,进一步对患者的心理状况进行干预。

存在主义疗法探索从更积极和有意义的角度体验痛苦的方式。意义治疗是一种重要的治疗技术，认为无论逆境的严重程度如何，人们始终可以控制一个人的态度或观点。目标是通过进行为他们的生活带来最大意义和目的的活动来减少患者的痛苦，并鼓励他们充分享受生活。重点是实现目标、履行任务和对他人负责。对临终患者有用的另一种存在疗法是生活叙事。这种治疗方法探讨了患者生命轨迹背景下身体疾病的意义，旨在创造一个处理疾病的新视角，强调过去的优势，增强自尊，并强化过去有效的应对策略。类似的干预方法还有生命回顾，为患者提供了识别和重新审视过去经验和成就的机会，以找到意义，解决旧的冲突并弥补或解决未完成的事务。

集体治疗可以弥补个体治疗中缺乏的好处，例如去特殊化、分享经验和病患身份，通过帮助他人来帮助自己的感觉，通过了解其他人如何成功应对来培养希望，以及对更大群体的归属感（自我超越、意义、共同目的）。然而，疾病晚期的患者通常因为病得太重而无法参加团体治疗。

五、舒缓医疗中的医患沟通

医患沟通是照顾垂死患者的重要组成部分。一项关于癌症患者对结果的预测和他们选择的治疗方法的研究表明，癌症患者和他们的医生之间的沟通不足容易导致患者高估生存率，并导致选择更积极的治疗倾向。在一项关于肿瘤学家沟通技巧的研究中，只有不到35%的人报告曾接受过有关沟通的培训，但大多数人希望学习更好的沟通技巧。心理医学专家可以帮助提高医生和其他医疗保健专业人员的沟通能力，使其更好地照顾垂死患者。使用各种医患沟通强化培训计划，包括角色扮演、录像反馈、体验练习和教学法，已被证明在提高医生的沟通技巧方面具有短期和长期的效果。医患沟通的一个重要方面是如何告知坏信息。有用的六步骤协议包括：①使患者拥有知道自己身体状况的权利；②了解患者目前知道多少；③了解患者想知道多少；④共享信息（宣教）；⑤回应患者的感受；⑥计划和跟进。

六、丧亲

丧亲护理是舒缓医疗一个不可或缺的维度，特别是对于20%失去亲人产生复杂悲伤的人，从丧亲护理的治疗中可以获得有效的帮助。正常的悲伤是人类不可避免的一个维度，一个适应性的调整过程，并且在有支持的情况下，个体可以更好地度过这个阶段，完成调整。

（一）悲伤与预期悲伤

悲伤的主要特征包括麻木的躯体痛苦，对与死者有关的悲伤记忆的关注，内疚，愤怒，行为模式失去规律和对死者的强烈认同。悲伤情绪包括悲伤、愤怒、绝望、焦虑和内疚。

强烈的痛苦是复杂悲伤风险的标志。在这个预期悲痛的阶段，应该鼓励能够进行有效沟通的家庭在照顾垂死的家庭成员或朋友的阶段，公开分享他们的感受。和临终患者说再见应当是一个随着时间的推移而逐步进行的过程，这个过程包括需要有回忆的机会，肯定临终患者的生活和贡献，情感的表达以及任何未完成事业的完成。这些任务有可能为所有人带来创造性和积极的情感。

悲伤的心理历程一般包括：①最初的麻木和不真实感出现。②痛苦的浪潮开始发生，因为失去亲人的经历是压抑的，他们渴望那些死去的人重新回到身边，对死者的回忆容易引发这些悲伤的痛苦。然后，随着分离的痛苦增长。③会出现躁动，注意力不集中，悲伤以及可能持续数月的社交退缩，和由社会退缩引起的寂寞。④重组和恢复的阶段，因为怀旧取代了悲伤，情绪提高，并且会构建改变了的世界观。

（二）慢性悲伤

慢性悲伤是一种常见的复杂悲伤形式，慢性悲痛尤其与过度依赖的关系有关，在这种关系中，他们企图通过停止目前的现实生活，维系死者离开前的状况，使其和死者的关系永久化，从而避免了放弃感。社交回避和抑郁症很常见。与死者团聚的幻想可能导致自杀成为越来越有吸引力的选择。使用抗抑郁药和认知行为治疗对现实进行积极治疗，以面对丧失并促进社会化（通过活动安排）通常适用于慢性悲伤（请记住，并非所有持续的悲伤都是病态的）。

（三）创伤性悲伤

当死亡是意外发生或者令人震惊时，它会给人高唤醒式的和靶点式的回忆冲击，可以增加除了痛苦之外的其他心理干扰，包括闪回、噩梦和反复侵入性记忆在内的密集回忆，会导致高情绪唤醒、不信任感、失眠、烦躁和注意力不集中等，从而扭曲正常的悲伤形式。死亡的冲击可能导致不信任感、愤怒、人际脱离、不愿意接受现实。

（四）悲伤的干预

最基本的模式是支持／表达干预，邀请该人对健康专业人员分享他或她的丧亲感受，专业人员用倾听和安慰的方式理解该人的痛苦。悲伤干预的关键治疗是分享痛苦，并通过公开的理解，扭转其对已经永远改变的现实的认知态度。对丧失亲人的人有多种干预措施，但第一个问题是干预是否真的有必要。对于大多数人来说，虽然丧亲之痛是痛苦的，但个人的恢复力能够确保正常适应。因此，没有理由进行常规干预，因为悲伤不是一种疾病。对于有适应不良风险的人，应考虑早期干预，而发生复杂丧亲的人需要积极治疗。

干预措施的范围涵盖个人、团体和家庭治疗等方式，包括多种心理治疗方法以及适当的药物治疗。典型的干预需要在几个月内进行 6~8 次会谈。虽然悲伤治疗的重点和时间有限，但多模式治疗很常见。

七、舒缓医疗中针对一些躯体症状的处理

虽然对疾病晚期患者的精神疾病的诊断和治疗很重要，但也必须积极治疗疼痛和其他令人痛苦的身体症状，以提高患者的生活质量。

（一）疼痛

可以遵照癌症疼痛管理实践指南，处理舒缓治疗中的疼痛问题，包括心理治疗和药物干预。经过充分的医学治疗后，可以通过与处理焦虑、恐惧症和预期性恶心和呕吐非常相似的行为技术有效地控制轻度至中度水平的残余疼痛。放松技术、意象治疗、催眠、生物反馈和认知行为干预已被用于为成人、儿童和青少年，用以处理

疼痛。

（二）厌食症和体重减轻

尽管与绝症相关的生理变化导致了绝症患者大多数有厌食症和恶病质，但治疗的不良影响，心理和精神因素，包括焦虑、抑郁和有条件的食物厌恶，还有其他相关因素，也可能发挥了一定的作用。厌食症和体重减轻的治疗首先需要鉴别和纠正可逆性原因（例如，阿片类药物引起的恶心，化疗或口腔炎）。孕激素药物（甲羟孕酮或醋酸甲地孕酮）通常用于非特异性恶病质。刺激食欲的抗抑郁药（如三环类抗抑郁药、米氮平、曲唑酮）应在明确严重抑郁时开处方，但绝不应仅根据不明原因的厌食症和体重减轻来诊断抑郁症。稍后将讨论治疗恶心和呕吐的情况。

（三）虚弱／乏力

由于失调、营养不良、感染、严重贫血、代谢异常或治疗的不良影响，患有晚期癌症、艾滋病和器官衰竭的患者的虚弱和疲劳极为常见，但可逆性原因通常不能鉴定。与晚期疾病中无法解释的体重减轻一样，在患有极度疲劳的绝症患者中存在抑郁的倾向。

（四）恶心和呕吐

癌症患者恶心和呕吐的常见原因包括放射治疗、药物、毒素、代谢紊乱、胃肠道阻塞和化疗。在高度催吐化疗药物继发的恶心和呕吐经验下，一些患者报告，在预期治疗时会出现恶心。预期的恶心和呕吐处理曾经非常普遍，但目前这种预期处理并不多见。

止吐药物是治疗先天性疾病患者化学疗法引起的恶心和呕吐的主要方法。几种止吐药（例如甲氧氯普胺、丙氯拉嗪、异丙嗪）具有多巴胺阻断性质，可引起与神经安定药相同的锥体外系副作用，伴有急性静坐不能和肌张力障碍。对于像昂丹司琼这样的新型止吐药，锥体外系副作用不是问题。快速起效的短效苯二氮䓬类药物也有助于持续使用，一旦他们发展起来就会出现预期的恶心和呕吐。对预期性恶心和呕吐的行为控制被证明是非常有效的，但很大程度上被止吐药物取代。

（胡少华　魏　镜）

参 考 文 献

1. Ely EW, Inouye SK, Bernard GR, et al. Delirium in mechanically ventilated patients: validity and reliability of the Confusion Assessment Method for the Intensive Care Unit(CAM-ICU). JAMA, 2001, 286: 2703-2710.

2. Ely EW, Shintani A, Truman B, et al. Delirium as a predictor of mortality in mechanically ventilated patients in the intensive care unit. JAMA, 2004, 291: 1753-1762.

3. James LL. The American Psychiatric Association Publishing Textbook of Psychosomatic Medicine and Consultation-Liaison Psychiatry. 3rd ed. Washington, DC: American Psychiatric Association Publishing, 2018.

4. Lamberg L. Domestic violence: what to ask, what to do. JAMA, 2000, 284: 554-556.

5. Lloyd-Williams M. Psychosocial Issues in Palliative Care. New York: Oxford University Press, 2003.

6. Payne DK, Massie MJ. Anxiety in palliative care, in Handbook of Psychiatry in Palliative medicine. New York: Oxford University Press, 2000.

7. Telias I, Wilcox ME. Sleep and Circadian Rhythm in Critical Illness. Critical care, 2019, 23(1): 82.

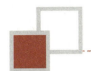

第二十六章　传统医学领域常见心身医学问题

第一节　中医与心身医学的渊源

一、从历史沿革认识中医心身医学的起源与发展

传统医学是指在现代医学之前,已经独立发展起来的多种医疗知识体系。世界卫生组织对其定义为:利用基于植物、动物、矿物的药物、精神疗法、肢体疗法和实践中的一种或者多种方法来进行治疗、诊断和防止疾病或者维持健康的医学。中国传统医学是中华民族在长期医疗和生活实践中不断总结和积累而形成的具有独特风格的医学体系,是中国各民族传统医学的统称,主要包括汉族传统医学、藏族传统医学、维吾尔族传统医学、蒙古族传统医学、傣族传统医学、回族传统医学、苗族传统医学、壮族传统医学等。

汉族传统医学在春秋战国时期已基本确立了自己独特的理论体系,以中国哲学作为理论基础,以脏腑经络等作为生理病理基础,以望、闻、问、切为诊断手段,以丰富的药物及非药物疗法为治疗方法,经历了各个朝代医家的发展,日渐完善与成熟,成为影响力最为深远的传统医学组成部分。藏族传统医学有2 500年左右发展的历史,以阴阳、四元学说作为理论基础,重视五脏六腑,认为人体是以五脏六腑为中心,由三大因素("隆"指气、"赤巴"指火、"培根"指水和土)、七物质(饮食精微或乳糜、血、肉、脂、骨、髓、精)、三种排泄物(汗、尿和粪便)、360块骨头、九大孔窍以及黑脉和白脉组成,除四诊外还特别注重尿诊,且诊疗也具辨证论治之特点。中国的维吾尔族传统医学以古希腊哲学的气质论

与体液论等为理论基础,同时也吸取了阿拉伯医学和中医学的精华,其对人体解剖认识较深,除重视四诊外,还将望诊范围内的尿诊、大便诊、痰诊另立诊法。中国的蒙古族传统医学有2 700多年的发展历史,以阴阳、五行、五元学说为基础,对人体解剖的认识也较深刻,除常用的问、望、切诊外,还重视按、闻、嗅之诊察方法,同时重视尿液诊察与疾病寒热之辨别。中国的傣族传统医学也有2 500多年的历史,注重四塔(风、火、水、土)五蕴(色、识、受、想、行)辨证与三盘辨证,治则讲究、治法丰富,组方分为单方、小方、大方。中国的回族传统医学以人天浑同与有机整体思想为主导,以元气与阴阳七行学说为基础,以辨质为主,结合辨证、辨病、辨经,注重辨证论治,治法较灵活、丰富。中国的苗族传统医学有3 000年发展历史,巫医合一,兼具神学、巫术等特点,把一切疾病归为冷病、热病两大类,冷病热治、热病冷治,治法较丰富,组方有配单不配双和三位一体两个特点。中国的壮族传统医学萌芽于原始社会,以阴阳为本、三气同步的天人自然观为理论基础,重视目诊,注重辨病与辨证相结合,对动物药的使用非常重视且有规律。中国各民族传统医学历史悠久、理论精深、诊治技法灵活、组方用药考究,各民族传统医学在诸多方面有很大的相似性,均符合经验医学发展的一般规律,但又各具特色、自成体系,为保障中华各民族的繁衍昌盛作出了伟大贡献。

在各个中国传统医学中,由于汉族人口最多、文字产生最早、历史文化较长,相应的医学理论体系更完善,临床实践也更丰富,因此,汉族传统医学在中国乃至世界的影响也最大。1840年鸦片战争前后,西方医学传入中国并普及,以汉族传统医学为主的部分中国传统医学又有了"中医学"之称,以区别于"西方医学"。"中医

学"中蕴含着丰富的心身医学思想,经历代医家不断补充和发展,已形成较为完备的心身医学理论体系,指导着古今中医学者的临床实践,故本章所论述的"传统医学"领域心身医学相关内容以"中医学"为主进行论述。

中医学中的心身医学概念从《易经》开始至今已经有2 500多年的悠久历史,其心身疾病观的起源与发展沿革可总结如下:

(一)《易经》和《道德经》是中医心身医学的哲学基础

中医心身医学哲学理论起源于"群经之始"——《易经》。《易经》中提到"乾道变化,各正性命,保合大和,乃利贞"。"乾道"即天道,天道的变化使得万物各得其性命之正。天所赋为命(心),物所受为性(身),万物由此而具有各自的禀赋,成就各自的品性,形成了最高的和谐——"大和"及"利贞"。《易经·说卦传》曰:"昔者圣人之作《易》也,将以顺性命之理。是以立天之道曰阴与阳,立地之道曰柔与刚,立人之道曰仁与义"。将医学在哲学层面上概括为"天人合一""心身合一",是中医心身医学哲学基础的起源。《道德经》曰:"小国寡民。使有什伯之器而不用……甘其食,美其服,安其居,乐其俗"。呼吁人们摒弃外界物欲诱惑,提倡"知足""少欲",将道德培养与个体的心身健康紧密结合。提出只有遵循"道",遵从自然规律,才能实现真正的身心和谐健康。《道德经》中包括大量朴素的辩证法观点,"祸兮福之所倚,福兮祸之所伏",教育人们遵从"道"的规律,不要为刻意达到目的而痛苦不堪,应"无为而治",这也是现代医学心理疏导治疗方法的重要原则,被视为心身医学治疗方法论的哲学起源。

(二)《黄帝内经》标志中医心身医学的诞生

《黄帝内经》不仅提出了心身医学的理论基础,而且对心身障碍,从生理、病理、诊断、治疗、预防5个方面进行了详细的阐述。

1. 理论基础方面　①形体是情志活动的物质基础。如《素问·阴阳应象大论》曰:"人有五藏化五气,以生喜、怒、悲、忧、恐";《素问·宣明五气篇》说:"五藏所藏:心藏神,肺藏魄,肝藏魂,脾藏意,肾藏志,是谓五脏所藏";《灵枢·平人绝谷篇》云:"血脉和利,精神乃居"。②情志活动可影

响脏腑功能。如《灵枢·天年》曰:"悲哀愁忧则心动,心动则五脏六腑皆摇";《素问·疏五过论》曰:"精神内伤,身必败亡"。提示情志活动异常与躯体疾病可互为因果,脏腑是心理活动的物质基础,而心理活动又是脏腑的一种功能表现。

2. 生理方面　指出人是由"物质"与"精神"共同组成的,《灵枢·天年》中曰:"血气已和,荣卫已通,五脏已成,神气舍心,魂魄毕具,乃成为人";《素问·调经论》云:"心藏神,肺藏气,肝藏血,脾藏肉,肾藏志,而此成形,志意通,内联骨髓,而成身形五脏。"正所谓"无神则形不可活,无形则神无以生","形"(身)与"神"(心)的功能协调、平衡是人体健康至关重要的条件。

3. 病理方面　①情志变化可以引起躯体疾病。《素问·举痛论》云:"怒则气上,喜则气缓,悲则气消,恐则气下,惊则气乱,思则气结",阐明了情志变化可以导致气机逆乱;《素问·阴阳应象大论》又说:"暴怒伤阴,暴喜伤阳",认为情志变化还可以损及阴阳;《灵枢·百病始生》亦云:"喜怒不节则伤藏,藏伤则病起于阴也",指出情志因素还可以直接损伤五脏的功能。②躯体疾病也可导致情志异常。如《灵枢·本神》曰:"肝气虚则恐,实则怒……心气虚则悲,实则笑不休"。③《黄帝内经》还充分认识到社会、心理因素也是导致心身障碍的重要因素。如《素问·疏五过论》云:"故贵脱势,虽不中邪,精神内伤,身必败亡。始富后贫,虽不伤邪,皮焦筋屈,痿为挛"。

4. 诊断方面　指出医者在对疾病进行诊断时必须通晓人事,悉心了解患者的心理情况及患病前后的原因,导之以理,然后行针施药。如《素问·方盛衰论》曰:"诊有大方,坐起有常,出入有行,以转神明,必清必静,上观下观,司八正邪,别五中部,按脉动静,循尺滑涩,寒温之意,视其大小,合之病能,逆从以得,复知病名,诊可十全,不失人情。"

5. 治疗方面　①治疗疾病时注重"形神并调"。《素问·疏五过论》云:"圣人之治病也,必知天地阴阳,四时经纪,五脏六腑,雌雄表里,刺灸砭石,毒药所主,从容人事,以明经道,贵贱贫富,各异品理,问年少长,勇怯之理,审于分部,知病本始,八正九候,诊必副矣。"指出药物针刺等手段是调节具体的脏腑功能,而神志和心理的治疗必

须同时兼顾，以达到心身并调，使形神协调兼备。②提出情志相胜疗法。《素问·五运行大论篇》云："怒伤肝，悲胜怒，……喜伤心，恐胜喜，……思伤脾，怒胜思……忧伤肺，喜胜忧，……恐伤肾，思胜恐。"详细论述了情志相胜疗法的具体方法。③阐述了心理疏导治疗原则。《灵枢·师传》指出："人之情，莫不恶死而乐生，告之以其败，语之以其善，导之以其所便，开之以其所苦，虽有无道之人，恶有不听者乎？"

6. 预防方面　①起居有常，心安合道。《素问·上古天真论》云："法于阴阳，和于术数，饮食有节，起居有常，不妄作劳，故能形与神俱""虚邪贼风，避之有时，恬淡虚无，真气从之，精神内守，病安从来""志闲而少欲，心安而不惧，形劳而不倦，气从以顺，各从其欲，皆得所愿"，侧重于作息规律和人格修养。②四季采取不同的养生预防模式。《素问·四气调神大论》曰："春三月"应"以使志生"，"夏三月""使气得泄，若所爱在外"，"秋三月"应"使志安宁""使肺气清"，"冬三月"应"使气亟夺"，顺应四时之象引导人们顺时养生调性。

（三）《伤寒杂病论》标志着中医心身医学的辨证体系确立

东汉末年，著名医家张仲景在《伤寒杂病论》中阐述了情志致病的辨证论治特点，在病因、诊断、治疗方面均提出了独到见解。

1. 病因认识　①提出情志因素是心身疾病产生的主要病因。《金匮要略》云："奔豚病……皆从惊恐得之"，惊恐或是情志不疏等使肝气郁结化热，随冲气上逆，遂发奔豚；还提到"妇人之病，因虚、积冷、结气"，妇人情志抑郁不舒而致气机郁滞（结气），易发梅核气、脏躁等症，可见情志因素是引发心身疾病的主因。②脏腑气血阴阳失调是其内在原因。《金匮要略》云："若五脏元真通畅，人即安和，客气邪风，中人多死"，提出若是人体五脏元气充实，则外邪就不能伤及人体，不易发病，相反则易受邪发病。

2. 诊断方面　①有反复无常或复杂多变的心神症状。如《金匮要略·百合病》云："欲食复不能食，常默默……如寒无寒，如热无热……如有神灵"的症状，又如妇人脏躁见"喜悲伤欲哭，象如神灵所作"的症状，都出现言语、情绪、思维、感

觉等复杂多变的心神症状，指出心神症状是心身障碍的常见症状。②具有明确的躯体症状及体征。《金匮要略·百合病》云："口苦，小便赤""脉微数"等躯体症状和体征；又如《金匮要略·奔豚气病》有"腹痛，往来寒热"的症状和体征，这些都有明确的躯体症状和体征，也是诊断心身障碍的客观依据。③具有确切的病变部位和病性。如百合病的病变部位主要是心和肺，病性主要是气血两虚；又如奔豚气病的病位主要在肝，病性主要是郁久化热。④情志因素影响着疾病的发生与发展。如百合病有"其证或未病而预见"，即在未病之前就有百合病症，多因情志内伤而致；又如奔豚气病，仲景言："奔豚病……皆从惊恐得之。"由此可见情志因素在心身障碍的发生及发展过程中起着重要的作用。

3. 治疗方面　张仲景在治疗方面十分注重心理病机的分析，如桂枝龙骨牡蛎汤证有"女子梦交"；泽泻汤证有"苦冒眩"；竹皮大丸证有"烦乱"；生姜半夏汤证有"患者胸中似喘不喘、似呕不呕、似哕不哕，彻心中愦愦然无奈者"；枳实芍药散以"产后腹痛烦满不得卧"为主症等。《金匮要略》治疗心身障碍以汤方为主中主要涉及到药方 11 首。其中补虚药、清热药使用频数较高，其他类药物的使用频次各有不同。

（四）唐宋时期，中医心身医学得到进一步发展

唐代孙思邈的学术思想对中医心身医学产生了深远影响。①提出中医心身障碍发展规律的四级分类方法：孙思邈将中医心身障碍由浅至深划分为四个不同的层面。一是五劳（志劳、思劳、心劳、忧劳、疲劳），他指出"疾之所起，生自五劳"。二是六极（气极、血极、筋极、肉极、骨极、精极），是五劳的进一步发展，由于病程渐长，此类患者不仅表现为精神情志方面的耗损，而且病变已经逐渐影响到人体的气、血、筋、肉、骨、精，出现脏腑功能失调的表现。三是七伤（阴寒、阴痿、里急、精连连而不绝、精少囊下湿、精清、小便苦数临事不卒），长期过度的精神心理活动和异常的行为因素造成了人体脏腑、阴阳、气血的损伤，是心身障碍的进一步发展，孙氏指出："七伤为病，令人邪气多正气少，忽忽喜忘，而悲伤不乐，夺色黧黑，饮食不生，肌肤色无润泽，发白枯槁，牙齿不坚。"

此时患者正气渐虚,体内脏器已出现不同程度的功能障碍及器质性改变。四是七气和十二风(瘿疹、哮喘、心痛、惊悸、腹胀、吐逆、耳聋、视力下降等),由于异常精神因素的长期刺激,此类患者已经出现了各种典型的心身障碍症状。对后世医家进一步深入研究心身障碍具有重要的启迪作用。②孙思邈丰富了心身障碍的病因病机,指出"凡远思强虑伤人,忧愤悲哀伤人,喜乐过度伤人,忿怒不解伤人,汲汲所愿伤人,戚戚所患伤人,提出"怒气、愧气、喜气、忧气、愁气,此之为病,皆生积聚"。认为长时期的不良心理情绪的刺激,如心情抑郁、思欲无穷、喜乐过度等,都会导致心理失衡,成为损害健康的始动因素,对人体心身障碍的发生起到启动作用。③孙思邈提出治疗妇产科心身障碍的相关治则与方药:"十四以上,阴气浮溢,百想经心,内伤五脏,外损姿颜,月水去留,前后交互,瘀血停凝,中道断绝,其中伤坠,不可具论,生熟二脏,虚实交错,恶血内漏,气脉损竭",认为女性一生可因特殊的生理、心理变化而罹患各种心身障碍。④孙思邈还非常重视儿科心身障碍的预防,并强调中医心身障碍的食养食疗。

宋代陈无择编著的《三因极一病证方论》创立了六淫为外因,七情为内因,饮食劳倦、金刃虫毒等为不内外因的三因理论,将"七情"作为重要的病因提出;并在《三因极一病证方论·七气叙论》中进一步发展了"七情致郁"的病机:"故喜伤心,其气散;怒伤肝,其气击;忧伤肺,其气聚;思伤脾,其气结;悲伤心胞,其气急;恐伤肾,其气怯;惊伤胆,其气乱。虽七诊自殊,无逾于气"。陈无择的七情致郁理论为后世诸多医家对于情志病的辨证、治疗提供了指导,后来基于此形成了心身医学中重要的"情志致病学说"。

(五)金元时期,中医心身医学的发展迎来繁盛阶段

金代张从正创立"痰迷心窍"学说,是解释中医心身障碍形成机制影响最为深远的学说之一。他认为心身障碍的发生机制是由于"肝屡谋,胆屡不决",以致人体气机"屈无所伸,怒无所泄",失去了正常的调达功能,日久导致"心血日涸,脾液不行,痰迷心窍"。张氏对饮证的成因也进行了分析,指出:"饮之所得,其来有五。有愤郁而得之者,有困乏而得之者,有思虑而得之者,有痛饮而得之者,有热时伤冷而得之者,饮证虽多,无出于此。"强调饮证也可因精神情志因素所导致,并且将其提倡的汗、吐、下三法广泛地运用于中医心身障碍的治疗:如小儿先天性癫痫——吐涎散;躁狂症——汗、下两法;产后心风——调胃承气汤等。张氏善于运用情志相胜的心理疗法,提出"悲可以制怒,以怆恻苦楚之言感之;喜可以制悲,以谑浪亵狎之言娱之;恐可以制喜,以恐惧死亡之言怖之;怒可以制思,以污辱欺罔之言触之;思可以制恐,以虑彼志此之言夺之。"

元代朱丹溪则首先提出"气、血、痰、火、湿、食"六郁说,并从痰邪立论,完善心身障碍的病因病机。他指出:"血气者,身之神也。神既衰乏,邪因而入,理或有之。若夫血气两亏,痰客中焦,妨碍升降,不得运用,以致十二官各失其职,视听言动皆有虚妄"。他认为异常的精神心理活动不仅可以耗伤人体气血,还可以进一步导致痰邪内生,客阻中焦,从而使脏腑功能失常,产生各种心身障碍;并且创立了"君相互感"学说,是心身医学史上的重要突破:君火相火生理上相互资生,相互制约,共同温煦脏腑;病理上"心,君火也,为物所感易动,心动则相火亦动。""相火易起,五性厥阳之火相煽,则妄动矣。火起于妄,变化莫测,无时不有,煎熬真阴,阴虚则病,阴厥则死……故曰相火元气之贼"。并且在治疗方面,丹溪对心身障碍大多秉持"调气为主、祛痰为先"的治疗原则,在中医心身障碍的临床中仍有重要的指导意义。

(六)明清时期,中医心身医学理论得到进一步丰富

张景岳提出"神自形生"理论,指出:"形者神之体,神者形之用,无神则形不可活,无形则神无以生",强调人的精神意识思维活动必须以人体气血脏腑的生理功能正常为前提,二者相互依存。同时也指出:"虽神由精气所生,然所以统摄精气而为运之主者,则又在吾人心之神。"认为人的精神意识思维活动虽以形体为基础,但反过来对人的生理活动又能施加重要的影响。张景岳还创立了"情志三郁"的证治,把常见的由恼怒、抑郁情志不舒引起的郁证,扩展为情志三郁:"一曰怒郁、二曰思郁、三曰忧郁",并分别阐述了情志三郁的病机、证候特点及治疗用药,充实和完善了中医对心身障碍的治疗原则和方法:如对郁证的治疗,

提出应首辨虚实,三郁分治;癫证的治疗主张三邪为害,分型论治;狂证的治疗则强调应分虚实两途,滋阴降火;痴呆的治疗主张心身探因,温复胃气等。他的不少学术观点至今对中医临床仍有着很强的指导意义。张景岳的心身医学理论观点已较成熟全面,被现代医学的研究所证实。

(七)现代医家将心身医学推入了一个新的"大时代"

薛崇成教授基于《黄帝内经》对"五态人""五形人"的论述,结合大样本临床体质及人格取样数据库,创建了《五态人格测验》《五五体质测验》《五五体型检测》《五五体质平衡测验》等量表,指导中医辨证与临床个体化诊疗方案的制订,为提高临床疗效、丰富和完善中医药理论奠定了重要基础;赵志付教授创立"中医刚柔心身论";鲁明源教授总结了中医心身医学病机发展规律,为临床诊治和预防提供重要的理论借鉴;武成教授创立"双核心"理论,并重新认识了心身医学的病机,使得中医情志学说病机理论得到进一步发展。

(八)结语

中医学从2 500多年前就认识到心、身之间的关系,经过历代医家逐渐深入探究,形成了较为成熟的理论体系。世界心身医学会前主席Tatjana Sivik博士指出:"心身医学起源于中国的《黄帝内经》和《伤寒杂病论》"。1992年国际心身医学会权威人士呼吁:"世界心身医学要向中医学寻找智慧"。中医心身医学悠久的起源和发展历史中诞生了"心身同治""形神合一""天人相应"等经典哲学理论,为现代医学心身医学的发展奠定了坚实的基础和发展方向。

二、中医心身医学的基础理论

中医学虽然没有"心身疾病"一词,但与心身医学相关的"天人相应""形神合一"的学术思想,作为一种朴素的心身医学模式,早在2 000多年前就已经出现并有效地指导中医临床,为人类的健康作出了不朽的贡献。从《易经》与《道德经》的问世开始,中医心身医学的萌芽逐渐成长,到《黄帝内经》的出现,标志着中医心身医学的诞生。此后,各代医家对心身医学进行了不断的补充和发展,中医学庞大的心身医学理论体系也因此慢慢丰盈和深化。中医学心身医学的基本理论主要包括"形神合一论""天人合一论""五脏情志论""中医体质学说""中医气质学说""三因学说""君相互感学说"等。

(一)形神合一论

中国古代哲学对于"形神"的唯物思辨孕育了中医学基础理论"形神合一论"的观点,"形神合一"是古代中国哲学的一个重要思想,它不仅有着朴素的唯物思辨意义,同时还具有现实的医学理论意义。"形神合一论"是中医心身医学思想的核心,也是中医心理与生理、精神与躯体关系最准确、最完整、最精辟的学说,是中医整体观的重要体现。"形"指形体,指人体的脏腑、组织、器官等有形结构;"神"是指高级物质——人脑所特有的功能,即人作为万物之灵所具备的主要包括认知、情感和意志三个方面的精神或心理活动,以及大脑对全身各脏腑组织的统率、协调功能。

神与形的辩证统一关系促使了人体生命有机统一体的形成。形与神两者之间存在密切的联系。首先,"神"的功能正常依赖于"形"的健康,如《素问玄机原病式》曰:"精中生气,气中生神,神能御其形,由是,精为神气之本。"《素问·上古天真论篇》亦云:"形体不敝,精神不散。"都说明人的精神活动不能离开形体而单独存在,精神功能的正常发挥是以形体健康为前提的。另外,"神"也可以反过来对"形"产生作用,如《黄帝内经》中有怒伤肝、喜伤心、思伤脾、忧伤肺、恐伤肾的说法,可见神病则形伤。张景岳在《类经》中指出:"无神则形不可活,无形则神无以生"。"形"与"神"相互依存,相互影响,成为密不可分的整体,也形成了中医"形神合一"的认识。在身体观方面,中医学强调形与神俱。如《灵枢·天年》曰:"血气已和,荣卫已通,五脏已成。神气舍心,魂魄毕具,乃成为人";"形者神之质,神者形之用;是则形称其质,神言其用;形之与神,不得相异"。《遵生八笺·延年却病笺》曰:"故人之所生,神依于形,形依于气,气存则荣,气败则灭",中医学认为人是有思维、有属性的心理、精神与躯体统一的复杂生命体。在养生观方面,中医学主张形神共养。如《黄帝内经》曰:"上古之人,其知道者,法于阴阳,和于术数,食饮有节,起居有常,不妄作劳,故能形与神俱,而尽终其天年,度百岁乃去";孙思邈《备急千金要方》曰:"性既自喜,内外百病皆悉不生,祸乱灾害亦无由作,此养性之大经也";《春秋繁露·循天之道》曰:"利以养其体,义以养其心",认为在养生方面,情志调和与机体养护同样重要,强调形神并调。在治疗观方面,中医学主张形神同治。如《类经·针刺类十三》曰:"形者神之体,神者形之用;无神则形不可活,无形则神无以生";《灵枢·天年》曰:"失神者死,得神者生。"认为神得形而存,神能御其形,形壮则神旺且和,形神互存互济,协调统一。

中医学形神同治的思想以"形神共养"为前提和基础,两者相辅相成,缺一不可。一是"调神以养形",即所谓"守神全形",在临床上主要体现为调节人的精神状态来恢复脏腑功能的协调平衡;二是"调形以养神",即所谓"保形全神",在临床体现为通过方药、针灸等治疗方法达到治疗目的。

(二)天人合一论

"天人合一论"认为人无时不受环境因素的影响,人与环境相适应则能保持健康,反之,则会影响脏腑气机而导致心身障碍。"天人合一论"包括两个方面的含义:①人以天地之气生,四时之法成。《素问·宝命全形论》云:"人以天地之气生,四时之法成";《素问·六节脏象论》曰:"天食人以五气,地食人以五味。五气人鼻,藏于心肺,上使五色脩明,音声能彰;五味入口,藏于肠胃,味有所藏,以养五气,气和而生,津液相成,神乃自生";张介宾《类经·运气九》注称:"上者为天,天气下降。下者为地,地气上升。一升一降,则气交于中也,而人居之,而生化变易,则无非气交之使然",指出人的产生与生存都依赖于天地之气的交融,无论是人体的精神,还是五脏六腑,都要依赖于大自然的养育。②人与天地变化相应。《灵枢·岁露论》提出:"人与天地相参也,与日月相应也";《灵枢·五十营》云:"天周二十八宿,宿三十六分;人气行一周,千八分,日行二十八宿,人经脉上下左右前后二十八脉,周身十六丈二尺,以应二十八宿……故五十营备,得尽天地之寿矣,凡行八百一十丈也。"指出人的机体变化与天地变化规律相参,此处所指

"五十营","五十"之数,合于"大衍之数五十",来源于月亮的运行规律;营,周也,这说明人气的运行与天体的运行息息相关,紧密吻合。③外界环境异常可导致人体功能失常。自然界的运动变化直接或间接地影响着人体的调节功能,一旦超出人体的适应性,或由于人体调节功能失常,就会发生疾病。同时,人体还可受到社会环境因素的影响,如家庭不睦、婚姻裂变、就业困难、高考落榜、突发事件、财产损失、环境污染、人际关系紧张等,均不同程度地引发社会人群的心理失衡,成为心身障碍的促发因素。

(三)五脏情志论

"五脏情志论"认为情志活动的产生是人体各脏腑功能活动的一种表现。正如《素问·天元纪大论》称:"人有五脏化五气,以生喜怒忧思恐"。情志异常可导致脏腑功能损伤:怒为肝志,暴怒伤肝,肝气疏泄太过上逆为病。轻者发为呕血、吐血、胁痛、胃痛、飧泄等,重则气血上逆蒙蔽清窍,发为昏厥,如《生气通天论》曰:"阳气者,大怒则形气绝而血苑于上,使人薄厥"。喜为心志,过喜则心气涣散不收,心神失养而致心悸、失神甚则狂乱等症,如《灵枢·本神》曰:"喜乐者,神惮散而不藏"。悲为肺志,太过则伤肺,使肺气抑郁,出现太息、胸闷痞塞等症,气郁过久则化火,火烁精气而致气乏形瘁等病证,如《素问·举痛论》曰:"悲则心系急,肺布叶举,上焦不通,营卫不散,热气在中,故气消也"。思为脾志,思虑过度易致脾气郁结,中焦气滞而见脘痞、食少、腹胀、腹泻,如《举痛论》曰:"思则心有所存,神有所归,正气留而不行,故气结矣"。恐为肾志,过于恐惧则易伤肾,使肾气不固,精气下泄而致二便失禁、滑精等症,甚则出现痿证,如《灵枢·本神》曰:"恐惧不解则伤精,精伤则骨酸痿厥,精时自下。"

七情损伤有时只累及一脏,有时牵连多脏。如"惊能动心,而犹能伤及肝胆。"反之,脏腑病变亦可致情志损伤,如张景岳云:"心气虚则神有不明,肺气虚则治节有不行,脾气虚则食欲不能健,肝气虚则魂怯不宁,肾气虚则阳道衰而精少志屈"。五脏情志论将中医学的整体观念贯穿其中,对中医心身障碍的诊断与治疗具有重要指导意义。

（四）中医体质学说

体质,是指在人体生命过程中,在先天禀赋和后天获得的基础上所形成的形态结构、生理功能和心理状态方面综合的、相对稳定的固有特质。它影响着人对自然、社会环境的适应能力和对疾病的抵抗能力以及发病过程中对某些致病因素（包含情志因素）的易感性和疾病（包含精神、心理疾病）发展的倾向性等。体质的分类方法众多,《黄帝内经》曾提出按照阴阳、五行、形态与功能特征、心理特征的分类方法,张介宾等采用藏象阴阳分类法,陆晋生依据病邪从化规律分类,金子久根据形态、肤色等分类。目前应用最广泛的是王琦的体质九分法,即平和质、气虚质、阴虚质、阳虚质、痰湿质、湿热质、血瘀质、气郁质和特禀质九种。

"中医体质学说"融生物学、医学、社会学和心理学于一体,认为脏腑阴阳、气血、津液的盈亏状态是在先天禀赋和后天生长发育的基础上所表现出来的相对稳定的特征,与心身障碍的易患性有密切关系,是心身医学特点的重要体现。

随着医学模式的转变,过去以疾病为中心的群体医学逐渐向以人为中心的个体医学转变,人群中个体的差异性越来越受到医者的重视。心身障碍的发病因素相当复杂,包含了遗传、人格特征、情绪反应、生活事件、文化背景、地域环境等生物、心理、社会方面的众多因素。这与中医体质的影响因素不谋而合,中医体质的影响因素也包括：①先天禀赋。先天禀赋是子代出生以前在母体内所禀受的一切,包括父母生殖之精的质量、血缘关系所赋予的遗传性、生育的年龄等,先天禀赋是体质形成的基础。②心理特征。体质是特定的形态结构、生理功能与相关心理状况的综合体,一定的形态结构与生理功能是心理特征产生的基础,使个体容易表现出某种心理特征,而这种心理特征的长期显现又影响着形态结构与生理功能,表现出相应的行为特征。③社会因素。人生活在社会中,必然受到社会环境的影响,从而引起一系列有关健康和疾病的医学问题。社会环境的变更,社会地位、经济条件的变化,人际关系的和谐均会对心理健康产生较大的影响,最终影响疾病的发生。所以,中医体质学说与心身障碍存在着诸多联系,两者密切相关。

（五）中医气质学说

"中医气质学说"认为,中医学的气质（脏腑的神气：神、魂、魄、意、志等）代表心理状态,与心身障碍的形成关系甚大,并与体质有关,气质学说是中医独特的理论和实践体系,是对中医形神理论的高度概括。

中医学并无"人格""性格"这些词汇,而常称之为"气质",其含义在《黄帝内经》中已得到系统、丰富的论述。《灵枢·通天》根据人体阴阳之气禀赋以及性格和外观特征的不同,将人格分为太阴质、少阴质、太阳质、少阳质和阴阳和平质五种类型（五态人格）,这是中医学最早出现的人格气质模型,体现了人格变化的联系、互动、依存、消长、制约等关系;《灵枢·阴阳二十五人》利用五行学说对人体进行人格分类,从体型、肤色及对时令适应方面的差异等方面将人分为木、火、土、金、水五型,每一类型又以五音的阴阳属性及左右上下等各分出五类,合为二十五种人。"中医气质理论"是中医心身医学思想的主要内容之一,气质特征在一定程度上能反映体质特征,不同的气质类型与不同心身障碍的发病倾向有一定的关系,因此临证需因人制宜。

（六）三因学说

宋代陈无择根据《素问·举痛论》所论九气病证,首倡七情内伤病因论,将七情内伤作为独立的致病因素加以讨论,他在《三因极一病证方论·三因论》中曰："七情,人之常性,动之,先自脏腑郁发,外形于肢体,为内所因也",提出内因（七情）、外因（六淫）及不内外因（饮食劳逸等）的"三因学说",指出七情可直接内伤脏腑,但六淫与饮食劳逸在心身障碍的形成中也起一定的促发作用。

《三因极一病证方论·七气叙论》曰："喜伤心,其气散;怒伤肝,其气出;忧伤肺,其气聚;思伤脾,其气结;悲伤心胞,其气散;恐伤肾,其气怯;惊伤胆,其气乱。虽七诊自殊,无逾于气。"可见陈无择认为七情异常可导致气机紊乱,损伤脏腑功能。七情（喜、怒、忧、思、悲、恐、惊）是人体对客观外界事物和现象所作出的情感反应,属于人体正常的精神活动。只有突然的、强烈的、持久的刺激超过人体本身生理活动的调节范围才会造成疾病。情志致病学说是中医病因学理论体系中"三因学说"的重要组成部分,情志致病是诸多心身障碍和隐性病理状态形成和维持的重要因素。

(七)君相互感学说

"君火"指有名称、可构成形气相生、可与五行相配、可保持机体正常神明活动的生理之火(有名有形)。君火寓心火,涵盖着人的全部精神心理活动,亦称为神志之火。其特性为:①具有五行火的性质,与五脏心相应。②喜静恶躁,以静为常,恬淡虚无,精神乃治,容易受人欲、情欲的影响而过极形成病理之火,变症丛生。③君火具有调控人和环境和谐互动的功能,它既能使人认识环境,又能指导人改变环境,增强了人对环境的适应能力,使人在复杂的环境中得以生存。④君火主司人的感知和思维的功能,不同的环境可以激发不同的主观感受、思维方式及行为习惯。君火对人体脏腑功能活动具有强大的制约和调节作用,为五脏六腑之大主。

"相火"是指虚无不见、守位禀命,只有在其妄动时才可以看到它象征的脏腑之少火(有名无形)。它蕴含于各脏腑之中,根源于肾和命门。相火既有阳动之性、又有阴守之性,动中有守,动而中节,守于本位而不妄为其常。相火的特性不同于五行之火,具有龙雷之火的性质,不为水灭湿伏,此火只宜养之、藏之、敛之,绝不可折之、伐之;相火需肾水肝血以涵之濡之、肾阳以温之纳之、脾土以敦监之、肺金以润之、心神以镇静之。病理上相火易妄动,煎熬津液,耗伤气血,变症丛生。

"君相互感学说"认为,在生理上"人心听命乎道心,而又能主之以静,彼五火之动皆中节,相火惟有裨补造化,以为生生不息之运用耳",君相之火协调平衡。病理上"心,君火也,为物所感则易动,心动则相火亦动""相火易起,五性厥阳之火相煽,则妄动矣。火起于妄,变化莫测,无时不有,煎熬真阴,阴虚则病,阴绝则死……故曰相火元气之贼",这是妄动之相,为相火之变。总结了心身医学的演变规律可由"君火暴亢"引起"相火妄动",形成"阴虚火旺、阴损及阳"的结局。"君相互感学说"揭示了人体在生命高层次上的心身整体调控模式,是医学史上的重要突破,对中医心身障碍的病因病机认识、诊治及预防具有重要的指导意义。

(八)结语

中医学心身医学的基本理论经过历代医家的不断探究和探索,逐渐形成多种经典理论,一直以来指导着中医心身医学病因病机理论及临床的诊断、治疗和预防,为中医心身医学的发展提供了重要的推动作用。

三、现代中医心身医学的研究进展

心身医学的现代中医药研究起步较晚,但是中医学蕴涵着"形神合一论""天人合一论"等丰富的心身医学思想,近年来,随着现代医学有关心身医学的研究不断进展,心身医学的中医药研究也取得了一定的发展。

(一)病因病机研究

中医心身医学的病因呈现出多源性与复性。早期医家认识其病因主要是情志不遂、郁而成疾。申鹏飞强调,除了情志致病外,还包括先天、外邪、药物和各种社会因素等;赵志付认为,中医心身障碍的病因研究应着眼"正"(内因)"邪"(外因)的相互关系研究,内因包括先天禀赋、气质、体质,外因有七情、六淫和饮食劳逸等,包括心理、社会、伦理、生物、生活方式、行为等诸种应激因素,查内因可找出心理素质和生理素质的虚弱所在,即正气虚的表现,查外因则可找出心理、社会、生物、行为诸种致病因素,即邪气实的表现。钱会南提出该病发生与否及易感性,与个体体质的强弱及性情状况密切相关;金明玉根据《黄帝内经》太阳、少阳、太阴、少阴和阴阳平和之人的体质特点,结合临床实践,提出了阴阳五型人的发病特点、易发病机以及易患疾病,明确了中医心身障碍与体质的关系;陈孝银等研究发现,太阳型气质的发病率最多,其次是太阴型、少阴型、少阳型,阴阳平和型最少。可见,除了情志因素以外,体质因素、外邪、药物、社会因素等也是中医心身医学病因的组成部分。

中医学理论认为其基本病机是气机紊乱。在此基础上,现代学者结合临床试验及实践经验,对病机演变规律进行了深入的研究。鲁明源指出,早期以气机升降失调为主,随着病理进程持续发展,会出现化火伤阴,形质亏损,痰凝血瘀阶段性病机;武成创立"双核心"理论,并将其病机学说分为3个阶段:从基本病机分析属多脏腑的气机失调，是疾病的初级阶段，并贯穿疾病的始终，瘀血、痰湿等病理产物的产生是疾病的中期阶段，病理产物的从化、热化（甚或化毒）、寒化、寒热互结是疾病的后期阶段；赵志付认为："情志刺激，首先伤肝，刚者及心，柔者及脾肺，终必及肾"，即心身障碍发病初期多为肝郁不舒、肝脾同病，或肝心同病，或肝肺同病，后期肝火灼阴，多发为肝肾阴虚或肝脾肾的阳虚，而疾病末期阴竭、阳亡、阴阳离决而终，这类从阴阳失调、邪正盛衰、气血津液失常等中医学基本病机角度提出的病机学说，与现代医学的病理生理学具有相当的意义。

（二）辨证思路研究

赵志付基于肝"体阴而用阳"的特点，其人素体阳刚者，平素肝气多疏泄太过，若受情志刺激、七情过极，则出现疏泄太过以至阳亢阴虚的肝旺证候，称之为刚；其人素体阴柔者，平素肝气多疏泄不及，若受情志刺激、七情过极，则出现肝气疏泄不及，进而导致肝郁气滞、血瘀湿困的肝郁证候，称之为柔证，提出心身"刚柔辨证论"，进一步概括为两纲、四型、十六证，两纲即以刚、柔为纲，两纲之下又分刚证实证、刚证虚证、柔证实证、柔证虚证四型，每一型又包含四证，治疗应柔以制刚、刚以制柔，这对中医心身医学的临床辨证颇有启迪。王琦指出中医体质学十分注重心理因素在疾病中的作用，体质学说基本原理中的"心身构成论"提出体质是特定躯体素质与一定心理素质的综合体，是"形神合一"思想在中医体质学说的具体表现，无论正常质还是病理质，均具有相应的性格心理特征，体质因素在七情的发生、致病和情志疾病的防治中均有举足轻重的意义，中医体质学将在心身医学病因预防、临床前期预防、临床预防方面起着指导作用，并显示"辨体保健"的特色，所以在中医心身医学辨证思路中，中医体质类型的辨证是重要的临床依据和基础，应当贯穿于心身医学的辨证论治全过程。杨秋莉基于《五态人格测验》《五五体质测验》，依据中医心身整体观治疗原则，提出中医五态人格——体质辨识，患者个性体质类型是对中医心身医学辨证思路的重要补充，具有指导作用；陈煜辉从情志理论角度探讨心身医学的辨证思想，提出将"情志辨证"归纳为"病因要素"——喜、怒、忧、思、恐、悲、惊，七情之动，"病位要素"——以五脏为中心、机体

情志变化为表象，七情内应五脏，"病性特点"——以精神性症状为主，不能以某一独立情感变化责之于某单一脏腑，"传变规律"——首病在肝，传病在心，渐及它脏，重视"情志辨证"在中医辨证学研究中的重要地位，以更好地指导临床实践。

（三）诊断方式研究

张成从脑电地形图角度，分析脑电地形图不同脑区各频带功率图谱的变化，以中医心身障碍刚柔辨证理论为心身障碍临床辨证分型基础，采取证病结合的方式，探讨心身障碍刚柔辨证两纲、四型与脑电地形图各脑区、频带及功率改变的关系，揭示了中医心身障碍刚柔辨证理论的客观性和科学内涵，为中医心身医学理论提供脑电生理学诊断依据；薛崇成基于《黄帝内经》对"五态人""五形人"的论述，结合大样本临床体质及人格取样数据库，创建了《五态人格测验》《五五体质测验》《五五体型检测》《五五体质平衡测验》等量表；王哲等采用临床流行病学调查、项目分析及经验性筛选等方法，结合中医学辨证思维，编制了肝脏象情绪量表，为情志致病提供临床诊断工具；陈聪等借鉴生活事件量表、应对量表、90项症状自评量表等，编制了七情生活事件表、七情发病背景量表以及七情问卷，应用于妇科心身医学的情志评定；张忠文根据德国莱比锡大学的《心身状态评价量表》制订内心情感状态评定量表、一般心理状态评定表、行为能力评定量表、生理状态评定量表，并对情感、心理、生理状态评定分级，以对治疗前后患者的身心状态进行客观评价。

（四）作用机制研究

武成基于神经-内分泌-免疫网络，探究中医心身发病机制，发现气机失调证与神经-内分泌-免疫网络功能失调密切相关性，不仅为证候的客观化开拓了研究领域，而且促进了中医心身医学基础理论的现代研究进展；孙华从炎性因子角度出发，揭示针刺治疗心身障碍的作用机制，发现电针治疗可降低患者血清中促炎因子、升高抗炎因子含量，从而对心身症状存在明显的改善作用，且不良反应发生率低、患者依从性高，对中医心身医学具有重要的临床指导意义；郭蓉娟基于线粒体机制，提出"从脾论治"的治疗法则，发现线粒体与心身障碍的发生和发展密切相关，并且对中枢精神心理症状和外周躯体症状均具有显著

影响,"从脾论治"法可以有效改善线粒体能量代谢及生物合成功能,对改善情绪及相关躯体症状均具有较为明显的效果,为中医心身医学的发病机制及药物干预机制研究提供了新的思路;叶沐溶借助脑功能成像技术,获得肝主情志在脑功能成像方面的可视性实验数据和肝主情志的生物学实质,揭示了肝主情志功能与额叶、顶叶、小脑等部位激活有关,针刺太冲能够使额叶、颞叶、小脑边缘系统以及扣带回被激活以对心身障碍起到良好的治疗和预防作用;张樟进从分子层面证实了中药对心身障碍模型大鼠顶叶皮质、海马内淀粉样前体蛋白和淀粉样沉积存在有利影响,为中医心身医学提供了药物研究基础及研究方向。

可见,现代中医学者对心身医学病因病机、辨证思路、诊断方式、作用机制方面的研究日益丰富,研究层次不断深入,为中医心身医学的发展起到了重要的推动作用。心身医学的中医药研究开展多年,虽然取得了一定的进步,但也存在一些值得思考的问题:

在基础与临床研究方面:诸如对心身医学中单一病种的病因、病机、治疗研究较多,对其整体疾病谱的规律研究相对不足;机制研究中过于注重某个单一系统的指标改变,得到了大量片面、孤立和零散的信息,且当代研究工具和先进的研究方法没有被充分利用。

在临床实践方面:"中医整体观""心身同治""形神合一""天人相应"等自古至今对中医临床具有重要的指导意义,是中医心身医学的理论基石,但随着现代医学的发展,在中医临床实践方面慢慢偏离了这一视角。随着体制内中医院越来越细的分科体系产生,中医临床越来越重视对单一疾病的诊治,从而逐渐淡化了心身整体观的思维,成为临床疗效提高遇到瓶颈的重要原因之一,如何将中医心身医学的整体观念在临床中更好的应用和发挥成为越来越多医家学者关注的焦点。

因此,在生物-心理-社会医学的新模式下,中医心身医学作为世界心身医学体系中的重要组成部分,迎来了最好的发展机遇,将中医学整体观念与现代医学在基础与临床研究方面有机融合、将心身并调整体观在临床实践方面充分应用成为当代中医学者的重要任务,符合时代的发展要求,具有良好的理论价值和现实意义。

四、中医心身医学的临证思维

中医学的思维方法是中医学理论体系构建过程中理性认识的方法学体系,是在长期医疗实践活动的基础上,运用中国古代哲学思想和方法,采纳古代天文学、气象学、地理学、物候学、农学、生物学、矿物学等多学科知识,对人体生命、健康和疾病进行理性地认识、归纳和总结,经过实践-认识-再实践-再认识多次循环过程形成的。中医学的思维方法对中医学理论体系的构建具有决定性作用,了解并掌握中医学特有的思维方法,是学习和理解中医学基本理论的入门途径和必要手段。

(一)注重宏观观察和整体研究

宏观观察是指总体地动态地观察和把握人体的生命活动规律。中医对人体生命活动的认识,深受中国古代精气、阴阳、五行等哲学思想的影响,认为精或气是构成天地万物包括人类的共同原始物质,具有"无形"与"有形"两种不同的存在形式,无形之"气"是精气的基本存在形式,与有形之"气"处于不断的转化之中,共同构成自然界的万事万物,并维持其不断运动变化。人类是自然界的一个物种,与自然界息息相关,具有密不可分的联系。因此,对于人体生命活动的生理和病理变化,都不能从孤立的人体去看,而应把人体放在自然界的总体运动和广阔的动态平衡中进行考察和研究。

整体研究是在中医整体思想的影响下,贯穿于中医学研究人体生理、病理乃至疾病的诊断、预防和治疗等各个方面的重要思维方法之一,主要体现在三个方面:①对人体生理、病理及疾病诊治等方面进行研究时,首先把人体放在自然、社会环境中去考察。如《素问·脉要精微论》说:"四变之动,脉与之上下。""春日浮,如鱼之游在波;夏日在肤,泛泛乎万物有余;秋日下肤,蛰虫将去;冬日在骨,蛰虫周密。"明·李中梓指出:"大抵富贵之人多劳心,贫贱之人多劳力……劳心则中虚而筋柔骨脆,劳力则中实而骨劲筋强……"等。基于自然、社会环境等对人体的影响,诊治疾病时应重视气候、地域、社会环境、文化宗教、人际关系、成长经历等因素,因时、因地、因人制宜。②诊察疾病时,重视局部与整体的辩证关系,强调形神及各脏腑间的相互影响。中医学善于通过观察分析形体、官窍、色脉等外在的病理表现,推测内在脏腑的病理变化,如通过舌苔、脉象、局部色泽和压痛点等来测知内在脏腑病变。在分析疾病传变规律时,注重形神及各脏腑间的相互影响,如肝气疏泄功能失常,不仅出现急躁易怒、胸胁乳房胀痛等肝脏本身病变,而且影响脾气运化而出现脘腹胀满、不思饮食等症,也可影响肺气宣发肃降而见喘咳,还可影响心神而见抑郁不乐等。③治疗上,强调形神共调,在整体层次上对病变部分进行调节,使之恢复常态。中医认为人体是形神统一的整体,形与神相互依附,形是神的藏舍之处,神是形的生命体现,神对形体起着主宰作用,躯体疾病多伴有不同程度的精神损害,而这些精神损害又常阻碍躯体疾病的治疗和康复,故重视调理精神在整个疾病治疗和康复过程中的作用,强调首先"治神"。如《素问·汤液醪醴论》云:"形弊血尽而功不立者何? 岐伯曰:神不使也。……精神不进,志意不治,故病不可愈。"《灵枢·本神》开篇即提出:"凡刺之法,先必本于神"。对躯体疾病的治疗,注重整体层次的调整,如"从阴引阳,从阳引阴,以右治左,以左治右","病在上者下取之,病在下者高取之"等治疗原则及中医耳针疗法、足部疗法等,均强调从整体出发,探求局部病变与整体病变的内在联系。如脾肾阳虚之久泻不愈,虽病发于下,但可通过艾灸巅顶之百会穴以温阳升提,肾阳得充,脾气得固,泄泻自愈,即所谓"下病上取"。

(二)掌握病证病机特点,辨证论治

辨证论治是指运用中医学理论辨析有关疾病的资料以确立证候,论证其治则治法方药并付诸实践的思维和实践过程,是中医学认识疾病和处理疾病的基本原则。包括辨病因、辨病位、辨病性、辨病势等,从而总结概括疾病发生、发展与变化的机制(即病机),以确立相应的治则治法,指导遣方用药。

中医认为,情志类疾病的主要致病因素是情志异常,而情志致病有其独有的特点:①直接伤及内脏。七情损伤相应之脏,即五脏所主七种情志损伤相应之脏。如过喜或过惊伤心,过怒伤肝,过度思虑伤脾,过悲伤肺,过恐伤肾;七情首先影

响心神,正如《类经·疾病类·情志九气》言:"情志之伤,虽五脏各有所属,然求其所由,则无不从心而发";数情交织,多伤心肝脾。心藏神,为五脏六腑之大主,肝主疏泄,舒畅情志,脾主运化,为气血生化之源,三脏在人体生理活动和心理活动中发挥着重要作用,故情志内伤,最易损伤心肝脾三脏;易损伤潜病之脏腑。潜病,指已经发生存在但无明显临床表现的病证。潜病之脏腑是指潜病所在的脏腑。七情内伤不仅多损伤心肝脾三脏,而且易于损伤潜病之脏腑。例如曾患胸痹、真心痛、飧泄、头痛等病证的患者,虽临床症状已经消失,如遇情志刺激,胸痹患者易首先出现胸闷、胸痛等症状;飧泄患者易首先出现腹痛、腹泻等症状;头痛者则易先发偏头痛等症状。②影响脏腑气机。情志活动是脏腑之气运动变化以应对外界环境的反应,故情志致病易影响脏腑气机而出现相应临床表现。如《素问·举痛论》说:"……百病生于气也,怒则气上,喜则气缓,悲则气消,恐则气下……惊则气乱……思则气结"。气机失调又可引起精气血津液代谢失常,产生痰、湿、瘀等病理产物,从而继发多种病证。③七情变化影响病情。七情反应适当,情绪积极乐观,有利于病情好转乃至痊愈;七情异常波动,情绪消沉悲观,则诱发疾病发作或加重病情。

鉴于情志致病的以上特点,情志疾病以肝之疏泄失职,脏腑阴阳气血失调为基本病机,涉及心、肝、脾、肾等多脏腑,以肝为主,表现复杂多样。临床诊治应掌握其病机和特点,按其寒热虚实、隶属脏腑的不同进行辨证。

(三)辨证与辨病相结合

病和证的关系,表现在同一疾病可以有不同的证,而不同的疾病又可以有相同的证,前者称"同病异证",后者称"异病同证"。中医临证时,既要辨证,亦要辨病。辨病与辨证均是认识疾病的思维过程,辨证是对证候的辨析,是认识和解决某一疾病过程中主要矛盾的手段;辨病是对疾病的辨析,以确定疾病的诊断为目的,是对某一种疾病全过程总体属性、特征和规律的认识和把握。辨病与辨证相结合,有利于全面准确地认识疾病的性质。

心身障碍临床表现复杂多样,可见于临床各专业,涉及心肝脾肾多脏腑、多系统,治疗时除考

虑情志因素外,也应遵循躯体疾病自身的发展变化规律,综合考量,对因躯体疾病导致的精神病变,当以治疗躯体疾病为先;而精神伤害引致的躯体疾病,则当先调理精神的失调。临床诊疗时,应辨病与辨证相结合,首先辨别情志因素在疾病发生、发展中的作用,分清主次,在辨病较明确的基础上进行辨证,突出疾病的主要矛盾,给予相应施治。

(四)四诊合参,全面分析病情

四诊是中医学临床用以检查患者,从而收集病情资料的基本方法,包括望诊、闻诊、问诊、切诊四种诊察方法。

1. 望诊 望诊是指运用医生的视觉,观察患者的神、色、形、态,身体局部及分泌物、排泄物的外观变化,从而获取病情资料的方法。对于心身障碍而言,望诊尤应重视望神及形态。望神重在目光、面色与表情。通过观察并与患者目光接触,可了解患者的精神及心理状态。《孟子·离娄上》曰:"存乎人者,莫良于眸子。眸子不能掩其恶。胸中正,则眸子瞭焉;胸中不正,则眸子眊焉。"望目光应注意辨别是否眼神忧郁、哀伤、呆滞,或眼神严峻,或眼神黯淡,或与人对视时目光闪避、游移等。面色与表情是神之彰显。《望诊遵经·变色望法相参》说:"怒则肝气逆,故悻悻然目张毛起而面苍;愧则心气怯,故赧赧然颜渐汗出而面赤;思则气结于脾,故睑定而色黄以涩;喜则气发于外,故颐解而色红且散。"望形态除了解患者体质、发育及营养状况外,还可通过患者的身体姿态和肢体活动等了解患者的心理状态。如紧张焦虑的患者会不自觉地敲打手指、搓手、抖腿等,抑郁的患者多表情淡漠、反应迟缓,较少与医生有眼神交流,此时应注意患者肢体语言的表达。

2. 闻诊 闻诊是指通过听声音和嗅气味来诊察的方法。闻诊中的心理证候,主要表现在声音语言方面,通过辨别声音的高低缓急、强弱快慢、颤抖低语等来判断患者的心理变化。如盛怒时,声音多较激动,或以呼叫以示抗拒;高兴时,多言谈轻快,或喜笑轻歌;悲伤时,常声含哀伤,或呻吟低泣;抑郁时,则哀叹连连,或淡漠不语。声音突然变大增高,常常表达了警告、激动或愤怒、烦恼之情,而声音变小、变弱可能说明心情不快、失望或有所顾虑等。而一些特殊的语调,如"谵语""郑声""独语""狂言"等又各有其独特的诊断提示意义。

此外,闻诊常与问诊相结合,通过判断患者言语内容及其间的逻辑性、客观性和真实性等判断患者的思想、性格及心理特质。如患者讲述病情时喜欢从多年前的病情及就诊经历说起,不厌其详,生怕遗漏,或反复诉说病情,喋喋不休,反复往返诊室等,多有焦虑、强迫、多疑的性格特点;患者表现得过分健谈,似有千言万语,且语速较快,口若悬河,内容丰富,主题经常转换,缺乏调理和逻辑性等,则为思维奔逸,可能有躁狂等。

3. 问诊 问诊是医生对患者或陪诊者进行有目的的询问,以了解患者自觉症状、起病原因和经过、既往病史、思维意识、生活环境、社会人际关系等,为疾病诊断收集相关资料。良好的医患关系是有效问诊和治疗的基础,正如张景岳所言:"病与医相得,则情能相浃,才能胜任,庶乎得济而病无不愈。"进行问诊时,应态度温和,语言亲切。对于求治的患者,不论疾患轻重、年龄大小、地位高低等,均应一视同仁,鼓励患者诉说病情,引导其表达自己的感受和患病经历。在患者倾诉过程中,医生要学会倾听,不仅注重患者躯体上的痛苦,还要关注患者精神上的痛苦,给予理解和支持,不轻率的打断或持怀疑态度。问诊过程中,还应提供安静适宜的环境,考虑患者不同心理状态及个性特征而采取适宜的问诊方式,如《素问·移情变气论篇》:"闭户塞牖,系之病者,数问其情,以从其意。"李中梓《不失人情论》言:"性好吉者危言见非;意多忧者慰安云伪;未信者忠告难行,善疑者深言则忌,此好恶之不同也。"问诊时,应创造舒适的问诊环境,消除患者的顾虑,在患者诉说病情时,可采用鼓励、沉默、复述、演绎或解读等方式以加深了解,对描述不清的叙述加以澄清。

关于问诊内容,明·张景岳在总结前人经验的基础上,结合自己的临证心得,概括提出"十问歌",经张心在修订后流传沿用至今,即"一问寒热二问汗,三问头身四问便,五问饮食六胸腹,七聋八渴俱当辨,九问旧病十问因,再兼服药参机变,妇女尤必问经期,迟速闭崩皆可见,再添片语告儿科,天花麻疹全占验。"其中,"十问因"内涵丰富,包含了外因、内因、不内外因,涉及饮食起居、生活事件、社会人际关系、性格禀赋等诸多方面,如《素问·疏五过论篇》言:"凡欲诊病者,必问饮食居处,暴乐暴苦,始乐后苦。""凡诊病者,必问尝贵后贱,虽不中邪,病从内生。"皇甫谧《甲乙经·问情志以察病》云:"所问病者,问所思何也? 所惧何也? 所欲何也? 所疑何也? 问之要,察阴阳之虚实,辨脏腑之寒热。"喻昌《医门法律·明问病之法》曰:"形志苦乐,病同法异;饮食起居,失时过节;忧愁恐惧,荡志离魂;所喜所恶,气味偏殊;所宜所忌,秉性迥异;不问何以相体裁方耶?"总之,问诊不仅要重视躯体症状,更应详问其因,了解患者的性情禀赋、生活习性、社会经历、人际关系及饮食起居等,有利于诊察疾病,对证施治,情志致病尤应重视。

4. 切诊　切诊是指医生用手切脉和触按患者身体有关部位,以获取患者脉象及其他有关体征的方法。脉诊自古以来就是中医诊察证候不可忽视的方法,而心身障碍亦有其独特的脉象特征。成无己《注解伤寒论·平脉法》指出:"人病恐怖者,脉形如循丝累累然,其面白脱色也……人愧者,脉浮而面色乍白乍赤,恐怖则气随神乱,脉形如丝而细小无力。"吴昆《脉语·下学篇》:"心部散曰心多喜""弦而激,曰怒""过于悲哀之人,其脉多短"。郭元峰《脉如·七情脉》:"平人忧思过度脉细弱""沉涩,忧伤气也;沉弱,恐伤肾也""动摇,惊伤胆也"。此外,通过脉象顺逆可判断疾病预后,如孙思邈言:"人乐而脉实,人苦而脉虚,性急而脉缓,性缓而脉躁,此皆为逆,逆则难治"。

望、闻、问、切四诊从不同的侧面了解病情,它们相互补充而不能彼此取代。且临床上疾病表现错综复杂、变化万千,常可寒热并见、虚实夹杂,有些临床表现常以虚假的形式掩盖其本质。故临证时应四诊合参,对四诊获得的资料反复思考,由此及彼,由表及里,去伪存真,综合分析,判断推理,把握疾病的本质,才能正确诊断疾病。

(五)结语

中医与西医学源于不同的文化体系,对中医和西医的学习要深入到中医与西医的文化内涵之中进行。中西医临床思维方法各有特点,中医立足于象思维,注重整体,西医以实验医学为基础,重视病理。中西医各有所长,中医长于辨证,西医长于辨病;中医长于扶正、调理整体功能,西

医长于祛邪、抑杀细菌病毒等。临床工作中,应中西医相结合,各取所长,优势互补,以提高临床疗效。

第二节　中医治疗在心身 医学中的特色与优势

一、中医心理治疗的理论与实践

(一)中医心理学的概念及特点

中医心理学这一概念的正式提出,是在20世纪80年代。而中医心理治疗理论与方法的历史渊源,却可以追溯到2 000多年前。早在远古时期的巫医祝由术就是人类最古老、最早的疾病治疗方法。"祝由"的本意是祝说病之缘由,即分析病因。实质上可以视为我国古代的一种精神疗法。即通过分析疾病的起因,然后加以明言开导或行为诱导,来解除或减轻患者的心理压力、调整情绪和精神活动,以达到治疗疾患的目的。其中包含许多心理治疗学方法,标志着中医心理学思想的萌芽。中医心理学既不同于传统的中医学,也不同于现代的医学心理学,其理论体系及实践模式体现了中医传统文化的特色,具有一定的优势。《黄帝内经》奠定了中医心理学的基础理论,如形神合一论、心主神明论、五脏情志论、人格体质论、阴阳睡眠论等。历代著名医家在中医心理治疗中有许多精辟的论述及治验病案。如据《史记·扁鹊仓公列传》记载:"人之所病,病疾多;而医之所病,病道少。故病有六不治:骄恣不论于理,一不治也;轻身重财,二不治也;衣食不能适,三不治也;阴阳并,脏气不定,四不治也;形羸不能服药,五不治也;信巫不信医,六不治也。有此一者,则重难治也。

《华佗神医秘传》中说:忧则宽之,怒则悦之,悲则和之,能通斯方,谓之良医。"华佗曾明确提出医心的重要,指出:"夫形者神之舍也,而精者气之宅也,舍坏则神荡,宅动则气散。神荡者昏,气散则疲,昏疲之身心,即疾病之媒介,是以善医者先医其心,而后医其身"。华佗十分重视心理因素在致病中的作用,故其所提出"先医其心"的主张很有科学价值。

（二）中医心理疗法

1. 情志相胜法 依据五行相生相克理论而产生的不同情志之间的相互制约关系，以情胜情来治疗心身障碍的方法。包括怒胜思、思胜恐、恐胜喜、喜胜悲、悲胜怒等五种。医师有意识地用一种或多种情志刺激，以制约、调节因某种情志所致的心身障碍。张子和《儒门事亲》提到："悲可制怒，以怆恻苦楚之言感之；喜可治悲，以谑浪亵狎之言娱之；恐可制喜，以迫遽死亡之言怖之；怒可治思，以侮辱期罔之言触之；思可以治恐，以虑此忘彼之言夺之。"

2. 顺情从欲法 源于《素问·阴阳应象大论》的"从欲快至于虚无之守"，即顺势利导。指顺从患者的意念、欲望，满足其心理需求，以达到治愈心身疾病为目的的方法。当人的身心需求得不到满足时，会直接影响人的情绪、行为和脏腑气血的正常活动，进而出现心身病，当其欲望得到满足时，疾病会逐渐痊愈。明代李渔《闲情偶寄》中有顺情从欲法的论述："一曰本性酷好之物，可以当药。二曰其人急需之物，可以当药。三曰一心钟爱之人，可以当药。四曰一生未见之物，可以当药。五曰平时契慕之人，可以当药。六曰素常乐为之事，可以当药。七曰生平痛恶之物与切齿之人，忽而去之，亦可当药。"

3. 开导解惑法 是医师对患者的病情及其心理状态、情感障碍等进行疏导，消除心因，纠正不良情绪和行为的一种心理治疗方法与现代认知行为治疗相同。清代吴鞠通曰："吾谓凡治内伤者，必先祝由，详告以病之所由来，使患者知之，而不放再犯，又必细体变风变雅，曲察劳人思妇之隐情，婉言以开导之，重言以振惊之，危言以惊惧之，必使之心悦诚服，而后可以奏效如神。"另外一个较著名的是《晋书·乐广传》记载的"杯弓蛇影"案："乐广尝有亲客，久阔不复来，广问其故，答曰：前在坐，蒙赐酒，方欲饮，见杯中有蛇，意甚恶之，既饮而疾。于时，河南听事壁上有角，漆画作蛇，广意杯中蛇即角影也。复置酒于前，谓客曰：酒中复有所见不？答曰：所见如初。广乃告其所以。客豁然意解，沉疴顿愈。"可以知道心病需了解致病因素及发展的关系，解释原因并加以开导而改善病情。

4. 移情易性法 是指通过分散患者的注意力或改变患者内心状态，把精神转移到疾病以外的其他方面，以减轻或治愈由情志因素所引起的疾病的一种心理疗法。《续名医方案》曰："投其所好以移之，则病自愈"，《黄帝内经》曰"移易精神，变化脏气"。即转移患者精神，改变患者脏腑气机紊乱状况，促使患者精神康复。

5. 暗示诱导疗法 指采用含蓄、间接的方式，对患者的心理状态产生影响，以诱导患者无形中接受医生的治疗性意见，或通过语言等方式，剖析本质、真情，以解除患者的疑惑，从而达到治疗由情志因素所引起的疾病的心理疗法。原理：暗示是通过人的意识发生作用的。方法：语言暗示，借物暗示。注意事项：应用借物暗示时必须认清病情，谨慎从事，不能让患者看出任何破绽。

（三）结语

我国文化从古至今多少融合了儒家、道家、佛家、法家、墨家、中医等诸子百家文化思想，接受许多历代名人事迹及格言，中医文化及思想溶于中华本土文化之中，而中医心理脱胎于中医文化，其研究者也深受中医文化影响，在治疗中更能贴切国人的心理特征。中医心理疗法是遵从传统医学理论建构而成。《黄帝内经》记载的相关内容即有情志与人体健康和疾病有着密切联系，与现代生物-心理-社会医学模式几乎一致。中医心理相关的思想始终贯穿在中医病因病机、诊断、治疗、养生等，并且在临床实践中积累了丰富的医案和经验，如单纯的中医心理疗法或是方药结合中医心理疗法等。传统医学在心身医学的发展已受到重视，但大多数的研究都是在文献古籍中寻找现代心理学、医学心理学内容类似的证据，偏重于理论总结和学科体系的建立，较少关注对现今临床实践的研究及指导，因此未来可以侧重传统医学在现代心身医学临床应用研究，寻求中医心理学特意的研究方法。目前中医药院校的医学心理学为选修课或相关心理学开设课程较少，中医心理教育的学习和实践薄弱，使传统医学在心身医学的人才培养上严重不足，需要在临床应用、专业化及职业化上加强培养，明确中医心理学的学科定位。

二、中医中药治疗与心身医学

中药治疗在心身医学领域的应用十分广泛，

日益受到临床医生的关注，并作为治疗干预的重要手段成为研究热点。中药是指在中医理论指导下，用于预防、治疗、诊断疾病并具有康复与保健作用的药物总称，其主要来源于天然药及其加工品，以植物药居多。中成药是中药复方或单方使用的成品药剂。中医药学中的平衡观、整体观、生态观、生命观、辩证观与心身医学对人类生健康、衰老、疾病、死亡等生命现象的认识相吻合。辨证论治是中药治疗最为精粹的特色之一，是中医理、法、方、药的思维在终末实施阶段的应用。中药治疗因时因地因人制宜的证治思维既重视主病主症，又能照顾到次要的兼症，主药与辅药有机配合；在药物的选择上注重发挥药物的有效性，又要注意其毒副作用，适当采用相互制约的配伍方法；服药剂量紧跟病症的需要，从患者全身状况出发。从全身对机体进行全方位审视和治疗，切入个体化和人性化服务。

（一）单味中药

《黄帝内经》中有单味中药治疗心身障碍的记载，如狂证单用生铁落平肝降气。但是多数还是多种中药配伍组成方剂。古代医家在心身医学用药的经验上逐渐发现某些药物可以改善情志。有研究对古代医案情志病用药进行统计分析，治疗中使用频率较高的药物分别有：茯苓、当归、人参、甘草、白芍、栀子、半夏、牡丹皮、黄连、白术等药物。药对分别是：半夏、茯苓；石菖蒲、远志；酸枣仁、茯神；远志、茯神；大枣、甘草；白术、甘草；当归、酸枣仁；黄芪、人参；黄芪、白术；枳实、半夏；川芎、当归；龙齿、茯神；人参、白术。这些药物组合目前在临床上经常使用。

现代药物研究证实具有改善情绪的单味中药，如抗抑郁中药有柴胡、石菖蒲、黄芪、刺五加、银杏叶、郁金、合欢皮、巴戟天等；抗焦虑中药有马齿苋、合欢皮、雷公藤、黄芩、人参、厚朴等；治疗精神分裂症中药有巴豆、知母、礞石等；治疗老年痴呆的中药有人参、熟地、当归、甘草、枸杞、大枣、山药、麦冬、黄芪、远志、石菖蒲等。另外，我国某些珍稀药材具有较好的抗焦虑抑郁疗效制成中成药，如乌灵胶囊、舒血宁、巴戟天寡糖胶囊等。

（二）复方中药

有疏肝解郁的柴胡疏肝散、逍遥散、金铃子散等；重镇安神的朱砂安神丸、磁朱丸、生铁落饮等；

养心安神的酸枣仁汤、天王补心丹、归脾汤、养心汤、甘麦大枣汤等；怪病皆有痰作祟，则用祛痰的二陈汤、温胆汤、涤痰汤、半夏厚朴汤等；《血证论》云："一切不治之症，总有不善去瘀之故。凡治血者，必先以去瘀为要"，如桃仁承气汤、血府逐瘀汤、癫狂梦醒汤等；《素问·至真要大论篇》云："诸躁狂越，皆属于火"，故有清热泻火的栀子豉汤、龙胆泻肝丸、导赤散等；补益的四君子汤、四物汤、肾气丸等。心身医学的方药众多，随着临床经验用药，更有经方经现代化技术制作成中成药，如解郁丸、丹栀逍遥散、益气养心片、九味镇心颗粒等；或是经由现代药理研究复方发现具有较好的治疗情志病的中成药，如舒肝解郁胶囊、路优泰、百乐眠胶囊等。

（三）结语

现代临床研究发现，中药在心身医学中的应用以中医辨证施治原则为主导，但是越来越多的研究采用中西医结合的思路与方法，有辨病与辨证结合，有以辨病主，治疗方法以中药与西药结合、中药与心理治疗结合等，多数研究结果提示，中西医结合治疗的临床疗效更好且不良反应相对较少，但中西医治疗心身医学问题的机制国内外尚未有研究，对其药物之间是否有加成效果或是交互反应等机制，有待进一步探讨。

三、中医非药物疗法与心身医学

中医非药物疗法早在《五十二病方》和《黄帝内经》中就有记载，非药物疗法是与传统药物疗法相对而言的一类疗法的总称，以中医的整体观念、天人合一、辨证论治等理论特点为基础，不依赖药物作用，而达到预防和治疗疾病的目的。中医非药物疗法范围很广，总的来讲，所有不依赖药物的治疗方法均可称之为非药物疗法，中医体系里主要包括针灸类、推拿类、导引类。其中针灸类包括针刺、艾灸、刮痧、拔罐等，推拿类包括中医推拿的各种特殊手法，导引类包括八段锦、太极拳等运动疗法。其中现代应用最为广泛的是针灸、推拿、八段锦、太极拳。

非药物疗法在经济效益、可接受性、安全性等方面具有其自身的优势，有的治疗方法是让患者习得技能后可自主进行，不受限于就诊时间和地点。

（一）针灸在心身医学的中的应用

针灸包括毫针、电针、揿针、耳穴压丸、穴位贴敷、穴位注射、埋线等治疗方法,在临床当中又以毫针治疗应用最为普遍。狭义的针灸(毫针针刺)是指在中医理论的指导下把针具(通常指毫针)按照一定的角度刺入患者体内,并运用提插捻转等针刺手法来对人体特定部位进行刺激,从而达到治疗疾病的目的,针具刺入的点称为人体腧穴,简称穴位。经络理论是中医系统的重要组成部分,是指导针灸临床的主要理论基础,也是针灸学的核心。中医认为经络内属于脏腑,外络于肢节,沟通内外,贯串上下,将人体各部的组织器官联系成为一个有机的整体,并运行气血以营养全身,使人体各部的功能活动得以正常进行。而腧穴则是人体脏腑经络之气输注于体表的特殊部位,既是疾病的反应点,又是针灸的施术部位。腧穴与经络、脏腑、气血密切相关,针灸即是通过经络、气血、腧穴三者的共同作用而达到治疗的目的。

在心身医学的临床实践中应用针刺治疗,是在中医理论指导下进行的。现代许多研究试图从现代科学的角度研究针刺起效的机制,即神经学机制、免疫学机制和内分泌学机制,或以上几种机制的协同作用,当然,这些机制较为复杂,目前尚未有明确的证据表明针刺治疗各种疾病的生物学机制。

1. 针灸"治神"与心身医学　形神合一是中医学的重要特点之一。中医学认为,情志所伤是心身障碍产生的最主要原因,针灸疗法在形神治疗方面体现出独特的疗效。《素问·宝命全形论》说:"凡刺之真,必先治神,五脏已定,九候已备,后乃存针"。在临床治疗过程中,针刺疗效的好坏,"治神"起到了关键和决定性的作用。针灸"治神"主要体现在以下三个方面:

（1）安神:是同时对患者和医者而言的,即在针刺治疗前的准备阶段,要求医生和患者都要使自身情绪平静下来,保持神志安和。针刺的作用在于激发机体的自我调整能力,调动机体固有的积极因素使机体的正气恢复,邪气消除,从而达到机体正常的气血阴阳平衡状态,实现机体由病理状态向生理状态的转化,而这个转化过程的实现,有赖于患者情绪的支持。在行针刺治疗前或

治疗中,医患均重视情绪的平定安静,这个调整的过程本身即是针灸治疗的一部分,患者可借助这个契机练习对情绪的控制和调整,在每周几次的针刺治疗中不断练习控制情绪和调整神志,再结合针刺本身对机体的调整而达到治疗目的,在心身障碍的治疗上,这种安神显得尤为重要。

（2）守神:是指针刺治疗操作阶段,对于医者来说,准备施治前要"必一其神,令志在针",即医者要达到神志专一,身心专注,不为外界刺激所干扰,才能够细心体察并调适针刺反应,根据患者脏腑气血阴阳的盛衰状态施行针刺补泄治疗。医者针刺施术时专注于针刺过程,以这种凝神聚志的状态,同样引导患者集中精神,认真体会,排除杂念。《黄帝内经》所言"恬淡虚无,真气从之,精神内守,病安从来",可见精神内守对于疾病与健康的重要意义,尤其在许多心身障碍中,例如焦虑抑郁等难以控制的内心活动,通过某些方法习得对内心的控制是重要的治疗内容。针刺操作时强调医者守神、患者守神,事实上也是令患者习得守神的技能,放到日常生活中,慢慢能够做到像在针刺时一样,专注于当下所做的事情,而避免过多的思虑造成困扰。

（3）调神:即调阴阳、安五脏、定神志。针刺获效的关键因素是得气,得气就是针刺部位获得的经气感应,即患者对针刺的感觉与医者刺时手指下的感觉,这种感觉和表现依赖于医患双方的密切配合、认真体会、细心观察和准确把握。而人的感觉与脑主神明密切相关,故"治神"对于得气与否十分重要。调神就是通过各种行气手法的操作,促使患者得气,在产生经气效应的基础上,配合临床选穴,运用一定的补泻手法,达到平衡阴阳,调整脏腑功能,以使患者恢复正常神智状态的目的。

总之,"治神"就是在针刺过程中善于安神、守神和调神,这样能够提高临床疗效,对于与神志密切相关的心身障碍,能够达到比较满意的治疗效果。

2. 心身医学中针灸的取穴特点　气血不和、气机逆乱、阴阳失调是心身障碍产生的主要病机。针对心身障碍的取穴思路,一方面,根据情志所伤相关脏腑而辨证取穴,例如《灵枢》所说"肝气虚则恐,实则怒。心气虚则悲,实则笑不休。"根据

某个情志病症的产生,辨其累及的主要脏腑的虚实,再按照十二经络所属络的脏腑,选取相关穴位配伍并根据患者虚实状态进行补虚泻实,调和气血阴阳,从而达到治疗目的。这是针对不同心身疾病的不同表现辨证取穴思路。另一方面,心身障碍有其共性,首先就是最易伤及心神,且与脑髓关系密切。《素问·灵兰秘典论》说"心为君主之官,神明出焉","心者,五脏六腑之主也"。心主神明,精神和情志虽分属五脏,但均受心神的控制和调节。故心身障碍的治疗取穴以手少阴心经及手厥阴心包经为主,如心经的通里、神门,心包经的内关、大陵,能够起到宁心安神,宽胸解郁的作用。脑为一身精华所在,隋海充盈,则脏腑功能协调,形体活动灵活有力,髓海不足则百脉空虚,诸病尤生。《本草纲目》认为"脑为元神之府",明确指出了脑与精神、情志、思维活动密切相关。督脉入络于脑,常通过治理督脉来调节脑神,醒脑开窍,取督脉循行于头部的腧穴百会、水沟、神庭、上星,可补肾经的穴位如太溪、悬钟等以补益脑髓。其次,因心身障碍的关键病机在气机紊乱,故调畅气机是针刺治疗心身障碍的重要治则,而理气调肝则是重要治法。故常取膻中穴,其能行气、理气、降气之功,宽胸利隔、宽心顺气,为调畅气机的要穴;内关穴善于调节三焦之气,所以常用内关配伍膻中以调畅气机;合谷穴具有行气止痛,善熄风止痉,醒脑开窍。太冲穴,是足厥阴肝经的原穴,具有极强的疏调气机作用,故常用合谷配太冲疏肝理气,调气血。

在治疗心身障碍的针刺取穴共性方面,最为常用的一对穴位是百会穴和印堂穴,是最重要的针灸处方。《锦囊秘录》记载:"脑为元神之府,主持五神",督脉入络脑,可用于治疗神志病证。百会,一名三阳五会,《采艾编》云:"三阳五会,五之为言百也",意为百脉于此交会,三阳指手足三阳经,五会指五脏六腑的气血皆会于此。印堂为人精神元气汇聚之处,故百会配印堂可调神解郁。通常会在百会印堂的针刺时加以电针,即通过微量的电流加强刺激。有研究发现,电针百会、印堂在缓解抑郁症情绪低落的主症方面,疗效与药物百忧解相当。

(二)中医推拿在心身医学的中的应用

中医推拿,是指以中医的脏腑、经络学说为理论基础,并结合西医的解剖和病理诊断,而用手法作用于人体体表的特定部位以调节机体生理、病理状况,达到理疗目的的方法。推拿疗法不需要药物、器械,简单易行,安全无副作用,其轻柔、节律性的手法使心身舒缓放松。在心身医学中亦有应用。一方面,中医推拿是作用于体表的刺激手法,能激发局部治疗效应,并作为良性信息经神经反射传至高级中枢神经,分析整合后发出指令,激发整体治疗效应;此过程患者情绪、认知能力和疼痛耐受性变化,实际上就是相应的心理调整。推拿对心身障碍的心理调节以大脑及神经反射为基础,发挥心理治疗作用如抚慰支持、反馈调节、躯体放松、镇静催眠、行为矫正、暗示作用及运动作用等。另一方面,中医推拿通过多种手法,包括摩法、按法、揉法、拿法、抖法等,有力、均匀、柔和、深透的针对性作用于患者不同部位,使得患者躯体上得到放松,如同通过深呼吸来缓解紧张情绪一样,通过推拿手法使得患者身体上得到放松后,患者的焦虑、烦躁等不良情绪也会明显得到缓解。

(三)气功导引在心身医学的中的应用

气功导引是心身同治的方法,将"调心"与"调身"同时进行,这是药物治疗和心理治疗所不能达到的。健身气功是一类以自身形态活动、呼吸吐纳、心理调节相结合的运动形式。调身是调控身体静止或运动状态的操作活动。通过调控身体,达到肌肉的放松及气血周流顺畅的目的。比起针灸和中药,更注重患者自身的主动性,而且在气功的功法中,有不同的操作方法可以起到调补各个脏腑,改善脏腑功能的作用。调心是调控心理状态的操作活动,《灵枢·本藏》:"志意者,所以御精神,收魂魄,适寒温,和喜怒者也。"情绪可以通过意识来进行调节,"和喜怒"即是将某种特定情绪通过意识操作来调控,使偏性情绪恢复到平静、稳定的状态。在气功调息的内容中,如腹式呼吸,能有效地调节交感神经和副交感神经功能活动的均衡性。在临床已应用于多种精神科疾病的治疗,可有效缓解精神障碍患者的焦虑、抑郁情绪,如精神分裂症、焦虑症、抑郁症等。

不同种类的气功和导引术均注重调身与调心的结合,在调整身体姿势的同时注重意念的调整,并专注于同时对身体和意念的训练,可逐渐使精神情绪得到放松。通过调心与调身同时操作,最终达到机体结构放松与精神情绪放松的双重效果。健身气功强调心身同调，在治疗心身疾病时，能够在一定程度上防止疾病的身心症状互相转化，对于心身疾病能起到较为良好的效果。

1. 健身气功八段锦　八段锦的雏形大约在隋唐时期出现，是古代导引术中的一种，那时医学家已将导引术运用于医疗实践中。八段锦之名，最早出现在《夷坚志》中："政和七年，李似矩为起居郎……尝以夜半时起坐，嘘唏按摩，行所谓八段锦者。"八段锦在北宋时期已广为流传，到了明清时期得到了更为广泛的传习，人们通过习练八段锦，望能够延年益寿。在清朝末年，有人将其变成歌诀传唱，并且将每式动作绘成图像，八段锦形成了较为完整的套路练习形式。到了现代，八段锦已标准的分为八个术式，即：两手托天理三焦，左右开弓似射雕，调理脾胃须单举，五劳七伤往后瞧，摇头摆尾去心火，两手攀足固肾腰，攒拳怒目增气力，背后七颠百病消。从术式口诀来看，八段锦密切结合了中医的理论基础。

八段锦作为我国推广新编健身气功的一种，在其运动形式上讲究左右对称和全身运动，要求练功者身体平稳，虚实分明，动作不僵硬、不停顿；肌肉放松，思想安静，习练中适当用力，放松则贯穿动作的始终；精神的修养和形体的锻炼相互结合。要求呼吸均匀，自然平衡腹式呼吸；精神放松，注意力集中于脐；全身放松，用力轻缓切不可僵力。即强调"调身""调息"和"调心"三要素，其中调身即身体活动，是最显著的外显表象和基础条件，能够使身体协调舒适；调息即通过练习特定的呼吸吐纳，通过自主、自觉地调整和控制呼吸的次数和深度来达到用于止念、吐故纳新、行气活血、强壮脏腑的作用，以一种"规律"式来管理自身内脏活动的变化，形成一套呼吸的方法，在一定程度上调和自身与外界的认识能力；调心是指对自我精神意识、思维活动的调整，是"三调"中的核心部分，通过"意守"的方式使锻炼者集中注意力以达到转移或排除杂念的目的。故通过练习八段锦，在生理上可以疏通人体经络，保证人体气血畅通，在心理上可以调节改善人们的不良心理状态。

2. 太极拳　太极拳是中华民族的一种传统运动，它以中国传统儒、道哲学中的太极、阴阳辩证理念为核心思想，结合了武术、艺术、引导术、中医等，集颐养性情、强身健体、技击对抗等多种功能为一体。太极拳针对形、气、神、意的锻炼，符合人体生理和心理的要求，对人的神经系统、微循环系统、生物代谢消化系统等都具有调节枢纽、整合阴阳、维护平衡、增强机体免疫及促进代谢等作用，对个体身心健康有着极为重要的促进作用。

太极拳强调"心为令""意气为君"和"以心行气"，锻炼时强调三调整"调心、调气、调身"。调心要做到：心静——排除杂念，心意入静；神聚——神形合一，炼气归神；意贯——意动形随；以意领气。调气要做到：和顺——呼吸自然、轻缓细匀；深沉——腹中鼓荡，气沉丹田；流畅——内气潜转，气遍周身。调身要做到：体松——内外放松，连贯圆活；身正——中正安适，虚实分明；劲整——全身协调，刚柔相济。故而太极拳是一种心身俱炼、神形双修的健身运动。同八段锦一样，对于心身障碍的患者，太极拳的习练在调适身体、改善躯体症状的同时，能够促进心理健康。

（四）其他非药物疗法

传统中医治病是非常具有智慧的，从来不会拘泥于某种形式，药物疗法之外的治疗方法均称为非药物疗法。除上述重点介绍的疗法外，还有根据具体的心身疾病及患者的心身状态，采用相对应的方法进行辨证论治，例如肝郁化火者可进行穴位放血治疗；失眠患者可在药物或针刺治疗的同时加用耳穴压丸，通过持续刺激特定的耳穴帮助改善睡眠，肝郁气滞以至气滞血瘀的患者，可以刮痧或走罐的方法帮助疏通经络、活血化瘀等。

四、中医治未病理论在心身医学中的应用

中医在2 500多年前提出了"治未病"的思想，《素问·四气调神大论》曰："是故圣人不治已病治未病，不治已乱治未乱，此之谓也"，提出预防疾病的发生与发展、掌握治疗和预防的主动权是疾病治疗过程中的重要原则。心身障碍的预防在医学实践中具有极为重要的现实意义，所以中医"治未病"的思想，为当前心身医学的预防及养生保健提供了丰富的理论和经验，具有重要指导意义。

（一）中医"治未病"理论的内涵

中医学"治未病"理论包括"未病先防""欲病救萌""已病防变""瘥后防复"几个方面，涵盖了生命与疾病的整个过程。

"未病先防"即在没有患病的时候，要做到防患于未然，积极消除致病因素，预防疾病的发生，是整个"治未病"理论体系的核心内容；"欲病救萌"即在发病之初，做到早发现、早诊断、早治疗、早康复，防止疾病的发展和蔓延，疾病早期病位较浅、病情多轻、正气未衰、传变较少，诊治越早，疗效越好。如不及时诊疗，病邪可能逐步深入，不断加剧而变得复杂难治；"已病防变"即在患病后要及时采取措施预防疾病加重、恶化，这是在掌握疾病发生发展规律及传变途径的基础上及时诊断和治疗，防止疾病的发展，包括截断疾病传播途径和先安未受邪之地；"瘥后防复"即在病情稳定或病愈之后，要注意预防疾病复发及可能造成的后遗症。这四个方面是"治未病"的核心，重在"防治"二字，集中体现了预防为主、预防为先和防治结合的完整的健康战略思想。"治未病"既重视预防和保健，又重视疾病治疗，是积极的、主动的、超前的医学，通过心理保健、饮食保健、运动保健、药物保健和环境保健等，组成人在健康和疾病不同时期的全面全程维护健康的防治医学体系。

（二）中医"治未病"思想与心身医学的关系

1. "治未病"思想重视精神因素在疾病预防中的作用 中医"治未病"思想认为，精神因素在疾病的发生和预防过程中起重要作用。如《素问·上古天真论》指出："恬淡虚无，真气从之，精神内守，病安从来"，强调了人的精神对健康具有重要的影响，"精神内守"的平和状态对防止疾病的产生具有重要帮助；又如《黄帝内经》认为"怒伤肝""喜伤心""思伤脾""忧伤肺""恐伤肾"，指出精神活动如果过度，超越生理调节所能承受的范围，则会损伤内脏，导致疾病的发生；《太平御览·方术部》曰："太上养神，其次养形，神清意平，百节皆宁，养生之本也"，体现了中医对精神、心理在预防和治疗过程中的重视，指出养生的最高境界是"养神"，即调控情志。所以，中医学历来非常重视精神因素在疾病发生发展过程中的重要性，情志致病理论中气机调畅的过程与"治未病"理论环环相扣，其核心在于调节机体内在的气化

状态，使阴阳调和、机体趋向健康，"治未病"思想也贯穿在情志致病的预防和治疗当中。

2. "治未病"思想贯穿心身障碍发生、发展、转化过程中的预防 肝脾二脏的损伤是心身障碍中重要的脏腑病机。情绪异常会扰乱人体气机，肝具有疏通、畅达全身气机的功能，气机的扰乱会影响"肝主疏泄"的功能，若这种刺激强度大或者持续存在，久之则形成"肝气郁结"之候，肝气久郁则易化火，肝郁化火后肝木过于亢盛，根据五行相克理论，肝木易克脾土，造成脾脏的损伤，形成典型的"肝郁脾虚证"，脾喜燥恶湿，若脾气虚衰，则运化水液功能障碍，痰饮水湿内生，又反过来困遏脾气，形成恶性循环，脾为后天之本，主运化，可将水谷精微在脾气的推动下消化并运输到各个脏腑以荣养之，若脾失健运，则其他脏腑没有足够的营养支持，则会慢慢出现各个脏腑的衰退，与此同时，因痰邪内生，可走窜全身，无处不到，在这两方面共同影响下，出现了"心脾两虚""肾虚肝郁""心神惑乱""脾肾阳虚"等证。心身障碍具有一定的传变规律，但是基本都是由情绪异常导致气机逆乱，进而形成肝、脾损伤，引起后面一系列的脏腑功能紊乱。《金匮要略》言："治未病者，见肝之病，知肝传脾，当先实脾"，"故实脾，则肝自愈"，《难经五十六难》曰："肺病传于肝，肝当传脾，脾季夏适王"，清代叶天士云："肝病必犯脾土，是侮其所胜也"。可见，对于肝病易传脾这一规律，医家非常重视提前保护脾脏及从脾论治肝病等"治未病"的方法，对于情志致病，"治未病"思想贯穿其发生、发展、转化的治疗和预防过程。

（三）中医"治未病"思想在心身医学中的应用

中医学"治未病"理论以人类身心健康为目标，对个体健康状态进行全面系统的管理，它要求人们在健康和疾病的不同阶段和层次，预先采取有效措施，防止疾病的发生、发展、传变和复发，以全方位、全过程维护人的心身健康。概而言之，"治未病"就是追求机体趋向于阴平阳秘的健康状态，这种健康状态不止是机体方面，也包括心理因素。

1. 基于"治未病"的防病思想开展心身障碍状态的社会预防 心身障碍因发病缓慢，难以根

治,故心身障碍重在"治未病",防患于未然。近年来,很多心身障碍已成为社会性多发病、常见病,其预防必须引起全社会的广泛重视,共同努力。如心脑血管病重在高危因素高血压、高血脂、高血糖的预防,体现在改善不良的饮食及作息习惯等;焦虑症、抑郁症重在及时发现及进行心理疏导或其他治疗手段干预,以免造成症状和病情的进一步加重及恶化;类风湿关节炎重在对关节的保护及对潮湿、冷风等不良刺激因素的预防等。在"治未病"思想的指导下对心身障碍状态进行早预防、早诊断、早治疗、早控制是全社会需要广泛重视的任务。

2. 加大疾病筛查和教育力度,提高对性格、体质、社会因素的重视 中医对人的个性、体质之形成既着重其先天禀赋因素,又强调其后天获得的影响,因脏气强弱与禀赋阴阳不同,不同的人在神态、颜色、性情、筋骨、勇怯与刚柔等方面都可表现出差异,个人经历、遭遇、处境、饮食、劳逸等后天环境因素均会影响到人的个性与体质。而不同的个性和体质对不同疾病存在易感性,是心身障碍发生的重要病因。所以,在疾病筛查过程中,注重个体在性格、体质、生活环境方面的差异,以制订个性化疾病筛查侧重点。如"A型性格"个体在冠心病、高血压发病率以及心肌梗死、心绞痛等各种临床症状的出现率方面较高,在筛查和教育时应当重视其易感疾病。

3. 重视情绪疏泄,减少精神刺激 在临床中,很多心身障碍的发病都有明显的精神诱因,如癌症患者发病前的"癌前期性格",其特点是患者的心理平衡被打破,抑郁、悲哀、沮丧等不良情绪无法疏泄,因而转为退缩、屈从、让步、回避冲突等负性情绪,诱发心身障碍。所以,心身障碍的预防必须重视中医"治未病"中强调精神因素的思想,广泛建立心理疏导与咨询教育机构,对遭受各种灾难、突发事件以及应激过分强烈、心理严重失衡的高危人群提供及时的社会支持和帮助,使他们的不良情绪得以疏泄和消除,形成积极、乐观、开朗的性格,以减少和预防心身障碍的发生。

4. 提倡健康科学的饮食、生活方式,防止心身障碍的发生 随着社会经济的发展及居民生活水平的提高,人们的饮食结构不断改变,摄入的高脂肪、高热量食品日益增加,各种暴食、暴饮、酗酒、吸烟等不健康的饮食习惯和行为方式明显增多。饮食和生活习惯导致的高血压、血脂异常、冠心病、缺血性脑卒中、糖尿病、乳腺癌、直肠癌、前列腺癌、关节炎等疾病发病率日益升高。使患者的生活质量急剧下降。科学的饮食和健康的生活方式对心身障碍的预防非常重要。例如,卫生部第三次全国死因调查中确定的肺癌、肝癌、食管癌、胃癌、结直肠癌、乳腺癌、宫颈癌及鼻咽癌等8种重点癌症中,多数都可通过改变生活习惯、调整不良情绪进行预防。所以,遵循中医"治未病"的思想,饮食有度、"起居有常""不妄作劳",对心身障碍的预防具有积极意义。

5. 基于"治未病"理论开展传统健身运动,增强身心素质 随着老龄化进程加速,心脑血管病、恶性肿瘤、慢性支气管炎、糖尿病、肝硬化等老年性慢性心身疾病呈明显上升趋势,成为目前患者生活质量下降和死亡的重要原因,另外,由于现代科技发展过程中带给人们日益便捷的生活,使各种颈椎病、腰椎病、骨质增生、糖尿病等老年性心身障碍状态的发病呈现年轻化、低龄化趋势,发病率逐年增高。因此,在社会广泛开展传统的中医武术、太极拳、八段锦、五禽戏等健身运动,可改善人们的身心状态,提高全民身体素质,预防老年病的发生和低龄化发展,起到防病增寿的效果。

(四)小结

随着生活方式、行为模式的改变,心身障碍直接影响着人们的健康水平和生存质量。心身障碍病因复杂,单纯的生物医学模式很难满足日益增多的心身障碍的临床需要。"治未病"思想是中医学的重要理论基础,且充分切合生物－心理－社会医学的新模式发展,成为中医心身医学的重要指导思想,在心身障碍的预防和治疗中也具有极为重要的现实意义。心身障碍多由情志异常导致气机紊乱,进而导致全身多脏腑功能损伤,其发生、发展的过程具有一定的规律,应用中医"治未病"思想在心身障碍发病过程中进行早期预防及干预,可有效降低心身障碍的发病率、提高临床疗效,对增进人们的身心健康、提高患者的生存质量,具有积极的现实意义。

(张 捷 周 亮)

参 考 文 献

1. 董竞成 . 论中国传统医学的哲学思想意蕴 . 中国医学人文，2014（18）：84-94.

2. 赵志付，李健 . 中医心身医学：时代中医药临证之路 . 环球中医药，2013，6（01）：51-52.

3. 张洪雷，张宗明 . 中医学对未来医学发展的启示——读《医学在走向何处》有感 . 中医杂志，2016，57（02）：99-103.

4. 颜红，纪宇 . 心身医学与中医"形神合一"论 . 天津中医药，2016，33（05）：285-287.

5. 常静玲，高颖，孙塑伦 . "形神合一"理论指导下的脑卒中后失语康复治疗与评价 . 中华中医药杂志，2013，28（9）：2523-2527.

6. 郝俏也，姜华，郭小龙，等 . 中医体质学说与心身疾病 . 中国卫生产业，2016，13（03）：196-198.

7. 鲁明源 . 情志相关概念内涵探讨 . 山东中医杂志，2014，33（11）：875-876.

8. 王昊，王克勤，薛崇成，等 . 中医人格体质论的内涵探析 . 中医杂志，2013，54（07）：551-554.

9. Yuan Q, Li Y, Deng X, et al. Effects of Xingpi Kaiyu Fang on ATP, Na/K-ATPase, and Respiratory Chain Complexes of Hippocampus and Gastrocnemius Muscle in Depressed Rats. Evid Based Complement Alternat Med, 2019, 2019: 6054926.

10. 倪红梅，王志红 . 中医心身医学研究 . 上海：上海科学技术出版社，2017.

11. 李世通，王卫东，王米渠 . 探讨中医心理学核心竞争优势 . 时珍国医国药，2017，28（1）：178-180.

12. 陆林 . 沈渔邨精神病学 . 6版 . 北京：人民卫生出版社，2018.

13. 石学敏 . 针灸学 . 北京：中国中医药出版社，2017.

14. 刘畅，张虹 . 针刺四关穴在心身疾病中的运用与研究 . 四川中医，2017，35（03）：217-219.

15. 王军龙，董宝强 . 胁肋部推拿调治心身疾病的理论探析 . 按摩与康复医学，2015，6（23）：59-60.

16. 李希颖，杨加仙 . "健身气功八段锦"的中医理论解析 . 武术研究，2019，4（04）：105-107.

17. 侯雯 . "健身气功八段锦"调节心身的研究现状 . 才智，2018（15）：239-240.

18. 林柔伟，高伟 . 健身气功八段锦对促进心理健康研究综述 . 当代体育科技，2018，8（06）：173-175.

19. 何泽民，何勇强 . 中医学"治未病"理论内涵及其指导意义 . 中医杂志，2015，56（22）：1900-1903.

第二十七章　心身医学在全科医学、预防医学及康复医学中的应用

第一节　心身医学在全科医学中的应用

作为一门综合性的以预防为导向的医学专业学科,全科医学将临床医学、预防医学、康复医学以及人文社会科学的相关知识和手段整合起来,强调以人为中心,以家庭为单位,面向社区与家庭,以人群整体健康的维护与促进、疾病的预防与治疗、长期、持续、综合、经济、便捷的个体化照料为宗旨。

心身医学的理论与实践在全科医学中具有广泛的应用。首先,因为全科医学是以疾病的预防为导向的,所以,心身医学的相关知识,例如健康的行为方式、有效的压力和情绪管理等,都能够在疾病的预防中发挥重要的作用。其次,全科医学强调以人为中心,而不是以病为中心,而心身医学的实践能够把生物 – 心理 – 社会模式广泛地应用到个体的照料和看护中。另外,心身医学的理论框架可以作为社会文化因素与医疗服务机构的整合媒介。

全科医学中与社会 – 心理因素密切相关的主要精神心理问题和心身疾病

精神心理问题主要包括:抑郁与焦虑,躯体症状障碍(DSM-5)或躯体不适障碍(ICD–11),睡眠 – 觉醒障碍,物质相关障碍。

(一)抑郁与焦虑

国内的一项研究显示,在综合医院接受诊疗的患者中,存在不同程度的焦虑/抑郁症状,其中,可以诊断为焦虑障碍的比例,在以下不同的科室分别为:神经内科11.7%,消化内科9.4%,心内科7.8%以及妇科5.4%。另外,在上述这些科室中,可以诊断为抑郁障碍的比例分别为:15.6%、14.4%、10.6%和7.86%。另有研究显示,在神经内科的几个主要常见疾病中,帕金森病患者、癫痫患者以及卒中患者共患焦虑/抑郁的比例分别为:24.1%、21.9%和19.5%。针对社区成人的中国精神疾病流行病学最新调查结果表明,成人焦虑障碍的年患病率为4.98%,抑郁障碍的患病率为4.06%。国外研究显示,焦虑障碍的终身患病率为25%,由此可见,全科医生需要面对大量可以诊断的焦虑障碍和抑郁症的患者,还不包括那些尽管不够诊断标准但已经对患者产生不良影响的亚抑郁状态或者焦虑症状已经影响到患者的躯体治疗和康复的患者。

严重的躯体疾病可以伴发焦虑。首先,焦虑可能是对罹患躯体疾病的一种心理反应;其次,躯体疾病本身(如甲亢)或对躯体疾病的治疗(如药物)可能诱发焦虑;此外,躯体疾病和焦虑障碍可能是相互独立的。有些躯体疾病可能更容易诱发焦虑,例如,那些慢性躯体疾病的患者,如关节炎、心血管疾病、糖尿病、慢性疼痛、癌症等。焦虑增加了对躯体疾病诊断和治疗的困难性,例如,焦虑可能成为心血管疾病发病的危险因素。

全科医生应该在对躯体疾病进行诊断和治疗的同时,对患者的焦虑问题进行评估,评估的方法包括详细的问诊以及通过简易的焦虑量表进行评估。常见的焦虑障碍包括广泛性焦虑障碍、社交焦虑障碍、惊恐障碍等,这些亚型的核心症状为恐惧和担忧以及相伴随的紧张不安和表现丰富的躯体症状,如头晕、心悸、出汗、疲劳、失眠等。很多情况下,患者虽然具有或多或少的焦虑症状,但并未达到焦虑障碍的诊断标准。事实上,每个人在患有严重的躯体疾病时,都必然存在着焦虑的心理反应,例如,对诊断和治疗不确定性的担忧、对功能残疾和对死亡的恐惧、对疾病给

患者家庭和社会功能带来负面影响的忧虑等，全科医生应该充分考虑到这些问题，特别是那些具有焦虑人格素质的患者，焦虑症状表现的更为突出，对健康的影响也更大。另外，全科医生还应该意识到，很多躯体疾病以及对躯体疾病的药物治疗都可能是诱发焦虑的原因，全科医生应该具备相关的知识，以更好地对焦虑产生的原因进行判别。

抑郁症可以独立于躯体疾病，也可以是对疾病的一种心理反应。更为复杂的是，很多躯体疾病，如卒中、帕金森、癫痫、心血管疾病以及代谢性疾病等，可能通过特异性的生物学机制产生抑郁，这些机制尚不明确，但最近的研究更多地指向躯体疾病导致的大脑炎性反应。对患病的担忧和恐惧以及由于患病导致的"丧失反应"可能继发躯体疾病产生抑郁症状，这些症状有的时候与典型的抑郁症很难做出区分。另外，躯体疾病本身的症状，如睡眠障碍、食欲下降、疲劳、精力缺乏、自杀观念、淡漠以及不典型的谵妄等，也容易与抑郁症状相混淆。另外，和焦虑一样，很多躯体疾病的药物治疗也会继发产生抑郁，上述这些因素都增加了全科医生甄别患者抑郁症状的困难性。全科医生应该充分认识到，抑郁症状不仅使患者产生痛苦，同时也不同程度地影响了患者躯体疾病的治疗与康复。有大量的研究显示，抑郁症是心血管疾病、癌症、卒中、帕金森、癫痫、糖尿病的危险因素。抑郁症的核心症状包括情绪低落、兴趣丧失以及意欲减退，此外，还包括如睡眠、食欲等生理方面的改变。目前，有很多简易的抑郁筛查量表可以为全科医生使用，例如，PHQ-9 等。全科医生应该有能力对抑郁症做出初步的诊断，并在此基础上合理使用抗抑郁药。总体来说，目前的抗抑郁药安全有效，并且价格低廉。全科医生还应该意识到，尽管药物是中重度抑郁的首选治疗手段，但是对于那些轻中度的抑郁症患者，以及那些不愿意服用药物的患者，心理支持和心理治疗同样是有效的。即使不能掌握系统的心理治疗方法，如认知行为治疗、人际关系治疗，简单的心理支持和家庭支持同样可以有效地帮助患者应对面临的困难。对于那些相对复杂的抑郁症患者，例如，强烈的自杀观念、反复发作的患者，全科医生需要尽快把患者转诊到精神科专科医生那里，必要时，可能需要住院治疗。

一项为期一年在中国杭州进行的针对 60 岁以上的社区抑郁症患者的研究显示，精神科医生通过对社区医生和护士进行培训并给以技术支持，社区水平的合作式抑郁症医疗管理模式比普通的医疗管理更能够减少患者的抑郁症状。这项研究表明，全科医生可以在精神疾病的预防、治疗和康复中扮演重要的角色。

（二）躯体症状障碍（DSM-5）或躯体不适障碍（ICD-11）

尽管名称不同，但这两个诊断的内涵基本上是类似的。在 DSM-5 和 ICD-11 之前，这个诊断名称被称为"躯体化和躯体形式障碍"。这个名称已经存在多年，并被精神科医生和非精神科医生广泛使用，指那些具有下述倾向的患者：即有意识或无意识地将自己的心理问题和人际关系问题以躯体症状或躯体不适的形式表现出来。"躯体化"这一概念（标签）本身含义不清，它所依据的理论假设（心理问题转化为躯体症状）并没有足够的证据支持，同时，容易导致一种非黑即白的认识：即患者要么患有确切可以诊断的躯体疾病，要么就是心理问题。这种把躯体疾病与心理问题完全割裂开来的做法，不利于对疾病的认识与治疗，也给患者增加了病耻感，似乎患者的躯体不适都是自己"想象出来的"或"没病找病"。

DSM-5 将"躯体形式障碍"改称为"躯体症状及相关障碍"，并将亚型细分为：躯体症状障碍、疾病焦虑障碍、转换障碍、影响其他躯体疾病的心理因素、做作性障碍以及其他特定的或未特定的躯体症状及相关障碍。根据定义，躯体症状障碍具有以下共同特征：突出的躯体症状，伴随着由此导致的明显的痛苦与功能受损，多见于非精神科医疗机构；诊断基于阳性症状和体征（躯体症状加上对这些症状病态的思维、情感以及行为反应），而非对这些躯体症状的医学解释的缺如。有躯体症状障碍个体的特征不在于躯体症状本身，而在于他们具有特殊的症状表现方式以及对症状的解释方式。值得一提的是，在 DSM-5 中，"疑病症"的诊断已经被取消，研究表明，大部分过去被诊断为"疑病症"的患者，可以被归入"躯体症状障碍"或"疾病焦虑障碍"中。

ICD-11将躯体化障碍更名为"躯体不适障碍",指一类以持续存在的躯体症状为特征的精神障碍。由于躯体症状产生的痛苦,使患者过度关注,产生反复就医行为,并引起相应的功能损害。然而,患者的痛苦主诉缺乏相应的器质性病变的基础,或者,患者对疾病的关注程度明显超过躯体疾病本身的性质及其进展的程度。换言之,患者的不适感受或过度关注不能被适宜的医学检查,以及来自医学方面的解释所缓解或消除。躯体忧虑障碍涉及多种躯体症状,且可能随时间的推移而发生变化。在个别情况下,患者可存在单个症状,通常是疼痛或疲劳。

新的诊断标准强调患者对躯体症状的过度关注和心理反应,而不是像以前那样,仅仅根据是否有可以确证的客观检查来判定疾病的有无。换句话说,诊断的要点是患者对躯体症状的态度而不是躯体症状是否可以进行医学上的解释。因此,躯体症状障碍可以与躯体疾病共病。全科医生应该熟悉这一疾病的特点和诊断标准,因为"查无实证"的躯体症状,常常导致患者多处就医,严重浪费了医疗资源,也给患者造成了痛苦。必要的时候,全科医生需要将患者转介到精神科专科医生那里,但前提是与患者建立良好的医患关系,并仔细向患者进行解释和说明。

(三)睡眠-觉醒障碍

ICD-11将非器质性睡眠障碍按如下分类:非器质性失眠症,非器质性嗜睡症,非器质性睡眠-觉醒节律障碍,睡行症(夜游症),睡惊症(夜惊),梦魇等。据WHO调查,全球睡眠障碍的比率高达27%,我国的调查显示,成人失眠的发生率高达38%。睡眠障碍严重危害了人类的健康,也是多种躯体疾病和精神心理疾病的危险因素。这里我们仅讨论最常见的失眠障碍。因为睡眠存在着个体差异,睡眠障碍需要考虑的要点除了患者自身对睡眠不满意的主诉外,还要考虑睡眠问题是否给患者的身体、心理以及社会功能带来影响。

失眠是许多精神疾病的症状表现。失眠是指当事人存在入睡困难或维持睡眠困难,并具有对睡眠数量或质量的主观不满意。很多躯体疾病或症状也可以伴发失眠,对于躯体疾病的治疗药物也可能诱发失眠。

为了便于全科医生对失眠障碍的理解,可以将失眠原因用4个"P"来表示:①physiological(生理的)或physical,包括既往睡眠规律的打乱,白天长时间卧床、缺少运动、住院的环境嘈杂等,也包括各种与呼吸相关的睡眠障碍,最常见的为阻塞性睡眠呼吸暂停低通气,此外,咳嗽、不宁腿综合征、夜间心绞痛、夜间尿频、内分泌疾病、透析以及各种疾病引起的疼痛、瘙痒等。②psychological(心理的),例如,焦虑、抑郁的情绪、对于失眠的预期恐惧等。③psychiatric(精神医学的),例如,各种精神疾病,也包括阿尔茨海默病、脑血管障碍、脑肿瘤等脑器质性病变导致的睡眠中枢和生物钟功能紊乱。④pharmacological(药理的),除咖啡因、麻黄碱等中枢神经刺激物以外,降压药、类固醇类药物、口服避孕药、抗结核药、消炎药、抗癌药物以及干扰素等都可能导致失眠。此外,突然停用镇静催眠药物或某些抗抑郁药也会产生失眠,再有,长期用酒精代替睡眠药物者可能产生依赖,从而引起维持睡眠困难或睡眠质量下降。

对睡眠障碍的患者需要全面的评估,很多睡眠评估量表可以帮助全科医生发现患者睡眠障碍的特点以及可能的原因,更为精确的评估手段有能够记录脑电、肌电、眼电、心电以及呼吸运动、气流检测、脉搏血氧测定的多导睡眠检测仪,可以提供更为精确的信息。很多方法可以帮助患者改善失眠问题,除了药物以外,心理疏导、心理治疗,特别是睡眠卫生的教育能够有效地帮助患者解决焦虑和对睡眠的错误认识,如今,针对失眠的认知行为治疗已经被证明具有良好的效果。

(四)物质相关障碍

物质相关障碍分为两组。一组是物质使用障碍,包括以下物质或药物:酒精、咖啡因、大麻、致幻剂、吸入剂、阿片类物质、镇静剂、催眠药和抗焦虑药、兴奋剂(苯丙胺类物质、可卡因等)、烟草、其他物质;另一组为物质所致障碍,例如:中毒、戒断和其他物质/药物所致的精神障碍,包括精神病性障碍、双相及相关障碍、抑郁障碍、焦虑障碍、强迫及相关障碍、睡眠障碍、性功能失调、谵妄和神经认知障碍等。

与酒精相关的滥用或依赖问题是全球公共

卫生的课题。在中国，这个问题同样面临巨大的挑战。酒精滥用或成瘾问题除导致上述多种精神症状或精神障碍以外，还导致包括消化道、外伤、心血管系统以及中枢神经系统在内的多种躯体疾病。近年来，包括麻古、病毒、摇头丸、K粉等所谓"软毒品"的吸食率在年轻人中有上升趋势。此外，镇静催眠药以及抗焦虑药成瘾也是全科医生必须面对的医疗问题。以躯体疾病或躯体症状就诊的物质依赖患者常常隐瞒其物质滥用史，给诊断和治疗带来困难。患者常常否认他们的躯体疾病与物质滥用或依赖之间的关系，拒绝配合医生。另一方面，医生可能对这样的患者持有"偏见"，这种负性情绪可能会影响到医生的诊断和治疗。全科医生应该对该类患者的病史和体征进行全面的评估和检查，包括现病史、目前的体征和症状、物质使用的时间、频度、量、途径、使用的环境等，问诊还应该包括躯体疾病史、药物使用史以及是否感染HIV和病毒性肝炎等。此外，首次就诊还应该包括患者的精神障碍史和精神症状的检查。再有，家族遗传史、人格特点、犯罪史以及目前的生活状况也应该予以评估。

轻度的物质滥用患者通过心理教育以及行为干预的方式就能够解决问题，但是，通常对物质滥用或依赖的治疗是一个长期的过程，而且需要内科医生和精神科医生相互协作。必要的时候，需要使用药物治疗。例如，苯二氮䓬类药物可用于酒精依赖的治疗和预防戒断症状，维生素和叶酸可以补充相应的营养缺乏，抗精神病药物可以改善患者的精神病性症状，纳曲酮可以减少饮酒复发等。匿名戒酒者协会（AA）以一种患者自助康复的方式，通过12个步骤帮助酒精滥用或依赖者达到康复。

总之，全科医生主要面对那些长期的、慢性的疾病，而这些疾病通常都与心理社会因素密切相关，包括：心血管疾病、消化道疾病、内分泌和代谢疾病、肿瘤、风湿免疫、皮肤科疾病、疼痛、临终关怀等。关于这些心身疾病的详细介绍，请参见其他章节，这里只讨论全科医生在诊断和治疗这类疾病时所需要注意的一般原则。

第一，全科医生需要一种从生物－心理－社会的综合框架来理解心身疾病的意识，以整个人（个体）而不是器官或症状为目标，理解个体的心理、行为以及他/她所处的环境对疾病的影响。换言之，全科医生需要具备一种"系统论"的观点和视野来理解健康和疾病。

第二，在心身疾病的诊断和治疗过程中，始终要考虑到患者的心理和行为中对治疗有益或有害的因素，例如，不健康的人格特征、焦虑或抑郁的情绪、不健康的行为方式等，反过来，全科医生也应该充分认识到，有效的心理支持、行为调整、治疗动机的激励、运动、冥想等辅助治疗，同样能够有效地帮助患者改善疾病。

第三，全科医生应该把有效的沟通作为自己重要的训练目标。尽管不需要像精神科医生那样深入，但也应该能够通过有效的交谈、简单的心理评估量表的使用以及对常见精神障碍诊断标准的了解，来帮助澄清患者可能存在的心理和情绪问题。如果可能，全科医生应该掌握一些简单的心理干预技术；另外，全科医生应该熟悉抗抑郁抗焦虑药物以及镇静催眠药物。

第四，全科医生还应该熟悉与精神科专业医生相互协作的流程，把那些具有更复杂也更紧急的精神心理问题的患者转介到精神科医生那里。

第五，全科医生还应该认识到心理行为因素对于疾病的预防和康复的重要性，并教育患者理解心身相互作用的机制，鼓励患者形成健全的行为方式、帮助患者提早处理所面临的压力与情绪问题。这些努力，能够有效地减少疾病的复发并促进患者社会功能的恢复。

第二节　全科医生进行心身医学培训的目标

如前所述，全科医学以人为中心，以家庭和社区为背景，遵循生物－心理－社会综合医疗模式，在疾病的预防、治疗以及康复的全程框架内处理和解决健康与疾病问题。这就要求全科医生具备相应的理论框架、思维方式以及处理心身相关问题的能力，并将这些要素整合到自己的临床工作中。全科医学（或初级医疗）的工作方法得益于巴林特小组的经验，这些经验已经被广泛地应

用到全科医学的培训中,包括中国。Kurt Fritzsche 将初级医疗中心身医学的培训目标概况为以下几个方面:

1. 通过心理社会史,识别患者有压力的情绪和精神障碍的冲突。

2. 促进医生、患者及家庭成员达成有益的联盟,识别可能来自医生、患者或家庭成员方面对治疗和康复的阻碍,提高全科医生共情的能力和敏感性。

3. 提高患者解决问题的技能,例如,提供自助团体的信息,帮助患者管理负性生活事件,避免不必要的药物治疗和诊断等。

4. 在必要时,鼓励或帮助患者转诊到精神卫生专业人员那里,并与后者合作共同解决患者的问题。

全科医生需要有能力识别与心身疾病密切相关的精神心理问题,了解和掌握导致或加重躯体症状的情绪问题,例如焦虑或抑郁的情绪。常见的精神心理问题还包括所谓躯体症状障碍(躯体忧虑障碍,ICD-11)、PTSD、物质依赖以及典型的心身疾病,如冠心病、代谢疾病以及癌症等。会谈是了解患者精神心理问题的主要方法,会谈的内容除了了解患者的主要痛苦感受外,还应该包括患者的性格特点、应对方式、成长经历以及家庭相关的信息。ICD-11 或 DSM-5 提供了精神心理疾病系统的诊断分类和标准,可以供全科医生参考。一些临床筛查量表也可以帮助全科医生对基本的情绪和行为问题进行鉴别。这些方面的技能和知识,都可以在培训中学习和提高。当然,比诊断更重要的是理解患者的精神心理问题与躯体问题的相互影响,把疾病和健康纳入到心身医疗的整体框架中。

全科医生还应该具备敏锐的共情能力和协调能力,与患者以及家属甚至职场建立医患联盟,理解患者、家属以及医生的不同需求,克服诊断和治疗中存在的阻力,更好地帮助患者进行康复。以患者为中心的沟通技巧是全科医生培训的主要内容,包括倾听、共情、开放式提问、觉察来自自身或来自于患者的移情、阻抗、对患者情绪以及需求的反馈等。全科医生还应该为患者提供相关信息,帮助患者理解医疗干预的价值以及局限性,激发患者参与医疗过程的动机和自我努力,提高患者进行自我情绪管理、维持健康的生活方式的能力。全科医生需要帮助患者应对负性生活事件,例如,罹患严重的疾病或者亲人丧失、离婚等,最大可能地减少这些生活事件对健康的继发影响。全科医生需要掌握基本的心理干预技术,例如,认知治疗或家庭治疗技术,以帮助患者应对消极的心理反应。最后,全科医生应该与精神卫生专业人员密切合作,把那些具有更为复杂的精神心理问题的患者转介到专业人员那里。

由于精神疾病会带来严重的病耻感,患者通常会对转诊到精神科存在不同程度的抵抗;另外,患者通常对精神科医生的诊疗过程不了解,加重了患者对转诊到精神科的恐惧情绪。全科医生如果判定患者的问题超出了自己解决的能力范畴,应该向患者介绍转诊到精神科的意义以及基本的治疗程序,打消患者的疑虑,并向患者介绍合适的精神心理科医生。全科医生还应该针对患者的问题书写简单扼要的病情介绍单,除了现在存在的疾病症状外,还应该包括与疾病相关的家庭、人格、生活状况、支持系统等方面的信息以及目前接受的生物学治疗,如药物等方面的信息。

总之,全科医生的特点要求医护人员具备更全面的与健康和疾病相关的知识与技能,这些能力的获得和提高需要相应的专业化的培训。除了上述巴林特小组的培训以外,我国的全科医生在心身医学领域的培训应该更符合中国的国情与文化特点,同时,培训的对象应该尽可能的广泛。由于多种原因,这方面的培训在我国还比较薄弱,培训的规范性、系统性、组织性还远未成熟,亟待加强。

第三节　心身医学在预防医学中的作用

预防医学以人群为研究对象,关注环境对人的健康与疾病的影响。顾名思义,它以疾病的预防为主要导向,试图发现环境对疾病与健康产生影响的作用方式,通过科学研究以及制定相应的公共卫生策略,旨在促进全民健康水平、控制疾病、延长人类的寿命。

由于社会－心理因素对个体与人群的健康与疾病具有不可忽视的影响，人的生活环境、行为方式以及心理结构对疾病的发生和发展都具有重要的作用，心身医学的概念框架与实践方法可以全面地应用到预防医学之中，特别是针对健康以及亚健康的群体，使其了解身心相互作用的重要性、理解良好的社会和家庭环境、良好的人际关系、健康的生活方式以及有效的处理压力的方法以及情绪管理等，对于健康的维护和疾病的预防具有非常重要的意义。心身医学的相关研究也可以为预防医学提供新的思路，促进公共卫生策略的调整与改变。例如，抑郁情绪被证明与越来越多的躯体疾病共病，并且对这些躯体疾病产生了广泛的影响，这些认识，使我们能在预防医学的视野中更加关注社会、工作以及家庭环境对人的负面影响，从而在职场、学校以及社区范围内通过心理教育来提高个体对应激和压力的管理能力，保持情绪的健康。

预防医学与近年兴起的行为医学具有很大的交叉与重叠，行为医学致力于将行为科学的知识与生物医学的知识结合起来，阐明人类行为与健康和疾病之间的关系，研究与行为方式相关的躯体或精神心理疾病的诊断、治疗以及康复的相关问题。预防医学可以将行为医学的研究成果应用到自己的学科实践中，例如，行为医学对人类的行为方式、家庭结构、居住环境、职场竞争、失业与犯罪、运动与饮食、人际关系等对健康与疾病影响的研究，为预防医学提供了有力的科学证据，能够促使预防医学制订更为科学有效的措施，实施健康促进和疾病预防。

第四节　心身医学在康复医学中的作用

根据 WHO 的定义，康复医学是通过综合而协调地应用医学的、社会的、教育的和职业的相关措施，对有残疾的患者进行训练和再训练，使其重返社会，并尽可能促进患者在身体、心理以及社会功能、职业、业余闲暇和教育上的潜能得到最充分的发挥。康复的手段和目的包括：医学康复、教育康复、职业康复以及社会康复。其使用的方法除了物理、运动疗法外，还包括广泛的生活训练、技能训练、言语训练以及心理干预等。

心身医学与康复具有密不可分的关系。首先，社会－心理因素对患者的躯体康复发挥重要作用，乐观的情绪、对恢复健康的信心、负面情绪的控制以及不良认知的改变，都能够促进康复的有效开展；其次，康复的最终目的是能够让患者最大可能地恢复社会功能，更好地实现自我价值，因此，心理干预、行为训练、家庭功能和结构的重新调整、患者自我概念以及需求和动机的重塑等，都扮演着重要的角色。此外，精神康复受到广泛关注，除了精神心理功能的恢复以外，精神康复训练对患者躯体功能的影响同样成为需要临床干预的重要内容，心身医学认为精神和躯体康复具有同等重要的意义，并认为两者是相互影响的，例如，通过行为方式和运动的调整来减少精神疾病患者的体重，反过来也可以促进精神心理健康的恢复。

（李晓白　周　亮）

参 考 文 献

1. 姜乾金. 心身医学. 北京：人民卫生出版社，2009.
2. 马辛，赵旭东. 医学心理学. 北京：人民卫生出版社，2015.
3. James L. Levenson. 心身医学. 北京：北京大学医学出版社，2010.
4. Kurt Fritzsche. 心身医学：初级医疗的国际入门读物. 北京：中国协和医科大学出版社，2016.
5. 美国精神医学学会. 精神障碍诊断与统计手册. 5 版. 张道龙，刘春宇，张小梅，等译. 北京：北京大学出版社，2015.
6. 潘芳，吉峰. 心身医学. 2 版. 北京：人民卫生出版社，2017.
7. 江开达. 精神病学－回顾、现状与展望. 北京：人民卫生出版社，2009.
8. Wolfgang Herzog. 心身医学の最前线. 大阪：创元社，2015.
9. 祝墱珠. 全科医学概论. 北京：人民卫生出版社；2015.
10. 黄晓琳，燕铁斌. 康复医学. 5 版. 北京：人民卫生出版社，2013.
11. Shulin Chen, Yeates Conwell, Jin He, et al. Depression care management for adults older than 60 years in primary care clinics in urban China：a cluster-randomised trial. Lancet Psychiatry, 2015, 2: 332-339.

第五篇　特殊行业、特殊人群的心理健康促进

第二十八章　医务人员自身的心理素质与心理健康促进

医务人员既是精神卫生暨心身医学服务的提供者，也应该是受益者、被服务者。医务人员因为职业的特殊性，也是心理问题的高危人群，需要制度化的心理健康促进服务。如果这方面得不到足够重视，对患者和医务人员都会产生严重的后果，导致医疗服务质量、患者安全方面的严重问题。

医务人员从事的是高风险、高应激、高技术的专业助人工作，应该生活得更加有质量。他们作为助人者，在运用心身医学的思想与技术服务别人的同时，应该关注自身的心身保健，尤其是需要大家主动参与实践。但是，当前我国医务人员的心理健康状况不容乐观。最突出的问题是职业耗竭（occupational burnout）（或称职业倦怠）、医患关系不良，以及与此相关的差错事故和法律纠纷。

第一节　医务人员心理健康促进的意义

医疗工作是一项具有复杂人际关系的特殊服务工作，肩负着社会大众的躯体健康和心理健康。其主体医务人员在担负着繁忙紧张诊疗工作的同时，还要处理、协调复杂的人际关系，如医患关系等，因此，医务人员维护好自身的心理健康水平具有重要的意义。

一、医务人员心理健康是全民心理健康的重要组成部分

（一）全民心理健康

WHO 关于"健康"的定义是："健康，不仅是没有疾病和身体的虚弱现象，而是一种在身体、心理和社会上的完满状态。"从中可以看出，心理健康是健康的重要组成部分；同时，从国家战略来说，心理健康已经是"影响经济社会发展的重

大公共卫生问题和社会问题"。习近平总书记在 2016 年全国卫生与健康大会上提出，要加大心理健康问题基础性研究，做好心理健康知识和心理疾病科普工作，规范发展心理治疗、心理咨询等心理健康服务。因此，2016 年 12 月 30 日，国家卫生和计划生育委员会印发了《关于加强心理健康服务的指导意见》，明确提出到 2020 年，全民心理健康意识要明显提高。在《国民经济和社会发展第十三个五年规划纲要》中明确提出要加强心理健康服务。《"健康中国 2030"规划纲要》中要求加强心理健康服务体系建设和规范化管理。

正是在国家的高度重视下，"完善心理健康服务网络，加强心理健康人才队伍建设；加强重点人群心理健康服务，培育心理健康意识，最大限度满足人民群众心理健康服务需求，形成自尊自信、理性平和、积极向上的社会心态"已成为一段时间内我国心理健康服务的指导思想。希望通过努力，到 2020 年，全民心理健康意识明显提高；到 2030 年，全民心理健康素养普遍提升，从而实现真正的全面心理健康，促进社会心态稳定和人际和谐、提升公众幸福感、培养良好道德风尚、促进经济社会协调发展。

（二）医务人员心理健康

医务人员在社会具有双重身份。一方面，是社会成员的组成部分，是一个专业化较高的职业群体。另一方面，是人民健康的服务者、监督者和实施者。"悬壶济世、妙手回春、手到病除、白衣天使、起死回生、仁心仁术、华佗在世、杏林春满、誉满杏林"等正是用来形容医务工作者的佳句词汇，充分说明了医务人员是人民健康的守护神。在《"健康中国 2030"规划纲要》中，把人民健康放在了优先发展的战略地位。而作为这一纲要的重要执行者之一，医务人员具有非常重要的作用和地位，肩负着"普及健康生活、优化健康服务、

完善健康保障、建设健康环境、发展健康产业,加快推进健康中国建设,努力全方位、全周期保障人民健康"的重要使命。因此,医务人员自身的心理健康既是国家心理健康的重要体现,也是全民心理健康的重要组成部分。

二、医务人员心理健康促进是医疗质量与安全的重要保证

（一）医疗质量与医疗安全的定义

1. 医疗质量的定义 从狭义定义来说,主要是指医疗服务的及时性、有效性和安全性,又称诊疗质量;从广义角度来说,它不仅涵盖诊疗质量的内容,还强调患者的满意度、医疗工作效率、医疗技术经济效果(投入产出关系)以及医疗的连续性和系统性,又称医院(医疗)服务质量。主要内容有:诊断是否正确、及时、全面;治疗是否及时、有效、彻底;诊疗时间的长短;有无因医、护、技和管理措施不当给患者带来不必要(心理或生理)的痛苦、损害、感染和差错事故;医疗工作效率的高低;医疗技术使用的合理程度;医疗资源的利用效率及其经济效益;患者生存质量的测量;患者的满意度(医疗服务与生活服务)。所以说,医疗质量是医疗技术、管理方法及其经济效益概念的综合体现。

2. 医疗安全的定义 医疗安全,是指医院在实施医疗保健过程中,患者不发生法律和法规允许范围以外的心理创伤,机体结构或功能的损害、障碍、缺陷,以及死亡。

3. 医疗质量与医疗安全的关系 医疗质量与医疗安全互为因果关系,医疗质量决定了医疗安全,医疗安全直接影响社会与经济效益,从而反作用于医疗质量。不安全的医疗会导致患者病程延长和治疗方法复杂化等后果,不仅增加医疗成本和经济负担,有时还导致医疗事故引发纠纷,影响医院的社会信誉和形象。在影响医疗安全的主要因素中有医源性因素(如医务人员言行不当给患者造成不安全感和不安全结果)、医疗技术、药源性因素、院内因素、设备器材及组织管理因素等。

（二）医务人员心理健康的促进

医务人员作为医疗服务的主要提供者,也是医疗质量与安全的重要实施者,因此,医务人员自

身的心理健康状况也必然影响医疗质量与医疗安全。

第一,医务人员心理健康是保障良好医患关系的基础。与其他服务行业相比,医院的服务对象、服务时间、服务效果都有着行业的特殊性,服务的结果具有及时呈现性、不可逆转性,从而形成了复杂多变的应激环境,对医患双方都造成一定压力;此外,患者来自各行各业,社会地位、文化程度、家庭环境、个性特征均不同,就医需求也不同,而敏锐捕捉和回应这些复杂需求需要较高的心理能力。作为医患关系中的重要一方,医务人员如果自身的心理健康状况不良,容易导致诊疗过程中不能较好地倾听患者的陈述,难以敏锐体察患者的感受,甚至医患双方的信任关系难以建立,最终将削弱医患关系,从而引起不良后果,如医疗事故、医疗纠纷等。

第二,身处这一个复杂的医疗体系中,医务人员自身如没有良好的心理健康状况,极易出现职业耗竭或倦怠,进而直接影响到优质医疗服务的提供和患者安全,并给个人健康、家庭等带来不良影响,从而又反用于医疗质量与安全的实施,从而也易引起不良后果。职业耗竭是与工作相关的一系列症状,通常认为是工作中的慢性情绪和人际压力的延迟反映。医务人员的职业压力和情感应激水平高于普通人群,是职业耗竭的高危群体。2009 年 *JAMA* 发表文章认为,医生的职业耗竭是医疗保健质量的潜在威胁。文中指出,在美国有 30%~40% 的从业医务人员存在职业耗竭,这一部分医务人员更容易出现工作差错,患者满意度和患者依从性更低。

第三,职业耗竭常伴有其他的心理健康问题,如抑郁、焦虑、物质使用和自我忽视、延迟求助等。而医生的心理健康状态与医疗质量及患者安全的关系也备受关注。Di Matteo 等对 196 名医生进行了 2 年随访,调查了他们对超过 2 万例糖尿病、高血压和心脏病患者的医疗行为特点和职业满意度。职业满意度高的医生,其患者治疗依从性和慢性疾病管理效果更好。其他学者也发现职业满意度低的医生,处方风险增加、患者依从性降低、患者满意度下降,总体医疗质量低。而美国对 1 015 名全科医生的调查显示,尽管医生的心理健康水平与医生自我报告的指南依从性并无相关

性,但实际上医生自我健康水平与医生对患者的处方行为却成负相关,健康程度低的医生更倾向于给亚临床的患者处方药物。

现代医院管理倡导以人为本,增进医患沟通,构建和谐的医患关系。为此,除了促进和维护患者的心理健康状态外,作为医院的主体,医务人员的心理健康水平同样需得到普遍的关注和重视。

第二节　医务人员常见心理问题的快速识别

作为特殊的群体,医务人员的心理健康有其独特的职业影响因素、不同的特点和表现。对医务人员的心理健康状况、影响因素、常见问题的了解,有助于及时发现面临心理问题的重点人群,从而促进医务人员自身的心身健康状况。

一、医务人员心理健康状况及其影响因素

(一)医务人员心理健康状况

目前对医务人员心理健康状况的调查研究很活跃,形式、内容、方法、场景十分丰富。有的使用不同的工具,如 SCL-90、一般健康问卷(GHQ-12)、工作压力反应量表、倦怠问卷等;有的是分别调查医生或护士。有的研究是在综合医院,有的则在专科医院。虽然研究方法不同,但几乎所有研究都显示,医务人员心理健康状况不良的检出率远高于一般社区人群水平和其他职业人群。

一项对 14 个国家 1963—1991 年的心理健康调查表明,男性医师的自杀率比普通人高 3.4 倍,而女性医师的数字可达 5.7 倍。

湖南省 14 个州市 48 个县、共计 17 170 名医护人员的调查显示,医护人员焦虑、抑郁的检出率分别高达 35.3%、64.6%,其中女性医护人员的抑郁检出率高于男性。这些数据充分提示,医护人员的心理健康状况不容乐观,需要引起医护人员自身及管理者的高度重视。

(二)医务人员心理健康状况的影响因素

1. 医疗行业的特殊性　如前所述,医疗工作是一项高风险、高压力、人际敏感的特殊服务工作,具有高度的专业性和社会人文性。医务人员不仅肩负着紧张繁忙的诊疗和救治工作,还要处理医患之间复杂的人际关系;而且随着新技术和技能的发展和推广、新服务领域的拓展,需要不断更新知识体系和提高临床实践技能。同时,随着医疗体系改革的发展和转型,人民不断增长的医疗保健需求与现阶段医疗发展不平衡之间的矛盾逐渐凸显,职业风险、职位竞争及医患关系的复杂性,还有医疗机构内部等级结构、人际关系的特殊性,都会给医务人员的心身健康带来巨大压力。

2. 个人的人格特点　人格因素在个人的心身健康中占有重要作用。研究显示,A 型人格在某些心身疾病的发生、发展过程中起重要作用。A 型人格者往往有时间紧迫感、做事追求完美、对自己和他人高要求等特点。这些特点在医疗服务的要求中往往会被加强,从而增强医务人员个人的人格特质。

3. 个人的应对方式　应对是个体为了适应被自己评价超出自己能力资源范围的特定的内外环境要求,而做出的不断变化的认知和行为的努力。应对方式分为积极应对和消极应对。积极应对包括直接面对困难和压力,努力解决问题,接受现实和寻求支持等;消极应对包括逃避现实,否认或歪曲事实,以吸烟、酗酒等有害健康的方式摆脱困境等。有研究显示,消极应对方式是影响医务人员压力反应的最主要因素;而积极的应对方式则有助于缓解压力反应;消极的应对方式对心理健康状况的影响意义大于积极应对方式。目前较多的研究已显示,经常用消极情绪应对的医护人员容易出现抑郁、焦虑症状。

4. 人际关系和组织支持　医护人员人际关系敏感复杂,不仅需要处理来自不同行业、不同社会地位、不同个性特征和家庭环境的患者及家属,还要处理复杂的上下级关系、同事关系。湖南 17 170 名医护人员的调查研究提示,工作缺乏他人的尊重、同事之间缺乏理解和支持等加重了医护人员的抑郁和焦虑。

5. 国内外的研究还显示,医学教育灌输的医学模式、领导方式、管理政策、组织文化氛围等都会对医护人员的心理健康产生影响。

(1)单纯生物学模式仍然占主导地位,人性物质化:医学界内普遍忽略或歧视精神科的设置

和精神卫生人员的作用；临床人员在其专业成长过程中缺乏充分、持续的精神卫生培训，当他们进入各自的专业领域以后，不会与随时可能遇上的心理偏异者打交道，对自身的心理健康状况、问题也缺乏觉察。

（2）医学教育、医院管理中的功利化倾向：医学生接受人文教育、精神卫生及心理行为科学教育少，成长为医生后有较浓厚的工匠化倾向；医院业绩、水平的评价过分强调"硬科学"性质的素质与能力，导致医生"科学家化""技工化"，使他们相应地呈现一定程度的"没文化"，即在社会人文方面修养不足。

（3）医院管理工商化：在过去较长一段时期里，"以药养医"的扭曲经济模式下，医院管理中推行工商企业的竞争文化与激励机制，加之大量精密仪器设备的应用，使医务劳动蓝领化、数字化、流水线化，相应地减少了医学临床实践的艺术性、人文性，医患互动成为商务操作，医疗流程越来越非人性化，经济理性主导的管理文化也日益严苛、粗暴，缺乏温情和关爱。

二、医务人员心理职业特点

医疗卫生行业有别于其他的行业，其工作性质、工作环境、工作风险决定了它的职业特殊性。医护人员的职业属于脑力劳动类型，但有时又存在一定的体力消耗；既要治病救人，又要处理好与不同的患者、家属及其他人员之间种种复杂的人际关系；医疗行为本身要接受医院、患者及家属和社会的评价与监督；医护人员不仅承受着繁重的工作负荷，更负有"健康所系，性命相托"的重大责任感，工作中风险性大，与患者及家属矛盾突出，患者及家属辱骂、殴打、攻击医护人员的事件时有发生，医生、护士难当、患者难管已成为不争的事实。同时，医疗工作中突发事件较常见，工作节奏不宜把握，轮班作业等也是造成医护人员职业特殊的原因。有研究表明：高风险、任务过重、轮班作业、医患关系处理困难是医护人员主要的职业不良因素。轮班作业、不规律的工作时间及目击人体创伤和人间悲剧是救护人员的主要紧张因素。所以，医务工作者作为这一特殊的职业群体，在紧张繁重的工作中所承受的精神和心理压力不仅来自于患方、医院，还来自于社会各种各样的压力。

同时，随着社会的进步，医学模式的转变，知识的迅猛更新，医护人员在较繁重的临床工作中，还需要占用大量的业余时间来拓展更新知识、进行科学研究等科研、教学工作，所以体验到日益剧增的压力。

这些多种多样的综合因素逐渐形成了医务工作者独特的心理职业特点。

（一）高风险、高强度、高应激负荷

医护人员这一群体由于承担着救死扶伤的责任，在生理和心理两方面都存在着超压的状况。医务人员是昼夜节律最紊乱的职业之一，工作强度大、昼夜加班、没有节假日是很多人的工作常态，加上各种职称进修、学习考试，周而复始的巨大体力消耗和心理负荷让不少人不堪重负。

另外，医患关系紧张也越来越成为医务人员心理紧张的主要来源。有调查发现，近四成的医生说，因为患者和社会舆论的质疑和不认可，导致神经过度紧张，工作压力非常大，"有时甚至感觉要崩溃"。这些压力加在一起很容易让医务人员身心俱疲。而职业却要求他们在患者面前必须保持足够的冷静和耐心。这种矛盾的要求状态也容易让医务人员感到烦恼。

英国医师协会（BMA）曾调查了 23 521 名医护人员，结果发现：21% 称自己压力过重且难以应对，61% 称压力过重但尚可应对，55% 称目前工作压力对生活质量构成的冲击不能接受。尹文强等认为，医务人员超负荷工作现象普遍，农村医疗机构和三级医院尤为突出。

（二）追求完美倾向，甚至趋于"强迫"

人群中有部分个体喜欢事事追求完美，他们的个性特征往往有着超越一般人认知的价值体系，他们经常对自己、对别人要求很高，不答应、不接受自己犯一些与这种超高价值体系相冲突的错误。同时，也易怀疑和否定自我，缺乏自信心，常因无法接受自己及他人引发内心强烈矛盾。这类个体所具有的完美主义个性在一定程度上能够令他们在工作生活方面表现出色，但却也轻易将他们推向深渊。

在医疗工作中，"提高医疗质量、保障医疗安全"一直是永恒的话题，也是医疗管理部门、医疗机构、医务人员追求的目标。而在诊疗活动中，要

达成此目标，除了需要不断学习、提高外，还要不断地将医疗活动的工作做细、不断检查，从而也带来了追求完美的倾向。有研究表明，三级综合医院医务人员心理问题呈现一定的规律：强迫症状是最突出的心理问题之一，外因上与医务人员的工作性质有关。医务人员职业素质要求非常严格，需要他们掌控细节、规范流程操作。重复性的操作可能会使个体形成强迫的倾向，如重复某些格式化的行为、反复地不能控制地思考某些问题等。

（三）高期待状态

早在我国的《南齐诸氏遗书》中就有记载：医者，非仁爱之士不可托也，非聪明理达不可任也，非廉洁淳良不可信也。随着科技手段的日益提升，"21世纪人人享有卫生保健"的全球性战略决策，促使现代医学科学向纵深发展，在更高水平诠释健康与疾病，使社会及医学服务对象对健康、对医疗服务方式与服务范围有了更高的需求和期待。一方面，这样的高期待与需求将对医务人员起到推动作用，另一方面，也将带来更大的职业心理压力。

（四）高行业要求

出于对"医疗质量、医疗安全"的高度重视与不懈追求，医疗服务行业一直是要求较高的职业之一。而这样的高行业要求不仅反映在行医生涯中，甚至早在高中毕业生报考医学志愿时就已经充分体现出来，"分数高、学制长、考研多"一直是很多人对医学类专业的评价。学习医学不仅要求考生分数高，还要具备勤奋、热情、耐心、肯吃苦、良好的身体条件等综合素质，如临床专业高级人才培养周期较长，课业负担较重，当可以独立行医后也仍然需要很多的继续教育以不断更新知识和技术。

（五）高负性刺激

医务人员工作繁重、人际敏感，时常处理各类危机、经常面对患者疾病、死亡病患家属的不良情绪、复杂的社会评价等诸多不同层面、不同层次的负性刺激。

当今社会的多种突发事件中，医务人员往往首当其冲，会不断处于应激状态和频繁加班，这种状况极容易造成身体和心理上的透支。有研究发现，汶川地震14个月后，极重灾区县基层医务人员仍存在明显的精神痛苦，少数人存在抑郁发作、创伤后应激障碍及自杀倾向。此外，隐性工作时间长是医务人员的显著特点，没有朝九晚五，没有完整周末以及法定假日，工作时间极不规律。

（六）知识更新快，职称晋升竞争激烈

医学知识更新速度之快、职称晋升之难，是从事其他职业的人们难以体会的。

医务人员在所剩不多的业余时间中，还必须占用大量时间来拓展知识、撰写专业论文及技能锻炼，要为临床科研和职称晋升等拼搏。只有不断充实自己才能胜任岗位要求，只有具备高级专业技术职称资格，才能赢得更大的发展空间，才能有更高的收入，这也是目前医务人员的生存之道。

同时，随着国家医改的持续深入，公立医院的职能也在发生改变，除了保证公共卫生服务，人才培养、科学研究的任务日益繁重，各级医院都在不断加大教学、研究的任务。

（七）高消耗状态

医务工作是高科技、高情感投入和高风险的职业，医务工作者不仅需要付出多年积累的知识、智慧，还需要不断地付出情感和体力。在医患沟通中一直提倡的"有时，去治愈；常常，去帮助；总是，去安慰"就是对医务人员情感付出要求的体现。加之我国人口众多，医疗服务的可及性及全民医保的逐步推广，医务工作者的工作量逐渐增大，消耗也相应增多。

三、医务人员常见心理问题及其快速识别

（一）焦虑情绪及焦虑症状的早期识别

1. 病态焦虑和焦虑症状

焦虑症状区别于正常焦虑反应，有四项标准：①自主性；②紧张；③时间；④行为。自主性指情绪反应源自"本身"，是患者的内心体验；紧张指压抑的程度，痛苦水平已超出了他/她所能承受的能力，开始寻求解除的办法；时间指症状是持续的，而非短暂的适应反应；行为，如焦虑，影响了日常生活的应对，正常社会功能（工作、学习等）被破坏；或有特殊的行为，如回避或退缩。有这些特点的焦虑就是一种病态体验，在临床上称为焦虑症状。

较常见的焦虑症状有：①与处境不相符的痛苦情绪体验。对不确定的客观对象和具体而固定

的观念内容的提心吊胆、不安、恐惧或无名焦虑。有些患者反复呈现不祥预感，总是担心出现最坏结局，可谓"杞人忧天"式的忧虑。部分医务人员过分担心患者的病情，以致下班后也无法正常生活。例如，某检验科人员因过分担心自己的检验报告出错，结果不敢独自上班。②精神运动性不安。表情紧张、双眉紧锁、姿势僵硬不自然、坐立不安、来回走动，甚至奔跑呼叫，时有不自主的震颤或发抖。③躯体性焦虑。多表现出自主神经系统功能的紊乱，其症状是许多患者就诊综合医疗机构各个科室的原因。

医务人员的焦虑症状也常被各种各样的躯体症状所掩盖，从而导致他们像外行的患者一样反复就医，往返于各临床专科，往往在急诊室、心脏内科、呼吸内科、内分泌科、神经内科等科室多见，甚至对躯体问题采取的诊疗措施多于普通患者。常见的躯体症状涉及多个系统和脏器，如心脏（心跳加快、心律不齐、心悸、心前区沉闷感）；血管系统（颜面、肢端苍白、潮红，手足湿冷，血压升高）；肌肉系统（腿膝颤抖、发软，坐立不安，关节疼痛，四肢发麻）；呼吸道（过度换气，气道缩窄感，气短、窒息感）；胃肠道系统（喉梗阻感、吞咽困难、呃逆、呕吐、胃痛、腹胀、腹泻）；植物神经系统（出汗、瞳孔扩大、尿频）；以及中枢神经系统（眩晕、眼花、视物模糊、视力受损如复视、头痛、失眠、注意力不能集中、疲劳、虚弱、人格解体和不真实感）等。

2. 焦虑症状的评估　对焦虑症状的临床评估主要包括医生的临床访谈和患者自我评估两部分。临床医生评估即一般精神状态检查及一些定式或半定式的精神检查。着重诊断特征描述、症状严重程度、问题的主要特征、技能缺陷和过程、治疗史和家庭因素等。患者自我评估即患者在医生提供的有关焦虑症状评定问卷和指导下，按照有关内容进行自我评价。常用的焦虑评定量表包括综合医院焦虑抑郁量表（HAD）、焦虑自评量表（SAS）、患者健康问卷中的广泛性焦虑量表（GAD-7）、简易筛选问卷等。

（二）抑郁情绪及抑郁障碍的识别

1. 正常的抑郁情绪　正常人的抑郁情绪是基于一定的客观事物，事出有因；并且情绪变化有一定时限性，通常是短期的（一般不超过一周），

人们通过自我调适，充分发挥自我心理防卫功能，能恢复心理平稳。

2. 抑郁障碍　抑郁障碍是一种常见的心境障碍，以显著而持久的心境低落为主要临床特征，可出现兴趣减退、快感缺失、精力缺乏、自我评价过低，严重者可出现自杀念头和行为。多数病例有反复发作的倾向，每次发作大多数可以缓解，部分可有残留症状或转为慢性。其中情绪低落、兴趣减退和快感缺失是最核心的症状。

抑郁障碍常见的症状有：

（1）抑郁心境：这是抑郁症患者最主要的特征，患者情绪低落，悲伤。轻者心情不佳、苦恼、忧伤，终日唉声叹气，患者常说自己心情不好，高兴不起来；重者情绪低沉、悲观、绝望，常说自己对前途感到失望，觉得活着没有出路，认为自己的状况无法好转，对治疗没有信心，出现自杀倾向。

（2）快感缺失：对日常生活的兴趣丧失，对各种娱乐或令人高兴的事体验不到乐趣。患者常常对以前喜爱的活动缺乏兴趣，如文娱、体育活动、业余爱好等。轻者尽量回避社交活动；重者闭门独居、疏远亲友、杜绝社交。

（3）疲劳感：无明显原因的持续疲劳感。轻者感觉自己身体疲倦，力不从心，生活和工作丧失积极性和主动性；重者甚至连吃、喝、个人卫生都不能顾及。

（4）睡眠障碍：70%~80% 的抑郁症患者伴有睡眠障碍，有的患者通常入睡无困难，但几小时后即醒，故称为早醒；而伴有焦虑的患者则表现为入睡困难和噩梦多，易醒，醒来后难入睡；还有少数的抑郁症患者出现睡眠节律紊乱，即白天睡眠过多。

（5）食欲改变：表现为进食减少，觉得食物没味道，对食物缺乏兴趣，体重减轻明显，重者则终日不思茶饭，但也有少数患者（约10%）会有食欲增强的现象。

（6）躯体不适：抑郁症患者普遍有躯体不适的表现。患者常有不明原因的疼痛、疲劳、睡眠障碍、喉头及胸部的紧迫感、便秘、消化不良、胃肠胀气、心悸、气短等病症，患者经常长期在各种综合医院就诊，被诊断为多种植物神经功能紊乱，但多数对症治疗无效。部分患者甚至因为躯体不适而掩盖了抑郁症的典型表现，导致医生及患者和

家属的识别、发现困难,从而影响了抑郁症的及时治疗。

（7）自我评价低:轻者有自卑感、无用感、无望感、无价值感;重者把自己说得一无是处,有强烈的内疚感和自责感,甚至选择自杀作为自我惩罚的途径。

（8）自杀观念和行为:这是抑郁症最危险的行为。患有严重抑郁症的患者常选择自杀来摆脱自己的痛苦。抑郁症患者中通常有 20%~25% 的患者会出现自杀行为,而自杀死亡的人群中约有 20% 患有抑郁症而导致自杀。

（9）精神病性症状:有部分抑郁症患者可能会出现幻觉和妄想等精神病性症状,比如说罪恶妄想、无价值妄想、躯体疾病或灾难妄想等,也可有幻听。通常在抑郁症状较为严重时出现。

（10）其他症状:抑郁症患者还可能有激越、焦虑、性欲低下、记忆力和注意力减退等症状。也会有患者出现认知扭曲,如对各种事物均做出悲观的解释,将周围的一切都看成是灰色的。

3. 抑郁症状的评估　对抑郁症状的临床评估主要包括医生的临床访谈和患者自我评估两部分。常用的抑郁评定量表包括综合医院焦虑抑郁量表（HAD）、抑郁自评量表（SDS）等。

（三）职业耗竭

1. 职业耗竭的概念　"耗竭"（burnout）一词原指燃尽。1974 年美国精神分析学家 Freudenberger 首次将它使用在心理健康领域,用来特指从事助人职业的工作者由于工作所要求的持续情感付出、在与他人相互作用过程中所遇到的各种矛盾、冲突而引起的挫折感的加剧,最终导致在情绪、情感、行为方面的身心耗竭状态。

职业耗竭即执业过程中的工作倦怠,是 occupational burnout 的中文译法,指个体由于长期处于工作压力状态下而出现的一组身心消耗过度、精力衰竭、以情绪衰竭、低成就感以及去人性化等为主要表现的症候群,是个体因为不能有效应对工作上的、延续不断的各种慢性压力,而产生的一种延迟性心理反应。职业耗竭主要表现为身体疲倦、情绪低落、创造力衰竭、价值感降低、人性化淡漠、攻击行为等。

据世界卫生组织 2019 年 5 月的最新定义,职业倦怠是一种与长期悬而未决的、与工作压力相关的综合征。ICD-11 倦怠可以由于不能有效应对职业相关的应激、压力而引起,导致以下述症状为特征的综合征:精力、能量耗尽感,与自己的工作产生越来越大的心理距离,或有与工作相关的消极、愤世嫉俗情绪;工作效能下降。然而,虽然职业耗竭影响健康,可能成为人们求助于医疗服务的原因,但世界卫生组织并未将其归类于某个临床医学的情况。

20 世纪 70 年代,国外开始对职场中的工作倦怠进行研究,医务人员是最早被关注的职业之一。90 年代后期,美国国家职业安全与健康所（NIOSH）列出了 130 种具有紧张倾向的职业。根据职业类别的不同,这些容易产生紧张的职业主要有:责任重大的工种,如医务人员、警察、航空交通管制员、驾驶员等;从事紧急事故处理的人员,如医疗救护人员、消防队员、抢险队员等;脑力劳动强度较重的职业,如医生、计算机工作人员、教师、管理工作者等。因此,不论从哪个角度看,医务人员都是最容易出现职业耗竭的人群之一。

2. 职业耗竭的评估　职业耗竭的评估可以用"职业耗竭量表"来进行量化评定。随着生物医学模式向生物 - 心理 - 社会医学模式的转变,国外于 70 年代开始了职业耗竭对人体生理、心理和行为功能影响的研究。Maslach 等人于 1981 年开始研制"职业耗竭量表（Maslach Burnout Inventory, MBI）",经过多次修订,于 1996 年正式出版了职业耗竭量表（修订版）（Maslach Burnout Inventory Revised Edition, MBI-R）。该量表能全面系统地反映情感耗竭（emotional exhaustion）、去人格化（depersonalization or dehumanization）、低个人成就感（reduced personal accomplishment）这三个主要的因子。

以上三个因子中,英文词"depersonalization"含义不同于精神病理学中的"人格解体",而是译为"去人格化或非人性化",意指在需要长期与人密切接触、交往的服务性职业中,从业人员容易出现逐渐将具体的服务对象不再当做需要情感卷入的活生生的人,而是视其为物的倾向。相应地,在与服务对象的沟通、互动中,倾向于按常规进行冷漠、刻板处理,越来越减少情感投注和个性化对待。更严重时,视工作对象为负担,产生厌恶、敌对情绪。

3. 医护人员职业耗竭 近年来，我国也加大了对医务人员、警察和教师等工作倦怠高危职业的关注和研究。有调查显示，我国公立医院的医生是工作倦怠的高危人群，尤其在三级医院发生率最高。北京5所三级综合医院的研究发现：三级甲等医院对医疗、科研、教学的要求高，竞争激烈，因此在此类医院工作的医务人员压力最大，心理健康水平较低，更容易出现职业耗竭；其中，对具有下述特征的医务人员要重点关注，必要时进行职业压力管理和心理干预：在三级甲等医院工作、40岁以下、女性、工龄10~20年、护士、重症监护室、夜班≥6d/月、工作表现自评差、身体健康自评差、患各类慢性疾病的人员。

一项对我国1 916例医护人员职业紧张、应对资源、职业耗竭、焦虑、抑郁、A型行为的研究表明：①我国医护人员正承受着高水平的职业紧张水平，主要表现在任务不适、责任感和工作环境、任务过重等方面；医护人员职业紧张的水平随着年龄增长而呈下降趋势，40岁以上医护人员责任感最强，表明承受着高责任感、职业紧张；而40岁以下医护人员承受着较高的任务不适、任务模糊、任务冲突、任务过重、工作环境差等职业紧张。②医护人员个体应对资源水平较低（仅社会支持水平较高），40岁以下医护人员的应对资源较其他医护人员低。③40岁以下医护人员焦虑、抑郁水平较高。④40岁以下医护人员的业务、人际关系、躯体紧张反应水平均较高，说明医护人员，特别是40岁以下医护人员职业紧张反应水平较高。⑤职业耗竭方面：医护人员的情感耗竭、去人格化2个维度得分均较高，其中，40岁以下医护人员情感耗竭、去人格化2个维度得分均高于其他医护人员得分；而且，这样的职业耗竭与职业任务、个体紧张反应成明显正相关；与应对资源成明显负相关；与个人成就感、工作能力成负相关；与A型行为、焦虑成正相关。

这些研究提示，职业耗竭越明显，工作压力和工作强度会显得更大，幸福感易降低，体力精力如不能及时得到补充，则人的心理健康状态就更容易出现问题。北京一项关于三级甲等综合医院女性医务人员的调查就证实了这一现象，而且护士体验到职业耗竭与低幸福感的比率更多。卫生部曾公布了一项对全国696所三级医院护士流失率的调查结果：年平均护士流失率5.8%，最高达到12%。由此可见，职业耗竭对于医务人员产生了很大的影响，甚至导致医务人员彻底离开了这一职业。

（四）其他问题

1. 药物滥用 医务人员压力大，加上需要经常倒班、半夜抢救等工作特性，常导致失眠；同时，也由于工作性质，使得医务人员对药品的可及性比一般人群更容易，使得部分医务人员往往长期服用镇静催眠药物、解热镇痛药等。

2. 酒精依赖 在重压之下，部分医务人员也会采取酗酒的方式麻醉自己，久而久之就成为了酒精依赖。国外有部分医院专门开设了针对医务人员的门诊或病房，来帮助医务人员戒断药物或酒精。

3. 心身障碍 许多医务人员患有高血压、糖尿病、消化性溃疡、慢性疼痛等身心疾病，这都是由于压力过大间接导致的。

4. 离婚率高 由于医务人员工作繁忙，与家人沟通比较少，容易产生家庭矛盾。孙晶对赤峰市某医院医务人员家庭功能与工作绩效的研究发现，医疗人员的工作与家庭之间是反向关系：即工作业绩好的医务人员平日把更多的精力投入到工作与学习中，在家庭中与家人沟通交流的时间很少、信息交流的能力低。

第三节　心理健康状况的评估

心理健康评估既可以了解正常人群的个体心理特征，也可以对不健康的心理、行为进行判断，从而可以有的放矢地对不同人群进行心理健康方面的指导。因此，心理评估是医学心理学研究与临床实践中的重要方法和手段之一。

一、心理评估的方法

（一）心理评估的概述

心理评估（psychological assessment）是依据心理学的理论和方法对人的心理品质及水平做出鉴定的过程，如对情绪、记忆、智力、性格等。

心理评估的目的是对心理现象进行定性和定量的描述，是医学心理学研究与临床实践的重要方法。通过心理评估,可对心理现象进行深入的理解,有助于对心理品质进行性质和程度的判断。

(二)心理评估的方法

1. 观察法　观察法(observation method)是通过对被评估者的行为表现直接或间接的观察或观测来进行心理评估的方法。

2. 会谈法　会谈法(interview method)也称作"交谈法",是由主试者与被评估者面对面进行语言交流来进行心理评估的方法,包括自由式会谈和结构式会谈。

3. 调查法　调查法是间接、迂回的方式,从当事人或他人处获得信息或资料来推断被调查者的心理状况。

4. 心理测量法及临床评定量表　心理测量是依据一定法则,用量化的方式对心理现象或行为进行确定和测定。在心理评估中,心理测量有十分重要的地位,因其可对心理现象的某些特定方面进行系统评定,并一般采用标准化、数量化的原则,所得结果可以参照常模进行比较,从而避免一些主观因素的干扰,使结果更为客观。

二、目前临床常用的评估工具

(一)9条目患者健康问卷

9条目患者健康问卷(patient health question,PHQ-9)是由美国精神疾病诊断与统计手册DSM-Ⅳ中关于抑郁障碍的9条抑郁核心症状学标准发展而来的自评量表,条目简单、使用简便,经过信效度验证,可用于筛查或诊断抑郁,也可以用来评估患者对治疗的反应。该量表目前也是美国精神疾病诊断标准第5版(DSM-5)唯一推荐评估抑郁严重程度的抑郁量表。

1. 量表及条目　见表28-1。

2. 计分规则

(1)计算总分:见表28-2。

表 28-1　PHQ-9 抑郁症筛查量表

在过去的2周里,你生活中以下症状出现的频率有多少?

序号	问题	没有	有几天	一半以上时间	几乎每天
1	做事时提不起劲或没有兴趣	0	1	2	3
2	感到心情低落、沮丧或绝望	0	1	2	3
3	入睡困难、睡不安稳或睡眠过多	0	1	2	3
4	感觉疲倦或没有活力	0	1	2	3
5	食欲不振或吃太多	0	1	2	3
6	觉得自己很糟,或觉得自己很失败,或让自己或家人失望	0	1	2	3
7	对事物专注有困难,例如阅读报纸或看电视时不能集中注意力	0	1	2	3
8	动作或说话速度缓慢到别人已经觉察?或正好相反,烦躁或坐立不安、动来动去的情况更胜于平常	0	1	2	3
9	有不如死掉或用某种方式伤害自己的念头	0	1	2	3

总分:_____

表 28-2　评分标准

分值	结果分析			
标准分 (请在相应分值处打"√")	没有抑郁	有抑郁症状	明显抑郁症状	重度抑郁
	0~4 分	5~9 分	10~14 分	15~27 分

（2）核心项目分

项目1、项目4、项目9,任何一题得分 >1（即选择2、3）,需要关注。

项目1、项目4,代表着抑郁的核心症状。

项目9代表有自伤意念。

（二）广泛性焦虑量表

广泛性焦虑量表（generalized anxiety disorder-7, GAD-7）是基于美国精神障碍诊断标准中关于广泛性焦虑障碍的症状而编制的,条目简单、使用简便,是一个快速、简便、可靠、有效的 GAD 识别工具,经过信效度验证,可用于评估焦虑症状的严重程度、监测症状改善程度,在国内外已被广泛应用于临床实践。

1. 量表及条目　见表 28-3。

2. 计分规则　见表 28-4。

表 28-3　GAD-7 自评量表

在过去的 2 周内,有多少时候您受到以下任何问题困扰?（在您的选择下打"√"）	完全不会	几天	一半以上的日子	几乎每天
1. 感觉紧张,焦虑或急切	0	1	2	3
2. 不能够停止或控制担忧	0	1	2	3
3. 对各种各样的事情担忧过多	0	1	2	3
4. 很难放松下来	0	1	2	3
5. 由于不安而无法静坐	0	1	2	3
6. 变得容易烦恼或急躁	0	1	2	3
7. 感到似乎将有可怕的事情发生而害怕	0	1	2	3
	总分:_____=〔___+___+___〕			

表 28-4　评 分 标 准

分值	结果分析			
	正常	轻度焦虑	中度焦虑	重度焦虑
标准分（请在相应分值处打"√"）	0~4 分	5~9 分	10~14 分	15~27 分

（三）职业耗竭量表（修订版）

Maslach 等人于 1981 年开始研制"职业耗竭量表（Maslach Burnout Inventory, MBI）",经过多次修订,于 1996 年正式出版了职业耗竭量表（修订版）（Maslach Burnout Inventory Revised Edition, MBI-R）。该量表能全面系统地反映情感耗竭、去人格化、低个人成就感,可以较为系统地了解职业耗竭情况。

1. 量表及条目　见表 28-5。

2. MBI-R 的结构及得分说明　MBI-R 包含三个维度（表 28-6）,即情感耗竭、去人格化和低个人成就感,每个维度由相应的条目组成。情感耗竭包含 5 个条目,去人格化包含 4 个条目,低个人成就感包含 6 个条目,共 15 个条目;每一条目按 7 个级别评分。情感耗竭、去人格化 2 个维度,得分越高,说明职业耗竭程度越高;低个人成就感维度的得分越低,说明职业耗竭程度越高。

量表总得分在 50 分以下,工作状态良好;在 50~75 分,存在一定程度的职业耗竭,需要进行自我心理调节;得分在 75~100 分,建议适当休假,离开工作岗位一段时间进行调整;得分在 100 分以上,建议咨询专业医生或辞职,或换个工作也许对人生更积极。

（四）系统家庭动力学自评量表

20 世纪 80 年代末,系统家庭治疗从德国引入并开始在中国移植发展时,家庭治疗师逐渐意识到需要有测量工具来评定咨询者的家庭功能,给家庭治疗指导方向并发展相应的有中国特色的理论。系统家庭治疗的核心及基础是以系统思想为指导的家庭动力学理论。该理论把家庭看作一个系统,家庭成员间相互构成了一个个子系统;子系统通过情绪、认知模式、交往互动行为等要素在相互间的流动从而影响并形成了家庭系统的整体功能。基于此,赵旭东等以家庭动力学理论为编制的理论基础和框架,由康传媛、杨建中等人共同编制了系统家庭动力学自评量表(self-rating scale of systemic family dynamics, SSFD)。量表的编制通过2个阶段心理测量学的修订,形成了29个条目组成的量表,具有较好的信度和效度,已在临床中得以使用,目前是我国自主编制的唯一的家庭动力学自评量表。

1. 量表及条目 见表 28-7。

表 28-5 职业耗竭量表(修订版)(MBI-R)

请您根据自己的感受和体会,判断它们在您所在的单位或者您身上发生的频率,并在合适的数字上划○

	0 从不	1 极少	2 偶尔	3 经常	4 频繁	5 非常频繁	6 每天
情绪衰竭							
1. 工作让我感觉身心俱惫							
2. 下班的时候我感觉精疲力竭							
3. 早晨起床不得不去面对一天的工作时,我感觉非常累							
4. 整天工作对我来说确实压力很大							
5. 工作让我有快要崩溃的感觉							
去人格化							
1. 自从开始干这份工作,我对工作越来越不感兴趣							
2. 我对工作不像以前那样热心了							
3. 我怀疑自己所做的工作的意义							
4. 我对自己所做的工作是否有贡献越来越不关心							
低个人成就感							
1. 我能有效地解决工作中出现的问题							
2. 我觉得我在为公司作有用的贡献							
3. 在我看来,我擅长于自己的工作							
4. 当完成工作上的一些事情时,我感到非常高兴							
5. 我完成了很多有价值的工作							
6. 我自信自己能有效地完成各项工作							

表 28-6 职业耗竭量表(MBI-R)维度说明

问卷/维度	条目数	说明
情感耗竭(EE)	5	衡量个体压力的维度,指没有活力、没有工作热情,感到自己的情绪、情感处于极度疲劳状态,它被视为职业耗竭的核心维度,并且也是最明显的症状表现
去人格化(DP)	4	衡量人际关系的维度,表现为个体情绪、情感以一种消极的、否认的、麻木不仁的态度和情感去对待自己身边的事,对他人再无同情心可言,甚至把人当做一件无生命的物体看待
低个人成就感(RPA)	6	衡量自我评价的维度,表现为个体对自己工作的意义和价值的评价下降,自我效能感丧失,时常感觉到无法胜任,从而在工作中体会不到成就感,不再付出努力

表28-7　系统家庭动力学自评量表

指导语:下列是一些关于家庭成员之间人际交流情况的描述,其本身并无好坏之分,每一描述后面有 5 个答案,每题从"完全符合"到"完全不符合"分别用 1、2、3、4、5 代表。请您仔细阅读每个问题,然后根据您家的实际情况在每题后选择最像您家情况的 1 个答案,并在所选的数字上打勾。

	完全符合	很符合	部分符合	很不符合	完全不符合
1. 我们家允许家庭成员按自己的方式生活。	1	2	3	4	5
2. 父母允许我自由发展兴趣爱好。	1	2	3	4	5
3. 我们家的人互相间感情很深,一人有麻烦,大家都会感到痛苦,焦虑不安。	1	2	3	4	5
4. 我们家的孩子很自由地自己做决定。	1	2	3	4	5
5. 我们家不喜欢与我们观点不一样的人。	1	2	3	4	5
6. 家庭成员为彼此间的亲密而自豪。	1	2	3	4	5
7. 我们家的人争执很多,但很少解决问题。	1	2	3	4	5
8. 我们家的人认为自我调整心理状态可以治疗心理疾病。	1	2	3	4	5
9. 我的时间由自己安排。	1	2	3	4	5
10. 议论一个人或一件事时,我们家的人喜欢用"是"或"非","好"或"坏"来做简单明了的概括。	1	2	3	4	5
11. 在家中违反家规者会受到严厉的批评。	1	2	3	4	5
12. 父母不用严格的规则来约束我们。	1	2	3	4	5
13. 我们家待人接物时,有的人和事被看得糟透顶,有的又被认为再好不过。	1	2	3	4	5
14. 我们家的人经常争吵。	1	2	3	4	5
15. 家庭成员之间很容易表达彼此的温暖和关怀。	1	2	3	4	5
16. 我们家的人认为,某些疾病与人际关系紧张有关。	1	2	3	4	5
17. 全家人对重大的家庭决策都有发言权。	1	2	3	4	5
18. 我们家的人认为一件事情好就是好,不好就是不好,不存在其他情况。	1	2	3	4	5

续表

	完全符合	很符合	部分符合	很不符合	完全不符合
19. 我们家的人在一起时轻松愉快，能畅所欲言。	1	2	3	4	5
20. 我们家的人总是只接受与我们观点相同看法。	1	2	3	4	5
21. 我们感到一家人很团结，富有协作精神。	1	2	3	4	5
22. 我们家的人认为，心理障碍的发生与家庭环境有关。	1	2	3	4	5
23. 我们家允许每个人有自己的个性和不同。	1	2	3	4	5
24. 家庭成员都能看到相互间的长处和不足。	1	2	3	4	5
25. 我们家的人认为心理疾病与个人的生活方式有很大关系。	1	2	3	4	5
26. 在我家无论做什么事情，都得向家长请示汇报。	1	2	3	4	5
27. 家庭成员常彼此指责、贬低。	1	2	3	4	5
28. 家庭成员做事时很少考虑家里其他人的意见。	1	2	3	4	5
29. 父母总是干涉孩子做的每一件事情。	1	2	3	4	5

2. SSFD 的结构及得分说明　SSFD 由 4 个维度、29 个条目组成：家庭气氛 11 条、系统逻辑 6 条、个性化 8 条、疾病观念 4 条。

得分解释：

家庭气氛：该维度得分越低，则表明家庭的气氛越轻松愉快。

个性化：该维度得分越低，则家庭成员的感情分化程度越高，父母对孩子的控制越少，允许孩子有自己独立的发展空间。

系统逻辑：该维度得分越高，则家庭成员更倾向于用"既……又……"的逻辑判断和多元化思维模式来看待家庭规则和家庭制度。

疾病观念：该维度得分越低，则家庭成员越倾向于认为每个人的心身状态和自身的努力和心理因素有关，可以靠自己的心理调节起到一定的作用。

（五）综合生理－心理－社会评估问卷

目前缺乏对于兼顾生理、心理和社会 3 个维度的综合评估量表。在临床工作中，多以多个量表合并使用，这样就存在量表之间的相关和重复，花费了较多的时间，且随着评估时间的延长，患者投入的精力下降，评估的准确性降低。北京协和医院心理医学科通过 Delphi 专家咨询法，自主开发设计了第一个包含生理－心理－社会 3 个维度的量表——综合生理－心理－社会评估问卷（UPPSAQ-70）。该量表共 70 项条目，8 个因子，包括：情绪量表（1~9 题）、睡眠量表（10~17 题）、焦虑与躯体不适量表（18~35 题）、疼痛量表（36~38 题）、性功能量表（39~43 题）、快乐和满意度量表（44~52 题）、疑病量表（53~64 题）和社交障碍量表（65~70 题）等 8 个因子，生理（10~17、39~42、36~38、26~35 题）、心理（1~9、18~25、53~64 题）和社会（44~52、65~70 题）等 3 个维度。每个条目分为：完全没有 =0，有时 =1，超过一半天数 =2，几乎每天 =3，共 4 个程度等级。

1. 量表及条目　见表 28-8。

表 28-8　综合生理 – 心理 – 社会评估问卷（UPPSAQ-70）

以下将对您的健康状况作初步评估,请在最符合您实际情况处打√

在过去 2 周内,以下情况困扰您有多频繁?

		完全没有	有时	超过一半天数	几乎每天
1.	没有兴趣做事情或做事情没有乐趣				
2.	感到情绪低落、沮丧,或者生活没有希望				
3.	难入睡,或易醒,或睡得过多				
4.	感到疲倦或没有精力				
5.	胃口差或吃得过多				
6.	觉得自己很差,或是个失败者,或让自己和家人失望				
7.	很难集中注意力,如看报纸或看电视				
8.	别人注意到你的行动或者说话很缓慢,或相反,你变得比平日更心烦、坐立不安、静不下来				
9.	有过或者还不如死了好或以某种方式伤害自己的想法				

在过去 3 个月中:

		无	1~2 次 / 周	3~4 次 / 周	≥5 次 / 周
10.	入睡困难（30 分钟不能入睡）				
11.	夜间易醒（≥2 次醒来）				
12.	早醒（较平常提前 1 小时或以上）				
13.	做噩梦				
14.	睡眠质量差				
15.	使用助眠药物				
16.	白天感到困倦				
17.	睡眠问题导致白天做事精力不足				

在过去 3 个月中:

		完全没有	有时有	超过一半时间	总是这样
18.	我感到紧张不安,或担心害怕				
19.	我预感好像会有什么不好的事情发生				
20.	我会突然感到恐慌				
21.	我的心中充满了烦恼或矛盾				
22.	我感到压力很大				
23.	我感到做事效率低				
24.	休息时,我能够安闲而轻松地坐着				
25.	我坐立不安,感到好像非要活动不可				
26.	我很容易疲劳				
27.	由于疲劳,我的身体功能受到影响				
28.	由于疲劳,我的工作、家庭或社会生活受到影响				

续表

		完全没有	有时有	超过一半时间	总是这样
29.	疲劳成为影响我能力发挥的主要症状之一				
30.	食欲下降或增加				
31.	进食量减少或增加				
32.	腹部不适或腹痛或腹胀				
33.	打嗝或嗳气				
34.	恶心或呕吐				
35.	腹泻或便秘				

在过去 3 个月中：

36.	出现明显疼痛	完全没有	有时有	超过一半时间有	频繁或总是这样
37.	疼痛最重时的程度	无痛0 ├────── 1 ──────┤ 2 ──────┤ 剧痛3			
38.	疼痛程度达 2~3 的比例	0~20%	21%~50%	51%~80%	81%~100%

在过去 3 个月中：

39.	我的性欲	很强	较强	一般	很弱
40.	我容易产生性兴奋	很容易	比较容易	一般	很难
41.	我容易勃起 / 阴道湿润	很容易	比较容易	一般	很难
42.	我容易达到性高潮	很容易	比较容易	一般	很难
43.	我对自己的性生活满意	很满意	比较满意	一般	很不满意

在过去 3 个月中：

		完全没有	有时有	超过一半时间有	频繁或总是这样
44.	我乐于并期待与亲朋好友相聚或交谈				
45.	我同亲朋好友一起做活动计划				
46.	我乐于与同事或邻居交谈				
47.	我愿意了解别人的问题				
48.	我喜欢我周围的人				
49.	我和我周围的人相处融洽				
50.	我和我周围的人一起开玩笑				
51.	我认为自己能满足亲朋好友的需要				
52.	我与亲朋好友之间无重大问题或冲突				

在过去 3 个月中：

		完全不同意	部分同意	较大程度同意	完全同意
53.	我很害怕无法专心工作				
54.	如果不能专心工作，我担心可能会失控				
55.	我很害怕头晕、头痛的感觉				
56.	在头痛、头晕或脸发麻时，我担心可能会中风				
57.	我很害怕心跳过快的感觉				
58.	在心跳过快、漏跳或胸部疼痛时，我担心可能会心脏病发作				
59.	我很害怕气短或窒息的感觉				
60.	在感到氧气不足、胸口或喉咙发紧时，我担心可能会憋死				
61.	在剧烈胃痛时，我担心可能得了癌症				
62.	我很害怕"发抖"（颤抖）的感觉				
63.	我很害怕身体出现奇怪的或说不清楚的感觉				
64.	在难以清醒思考或大脑一片空白时，我担心可能会出可怕的问题				

在过去 3 个月中：

		害怕 / 焦虑的程度			
		无	轻度	中度	重度
65.	与重要人物谈话				
66.	在公共场合打电话或吃喝				
67.	在人前表演演讲或在会议上发言				
68.	组织或参加聚会或集体活动				
69.	进入已有人就座的房间或在有人注视下工作 / 书写 / 参加测试 / 作汇报				
70.	与不太熟悉的人打电话 / 结识 / 交谈 / 会面 / 目光对视				

2. UPPSAQ–70 的结构及得分说明　UPPSAQ–70 量表含 8 个因子，包括：情绪（1~9 题）、睡眠（10~17 题）、焦虑与躯体不适（18~35 题）、疼痛（36~38 题）、性功能（39~43 题）、快乐和满意度（44~52 题）、疑病（53~64 题）和社交障碍（65~70 题），每个因子各条目相加为因子分，70 个条目计算总分。

评分标准：0、1、2、3 评分，其中第 24 题、第 44~52 题反向评分。

单项均分 >1 或总分≥65，提示筛查阳性，建议进一步进行评估或咨询专业人员。

第四节　巴林特小组工作促进医务人员心理健康

如前文所述，医务人员的心理健康与职业压力和个人特征相关，而医患关系既是职业压力的重要来源，也挑战着每位医务人员作为普通人的部分。巴林特小组工作作为一种职业化医患关系技术，可以帮助医务人员得到情感支持、理解医患关系、提高沟通能力、减少职业耗竭，具有促进医务人员心理健康的效果。

一、巴林特小组工作方法

首先巴林特小组工作采用和遵守一般的小组工作方法，包括成员尽量固定、保障成员参与度最大化、设置严明的安全性规定等，这些在巴林特小组工作中同样重要。另外，对"理解医患关系"这一核心任务，巴林特小组工作中要努力"创造条件，让医生能够隔开一段距离去观察他们自己的方法和对患者的反应；发现他们对待患者的独特方法中哪些是有用的、是可以被理解的、是值得发展的，哪些是不怎么有用的，并且在医生理解了它们背后的动力意义之后，是可以尝试调节，甚至加以抛弃的"。

（一）人员及时间设置

一个巴林特小组工作成员人数选择是视小组工作动力而定的，通常由 8~12 位参与者组成，小组中有 1~2 名受过专门训练的组长。小组成员可以是各种类各专业的临床工作者，如不同科室医生、全科医生、精神 / 心理科医生、护士，也如咨询师、心理治疗师等。小组成员可以是来自不同或相同临床背景的人员，不同背景人员的优势在于可以集思广益，相同背景人员则可以更容易在相同专业知识背景下互相理解。理想情况下，一个巴林特小组工作应拥有固定的成员，大家连续、全程参加这个小组的工作，成员都有机会作为案例医生并可以提供正在进行中的临床案例。

巴林特小组工作可以按每周、每月或者每季一次规律地开展工作，也可以在约定的时间例如周末或者例行会议上连续进行多次工作。如此成年累月的定期会面，不仅可以增加小组成员的信任，使得小组得以在更深层次展开工作，也可以有机会呈现更多有挑战性的案例，还能使临床医生有条件通过随访在小组中讨论的案例并尝试新的医患互动方式，小组也有机会通过讨论来"随访"这个案例。

在巴林特小组工作研讨会、工作坊和培训中，连续几天（通常 3~5 天）参加同一个小组的多次活动。活动中会运用各种小组技术、关系技术和心理技能，切身学习和体验建立小组成员间的信任、开展职业化医患关系的学习和演练。但除非这样的研讨会、工作坊或培训也是固定或重复进

行的，否则小组成员可能没有机会了解和分享巴林特小组工作对医务人员实际诊疗过程的影响。

每个巴林特小组工作每次持续 1.5~2 小时，开始即设定好结束的时间。每次小组工作讨论 1~2 个案例（目前阶段多数情况以完成 1 个案例为妥）。

场地应能够满足让所有参与者坐成一圈，所有的椅子应该是相同的。正圆的一圈有助于让小组中的成员看见彼此，组长也能最大限度地看到所有成员。如果小组有 2 位组长，座位应该呈 180° 相对，以便能够从视野上互补。

整个小组工作过程着重关注的是实际的医患关系，工作中使用整个小组成员资源和个人经历及感受，探索医患关系中可能被忽视的部分。

（二）巴林特小组工作流程

流程的主要框架和内容见表 28–9 所示。

如果是新建立的巴林特小组，在以上小组工作开始之前应首先相互介绍，并强调小组的基本原则：保密、界限、负责任、守时间。对于保密这一点再强调也不为过。众所周知，任何形式的工作团体，安全性都是基础。在巴林特小组工作中还有一个约定，即案例只在小组工作中讨论，在小组之外不再提起和自行、随意讨论。

准备好开始小组工作后，由组长邀请小组成员安静思考片刻并准备申请提供案例。巴林特小组工作中讨论的案例均是由组长邀请成员在小组中自发产生的。通常会鼓励提供那些令医生有着强烈感受的案例或医患关系情形，例如那些令医生害怕再次见到的、令医生感到无法帮助的、令医生一坐在小组里就涌入脑海中的案例或让人一想起来就会情绪强烈、就会睡不着的情形等。案例不一定是有某些特定问题或某些特定疾病。可以是一次急诊病例，也可以是长程治疗病例。最好是目前仍在治疗随访中的患者。有时小组中会出现不止一个案例，一般采用紧急案例优先，兼顾公平的原则。

确定案例医生后，组长请他 / 她讲述案例，或者一个关于患者的患病和就诊故事。案例医生不使用任何病历记录，只凭记忆口头报告患者的情况、医患之间的会面、疾病和症状、患者的情绪以及自己对患者的感觉等在当下出现在脑海里的内容。这个过程通常需要 10~20 分钟，其他小组

表 28-9 巴林特小组工作流程

时间	案例医生	小组	组长
5 分钟	现场产生	安静思考、提出申请	协助小组决定案例医生
10 分钟	讲述案例的主要或重要方面。不必面面俱到	认真专注的倾听、理解、领会、感知、感觉和想象，捕捉自己想做些什么的冲动（可以是任何事情），捕捉那些很不寻常的想法	监控时间、进程和内容
5 分钟	归纳提出问题	认真专注的倾听	协助确认问题的 2~3 个方面 归纳出正性的和可以被影响（可以改变）的方面
10 分钟	直接回答问题	询问关于案例中的事实性或者有实际答案的问题	防止解释和建议、过多猜测 这一环节不作深入的心理活动表述
30 分钟	稍往后靠，不发言 认真专注的倾听	自由表达自发想法，以"我"来陈述。允许所有事情，甚至不平常的事情，也在这一环节表达改变	总结，注意以"我"发言，对差异作正面解读，鼓励自由发言，鼓励个人想象，保护案例医生，掌控时间，保持方向
10 分钟	个人自由反馈	倾听和进一步思考 不发言	询问案例医生："你所听到的，哪些对你而言是有意义的或者重要的"
5 分钟			总结小组工作 感谢案例医生 感谢小组成员

成员应注意不要打断。在案例医生报告案例过程中，其他小组成员要集中注意倾听，并关注自己的感受、想象、身体的感觉、内心的冲动等体验。报告案例要尽量避免程式化的、公文化的方式，这对于许多医生而言并不容易，但自由报告的方式的确是打开潜意识大门的有效途径。

案例医生讲述后，组长请他／她提出在小组中希望讨论的方向，协助其归纳自己关注的问题和方面。当然，案例医生没有特别的要求也很常见。

之后是集中提问环节。小组成员可以对案例中的细节进行提问，询问自己关心的、能获得客观信息的事实性问题，例如可以询问患者的长相、家庭、诊断治疗、与医生的交往过程等，而不是阐述自己主观的推测、判断或想象，不做解释或建议。组长在此环节应注意把握节奏和控制所提问题，例如提醒小组成员某些问题可能没有实际的答案，或者可能是医生的隐私问题，在此并不适合询问等。

提问环节结束之后，组长请案例医生往后离开一点距离，放松就座。集中倾听其他小组成员的感受、感觉和对医患关系的看法，即使有一些时候自己非常想要讨论、作出回应、给一番解释等，也不要行动，抑制住这些冲动但记住它们。小组成员在这个讨论环节以"我"参与，自由阐述自己的感受、想法、躯体感觉、幻想、猜测，即使是那些与众不同的想象。这个环节中任何想法／想象都会有帮助。比如自己脑海中可能会浮现出某些场景，例如患者可能像一只狮子，而医生像一只老鼠；或者家庭的其他成员可以被看成是树；工作人员好似游泳池里的鲨鱼等。这些自由的感受和想法没有什么是错的。"创新地想，自由地想"，巴林特医生是这样鼓励小组成员的。这也就是自由联想，每个想法都可能指向故事中的潜意识内容。小组成员常常会对案例故事中的一个人物产生更多的认同，例如对医生、医生的同事、患者、患者的家属等，这就是角色认同，这样的角色认同有助于小组成员理解案例中人物的心理活动。如此一来，巴林特小组工作就像一个棱镜，折射出医患关系中的不同方面和不同层次，给了案例医生一个机会，能够发现之前自己忽视的或者困惑的问题。

在讨论环节中，案例医生始终拉开距离看着这一切，专心聆听并进行反思。他／她会发现新的视角,照亮之前的盲点,找出之前与患者相处出现困难的可能原因,有时他/她觉得有些想法很不靠谱。而案例医生可以选择和决定自己带走什么,什么是值得自己记住并在下次接诊患者时应用的。所有的小组成员在这一过程中也获得了更加理性和分析性地去观察医患之间职业关系的能力。巴林特小组工作还有自我体验的成分,报告者和所有小组成员都能够不谈论自己的隐私就更多地了解了自己。

讨论后,案例医生继续参与到小组工作中,可以进行反馈。组长也可以邀请案例医生进行最后发言。结束前,组长对案例医生和小组表达感谢。

(三)组长的任务

1. 确保小组安全性　创造和谐气氛由场地设置开始。需要保证场地安静、不被打扰;环境及摆设尽量清洁、简单、舒适;小组成员围坐成一圈,间距适当。小组开始前小组成员自我介绍。专门强调小组的安全性设置,确保每个小组成员都承诺遵守保密原则。尊重、平等地对待每个小组成员。通过示范作用带动小组,例如让每个小组成员有发言机会;倾听发言并且不随意打断他人讲话;对小组成员发言给予感谢;鼓励小组成员给案例医生以正性反馈、建设性意见等。

2. 严格控制进程　确保小组讨论环节在约定的时间框架之下,不随意拖沓。在发现小组发展偏离目标时,分析原因并作出适当干预。如可以提出适当的问题来引导小组对医患关系进行思考和联想,注意还原患者整个人的形象和心理活动、医患关系当中的动力影响、医生可能的盲点等。

以下问题是组长干预的一些实例:

(1)你认为患者那时是什么感受?

(2)案例中的患者是个什么样的人?

(3)对患者的生活状况,当前家庭和家庭背景,你知道些什么?

(4)患者的情况激起了我们内心什么样的感受?

(5)患者是怎么影响医生使其符合他/她的需求的,或者反之?

(6)患者和其环境之间有无潜在的"不和谐",是如何反映出来的?

(7)你认为患者如何看待他/她的医生,而

医生又是如何看他/她的?

(8)医生在这个情境下为什么这么做,他/她想通过这个行为达到什么目的?

(9)医生身上有没有什么东西一直被患者忽视,也许他/她生活中这些东西也一直被忽视?

3. 对小组的动力关系保持敏锐　组长需要对团体动力有一定了解。必须注意观察案例医生的表情姿势等,需要时及时作出干预。在巴林特小组工作中,案例医生可能会有很强的情绪体验,例如感觉不被理解、甚至委屈、愤怒,小组成员也可能有很强的情绪体验,例如困惑、无助。而这些恰是案例中的患者或医生会有的情绪,这个现象被称为镜像。这是组长可以应用的资源。

另外,常用来分析医患关系的角度是移情和反移情,如以上通过提问小组成员"你认为患者如何看待他/她的医生,而医生又是如何看他/她的?"就可以引导小组进行这方面的讨论。

4. 控制讨论聚焦　在巴林特小组工作中,应密切聚焦于对当前所提供案例的医患职业关系、聚焦于理解患者的表现和症状以及理解医生的潜意识回应。根本目的就在于使案例医生对自己的患者、对医患关系有更多角度的理解。小组工作不是为了追求对某个现实问题(例如"我是该接着给这个患者治疗,还是该转诊?")的答案,因此忌变为小组成员大谈自我成功/失败经验和对案例医生评论臧否、面授机宜。协助小组聚焦于当前案例,而不是联系其他的案例做总结和分析。

同时,也是巴林特小组工作最忌讳的,就是组长本人变成小组的中心,由组长来讲解和指导案例医生和小组成员。在小组中应始终明确小组的目标,尽量避免教学式的气氛。巴林特小组工作需要发挥的是小组的作用,组长需要做好引导的工作,让个人的分析和建议退到幕后。在这样的氛围中,才能避免好坏对错的评判,让潜意识中的内容浮现在小组当中。

5. 保护案例医生　整个小组工作过程中,组长需要十分注意保护案例医生的感受,避免受到指责和质问,鼓励小组成员给予案例医生共情;给予正性反馈;注意焦点在于当前医患关系,而不是案例医生自身的性格、隐私等。这和临床工作也是一致的,职业化医患关系的模式倡导"以患者为中心",在巴林特小组工作中自然要体现

"以案例医生为中心"的理念和意识；临床工作中强调保护患者的感受，给予支持、共情，促动患者自我理解和成长，在巴林特小组工作中当然也是强调要支持、正性反馈、共情，在有充分安全和相互理解的团体环境下才谈得上促动案例医生自我理解和成长。

6. 如果患者被忽视，代表患者说话　如果在小组过程中患者一直被忽略，组长需要运用干预技术引导小组展开对患者的联想和讨论，让小组中有人代表患者说话。不论是大家讨厌的患者、年幼的患者、生命垂危的患者还是精神疾病的患者，当小组对于患者能够进行近距离"亲密接触"往往对于医患关系会有更深刻的理解。当然，患者被忽略本身也可能是医患关系的镜像反映，代表了一种关系动力。

7. 组长的态度　就像临床医生对于患者的重要性一样，组长本人对于巴林特小组工作也是重要的人物，组长的态度和行为会成为小组的榜样。巴林特小组工作中倡导组长去倾听，让每个人做他们自己，以自己的方式充分表达，同时观察适当的信号，也就是别人真正期待从他/她这里得到些什么的时候才说话，表达的形式不是给出正确的答案，而是让参与者有机会自己发现处理患者问题的某个正确方法。这样，组长就能"现时此地"地让成员们理解他/她希望传递的了。

组长也可能犯错，但不一定会造成损害，只要他能够像要求小组成员接受错误那样去接受自己的错误，同样是一个良好的榜样。

为了小组的成长，组长需要面对很多困难和小组中的负面情绪，能够安然接受不确定性和学会耐心等待变化的发生是非常必要的。

二、巴林特小组工作理论和研究

（一）巴林特小组工作的原理

除了以上所述一般的小组工作原理之外，对于"理解职业化医患关系"这一核心任务，巴林特作为一个精神分析师自然常用到精神分析理论和方法。例如促进小组成员自由联想、角色认同；分析医患关系中的移情和反移情；还包括在系统理论下看待患者以及医生。在巴林特小组工作中也经常需要组长识别和处理现场的一些现象，例如讨论中被小组回避了的话题、镜像反应等。

小组工作的目标是帮助医务人员更加敏感、更加敏锐地发现患者在与自己相处时有着怎样的意识和潜意识内容。小组成员的倾听不同于临床病史采集，小组工作中鼓励倾听聚焦于那些高度主观和个人化的事件，而它们常常不会第一时间呈现在双方的意识中，甚至完全不受意识控制；常常难以用语言清楚描述，甚至是双方内心不允许自己轻易表述出来的。无论如何，这些事件存在着，并深刻影响着一个人对生活、患病、求诊以及接受医疗帮助等的态度和方式。

小组工作的任务一方面是让医生认识到这些在人的思维中自动产生的模式，并理解这些自动模式是如何影响患者对疾病的态度、如何影响患者与其他人特别是医生之间的关系的。小组工作的另一方面任务是让医生认识到医生的反应是影响患者与医生关系发展的另一个重要因素，而医生的反应也受到自身思维自动模式的影响。医生必须清楚和确定地认识到这两点，并且在巴林特小组工作中逐渐学习和尝试如何在建立医患职业化关系中不受到或者较少受到它们的束缚。

要达到这两个重要的任务，小组工作通过安全设置、不被评价、自由发言开始；过程中允许并鼓励呈现自己的情绪、身体的感受、内心的冲动、丰富的想象等主观性个人体验；进而尝试巴林特医生鼓励的"有勇气展示自己的愚蠢"；在小组中从不同角度把那些医患关系中发生的事件呈现出来，尤其将各种体验安全地呈现出来并重新理解它们。

（二）巴林特小组工作的几项基本共识前提

1. 绝大多数情绪处理都是潜意识的，最初不被察觉，但被各种因素影响。

2. 某些现象/问题没有对或错，也不是非此即彼，而是都有道理。表达出来矛盾的想法并接受，至少忍受这种模棱两可的感觉很重要。

3. 并不是必须知道关于患者的一切。有时被回避的事情（忘记或省略了的）常常有重要意义。

4. 童年经历是重要的，它对我们作为成人如何待人处事有深刻影响。

5. 医生是患者的重要情感依附对象，患者会从接触到医生的第一时间起对医生产生正性或负性的想法、感觉和期望。医生必须意识到这一点。

6. 患者的行为和感觉同样影响着医生的想法、感觉和行为。有时可能让医生感到困惑,感到无法作为。医生也有自己的情感和思维发展历史,有自己的优势和缺陷,医生也必须认识到这一点。

7. 语言和词汇可能有很多意思,必须从多个水平去理解患者的描述和疾病症状。例如,如果一个患者只是谈论阴暗狂暴的天气,那他/她很可能也是在诉说自己的内心感受。

8. 观察、思考和反思能力,指的是在头脑中容纳自我、他人以及两者的关系。如同"第三只眼睛",拉开距离去看自己以及自己与他人的关系。

(三)巴林特小组工作的重要作用

1. 提供情感支持 巴林特小组工作最显著的功能是提供一个安全的环境,使得困难案例中的情绪得以表达,小组成员对案例医生给予共情,使案例医生得到支持。

2. 提高沟通技能 在巴林特小组工作中,医生们通过反观自己对特定医患情形中医生和患者的反应,协助参与者发现不同的患者与医生那些不同的方面。提高医生理解患者和/或家人的立场、处境的能力,帮助医生更好地对患者的需要做出恰当的反应。这就在技能和行为操作层面提高了医生的医患沟通能力。

Rosin 等发现,参加巴林特小组工作 1 年以上的医生的自我评估有一个显著变化:98% 的医生认为,他们更能意识到患者想要说什么;症状背后隐藏的信息是什么;患者的真正需要是什么。95% 的医生确信,他们在医患互动中感觉更好了;他们开的药物减少了;特别是精神科药物减少了;患者夜间来电话的次数减少了。

K. Koehle 和 R. Obliers 在 1993 年开始的一项心理语言学研究中评估了"在巴林特小组工作之后医患对话的进步"。他们的研究假设是,在巴林特小组工作学习中,医生如果能识别自己的情绪、无意识反应以及他对患者的行为和躯体表现的情感共鸣,他将能够反思与患者的关系;他的工作风格和方式将变得更加以患者为中心,而不是以疾病为中心。研究小组对巴林特小组工作开始前和 1 年后的访谈进行录像并记录了差别。结果发现了很积极的进步,在巴林特小组工作开始

之前所有的医患对话中,医生的谈话占 43%。而 1 年的巴林特小组工作之后,医生的谈话在医患对话中减少到 27%,患者的谈话从 57% 增加至 73%。这一结果表明,参与巴林特小组工作后,医生给患者的空间更大,也更多倾听患者的诉求。另一个进步是谈话内容发生的改变。参加巴林特小组工作之后,医生更多地使用开放性问题,而不是提示性问题;更多地跟随患者的思维,而不是努力用自己的思维去解释、建议和劝说;更能够站在患者的立场,而不是他自己的、如巴林特医生所说的"圣徒般"的立场。虽然医生还是和从前一样对躯体疾病感兴趣,但他/她同时对患者的情绪和社会背景的兴趣增加了。同时发现医生无需花更多时间就得到了更多的有用信息。

3. 理解医患关系 巴林特医生认为医患之间的职业化关系处于临床医学的核心地位,医生本身就像药物一样会对患者及其所患疾病的过程、诊疗效果和疾病结局产生作用,既有正作用也可能有副作用。巴林特小组工作中,参与者们深入地思考和理解医患关系的作用,对患者和特定医患情境形成新的、不同的理解,发现医患关系中的盲点,进而帮助小组成员成长。

瑞典 Dorthe Kjeldmand 的研究结果是:参与了巴林特小组工作的医生自我感觉良好;对自身情绪有清晰认识;对患者整个人的职业性兴趣增加;对工作更有把握;进而避免了职业耗竭。同时,没有发现参与巴林特小组工作的不良反应。

后来的许多研究结果也证实巴林特医生对"医生的人格发生细微但重要的变化"的观察结论以及由此产生的更好的医患关系之结论。医生和患者都从巴林特小组工作中获益。

三、巴林特小组工作的发展

巴林特医生的心身医学观点以及巴林特小组工作方法逐渐受到了业界广泛的重视和认可。这一方法目前已为欧美多个国家接受并作为医生在职业化医患关系培训中的一个重要部分,成为医学生和住院医生培训的必修内容。自 1967 年起,法国、英国等国家相继成立巴林特协会,1972 年成立国际巴林特联盟(International Balint Federation, IBF)。

2005 年起,作为欧盟 "Postgraduate Training in Psychosocial Medicine for medical doctors in China, Vietnam and Laos" 项目的一部分,巴林特小组工作最早由德国专家引进中国。目前已有数千名中国医生参与过巴林特小组工作或研讨、培训等活动。2011 年,中国巴林特联盟正式成立,并于 2012 年以国家成员身份正式加入了国际巴林特联盟。中国巴林特联盟每年举办北京巴林特研讨会及组长培训,推广和规范巴林特小组的培训,对组长进行专业化培训和资质认证,为开展巴林特小组相关研究提供平台。

第五节　医务人员心理健康系统分级管理的机构经验

随着我国心理卫生机构逐渐重视医务人员自身的心理健康问题,部分机构开始尝试对医务人员心理健康的管理和防治,取得了有借鉴价值的宝贵经验,目前这些经验正逐渐被推广运用,必将促进我国医务人员心理健康水平的提高。以下将对有代表性的工作进行介绍。

一、同济大学附属同济医院医务人员心理健康管理经验

2005 年,同济大学附属同济医院吴文源教授领导的心身医学科通过与德国弗莱堡大学心身医学科 Michael Wirsching 教授等合作开展 "Asian-Link" 国际心身医学培训项目,将巴林特小组这一工作方法带到了中国并落地生根,同济医院 "巴林特小组工作室" 也随之诞生,并成为医务人员的 "减压器"。

自工作室建立之日起,同济医院 "巴林特小组" 活动坚持开展,为全院医务人员提供持续的心理支持和帮助。2014 年,"同济医院员工心理工作室(巴林特小组)" 荣获了上海市卫生系统 "人文关怀心理疏导" 奖。为了进一步扩大巴林特小组的影响力,医院自 2014 年起连续三年举办国家级继续教育项目——上海同济国际巴林特小组培训研讨会,吸引了来自全国 10 余个省、市、自治区的数百名临床医护人员、医院管理者、医学院教师等,使得 "巴林特小组" 活动能在这些地区迅速开展并得到改进与发展,充分达到 "授人以渔" 的目的。该项培训为医院培养出一批经验丰富、发展潜力大的巴林特组长,并为持续不断开展 "巴林特小组" 活动奠定了坚实的基础。

随着 "住院医师规范化培训制度" 的全国推行,同济医院教育处关注 "住院医师" 这一群体的心理健康状况和职业倦怠现象,制订规范化的教学计划,在 "住院医师" 中实践 "巴林特小组" 活动。旨在从医患关系的视角,引导住院医师在和患者交流的过程中尝试换位思考,提高医患沟通技能和同理心,强化医师职业精神的塑造。该活动在住院医师中得到积极的反馈,随机对照定量研究和定性访谈结果证实:"巴林特小组" 活动在缓解住院医师职业倦怠、促进心理健康、提高职业认同感和医学人文素养、改善医患关系、提高医疗效率方面是有效的和可行的。

同济巴林特工作室将坚持不懈地为医学生和医务工作者服务,给予医学人文关怀,提供心理疏导方面的帮助。

二、北京协和医院医务人员心理健康系统分级管理经验

北京协和医院建成于 1921 年,近一个世纪以来形成了 "严谨、求精、勤奋、奉献" 的协和精神,始终在行医中关注人文精神,提出了 "待患者如亲人,提高患者满意度;待同事如家人,提高员工幸福感" 的办院理念和 "学术、品质、人文" 的百年协和内涵和发展愿景。

在人文协和的办院理念下,北京协和医院心理医学科和工会合作,自 2011 年开办协和心理热线,为医院员工进行电话心理服务,延续至今。在提供心理支持和帮助的同时充分考虑医院内职工心理求助的顾虑,通过严格的热线管理制度保护医护人员的隐私。

同时,北京协和医院心理医学科还深入临床各科室,开展巴林特小组、困难案例团体心理支持,心理调适讲座等多种形式的心理健康服务工作,逐渐将工作系统化,形成了院内员工心理健康分级服务和管理方案,列举如下:

第一级:普及级,以在医院层面和 / 或各科室层面组织的由心理医学科提供的讲座、活动和健康教育等内容为主。

第二级：评估级，以在院内网和手机端由员工自由自愿采用心理医学科提供的心理评估工具和量表自评和监测为主。

第三级：支持级，以院内心理热线由心理医学科专业人员接听、回答和指导应对各种评估后发现的问题和压力为主。

第四级：咨询级，以团体心理活动、讨论、教育、培训和/或个体心理咨询的形式，根据不同心理困扰主题展开，由心理医学专业人员进行。

第五级：干预级，以就诊绿色通道由心理医学专科医生提供专科就诊、疾病诊断和风险评估、下一步治疗建议为主。

第六级：危急级，以对符合心理疾病并出现严重精神症状或有自伤、伤人、自杀风险的员工进行即刻干预、协助专科医院住院治疗以及为照料者或监护人提供安全措施建议为主。

其中一至四级的服务方式为宣教、评估、指导和咨询等，不涉及个人的医学诊疗，适用于不同层次的员工需求。

（杨建中　魏　镜　赵旭东）

参 考 文 献

1. 林碧莲,高尚仁,王玮,等. 医生压力对照调查结果及分析. 中国处方药,2006(10):22-24.
2. 魏镜,史丽丽,曹锦亚. 将心理健康状态系统评估和干预纳入患者安全管理. 协和医学杂志,2019,10(3):206.
3. 于欣. 医务人员心理保健手册. 北京：中华医学电子音像出版社,2014.

第二十九章 医务人员的文化意识与文化能力

第一节 文化的概念

一、文化、文化变迁的概念

文化的定义非常多,文化人类学的定义就有几百种。比较宽泛的说法是指在人类适应和改造自然的过程中出现的一切人文性存在,包括方式文化、物质文化和精神文化。比较具体的一种定义,是指一群人共有的,区别于其他群体的独特行为模式、生活方式。有的文化定义偏重于非物质的精神文化,尤其是一群人对待人、事、物所抱有的成套的观点、信念、价值、态度。

文化影响人们的行为,调控生活方式、生产方式,例如仪式、节庆、习俗、礼节、禁忌、法律等。人们的行为产生物质性的文化产品,以及非物质性的文化产品,形成语言、传说、神话、文学、戏剧、艺术、哲学思想、宗教。文化在人们的日常生活中就如同空气一样,无处不在。

在广义的文化概念中,科学技术是人类认识、适应和改造自然环境的行为,也是文化的一部分。其中,古今中外有关人类健康的医学理论和实践,都是世界上所有族群的文化中非常重要的组成部分。所以,科技工作者,尤其是提供健康服务的医务工作者,需要从文化的高度审视、反思自己的工作行为及其后果。

文化通过人文教化(enculturation)习得,并经由家庭养育和社会环境(包括学校教育)而代代相传。文化塑造个体的行为,同时也受其成员的观念和行为的影响而被塑造。连续性是文化的基本特性,但文化并非一成不变,也随时间而发展、变化。

文化在宏观层面存在,却在个体的微观水平起作用。所以,在不同民族间、不同国家间,以及在较小的不同亚文化群体间,文化"大同而小异",使得沟通、交流变得有基本的共识性基础。但由于共性的存在,容易在不同族群间形成对于其他群体的"刻板印象"、先入为主之见,对其他群体的看法用于一个具体的个体时可能有以偏概全、一叶障目的偏倚效应,从而影响沟通,产生误会、隔膜。

我国有56个民族,连同生活在境外、国外的华人群体,都是中华民族大家庭的成员,既有一些共同特征,同时又各有彼此间不同的"亚文化";即使在同一个民族中,还有不同的亚文化群体。所以,中华文化有丰富多彩的多样性。

文化的影响有时是个体可以意识到的,有时却是无意识的。荣格针对此现象提出了"集体无意识"的概念。如果人们长期生活在封闭的社会环境中,对文化的认知体现在自动的、习惯化的生活行为中,是不太自觉的,像大多数情况下呼吸空气而不自知那样。但当一个人与来自其他文化群体的人接触时,文化差异可能立刻成为沟通的障碍;如果作为少数群体的一员在其他文化群体里生活,文化差异会非常现实地影响其适应新的环境,成为不可回避的、主导日常生活的主题。

不仅文化的内容随时随地对人产生影响,文化的发展和变迁过程也会对人的心理卫生产生影响。文化不断发展、变化的过程,与政治、经济等的变化相关。所以,文献中常见文化变迁(cultural change)、社会文化变迁(socio-cultural change)两个术语交替使用的情况。

由于原因和剧烈的程度不同,文化变迁有5种主要的形式:

1. **涵化(acculturation)** 较缓慢、温和,不同族群之间经由持久的直接交流,互相取长补短,发展出兼容彼此特性的新文化成分。

2. **同化(assimilation)** 个体或群体自愿地

或被迫将自己融入异族文化,如少数民族、移民、殖民地人民的景况。

3. 文化传播(cultural transmission) 异族的文化经由少数人或媒体接触而逐渐播散。有时作用巨大,引发急剧的变迁。

4. 文化革新(cultural innovation) 来自本族内部的文化创新,成为文化变迁的主要动力。

5. 去文化(deculturation)或文化拔根(cultural up-rooting) 将自身文化根基切断,或被摧毁,却没有适当的替代、补充,导致人们丧失生活的意义系统和方向。

二、文化与健康的关系

在当今世界,无论是在发达国家还是发展中国家,无论是在现代的、复杂的文化,还是传统的、原始的文化中,与人的生老病死相关的文化都是以系统的、成套的形态和功能存在着的。对于共享某种文化的人们而言,传统的、本土医学知识体系(indigenous medical knowledge)可能是每个人头脑中最实用、最根深蒂固的哲学认识论和方法论,其功用和权威性深入人心,在群体层面和个体层面最不容易被外来的科技文化轻易改变。

(一)本土传统医学知识的重要性

文化人类学总结世界各地各民族的疗病体系,提出四个基本要素,简写为"AKBP",即:态度(attitude)、知识(knowledge)、信念(belief)和实践(practice)。态度、知识和信念属于精神文化,具体落实在方式文化层面——日常生活和疗病实践上,参与塑造、维持个体的心理健康和生理健康:

1. 影响饮食、排便、睡眠、维持体温等基本生命活动。

2. 影响求偶、性行为,以及有关妊娠、分娩、养育的生殖文化规则。

3. 影响一生中对健康、幸福、长寿的追求,包括体现在宗教、教育、劳动、休闲娱乐、社交中的各种理论、原则和行为。

4. 影响对疾病、死亡现象的心理反应及体验,如恐惧、焦虑、回避、禁忌,以及对于自杀、安乐死、丧葬仪式的态度。

除了上述对文化群体中每个人都有的广泛性、一般性影响之外,古今中外的很多民族都有行医的神职人员、巫师,有更专门化的疗病职业,如民间草医,有的甚至形成了有复杂理论的医学知识体系和获得正统地位的医生职业。

目前在世界医学领域占优势的现代医学,是随着现代科学的进展而在欧洲的传统医学基础上发展起来的。当初由欧洲人传入时,与我国传统医学有明显不同,故被称为"西医"。为了与之相区别,已经在中国存在了几千年的传统医学,才在19世纪被称为"中医"。两大医学体系共存近200年以来,既有合作、融合,也有隔膜,甚至有残酷的竞争和冲突。后者表现为,时至今日,很多西医还对中医持怀疑、批评的态度,甚至曾经有人提议取缔中医。但值得深思的是,在日常生活中,尤其是在有病痛时,已经高度接受现代科技的中国人,却仍然深受中医理念和疗法的影响。这个现象提示,健康问题不是单纯的自然科学、生物科技的问题,同时也是文化、心理问题。

(二)医学实践的多种层次与方面

在生物医学科技突飞猛进的时代,对人类健康的科学研究明显偏向了对物质世界的探究。这种旨在探索生命奥秘的发展方向也许本身没有对错的问题,但在医学服务提供方面,如果生物医学技术比重过大,就可能挤压人们对人文、心理方面需要的满足。

在中国的临床医学领域,生物科技应用的规模和水平在近几十年来都得到了极大的提升,但医患关系却由于各种因素的影响而空前紧张,人们对医疗服务的满意度与"硬科学"水平的提高不相适应,甚至可能存在"科技越发达,服务越冷漠"的反比例关系。

类似情况其实在其他国家和地区也存在。文化人类学家、心身医学家对此现象提出建议,要从"什么是疾病?"这个问题开始,认清医学的任务不应该仅仅局限于生物学层面,而是涉及人的更高级的生命层面。于是,几个似乎没有区别的英文词被赋予了新的含义:

1. 生物医学上可客观化的疾病(disease)或障碍(disorder) 这是目前医学教育和临床服务中占绝对优势的内容,可以称之为"生活着的生命(living life)"。一种口语里的形象表述是"我的身体机器出故障了"。

2. 病痛(illness) 指的是"体验到的生命(experienced life)",对应着在心理层面感受、体验的不适和痛苦，包括患病前、患病中和患病后产生的感知觉、情绪、情感、思想、自我对话、回忆起的梦境、投射到未来的想象等。这些不同的，而且经常互相矛盾的心理活动交互作用，结果可能是"我生病了""我可能不久于人世了"这类自我体验。与疾病有关的心理活动，有些被归于"心理防御机制""应对方式"这样的医学心理学范畴，对疾病的发展、转归有影响。

例如，现在很多人在医院进行定期的体检，一些以往发现不了的躯体病变可以在实验室检查中被早期发现。这同时也就意味着，与传统医学常常要到疾病发展的较晚阶段才能发现问题的情况相比，现代科技支持下的检查、诊断过程环节增多，在结果未定的阶段，物理、化学的数据信息就已经提前启动了当事人进入以患者身份体验病痛的过程。繁复、冗长的诊断"流水线"早于医生的正式治疗阶段而发生心理影响，成为对人的心理产生扰动、干预的过程，对现代医患关系、医患沟通提出了新的要求。这个过程，有时产生直接的健康后果。例如，由健康体检发现问题，或由医生提出诊疗方案的过程，可以在某些人引发分离状态、催眠失神状态。这是某些人对于超过心理耐受性的压力刺激而产生的保护性反应，有"原发获益"的效应。

3. **病态（sickness）**　可以被称为"讲述出来的生命（narrated life）"，对应着社会学层面可被别人认识、确认、反映的疾病行为。生物学、心理学层面上发生的过程，只有在人际系统中被发现、被呈现、被讲述，进入到人际沟通过程中去，产生了社会性的意义时，才可以被观察到，才是可见的，包括谈话、演讲、书信等言语信息以及表情、姿势等非言语信息，以致外行、专业人士使用或不使用仪器都能够得知、确认其存在。

接着用上面例子：如果某人体检后获得了生病的证据，但不跟别人说，就可能暂时不会在社会系统中产生影响，比如耽误任务、影响事业，损害人际（家庭）关系、名声、利益等。不过也有可能事后被发现隐瞒生病的事实而受到褒奖或惩罚。与此相反，另一人可能利用体检的结果，有意传达给别人或机构、单位，以此进入"被确认的患者"（identified patient）的社会角色，获得所谓"继发获益"，其病态也因此具有了扰动人际系统

的功能。

健康、疾病涉及到的心理、社会层面，有非常丰富的心理学、伦理学、法学和经济学等学科领域的内涵，是医疗活动中医患互动的重要内容。但现在的医学知识还没有将其提升至应有的学术、技术及基本素养的高度来进行培训。

第二节　文化对医学工作者的影响

中国文化中有"正人者先正己"的古训。与此类似，医生作为疗病者、助人者，不仅有正己的需要，还需要"助人者先助己"。因为临床工作者（包括心理咨询师、心理治疗师、社工师、医师）对于对错、好坏的看法，直接影响他们对患者说什么、做什么，影响与服务对象建立、发展什么样的关系。所以就要了解自己的文化，包括视野、境界、格局，要知道自己（不）能看到什么、（不）能做什么。

以下主要从学术倾向、认识论角度，讨论临床工作者的文化。

一、医学科技涉及的"三种文化"

与前述医学服务涉及三个层次相应，医务工作者应该掌握生物医学、心理学和人文社会科学这三套知识和技能，并且进行整合性的应用。心身医学就是横跨自然科学、社会科学与人文学科"三种文化"的人类服务艺术。医生、心理治疗师应该站在自然科学（包括神经科学，以及旨在对人类行为的物质基础进行"说明"的心理学）与人文–社会科学（包括哲学心理学，旨在对人类行为的意义进行"理解"的心理学）两条腿上，通过发动自己的心理活动、发挥心理性的影响，特别是通过共情而与服务对象互动，实现助人的目的。

不过，这三大学术文化取向不同，要进行整合是十分不易的。J. Kagan 提出用 11 个维度来区分三者：①基本问题；②证据的基本来源、对条件的控制；③基本词汇；④社会历史条件的影响；⑤伦理的影响；⑥对外在支持的依赖；⑦工作条件；⑧对国家经济的贡献；⑨美的标准；⑩对模糊性的容忍；⑪真理的标准。

这些维度指标并没有绝对的好坏、强弱、有用无用之分。但由于每个人都有自己独特的禀赋、经历和环境，即便是接受了同样的医学教育，人们在这些维度上的偏好、态度和作为还是千差万别，呈现出不同的文化倾向。这是理解历史上的和当前的很多学术争论的关键。

以下仅就其中几点，举例来简要说明：

1. 自然科学追求超越当下历史时刻的，一般化、泛化的普遍真理，而临床心理学、精神医学及心身医学，却不能缺少对于明显受历史事件创造的一过性情况影响的探究。行为主义的理论来源于实验，比较符合自然科学范式，但其实还是很强调通过学习来增加经验，通过努力来改变人。这与饱受批评的精神分析实际上是相通的。它们都是对曾经导致人类悲剧的社会达尔文主义、纳粹优生学而做出的强烈纠正。

2. 神经科学家对脑进行描述时使用的语言，至少现在还不能够与社会科学家以及人文学家的词汇意义相对应。事实上，机器、基因不是解释人脑进程或心理活动的准确模型。目前虽然已经可以对"神经元–神经核团–脑区–神经网络–行为"这样一个从小到大、从内到外的因果链进行合乎逻辑的、线性的解释，但当这个瀑布样的因果链要倒转过来进行解释时，每一个层级的指标都还不能翻译为上一个层级的指标；或者说，当要进行心理学的理解，将"社会互动""意义"还原为神经科学的因果关系时，自然科学无法解释，因为自然科学忽视非言语的意义，而非言语包含了不能被精确测量、不能划分"对"与"错"的知觉及情感。

3. 三种学术文化对"模糊性"的宽容度不同，自然科学对学术表达中描述和结论的模糊性容忍度最低，社会科学次之，人文学科最大。由于自然科学不能处理无法精确测量或量化的东西，自然科学就可以剔除这些被认为是干扰、混杂因素的东西。如果医生对患者的生活经历、主观感受没有兴趣，却是很大的疏漏。因此，自然科学范式倚重分析–还原式思维，研究的只是世界与人的一部分特征，而不是整体，也与情境无关。这个因素不仅影响对研究对象的观察，还会作为学者的个性特征和文化背景因素，影响他们对学术领域的选择。

4. 三种文化对于真理的参考指标不同，也是本质性的差别。很多人认为真理只能有一个。但其实不同学科对"真理"这个概念的界定还没有共识，对四个真理的指标有不同的倚重和偏好：①正确（correct）——对身外之物、自我之外的事件的共同观察（有共识的观察），且可以被别人确认。②有效（valid）——符合逻辑、数学。③一致（coherent）——在叙事文本的语义学网络中具有意义的一致性。④（伦理上）正当（right）——强烈的情感。

很显然，自然科学家注重①+②；社科学家追求①+③，而人文学家在意③+④。

由此可见，心理学家、医生处理临床问题的时候，不仅与基础理论研究者难以形成共识，即使面对同一个受试、咨询顾客或患者时，也容易各执一端。

5. 证据的客观性区别了自然科学、社会科学和人文科学。前二者喜欢用机器记录，倚重数学的精准计算，力图排除人为观察、思辨；后者关心语言陈述、行动的意义。现在，有很多人喜欢用量表进行临床评估，就是想把内隐的行为化为机器可以处理的数码语言，却把人文的意义滤过或忽略了。

二、文化取向对应的临床沟通风格、医患关系模式

上述临床工作者的学术文化倾向，在临床上可以很具体地转换为两种体现大不相同的哲学立场的沟通风格和关系模式：

1. **第一种是偏本质主义的风格**　强调理性、实证，倾向于做"非此即彼"式的二元对立的逻辑判断，态度上对物质性地解决精神科问题比较乐观，但对待具体的病患却是严肃的悲观主义，或冷漠的玩世不恭。医患沟通中常常采取社会控制的位置，不想把患者当作合作者，不想发展平等的工作关系，不想多说话。

2. **第二种是偏实存哲学的风格**　包容矛盾、重视感性，倾向于"既……又……"式的和合多元思维，虽然知道非物质性的助人方式有局限性，常常出力不讨好，但还是持盲目的乐观主义，或轻信的利他主义。医患互动中重视个人的影响力，同理心（共情）强，愿意建立有情感联结的工作

关系。

在现代社会生活中，国际、族际和人际交往频繁，第二种沟通风格和关系模式有助于临床工作者形成文化相对主义的态度和多元文化的观念，心态宽容、不卑不亢，乐于了解自己与受助者之间的社会文化差别和相似性，尊重别人的独特生活方式、经历、自我意识和价值，有利于发展和维持良好的医患关系。

第三节　文化对患者的影响

一、病史采集、精神检查中的"文化史"内容

美国 DSM-5 中有个新的章节——《Section Ⅲ: Emerging Measures and Models》，其中有个内容是 "Cultural Formulation"。此项变化显示了学术界对文化精神医学应用价值的肯定，是将文化精神医学界成果具体操作化了。这个术语可以直译"文化陈述"，其含义是在对患者进行病史采集、精神检查时，要在个人史中全面记述与个人心身发展、精神病理相关的文化因素，所以最好翻译为"文化史"。

文化史的内容很丰富，其中包含了前述文化人类学提出来的、关于疗病体系的 "AKBP" 四个要素的内容。主要指以下几个方面：

1. **文化身份认同（cultural identity of the individual）**　描述个体的种族、民族，或文化关联群体。文化身份认同影响与他人建立关系、获得资源，应对发展性的和现实的挑战，解决冲突或困境。涉及到语言能力、偏好及使用情况，宗教归属，社会经济背景，出生及生长地、籍贯，迁徙经历或移民身份，性取向等。

2. **病痛的文化概念化（cultural conceptualization of distress）**　指影响患者个体体验、理解症状或临床问题，以及如何向别人沟通病痛的文化性构想、观点、概念。临床上对病痛的严重性水平、意义的评估，应该考虑个体的文化相关群体的常模；要熟悉"文化相关综合征"，熟悉患者口语中使用的有关病痛的名称、成语、俚语（idioms），还有他们对所感知到的病因的解释模型；对应对方式、求助行为模式的评估既要考虑专业的卫生机构资源，也要考虑传统的、"替代的"或"补充"的资源。

3. **心理应激源、易感性及复原力的文化特征（psychological stressors and cultural features of vulnerability and resilience）**　指社会环境中存在的关键应激源和社会支持（包括当地的或遥远的），包括宗教、家庭和其他社会网络在提供情绪性、工具性和信息性支持方面的作用。应当注意的是，社会应激、社会支持随着对应激事件的文化解释、家庭、机构、成长任务及社会情境的不同而不同；功能水平、残疾程度也应借助个体的文化关联群体的状况来进行评估。

4. **个体与临床工作者关系的文化特征（cultural features of the relationship between the individual and the clinician）**　要注意是否存在如下情况：求助个体与临床人员在文化、语言、社会地位方面的差异，可能导致沟通、交流的困难，而且影响诊断、治疗；种族主义、社会歧视影响诊疗过程中的信任和安全，导致不良沟通，进而可能产生下列影响，如引起或加重症状，误解症状、行为的文化及临床重要性，难以建立和维持有效的临床联盟所需要的关系（rapport）。

5. **总体文化评估（overall cultural assessment）**　总结文化相关问题，提出适当的管理和治疗干预建议和计划。

DSM-5 如此重视文化因素，是基于文化精神医学长期积累的研究成果。早期的跨文化精神病学，是由于欧洲学者在殖民地发现当地的"特异"精神病理的表现，体会到精神病理会受民族与文化因素的明显影响而发展起来的。现代的文化精神医学，不再是站在"欧美中心主义"的角度，看待遥远、陌生的异族文化中的病理现象，而是促进反思、鼓励研究自身文化中的问题。

曾文星在 2010 年的一个国际会议上介绍该领域的发展历程时指出，当前的文化精神医学强调以下内容：

1. 针对每个人、每个社会，包括多数与少数群体，而不宜只是注重少数民族、移民等，也要针对自己社会里多数的成员。

2. 除精神科医师以外，对所有内外科、妇产科、小儿科等医护人员也应提供文化有关的训练，以利其在民族地区、乡村地区开展一般医疗工作。

3. 文化精神医学理论产生于对小群体、本土知识和实践的研究,但在修正、提炼后,可以适合世界性的应用。

二、文化的 7 种精神病理学效应

文化对健康和疾病的影响非常广泛、深远。但具体的机制还不清楚。曾文星综合文化精神医学、精神病理学、精神动力学和心身医学的不同观点,提出 7 种效应。

1. 病因效应(pathogenic effects) 某种文化因素对一种疾病的发生有着非常显著的作用,比较直接的触发,导致了病理现象的发生。

例如,广东雷州半岛、海南岛曾有"缩阳症"的群体性发作与流行,与当地人的传统医学信念有关。有些人认为,性器官缩回体内会导致死亡,以致在怀疑存在这种可能性时便出现极度恐慌,出现强烈的心身反应,并且心理感应可扩及其他人。又例如,在气功流行的年代,有气功练习者"走火入魔",有时以群体流行的形式出现非常意识状态(non-ordinary state of consciousness)、幻觉、妄想等症状,而精神症状的形式和内容与他们所修炼功法、所崇拜的人物相关,反映了"养生文化"对他们的影响。

2. 病理选择效应(pathoselective effects) 应激反应时,文化因素影响个体对心理防御机制、应对方式的选择性使用。

例如,强调等级、面子和人际和谐的传统社会中,遭遇挫折、欺侮时常用的方式是压抑、合理化;用"躯体化"来回避难堪的社会现实与心理现实,无意中成为患者而"继发获益";在极端情况下,愤懑、绝望的人倾向于自我攻击,以自伤、自杀唤起注意、同情,或是使用"投射",发展出泛化的偏执观念,攻击他人、伤及无辜。

3. 病理塑型效应(pathoplastic effects) 个人所持有的思想、价值观,以及敬畏、信仰或惧怕的对象、严格遵从的规则等文化因素,对所患疾病的内容和表现产生影响。

例如,担心"肾亏"是中国男性中多见的疑病观念,也是临床上最多的主诉之一;无神论者很少有与亵渎神灵相关的妄想或强迫观念;而随着时代变迁、科技发展、竞争剧烈,人们生活中与手机遗失、忘记密码及与考试相关的强迫观念明显增加。

4. 病理修饰效应(pathoelaborating effects) 精神障碍本来是普遍存在的,基本心理机制及表现形式大体相同。但因为文化因素的影响,某些疾病会受到强调、关注而易被诱发,内容复杂化、表现精致化。

例如,"坐月子"习俗对孕产妇产生不良暗示,使其焦虑与恐惧增加,并出于对禁忌的害怕而受制于严格的信条、仪式,包括不科学的饮食、卫生方面的戒条。于是,原本自然的生理 - 心理过程就可能演变成重大而持续的心理应激,生育问题变成家庭成员控制与反控制的人际互动游戏、冲突,进而可能形成 DSM-5 里所谓的"躯体症状障碍",进入"月子病"的患者角色,长期对坐月子时期的遭遇耿耿于怀,并发展出一套与传统医学观念相应的解释理论,频繁求医。

5. 病理促进效应(pathofacilitative effects) 社会文化因素会对某些精神障碍、心身障碍的患病率的波动产生影响。

例如,传统饮食文化观念以脑满肠肥为"福相",在社会迅速富裕的时代,人们有钱后就尽情享受美食,也让后代接受高营养饮食,使其中一些人成为肥胖症、代谢综合征的受害者;但与此同时,随着流行文化对苗条身材的推崇和对肥胖身材的贬损态度,神经性厌食的患病率也日益升高。又如,农民打工大潮导致大量"留守儿童"缺乏父母亲养育,以及城市中的"隔代亲"养育模式,会导致儿童心身发展受影响,产生各种心理问题。

6. 病理判别效应(pathodiscriminating effects) 文化价值观影响人们对心理行为正常与否的判断标准,对识别、诊断和求助带来影响。

中国人对精神障碍有两极分化的态度。一方面对很多病理问题视而不见,不能发现问题或不认为是问题;另一方面又对罹患心理方面的疾病讳莫如深,以致医生在发现疾病与心理因素相关时,也不愿做心理学的解释和干预,不敢向心身医学科、临床心理科、精神专科转诊。

7. 病理反应效应(pathoreactive effects) 文化因素对有明确器质性基础的疾病发挥不了直接的作用。但是,文化因素却决定了周围人对待患者的态度和行为。这与"判别效应"相似,涉及疾病的常模、标准和态度,极大地影响患者受到的对待。在功利主义盛行的社会，与心理相关的疾病患者容易被视为变态、缺陷、累赘，会受到歧视，以致他们将求助视为畏途。而在提倡以人为本的社会里，患者受到关怀、照料，生活质量得到尽可能的保障，甚至病程、预后也受到良性影响。

近些年来，中国人对精神障碍的态度、判断阈值正在改变。例如，对抑郁症、焦虑症有了较多的理解和同情，越来越多的患者能够得到家属、朋友的提醒，较早做出就诊、求助的决定；越来越多的非精神科医生愿意并敢于建议患者接受心理治疗、精神科药物治疗。老年痴呆在20世纪90年代前还普遍不被认为是医学问题，而现在越来越受到全社会重视。

上述这些关于文化的病理效应的说法，较多是依据长期以来的临床观察、对不同文化群体的现场研究，从精神动力学、文化人类学、心理学角度进行的总结、概括，有一定的参考价值，对开展心身医学的研究有启发意义。不过，从第"1"条到第"5"条，几种效应其实是相互关联的，无法细分。按照循证医学的要求，还需要更多的实验室、临床和流行学研究证据的支持。

三、社会文化变迁中的心身医学问题

中国社会在近70年以来，尤其改革开放40年来，经历了翻天覆地的变化。衡量社会发展变化的指标很多，其中有两个关于"流动性"的因素与临床心身医学实践有较大关系。

（一）空间流动性与心身健康

随着社会经济的发展，我国人民不仅短期旅行频繁，而且大量人口迁徙或较长时间居住在外地、外国。

1. 长期移民 自愿或被迫异地迁居，向境外、国外移民。

2. "候鸟"型休闲、养老者 随季节临时游动，或为在外地居住的子女操持家务、养育孙辈。

3. 打工者（农民工） 经济型、漂浮型、边缘型流动人口，经济来源、居住地身份不稳定，常常与家庭成员分居。除了打工者自身的心身医学问题，还产生了与"留守儿童""流动儿童"现象相关的健康问题。

4. 外派员工 企业、各种政府或非政府机构派遣驻外工作。

5. 学生、留学生 每年有数百万学生升学，离开家庭到外地求学；另有几十万留学生出国、出境，接受学历教育及专业培训。接受中国留学生人数最多的国家是美国、加拿大、英国、澳大利亚、日本及欧盟国家。

在近几十年中，中国原本安土重迁的传统农耕文化，经历了在当代世界最大规模的人口流动的巨大冲击。开放、流动的社会，既给人们带来空前的自由和机会，同时也带来相关的副作用。例如，近年来，临床上越来越多与文化适应相关的患者。留学人员、外派员工、海外华人的心理痛苦或障碍，比较突出的相关因素是文化适应问题；在外国长时间学习、工作，面临"文化休克"的挑战，有人可能出现严重的适应障碍。国内型移民进入城市，也有亚文化适应的问题。

（二）社会阶层流动

人们的空间流动性加大，目的是寻找更好的生活，也即谋求比父母辈更高的社会经济地位，实现向上的阶层流动。在中国，社会阶层流动既有符合一般社会学规律的现象，也有受到文化传统和社会制度影响的特色。改革开放以来，大规模的建设、发展需要大量的人力资源，社会财富大幅增加，绝大多数人在经济意义上都过上了比上辈好得多的生活；同时，很多人在充满竞争的社会中，主要通过以下这些路径，在衡量社会地位的指标上实现了向上的社会流动。

1. 接受教育 中国传统文化一向重视教育，既有"有教无类"的公平教育理念，又有"学而优则仕"这样鼓励竞争的精英教育观念，而且在历史上长期通过科举制度选拔社会管理者。于是，中国的现代教育体系虽然引自于西方，培养的对象也并非只是官员，但由于学历教育与人们的社会地位和处境密切相关，教育就成为竞争剧烈、家庭经济投入巨大的领域。很多导致临床后果的应激来自于教育。

2. 选择优势职业、管理岗位提拔 儒家文化中，与"学而优则仕"相应，有"劳心者治人，劳力者治于人"的说法，对于国人的择业观有一定影响。不少人学习、就业首先考虑的不是自己的兴趣、特长或社会需要，而是对面子（"光宗耀祖"）、有保障的福利、升迁机会等更加关注，并且为达到目的而热衷于"关系学"，这样就容易导致

内心冲突、人际矛盾、适应困难等问题。

3. 财富增加 在市场经济时代,国家鼓励创业、创造财富,获得合法经济回报,使很多人在各种产业领域获得成功。不过,财富的增长有时会导致意外的社会、心理问题;创造、积累、使用和保持财富的过程,可能与健康、幸福的追求有冲突,甚至可能成反比。

4. 提升社会影响力 除了前面几种一般而言需要日积月累、持续努力的途径以外,随着流行文化、信息技术、大众传媒的高速发展,很多人可以快速获得大众关注,成为"名人、网红"并产生影响力,有的还会将名声"变现",获得财富。有一部分人甚至通过引起众人非议的"出格"方式获得关注,扰动社会舆论。这个现象对人们传统的循规蹈矩、"温良恭俭让"的传统道德观造成冲击,有时也可能导致在有些家庭中出现明显的"代沟"。

向上的阶层流动是人们合情合理合法的追求,总体上有利于心理和身体的健康。公平公正的社会可以向其成员提供条件,让其尽量趋近、实现自己的目标。但是,在市场经济条件下,社会阶层的相对上升不可能是平均主义的普惠。在具有"不患贫而患不均"传统文化的社会中,争取和维持社会地位的过程很容易让人产生心理上的失衡。

在剧烈竞争的过程中,有向上的流动,就会有向下的流动。尤其是在大规模、高速度发展期之后,上升机会相对减少,竞争向上的欲望、保持现有地位和利益的压力,连同对于下行趋势的担忧、恐惧,就会越来越多地成为很多人的应激源。过于强调竞争的家庭教育、学校教育,制造"不能输在起跑线上"的口号,向儿童、少年灌输严酷的"只准赢不准输"游戏规则,不利于人格的健康发展,与心身障碍相关。现在很多父母亲在白热化的教育竞争中表现出"养育焦虑",以及儿童少年期的情绪障碍、品行障碍,皆与此有关。

第四节 临床文化能力

在理解了文化对专业人员、患者、疾病和健康影响的基础上,临床工作者要将这些认识转换为临床服务的能力,在诊断和治疗方面有意识地发挥文化因素的积极作用,以此来克服开展精神卫生服务暨社会心理服务中遇到的文化屏障,提高心理卫生服务的文化亲和性,扩展心理卫生服务的范围与内容,提高服务质量与效益。

一、掌握"有文化的"访谈技术

本章第三节介绍了DSM-5中有关文化评估的内容。自DSM-5于2013年开始使用以来,文化精神医学学者以上述理论为基础,编制适合于临床使用的细致化、具体化访谈提纲,将主要的文化关切内容化解为16个具备很好操作性的问题,编制了适用于患者的文化史访谈(cultural formulation interview, CFI)核心版本,并且可以根据不同需要,提供针对知情人和专业人员的其他版本,目前在进行现场测试。

(一)文化史访谈核心版本的主要内容

CFI核心版本是供临床医生在采集病史时使用的一个半定式(或称半结构化)的访谈提纲,使用者据此向患者提问16个基本问题,并且可以根据患者的具体情况灵活扩展开来,提问其他文化相关的问题。在核心版本之外,这些基本问题经过调整,就变成专门供知情人、养育者及监护人、专业人员使用的其他版本。

这16个问题属于以下几个主题:

1. 对临床问题的文化定义

(1)您今天为什么事来这里?

(2)我们有时候将自己的问题说给家人、朋友或周围的其他人听,说法是不一样的。您会怎么向他们说?

(3)这个问题造成的最大麻烦是什么?

2. 对原因、背景和支持的文化理解

(4)为什么这个事发生在您身上了,您是怎么看的呢?这个问题的原因是什么?

(5)您的家人、朋友或周围的其他人会怎么考虑这个事的原因?

3. 应激源和支持

(6)您得到过什么支持,来让情况好一点吗?比如说家人、朋友或是其他人的支持、帮助?

(7)有没有什么刺激、压力,让情况变得更糟糕?比如经济上的或是家庭里的什么事?

4. 文化身份认同的作用 (指导语:有时候,人们的背景或身份会让问题变好或是变糟。举例来说，"背景"或"身份"的意思是指您所属的社区，您讲什么语言、方言，您或您家的老家、籍贯在哪里，您的民族、种族、性别或性取向是什么，还有您有没有什么宗教信仰。）

（8）对您来说，这些背景、身份的哪个方面最重要？

（9）这些背景、身份方面的事有没有让那个问题变得不太一样？

（10）这些背景、身份方面的问题有没有给您造成其他的困扰或困难？

5. 影响自我应对及既往求助行为的文化因素　自我应对，既往求助行为，屏障、阻碍，影响当前求助的文化因素——偏好，医患关系。

（11）有时候，人们会用各式各样的方法来处理像您遇到的这个问题。您自己做了些什么事来对付这个麻烦事？

（12）人们常常从各种不同渠道寻求帮助，比如找各种医生、助人职业者，或民间疗病者。您为此事找过什么样的治疗、帮助、建议或做民间疗法？

（13）有什么事妨碍过您获得需要的帮助吗？现在我们多谈谈您需要什么样的帮助。

（14）您认为什么样的帮助对于解决现在这个问题会是最有用的？

（15）您的家人、朋友或其他人有没有建议您说，还有其他的对您现在解决问题会很有用的帮助？

（16）医生和患者之间有时会产生误解，因为他们来自不同的背景，各自对对方的期望也不一样。您担心过这个问题吗？我们可以做点什么，能让您得到想要的服务？

（二）CFI 的特点及其对中国心身医学工作的启示

1. CFI 提供了每一个问题的访谈指导，提示问题的重点、指向、意义、目的，以及其他注意事项，包括该问题可以扩展使用的范围、对象。

2. 16 个基本问题具有广泛的适用性，与具体患者的主诉、临床表现没有直接关系，是在针对所有临床情境和病理状态而进行的常规问诊和检查的流程中，自然而然地穿插、联结的提问。这样的提问，触及患者文化心理体验和生活处境，使得医患沟通亲切、温暖、"接地气"，体现人文关怀。

3. 从文化精神医学、心理治疗学角度看，那些听上去很琐细，也许被一些医生藐视为不专业、不科学，如同拉家常般的提问，其实具有专业上的高度、广度和深度。DSM-5 正在竭力将生物精神病学成果转化为精神障碍诊断的主要依据，同时将传统的精神病理学、精神动力学的空间大大压缩，而 CFI 则是对此种生物医学化尝试的一种平衡。CFI 的提问技术，高度浓缩了文化精神医学 100 多年来积累的精华，而且有来自系统式治疗问诊和干预性提问的因素，反映了整体医学、系统思维、后现代哲学的影响。所以，心身医学需要"于无声处听惊雷"般的、"知微见著"的临床技术。

下面，我们尝试在中国社会文化背景下，使用文化精神医学的观点和方法理解、解决临床实践的相关问题。

二、中国文化中与临床相关的几个特点

1. 中国的多重主流文化价值系统　中国是一个历史悠久、地域广袤的多民族国家，政治管理上高度统一，文化上一方面有极具凝聚力的核心价值观，又因自然和人文的原因而有高度的亚文化多样性。在中国人的社会与精神生活中，几大主流价值系统，如传统的儒、释、道，以及近现代传入中国的共产主义／社会主义、市场经济、科学理性主义，以非常微妙、复杂的方式共同发挥着重要作用。

传统上一直占统治地位的儒家思想是无神论的社会伦理体系，强调"修身、齐家、治国、平天下"的理想，重视现实社会需求。新中国成立以来，以唯物主义无神论、共产主义－社会主义思想作为主旋律，强调集体利益，造就了几代新中国人。改革开放以来，经济利益取向的市场经济对中国人心理的影响也非常现实和深远。居于庙堂的佛教、道教，对一些人发挥着抚慰心灵的作用。

除了这些重要的文化价值系统之外，当代中国人还接受着其他大量非主流的、源自古今中外的价值观、信念体系和行为方式的影响，如其他种类的宗教、迷信、哲学－社会学说、传统医药及保健养生理论及实践、文学艺术等。这些不同的思想源流、势力各司其职，交互作用，构成非常复杂的"文化－精神游戏"，探讨它们之间如何交互作

用、博弈,如何影响现代中国人的身心健康,对于发展我国有文化敏感性和适应性的心理治疗理论和技术有重要价值,对于提高精神卫生专业服务水平有助益。

美国人类学家、行为科学家 G. Bateson 与 Margaret Mead 曾提出,人类关系的基本模式有两种,一种是对称,一种是互补,构成二元对立。看待文化价值观的交互作用时,非黑即白的二元对立关系模式就显得过于简单,因为文化价值观在一个社会中的位置,以及它们之间的互动,很大程度上是随历史、社会经济条件的变化而变化的。而我国的阴阳学说,认为阴阳看似对立,实则紧密互动、互相依存,在一定情况下可以互相转换,就进了一步,有辩证法的味道。若是在两种看法的基础上结合现代的系统思维,分析、综合中国人当下所处的复杂"思想文化矩阵",就更为有利。

2. 传统文化价值观对现代人心理健康的影响 从文化心理的角度看,当代中国人的精神构建不再是习惯认为的那样,只是某种或某几种学说的堆积,而是很多种影响的结晶。不同文化价值系统相互交织,以非常复杂的方式影响着当代中国人的人格成长、心理过程和行为方式,继而影响临床心理问题的形式与内容。

(1)无神论、集体主义、家族主义与心身健康:中国人是出了名的无神论者。有很多人怕鬼神,有麻烦事、有欲望时也去"临时抱佛脚",但其实并不真正有系统化的信仰,或许只可以算作是半无神论者。美国《国家地理杂志》2008 年 5 月的中国专辑引用"世界基督教数据库"资料称,中国人中 41.5% 是"无宗教者",8.2% 是"无神论者",其余的约 50% 的人群中又有 27.5% 的人是"信中国民间宗教者"。许多中国人不信神,不信有天堂、不怕有地狱,不想来生之事,但考虑光宗耀祖、传宗接代的事。所以,家族主义就是中国人的重要信仰;临床精神患者的幻觉、妄想症状中,很少有宗教色彩,但人际关系的内容却十分突出。

孔子是中国无神论传统最重要的倡导者。他曾说:"未知生,焉知死。"要大家多考虑活着的事,莫多想死后的事。儒家与共产主义的唯物论、无神论在这一点上交集,都在塑造大家对现实生活、对社会利益的关注、奉献。

不信鬼神的儒家和无神论的共产主义者都

强调个人的生命只有在为群体(如家族)或集体福祉有所贡献时才是有意义的。在中国的主流文化中,追求集体、公共的目标,不计较私利,同时忽略、放弃或压抑个人利益诉求的人,受到尊敬、奖励、崇拜。牺牲自己的生命,投入到身外更大的社会系统、伟大的事业,是合情、合理、合法的,并被广泛接受。所以,英年早逝受到颂扬,带病工作受到激励,甚至娱乐、休假也会被视为自私、懒惰的表现。

这种重视现实生活的世俗化观念,并非只会促进符合文化理想的奉献、牺牲精神。对于有些人,可能衍生出另外两种与此相反的态度与后果:①过于注重养生,贪生怕死;养育后代过度保护、溺爱,不鼓励冒险。②"活在当下",玩世不恭,功利主义地利用、滥用生命。

以上两个现象在有的家庭里是相辅相成的。许多临床问题可能与此有关,如不成熟型或依赖型人格障碍、躯体形式障碍、药物依赖等。

家庭、家族、宗族的利益,1949 年以前是中国人最高的价值所在。1949 年后,儒家伦理下的家族主义让位于集体主义,单位、人民公社曾经一度取代了大家庭作为首要的微观社会组织单元的功能。即使这样,核心家庭的地位也未曾被取代,一直作为基本社会单元存在,成为主要的家庭模式,不过,现代核心家庭已经大大丧失了大家庭、家族的支撑。改革开放前的 30 年间,许多家庭有长期夫妻分居、父母忙于工作而忽视子女养育或将儿女寄养的经历,还有一些家庭经历了社会变迁中的创伤,包括社会阶层的沉浮。空间流动性和阶层流动性加大,打破了男尊女卑、门当户对、包办婚姻等社会陈规,这些变化在社会层面都是提高亿万人民福祉的伟大进步。但与此同时,家族的精神文化传统、不同地域汉族亚文化的差别、不同社会阶层或群体之间的隔膜等文化多样性因素,无一不在影响家庭生活质量及心理健康水平。

在 70 年代末开始实施的独生子女政策,正好与改革开放政策同步。如果观察长期的家庭心理动力学变化,两种本无矛盾的政策居然有着深层次的冲突——高度竞争的现代生活方式下,核心家庭人数骤减,养育子女的经济及心理成本急剧加大。父母对子女身体健康、生命安全、学业成绩、社会地位的关切高度聚焦,所以就排斥、压抑其他心理需要，导致亲子关系黏结，而婚姻稳定性却减弱，脆性增加。20世纪80年代提出的关于"4-2-1"家庭结构的可怕假设，现在已经被临床上许多现实的个案及一些严肃的研究所证实。最具悖论性质的一个现象是，在一个需要高度自主自立精神的现代社会里，我们的独生子女一代一方面受到来自父母亲的呵护、宠爱，一方面却受到历史上最高水平的来自家庭的操纵和控制，同时也肩负着最大的孝顺的责任。

（2）追求和谐的宗教实践：宗教在中国历史上的不同时期曾经有过重要的地位，但主要的宗教如佛教、道教多是平和、安静、内向性的，极少有宗教战争。虽然很多人无系统化的宗教信仰，但宗教或类宗教的情感、行为在现代中国仍是随处可见，而且与精神卫生问题密切相关。

3. 市场经济、全球化与心身健康　近40多年来，西方文化和市场经济影响了当代中国人对现实生活、生死与健康的态度，大幅度地改变了中国人的生活方式及工作方式；世界观、人生观、生死观、健康观发生改变，心身状况也相应改变。在迈向富裕的进程中，心境障碍、焦虑障碍、代谢综合征、糖尿病，以及与 A 型行为特征相关的心脑血管病，与过劳相关的猝死，酗酒所致躯体疾病，儿童少年期的情绪与品行障碍等，患病率均有明显增高。随着大量中国人到世界各地求学、谋生，过去称为"文化休克"，现在称为"文化适应应激障碍（acculturative adaptation stress disorder）"的现象日渐增多。

为了较好地理解现代中国人的临床精神卫生问题，临床工作者的文化心理学视角很有必要。总体上说，比较突出的特征是，多数中国人都是无神论者或"平时不烧香，临时才抱佛脚"的半无神论者，讲究"实用理性"，没有太虔诚或偏执的宗教信仰。没有宗教信仰不一定是坏事，但若是太功利、世俗、物质化，会增加心身健康方面的风险；精神空虚时极易受到不良诱惑的侵袭。

在精神医学、临床心理学领域的学术交流中，其他国家的专业人员常常谈论"灵性（spirituality）"的问题，但我国的专业人员对此问题探究很少。其实，有我国人文学者提出，中国人也有对于"超越性"、神圣境界的追求，所谓"物我两忘""天人合一"的"大化之境"即是。

对心理健康有好处的儒家信仰也许可以说是一种"积极的宿命论"："知天命"，即明智地知道生命有大限，重视生命但也不太怕死，不信超自然力量、不信神。大限之内应该尽力而为，"达则兼济天下，穷则独善其身"：以家庭为中心，注重现实世界，适应灵活，随遇而安，宽容，坚韧，乐观，和平，追求和谐。

文化与精神互为表里。现代的、人道的精神医学应该是有文化的理论技术体系，否则精神科就是一个没有涉及人心的冷漠部门。具体而言，在临床情景中，文化与心灵的互动，靠的是专业人员所做的心理治疗工作。所以，应该努力创建以人为本的本土化的心理治疗。

三、中医包含的心理治疗价值

（一）中医诊疗过程的心理学因素及其临床意义

从影响力角度看，相对于现代医学而言，中医可以算作是"前科学"。但它离现代生活并不遥远，时至今日也在发生着影响。从内容上看，中医并不是如很多人以为的那样，只有物质性的一面。其扎根于民族文化，巧妙运用人际互动和患者心理活动特点治疗身心疾病的丰富经验，值得现代医学的医生和心理治疗师重视。

1. 患者看病过程中对医患互动关系的情感体验　看中医的过程，患者感到仿佛是进入理想的港湾，既感到受到保护、温暖、安慰，得到生活的指导和得体的解释，又可以避免直接讨论与心理问题相关的，让人尴尬、窘迫的话题。

一个好的中医会向患者表现出进入一种同情和理解的关系的意愿，同时又使用着一套特殊的语言。中医语言听上去与目前的问题情境没有多大关系，却正好适合于患者的内在状态。体现道家所推崇的人际关系模式"处人于若即若离之间"；而对待当前事务的方法，又合于另一种道家原则"处事于若有若无之道。"

2. 医者的"用心"与临床操作性语言　中医强调的用心，一方面是指医生方面的内在涵养和精神气质，另一方面是指关涉患者目前状况的各种心理因素。用自己的心去领会对方的心，"以己之神，会彼之神"，为的是建立一种和谐、自然和信任的关系。

通过"望、闻、问、切"四诊法，老练的中医已能了解许多与疾病相关的现象的心理学意义。许多古代名医在接触患者时有惊人的"直觉"，能够迅速而准确地把握患者疾病的社会 – 心理背景，尽管他们常常并不追问细节，也不给予直接的评述和解释。相反，他们用精选的专业术语，分析疾病的机制和"动力学特点"，如阴阳失调、五行相生相克、肝气郁结之类，并据此开出处方。紧接着，对处方成分又有相应的功用方面的解释。不但解释每一味药本身的功用，还按"君臣佐使"的原则，讲解它们之间的等级、分工关系。

这样高雅而深刻的语言，是相当有隐喻性的"形而上"的语言，无具体所指，但有很强的象征、暗示作用，而且是由智慧的医生以极诚恳的态度表达出来，尽管多数患者并不能真正领会，但却深信不疑。对此，人们是凭着"感觉"（其实是情感因素）去领会的，并不在乎字面的理解。用系统式心理治疗的说法，这是一种"改释（reframing）法"，符合中国人的思维方式、认识论"内在地图"，及其与外界的交流行为规范。

3. 中医诊断的"动力性"特点　中医的诊断与西医诊断不同。例如，分析时对不同因素之间的关系有动态的看法，而且给患者下的诊断并不是固定不变的"标签"。中医中没有完全对应于西医诊断分类中疾病单元的概念，似更强调对"综合征"——"象"的整体把握，而"象"是随时在变化着的。因此，一个患者的预后取决于各种内外背景性因素，不会像西医那样，给出一个冷冰冰的，通常是难以改变的"判决"。

4. 辨证施治的"动力学"特点　中医的处方不仅因人而异，还依同一患者不同时期和阶段的状态随时调整。药物按"君、臣、佐、使"的权重顺序精心挑选，对具体用途与作用有相应说明；用量调整乃至种类增减与诊断上的辨证相辅相成。疗效并不仅来自于药物的物质性作用，而是与检查、分析、诊断、解释和开处方这些过程相联系。在有些情况下，药物仅是安慰剂而已，但行为、语言上的影响极大地放大了药物的安慰剂效应。如此，药物是心理治疗不可缺少的工具。这与中国人崇尚"实用理性"，不尚空谈有关。精彩理论得有物质性媒介，尽管二者并不一定有实质性的内在联系。

5. 中医也有纯粹的心理治疗　中医典籍里有对于神经症性障碍患者进行很有戏剧性的心理治疗的案例。以下为翻译为白话文的一个案例：

董姓书生心神不宁，情绪焦虑；卧床时，感到灵魂从身体里飞出去，不能入睡。偶尔睡着了，又会被噩梦惊醒。医生无计可施。一位姓徐的大夫问他，其他医生是怎么治他的病的。董说，其他医生都说是心的问题。徐医生换了一种说法（改释），告诉董说，脉象显示的却是"肝经遭到了外邪干扰。不是心疾。肝是魂所在的地方，而魂常常不守安分，喜欢游走不定。正常情况下，肝比外邪强大，可以把游魂招回，留住，使人上床后安然睡眠。可现在，肝受到外邪激惹，魂因此不能回家（魂不守舍），你卧着但魂还游荡在空中。另外，肝还与愤怒的情绪有关，这可以解释，为什么你的病情有加重的趋势，虽然你并没有表现出烦怒的情绪来。"董听完这些话，极受鼓舞，告诉徐医生，他说的这些真是闻所未闻；虽然从他那里没有得到任何药物，但自己旷日持久的病痛已经全好了。

中国的传统医学里很早就有催眠治疗术。在《黄帝内经》里，有专门的文字讨论"移精变气"的理论和实践问题。古代所用的方法称为"祝由"。治疗者使用语言、行为（包括舞蹈）来调动患者身上的积极因素，转移其注意力，打断认知、情绪与症状间的恶性循环。

中医有"情志学说"，指导医生利用心理因素之间的关系，对失衡、失控的情绪进行调整、矫治。

华佗是历史上最伟大的医生之一。史书记载了他的行医活动，其中有他善于调动情志因素进行心理治疗的案例。比如说，他给一位高官治病，用了激怒的方法：他诊病之后，故意要了很多钱物，然后自己躲藏了起来，而且还写了一封辱骂这位官员的信。这官员盛怒之下下令追捕华佗而且要处死他。这样一来，郁闷、思虑被倾诉出来，病情大为好转。清代一位名叫李建安的医生也用过这种方法来治疗一位读书人的恐怖症状。他利用读书人爱面子的心理，在患者屋外胡乱朗诵一篇由其撰写的文章。患者一气之下走出了很久没有离开过的屋子，为的是看看究竟是什么样的一个人竟敢如此亵渎他的精心之作。这两个案例，使人想到美国著名精神科医生、心理治疗师弥尔顿·爱里克森的工作。他称这类方法为"利用（utilization）"。

（二）从文化角度重新认识传统医学

自从西医进入中国以来，围绕中医的"存废"问题争议不断。很多西医至今不明白，为何"不科学"的中医如此深入人心、延绵不绝。这样的态度来源于科学的傲慢与偏见。换句话说，生物医学模式中的人们还不知道自己的局限，不知道科学并不能绝对、排他、统摄一切。如前所述，广义的科学还有社会科学、人文科学，自然科学只是三种学术文化中的一种。如果从文化人类学、文化精神医学的角度来重新审视传统医学，重新审视中医与西医的论战，可能有助于挖掘文化心理疗愈的资源，发展更有文化敏感性和适应性的现代医学。

（赵旭东　周　亮）

参 考 文 献

1. Zhao Xudong. Die Einfuehrung systemischer Familientherapie in China als ein kulturelles Projekt. Berlin：Verlag fuer Wissenschaft und Bildung, 2001.

2. 杨德森, 赵旭东, 肖水源. 心理和谐与和谐社会. 上海：同济大学出版社, 2009.

3. 沈渔邨. 精神病学. 5 版. 北京：人民卫生出版社, 2009.

4. 徐佳, 缪绍疆, 赵旭东. 对两例蒙古族萨满仪式的介绍. 中国心理卫生杂志, 2008, 22（12）, 878-881.

5. 徐佳, 赵旭东. 巫患双方分离性障碍的诱发过程及其意义. 同济大学学报（医学版）, 2007, 28（增刊）：159-171.

6. Tseng W S., Zhao X. Introduction to the Special Issues：Cultural Psychiatry in China. World Cultural Psychiatry Research Review, 2007, 2（4）：102-103.

7. Zhao X, Miao S. Development of cultural psychiatry in China. World Cultural Psychiatry Research Review, 2007, 2（4）：104-109.

第三十章 特殊人群的心身医学问题

本书最后一章讨论特殊人群的心身医学问题。所谓"特殊人群"，可以从不同角度定义，本章主要是从需要特别健康服务的一些群体中选择一部分，作为突出的代表进行阐述。第一节从健康状况的特殊性，介绍残疾人的心身医学问题；第二、三节选择的是从社会职业方面考虑具有特殊性的人群；第四节聚焦于在我国快速发展中出现的特殊现象——缺少父母养育陪伴条件的留守儿童及流动人口中的儿童少年；第五节讨论处于拘禁条件下服刑人员的心身医学问题。

第一节 残疾人心身医学问题

根据中国政府发布的《中国残疾人实用评定标准》，残疾人主要分为主要包括视力残疾、听力残疾、言语残疾、肢体残疾、智力残疾、精神残疾这六类。本节重点讨论前四类身体残疾和精神残疾。智力残疾的有关内容请参考《精神病学》文献。

一、身体残疾人的心理问题

1. 身体残疾人的心理特点与问题 身体残疾（physical disability）造成个体行动不便和人际交流困难，影响个体正常心理行为过程。

不同类型的身体残疾可以造就不同的人格特点，既可以让残疾人发展出不同于常人的优秀品质和能力，如坚强、忍让、敏感、思想深刻、富于同情心等，也有可能形成一些导致内心痛苦和适应不良的消极个性，其中自卑是他们的共同的特征。身体残疾人由于身体功能不全，身心功能长期受限，容易形成多疑、敏感、自卑性格，经常伴随抑郁、焦虑等负性情绪；又由于他人的不接纳、不宽容、不支持而引发失望、敌对、愤怒、攻击等情绪，甚至自暴自弃、自伤杀等行为。沈红艳等调查显示，63.9% 的残疾人存在抑郁情绪、61.5% 存在焦虑情绪；而且这两种情绪症状的严重程度均高于常模。

下肢残疾主要影响身体的运动，限制个体运动范围，造成人际交往受限，产生孤独感。上肢残疾人由于活动范围受限不明显，社交状况主要受自卑和社会接纳度影响。

盲人因视觉感觉缺陷，只能依靠听觉、触觉感知觉周围；又因为活动不便，经常比较安静、多思考，也难免孤独。他们经常出现与视觉功能代偿相关的心理功能特性，如听觉、触觉感受性增加、记忆超强等。

聋哑人身体活动自由、视觉正常，但是听力丧失，又往往伴有语言表达困难，由此形成他们善于察言观色的能力。但是因信息不够准确，部分依靠猜测来理解别人的心理信息，使他们容易产生多疑、对他人缺少信任等类妄想性问题；由于言语表达不便，让人理解他们困难，而产生焦虑、愤怒等情绪。

2. 心理行为视角的心身功能康复 身体残疾除了要进行身体功能康复与使用辅具代偿以外，心理调节、提高心理健康水平、平等参与社会社会活动也具有重要意义。从心理视角出发，身体残疾人重点要从以下几个心理层面提升心理和身体功能：

第一，重视心理技术在躯体功能康复中的应用。许多心理行为训练技术有助于身体功能的代偿与康复。视觉、听觉功能残疾在一般情况下就具有良好的代偿成效。现实中我们可以发现，聋哑人的视觉观察能力比一般人敏锐。他们的表情也特别丰富甚至有点夸张，以此部分代偿交流过程中言语信息接收和发送能力的不足。他们也可以通过训练提升口形识别能力，以增加视觉对听觉缺陷的代偿。盲人的听觉、触觉以及嗅觉发展特别良好，对声音的记忆也超乎寻常。肢残人的上下肢功能的良好代偿的事实也是众所周知。

自我暗示技术被广泛应用于身体功能康复过程。这是心理行为技术在躯体功能康复中应用的代表。就像声带切除的患者可以通过自我暗示加快周边组织器官、腹部等对声带功能的代偿一样，自我暗示技术以功能为单元充分组织、调动现有资源提升功能水平。

第二，充分利用心理社会资源，保持最佳身心功能。首先残疾人要用合适的心态接纳身体结构和功能的残缺。许多先天或者因后天疾病而丧失的身体功能，都是终身不能修复的。因此残疾人接受身体功能残缺的现实是身心康复的第一要素。在此基础上，身体残疾人只要用好心理知识和技能，就可以有更好的康复水平和更高的生活水准，才不会因身体残疾而自卑，才能接受他人有意无意的鄙视和厌恶。这样患者就不会否认自己、回避社会，具备适当的自信。

例如，一个大陆盲人协会代表团访问台湾，知道接待的导游居然是盲人时，觉得不可思议，但是经过4天的访问行程后深有感触：他们很愿意凭借自己除了视觉以外的能力做别人可以做的事情；他们很愿意使用盲杖出门；他们在心平气和地接受别人帮助的同时，也愿意告诉别人"我需要您帮助的时候我会提出要求，我没提出要求说明我自己可以解决"。所以盲人的生活绝大部分是可以自己完成的，他们并非我们想象的那样，只有万不得已的时候才移动自己，他们的生活与常人无大异。这些现象既可以呈现又可以获得他们的自尊自信，以及社会的良好支持。

第三，保持良好社会交往，维护情感交流渠道。由于身心功能能够充分展示和良好代偿，身体残疾人可以保持与常人一样的生活。他们的家庭生活和谐、社会交往顺利。一方面积极为社会家庭贡献力所能及的力量，一方面又可以从中获得自尊自信，保持积极向上的心态。

在文明社会里，道德伦理规范和国家法律都明确反对歧视、排斥残疾人，保障残疾人有尊严的生活条件，提供医疗照护及良好、便利的生活服务设施，动员他们广泛参与社会活动，包括行使法律赋予的政治权利、从事力所能及有偿的职业工作等。在我国，中国残疾人联合会就是一个大力为残疾人争取权益、提供服务和保障的重要机构。在一些国家，在各种公共场所、社会活动中可以见到残障人士，这其实反映了残疾人生活积极的现实，并非给一个社会"丢面子"的不良现象。在很多国家和地区，包括我国香港特别行政区，除了医务人员、临床心理学人员，还有大量的社会工作者为残疾人服务。这些社会性的条件是残障人士心理健康的重要保障。

二、精神残疾人的躯体问题

1. 精神残疾人的躯体问题　精神残疾（mental disability）是指精神病患者患病持续1年以上未痊愈，同时导致其对家庭、社会应尽职能出现一定程度的障碍。精神残疾可由以下精神疾病引起：①精神分裂症；②情感性、反应性精神障碍；③脑器质性与躯体疾病所致的精神障碍；④精神活性物质所致的精神障碍；⑤儿童、少年期精神障碍；⑥其他精神障碍。

高春华曾报道住院精神分裂症患者的身体疾病发病率为54.27%，表明精神残疾人的身体健康状况不如健康人。造成精神残疾人这种状况的原因很复杂。从行为角度看，主要与生活自理能力和自我伤害行为有关。

例如，慢性精神分裂症患者由于生活懒散、情感淡漠等阴性症状，导致社会功能明显损害甚至严重衰退，生活自理能力差，户外晒太阳、运动少，睡眠、饮食、个人卫生等状况不良，甚至食用有害物质等，经常导致营养不良、胃肠损害、感染等；此外，由精神症状导致的自伤自杀、意外伤害，也是慢性精神分裂症患者身体损害的重要原因。

此外，像慢性精神分裂症这样的精神残疾人长期使用药物治疗，也可能引发锥体外系反应、心电图改变、肝功能损害等药物毒副作用，临床医生必须加以留意。

2. 精神残疾人躯体健康状况的维护　精神残疾人对精神功能的残缺常常不具有自知力，所以残疾人本人不会因为自己的精神状态而努力为自己做什么，需要家庭、社会完成这项工作。

（1）优化药物治疗方案：抗精神病药物等具有明显的副作用，而且需要长期使用，所以对患者的身体会产生不同类型、持久的不良影响,如肝功能损害、血糖增高、肥胖、心血管问题等。精神科医生必须精致调整患者的药物品种、剂量以及使用方案,做到用最小有效剂量、最小副作用来获得最大疗效,在良好控制精神症状的同时,最大程度地减少药物对躯体功能的不良影响。

(2)强化心理行为干预:大量实践证明,心理行为干预对精神分裂症的阴性症状具有一定的康复作用,可以提升精神分裂症患者的治疗依从性、情绪活跃度、社会功能水平,提升患者生活自理能力,减少自伤自杀行为和意外伤害事件的发生。

(3)改善家庭与社会照护:在中国当前的社会环境下,家庭是守候精神残疾人身心健康的第一道防线。家庭成员不仅要具有照护患者的责任感,还要具备照护精神残疾人的基本知识和能力。对慢性精神分裂症患者来说,除了生活起居的照护,家属还要学会怎么与患者正确沟通互动,在日常生活中激活、训练患者的生活自理能力,改善阴性症状。

对于自闭症患儿,家庭成员之间的正确心理行为互动,不仅是生活照顾,还是患儿心理功能良好发展与康复的基础性工作。

此外,社会应该积极构建适合精神残疾人良好生活的组织结构和环境。在社会建立日托站、工疗站,不仅可以增加精神残疾人之间的社会互动与交流,有利于自尊自信的建立与维持、消解心理压力。全社会都要尊重、照顾精神残疾人,减少家庭的物质和精神负担。

第二节 服务业从业者的心身问题

随着社会物质文明的高度发达,社会成员对精神文明的需求快速成长。国家在大力发展第三产业的今天,意味着中国将会有越来越多的人口从第一、二产业转移到以服务业(services)为主的第三产业。研究如何提升服务行业质量的同时,维护、提升服务业从业者的身心健康水平,成为优化劳动人口素质、建设“健康中国”的重要工作。

服务一词,有广义和狭义之分。根据世界贸易组织统计和信息系统局(SISD)的国际服务贸易分类表,国际服务贸易分为 11 大类 142 个服务项目,这个分类表基本上包括了服务业的主要范围:①商业服务;②通信服务;③建筑及有关工程服务;④销售服务;⑤教育服务;⑥环境服务;⑦金融服务;⑧健康与社会服务;⑨与旅游有关的服务;⑩娱乐、文化与体育服务;⑪运输服务。

一、服务业的心理特征

服务业的工作对象是具有生理、心理和社会属性的人。服务业的工作目标就是在工作范围内尽量满足服务对象的生理、心理和社会需要。由此可见,服务业从业者不仅需要付出体力、脑力劳动,更需要付出情绪情感资源。这种以操作控制自己的情绪情感,来满足他人心理需求的劳动,称为情绪劳动(emotional labor)。由于服务对象性格、需要的多样化,服务人员要满足不同对象的需要,不仅要有善于理解、接纳服务对象的职业素质,还要有乐于助人、无私奉献的职业精神。

在从事情绪劳动过程中,从业者按照职业要求表达情绪。这种情绪表达可以有不同的心理深度和持续时间。如服务人员的“微笑”服务,有的人微笑是从“心底”发出的,有的人却只是表情上的微笑而心里并不高兴;有的人甚至连微笑表情都不协调。服务人员的情绪有的需要在工作期间持续维持,有的需要随时变化。就像大堂服务人员被要求必须始终面带微笑,耐心服务每位顾客,不管顾客是开心还是不开心。酒店大门的安保人员在没有客人经过时候要内心警觉、表情严肃,给人以“这里神圣不可侵犯”的感觉;当有客人经过的时候,要求保安要面带微笑欢迎客人的到来。不论是大堂客服人员还是大门保安人员的工作情绪状态都与他们的日常生活习惯不同,服务人员都必须调控自己的情绪以适合工作需要。

Grandey 依据情绪表达的心理层度把情绪劳动划分为表层表现和深层表现两个维度。表层表现只是在顾客可感知到的层面表现出与职业要求的情绪,比如言语内容、言语表情、面部表情、姿势表情等方面,而内心体验、认知等内隐的情绪部分可以表现为与职业要求不一致。深层表现是从内隐的到外显的情绪表现都与职业要求一致。相对于后者,前者在工作过程中需要投入更多的心理资源以保持内外的不一致性,容易在不经意的时候出现与职业要求不一致的情绪,而出现"工作失误"。

二、服务业的情绪劳动与心理健康

服务业的核心是情绪劳动。心理治疗师、演员、教师、直销人员就是高强度情绪劳动者的代表。他们将自己的心理过程作为工作的主要工具,来影响服务对象的心理过程,以实现工作目标。他们的工作"产品"就是被服务者心理行为的改变,是"心理产品"。医生、酒店客服、各种窗口服务人员等,将情绪劳动作为工作前提,用于建立良好的职业人际互动关系,然后在此基础上提供医疗、住宿、行政事务等非心理层面的服务,他们的最终工作产品是"非心理"的。

以上是两类不同强度的情绪劳动服务行业,对从业人员的职业心理素质和心理操控能力要求不同,因为前者需要投入更多心理资源,付出更强的情绪劳动。当然,相同行业的从业者,由于服务质量的要求不同,付出的情绪劳动强度、频度也不同。就像民航空服人员与一般餐厅服务人员付出的情绪劳动强度不同,五星级酒店的大堂服务人员与小旅馆的服务人员付出的情绪劳动强度也不同。

一般来说,情绪劳动强度与频度越高的服务业,从业者越容易产生心理健康问题。

1. 情绪劳动与心理健康　心理治疗是直接以心理影响心理、以情绪影响情绪的职业。因此,心理工作者在职业培训过程中就对从业者的心理素质进行严格的训练,努力使心理治疗师在工作过程中表现出更多深层表现的情绪劳动,要求治疗师对患者呈现的、具有治疗价值的认知、情绪、行为都是发自内心的、真诚的。实现这个培训目标以后,治疗师在工作过程中就可以收放自如地操控自己的心理行为,有自然、无为的感觉,减少工作过程对操控自己心理的资源投入,最高限度地减少对自己的压抑,可以长时期保持良好的工作状态。

在心理层面,演员这个职业与心理治疗师非常类似。他们通过控制自己的心理过程来表演角色,呈现给观众或者听众预期的心理效应,让观(听)众体验喜怒哀乐、领悟对事物的看法。因此,作为演员深层表现的情绪劳动,不仅反映了演员的表演能力的高深,也让演员在工作过程中有更多的内心和谐感。

像心理治疗师、演员一样以情绪劳动为主的工作,可能因两种状态导致心理健康问题:

一是情绪劳动量过大。特别是长期、大量情绪资源投入工作以后,从业者出现心理性疲劳、感觉过敏或者减退、情绪低落、兴趣减少、懒动等现象。比如心理治疗师治疗边缘型人格障碍的患者、演员扮演极度抑郁的角色等状态。

二是情绪劳动能力不足。职业训练程度不够充分的从业者,在职业工作工程中,需要时刻感受自己的表情和内心状态,需要更多有意识地调控自己的行为,以适合工作的要求。他们未能做到自动化、无意识地投入服务工作,需要消耗大量的心理资源。就像新手心理治疗师、未成熟的演员,职业工作对他们可以产生很大的心理压力,影响身心健康。

2. 服务业从业者的心理问题　教师也是情绪劳动的代表。柴水仙调查 2 181 名某市中小学教师,结果显示眼科疾患(46.6%)、体质量指数异常(41.8%)、血压异常(32.4%)、脂肪肝(13.7%)、高尿酸(13.2%)、血脂异常(9.5%)、慢性咽炎(5.0%)是他们的主要身体健康问题。从教师的职业行为来看,慢性咽炎(42.8%)、运动器官疾病(26.3%)和消化系统疾病(20.4%)更与教师职业如影随形。

教师的心理健康更与职业相生相克。大量的研究结果证明,教师的心理健康水平明显低下。赵芳红等使用自评抑郁量表测查北京公务员、科技人员、企事业管理人员、教师和体力劳动者五类劳动者的心理健康水平,结果显示有48.1%的人处于轻度抑郁状态,39.0%的人处于中至重度抑郁状态,2.2%的人处于重度抑郁状态。抑郁水平从高到低的顺序是教师、企业管理人员、科技人员、体力劳动者和公务员。抑郁程度与对人服务程度、情绪劳动量成正相关。这些数据不仅显示了教师心理健康问题,也展示了不同职业具有不同的心理健康状况。

服务业从业者在工作过程中必须放下自己的需求,而去满足被服务者的需要,否则就会可出现需求不满的内心压力。这种压力强度通常不太高,但是持续时间长久,而且因与其他生活压力之间的界限不清晰,常常呈现为弥漫性的广泛性焦虑,表现出心烦、易激惹、厌恶工作却不得不工作、懒散、兴趣少;容易疲劳,懒动,业余休闲无法完全消除疲劳;失眠或者睡眠增多;以及发胖或者消瘦、内分泌失调、免疫功能低下等躯体变化。

3. 服务业从业者的职业倦怠 Maslach 指出,职业倦怠是指服务业者在长时间与服务对象心理互动后产生的心理压力反应,它由情感衰竭(emotional exhaustion)、非人性化(depersonalization)和低个人成就感(reduced personal accomplishment)三部分组成。而皮特斯(Peters)在 1981 年将职业倦怠形象地描述为"个人的心智、生理、情绪资源燃尽或耗竭",主要表现为疲乏、冷漠、理想幻灭、沮丧等一系列以抑郁心境为中心的身心表现。

以情绪劳动为核心的服务业从业者,是否引发职业倦怠与心理资本、人格特质、情绪智力等方面有关。段琪的研究还认为,服务业从业者与被服务对象的心理距离与职业倦怠有着密切关系,特别显著地影响职业倦怠的情感衰竭维度。段琪的研究还表明,情绪劳动中的表层表现更容易导致情绪枯竭,而深层表现有助于减少职业倦怠。

三、服务业从业者的身心健康维护

心理治疗师、心理咨询师从职业培训阶段开始就重视心理健康维护。他们要作为需要心理帮助的人,定期或不定期在资深培训师、治疗师处做自我体验(self-experience),以利在从业前即了解和清除有碍专业工作的心理问题,保持较高的心理健康水平,做到"正人者先正己,助人者先助己"。从业后,除了继续定期或不定期接受自我体验外,他们还拥有相对固定的督导师(supervisor),参加督导小组(supervision group),定期或不定期地汇报遇到困难的案例,寻求资深督导师的督导(supervision),在团体督导中与同行进行研习共修,即开展互导(intervision)活动,以保证心理健康不受工作伤害。

而演员的培训、成长与职业劳动过程似乎未建立这种维护从业者身心健康的制度,所以演员的心理行为健康问题更多见于报端。这种现象提示我们,以情绪劳动为主体的服务业,必须重视从业者的身心健康维护。

1. 培养良好的服务业职业心理素质 情绪劳动者必须能够发自内心地热爱工作、接受顾客,在劳动过程中采用深层表现,从心底开始表现出职业要求的心理行为状态,保持心理的内外一致性,让职业工作需要的心理行为自然流露,不用过多的有意识操控。为了实现这个目标,唯一的途径就是强化职业心理素质和职业能力训练,保证从业者在进入行业之前就具备回避职业伤害的能力。

2. 注意工作与生活的心理界限 由于服务工作时间长,工作要求与日常心理行为状态又相似,所以容易出现工作的心理状态与生活的心理状态界限不清晰,导致一天 24 小时都在工作的错误体验。这种体验极易造成心理资源不间断消耗的结局,产生职业倦怠,危害从业者身心健康。因此,服务业从业者要注意在心理上界定工作和休息时间、情景与体验,严格上班穿工作服、下班脱工作服,注意做到上班做工作的事情、下班做生活的事情,保持在职场上班、离开职场下班,做到按时上班、及时下班等。

3. 经常变换工作类型 导致服务业从业者心理高压的原因主要包括工作时间过长、工作内容单一、工作与生活界限不清等因素。定期更换工作类型,在从业者心理资源耗竭、产生职业倦怠之前停止情绪劳动或者弱化情绪劳动强度和频率,实现心理资源再积累。

4. 适当安排工作量,保持良好休闲娱乐 控制情绪劳动的强度和频率是减少服务业从业者身心损害的根本措施。服务企业或者组织必须按照劳动强度、持续时间的耐受程度合适安排上班时间的长短和班次,让员工具有充分的休息时间。此外,要培养服务业者高质量的休息能力,提升休闲、娱乐、睡眠等休息成效。

服务业从业者是高度发达社会的重要劳动者。服务人员的身心健康需要全社会一起维护。

第三节 高应激行业从业者的心身问题

高应激行业(high stress industry)是指工作过程产生强烈心理应激状态的行业。高应激行业与服务业不同,它的心理应激强度明显更强,但是一般持续较短,在工作之余可能存在持续的轻度焦虑甚至抑郁。因为不同的从业者对工作压力的耐受性、接受性不同,从事高应激工作对其身心影响和伤害的程度与表现也不同。

一、高应激行业从业者的心身问题

1. 应激源　高应激行业工作压力来自工作对象和工作过程与结果。就像救灾救火、急救抢救、风险投资、煤气电力设施维护管理、航空管控、军火研发生产等行业,工作过程紧张焦虑、存在明显的伤人和自伤的高风险;有的工作对象就是已经受到伤害的人和物,如法医、刑警。高应激行业工作过程就具有紧张焦虑,恐惧等内心紧迫感。这些工作一般需要消耗大量体力和精力。消防、警务行业,在不执行任务时需要通过训练保持与工作相匹配的体力与行为能力,也可能损害身体器官。

2. 应激反应　高应激行业从业者的应激反应包括心理和身体两个部分。心理主要表现为工作期间的高度焦虑、恐惧,和工作间期的弥漫性焦虑和对职业成效的担心甚至无助抑郁。行为上可能出现过于严谨的强迫倾向,或者出现烟、酒等物质滥用倾向。在心理生理反应方面表现为失眠、食欲不振、容易疲劳、性欲或者性功能低下等,甚至出现慢性胃肠炎、胃肠溃疡、高血压、冠心病等心身疾病。

二、高应激行业从业者的身心保健

1. 应对压力源　高应激行业是多种涉及社会运作关键岗位的职业类型,除非离开这些行业才可以避免这些压力的存在。但是在中国,一个人的职业一般不会高频率转变,特别是高压行业从业者都需要更多的职业知识技能教育培训和职业素质磨炼,可替代性差,人才缺少。因此,脱离高应激的工作并非是最有效、最可行的选择方式。

对于职业应激源,最根本的措施是接纳职业的心理特性。比如急救行业的夜班、临时性、紧迫性,电力管理、警务行业身体伤害的高风险性等。只要从事高应激行业,这些职业心理影响就不可避免。从事高应激行业者必须良好接受工作的高应激性,不抵抗、不厌恶、不回避,并在此基础上做好职业能力训练、工作之前充分准备、工作过程严谨精确,最大程度降低工作对自己和他人产生伤害的可能。

2. 治疗应激反应　高应激行业从业者的心理应激既来自工作过程、也来自预期焦虑,所以各种放松训练是消除高压行业职业心理伤害的基础。但是,高应激行业工作过程的焦虑水平又不能太低,否则会增加出现工作失误的可能。可见高应激行业的焦虑调节要着眼两个思路:第一,工作过程的压力程度要调整到足够安全完成工作,又不过高。第二,能够在非工作状态下及时松弛身心,快速、高效消除心理压力。作为有效放松身心的技术有很多,比如放松训练、自由联想、催眠与自我催眠、坐禅、瑜伽以及正念训练等。第三,为了更好地降低工作压力,又能全面、精准地安全完成工作,许多行业都在尝试工作的流程化和精细化。就像火车司机每次出发、进站之前都得完成固定的确认流程。这些程序都要求伴随一定的言语、动作,便于形成身心一体化的工作记忆,使工作既能全面精确,又能自动化完成,以避免遗漏和不自觉地敷衍,在确保安全的同时,减少心理资源消耗,实现"战术上重视敌人,战略上蔑视敌人"的工作心理策略。

3. 治疗应激的后果　为了促进压力造成的不良后果的修复,可以对身心症状进行药物的对症治疗。对于情绪后果可以使用抗焦虑、抗抑郁药物以减少负面情绪;使用镇静催眠药物改善睡眠。

高应激行业从业者还要重视工作和生活行为调整,包括休假、轮岗、作息时间、饮食习惯、休闲娱乐行为等。

此外,也要积极治疗由长期、高强度应激造成的胃肠炎、胃肠溃疡、高血压、冠心病等心身疾病。

第四节　留守与流动儿童的心身问题

一、留守儿童的心身问题

留守儿童(left behind children)是指父母的一方或者双方都长期离开常住地,外出工作、做生意,不能被双亲亲自抚养的儿童。留守儿童经常是由祖父母或者外祖父母抚养,有的被寄养在父母的兄弟姐妹家里。

由于抚养的心理环境不良,留守儿童可能发展出各种身心问题。

1. 心理抚养不足与不当造成的身心问题　年龄越小,心理抚养缺失或者不当的危害越大,特别在出生后的前三年。在儿童早期,心理抚养不足与不当可能阻碍儿童心理的正常发展,造成身心发育基础扭曲,引发成年后的心理与身体障碍。一些神经科学研究成果已证实,婴儿期、幼儿期、学龄前儿童与父母亲分离,特别是在早年养育阶段缺乏母爱、母乳喂养,生长环境中缺乏直接的身体接触及丰富的感官刺激、情感刺激、认知刺激,就像缺乏营养一样,对神经系统发育有直接影响。但不少人以为3岁前的儿童,甚至学龄前儿童,只要交由老人代养,让他们吃饱喝足穿暖即可,到了学龄期再亲自养育也不迟。这是一种比较普遍的认识误区,很有可能导致不良后果。

留守儿童的心理抚养不良主要有以下几种形式:

第一,心理抚养不足。留守儿童被留在不是父母的抚养者身边,可能由于抚养者不关心、不懂关心、没空关心,或者因为不够亲近导致与儿童的感官接触、言语交流缺少。儿童无法从抚养者身上获得被喂养、被保护、被关注的感觉,产生对环境的不安全感甚至生命的毁灭感,让儿童陷入深层的焦虑、恐惧甚至抑郁状态,儿童初期表现出反抗、吵闹、不接受安抚、恶作剧、破坏物件等行为,长期后逐渐表现出呆滞内向、人际交往稀少、食欲不振、失眠早醒、营养不良或者肥胖,甚至有自伤自杀的意念和行为。

第二,心理抚养不匹配。留守儿童不是被亲生父母抚养时,抚养者的身心特质经常与儿童的不匹配,导致儿童与抚养者之间的生理与心理信息交流不畅、互动不和谐,引发儿童的内心需求不被回应、不被镜映,需要不被满足,造成儿童心理抚养不足甚至缺乏,最终形成心理成长缓慢甚至停滞。特别容易出现安全感、自信心、依恋关系、情绪表达等方面的发育困难。

第三,病理性心理抚养。病理性心理抚养是抚养方式的偏颇,其中包括过于严苛或者过于溺爱,以及抚养者存在人格偏差、精神障碍或者行为问题等造成与儿童的病理性心理互动。

留守儿童在祖辈的抚养过程中容易出现溺爱的状态。由于祖辈与孙辈之间的年龄差距大,祖辈经常感觉孙辈太弱小、太可爱,容易宠溺儿童,对儿童的需求有求必应,而使儿童成长缺少挫折和历练。而且祖辈缺少教育、培养儿童的清晰意识,或者对抗、矫正儿童行为的能力、精力弱化,难以承担全面抚养儿童的责任。

寄养在亲戚家的儿童的突出心理问题是自卑。亲戚家的堂表兄弟姐妹是亲戚的亲生子女,长辈在与孩子互动过程中不可避免地出现亲疏有别的心理行为,即使亲属能够平等对待自己的孩子和留守儿童,也会经常被怀疑亲疏有别,使儿童体验到寄人篱下、被分别对待的屈辱感,对儿童的自尊、人际关系的发展极其有害。因此,自古就有对待寄养的孩子要比自家的孩子要明显"偏心"的原则,以便让寄养的孩子不会有觉得被歧视的感觉。

2017年,侯文鹏等对14篇文献进行荟萃分析显示,留守儿童的内外向(E)得分更低、神经质(N)得分更高,男性儿童的神经质倾向尤其明显。王俊霞等调查了农村留守初中学生的心理健康状况后证实,留守儿童在冲动、孤独两个维度上明显高于非留守学生。这些数据说明,留守儿童的心理健康状况和人格发展都存在一定的问题。

庞锐和彭娟综合分析了4篇研究有留守经历的大学生的心理健康水平后发现,他们在90项症状量表(SCL-90)的各项因子得分均高于无留守经历的同学。这进一步显示了留守经历对儿童心理健康发展的长久的负面影响。

2. 由心理问题衍生的身体问题　留守儿童的身体发育与体质问题主要由不当的抚养行为与心理问题引起。2017年,苏华山等人采用自评健康分值与身体质量指数(BMI)为指标调查留守儿童的健康状态,结果发现留守儿童的健康水平显著低于非留守儿童,留守儿童明显比非留守儿童消瘦。双亲均离家的比单亲(主要是父亲)离家的留守儿童健康状态更差。这些情况在农村留守儿童更加严重。赵晓航的研究还证明,农村留守儿童患病风险更高、体重更容易超标、身高更矮。另外,刘贝贝还进一步证实,留守儿童的身体健康不良与作为抚养者的祖辈的溺爱行为导致孙辈非健康食物消费过多有关。

3. 留守儿童心身问题的对策 要解决留守儿童的心身问题,需要父母、学校、政府和社会四方良好协作、共同努力。

1)父母要充分评估长期外出的必要性。在实际工作中,许多家长对治疗师诉苦说,早知道出去打工会导致孩子这么严重的心理问题,就不会出去了,而且出去也没挣到多少钱。这句话反映了许多外出就业的年轻父母们,既没有很好地评估常年外出工作的收获,也没有关注到它所产生的不良后果。当今以金钱为上的社会,只关注金钱与物质,看不到物质以外的收获或者损失的重要性。因此,特别是在农村普及心理健康知识,帮助年轻父母正确评价外出工作、生活,而将年幼子女留在农村由祖辈抚养的得与失,让父母尽量在子女幼年的时候留在孩子身边,在故土"发家致富";让更多的年轻父母清楚,抚养健康的孩子才是他们的第一要务。

2)外出打工的父母必须与子女经常联系。已经外出工作的父母必须通过不同途径努力与幼年留守子女保持更多的联系。当今通讯技术高度发达,可以通过电话、视频与孩子交流,尽量减少孩子内心缺少陪伴、被父母遗弃的感觉,增加孩子的安全感。但是无论什么样的通讯联系都不会比真实的父母在身边对孩子的成长更有利。因为父母对子女的陪伴需要视觉、听觉感觉,也需要触觉、嗅觉、味觉等心理信息的交流。总之,父母必须尽量回家陪伴子女。

3)提升替代抚养者的抚养能力与责任心。大部分的留守儿童由祖辈代为抚养,还有的由父辈的亲属抚养,少数被寄养在"老师"家里或者寄宿学校。不管代为抚养者是谁,都必须拥有强烈的责任心,努力培养不同年龄儿童的能力。抚养者除了要给予儿童足够的物质营养以外,要学会与儿童的心理行为互动并保证有足够的陪伴时间。此外,由于留守儿童具有以上阐述的心理问题风险,抚养者还必须能够及时发现、正确应对儿童的心理行为问题,或者及时寻找专业帮助。

留守儿童的心身问题是复杂、连续的不良身心发展的结果。超过成长关键期的心理问题难以在事后完全修复,必须将预防工作做在前面。

二、流动儿童的心身问题

流动儿童(migrant children)是跟随外出谋生的父母生活学习的儿童。流动儿童与留守儿童不同,他们的主要抚养者依然是自己的亲生父母,因此不存在留守儿童的一些身心成长问题。但是流动儿童具有自身的身心特点。

1. 流动儿童心理社会环境特点与心理行为健康 "流动"是流动儿童最根本的特点。此特点决定了流动儿童具有以下心理社会性质的改变:

第一是生活环境的变迁。大多数流动儿童是从农村到城市生活的。原本农村的大家庭、宽敞的住房等物理和家庭人际环境发生了巨大改变。自由自在、无拘无束的生活环境变成了狭窄的房屋、七大姑八大姨的人际环境变成了进门只有父母,出门连对门都不认识的城市生活人际环境。儿童不能随便出门玩耍,只能在家里玩游戏、读书等。这些生活环境的改变限制了儿童原本就有的自由、开放的内心感觉,产生压抑、孤独的感受。

第二是学习环境和同辈人际环境的不同。对儿童内心冲击巨大的是学习环境的改变,其中包括同学关系和学习习惯的改变。转学、升学对学生的内心稳定都是巨大的考验。在新的学习环境中,儿童需要重新调整学习行为和学习习惯,需要重新建立相互支持的人际关系。这些方面的适应不够及时、不够完好,就可能出现学习状态急剧恶化,人际支持缺少甚至被孤立、被欺凌的严重后果,导致儿童自信滑坡、孤独、恐惧甚至逃学、弃学。这些不良后果不仅干扰儿童正常的心理发展,还可能影响儿童良好的社会化进程。

第三是与父母互动关系的改变。在城市,父母作为生意人、雇员等身份忙碌工作,陪伴孩子的时间比较少。而且父母的生活工作压力容易通过情绪以及与孩子的互动过程传递给儿童,孩子与父母之间的互动更趋于情绪化和不稳定化,容易诱发孩子不安全感、焦虑恐惧以及述情困难等。

2. 流动儿童的身心健康状态 儿童的身体健康指标可能与遗传、营养状态、体育锻炼、心理健康等有关。叶心明和肖巧俐调查城市、留守和流动三类儿童的身体健康水平,结果显示:1~4年级城市儿童BMI均优于留守、流动儿童,即身体健康指标从好到坏的顺序是城市儿童、流动儿童和留守儿童。但是随着年龄的增长，流动儿童与留守儿童之间的差异性增大，呈现为城市儿童的身体健康好于流动儿童，流动儿童又优于留守儿童的现象，即留守儿童的体质随着年龄的增长，提升的速度较为缓慢。由于三类儿童身高无显著性差异，表明儿童BMI的差异主要与体重有关，而体重决定于饮食习惯与营养状态。可见，流动儿童的营养状况随着流动到城市而改善，但是依然不如城市儿童。此外，肺活量、500米跑步以及1分钟跳绳等健康指标都显示了类似的结果。

另外，辜美惜和谢文标综述了中国关于流动儿童心理研究文献后发现，流动儿童除了自尊、学校适应性好于城市儿童以外，更多的结果是负面的，包括家庭与社会适应性差、自我意识普遍偏低、学习成绩低、心理弹性弱等；流动儿童行为问题较多，焦虑、抑郁情绪也明显。

3. 维护流动儿童身心健康的对策 为了缓解流动儿童身心问题，家长与社会必须做出相应的改变。

一要选择合适的时期改变儿童的生活环境。家长尽量选择更早地将儿童接进城里，最好从幼儿园开始就在城里上学，至少尽量在儿童小升初、初上高等本来就需要适应的时段流动，尽量减少学习生活环境的急剧变化。

二要注意流动儿童的心理抚育。关注流动儿童学习方法、学习状态、同学关系，营造学校班级同学之间互爱互助的气氛，帮助流动儿童快速适应学习环境，严禁嘲笑、孤立、霸凌流动儿童的事件发生。

三要保持良好的亲子互动质量。父母必须保证有足够的亲子互动机会。父母不仅要关心儿童的学习状态，还要支持、指导人际互动。父母必须让儿童感觉到父母是儿童的支撑；经常让儿童反馈学校的情况，如果出现霸凌之类的事件，及时与学校、教师联系。

四要保证营养平衡。流动儿童从出生地流动到新的地方生活，食物种类、结构都可能发生改变，可能与原来的饮食习惯不相同，影响儿童营养的摄取。抚养者应该更有耐心地促进儿童饮食习惯适应，培养对新居住地食物的兴趣，认真维持儿童的营养平衡。

五要适当锻炼身体。鼓励、陪伴儿童参加体育活动，每天保持适当的运动量，活动肌肉关节，锻炼心肺等内脏功能，维护植物神经系统的运动和平衡。

第五节 服刑人员的心身问题

监狱的主要任务是执行刑罚、惩罚和改造罪犯、预防和减少犯罪。惩罚是为了改造，改造的目标是减少再犯罪。因此监狱的工作核心还是服刑人员的心理行为矫正。随着社会的发展和罪犯改造理念的进步，监狱在对服刑人员的改造中越来越减少了惩罚的成分，越来越多地应用心理行为矫正技术。这不仅提升了监狱改造的效率，更加体现了现代社会人性化的社会管理理念。尽管如此，监狱的禁闭性和惩罚性依然明显。

一、服刑人员的心理行为特点

服刑人员在监狱中生活，主要承担改造任务。这种改造主要通过两个途径实现：学习与训练、惩罚与奖励。

1. 惩罚 监禁是惩罚的基础。它既可以让服刑人员彻底脱离社会，暂时杜绝在社会再犯罪的可能，又具有惩罚的功效。作为惩罚手段的监禁，阻断了服刑人员与社会的绝大部分联系，使他们处在心理信息显著减少的相对"阻断"状态，弱化思维活动和情绪情感交流功能。

2. 奖励 对于服刑人员，最好的奖励自然是减刑。减刑的必要条件是改造成效良好，即行为符合监狱规定的规范。为了减刑，服刑人员要努力负重，自我控制，经常具有压力感。

3. 学习与训练 学习包括基础教育、思想政治、法律法规等的学习。这些学习、行为训练和劳动技能训练对许多服刑人员也具有难度，可以产生一定的心理压力。

4. 半军事化生活 服刑人员在监狱内过着统一着囚服、同时吃饭睡觉等单调的半军事化生活，长期在狭小的空间内活动，在心理上不可避免地产生去个性化效应，容易产生孤独寂寞、焦虑易激惹等情绪，加剧心理健康问题。

二、服刑人员的心身问题

1. 服刑人员的人格障碍　人格偏差和人格障碍在服刑人员中的比例要比一般人高得多。人格障碍是产生犯法行为的基础，也可能是长年监禁生活的结果。

人格特征中，对情绪和行为自控能力差的人容易发生冲动性违法行为，但事后立即后悔；反社会型人格障碍的人，以伤害他人、违法乱纪为乐趣，缺少同理心与自我反省能力；分裂样人格障碍者，常因为对环境的判断偏差而犯法，却不能自知原因是什么；偏执型人格障碍者一般是过度多疑、猜忌、不信任，曲解别人言行的意图而违法的，并缺少自知力。不同人格特征的服刑人员，对监狱生活的适应性不同，对自身犯罪行为的自省能力不同，因此犯罪心理行为的改造难度也不同。

特别是长刑期的服刑人员容易出现"监禁综合征"，出现食欲不振、躯体不适、焦虑抑郁、幻听妄想、甚至自残自杀等极端行为。长期处于被监禁状态，生活简单，或者处于过多的挫折却无处回避，容易产生人格改变，其中一部分人出现人格障碍。生活简单者容易出现心理退化，表现为与世隔绝、无忧无虑或者空虚寂寞，社会功能逐渐退化；过多挫折的人，长期处于焦虑恐惧、抑郁无助之中，容易出现躯体化问题，甚至共病各种躯体障碍。

2. 服刑人员的心理问题　绝大部分的调查结果都显示，70%~90% 的服刑人员心理健康水平明显低于一般人群，患严重精神障碍的比率是普通人群的 3 倍多。多项心理健康水平研究都发现，服刑人员的 SCL-90 的所有因子得分都显著高于全国常模，其中服刑期较短的服刑人员的整体心理健康水平高于长期服刑者。短服刑期服刑人员在恐惧、焦虑和精神病三因子得分特别高，而长服刑期服刑人员更多表现为人际敏感、抑郁、躯体化。

王首道和吕川对 2003—2013 年 10 年间使用 SCL-90 调查服刑人员心理健康状态的 41 篇论文进行荟萃分析，结果除了再次证实服刑人员心理健康问题严重之外，还表明以下三个事实：第一，服刑人员的心理健康水平无性别差异；第二，服刑人员的心理健康水平无区域差异；第三，虽然

在强迫和躯体化两个因子上存在恶化趋势，但服刑人员的心理健康水平无年代差异。此外，该研究结果还告诉我们，社区服刑人员的心理健康水平接近于常人，与监狱服刑人员存在显著性差异；这个结果证明，监狱服刑人员的心理健康问题主要与监禁生活和犯罪性质的严重程度有关。

3. 身体健康水平　2015 年，刘菲等人调查了女性服刑人员的躯体健康状况。数据显示，有 56.4% 的女性服刑人员患有慢性病，显著高于一般居民的 28.3%~32.5% 的患病率。在患病的女性服刑人员中，患一种慢性病的占 32.3%，患两种慢性病的占 28.7%，有三种的占 39%。这些数据表明，服刑人员的身体健康状况也相当严峻。

南京的郑洪明等人特别调查了服刑人员的消化系统功能，结果发现，他们的消化系统症状总发生率为 54.9%，发生率由高到低的顺序依次为便秘 28.7%、腹泻 23.2%、腹痛 20.9%、餐后饱胀 20.6%、腹部不适 17.7%、反流 15.1%、恶心 14.8%、嗳气 13.6%、呕吐 8.9%。这些消化系统症状的积分与他们的抑郁或者焦虑水平成正相关。

当今监狱，住宿、餐饮条件良好，体育锻炼设施完备，生产劳动的类型比较简单，劳动量也不大，服刑人员的慢性疾病等躯体问题主要与行为方式和心理状态关系密切。作为"情绪器官"的消化系统症状在服刑人员中高发，也佐证了这一观点。

三、服刑人员身心健康维护

为了维护服刑人员的身心健康，提升矫正和改造成效，减少再犯率，狱政管理者、监狱管教以及服刑人员三方必须同心协力，促进以下几个方面的工作：

1. 更新监狱管理理念　虽然犯罪行为的出现与罪犯的品德修养、性格特征、心理状态、当下环境等内外因素有关，其最后输出的是犯罪行为。因此，狱政管理者必须更加深刻地理解，罪犯管理的最终目的是使其不再犯罪，不再犯罪的根本是消除罪犯原有的犯罪心理行为根源。监狱的矫正与改造工作必须以心理行为理论为主要指导，重视心理行为技术在服刑人员的生活安排、日常管理、劳动方案设计的方方面面，重视服刑人员的心理健康维护，重视服刑人员精神障碍的治疗，努力

完善服刑人员的人格。

2. 提升管教人员心理学应用能力　监狱的管教人员既是管理者又是教导者。作为管理者必须了解服刑人员的心理特征，有的放矢地设计和执行管理方案；作为教导者应该掌握更多的心理行为操作、矫正技能，科学有效地矫正服刑人员的犯罪心理行为，提升他们的思想品德水准、增加自我控制能力。

3. 完善服刑人员人格品质　监狱的管理体制、管教的努力都必须让服刑人员接受、消化才可以成为成长的助力。服刑人员必须明白：

（1）监狱的矫正目标和服刑人员的目标一致：作为服刑人员，不论是受病理心理过程支配，一时冲动，还是有意为之而犯罪，都必须付出代价。作为代价之一的服刑不是为了惩罚而惩罚，而是为了服刑人员未来可以不再犯罪、不再受惩罚而工作。这些社会资源投入的直接获益者是服刑人员，间接获益者才是社会。

（2）服刑人员应该更好地接纳监狱的生活和工作：服刑人员明白服刑对他的价值，就可以接受服刑对他来说不仅是应该，还是需要的观念。接受服刑改造的过程，服刑人员就可以更好地接受服刑生活和工作，心平气和地接受监狱的规则，积极主动地追求进步，尽快成为能够从内心深处自然而然遵守社会规则的成熟的社会人，保持身心健康。

（3）矫正服刑人员偏差人格：人格偏差是犯罪的心理基础。不论是反社会型人格、冲动型人格、还是偏执型人格偏差的矫正，都是艰苦、持久的工作。这些工作不仅需要专业能力很高的心理工作者的投入，也需要与服刑人员朝夕相处的管教人员良好心理行为持久的影响，更需要服刑人员积极主动的配合和艰苦卓绝的努力。

（4）关注心理健康问题：由于监狱是非一般的生活和工作环境，服刑人员出现更多的心理健康问题在所难免。但是过于严重的心理问题不但会成为服刑人员生活质量低下的根源，还可能成为犯罪行为矫正的阻碍。狱政管理和管教人员应该具有早期识别服刑人员心理健康问题的能力，构建服刑人员心理健康维护、心理问题矫正以及精神障碍治疗的完整体系。

（5）注意身心互动关系：服刑人员的生活工作与一般人主要的不同就是心理行为不同，因此许多躯体的问题与心理状态密切相关。服刑人员的躯体化症状、心身疾病等的治疗必须配合心理治疗和行为矫正，避免坠入头痛治头、脚痛医脚的深坑。

服刑人员管教工作的核心是心理行为，相关组织与工作者都必须重视心理行为理论与技术在罪犯管教工作中的推广与应用，不断提升服刑人员管教的工作成效。

（林贤浩）

参 考 文 献

1. 沈红艳，赵姣文，王洪英，等．参加家庭养护的残疾人心理状况调查研究．贵阳医学院学报，2015，40（4）：423-426.
2. 杨竹洁，薛晶晶．社区残疾人心理健康状况调查和干预初探．中国初级卫生保健，2012，26（6）：19-21.
3. 高春华．我院住院精神患者身体健康状况调查．医学信息，2009，1（7）：285.
4. Grandey AA. Emotion regulation in the work-place: A new way to conceptualize emotional labor. Journal of Occupational Health Psychology, 2000, 5（1）: 95-110.
5. 于岩平，罗瑾琏，王平．服务业员工情绪劳动研究述评．管理现代化，2013，3：99-100.
6. 柴水仙．杭州市某区2182名中小学教师主要健康问题分析．工业卫生与职业病，2019，45（3）：185-188.
7. 林彦芸，廖玫．广东省中学教师健康状况及参与体育现状调查分析．体育科技文献通报，2010，18（2）：87-88.
8. 王玉杰．我国教师心理健康实证研究综述．职业与教育，2011，17：62-64.
9. 梁盼．我国教师心理健康状况研究综述．西部素质教育，2016，2（1）：130-131.
10. 肖桐，邬志辉．我国农村教师心理健康状况的变迁（1991—2014）：一项横断历史研究．教育科学研究，2018，8：69-77.
11. 刘春霞，陈实，徐长江．高校教师心理健康状况元分析：基于SCL-90的分析．教育现代化，2018，1：164-167.
12. 赵芳红，刘敏，李英华，等．北京市5类职业人群心理健康及社会支持状况调查．中国健康教育，2011，27

（9）: 643-646.

13. 杨秀玉, 杨秀梅. 教师职业倦怠解析. 外国教育研究, 2002, 29（2）: 56-60.

14. 段琪. 服务业员工心理距离对职业倦怠的影响机制. 电子科技大学学报（社科版）, 2016, 18（6）: 51-58.

15. 侯文鹏, 李峰, 李先宾, 等. 留守儿童人格特征的 Meta 分析. 四川精神卫生, 2017, 30（3）: 222-231.

16. 王俊霞, 叶建武, 张德勇, 等. 丽水市农村留守初中学生心理健康状况调查研究. 中国预防医学杂志, 2017, 18（8）: 593-596.

17. 庞锐, 彭娟. 我国有留守经历大学生心理健康状况 meta 分析. 实用预防医学, 2018, 25（4）: 467-469.

18. 苏华山, 吕文慧, 黄姗姗. 父母外出对留守儿童健康的影响. 经济科学, 2017, 6: 102-114.

19. 赵晓航. 父母外出务工对农村留守儿童健康的影响. 社会发展研究, 2017, 1: 19-40.

20. 刘贝贝, 青平, 肖述莹, 等. 食物消费视角下祖辈隔代溺爱对农村留守儿童身体健康的影响. 中国农村经济, 2019, 1: 32-46.

21. 叶心明, 肖巧俐. 我国学龄城市儿童、流动儿童、留守儿童体质健康比较研究. 武汉体育学院学报, 2017, 51（4）: 82-91.

22. 辜美惜, 郑雪, 邱龙虎. 我国流动儿童心理研究现状述评. 心理科学, 2010, 33（4）: 910-912.

23. 谢文标. 我国流动儿童心理研究文献综述. 广东青年职业学院学报, 2012, 26（88）: 80-84.

24. 徐广军, 柴洪燕, 赵约翰. 监狱服刑人员心理健康研究综述. 中国民康医学, 2018, 30（10）: 61-64.

25. 马晔, 张崇英. 海南省服刑人员心理健康状况调查研究. 海南广播电视大学学报, 2016, 2: 57-60.

26. 张斌, 江琴, 林贤浩. 131 名男性成年罪犯 SCL-90 的心理健康调查分析. 中国健康心理学杂志, 2009, 17（1）: 79-81.

27. 江琴, 张晓婧. 服刑中期男性服刑人员心理状况及相关因素. 中国健康心理学杂志, 2013, 21（12）: 1795-1797.

28. 张爽. 监狱服刑人员心理健康状况调查及矫治对策研究. 法学论坛, 2015, 4: 172.

29. 牟生调. 特殊人员心理健康状况调查. 图书情报, 2016, 45（5）: 18-21.

30. 谭宇康, 朱进才, 郭华贵, 等. 不同刑期服刑人员心理特征研究. 齐齐哈尔医学院学报, 2017, 38（6）: 671-672.

31. 王首道, 吕川. 近十年我国服刑人员心理健康状况的元分析. 福建警察学院学报, 2015, 3: 8-14.

32. 刘菲, 画妍, 闻波, 等. 陕西省某监狱女性服刑人员健康状况及生活质量调查. 医学与社会, 2015, 28（5）: 67-70.

33. 郑洪明, 李学良. 服刑人员消化系统症状发生的特点及影响因素. 江苏医药, 2016, 2: 203-205.

中英文名词对照索引

X

Y

69